母胎医学
疑难危重
病例解析

Maternal Fetal Medicine Difficult Cases in
Critical Analysis

主　编 刘彩霞

副主编 乔　宠　魏　军　金　镇　杜　鹃

专家委员会（按姓氏笔画排序）

丁依玲　马润玫　王子莲　王谢桐　冯　玲　刘兴会

李笑天　杨慧霞　邹　丽　陈敦金　林建华　赵扬玉

胡娅莉　钟　梅　段　涛　贺　晶　漆洪波

人民卫生出版社

图书在版编目（CIP）数据

母胎医学疑难危重病例解析 / 刘彩霞主编 . —北京：人民卫生出版社，2018

ISBN 978-7-117-27369-5

Ⅰ. ①母… Ⅱ. ①刘… Ⅲ. ①胎儿疾病－疑难病－病案－分析②胎儿疾病－险症－病案－分析 Ⅳ. ①R714.5

中国版本图书馆 CIP 数据核字（2018）第 210284 号

| 人卫智网 | www.ipmph.com | 医学教育、学术、考试、健康，购书智慧智能综合服务平台 |
| 人卫官网 | www.pmph.com | 人卫官方资讯发布平台 |

母胎医学疑难危重病例解析

主　　编：刘彩霞

出版发行：人民卫生出版社（中继线 010-59780011）

地　　址：北京市朝阳区潘家园南里 19 号

邮　　编：100021

E - mail：pmph @ pmph.com

购书热线：010-59787592　010-59787584　010-65264830

印　　刷：北京画中画印刷有限公司

经　　销：新华书店

开　　本：889×1194　1/16　印张：32

字　　数：991 千字

版　　次：2018 年 10 月第 1 版　2019 年 2 月第 1 版第 2 次印刷

标准书号：ISBN 978-7-117-27369-5

定　　价：188.00 元

打击盗版举报电话：010-59787491　E-mail：WQ @ pmph.com

（凡属印装质量问题请与本社市场营销中心联系退换）

编委名单（按姓氏笔画排序）

中国医科大学附属盛京医院

王珺 乔宠 刘彤 刘晓梅 刘彩霞 关洪波 杜鹃 金镇 赵平 赵岩
夏亚军 夏志军 夏春玲 黄英 崔红 富建华 臧彬 魏军

原中国医科大学附属盛京医院

李秋玲

大连医科大学附属第一医院

石芳鑫

沈阳医学院附属中心医院

刘伟

哈尔滨医科大学附属第一医院

孙敬霞

北京大学第三医院

杨孜

吉林大学第一医院

何津

中国医科大学附属第一医院

孟涛

哈尔滨医科大学附属第四医院

蔡雁

吉林大学第二医院

滕红

编者名单（按姓氏笔画排序）

中国医科大学附属盛京医院

丁旭东 于文倩 乞文旭 王 珺 王 媛 王大佳 毛 健 尹少尉 吕 远 乔 宠
刘 彤 刘晓梅 刘彩霞 关洪波 杜 鹃 李 欢 李 雪 李国福 吴兴茂 吴秀英
张志涛 张丽娟 陈 席 陈 静 金 镇 赵 平 赵 岩 赵广翊 栗 娜 夏亚军
夏志军 夏春玲 黄 英 崔 红 常 靓 董有静 富建华 谢 芳 廖姗姗 臧 彬
魏 军

原中国医科大学附属盛京医院
李秋玲

大连医科大学附属第一医院
石芳鑫

沈阳医学院附属中心医院
刘 伟

哈尔滨医科大学附属第一医院
孙敬霞

吉林大学第一医院
何 津

中国医科大学附属第一医院
孟 涛

哈尔滨医科大学附属第四医院
蔡 雁

吉林大学第二医院
滕 红

秘书 庄艳艳 荆 彤

主编简介

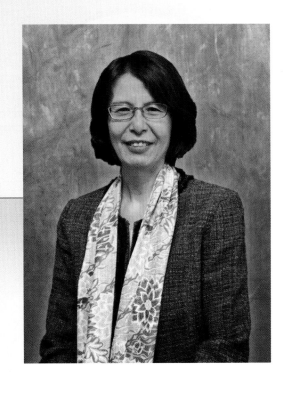

刘彩霞　教授

　　博士研究生导师,现任中国医科大学附属盛京医院妇产科教研室主任、产科主任;辽宁省母胎医学中心主任;辽宁省产科疾病临床医学研究中心主任;辽宁省产科临床医学创新协同联盟负责人;辽宁省围产急救中心主任;中华医学会辽宁省医学会妇产科学分会主任委员;中国医师协会整合医学分会生殖医学专业委员会副主任委员;中国医师协会妇产科分会母胎学组第一届委员会副主任委员;中国妇幼保健协会高危妊娠管理专业委员会副主任委员;中国优生科学协会妇儿临床分会副主任委员;中国预防医学会出生缺陷预防与控制专业专业委员第一届委员会副主任委员;中国妇幼保健协会促进自然分娩专业专家委员会副主任委员;中国医师协会辽宁省医师学会副会长;中国遗传学会遗传咨询分会顾问;首届辽宁名医,辽宁省教学名师、辽宁省第十届优秀科技工作者。

　　承担省部级以上科研课题30余项,科研经费2000余万元,发表SCI及核心期刊论文共计100余篇。曾获辽宁省教学成果奖3项,辽宁省科技进步奖2项。主编教材12部、副主编教材6部、参编教材12部、视听教材12部。

前言

随着科学的进展和学科的进一步交叉及融合,近年来国际上逐渐用"母胎医学"取代了"围产医学",它是在整合了传统产科学、影像学、遗传学、发育学等多学科的基础上发展起来的致力于母婴健康、减少出生缺陷、提高出生人口素质的新学科。

母胎医学的发展大大加强了学科间整合,鼓励了学科与学科间相互交叉,相互渗透、相互融合、相互补充,实现多学科衔接和融合,促进边缘交叉学科的发展。中国医科大学附属盛京医院产科具有悠久的历史和丰厚的底蕴,2011 年获得卫生部(现国家卫生健康委员会)首批临床国家重点专科——产科。目前无论是产科的床位数还是分娩量都位居全国大学综合性医院中第一。2008 年 8 月起在国内率先开展多种胎儿治疗技术,包括 EXIT(产时子宫外处理)+ 产房外科手术、胎盘支持的产时胎儿手术、胎儿镜下选择性胎盘血管交通支激光凝结术、射频消融术等。截至目前我院胎儿治疗技术全面、病种多、例数多,技术水平达国内先进水平。

依托于中国医科大学附属盛京医院产科成立的辽宁省妇产科临床医学研究中心、辽宁省孕产妇危重症抢救中心、辽宁省产前诊断中心、辽宁省母胎医学中心、辽宁省产科质量控制中心、辽宁省协同创新联盟、东北产科联盟等,致力于将先进的科技转化到临床,将优质的医疗护理服务辐射到东北三省,降低孕产妇和围产儿的死亡率,降低出生缺陷率,改善出生缺陷儿的预后。

中国医科大学附属盛京医院产科多年来完成了数千例的母胎医学疑难危重症的抢救和处理,在实践过程中积累了宝贵的经验,也有一些值得吸取的临床教训。为了使这些经验教训成为今后工作中的借鉴,经团队成员的磋商,决定联合东北三省的多学科专家撰写《母胎医学疑难危重病例解析》一书,其目的:一是帮助广大读者能从每一个病例中学到新知识,掌握临床逻辑思维分析方法,吸取教训;二是改善目前国内母胎医学领域缺乏此类专著的情况。

本书有以下特点:①专业内容专家写:本书汇集了母体医学专家、胎儿医学专家、麻醉专家、ICU 专家、新生儿内科专家、新生儿外科专家、妇科盆底专家等共同来撰写相关专业内容,均是根据目前的最新的临床指南进行解析,因此本书具有很高的专业水准。②本书汇集的 159 个病例,涵盖了几乎所有母胎医学领域常见、疑难、复杂、少见病例,在临床上有些病例是非常罕见的,有些病例是抢救成功的,有些病例是留有遗憾的,具有覆盖面广的特点。③本书对于每个病例的诊疗思维和救治过程进行详细解析,有诊治成功的经验更有抢救失败后的反思,并标注诊疗要点,充分地体现了本书的原创性、实用性、可读性和先进性。相信本书将会成为母胎医学及其相关学科各级医生、规培人员及医学生的一本有用的参考书。

在此感谢全体编写人员无私的付出,他们精益求精及忘我的工作精神时时令人感动!

本书出版之际,恳切希望广大读者在阅读过程中不吝赐教,欢迎发送邮件至邮箱 renweifuer@pmph.com,或扫描封底二维码,关注"人卫妇产科学",对我们的工作予以批评指正,以期再版修订时进一步完善,更好地为大家服务。

刘彩霞

2018 年 9 月　于沈阳

目　录

第二篇　胎儿医学

1

第一篇

母体医学

第一篇

母乳喂养学

第一章

阴道流血

第一节 自然流产、宫颈机能不全流产

| 病例1 | 孕早期自然流产1次，胚胎停止发育清宫2次

一、病例简述

患者刘某，女，33岁

主　　诉	孕早期自然流产1次，胚胎停止发育清宫2次。
现 病 史	患者平素月经规律，LMP：2016-3-4，月经周期正常，呈2日/27~29日型，经量少。饮食睡眠可，二便正常。
孕 产 史	2010年4月　停经7周，超声下可见妊娠囊，其内可见卵黄囊，因反复阴道流血后腹痛，自然流产。
	2012年7月　停经9周，超声下可见妊娠囊，其内可见胎芽，一直未见胎心，清宫。
	2014年1月　停经8周超声下可见妊娠囊，其内一直未见胎芽，清宫。
既 往 史	否认糖尿病、高血压等慢性病病史。
门诊查体	一般查体：T：36.2℃，P：90次/分，BP：110/75mmHg，R：18次/分。神清语明，无贫血貌。心肺听诊未闻及异常。
	消毒内诊：外阴发育正常，阴道畅，阴道分泌物无异常，宫颈光滑、未见囊肿及糜烂样外观，子宫正常大小，光滑，活动良，双附件区无压痛，未触及增厚。
辅助检查	夫妇既往染色体核型分析：46，XX/46，XY
	彩超（2016-01-21，月经第22天）：子宫大小6.7cm×5.3cm×4.2cm，内膜厚度0.5cm，双附件正常。
门诊诊断	1. 复发性流产
	2. 子宫内膜过薄（宫腔粘连可能性大）
诊疗经过	患者在门诊进行复发性流产的系统性病因学筛查，每隔6~8周查一次，连续检查了三次，发现抗心磷脂抗体IgG持续阳性，抗核抗体弱阳性一次，抗-β_2糖蛋白抗体阴性，狼疮抗凝物阴性。

凝血功能检查发现血小板聚集增高,血栓弹力图显示凝血因子活性增高、血小板聚集功能增强。甲状腺功能正常,仅抗 Tg 抗体和抗 Tpo 抗体略高,血糖、胰岛素及泌乳素正常。

行宫腔镜检查发现宫腔粘连,行宫腔粘连分离术后,采用:雌二醇片 / 雌二醇地屈孕酮片复合包装(芬吗通)补充治疗,内膜增长至 0.9cm。

于孕前采用小剂量阿司匹林 50mg 每天一次口服,血小板聚集下降后备孕。

LMP:2016-10-28,孕早期继续采用阿司匹林 50mg、孕后发现亚临床甲减,于内分泌门诊调节,左甲状腺素钠片用量,孕后加用低分子肝素 4000IU 每天一次皮下注射至分娩前一天。

于我院行常规产检,后因羊水偏少于 2017-07-24 入我科待产,2017-07-26 妊娠 38^{+5} 周,自然分娩一活婴,产后 3 天恢复良好,出院。

出院诊断　1. 抗磷脂综合征

2. 复发性流产

3. 亚临床甲减

4. 孕 4 产 1 妊娠 38^{+5} 周,LOA,自然分娩一活婴

二、病例解析

(一) 诊治关键

1. 胚胎停止发育是否属于流产范畴

本病例首先我们要明确的是胚胎停止发育是否属于流产。

在临床上很多医师和患者认为只有是自然排出胚胎组织物才能称为自然流产。其实不然,自然流产的定义是指妊娠过程失败、胚胎死亡和胚胎及附属物排出,排出物或胚胎及附属物 <1000g,孕周 <28 周。

因此在国外将胚胎停止发育或者妊娠失败统称为 pregnancy loss(妊娠丢失),例如空囊、仅有卵黄囊一直未见胎芽、胎心,胎芽出现后胎心一直不出现,或者胎心出现又消失等均属于自然流产范畴。

很多时候胎儿不发育或者胚胎停止发育,为了防止演变成稽留流产,临床上医师往往劝患者尽早清宫,而不是盲目保胎或者盲目等待。

目前胚胎停止发育的 B 超诊断标准如下:

(1) 胚胎发育 ≥6 周无妊娠囊。

(2) 虽有妊娠囊但变形皱缩。

(3) 当妊娠囊 ≥4cm 却看不到胎芽。

(4) 胎芽的头臂长度 ≥1.5cm 却无胎心搏动。

另外,血 β-hCG 测定也有助于胚胎停育的诊断。如 ≥5 周,血 β-hCG<100IU/L;≥6 周,血 β-hCG<2000IU/L,提示人绒毛膜促性腺激素分泌不足,动态观察其值不再上升者,则可判定绒毛衰退,胚胎异常。

2. 重视复发性流产的病因学系统筛查

本例患者有一次自然流产及两次胚胎停止发育,根据复发性流产的定义,符合复发性流产的诊断。

复发性流产的病因非常复杂,如果医师仅凭经验判断患者可能属于什么原因,就可能造成病因筛查不全面,漏诊,导致患者在治疗后再次发生妊娠失败。因此对于复发性流产患者应该进行病因学的系统筛查。

复发性流产病因学的系统筛查主要包括以下几方面:遗传因素、解剖因素、内分泌因素、免疫因素、感染因素、凝血因素、精神因素、丈夫的精子质量等。

本例患者既往检查过夫妇染色体,结果正常,夫妇双方染色体查一次即可以,无需反复检查。但是若有可能检查胚胎染色体还是非常重要的。

很多医师有误区,认为胚胎组织物的染色体检查没有必要,认为即使是胚胎异常也只是表明这是这一次的妊娠失败原因,对下一次妊娠无益。目前的观点认为胚胎组织物的染色体核型分析及必要时进行基因测序是非常有必要的。第一:若是经过治疗的患者再次发生妊娠失败,那么这次胚胎若有异常则可以进一步表明本次复发性流产的治疗方案是正确的,是由于胚胎因素导致妊娠失败,无论是对于医师还是患者心理上来说都是一种安慰。第二:若是胚胎基因测序发现异常如微缺失、微重复等,需要进一步检查这种基因的异常是来自父母哪一方以及这种基因的微缺失微重复是否有意义,为下次妊娠提供进行植入前筛查和诊断的依据,可以避免再次因为胚胎因素导致流产。

3. 重视复发性流产患者的解剖学因素

本例患者在超声检查中发现月经第 22 天子宫内膜厚度为 0.5cm,考虑是因为患者反复清宫所致。建议患者进行宫腔镜检查发现宫腔粘连。

在复发性流产的解剖学因素中常见的是子宫的解剖异常，包括先天的发育异常（如双子宫、子宫纵隔、单角子宫、弓形子宫等）和后天子宫疾病所致解剖异常（常见的是宫腔粘连、子宫内膜炎、子宫内膜息肉等）。

有复发流产症状的子宫解剖异常建议进行手术矫正，但是没有症状的子宫异常不建议预防性进行手术。

宫腔粘连进行宫腔镜分离粘连后，为避免因为再次粘连导致不孕或流产，建议尽早受孕。

4. 重视复发性流产患者的内分泌因素

导致复发性流产的主要内分泌因素包括：糖尿病、甲状腺疾病（甲状腺功能亢进、桥本甲状腺炎、甲状腺功能减退、亚临床甲状腺功能减退等）、多囊卵巢综合征、高泌乳素血症等。因此应该重视内分泌功能的筛查及定期监测，即使孕前没有异常，由于妊娠的应激，有些患者在孕后也会出现异常。

本例患者在孕前进行了全部关于内分泌相关的检查，除了抗 Tg 抗体和抗 Tpo 抗体略高外，余均正常。但是在孕后就出现了亚临床甲减，采用左甲状腺素钠片治疗。

5. 复发性流产与抗磷脂综合征

根据中华医学会风湿病学分会《抗磷脂综合征诊断和治疗指南（2011 版）》，抗磷脂综合征（antiphospholipid syndrome，APS）是一种非炎症性自身免疫性疾病，临床上以动脉、静脉血栓形成、病态妊娠（妊娠早期流产和中晚期死胎）和血小板减少等症状为表现，血清中存在抗磷脂抗体（antiphospholipid，aPL），上述症状可以单独或多个共同存在。

悉尼标准建议不用原发性和继发性 APS 这一概念，但目前文献多沿用此分类。继发性 APS 多见于系统红斑狼疮（SLE）或类风湿关节炎等自身免疫疾病。

分类标准：目前诊断 APS 最常用的分类标准（表 1-1），抗 $β_2$-GP1 抗体已被列入 2006 年悉尼标准。悉尼 APS 分类标准为了提高诊断特异性，对血栓和病态妊娠的临床表现进行了定义：血管栓塞需影像学的依据，如为小血管的栓塞，组织学还必须证实血管壁附有血栓，但没有显著炎症反应；对于病态妊娠有了明确的定义，同时要排除母亲解剖、激素异常及双

表 1-1　2006 年悉尼国际 APS 会诊修订的分类标准

诊断 APS 必须具备下列至少 1 项临床标准和 1 项实验室标准[a]

临床标准

1. 血管栓塞[b]

任何器官或组织发生 1 次以上[c]的动脉、静脉或小血管血栓[d]，血栓必须被客观的影像学或组织学证实。细胞学还必须证实血管壁附有血栓，但没有显著炎症反应

2. 病态妊娠

①发生 1 次以上的在 10 周或 10 周以上不可解释的形态学正常的死胎，正常形态学的依据必须被超声或被直接检查所证实，或②在妊娠 34 周之前因严重的子痫或先兆子痫或严重的胎盘功能不全[e]所致 1 次以上的形态学正常的新生儿早产，或③在妊娠 10 周以前发生 3 次以上的不可解释的自发性流产，必须排除母亲解剖、激素异常及双亲染色体异常

实验室标准[f]

1. 血浆中出现 LA，至少发现 2 次，每次间隔至少 12 周

2. 用标准 ELISA 在血清中检测到中 - 高滴度的 IgG/IgM 类 aCL 抗体（IgG 型 aCL>40GPL；IgM 型 aCL>40MPL；或滴度 >99 的百分位数）；至少 2 次，间隔至少 12 周

3. 用标准 ELISA 在血清中检测到 IgG/IgM 型抗 β2-GP1 抗体，至少 2 次，间隔至少 12 周（滴度 >99 的百分位数）

注：[a]APS 的诊断应避免临床表现和 aPL 阳性之间的间隔 <12 周或 >5 年。[b]当共存遗传性或获得性引起血栓的因素时也能诊断 APS，但应注明（A）存在；（B）不存在其他引起血栓的因素。危险因素包括：年龄（男性 >55 岁，女性 >65 岁）；存在已知的心血管危险因素（如高血压、糖尿病、低密度脂蛋白升高、高密度脂蛋白降低、胆固醇降低、吸烟、心血管病早发的家族史、体质量指数 ≥30kg/m²、微量白蛋白尿、肾小球滤过率 <60ml/min）、遗传性血栓倾向、口服避孕药、肾病、恶性肿瘤、卧床和外科手术。因此，符合 APS 分类标准的患者应该按照血栓发生的原因分层。[c]过去发生的血栓可以认为是 1 项临床标准，但血栓必须是经过确切的诊断方法证实的，而且没有其他导致血栓的病因。[d]浅表静脉血栓不包括在临床标准中。[e]通常可普遍接受的胎盘功能不全包括以下 4 个方面：①异常或不稳定的胎儿监护试验，如非应激试验阴性提示有胎儿低氧血症；②异常的多普勒流量速度波形分析提示胎儿低氧血症，如：脐动脉舒张末期无血流状态；③羊水过少，如：羊水指数 ≤5cm；④出生体质量在同胎龄平均体质量的第 10 个百分位数以下。[f]强烈推荐研究者对 APS 患者进行分型：Ⅰ，1 项以上（任意组合）实验室指标阳性；Ⅱa，仅 LA 阳性；Ⅱb，仅 aCL 阳性；Ⅱc，仅抗 β2-GP1 抗体阳性

亲染色体异常。

对原发性 APS 的治疗主要是对症处理、防止血栓和流产再发生。一般不需用激素或免疫抑制剂治疗,除非对于继发性 APS,如继发于 SLE 或伴有严重血小板减少($<50 \times 10^9/L$)或溶血性贫血等特殊情况。抗凝治疗主要应用于 aPL 阳性伴有血栓患者,或抗体阳性又有反复流产史的孕妇。

APS 孕妇应按以下处理:

- 既往无流产史,或妊娠前 10 周发生的流产,通常以小剂量阿司匹林治疗。
- 既往有妊娠 10 周后流产病史,在确认妊娠后,皮下注射肝素 5000U,每天 2 次,直至分娩前停用。
- 既往有血栓史,在妊娠前就开始用肝素或 LMWH 抗凝治疗,在妊娠期不用华法林。
- 产后治疗,由于产后 3 个月内发生血栓的风险极大,故产后应该继续抗凝治疗 6~12 周;如果可能,在产后 2~3 周内把肝素改为华法林。

(二)误诊误治防范

1. 注意排查风湿免疫疾病

继发性抗磷脂综合征(SAPS)常继发于风湿免疫性疾病,如系统性红斑狼疮(SLE)、类风湿关节炎(RA)、干燥综合征、未分化结缔组织病等。因此对于诊断 APS 患者还应检查抗核抗体、抗双链 DNA 抗体、抗干燥综合征(SS)A 抗体、抗 SSB 抗体等,以排除 SLE、RA 等自身免疫疾病。一旦确诊应该和风湿免疫科协作治疗。

2. 抗凝治疗过程中的监测

妊娠期使用低分子肝素对母胎均有较高的安全性,但有时也可引起孕妇的不良反应,例如过敏反应、出血、血小板计数减少、发生骨质疏松、肝损伤等,因此,在使用低分子肝素的过程中,对药物不良反应进行监测。

阿司匹林对胎儿的安全性目前尚处于研究之中,建议小剂量阿司匹林于孕前使用,推荐剂量为 50~75mg/d,在治疗过程中要注意监测血小板计数、凝血功能及纤溶指标。

(三)相关探讨

1. 复发性流产的定义演变(图 1-1)

目前国内外普遍重视对于 2 次的自然流产(不一定连续)就应该进入复发性流产的系统筛查流程,以避免流产再发。

2. 封闭抗体检测的误区及注意同种免疫型复发性流产的诊断

同种免疫型 RSA 一直是研究热点,常被称为"原

2008 年美国生殖医学学会定义	● ≥2 次妊娠失败,不强调 2 次流产是连续的
2009 年 WHO 定义	● 连续 ≥2 次临床妊娠的丢失
英国 RCOG 定义	● 同一性伴侣连续发生 ≥3 次并与妊娠 24 周前的胎儿丢失(2.3%~5%)再次妊娠丢失率 40%~60%
我国专家共识的定义	● ≥3 次在妊娠 28 周之前的胎儿丢失(0.34%~1%),再次妊娠丢失率 >80%

图 1-1 复发性流产的定义演变

发性不明复发性流产(unexplained recurrent spontaneous abortion,URSA)"。同种免疫型 RSA 是一个排除性诊断,也就是需要患者的自身抗体检测是阴性的(按照复发性流产的检测流程,在间隔 3 个月的连续抗体监测过程中没有出现过自身抗体阳性)才能诊断同种免疫型 RSA。

具体的诊断标准如下:

(1)连续自然流产 ≥2 次,无活产史。

(2)夫妻双方无家族遗传病,染色体核型正常。

(3)月经周期正常,超声检查排卵正常。

(4)妇科检查、超声检查和(或)子宫输卵管造影排除器质性病变如宫腔粘连或生殖器官解剖畸形。

(5)排除感染因素导致的流产。

(6)间隔 12 周以上抗体一直阴性。

抗核抗体(ANA)、抗核抗体 15 项、抗心磷脂抗体(ACL)、抗 β_2- 糖蛋白 I 抗体(anti-β_2-GPI)、狼疮抗凝物(LA)、抗 α 胞衬蛋白抗体、抗甲状腺抗体、抗甲状腺过氧化物酶抗体、混合淋巴细胞反应封闭抗体(MLR-Bf)等均为阴性。

(7)性激素、血糖、甲状腺功能等相关指标显示内分泌功能正常。

(8)母体血栓前状态相关检查、凝血五项(包含 D- 二聚体)、血小板计数及聚集功能等,排除遗传性易栓症。

(9)男方精液分析正常。

目前国内外学者普遍认为,NK 细胞数量及活性异常、Th1/Th2 失衡与 URSA 密切相关。我们国家的专家共识提及封闭抗体缺乏与 URSA 密切相关,这一论点尚有争议。因此我们有必要了解封闭抗体及其检测的临床意义和价值。

封闭抗体是人类白细胞抗原(HLA)、滋养层及

淋巴细胞交叉反应抗原(TLX)等及淋巴细胞交叉反应抗原等刺激母体免疫系统,所产生的一类IgG型抗体。它能抑制混合淋巴细胞反应,并与滋养细胞表面的HLA结合,覆盖来自父方的HLA,从而封闭母体淋巴细胞对滋养层细胞毒作用,保护胚胎免受免疫排斥。

目前关于封闭抗体检测的方法很多,包括流式细胞术、ELISA、混合淋巴细胞毒实验等。目前认为比较准确的还是混合淋巴细胞毒实验。

2005年Pandey等发现正常妊娠妇女中外周血

封闭抗体阳性率仅为30%,2011年英国指南也指出目前尚无明确证据表明缺乏封闭抗体与RSA有关。2016年美国指南也指出,根据现阶段的研究,封闭抗体阴性和RSA无绝对的关联。而且在未孕状态下80%的妇女检测封闭抗体均为阴性。加之封闭抗体的检测试剂盒敏感度和特异度不一,很难质控。因此不能以封闭抗体阴性作为同种免疫型RSA诊断的唯一标准,而只能在其他自身抗体均为阴性时作为辅助的诊断指标。

(乔宪)

| 病例 2 | 停经 5 月余,阴道分泌物增多 3 天,宫口开大 3cm

一、病例简述

患者刘某,女,29岁

主　　诉	停经5月余,伴阴道分泌物增多3天。
现 病 史	患者平素月经不规律,呈12岁5~7日/35日型,经量中等,无痛经。LMP:2017-3-21,停经20余天尿hCG(+),停经50天行B超检查提示可见胎芽胎心。末次月经:2017-12-26。孕期无明显早孕反应。孕早期无放射线及药物接触史,孕期予以阿司匹林、低分子肝素、地屈孕酮保胎治疗,孕期平稳,定期产检,血压无异常,无创DNA低风险。3天前出现阴道分泌物增多,自觉偶有下腹痛,伴下腹紧缩感,遂于我院门诊就诊。置入窥器见:阴道分泌物较多,呈豆腐渣样。门诊取白带常规、UU+CT、细菌培养。门诊消毒内诊:宫口容两指,可触及胎儿肢体,现要求保胎治疗入我院。饮食睡眠可,二便正常。现偶有腹痛及腹部紧缩感,无阴道流血流液。
孕 产 史	G5P0,既往计划外行药物流产1次,因孕8周左右见胎芽未见胎心,行人工流产2次,因胎停育行人工流产1次。
既 往 史	否认食物药物过敏史,否认肝炎、结核等传染病病史,否认甲减、甲亢病史,否认外伤及输血史,否认心脏病、高血压、糖尿病。
入院查体	一般查体:T:36.3℃,P:86次/分,BP:111/60mmHg,R:18次/分,神清语明,无贫血貌,心肺听诊未闻及异常,腹膨隆,无压痛、反跳痛,四肢活动良,无双下肢水肿。 产科查体:呈纵产式腹型,宫底脐上2横指,胎心率138次/分,未破膜,跨耻征阴性。 消毒窥器:宫颈质软,宫颈全消,宫口开大3cm。宫口可见胎胞,直径大约2cm×1cm。骨及软产道未见明显异常。
辅助检查	彩超(2017-08-07):胎儿胎头双顶径约4.1cm,头围约16.1cm。股骨长约2.9cm。胎儿颈部见"U"形压迹。胎儿心率约140次/分。胎盘附着在子宫后壁,成熟度0级,厚约2.2cm。羊水深度约5.7cm。经会阴测量宫颈口开放宽约2.6mm。
入院诊断	1. 孕5产0,妊娠19⁺⁶周,难免流产 2. 复发性流产 3. 宫颈机能不全 4. 肥胖症 5. 胎儿脐带绕颈一周
诊疗经过	入院后完善相关检查,术前经阿托西班抑制宫缩,宫缩较入院明显改善后于2017-8-9于

CSEA 下行紧急宫颈环扎术,术中阴道内可见 4cm×4cm 胎胞,自宫颈口膨出,宫颈阴道部长约 0.5cm,宫口开大 4.0cm,10 号线 McDonald 式缝合。术后查宫颈外口紧,无活动性出血。患者生命体征平稳,术后 B 超听胎心 158 次/分。术后安返病房。术后予抗炎、阿托西班抑制宫缩,给予硝呋太尔栓剂阴道内用等治疗。现患者无宫缩,无阴道流血流液,复查超声提示宫颈长度 2.5cm,出院随访。

出院诊断　1. 复发性流产
2. 宫颈机能不全
3. 孕 5 产 0,妊娠 19^{+6} 周,紧急宫颈环扎术后
4. 肥胖症
5. 胎儿脐带绕颈一周

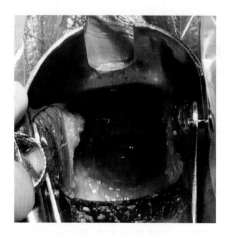

图 1-2　环扎术前宫颈

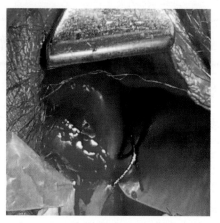

图 1-3　McDonald 术式环扎术后宫颈

二、病例解析

(一)诊治关键

1. 本例患者进行宫颈环扎术的方式及指征

宫颈环扎术按照手术途径分为经阴道和经腹两种;按照手术时间可分为妊娠前和妊娠后;按照手术目的可分为预防性和治疗性;按照手术时间可分为择期、应急、紧急、援救(补救)。

本例患者为妊娠 19 周患者,无明显腹痛,在超声下发现宫颈内口及外口均开放,在消毒窥器检查下发现阴道黄白色分泌物较多,宫颈完全消退,外口开放 3~4cm,可见羊膜囊,完整,表面可见较多黏液。因此诊断为难免流产,宫颈机能不全。对于本患者施行的是紧急宫颈环扎术。

国内外对于这种无生机儿发生难免流产时是否行紧急宫颈环扎术一直存在争议。

国外实施紧急宫颈环扎术的主要目的是便于将患者转运至可以进行未足月早产儿救治能力的医疗中心,同时利用这段时间给胎儿促胎肺成熟的措施,提高围产儿预后。

在我国对于孕龄小于 26 周的新生儿的救治能力不足,因此以往我国产科医务人员对于小于 26 周的难免流产患者均采取顺其自然不予特殊干预,往往大部分是以流产作为结局,很多患者还罹患宫内感染。目前随着手术技术的提升及抗生素的规范及有效的应用,经过采用紧急宫颈环扎术的围术期的严密监测,很大部分患者能够延长妊娠时间至 28 周以上,大大改善了母儿预后。

2. 紧急宫颈环扎术的成功的关键

紧急宫颈环扎术成功的关键主要包括术前准备、环扎时机的选择、术后的处理等。

术前准备:排查阴道及宫颈炎症。

如有感染和炎症,应该先进行局部消毒、阴道局部应用药物。

最好排除胎儿畸形、胎儿染色体核型异常、胎盘早剥和全身感染。

有的时候孕周较小,患者还没有进行唐筛或者无创等染色体异常的筛查及排畸的系统超声,但是宫口已经开放,那就需要做好知情同意,告知一旦将

来发现胎儿畸形或者染色体核型异常,需要拆除环扎线并进行引产。

必要的时候需要全身应用抗生素。

一般我们需要在术前进行感染的排查,一般建议检测血常规、C-反应蛋白(CRP)、降钙素原(PCT)、尿常规、阴道分泌物等。当发现全身感染的时候需要进行抗生素治疗。

研究发现,紧急宫颈环扎失败与术前感染没有得到很好控制密切相关。

病人知情同意:由于紧急宫颈环扎延长孕周的时长每个医疗中心均不同,长者可达孕足月,短者仅延长48~72小时,因此必须和患者充分交谈紧急宫颈环扎对母儿的风险及获益,让患者能够知情选择是否进行宫颈环扎。

3. 宫缩抑制剂在紧急宫颈环扎术中应用

紧急宫颈环扎一般是在抑制宫缩后才能施行,但是手术后的宫缩抑制尤为重要。一旦宫缩规律发动,为避免宫颈裂伤,就需要拆除环扎线。

目前宫缩抑制剂可选择的如下:

有注册的防治早产适应证:催产素受体拮抗剂、β-受体激动剂。

无注册的防治早产适应证:前列腺素合成抑制剂、钙通道阻滞剂、硫酸镁、氧化氮供体。

常用药物、作用机制见表1-2。

(二)误诊误治防范

1. 重视宫颈机能不全的高危因素

(1) 宫内雌激素暴露(我国此种病例罕见)。

(2) 子宫发育异常。

表 1-2 常用药物、作用机制

药剂类型	常用药物	作用机制	孕妇不良反应	胎儿或新生儿不良反应	禁忌证
催产素受体拮抗剂	阿托西班	通过与催产素竞争子宫肌膜(同时还可能包括蜕膜和胎膜)上的受体而发挥作用 对子宫收缩呈剂量依赖性的抑制			
β-受体激动剂	利托君 特布他林 非诺特罗 沙丁胺醇	β_2受体能够传输舒张/抑制效应,并存在于子宫、血管、支气管和肝脏内β_2受体激动剂作用在子宫内的在膜内β_2受体上,可舒缓子宫肌层的平滑肌抑制子宫收缩	心动过速、低血压、震颤、心悸、气促、胸部不适感、肺水肿、低血钾、高血糖	胎儿心动过速	对心动过速敏感的心血管疾病、未控制的糖尿病
前列腺素合成抑制剂	吲哚美辛	抑制子宫肌层钙通道			
钙通道阻滞剂(CCB)	硝苯地平 硝吡胺甲酯	抑制电压依赖性钙通道,抑制钙的细胞内流,促进子宫舒张	头晕、脸红、低血压,与硫酸镁合用时抑制心率、心肌收缩力和左室收缩压,肝转氨酶升高	未知	低血压、依赖前负荷的心血管疾病,如主动脉瓣关闭不全
硫酸镁			脸红、出汗、恶心、腱反射消失、呼吸抑制、心搏骤停;与CCB合用时抑制心率、心肌收缩力和左室收缩压;与CCB合用时出现神经肌肉阻滞	新生儿窒息	重症肌无力
氧化氮供体	硝基甘油贴剂 硝化甘油片剂				

药物或种类	孕妇不良反应	胎儿或新生儿不良反应	禁忌证
钙离子通道阻滞剂	头晕、脸红、低血压；与硫酸镁合用时抑制心率、心肌收缩力和左室收缩压；肝转氨酶升高	未知	低血压依赖前负荷的心血管疾病，如主动脉瓣关闭不全
非甾体类抗炎药	恶心、胃食管返流、胃炎、呕吐；血小板功能异常，无合并潜在出血病的患者罕有临床意义	宫内动脉导管收缩、羊水过少、早产儿坏死性小肠结肠炎、新生儿动脉导管未闭	血小板功能异常或出血性疾病、肝功能异常、胃肠道溃疡性疾病、肾功能异常、哮喘（对阿司匹林超敏的女性）
β-肾上腺素受体激动剂	心动过速、低血压、震颤、心悸、气促、胸部不适感、肺水肿、低血钾、高血糖	胎儿心动过速	对心动过速敏感的心血管疾病、未控制的糖尿病
硫酸镁	脸红、出汗、恶心、腱反射消失、呼吸抑制、心脏骤停；与CCB合用时抑制心率、心肌收缩力和左室收缩压；与CCB合用时出现神经肌肉阻滞	新生儿窒息	重症肌无力

（3）多囊卵巢综合征。

（4）多次扩宫、清宫、分娩创伤、宫颈裂伤、宫颈锥切术后等。

2. 宫颈环扎的主要术式

宫颈环扎术主要分为经阴道和经腹两种：

（1）经阴道：McDonald 和 Shirodkar。

（2）经腹：开腹和腹腔镜。

McDonald 术式：经阴道，不上推膀胱，操作简单，损伤风险小。

缺点：环扎线位置偏低。

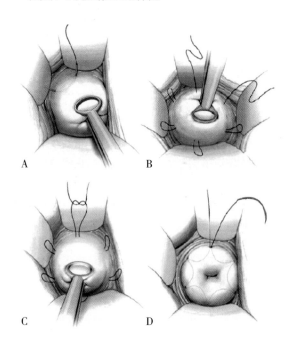

图 1-4 McDonald 术式

Shirodkar 术式：切开穿隆部阴道壁上推膀胱，位置高，尽量接近主韧带水平进行环扎，手术难度相对大，出血损伤的风险大，拆除环扎需要麻醉。

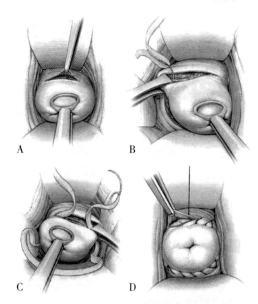

图 1-5 改良 Shirodkar 术式

经腹环扎：一般在非孕期或早孕期进行，主要适用于宫颈极短或严重损伤、既往经阴道环扎失败的患者。

缺点：创伤性大、线带或缝线植入、一旦需要终止妊娠可能需要剖宫产。

3. 一次以上典型晚期流产史患者是否一定要行预防性宫颈环扎术？

一般 3 次以上病史者施行预防环扎术和不施行

的预后存在显著差异。

对于有一次典型晚期流产史或早产史者可以在妊娠16周开始常规监测宫颈长度,可以避免约50%的手术干预。当宫颈管明显缩短小于25mm,进行应急宫颈环扎能够显著改善早产率。

因此对于一次典型晚期流产患者可以根据孕妇个体情况及医师个人经验来对待,若患者坚决要求进行预防性宫颈环扎术也是不违反常规的。但是若患者不愿意进行手术或者担心术中及术后的并发症,也可以采取进行密切监测宫颈长度的方式,一旦宫颈长度缩短再决定是否进行宫颈环扎。

4. 宫颈锥切术后妊娠患者是否需要预防性宫颈环扎术?

既往很多医师想当然的认为,对于宫颈锥切术后妊娠患者都应该进行预防性宫颈环扎。但是实际上在临床上我们会发现很多进行过宫颈锥切的患者宫颈长度虽然短于正常宫颈,但是瘢痕质硬,而且宫颈长度在妊娠期间也未见明显缩短,因此大部分可以安全地度过妊娠期。

Leiman等进行了研究发现锥切高度>2cm或体积≥4cm^{3}的患者与锥切高度≤2cm或体积≤4cm^{3}的患者相比,妊娠中期流产率和早产率均高。所以对于锥切较大的建议进行预防性宫颈环扎术。

5. LEEP手术、宫颈活检术后妊娠的患者是否需要预防性宫颈环扎术?

研究发现预防性环扎并没有减少这类患者的早产发生,因此不建议对于LEEP手术、宫颈活检术后妊娠的患者施行预防性宫颈环扎术。

6. 宫颈环扎术后未足月胎膜早破的处理

宫颈环扎术后发生未足月胎膜早破若为无生机儿阶段,则一般建议及时拆线放弃胎儿。

有生机儿阶段则建议促胎肺成熟以后考虑酌情拆线,检测感染情况,且应用抗生素预防感染。

(三) 相关探讨

1. 宫颈机能不全诊断的争议

宫颈机能不全指在没有宫缩的情况下,子宫颈由于解剖或功能缺陷不能维持妊娠至足月。典型的临床表现为孕中期或孕晚期的早期宫颈无痛性扩张,伴有妊娠囊膨入阴道,随后不成熟胎儿娩出。

既往各种非孕妇女的诊断性试验建议用于确定宫颈机能不全的存在,包括子宫输卵管造影术、宫颈球囊牵引摄像、应用Hegar或Pratt宫颈扩张器评估宫颈扩张情况、球囊回弹试验和宫颈扩张分级计算宫颈阻力指数,但是上述试验没有任何一个被严格的科学研究验证过,因此都不能用做诊断宫颈机能不全。

宫颈机能不全的诊断主要依据:妊娠中期反复自然流产、早产史和经阴道B超测量宫颈内口宽度、宫颈长度。

2. 超声检测在诊断宫颈机能不全的价值

经阴道超声进行宫颈测量及形态的监测目前被认为是诊断宫颈机能不全的较为可靠的诊断方法。

正常妊娠14~30周宫颈长度(cervical length,CL)是35~40mm,第10百分位数是25mm。妊娠30周前宫颈长度是稳定的,在妊娠晚期宫颈进行性缩短,孕产次基本不影响宫颈长度。

通常宫颈缩短或漏斗形成常见于18~22周。因此建议从妊娠14~16周开始监测宫颈长度和内口开放程度,每2周监测一次。如图1-6依次为宫颈呈T、Y、V、U形。

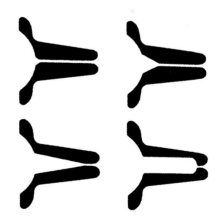

图1-6　宫颈形状

(乔宠)

| **病例3** | **停经4月余,胎心消失1天** |

一、病例简述

患者刘某某,女,38岁

主　　诉　停经 4 月余,发现胎心消失 1 天。

现病病史　患者平素月经规律,LMP:2017-1-7,停经 36 天验尿 hCG 阳性,停经 56 天行超声检查提示宫腔内 4.1cm×4.0cm×2.8cm 妊娠囊,其内可见胎芽,长约 1.9cm,有胎心。停经 6 周出现早孕反应,轻微,10 周自行缓解,未予特殊治疗。停经 13 周行 NT 检查,胎心正常,NT0.18mm,停经 17 周在社区卫生院产检未闻及胎心,遂来我院就诊。无阴道流血流液。孕期饮食睡眠可,二便正常。

孕 产 史　孕 1 产 0

既 往 史　否认心脏病、糖尿病及高血压病史。

入院查体　一般查体:T:36.5℃,P:100 次 / 分,BP:114/78mmHg,R:18 次 / 分。神清语明,无贫血貌。心肺听诊未闻及异常,腹平坦,腹软,双下肢无水肿。

产科查体:未闻及胎心。

消毒内诊:外阴发育正常,阴道畅,宫颈质中,居中,未消,宫口未开。骨及软产道未见明显异常。

辅助检查　彩超(2017-05-8):胎儿超声测量值:头径约 2.9cm,股骨长约 0.9cm,未见明显胎心搏动。羊水深度约 2.4cm。胎儿颅骨呈不规则类圆形环状回声(胎儿颜面部,脊柱,四腔心切面,腹壁及部分肢体受胎儿体位影响显示不清)。胎盘附着于子宫后壁近宫底,范围约 5.7cm×5.3cm,内部回声不均。诊断:中期妊娠,单胎(胎死宫内)。

入院诊断　1. 稽留流产
　　　　　　2. 孕 1 产 0,妊娠 17^{+1} 周,LOA

诊疗经过　入院后采用口服米非司酮 + 卡孕栓阴道用的方法进行引产,之后钳刮一死胎,宫缩良,胎盘胎膜完整娩出。阴道流血少量,三天后出院。

出院诊断　1. 稽留流产
　　　　　　2. 孕 1 产 0,妊娠 17^{+1} 周,LOA,引产一死胎

二、病例解析

(一)诊治关键

1. 为什么会发生胚胎停育?

胚胎停育指孕早期胚胎发育自然终止及胚胎丢失的病理过程,多在孕 12 周以内发生,其结局大多为稽留流产和不全流产。胚胎停育的诱因包括染色体异常、免疫因素、内分泌因素、感染因素、生殖器畸形、全身疾病、环境、行为及生活习惯等,除此之外,仍有 50% 患者病因目前尚不明确。

胚胎停育中有 50%~60% 是因胚胎染色体异常所致。染色体异常包括数目畸变和结构异常。数目畸变又包括整倍体及非整倍体畸变。整倍体畸变为致死性的,以三倍体最常见,如有存活,一般为二倍体及三倍体的嵌合体。非整倍体畸变中常染色体三体型最多见,其中 16- 三体所占比例最高,被称为"高度致死"的三体;单体型中 45,X 核型多见。

受精卵的植入被认为是一种半同种移植现象,在妊娠发生时免疫细胞在母体界面通过复杂的免疫调节机制产生免疫耐受作用,以免胚胎受到排斥。当免疫耐受出现异常,或者免疫排斥较强,就会发生胚胎停止发育(详见复发性流产)。

研究发现高泌乳素血症、低雌激素、高黄体生成素等导致的卵巢黄体功能不足或高雄激素均可以导致胚胎停止发育。还有其他一些内分泌激素异常也可以直接或间接影响胚胎发育,如高血糖、甲状腺功能亢进或者亚临床 / 甲状腺功能减退。

风疹病毒、单纯疱疹病毒、弓形虫、巨细胞病毒感染(合称 TORCH)、流感病毒、人类细小病毒 B19、梅毒、柯萨奇 B 组病毒等病原体感染也可导致胚胎停止发育。

宫腔粘连也是胚胎停育的诱因之一。不良的生活习惯如:吸烟、酗酒、毒品及咖啡等均可增加胚胎停育的发生率。高龄和职业紧张是导致胚胎停育的危险因素。研究发现胚胎停育患者中合并情绪障碍者高达 66%。还有研究发现随着年龄增长,胚胎停育的风险也增加。此外全身性疾病如心血管疾病、血液系统疾病、系统性红斑狼疮、营养不良等均可能影响胚胎发育,而导致胚胎停育。

丈夫精子数量、活动度、DNA 含量及精液中的

精子核蛋白的成熟异常亦可导致胚胎停育。

2. 胚胎停育的超声评估新标准

2016年10月加拿大妇产科医师协会(SOGC)发布的前三个月妊娠并发症超声评估指南,美国超声影像学会会议也指出胚胎停育的超声评估标准。

- 当超声显示以下特征时可做出胚胎死亡的超声诊断:发现宫腔内妊娠囊,胚胎顶臀长(CRL)≥7mm,无胎心搏动。(Ⅱ-2 A)
- 当超声显示以下特征时可做出无胚胎妊娠的超声诊断:妊娠囊平均直径≥25mm,未发现胚胎。(Ⅱ-2 A)
- 超声检查没有卵黄囊的孕囊,2周后,仍然没有发现有心脏搏动的胚胎。
- 超声检查有卵黄囊的孕囊至少11天后,没有发现有心脏搏动的胚胎。

(二)误诊误治防范

1. 如何早期发现胚胎停止发育,避免稽留流产发生?

建议四步法来早期发现胚胎停止发育,核实孕周并进行超声检查,参考血hCG和孕酮水平变化。

(1)核实孕周:通常通过月经周期来推算孕周,虽然方便,但是往往不准确。若通过超声监测排卵进行孕周计算比较准确。但是很多患者并不通过超声监测排卵,而是通过测定基础体温或者用排卵试纸,这都不是很准确。所以需要通过hCG、超声的胎囊大小、卵黄囊和胎心出现的时间来判断孕周。核实孕周是判断胚胎发育是否正常的基础。

(2)诊断胚胎停止发育的金标准——超声:详见前述。

(3)不能单纯凭借hCG水平判断胚胎是否存活:胚胎停育早期多数情况下hCG下降,早孕反应消失,而少数却不是罕见的情况是hCG继续上涨,早孕反应依旧,而超声已经提示胎停育了。hCG增长只能说明滋养细胞还在增殖、分化,并不代表胚胎还存活。有时hCG增长很高,但是超声未见到胎芽或者胎心,高度怀疑妊娠期滋养细胞疾病。

(4)孕酮下降并不代表胚胎肯定停育:孕酮在早孕的早期是由卵巢产生,这一期间它会波动的上升,到了孕8~9周,随着胎盘的形成,发生卵巢-胎盘转换,胎盘分泌的孕酮逐渐增多,卵巢就不再是分泌孕酮的主要器官了。胚胎存活,孕酮也会有波动,在24小时也有脉冲式的变化,因此检测孕酮不能代表胚胎停育。但是有些情况hCG不再增长,孕酮水平很低(<5ng/dl),加之超声下显示胚胎没有继续增长则说明胚胎停育可能性很大。

2. 下次怀孕前是否有必要做检查以预防再发?

一般稽留流产一次无需做太多检查,只需要进行必要的孕前体检和优生优育的病毒检查、肝炎、艾滋病梅毒等检查即可。通常建议在孕前口服含叶酸800μg的复合维生素制剂三个月后备孕。

对于本例患者为妊娠10周后发生的胎死宫内,若胚胎核型正常,则有必要排查抗磷脂综合征。因为抗磷脂综合征的一个临床诊断标准就是超过10周的胎死宫内。

如果发生两次或两次以上则要进行复发性流产病因的系统筛查,以便找到病因后针对性进行治疗。

(乔宠)

参考文献

1. 中华医学会风湿病学会.抗磷脂综合征诊断和治疗指南.中华风湿病学杂志,2011,15(6):407-410
2. 中华医学会妇产科学分会产科学组.复发性流产诊治的专家共识.中华妇产科杂志,2016,51(1):3-9
3. 高媛,乔宠.低分子肝素治疗复发性流产对肝功能的影响.中国医科大学学报,2016,45(6):535-537
4. Pandey MK, Rani R, Agrawai S. An update in recurrent spontaneous abortion. Arch Gynecol Obstet, 2005, 272:95-108
5. RCOG, Green-top guidline No.17. The investigation and treatment of couples with recurrent first-trimester and second-trimeste miscarriage. 2011
6. Gluck O, Mizrachi Y, Ginath S, et al. Obstetrical outcomes of emergency compared with elective cervical cerclage. J Matern Fetal Neonatal Med, 2017, 30(14):1650-1654
7. Naqvi M, Barth WH Jr. Emergency cerclage: outcomes, patient selection, and operative considerations. Clin Obstet Gynecol, 2016, 59(2):286-294
8. 崔红,刘彩霞,李秋玲.紧急宫颈环扎术治疗晚期难免流产40例临床分析.中国实用妇科与产科杂志,2012,7:527-529
9. Larsen EC, Christiansen OB, Kolte AM, et al. New insights into mechanisms behind miscarriage. BMC Med, 2013, 11:154
10. 庞东眉,李想,张丽颖.胚胎停育高危因素的相关研究.中国计划生育学杂志,2016,6:428-431
11. Kim JW, Lee WS, Yoon TK, et al. Chromosomal abnormalities in spontaneous abortion after assisted reproductive treatment. BMC Med Genet, 2010, 153(11):153
12. Tabet AC, Aboura A, Dauge MC, et al. Cytogenetic analysis of trophoblasts bycomparative genomic hybridization in embryo fetal development anomalies. Prenat Diagn, 2001, 21(8):613-618
13. Kuzel D, Horsk P, Hrazdirova L, et al. "See and treat" hysteroscopy after missed abortion. Minim lnvasive Ther Allied Technol, 2011, 20(1):14-17
14. Mekayla Storer, Alba Mas, Alexandre robert-Moreno, et al. Senescence is a developmental mechanism that contributes to embryonic growth and patterning. Cell, 2013, 155(5):1119-1130

第二节 宫颈良性病变

| 病例 | 宫颈锥切后妊娠正常足月阴式分娩

一、病例简述

患者宋某某,女,23岁

主　　诉 停经9月余,胎动5月余。

现 病 史 平素月经规律,呈11岁4日/30日型,经量正常,伴重度痛经,可忍受,未服用药物止疼。LMP:2015-06-05,EDC:2016-03-11。停经28天自测尿hCG阳性,提示妊娠状态。停经49天于行超声检查提示宫内可见大小约4.0cm×3.2cm×1.3cm胎囊,可见胎芽长约0.5cm,可见胎心搏动,确定宫内妊娠。自孕50余天有轻度恶心呕吐头晕等早孕反应,至孕4月余症状好转。孕早期无药物毒物及放射线接触史。自诉孕5月余始自觉胎动,活动至今,孕期一直于我院门诊产检,定期进行经阴道宫颈长度和宫颈内口测定,血压正常,行唐氏筛查低风险,孕晚期无发热,无头晕头疼,无视物不清,双下肢轻度水肿。孕期饮食睡眠可,二便正常。患者孕足月,现入院待产,入院后患者自觉有不规律腰骶部疼痛及腹部紧缩感,无阴道流血及流液,自觉胎动良。

孕 产 史 孕4产0。2009年、2014年、2015年均因计划外妊娠,行人工流产术。

既 往 史 否认药物、食物过敏史。否认肝炎、结核等传染病史,否认心脏病、糖尿病及高血压病史,否认外伤及输血史。

2013年于我院行宫颈锥形切除术。

入院查体 一般查体:T:36.6℃,P:88次/分,BP116/79mmHg,R:18次/分。神清语明,查体合作,结膜无苍白,巩膜无黄染,心肺听诊未闻及异常,腹略膨隆,软,无压痛,未及明显宫缩,双下肢无水肿,四肢活动良。

产科查体:呈纵产式腹型,宫高35cm,腹围108cm。

消毒内诊:外阴发育正常,阴道畅,宫颈质软,居中,消80%,宫口开大2cm,先露头,S^{-2},Bishop评分:7分。

辅助检查 胎心监护:有反应型。

三维彩超(2016-03-04):胎儿胎头轮廓完整,脑中线居中,双顶径约9.7cm,头围约34.6cm。胎儿心率约140次/分。腹壁回声连续,腹围约35.6cm。胎儿部分肢体可见,股骨长约7.4cm。根据骨性标志估计胎儿体重约3767g±500g。LOA。胎盘附着在子宫前壁,成熟度Ⅱ级,厚约3.4cm。羊水深度约3.0cm,羊水指数12.1。脐动脉S/D:2.27,PI:0.84。

入院诊断 1. 孕4产0,妊娠39周,LOA;分娩先兆

2. 宫颈锥切术后

诊疗经过 入院后完善各项常规检查,2016-03-05 05:10侧切分娩一活婴,Apgar评分1分钟10分,5分钟10分,体重3840g,身长52cm,头围35cm,胸围36cm,羊水色清,胎盘胎膜基本完整娩出,侧切口用可吸收线埋缝,3天后出院。

出院诊断 1. 孕4产0,妊娠39^{+1}周,LOA;侧切分娩一活婴

2. 宫颈锥切术后

二、病例解析

（一）诊治关键

1. 宫颈锥切后妊娠期间需要进行的必要监测及是否进行宫颈环扎

宫颈锥切术后妊娠是否应该进行预防性宫颈环扎一直以来存在争议。最近的国外一项研究表明宫颈锥切术后妊娠的患者进行预防性宫颈环扎会增加早产的发生率。因此目前普遍认为：宫颈锥切术后妊娠的处理妊娠期间可通过阴道超声检查宫颈长度来预测早产，当发生宫颈内口开放及宫颈进行性缩短时可进行应急宫颈环扎。

有学者对 77 例宫颈锥切术妊娠患者进行回顾性分析发现，行大锥切（高度 >2cm）的患者妊娠中期的流产率和早产率均高于行小锥切（高度 ≤2cm）的患者，所以建议应在大锥切患者中进行预防性宫颈环扎术。

当然目前倾向于对于大锥切患者宫颈极短者采用孕前经腹宫颈环扎术。

2. 宫颈锥切术后妊娠的分娩方式选择

宫颈锥切术后分娩方式的选择宫颈锥切术后已足月妊娠的孕妇采取什么方式分娩最为合适，目前多数研究表明宫颈锥切术不会导致宫颈性难产，不应成为剖宫产的指征。

Sousa 等研究发现，宫颈锥切术后妊娠妇女总的剖宫产率和普通人群的剖宫产率基本一致，差异无统计学意义。

（二）误诊误治防范

1. 宫颈锥切术对患者受孕能力的影响

理论上讲，宫颈锥切术可能导致宫颈狭窄和破坏宫颈分泌黏液的腺体，可能会影响患者的受孕能力。但是，国内外专家学者对此有不同的观点，绝大多数认为不会影响患者的受孕能力。

Kyrgiou 等对 15 项研究进行 meta 分析显示，没有足够证据证明治疗 CIN 对受孕几率造成不利影响，总的受孕率治疗组比未治疗组高。虽然总流产率和早期流产率治疗组和未治疗组相似，但是宫颈锥切术增加孕中期流产的风险。

2. 宫颈锥切术对妊娠结局的影响

宫颈锥切术对妊娠结局的影响主要有流产、早产、胎膜早破和低出生体质量儿、宫颈裂伤、绒毛膜羊膜炎等。可能由于切除了部分宫颈组织，使分泌含抑菌物质的宫颈黏液量减少，天然的抗感染屏障减弱，从而增加了流产、胎膜早破及早产的风险；切除了部分宫颈组织，降低了宫颈承托力，也会导致晚期流产和早产率的上升，使低出生体质量儿的出生率上升。

（乔宠）

参考文献

1. Rafaeli-Yehudai T，Kessous R，Aricha-Tamir B，et al. The effect of cervical cerclage on pregnancy outcomes in women following conization. J Matern Fetal Neonatal Med，2014，27（15）：1594-1597
2. Ishioka S，Kim M，Mizugaki Y，et al. Transabdominal cerclage（TAC）for patients with ultra-short uterine cervix after uterine cervix surgery and its impact on pregnancy. J Obstet Gynaecol Res，2018，44（1）：61-66
3. Kindinger LM，Kyrgiou M，MacIntyre DA，et al. Preterm birth prevention post-Cconization：a model of cervical length screening with targeted cerclage. PLoS One，2016，11（11）：e0163793
4. 周颖，乔宠. 宫颈环扎术在晚期复发性流产中的应用. 中国实用妇科与产科杂志，2013，2：111-114

第三节 宫颈恶性病变

| 病例 | 宫颈癌合并妊娠

一、病例简述

患者李某，女，29 岁

主　诉　停经 35 周,胎动 4 月余,阴道流血 1 天。

现 病 史　患者平素月经规律,呈 17 岁 5 日 /30 日型,量中等,无痛经,LMP:2016-7-11。EDC:2017-04-17。停经 2 月余自测尿 hCG 阳性,后行彩超提示宫内妊娠。妊娠 18 周自觉胎动,活跃至今。孕期唐筛正常。OGTT 试验诊断妊娠期糖尿病,未定期监测血糖。孕期不定期产检,自述血压正常。慢性贫血 11 年,孕期仍有贫血,血红蛋白最低值不详,未系统诊治。患者 1 天前无明显诱因出现阴道大量流血,约为既往月经量 2~3 倍,伴有大量血块,偶有下腹痛及腹部紧缩感,自觉胎动尚可,就诊于当地医院,诊治结果不详,入我院急诊时阴道内留置纱布一块。为求进一步诊治入我科。现无腹痛、无视物不清,无胸闷及呼吸困难,双下肢无水肿。孕期饮食良,睡眠可,二便正常。

孕 产 史　G3P1,2013 年阴式分娩一女活婴。

既 往 史　贫血 11 年,否认心脏病及高血压病史。

入院查体　一般查体:T:36.6℃,P:78 次 / 分,BP:87/51mmHg,R:18 次 / 分。神清,贫血貌,神清一般状态差,结膜黄染,心肺听诊未闻及异常,腹膨隆,双下肢无水肿,双足水肿,四肢活动良。
产科查体:宫高:31cm,腹围:86cm,胎心 131bpm。
阴道窥器检查:取出阴道内留置纱布一块,见宫颈完全失去正常形态,表面菜花样,可见坏死组织,触之易出血,有臭味。
妇科检查:外阴发育正常,阴道内菜花样肿物,充满阴道,下缘达阴道内口,无法触及穹隆,三合诊左侧主骶韧带增厚,似达盆壁,因患者配合不良,无法明确触诊。

辅助检查　患者血常规结果回报:血红蛋白 49g/L。
胎心监护:有反应型,胎心率波动在 60~100 次 / 分
彩超 (2017-03-13):胎儿超声测量值:双顶径约 8.3cm,头围约 29.9cm,腹围约 27.4cm。股骨长约 6.0cm。胎儿心率约 100 次 / 分。胎盘厚度约 2.7cm。羊水深度约 5.3cm,羊水指数。脐动脉 S/D:2.5。胎儿颅骨呈类圆形环状回声。胎儿颈部可见"U"形压迹。脊柱颈胸段未见明显中断,腰骶部显示不清。胎盘附着在子宫前壁,成熟度Ⅰ级。胎盘下缘距宫颈内口大于 7.0cm。

入院诊断　1. 宫颈病变(宫颈癌?)
2. 胎儿窘迫
3. 贫血
4. 孕 3 产 1,妊娠 34^{+6} 周,LOA
5. 妊娠期糖尿病
6. 胎儿脐带绕颈

诊疗经过　入院后请妇科进行会诊孕妇,不建议患者阴式分娩,建议患者手术终止妊娠,2017-3-13 于全麻下行宫颈活检 + 子宫下段剖宫产术 + 双侧输卵管切除术 + 双侧卵巢移位术 + 盆腔淋巴结清扫术,术前患者取截石位,外阴及阴道常规消毒,置窥器,见宫颈菜花样肿物充满阴道,直径约 10cm,下界达阴道下 1/3。取宫颈菜花样组织大小约 2cm×1cm 送冰冻病理,病理回报考虑恶性,随即开腹探查。术中行子宫下段剖宫产术,见:羊水Ⅲ度浑浊,于 12:22 剖娩一活婴,体重 1700g,身长 / 头 / 胸围 :40cm/30cm/28cm,Apgar 评分 1 分钟 4 分,5 分钟 6 分。胎膜黄染,取部分送病理,请妇科陈医师台上会诊,探查见宫颈病灶累及双侧宫旁组织已达盆壁,双侧腹膜后淋巴结多发肿大,较大者直径 2cm,质硬,糟脆。左侧输尿管明显增粗,积水,右侧输尿管走形病灶内,受累。术中向患者家属交代行双侧卵巢移位,各置银夹 2 枚,双侧输卵管切除术及双侧淋巴清扫术,术中出血 400ml,常规冲洗消毒切口,关腹,术毕转入 ICU 继续治疗,2 天后病情控制平稳转回产科继续治疗。经退奶、抗感染、输血、支持治疗后 7 天转入妇科肿瘤进行进一步化疗及决定是否放疗。

出院诊断　1. 宫颈癌Ⅲb 期
2. 重度贫血
3. 胎儿脐带绕颈

4. 新生儿窒息

5. 孕 3 产 1，孕 34^{+6} 周，剖娩 1 活婴

6. 妊娠期糖尿病

二、病例解析

(一)诊治关键

1. 妊娠合并宫颈癌的诊断

妊娠合并宫颈癌的临床表现较不特异，多表现为阴道出血或阴道排液量增大，少数患者表现为宫颈赘生物，易误诊为流产。

其诊断方法包括液基细胞学检查(TCT)、阴道镜、超声、MRI 以及诊断性锥切等。

(1) TCT：TCT 是宫颈癌筛查的常规方法之一，具有简便易行、重复性高等特点。妊娠期行 TCT 相对安全，对胎儿几乎无影响。研究发现，宫颈癌前病变在怀孕妇女中最为常见，尤其在发展中国家，孕前合并宫颈病变更为常见，TCT 筛查意义较大。

因此，主张孕前常规检查 TCT，有条件时可以同时进行 HPV 检查。此外，意外怀孕的妇女也应在早期孕检时进行 TCT 的筛查。因妊娠可能会使宫颈病变恶化，因此当孕前 TCT 结果异常时，应治疗后再妊娠。研究发现约 5% 的 CIN Ⅱ~Ⅲ患者会在怀孕期间发展为宫颈癌。因此当出现 CIN 时，建议在妊娠前予以治疗，以免孕期加重病情。

(2) 阴道镜：阴道镜当 TCT 结果异常时可考虑行阴道镜 + 活检术。阴道镜下可直观病灶大小，并能在可疑病变处钳取少量宫颈组织做病理检测，结果可靠。妊娠期行阴道镜检查及活检是安全的。

(3) 宫颈癌的早期诊断中 MRI 比超声意义更大：超声在宫颈癌早期诊断中意义不大，尤其对是否发生淋巴结转移无法判断，只有当出现肉眼可见的宫颈病变或发生宫旁浸润时才有可能观察到。

MRI 在宫颈癌的诊断中优势明显，不仅可观察有无淋巴结改变，还能确定肿瘤大小和辅助判断宫旁有无浸润。研究显示，妊娠中晚期期的 MRI 对胎儿并无影响，但是孕 3 个月之内应慎用，且应慎用造影剂。

(4) 诊断性锥切作为宫颈癌的确诊方法之一：锥切作为宫颈癌的确诊方法之一，还可能起到治疗效果。但妊娠期行锥切手术是否安全，目前尚存争议。妊娠早期行宫颈锥切导致流产的风险较大，妊娠中后期相对安全。妊娠中晚期可考虑在严格掌握指征及患者充分知情的情况下行宫颈锥切术。

2. 晚期妊娠合并宫颈癌的处理

目前患者诊断宫颈低分化鳞癌Ⅲb 期，考虑患者肿瘤晚期且多发淋巴结转移，病变可能进展迅速，晚期可发生肺转移，多脏器受累可能，预后极差，因患者已为Ⅲb 期，失去手术最佳时机，目前治疗以化疗为主，再根据情况决定患者可行放疗等，费用高，预后不良，可短时间内延长生命。在此期间有病变发展可能，短时间内转移加重，再继发感染，恶性循环，预后不良。

(二)误诊误治防范

1. 宫颈癌合并妊娠时要求终止妊娠的处理原则

ESGO 推荐的终止妊娠的条件：临床分期≥Ⅰb2；病理证实或 MRI 提示发生淋巴结转移。对于不需要保留生育功能的患者，应和非妊娠期宫颈癌的处理原则相同，尤其是对于晚期患者，主张及时终止妊娠并开展后续的规范化治疗。

妊娠早期可通过直接切除子宫终止妊娠，也可以先切开子宫取出胎儿以缩小子宫大小，再切除子宫。

对于妊娠中期患者，可直接手术或先行引产手术后再行宫颈癌根治术。但是目前研究提出，妊娠中晚期患者直接手术可避免引产后再次手术的痛苦，应尽可能直接手术。

对于有保留生育功能愿望的患者，研究提出，可在术中行前哨淋巴结活检，根据术中冰冻情况考虑是否行盆腔淋巴结切除，对保留生育功能的手术指导意义较大。

宫颈癌晚期患者，常规采用放射治疗。盆腔放疗有可能会增加妊娠早期的自然流产率；体外放疗即使在妊娠中期亦可导致胎死宫内，还可能导致产后出血、子宫复旧不良、弥散性血管内凝血等并发症，因此放疗应在终止妊娠后进行。但研究发现术后放疗可能会导致腹腔粘连且增加放疗的并发症，所以应该根据个体情况衡量放疗的优缺点。

2. 妊娠合并宫颈癌的预防

(1) 育龄期妇女应提高筛查意识，重视体检，争取早期诊断。

(2) 孕前如发现宫颈病变应及时处理，并定期

产检。

（3）一旦发现阴道出血、阴道排液量增多或宫颈接触性出血应及时就医。

（4）育龄期妇女应尽量避免高龄生产,减少合并宫颈癌的可能。

（乔宠）

参考文献

1. Li S,Hu T,Lv W,et al. Changes in prevalence and clinical characteristics of cervical cancer in the People's Republic of China：a study of 10,012 cases from a nationwide working group. Oncologist,2013,18（10）：1101-1107

2. Peccatori FA,Azim HA Jr,Orecchia R,et al . ESMO Guidelines Working Group. Cancer,Pregnancy and infertility：ESMO Clinical Practice Guidelines for diagnosis,treatment and follow-up. Ann Oncol,2013,（24 Suppl 6）：160-170

3. Hecking T,Abrabmian A,Domrtise C,et al. Individual management of cervical cancer in pregnancy. Arch Gynecol Obstet,2016,293（5）：931-939

第四节 葡萄胎

| 病例 | 停经 17 周，不规则阴道流血 3 个月

一、病例简述

患者林某,女,37 岁

主　诉	停经 17 周余,不规则阴道流血 3 个月,量多 1 天。
现 病 史	患者平素月经规律,LMP：2015-9-14,停经 6 周有早孕反应,在外院验血 hCG 提示怀孕,8 周行超声检查提示宫内妊娠,胎儿符合孕周。3 个月前出现不规则阴道少量流血,少于月经量,未予特殊处理。一天前阴道流血增多,如月经量,不伴恶心呕吐。孕期饮食睡眠可,二便正常。
孕 产 史	G5P1,2008 年自然分娩一女活婴。 2009,2010 年人工流产 2 次。
既往史	否认心脏病、糖尿病及高血压病史。
入院查体	一般查体：T：36.1℃,P：98 次 / 分,BP：110/76mmHg,R：18 次 / 分。神清语明,无贫血貌。心肺听诊未闻及异常,腹膨隆,腹软,双下肢无水肿。 产科查体：宫底平脐,胎心率 160 次 / 分 。 消毒内诊：外阴发育正常,阴道畅,宫颈质中,居中,未消,宫口未开,S^{-3}。骨及软产道未见明显异常
辅助检查	胎心监护：有反应型,偶有宫缩波,未达平台。 彩超（2016-01-11）：宫内胎儿顶臀长 8.45cm 有胎动,胎心率 168 次 / 分,胎盘前壁厚 1.6cm,0 级,羊水深 4.1cm;宫腔偏右查见不均质强回声,大小 18.0cm×16.0cm×8.8cm,其内充满蜂窝状无回声,团块内未探及明显血流信号,团块与胎盘关系密切,与子宫右侧肌壁分界欠清;右侧肌壁最薄处厚 0.27cm。血 β-hCG>200 000U/L。 盆腔 CT 检查提示：子宫腔内混杂密度病灶,呈蜂窝样,符合滋养细胞肿瘤改变,并考虑病灶内少量灶性出血,并侵入宫壁肌层,宫壁肌层局部变薄,宫腔下部有一胎儿影。
入院诊断	1. 孕 5 产 1,妊娠 17 周,LOA 2. 部分性葡萄胎
诊疗经过	入院后完善检查,孕妇与家属要求终止妊娠。遂于 1 月 13 日在全身麻醉下行剖宫取胚术 +

双侧输卵管结扎术。术中见：子宫增大如 5⁺ 个月孕大，取子宫体前壁约 8cm 的纵切口进入宫腔，钳夹吸出大量大小不等的葡萄样组织及一死男胎，未见正常胎盘组织；术中冰冻病理检查提示：葡萄胎。术后病理检查报告：宫内绒毛大小不一，部分绒毛间质内"中央水池"形成，滋养细胞中度增生，符合"部分性葡萄胎"改变；术后三天出院。出院后定期随访血 β-hCG，出院后 3 周将至正常，随访一年 hCG 水平未见升高。

出院诊断 　1. 部分性葡萄胎

　　　　　　 2. 孕 5 产 1，妊娠 17 周，清宫术后

二、病例解析

（一）诊治关键

1. 妊娠合并部分性葡萄胎的早期诊断

与单纯的葡萄胎相比，妊娠合并葡萄胎的子宫更大，血 β-hCG 更高，并发症更多，但是其早期诊断仍很困难，常被误诊为双胎、流产或前置胎盘等。而且虽然完全性葡萄胎（CHM）与部分性葡萄胎（PHM）的早期临床表现具有一些相似性，但两者在遗传学、胎儿预后、产科并发症的发生率及处理上截然不同。所以一旦临床发现胎儿与葡萄胎共存时，特别患者有保留本次妊娠意愿时，应立即完善相关检查，鉴别是 CHM 还是 PHM。

PHM 或 CHM 的产前诊断常用的辅助检查包括血 β-hCG、超声、染色体核型分析、细胞遗传学分析等。首先两者常都表现为血 β-hCG 升高，但仅用血 β-hCG 的升高值来鉴别 PHM 和 CHM 可靠性有限。PHM 超声检查常显示一些畸形胎儿的特征，但胎儿结构的异常在孕早期尚不能辨认。因此，有学者认为胎儿染色体核型分析用于产前诊断是必要的。有研究表明基因诊断如 DAN 多态性分析、p57KIP2 的免疫组化分析等细胞遗传学分析也能鉴别 CHM 和 PHM，特别是对于早期妊娠。

PHM 的核型 90% 以上为三倍体，如果胎儿同时存在，其核型一般也为三倍体，PHM 与胎儿共存为单胎妊娠，仅部分绒毛有水泡样改变，滋养细胞增生，其染色体核型大多为三倍体，少数为二倍体，或者为二倍体及三倍体嵌合体。三倍体妊娠多导致胎儿严重畸形、流产、胎儿生长受限、胎死宫内，因此 PHM 合并的胎儿常常无法存活胎儿通常在妊娠早期死亡，很少发展到中晚期妊娠。二倍体部分性葡萄胎胎儿出生后有存活可能。

2. 部分性葡萄胎是否需要处理？

妊娠合并葡萄胎的治疗至今尚未形成对妊娠合并葡萄胎的处理指南，国内外专家关于此类疾病是否需要及时终止妊娠、终止妊娠的时间和方式仍存在一些争议。

一般认为妊娠合并 PHM 患者胎儿预后差，常表现为胎儿畸形或生长受限，不建议发现后继续妊娠。

3. 部分性葡萄胎围术期管理

处理首选清宫术为主的治疗方案，且无需考虑患者子宫大小，很少需要化疗。应结合遵循个体化处理的原则。

清宫时要格外注意小心操作，以免子宫穿孔。

本例患者为中期妊娠合并 PHM，极为罕见，因患者及家属强烈要求结束本次妊娠，以后无生育要求并要求行输卵管结扎术，且综合考虑到孕周、葡萄胎的体积等因素，故行剖宫取胚术。国内外文献关于孕中期 PHM 多采用依沙吖啶引产 + 清宫术，但个别病例引产失败后行钳夹术；也有报道 1 例孕 24 周行人工破膜 + 缩宫素引产成功；还有 1 例报道因出血较多行子宫全切除术。

4. 是否需要化疗？

单纯的葡萄胎的恶变率在 10%~20%。与单纯的葡萄胎相比，妊娠合并葡萄胎恶变的几率是否升高，还没有定论。发展为 PTD 几率仅为 4%，一般不发生转移。对于妊娠合并葡萄胎一般不建议预防性化疗，但是若有证据支持有恶变倾向亦可行预防性化疗。

5. 随访及恶变的早期发现

术后或流产后需进一步检查子宫肌壁有无侵蚀，并重视随访，随访指标同一般妊娠滋养细胞疾病，包括月经是否规律，有无异常阴道流血，有无咳嗽、咯血及其转移灶症状，妇科查体、血 β-hCG 的测定，必要时作超声、胸部 X 线摄片或 CT 检查。

（二）误诊误治防范

1. 妊娠合并葡萄胎的几种临床类型的鉴别

妊娠合并葡萄胎是一种罕见的疾病，合并胎儿存在的葡萄胎发生率为 1/100 000~1/10 000 次妊娠，发展至中期甚至晚期妊娠更罕见。葡萄胎与胎儿共存，其原因认为一般是葡萄胎发病较晚，胎盘已相当发育，绒毛水泡变性局限而保留一部分正常胎盘。

另一个原因可能是双卵性双胎之一因胚胎早期死亡,绒毛水肿与增殖而形成葡萄胎,而另一则为正常胎儿与胎盘。

此类疾病可表现为单个胎盘全部葡萄胎变或仅部分葡萄胎变与死胎或活胎同时存在;也可发生于双胎中一个胎盘是葡萄胎,而另一个是正常胎儿;也可输卵管内是葡萄胎,而子宫内却是正常胎儿。

该病主要两种类型:妊娠合并部分性葡萄胎(partial hydatidiform mole,PHM)和妊娠合并完全性葡萄胎(complete hydatidiform mole,CHM)。在某些双胎中,可出现一胎为完全性葡萄胎,另一胎为正常胎儿,即双胎之一完全性葡萄胎(a twin pregnancy consisting of a complete mole and coexisting fetus,CMCF)。

2. 妊娠滋养细胞疾病相互之间的关系

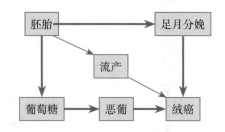

图 1-7　妊娠滋养细胞疾病相互之间的关系

(乔宠)

参考文献

1. Triratanachat S,Nakaporntham P,Tantbirojn P,et al. Role of P57KIP2 immunohistochemical expression in histological diagnosis of hydatidiform moles. Asian Pac J Cancer Prev,2016,17(4):2061-2066
2. Sebire NJ. Histopathological diagnosis of hydatidiform mole: contemporary features and clinical implications. Fetal Pediatr Pathol,2010,29(1):1-16

第五节　前置胎盘、凶险性前置胎盘

病例 1 ｜ 药流术后阴道流血

病例简述

患者霍某,女,26 岁

主　　诉　药流术后阴道流血 28 天,大量流血 4 小时。

现 病 史　患者平素月经规律,呈 17 岁 3 日 /30 日型,量中,有轻度痛经,无血块。LMP:2017-9-10,量色同前,持续 3 天;患者停经 30 天恶心、呕吐等早孕反应明显,10 月 10 日自测尿妊娠试验提示早孕,后行盆腔超声提示宫内早孕。11 月 1 日停经 52 天于当地医院行药物流产,自诉流出绒毛样物质。患者药流术后阴道淋漓流血至今。11 月 9 日于当地医院复查盆腔超声提示宫腔内可见 2.8cm×2.8cm 不均质回声团。11 月 27 日下午无明显诱因出现阴道流血增多,夜间减少,未就诊。11 月 28 日 17 点出现阴道流血增多,约为平素的 10 倍,伴大量血块及下腹痛,于我院急诊行盆腔超声提示宫腔内异常回声团,大小约 6.2cm×1.4cm,急诊收入院。病人有头晕乏力,无心慌气短,无肛门坠胀感,偶有腰骶酸痛,腹部有压痛。饮食睡眠可,大小便正常,体重未见明显下降。

既 往 史　否认高血压、糖尿病、心脏病等慢性病病史,否认肝炎、结核等传染病病史,否认食物及药物过敏史,否认外伤及输血史。

孕 产 史　孕 2 产 1,2015 年于外院剖娩一男活婴。

入院查体　一般查体:T36.6℃,P90 次 / 分,R18 次 / 分,BP 93/64mmHg,一般状态良,无明显贫血貌,睑结膜苍白,神清语明,双肺呼吸音清,心律齐,心音听诊纯正,未及病理性杂音,腹平软,压痛、反跳痛及肌紧张,四肢活动良,双下肢无水肿。阴道流血少量。

妇科检查:外阴发育正常,阴道通畅,阴道内可见大量陈旧血块,宫颈常大,居中,光滑,宫颈口可见少量暗红色组织。内诊暂未查。予填塞阴道纱布3块。

辅助检查　盆腔超声(我院 2017-4-10):子宫前倾位,大小约 9.4cm×4.1cm×4.2cm,宫腔内可见 6.2cm×1.4cm 异常回声团,边界模糊,内呈不均质中低回声团,CDFI 可检出血流信号。左卵巢大小约 3.0cm×1.8cm,右卵巢大小约 2.6cm×1.5cm。双附件区未见明显占位性病变。盆腔可见深约 0.9cm 游离液体。

血 HCG:3514mIU/ml。血红蛋白 104g/L。

入院诊断　1. 宫内占位(剖宫产瘢痕妊娠? 药流后残留?)
2. 轻度贫血

诊疗经过　患者入院后监测生命体征,但阴道流血不止,患者不除外剖宫产瘢痕妊娠,向患者及家属交待病情后,急诊行子宫动脉栓塞术止血,术程顺利,术后完善入院相关检查,手术指征明确,无手术禁忌,于 2017 年 11 月 30 日全麻下行宫腔镜剖宫产瘢痕妊娠病灶电切术。宫腔镜术中探查见:宫腔深约 9cm,子宫内膜增厚,前壁可见剖宫产愈合瘢痕,宫腔下段可见质脆污秽包块,于 B 超监测下以吸管全面吸刮宫颈管及宫腔,觉宫腔粗糙感,置镜,以电切环切除残存瘢痕处病灶,局部创面电切环止血,术后再次镜检见宫腔形状规则,双输卵管开口可见,检视无明显活动出血,宫颈注射缩宫素 10U,术毕。术程顺利,术中出血约 10ml,未输血。清除物送术后病理。术后予抗炎、补液、促宫缩等对症治疗。术后复查盆腔超声无明显宫内残留,血 hCG 明显下降,术后病理回报见凝血块及绒毛、蜕膜组织。患者出院,每周复查血 HCG 直至阴性,术后 2 个月门诊复查。

出院诊断　1. 剖宫产瘢痕妊娠
2. 中度贫血
3. 子宫动脉栓塞术后

| 病例 2 | 早孕瘢痕妊娠

病例简述

患者郭某,女,37 岁

主　　诉　停经 54 天,检查可疑瘢痕妊娠 5 天。

现 病 史　患者既往月经规律,呈 13 岁 5 天 /30 天,量中,无痛经,可耐受,自述白带未见明显异常。患者停经 30 天自测尿妊娠实验(+),停经 39 天出现阴道流血,量小于月经量,伴小腹隐痛。遂于急诊就诊,急诊超声提示:宫腔内 3.9cm×2.9cm×2.6cm 囊性包块,内呈液性,伴 1.9cm×1.2cm 中等回声团,边界清,CDFI 未检出血流信号。行保胎无忧片、地屈孕酮片保胎治疗。停经 39 天 hCG:31 338mIU/ml。停经 42 天复查 hCG:77 544mIU/ml,孕酮 17.01ng/ml。患者 11 月 21 日提示:宫腔 7.2cm×5.1cm×5.2cm 囊性包块,边界清,内呈液性伴较多絮状回声,其内见 2.3cm×1.9cm 中等回声团,内伴 1.2cm×1.1cm 液性区。CDFI 未检出明显血流信号,包块下缘与子宫前壁下段瘢痕处关系密切,该处肌层厚约 0.4cm。患者目前无阴道活动性出血,无腹痛,偶有恶心,呕吐,饮食如常,睡眠如常,大、小便如常,体重无明显变化。

孕 产 史　孕 2 产 1,2006 年行子宫下段剖宫产一次。

既 往 史　既往体健,否认高血压、糖尿病等疾病史,否认肝炎、结核等传染病史。

入院查体　一般查体:T36.0℃,P76 次 / 分,R18 次 / 分,BP 136/91mmHg,一般状态。良好,发育良,神清语明,正常面容,结膜无苍白,巩膜无黄染,体表淋巴结未触及肿大,心肺听诊未闻及异常,腹平软,可见下腹约 10cm 横行瘢痕,愈合良好,腹部无压痛、反跳痛、肌紧张,肝脾肋下未触及,肠鸣音 4 次 / 分,脊柱四肢正常,双下肢无水肿。

妇科检查:外阴发育正常,阴道畅,黏膜光滑,无充血水肿。宫颈常大,光滑,无接触性出血,子宫前倾位,增大,形状尚可,活动良。双附件区未触及明显异常。

辅助检查　盆腔超声:子宫前倾位,大小约 9.8cm×8.2cm×6.9cm,宫腔 7.2cm×5.1cm×5.2cm 囊性包块,边界清,内呈液性伴较多絮状回声,其内见 2.3cm×1.9cm 中等回声团,内伴 1.2cm×1.1cm 液性区。CDFI 未检出明显血流信号,包块下缘与子宫前壁下段瘢痕处关系密切,该处肌层厚约 0.4cm。左卵巢大小 2.2cm×1.4cm,右卵巢受肠气干扰显示不清。双侧附件未见明显病变。提示:宫腔囊性包块,建议进一步除外瘢痕妊娠。

盆腔 MRI 提示:子宫体积增大,形态欠规整,宫腔内见囊状混杂信号影,大小约 5.9cm×5.9cm×8.2cm,短 T1 长 T2 信号为主,子宫下段见混杂信号包块,与子宫前壁分界不清,子宫下段前壁肌层较薄处约为 1.5mm。

HCG:170 293mIU/ml,孕酮 17.52ng/ml。

入院诊断　宫腔包块(剖宫产瘢痕妊娠?)

诊疗经过　患者入院后完善相关检查,因可疑剖宫产瘢痕处妊娠,全麻后于超声监测下行宫腔镜清宫术 + 阴式剖宫产瘢痕妊娠病灶切除术。超声监测下置入宫腔镜观察:子宫下段前壁瘢痕处可见绒毛组织及血块,宫腔内暗红色积血,使用 8 号吸头吸出宫腔积血,钳取出绒毛组织,子宫收缩差,多量活动性出血,宫颈注射缩宫素 10U,静脉滴注缩宫素 10U,宫腔留置球囊尿管注入 30ml 生理盐水压迫宫腔,仍有持续性活动性出血,子宫下段收缩欠佳。取下宫腔球囊,再次置镜观察,子宫前壁瘢痕病灶附着处活动出血,绒毛组织粘连植入致密,紫蓝色病灶约 3cm×3cm,拟行阴式瘢痕妊娠病灶切除术。再次消毒宫颈及阴道,置阴道上下叶,宫颈钳钳夹宫颈下牵子宫,于前穹隆宫颈阴道黏膜交界处注射止血水(生理盐水 100ml+ 肾上腺素 0.5mg),并剪开该处阴道黏膜组织,上推膀胱,暴露子宫前壁颈峡部,见前壁颈峡部紫蓝着色,范围约 3cm×3cm,于其表面薄弱区切开,可见血块及绒毛组织,子宫前壁最薄弱处厚约 0.1cm,通过切口完全清除妊娠病灶,并修剪切口周围原瘢痕组织,冲洗切口,可吸收线缝合前壁浆肌层,闭合切口,查无活动出血,可吸收线缝合阴道壁,创面留置止血纱布,留置宫腔引流一枚(球囊注入生理盐水 8ml)。阴道填塞安尔碘纱布两块,术毕,手术顺利,出血约 100ml,未输血。清除物及切除病灶送术后病理。术后予抗炎、补液、促宫缩等对症治疗。术后复查盆腔超声无明显宫内残留,血 HCG 明显下降,术后病理回报见平滑肌间可见绒毛组织及滋养细胞,符合瘢痕妊娠。患者出院,每周复查血 HCG 直至阴性,术后 2 个月门诊复查。

出院诊断　剖宫产瘢痕妊娠

病例 3　凶险性前置胎盘胎死宫内

病例简述

患者姜某某,女,33 岁

主　诉　停经 6 月余,发现胎盘位置低 3 月余,胎死宫内要求引产。

现 病 史　患者平素月经规律,呈 14 岁 4~5 日 /28 日型。停经 40 余天自测尿妊娠试验阳性,停经 40 余天行 B 超可见胎心胎囊胎芽,符合孕龄;孕早期出现恶心等早孕反应,持续至孕 3 个月。否认毒物放射线接触史。唐氏筛查低风险,糖尿病筛查正常。患者自述 3 个月前行超声发现胎盘位置过低,3 月前产检发现感染梅毒,服用红霉素治疗,4 片,间隔 6 小时,口服一月余。1 天前产检发现胎死宫内,现要求入院引产。患者现无发热,无头晕头痛,无腹痛及下腹部紧缩感,无阴道流血流液。饮食睡眠可,二便正常。

孕 产 史 孕 4 产 1,2004 年剖宫产一次,人工流产 2 次。

既 往 史 高血压病史 6 年,青霉素过敏,否认其他药物与食物过敏史。否认外伤史,否认糖尿病、心脏病病史,否认肝炎结核等传染病史。

入院查体 查体:T:36.6℃,P:90 次 / 分,BP:142/95mmHg,R:18 次 / 分。神清语明,心肺听诊未闻及异常,腹膨隆,腹软,无压痛,未扪及宫缩,四肢活动良,双下肢无水肿。

产科检查:呈纵产式腹型,宫高 22cm,腹围 94cm,未闻及胎心。 消毒内诊:未查。

辅助检查 三维超声:本次超声非胎儿畸形筛查超声,不能除外胎儿畸形:胎儿双顶径约 6.2cm,腹围 21.7cm。超声下未见胎心搏动。股骨长约 4.4cm。胎盘附着在子宫前壁,完全覆盖宫颈内口,成熟度 I 级,厚约 3.5cm。羊水深度约 6.5cm。彩超胎盘植入评分:4 分。

双肾输尿管膀胱彩超:右肾轻度积水。

AFP:196.5ng/ml;CK:25U/L;CKMB:11U/L。

入院诊断
1. 胎死宫内
2. 凶险性前置胎盘(胎盘植入?)
3. 瘢痕子宫妊娠(一次剖宫产术后)
4. 妊娠合并慢性高血压
5. 妊娠合并梅毒
6. 右肾轻度积水
7. 孕 4 产 1 妊娠 24 周 +3,单胎

诊疗经过 患者入院后完善双肾输尿管彩超,心脏彩超等常规检查,完善皮肤科会诊。2017 年 2 月 6 日行羊膜腔穿刺依沙吖啶引产术。2017 年 2 月 7 日 10 时行经皮子宫动脉造影及栓塞术。2017 年 2 月 8 日宫口全消,开大 2cm 后于全麻下行穿颅碎胎术及清宫术。术中给予缩宫素 20IU 宫颈注射后,及卡前列素氨丁三醇宫颈注射,宫缩转好,检查软产道无明显裂伤。全程超声监测子宫下段,无破裂迹象,子宫轮廓清晰。出血约 400ml,术毕,安返病房。术后予补液、抗炎,促进宫缩治疗,术后恢复良好,术后 2 天出院。

出院诊断
1. 胎死宫内
2. 凶险性前置胎盘
3. 瘢痕子宫妊娠(一次剖宫产术后)
4. 妊娠合并慢性高血压
5. 妊娠合并梅毒
6. 右肾轻度积水
7. 孕 4 产 1 妊娠 24 周 +3,LOA,引产一死婴

| 病例 4 | 凶险性前置胎盘合并胎儿畸形

病例简述

患者牛某某,女,37 岁

主 诉 剖宫产术后 6 年,停经 6 月余,发现胎儿畸形 4 天要求引产。

现 病 史 患者平素月经规律,呈14岁4日/30日型,量正常,无痛经。停经30余日尿妊娠试验阳性,停经40余天彩超提示宫内妊娠。患者自诉约孕3个月出现轻度早孕反应,持续约1个半月,同时出现阴道间断少量出血,无腹痛等,未经处置。停经后无药物毒物、放射线等异常接触史。停经4月余自觉胎动,活跃至今。定期产检,自诉血糖血压及唐氏筛查正常,孕24周于市妇婴行系统超声发现胎儿心脏发育异常及完全性前置胎盘,要求引产入我科。自诉孕期偶有头晕,口服补铁药物后好转,无发热,无头痛、眼花,无腹痛及阴道流血流液、无双下肢水肿。孕期饮食睡眠尚可,二便正常。

孕 产 史 孕3产1,2011年足月剖宫产一次,人流1次。

既 往 史 否认肝炎等其他传染病病史,否认糖尿病、心脏病及高血压病史,否认输血史,否认药物及食物过敏史。

入院查体 查体:T 36.5℃,P8次/分,BP:120/70mmHg,一般状态可,神清语明,查体合作,睑结膜未见苍白,巩膜无黄染,双肺呼吸音清,心率80次/分,律齐,心音听诊纯正,未及病理性杂音。腹膨隆,四肢活动良,双下肢无水肿。

产科检查:呈纵产式腹型,宫底平脐,腹围96cm,胎心率142次/分,消毒内诊:暂未查。

辅助检查 超声检查:胎儿双顶径约5.74cm,股骨长约4.05cm,胎心率:139次/分。胎盘附着在子宫前壁,成熟度0级,厚约4.62cm。胎盘下缘完全覆盖宫颈内口。子宫前壁下段可检出丰富血流信号。羊水深度约4.56cm。彩超提示:①妊娠中期,单胎,臀位,活胎;②胎儿心脏发育异常(法洛四联症不除外,永存左上腔静脉畸形不除外);③单脐动脉;④脐带绕颈一周;⑤注意螺旋脐带;⑥注意边缘性脐带入口;⑦胎盘前置状态;⑧胎盘植入不除外。

盆腔MRI平扫:①单胎,头位;②中央性前置胎盘,胎盘局部粘连伴血管植入可能性大。

入院诊断 1. 胎儿发育异常(法洛四联症?)

2. 凶险性前置胎盘(胎盘植入不除外)

3. 胎儿单脐动脉

4. 胎儿脐带绕颈一周

5. 剖宫产瘢痕妊娠(一次剖宫产术后)

6. 孕3产1,妊娠24^{+5}周,单胎

诊疗经过 入院后完善相关检查,考虑存在胎盘植入,向孕妇及家属交代病情及分娩方式。患者及家属要求剖宫取胎。2016年1月12日行经皮子宫动脉造影及栓塞术,2016年1月13日于全麻下行剖宫取胎术+胎盘植入病灶切除术手术简要经过:术中顺利,术中剖娩一女死婴,身长约30cm。术中见子宫下段菲薄,肌层缺损,前次子宫切口瘢痕处见紫蓝色胎盘植入灶;胎盘位于子宫前壁,完全覆盖宫颈内口,部分胎盘植入。术中手取胎盘胎膜,清除胎盘植入病灶,修补缝合前次子宫切口。术中缩宫素20U子宫肌壁注射后子宫收缩仍欠佳,予卡贝缩宫素一支后子宫收缩良。术中出血约400ml,术程顺利,术毕安返病房。术中留置尿管通畅,尿色清,术后予补液抗炎促宫缩及补血抗凝等对症治疗,四天后出院。

出院诊断 1. 胎儿发育异常(法洛四联症?)

2. 凶险性前置胎盘(胎盘植入)

3. 胎儿单脐动脉

4. 胎儿脐带绕颈一周

5. 剖宫产瘢痕妊娠(1次剖宫产术后)

6. 孕3产1,妊娠24^{+5}周,LSA,剖娩一死婴

| 病例 5 | 凶险性前置胎盘腹主动脉球囊阻断术

病例简述

患者贺某,女,37 岁

主　　诉　停经 9 月余,胎动 4 月余,发现前置胎盘 1 天。

现 病 史　患者平素月经欠规律,大致呈 15 岁 7~8 日 /30~40 日型,量中等,无痛经,患者停经 1 月余自测尿试验阳性,后行超声检查提示宫内妊娠,与孕周符合,孕期无早孕反应,未予特殊处置。孕 4 月余始感胎动,活跃至今。自诉定期产检,无创 DNA 检测低风险,OGTT 正常,孕期监测血压正常。因一次剖宫产术后、足月,于外院计划择期剖宫产,外院术中进入腹腔后发现子宫表面大量怒张血管,考虑胎盘穿透性植入,给予逐层关腹后急诊转入我院。现无腹痛,无阴道流血流液、无视物不清、无胸闷及呼吸困难,双下肢无水肿。孕期饮食良,睡眠可,二便正常。

孕 产 史　G3P1,2007 年于外院行子宫下段横切口剖宫产,剖娩一男活婴。

既 往 史　否认心脏病、糖尿病及高血压病史。

入院查体　一般查体:T:36.6℃,P:82 次 / 分,BP:109/69mmHg,R:18 次 / 分。神清,无贫血貌,心肺听诊未闻及异常,腹膨隆,纵椭圆型,可见下腹正切口辅料覆盖。切口无红肿,无出血及渗出。双下肢无水肿,四肢活动良。

产科查体:呈纵产式腹型,宫高 36cm,腹围 91cm,胎心率 145 次 / 分。

窥器检查:外阴发育正常,阴道畅,宫口未开,宫颈后位,质中,未消。

辅助检查　胎心监护:反应型,未见宫缩波。

彩超 (2017-10-09,盛京医院):胎儿胎头轮廓完整,脑中线居中,双顶径约 9.5cm,头围约 34.1cm。胎儿心率约 137 次 / 分。腹壁回声连续,腹围 31.2cm。胎儿部分肢体可见,股骨长约 6.9cm。根据骨性标志,胎儿体重估计为 2832g±500g。胎儿颈部呈“U”形压迹。胎盘附着在子宫前后壁,完全覆盖宫颈内口,成熟度Ⅱ级,厚约 4.0cm。宫口处胎盘大小约 3.8cm×5.8cm。羊水深度约 4.1cm,羊水指数 14。脐动脉 S/D:2.1,PI:0.7。彩超胎盘植入评分:13 分。

入院诊断　1. 凶险性前置胎盘

2. 瘢痕子宫妊娠(一次剖宫产术后)

3. 孕 3 产 1,妊娠 37^{+4} 周,LOA

诊疗经过　入院后完善相关检查,胎心及胎动正常,向孕妇及家属交代病情后,拟行腹主动脉球囊置入术 + 剖宫产术,告知待产及手术相关风险及注意事项,知情签字。行腹主动脉球囊植入术后入手术室于全麻下行子宫下段剖宫产术 + 子宫整形术 + 子宫动脉上行支结扎术 + 宫腔球囊压迫止血术,术中见子宫前壁与腹膜、膀胱广泛粘连,膀胱及腹膜反折处粘连较重,剖娩一活婴,体重 2800g,身长 / 头 / 胸围:49cm/34cm/32cm,Apgar 评分 1 分钟 7 分(其中呼吸 1 分,肌张力 1 分,皮肤颜色 1 分),5 分钟 9 分(其中肌张力 1 分)。断脐后行球囊栓塞术,胎盘位于前壁,完全覆盖宫颈内口及子宫瘢痕处,手取胎盘,胎盘剥离困难,切除附着部位子宫浅肌层送病理,双侧附件未见明显异常,术中出血 3000ml,超声检测双侧肾脏血流正常,5 分钟后释放球囊。术中行双侧子宫动脉上行支结扎术。常规冲洗消毒切口,关腹,术毕安返病房。留置尿管通畅,尿色清,尿量 150ml,术中留置腹腔引流管一枚,引流管通畅。术后予补液抗炎促宫缩及补血抗凝等对症治疗,五天后出院。病理回报:胎盘植入(术中见图 1-8、图 1-9)。

出院诊断　1. 凶险性前置胎盘

2. 胎盘植入

3. 瘢痕子宫妊娠(一次剖宫产术后)

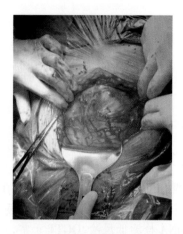

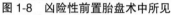

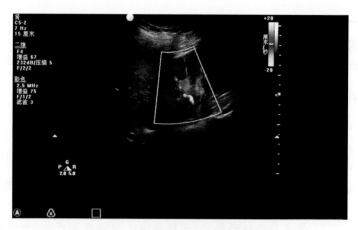

图 1-8 凶险性前置胎盘术中所见 　　　图 1-9 术中腹主动脉球囊阻断后监测肾脏血流

4. 孕 3 产 1,妊娠 38 周,LOA,剖娩一活婴

| 病例 6 | 凶险性前置胎盘全子宫切除术

病例简述

患者高某,女,33 岁

主　　诉　剖宫产术后 9 年,停经 8 月余,发现前置胎盘 4 个月。

现 病 史　患者平素月经规律,呈 13 岁 5 日 /30 日型,经量中,无痛经。患者停经 30 余天于自测尿妊娠试验(+),停经 50 余天行超声检查确定宫内妊娠,可见胎囊胎芽,胎心搏动。孕期无恶心呕吐等早孕反应,无毒物药物接触史。孕近 5 个月始自觉胎动,活跃至今。孕期平稳,定期产检。孕期行唐氏筛查提示低风险,孕期 OGTT 正常。孕晚期无头晕头痛、视物不清及下肢水肿。孕早期偶有少量阴道血性分泌物,未行特殊检查及治疗。孕 4 个多月检查提示前置胎盘。孕期无下腹痛及下腹紧缩感,胎动如常,3 小时前因阴道大量流血约 200ml 于当地医院就诊,当地医院给予清除阴道内积血,填塞纱布 3 块,后急入我院,于急诊取出阴道内纱布,未见活动性出血,收入住院。

孕 产 史　孕 2 产 1,2008 年因足月胎膜早破羊水过少行剖宫产。

既 往 史　既往体健,无青霉素及其他药物无食物过敏史。否认肝炎、结核及其他传染病史,无高血压、心脏病等家族遗传病史,无外伤史及输血史。

入院查体　查体:T 36.5℃,P80 次 / 分,BP:120/80mmHg,神清语明,未见贫血貌,心肺听诊未闻及异常,腹膨隆,腹部无压痛,未扪及宫缩,双下肢无水肿,四肢活动自如。

产科检查:呈纵产式腹型,宫高 31cm,腹围 90cm,胎心率 146 次 / 分。消毒内诊:外阴发育正常,阴道通畅,宫颈居中,质软,宫口未消未开,未见活动性出血。

辅助检查　入院 NST:有反应型。

胎儿急诊超声(2017-11-30 我院):胎儿超声测量值:双顶径约 8.2cm,头围约 28.4cm,腹围约 28.5cm,股骨长约 6.4cm。胎儿心率约 133 次 / 分。脐动脉 S/D:2.3。羊水深度约 5.1cm,羊水指数 17。胎儿颈部可见"U"形压迹。胎盘附着在子宫前壁及后壁,成熟度Ⅰ级,后壁厚度约 2.4cm。前壁厚度约 3.1cm,其内可见散在液性区,较大者约 3.2cm×3.0cm,内伴点絮状回声。前壁胎盘下缘覆盖宫颈内口,CDFI 于子宫下段可检出丰富血流信号。胎盘植入评分 17 分。AFP:370.1ng/ml;CK:49U/L;CKMB:9U/L。

入院诊断
1. 凶险性前置胎盘(胎盘植入?)
2. 瘢痕子宫妊娠(一次剖宫产术后)
3. 子宫畸形(子宫纵隔? 双角子宫?)
4. 胎儿脐带绕颈1周
5. 左小腿肌间静脉血栓
6. 孕2产1,妊娠33^{+3}周,LOA

诊疗经过
入院后完善相关检查,考虑患者存在穿透性胎盘植入给予地塞米松促胎肺成熟,硫酸镁保护胎儿神经系统发育。术前完善胎盘MRI,心脏彩超,肝胆脾彩超,双肾泌尿系彩超,双下肢深浅静脉彩超,监测胎儿宫内情况。完善介入科、麻醉科、妇科、泌尿外科及重症监护病房等相关科室会诊。反复向患者及家属交代病情,术前考虑穿透性胎盘植入,术中发生大出血、切除子宫、胎盘植入累及膀胱可能性大。建议术前行腹主动脉球囊阻断术后再行剖宫产。患者及家属拒绝行腹主动脉球囊阻断术。入院后第3天患者再次出现阴道流血多于月经量。于全麻下行子宫下段剖宫产术+全子宫切除术。术中见子宫前壁表面大量怒张血管充盈,行子宫体部横切口剖娩一活婴。见胎盘位于前壁及后壁,胎盘下缘完全覆盖宫颈内口,与宫壁致密粘连,子宫下段胎盘广泛粘连、植入、穿透,大部分与膀胱粘连,不除外植入,瞬间出血约1000ml,止血带捆绑子宫下段,妇科上台会诊:穿透性胎盘植入,胎盘与膀胱大面积粘连,不除外植入,胎盘剥离困难,保留子宫术中大出血及DIC风险极大,向患者家属交待病情后术中行全子宫切除,如膀胱剥离困难,可能行膀胱部分切除及修补术。遂行全子宫切除术。子宫切除后,剖检子宫见鞍状子宫,双宫颈,阴道纵隔。留置腹腔引流管一枚。查无活动性出血,逐层关腹。术中出血约2500ml,输滤白红细胞悬液8单位,血浆800ml,冷沉淀10U,输血过程顺利。尿管畅,尿量150ml,尿色清。术后转入ICU病房。术后第2天转回产科病房,术后五天后出院。病理回报:胎盘植入。(术中所见如图1-10、图1-11)

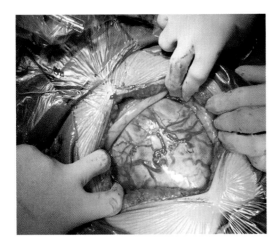

图1-10 凶险性前置胎盘术中所见

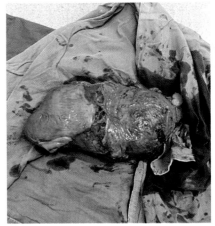

图1-11 凶险性前置胎盘术中切除子宫

出院诊断
1. 凶险性前置胎盘
2. 胎盘植入
3. 早产儿
4. 瘢痕子宫妊娠(一次剖宫产术后)
5. 子宫畸形(鞍状子宫,双宫颈)
6. 不全阴道纵隔
7. 左小腿肌间静脉血栓
8. 孕2产1孕,33^{+3}周,LOA,剖娩一活婴

| 病例7 | 剖宫产术后瘢痕妊娠足月剖宫产

病例简述

患者邢某,女,35岁

主　　诉　剖宫产后8年,停经9月余,发现前置胎盘7月余。

现 病 史　患者平素月经规律,呈13岁5日/30日型,经量中,轻度痛经。本次为自然妊娠。停经30余天自测尿妊娠试验(+),孕50余天行B超可见胎心胎囊胎芽,胎囊接近子宫瘢痕处,因阴道流血近似月经量就诊于当地医院行保胎治疗。3天后流血消失。孕3个月再次因阴道流血于当地医院行保胎治疗,彩超提示胎盘低置。孕早期明显早孕反应,孕2个月出现至孕4个月缓解,否认药物及放射线接触史。孕4月余自觉胎动。患者行无创DNA、唐氏筛查提示低风险,糖尿病筛查提示2小时血糖高:10.06mmol/L。自述血压正常。于孕19周因再次阴道流血入我科保胎治疗7天,阴道无流血后出院。孕29周再次因阴道流血入我科保胎治疗4天,阴道无流血后出院。自行监测血糖控制尚可。孕晚期无头晕头痛视物不清。现患者因近足月待产入院,患者现无下腹痛及下腹部紧缩感,无阴道流血,无流液。饮食睡眠可,二便正常。

孕 产 史　孕4产1,2009年因胎盘早剥于妊娠28周行剖宫产术,新生儿死亡,术中输血4U;2次自然流产。

既 往 史　否认药物与食物过敏史。否认输血史及外伤史,否认糖尿病、心脏病及高血压病史,否认肝炎结核等传染病史。

入院查体　查体:T:36.5℃,P:98次/分,BP117/66mmHg,R:18次/分,神清语明,轻度贫血貌,心肺听诊未闻及异常,腹膨隆,未扪及宫缩,无压痛。

产科检查:呈纵产式腹型,宫高35cm,腹围101cm,胎心率146次/分。

窥器检查:外阴发育正常,阴道畅,宫口未开,宫颈后位,质中,未消,无活动出血。

辅助检查　NST有反应型。

胎儿常规超声:胎儿超声测量值:双顶径约8.6cm,头围约31.0cm,腹围约31.6cm,股骨长约6.8cm。胎儿心率约135次/分。脐动脉S/D:2.9。羊水深度约4.1cm,羊水指数10。胎盘附着在子宫前壁,厚约3.2cm,成熟度Ⅱ级。胎盘下缘距宫颈内口约4.3cm。胎盘后间隙显示不清。母体宫颈长度约3.2cm,宫颈内口未见明显开放。

盆腔MRI(2017-7-28我院):各序列扫描显示:子宫内可见一个胎儿,胎头位于子宫下部,胎盘位于子宫前下壁,胎盘下缘覆盖子宫颈内口。母体前腹壁及子宫前壁见手术瘢痕影,瘢痕处子宫壁与胎盘分界不清,胎盘前下段向外膨隆,胎盘下段信号不均。胎盘边缘见短T1短T2信号影。

入院诊断　1. 凶险性前置胎盘;胎盘植入?

2. 瘢痕子宫妊娠(一次剖宫产术后)

3. 妊娠期糖尿病

4. 孕4产1,妊娠36^{+4}周,LOA

诊疗经过　入院后完善相关检查,术前充分评估患者胎盘植入程度,完善相关术前准备及相关科室会诊。妊娠37周于全麻下行子宫下段剖宫产术+子宫整形术(瘢痕病灶梭形切除)+双侧子宫动脉上行支结扎术+宫腔球囊填塞术,术中经过顺利,于11:56剖娩一活婴,体重2600g,身长50cm,头/胸围32/31cm,Apgar评分1分钟10分,5分钟10分。术中探查见子宫前壁下段多个迂曲血管,术中见胎盘附着于子宫下段,下缘覆盖宫颈内口,与子宫肌层界限不清,手取胎盘胎膜破碎,卵圆钳钳取剩余胎盘,局部胎盘粘连植入,出血多,切除植入部分子宫壁及胎盘(瘢痕病灶梭形切除),局部缝合创面止血,给予双侧子宫动脉上行支结扎,出血减少,置入球囊压迫止血,常规关腹。术中出血约2000ml,输滤白红细胞4U,输血过程顺利。术毕安返病房。

术后给予促宫缩、抗炎对症治疗,术后 24 小时取出宫腔球囊,无活动出血。术后 4 天出院。

出院诊断
1. 凶险性前置胎盘
2. 胎盘植入
3. 妊娠期糖尿病
4. 瘢痕子宫妊娠(一次剖宫产术后)
5. 孕 4 产 1,妊娠 37 周,LOA,剖娩一活婴

病例解析

(一)诊治关键

1. 剖宫产术后子宫瘢痕妊娠、凶险性前置胎盘胎盘植入的产前诊断

(1) 剖宫产术后子宫瘢痕妊娠(cesarean scar pregnancy,CSP),CSP 的诊断:CSP 的诊断方法首选超声检查,尤其是经阴道和经腹联合使用。典型的超声表现为:①宫腔内、子宫颈管内空虚,未见妊娠囊;②妊娠囊着床于子宫前壁下段肌层(相当于前次剖宫产子宫切口部位),部分妊娠囊内可见胎芽或胎心搏动;③子宫前壁肌层连续性中断,妊娠囊与膀胱之间的子宫肌层明显变薄、甚至消失;④彩色多普勒血流显像(color Doppler flow imaging,CDFI):显示妊娠囊周边高速低阻血流信号。对于剖宫产术后再次妊娠者,早孕期彩超检查需明确妊娠囊与子宫瘢痕的关系。病例 1 在药流之前超声并未诊断出 CSP,考虑漏诊。对于可疑 CSP 超声无法明确者必要时可进行 MRI 检查。MRI 能清晰地显示子宫前壁下段内的妊娠囊与子宫及其周围器官的关系。血清 β-hCG 对于 CSP 的诊断并无特异性。病例 1 患者药流前的超声检查并未详细检查胎囊与前次子宫瘢痕的关系,而导致剖宫产术后瘢痕妊娠的漏诊而出现药流术后的阴道大量流血。若在早孕期明确诊断,知情同意后选择流产(病例 2,或根据患者个体情况及当地医院救治水平继续妊娠(病例 7)。

(2) 凶险性前置胎盘(pernicious placenta previa,PPP)合并胎盘植入的诊断

1) 超声检查在凶险性前置胎盘胎盘植入预测中的作用:常见的凶险性前置胎盘合并植入的超声影像表现为:

Ⅰ. 胎盘后低回声带消失:胎盘后低回声带:孕 12 周后在超声图像上可见到胎盘与子宫肌壁之间形成一长条形无回声区,此为胎盘与宫壁间的静脉丛,称胎盘后间隙。也有人认为它与底蜕膜扩张的血管有关,它的消失和中断是植入的一种表现。单一此征象用于胎盘植入诊断的敏感性不高。

Ⅱ. 胎盘后肌层厚度小于 1mm。

Ⅲ. 胎盘陷窝:胎盘内多发血管池“瑞士奶酪现象”。胎盘陷窝指胎盘内有多个大小不等形态不规则的无回声区,为胎盘内静脉池,有时可以探及动脉血流,表现为血流紊乱、湍急,呈翻滚的“沸水征”,严重可累及子宫肌层,常称为胎盘陷窝或“胎盘漩涡”。因其形状酷似瑞士奶酪,又称“瑞士奶酪征”。胎盘陷窝是胎盘植入的特异性征象,出现与 DIC 发生、术中需大量输血、术后转入 ICU 有关。但如陷窝边界平滑且形状规则则与胎盘植入关联不大。

Ⅳ. 血管或胎盘组织跨越子宫胎盘边界、大量血管出现在基底部。

子宫膀胱壁血流增加:文献报道子宫膀胱壁血流增加和出现垂直于子宫壁的血管提示胎盘失去正常血管结构、胎盘内血管过度增生和不正常瘘道形成。这一指标预测胎盘植入的敏感性和特异性均最好,尤其出现在子宫膀胱交界时,对胎盘植入诊断特异性最高。

Ⅴ. 膀胱线中断:并非所有的胎盘植入患者均会出现这一征象,特异性低。

超声征象用于胎盘植入凶险程度预测胎盘植入的凶险程度直接关系围生结局。中国医科大学附属盛京医院通过对凶险性前置胎盘的回顾性研究,初步制定了“胎盘植入超声评分量表”。胎盘植入超声评分系统对胎盘植入程度及风险程度进行量化评估。

2) 产前 MRI 检查在凶险性前置胎盘合并胎盘植入中的诊断价值:MRI 因组织分辨率高、多方位成像等特点,且不受胎儿体位、胎盘附着位置及孕妇体型影响,主要用于弥补超声评估对后壁胎盘植入、胎盘侵入子宫肌层的深度、宫旁组织和膀胱受累程度等不足。

MRI 用于 PPP 合并胎盘植入的诊断尚无统一的 MRI 诊断标准,目前一些具有诊断价值的 MRI 征象在临床实践中达成初步共识。

Ⅰ. 直接征象:胎盘侵入子宫肌层致子宫肌层低信号影中断。胎盘直接侵犯盆腔内组织器官。若在

MRI 图像上出现此两种征象,则胎盘植入诊断成立。由于孕晚期子宫肌层菲薄不易观察到以上征象,故临床应用价值不大。

Ⅱ. 间接征象:T2WI 胎盘内条片状低信号影。胎盘局部向外膨出性改变,胎盘外缘欠光整。胎盘内或胎盘与子宫接触面间异常血管影增多。胎盘信号显著不均匀。子宫下部膨大,宫颈内口区胎盘不规则。脂肪抑制序列膀胱子宫间隙低信号带不连续。

如出现以上间接征象,进一步结合胎盘前置且附着于剖宫产切口处,提示 PPP 合并胎盘植入可能性大。

目前公认有诊断价值的征象为子宫变形和(或)局部隆凸,T2WI 胎盘内低信号影,胎盘信号不均匀,膀胱壁低信号影受侵犯。

2. 剖宫产术后子宫瘢痕妊娠(CSP)的治疗方案

对于剖宫产术后再次妊娠一旦确诊为 CSP,无论是否伴有阴道流血等症状,都建议及时终止妊娠。但切忌盲目的刮宫或药物流产,防治严重阴道出血。CSP 的治疗方案包括:药物治疗后清宫术,B 超监测下清宫术,宫腔镜手术,宫腹腔镜联合手术,宫腔镜联合阴式病灶切除修补手术,经腹病灶切除及修补手术等。对于诊断 CSP 的患者,术前应充分评估其发生大出血风险,推荐选择子宫动脉栓塞(uterine arterial embolization,uAE)后,选择合适的手术方式。术后需监测 hCG 下降至阴性。若患者因个体原因,要求继续妊娠,应定期监测胎盘植入情况,定期随诊于有能力应对凶险性前置胎盘出血抢救的医院。

3. 前置胎盘、凶险性前胎盘中期引产

瘢痕子宫催产或引产过程中易发生子宫破裂,而前置胎盘孕妇易发生严重出血,而对于瘢痕子宫再次妊娠合并前置胎盘尤其是凶险性前置胎盘患者,因胎死宫内或致死性胎儿畸形需终止妊娠放弃胎儿的,此类孕妇的分娩方式的选择是一个棘手问题。自子宫动脉栓塞术用于治疗产后出血获得成功之后,介入栓塞治疗在产科的应用渐趋广泛。有研究认为子宫动脉栓塞术是避免中期妊娠胎盘前置状态引产过程中严重出血的安全方法,并有促进引产的作用。对不同类型的前置胎盘以及不同植入程度的孕妇终止妊娠前准备、终止妊娠方案有所不同。对于完全性前置胎盘或凶险性前置胎盘孕妇引产时常规建议行子宫动脉栓塞术后进行羊膜腔注射利凡诺尔引产,而对于边缘性前置胎盘产前评估出血风险小的孕妇则直接行利凡诺尔羊膜腔注射引产。引产过程中应做好应对出血、随时急诊剖宫取胎的准备工作。对于因个人原因拒绝经阴道引产或存在严重

合并症无法耐受引产者行剖宫取胎术,术前需评估其胎盘植入凶险程度决定是否术前行子宫动脉栓塞术。

4. 凶险性前置胎盘终止妊娠的时机及分娩方式的选择

前置胎盘、凶险性前置胎盘终止妊娠的时机应根据临床来判断,根据产前预测其胎盘植入情况及凶险程度来确定。对于无症状的前置胎盘合并胎盘植入考虑 36 周后终止妊娠,无症状的完全性前置胎盘可考虑 37 周终止妊娠,边缘性前置胎盘可满 38 周后终止妊娠,部分性前置胎盘应根据具体情况适时终止妊娠。凶险性前置胎盘终止妊娠的时机根据胎肺发育成熟情况及孕妇产前对植入程度和出血的风险综合评估。部分观点认为 34 周后胎肺发育成熟,可考虑终止妊娠,对于有反复阴道流血或胎盘植入程度严重的患者应提早分娩。对于大于妊娠 36 周、胎儿存活者,无论阴道出血量多少,均可剖宫产结束分娩。

5. 凶险性前置胎盘终止妊娠前的准备

凶险性前置胎盘病情极为凶险,具有瘢痕子宫与前置胎盘两大特点,可导致产科严重出血、失血性休克、弥散性血管内凝血(DIC)及子宫切除困难,还可导致感染,及膀胱、输尿管和肠道损伤,尚可致多器官功能衰竭、腹腔积血多次手术、甚至死亡等严重并发症,是产科最具有挑战性的疾病之一,尤其是合并胎盘植入者。PPP 有赖于多学科(产科、妇科、泌尿外科、介入科、麻醉科、新生儿科、输血科、血管外科以及 ICU)的合作处理,处理的终极目标为保全生命、降低严重并发症以及尽最大可能保留子宫。术前应做好各项准备,术前进行超声、MRI 及血清学检查评估胎盘植入程度、出血风险和手术难度;完善患者心脏彩超、泌尿系超声、下肢血管超声等评估患者自身状态及对出血的耐受程度;组织多学科进行术前讨论,评估手术风险并做好应急预案。全力保证母儿安全。

充足的血液制品、良好的静脉通道、经验丰富的多学科协作是救治成功的前提。

6. 凶险性前置胎盘产后出血的术中预防及处理

治疗凶险性前置胎盘伴植入最传统的方法是子宫切除术,但子宫切除对产妇的心理及生活造成了极大影响。传统的保留子宫减少产后出血的方法包括子宫动脉结扎术、子宫动脉栓塞术、髂内动脉结扎术以及髂内动脉栓塞术等,但盆腔广泛的侧支循环局限了这些技术的应用。1992 年 Alvarez 等首次报道 5 例具有产科出血高危因素患者进行了预防性

腹主动脉球囊阻断术,术中出血量明显较动脉栓塞术少。1996年Paull等首次报道了腹主动脉球囊阻断术应用于凶险性前置胎盘剖宫产术,自此腹主动脉球囊阻断术在凶险性前置胎盘剖宫产术中广泛应用。目前腹主动脉球囊阻断术应用于术前明确凶险性前置胎盘,特别是胎盘植入患者。应用血管球囊阻断术后,子宫切除率均降至40%以下,极大降低了器官丢失率,大大减少了术中出血量。凶险性前置胎盘合并胎盘植入者,为成功保留子宫,国内外学者对剖宫产的手术方式进行探索探索。

(1) 手术切口的选择大致可以分为:①在子宫下段瘢痕上方或者瘢痕处行横切口,取出胎儿,随后剥离胎盘;②在子宫胎盘附着边缘较薄处打洞快速取出胎儿,③避开胎盘附着位置行子宫体部剖宫产取出胎儿。

(2) 手术缝合止血方法:局部缝扎止血、局部"8"字缝合止血、间断环状缝合、双切口剖宫产缝合、B-Lynch缝合。

(3) 胎儿娩出后娩出胎盘及止血的方式包括:①术前评估无胎盘植入者可试行剥离胎盘,采用缩宫药物及手术止血,胎盘附着处肌层缝合止血、及宫腔球囊填塞。②血管结扎:结扎子宫动脉、髂内动脉等。③对于术前评估考虑存在穿透性胎盘植入者,可术前放置腹主动脉球囊,胎儿娩出后行腹主动脉球囊阻断;或在放射设备辅助下行双侧子宫动脉栓塞术,或髂内动脉球囊栓塞以减少胎盘剥离时的出血,然后再进行药物及手术方式止血。为行子宫下段楔形部分切除或子宫切除争取时间,减少出血。严重的不可控制的出血应适时切除子宫。④胎盘保留在宫腔内,进行保守治疗,随时间推移,胎盘自行吸收,国内外均有保守治疗成功的报道但随访时间长,随时可能出现大出血、感染等并发症。由于这种保守治疗风险较大,尚有争议。对于个别情况无抢救条件为完成及时转运至上级医院抢救的可保留胎盘于宫腔内。

(二)误诊误治防范

1. 瘢痕子宫再妊娠的漏诊问题

(1) 剖宫产术后再次妊娠,早孕期彩超检查要明确妊娠囊与子宫瘢痕的关系,防止剖宫产术后子宫瘢痕妊娠的漏诊,防止因漏诊而出现的人流、药流过程中的大出血以及继续妊娠凶险性前置胎盘的发生。

(2) 对于瘢痕子宫再妊娠的孕妇,孕期超声检查时应注意观察胎盘与瘢痕的关系,尽可能在孕期、术前诊断凶险性前置胎盘及胎盘植入情况、出血风

险,及时转运。

2. 凶险性前置胎盘的子宫切除相关问题

当胎盘因素致严重产后出血出现以下指征,立即行子宫切除术:

(1) 穿透性胎盘植入或胎盘植入面积大于10cm×10cm,胎盘分离困难,剥离可造成大量出血时。

(2) 保守治疗失败,出血难以控制,无生育要求时。

(3) 胎盘植入保守治疗合并宫腔严重感染或穿孔,或产妇出现败血症或脓毒血症时。

(三)相关探讨

1. 剖宫产术后子宫瘢痕妊娠

(1) 剖宫产病史:患者存在剖宫产病史,发现早孕后应详细询问患者前次剖宫产情况。早孕超声检查应注意胎囊位置,孕期监测胎盘位置。胎盘植入的临床高危因素包括:前置胎盘、瘢痕子宫妊娠、多次人工流产及刮宫史等,其中前次剖宫产史及前置胎盘是导致胎盘植入发生的2个独立危险因素。有研究认为,前置胎盘者有1次、2次、3次、4次、5次剖宫产史者患胎盘植入的风险分别为3%、11%、40%、61%及67%,而有5次剖宫产史而无前置胎盘者胎盘植入的风险仅为0.8%。

(2) 早孕期妊娠囊与子宫瘢痕关系:剖宫产术后子宫瘢痕妊娠(cesarean scar pregnancy,CSP)是指受精卵着床于前次剖宫产子宫切口瘢痕处的1种异位妊娠,是1个限时定义,仅限于早孕期(≤12周);孕12周以后的中孕期则诊断为"宫内中孕,剖宫产术后子宫瘢痕妊娠,胎盘植入",如并发有胎盘前置,则诊断为"宫内中孕,剖宫产术后子宫瘢痕妊娠,胎盘前置状态,胎盘植入",到了中晚孕期则为凶险性前置胎盘(pernicious placenta previa)。早孕期及中孕期尽早判断胎囊或胎盘与子宫瘢痕的关系,早孕期CSP是一种特殊的异位妊娠,诊治原则是:早诊断,早终止,早清除。早诊断是指对有剖宫产史的妇女再次妊娠时应尽早行超声检查排除CSP。一旦诊断为CSP应给出终止妊娠的医学建议,并尽早清除妊娠物。如患者因自身原因坚决要求继续妊娠,应告知继续妊娠可能发生的风险和并发症,如前置胎盘、胎盘植入、子宫破裂等所致的产时或产后难以控制的大出血甚至子宫切除、危及生命等险恶结局,并签署知情同意书,且应转诊至具有应对大出血抢救能力的医院定期随诊。

2. 宫颈环扎术在前置胎盘中的应用

预防性宫颈环扎术应用于预防宫颈机能不全

所致的流产和早产，一项关于宫颈环扎术在前置胎盘中的应用的报告显示可降低 34 周之前的早产比例及低体重儿的发生率。目前宫颈环扎术在止血及改善预后的效果无足够证据。

3. 动脉球囊阻断术在凶险性前置胎盘中的应用

动脉球囊阻断术（balloon occlusion）作为临时机械性阻断血供的重要方法，该技术在数字减影血管造影设备监视下，精确输送和定位血管内球囊，有助于减少术中出血，提高手术安全性。进入血管的球囊，可选择性到达如腹主动脉、髂总动脉、髂内动脉等平面，三个水平的球囊阻断术各有利弊。目前国内外运用于前置胎盘术中出血的球囊阻断术以双侧髂总动脉或髂内动脉水平居多。但随着腹主动脉球囊阻断术优势的显示，越来越多的医院选择腹主动脉球囊阻断术。动脉球囊阻断术的主要并发症：血管破裂或血管损伤、血栓形成、缺血性损伤、球囊放置失败或阻断失败、产后出血、穿刺部位血肿等。

（1）腹主动脉球囊阻断：可阻断更多的子宫供血动脉，止血效果优于髂内或髂总动脉球囊阻断。腹主动脉球囊阻断水平高，为盆腔及下肢供血，所以阻断时间不宜过长。阻断平面必须位于肾动脉远端的腹主动脉，否则易造成肾缺血，引起急性肾衰竭。术中建议监测双侧肾脏血流，防止出现缺血性损伤。

（2）髂内动脉或髂总动脉阻断需双侧阻断：目前髂内动脉球囊阻断是预防产后出血最常用的阻断平面。但导管定位于髂内动脉的难度相对较高，需要造影确定球囊位置，阻断双侧髂内动脉相对延长胎儿及母体 X 射线暴露时间。髂内动脉球囊只能阻断髂内动脉的血供，不能阻断髂外及盆腔的其他参与子宫供血的血管。

对于凶险性前置胎盘患者，术前应充分判断其植入程度及出血风险，严格掌握进行动脉球囊阻断术的适应证。对于行动脉球囊阻断术的产妇，术后适时给予抗凝剂预防血栓形成，产后需进行双下肢的血管超声检查排除血栓形成，对于下肢存在症状者，必要时进行盆腔血管的检查。

4. 自体血回输在凶险性前置胎盘中的应用

术中自体血回输（intra-operative cell salvage, ICS）是一项利用血液回输装置，对手术的出血进行回收抗凝、过滤、洗涤、浓缩等处理，再回输至患者体内的操作。产科出血是引起全球孕产妇死亡的首要原因。各国近年来对 ICS 在产科大出血救治中的安全性进行了大量有益探索，证实 ICS 可安全用于产科大出血患者救治。产科 ICS 适应证包括：产科因素如前置胎盘，胎盘早剥，多胎妊娠，反复剖宫产史；其他因素包括严重贫血，稀有血型，拒绝输注异体血等。美国麻醉医师协会（American society of anesthesiologist，ASA）产科麻醉指南中建议，在顽固性大出血且库血不足或患者拒绝异体输血的情况下，可考虑采用自体血回输。英国国家卫生与临床优化研究所（national institute for health and clinical excellence，NICE）认为必要时可在剖宫产、前置胎盘或胎盘植入患者中使用回收式自体输血，最好能与白细胞滤器（leukocyte depletion filters，LDF）合用。目前，我国尚无相关全国性指南或专家共识出台。北京协和医院用血指南指出：血液中含有羊水并不是回收式自体输血的绝对禁忌，但需经过 LDF 过滤后输入患者体内。

5. 预测胎盘植入的相关血清学标志物

（1）甲胎蛋白（AFP）：正常人血清中的 AFP 水平不到 20μg/L。妊娠时 AFP 是胎儿血清中最常见的球蛋白，妊娠早期由卵黄囊产生，之后由胎儿肝脏生成。正常妊娠 6 周时，胎儿肝脏开始合成 AFP，孕 12~15 周达高峰，产后 1~2 周降至正常水平（<20ng/ml）。1993 年 Kuperminc MJ 等回顾性分析 44 例已行子宫切除的病例，其中 45% 是胎盘植入患者，研究者发现这些患者血清 AFP 值较正常患者升高超过 2 倍 MOM 值，提示 AFP 与凶险性前置胎盘伴胎盘植入相关。有研究报道当发生胎盘植入时，母胎屏障被破坏，使胎儿血中 AFP 直接进入母血，故母体血清 AFP 水平可明显升高，达正常对照组的 2~5 倍。雷晓真等研究提示凶险性前置胎盘伴胎盘植入高于凶险性前置胎盘非植入组，其临界值为 299.6ng/ml，大于该值应高度怀疑凶险性前置胎盘伴胎盘植入。

（2）肌酸激酶（CK）：胎盘植入产妇血清 CK 水平明显升高原因可能是滋养细胞侵入子宫肌层并破坏所致。Ophir 研究提示胎盘植入组血清 CK 活性明显高于正常组（$P<0.001$）。孙江川等研究发现，以血清肌酸激酶活性 95U/L 作为诊断胎盘植入的临界值，敏感性 91.7%，特异性 88.7%，阳性预测率 83.1%，阴性预测率 96.8%。

（3）其他检测指标：母体血浆中胎儿 DNA：有研究显示，前置胎盘的孕妇外周静脉血中游离胎儿 DNA 检测的中位测值明显高于无前置胎盘的孕妇，胎盘植入孕妇外周静脉血中游离胎儿 DNA 检测值也明显增高,但样本量较少有待进一步研究;母体血浆中胎盘的 mRNA:Masuzaki 等用母血中的胎盘 mRNA 监测 1 例(甲氨蝶呤保守治疗)胎盘植入患者的胎盘状态,推测胎盘的 mRNA 可用于评估滋养层绒毛的侵入状态。Comstock CH 等报道游离胎儿 DNA、血浆游离细胞胎盘生乳素 mRNA 等可作为凶险性前置胎盘伴胎盘植入的产前筛查指标。无论检测孕妇血清中哪项因子都不能单独作为一种诊断方法,因其特异性不高,可以结合高危因素、临床及影像学检查作为筛查手段。

(栗娜)

参考文献

1. 中华医学会妇产科学分会产科学组 . 前置胎盘的临床诊断与处理指南 . 中华妇产科杂志,2013,48(2):148-150
2. SOGC clinical practice guideline. Diagnosis and Management of Placenta Previa. MARCH JOGC MARS 2007
3. 中华医学会围产医学分会,中华医学会妇产科学分会产科学组 . 胎盘植入诊治指南(2015). 中华围产医学杂志,2015,18(7):481-485
4. 杨燕,牛兆仪,丁云川,等 . 妊娠晚期剖宫产瘢痕部位胎盘植入超声表现 , 中国超声医学杂志,2015,31(12):1111-1113.
5. 宋亭,陈永露 . MRI 在产前诊断胎盘植入的应用价值 . 中华产科急救电子杂志,2014,3(1):8-12
6. Maldjian C, Adam R, Relosi M. MRI appearance of placenta precreta and placenta accrete. Magn Reson Imaging, 1997, 17(7):965-971
7. Eshkoli T, Weintraub AY, Sergienko R, et al. Placenta accreta: risk factors, perinatal outcomes, and consequences for subsequent births. Am J Obstet Gynecol, 2013, 208(3): 219
8. Silver RM, Landon MB, Rouse DJ, et al. Maternal morbidity associated with multiple repeat cesarean deliveries. Obstet Gynecol, 2006, 107(6): 1226-1232
9. 中华医学会妇产科学分会计划生育学组 . 剖宫产术后子宫瘢痕妊娠诊治专家共识(2016). 中华妇产科杂志,2016,51(8):568-572
10. American Society of Anesthesiologists Task Force on Obstetric Anesthesia. Practice guidelines for obstetric anesthesia: an updated report by the American Society of Anesthesiologists Task Force on Obstetric Anesthesia. Anesthesiology, 2007, 106(3):843- 863
11. National Institute for Health and Clinical Excellence. Guidancefor the provision of intraoperative cell salvage. 2013. https://www.nice.org.uk/guidance/ipg144
12. 雷晓真,黄淑晖,郑九生,等 . 超声联合甲胎蛋白检测预测凶险性前置胎盘合并胎盘植入的临床价值 . 中国妇幼保健,2015,30(18):2940-2943
13. 雷晓真 . 孕 16~18 周甲胎蛋白值及超声检查胎盘位置与凶险性前置胎盘合并胎盘植入的关系 . 实用临床医学,2015,16(2):68-70
14. 孙江川,董晓静,刘建,等 . 胎盘植入产妇血清肌酸激酶的变化 . 实用妇产科杂志,2006,10(22):614-615
15. Sekizawa A, Jimbo M, Saito H, et al. Increased cell-free fetal DNA in plasma of two women with invasive placenta. Clin Chem, 2002, 48(2): 353-354
16. Masuzaki H, Miura K, Yoshiura K, et al. Placental mRNA in maternal plasma and its clinical application to the evaluation of placental status in a pregnant woman with placenta previa-percreta. Clin Chem, 2005, 51(5): 923-925
17. Comstock CH. Antenatal diagnosis of placenta accreta: a review. Ultrasound Obstet Gynecol, 2005, 26(1): 89-96
18. 种轶文,张爱青,王妍,等 . 超声评分系统预测胎盘植入凶险程度的价值 . 中华围产医学杂志,2016,19(8):575-579

第六节　胎 盘 早 剥

| 病例 1 | 子痫前期重度突发腰酸腹胀

病例简述

患者阎某,女,30 岁

主　诉　停经 7 月余,发现血压高 4 月余,血压控制不良 5 天。

现病史　患者平素月经规律,孕 40 天出现少量粉色分泌物,遂就诊于我院,服用黄体酮后症状好转。孕 40 天行尿妊娠试验提示阳性,孕 50 天行彩超检查提示可见胎心搏动。孕早期无放射线及药物接触史。孕期平稳,定期产检,唐氏筛查提示低风险,糖尿病筛查提示正常。孕3月余发现血压升高,最高可达180/120mmHg,偶有头晕头迷,偶有视物不清。口服用拉贝洛尔200mg每天三次及硝苯地平控释片(拜新同)30mg每天一次控制血压,监测血压为145/105mmHg左右。孕5个月自觉胎动,活跃至今。孕期无阴道流血流液,偶有头晕头迷,偶有视物不清,双眼睑及双足轻度水肿。近5天血压控制不佳,发现尿蛋白+++,入院治疗。饮食可,睡眠欠佳,二便正常。现无腹部紧缩感,无阴道流血流液,胎动良。

孕 产 史　孕1产0,2013年12月诊断为多囊卵巢综合征,服用达英-35及屈螺酮炔雌醇片治疗。

既 往 史　患者否认药物食物过敏史,否认肝炎、结核等传染病病史,否认甲减、甲亢病史,否认外伤及输血史,否认心脏病、糖尿病。

入院查体　一般查体:T:36.6℃,P:86次/分,BP:145/105mmHg,R:18次/分。神清语明,无贫血貌。心肺听诊未闻及异常,腹膨隆,软,无压痛,未及宫缩。无双下肢水肿,四肢活动良。
产科检查:呈纵产式腹型,宫高25cm,腹围111cm,胎心率145次/分,先露儿头,未破膜,跨耻征阴性。
消毒内诊:患者拒查。

辅助检查　入院NST有反应型,无明显宫缩。
彩超:胎儿胎头轮廓完整,脑中线居中,双顶径约8.4cm,头围约31.5cm。胎儿心率约144次/分。腹壁回声连续,腹围约28.2cm。胎儿部分肢体可见,股骨长约6cm。根据骨性标志估计胎儿体重约1964g±500g。ROT。胎儿颈部"U"形压迹。胎盘附着在子宫前壁,成熟度I级,厚约3.9cm。羊水深度约2.4cm,羊水指数5.1。脐动脉S/D:3.54,PI:1.32。脐动脉S/D:2.97,PI:1.11。脐动脉S/D:3.74,PI:1.21。大脑中动脉PI:1.03。

入院诊断
1. 子痫前期重度
2. 羊水偏少
3. 脐带绕颈一周
4. 孕1产0,妊娠33周,ROT

诊疗经过　入院完善相关检查,给予解痉降压、促胎肺成熟治疗。入院第三天患者无诱因出现腰酸腹胀,触诊可触及宫缩,强度弱,无阴道流血。胎心监护胎心107次/分,立即给予急诊超声检查,提示胎盘附着在子宫前壁,成熟度I级,厚约5.5cm。胎盘后可见约9.6cm×1.5cm低回声区。未见明显羊水。脐动脉S/D:9.75,PI:2.14。舒张期血流消失。纤维蛋白原及DD二聚体变化见图1-12、图1-13。主任查房,考虑胎盘早剥可能,向患者及家属交代病情,为求最佳母儿预后,建议患者行急诊剖宫产术终止妊娠。
患者急诊于CSEA下行子宫下段剖宫产术,剖娩一男活婴,体重1680g,身长47cm,头/胸围28/25cm,Apgar评分1分钟2分(心率2分),5分钟8分(肌张力0分)。术中见胎盘2/3剥离,见子宫前壁近左侧阔韧带约1/3卒中面积,术中胎儿胎盘娩出后子宫收缩欠佳,予卡贝缩宫

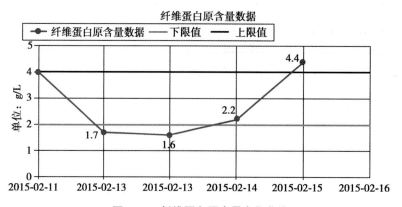

图1-12　纤维蛋白原含量变化曲线

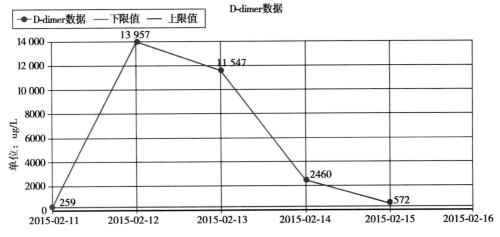

图 1-13　DD 二聚体含量变化曲线

素 100μg 侧管、卡前列素氨丁三醇 250μg 宫壁注射促进宫缩,子宫收缩未见明显好转,行子宫双侧动脉上行支结扎,B-Lynch 子宫捆绑缝合术,子宫收缩良好,阴道流血少量。术后患者转入 ICU 治疗 2 天后转回产科病房,术后 5 天出院。

出院诊断
1. 胎盘早剥(重度)
2. 子痫前期重度
3. 脐带绕颈一周
4. 新生儿窒息
5. 羊水过少
6. 早产儿
7. 孕 1 产 0,妊娠 33^{+2} 周,LOA,剖娩一活婴

| 病例 2 | 腰痛腹胀胎死宫内

病例简述

患者徐某,女,29 岁

主　　诉　停经 8 月余,腰痛伴腹部坠胀感 11 小时,胎心消失 2.5 小时。

现 病 史　患者平素月经规律,孕期在外院进行定期产检,历次超声检查显示胎儿发育符合孕周,无异常。唐氏筛查低风险,OGTT 检查未见异常。孕期无头晕头疼,无胸闷憋喘,无视物不清,双下肢无水肿,血压正常。入院前 11 小时无诱因出现腰痛伴腹部坠胀感,无阴道流血流液。2.5 小时前外院检查超声提示胎死宫内,可疑胎盘早剥。急诊转入我院,平车推入手术室。出现不规律腹痛,现患者腹痛,腰痛,神清语明,无恶心呕吐,无阴道流血流液。

孕 产 史　孕 1 产 0

既 往 史　否认心脏病、糖尿病及高血压病史。否认外伤史及输血史。

急 诊 及
入院查体　一般查体:T:36.5℃,P:70 次 / 分,BP:134/77mmHg,R:20 次 / 分。神清语明,轻度贫血貌。心肺听诊未闻及异常,腹膨隆,子宫呈持续收缩状态,板状腹,压痛(+),反跳痛(+)。无阴道流血流液,四肢活动良,双下肢无水肿。

　　产科查体:子宫呈持续收缩状态,宫高 34.5cm,腹围 98.5cm,未闻及胎心,纵产式腹型,板状腹,

压痛(+),反跳痛(+)。

消毒内诊:外阴发育正常,阴道畅,宫颈质硬,偏后,未消未开。

辅助检查 彩超:双顶径约9.2cm,股骨长约6.3cm。胎儿心脏未见明显搏动,胎盘附着于子宫前壁,胎盘与右前壁间可见12.2cm×6.2cm不均质中低混合回声团。

入院诊断 1. 胎盘早剥重度

2. 胎死宫内

3. 孕1产0,妊娠35^{+1}周,LOA;

诊疗经过 患者急诊入我院,根据患者病情及超声检查结果,考虑为重度胎盘早剥,胎死宫内。且患者腰痛及腹部胀痛感进行性加重,患者宫颈未消未开,短时间内无法经阴道分娩,考虑到患者目前情况严重威胁到母体安全,建议急诊手术。检查期间与患者家属及孕妇本人沟通并交代病情,建议急诊行剖宫产终止妊娠。知情签字后由急诊室平车送入手术室。患者于全麻下行剖宫取胎术。术中胎盘胎膜娩出后见宫腔内凝血块及血液约1200ml,子宫表面呈紫黑色,后壁严重(图1-14),子宫收缩极差,按摩子宫、热盐沙按摩、给予缩宫素及卡前列素氨丁三醇宫壁注射后略有好转,行双侧子宫动脉上行支结扎术及B-Lynch子宫捆绑缝合术。术中出血400ml,出血不凝,术中行血常规、DIC常规及血栓弹力图检查,输入凝血酶原复合物。血红蛋白60g/L,DIC常规(急诊):纤维蛋白原含量1.2g/L;D-dimer 5046μg/L;纤维蛋白原降解产物110.5mg/L,输滤白红细胞及新鲜冰冻血浆,术后转入ICU病房,2天后转回产科病房,术后7天出院。

出院诊断 1. 胎死宫内

2. 胎盘早剥重度

3. 子宫胎盘卒中

4. 继发重度贫血

5. 低蛋白血症

6. 盆腔积液

7. 双侧胸腔积液

8. 肺下叶膨胀不良

9. 孕1产0,妊娠35^{+1}周,LOA,剖宫取胎一死婴

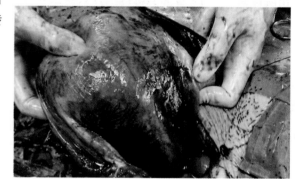

图1-14 胎盘早剥术中所见——子宫卒中

| 病例3 | 妊娠合并胎盘血管瘤

病例简述

患者张某,女,23岁

主 诉 停经7月余,发现阴道流血流液2天。

现病史 平素月经规律,呈16岁,4日/30日型,经量中,经期偶有腹痛。无明显早孕反应。孕期无药物、放射线及毒物接触史。孕4个月始自觉胎动,活跃至今。自诉一周前自觉头晕,血压最高180/110mmHg,未规律服药。昨天自诉阴道少量流液,今晨阴道少量流血,遂急诊来我院。OGTT未做,唐氏筛查未做,妊娠期无发热,偶有头晕头疼,无视物不清,双下肢轻度水肿20余天。饮食睡眠如常,排尿排便通畅。

孕产史 孕3产0人流2次。

既往史 否认糖尿病、心脏病及高血压等慢性病病史。否认食物药物过敏史。无外伤史及输血史。

急 诊 及
入院查体　查体:T:36.9℃,P:90次/分,BP:158/98mmHg,R:18次/分。神清,无贫血貌,心肺听诊未闻及异常,腹膨隆,双下肢无水肿,四肢活动良。

产科检查:窥器见:外阴发育良,阴道畅,阴道内少量积血,干棉球擦拭阴道及宫颈,宫颈口未见活动性流血。消毒内诊:宫颈未消未开。

辅助检查　急诊彩超提示:受孕妇腹壁较厚及胎盘增厚影响,图像显示模糊:胎儿超声测量值:双顶径约7.4cm,头围约26.7cm,腹围约26.3cm,股骨长约5.1cm。胎儿心率约132次/分。脐动脉S/D:2.9。羊水深度约5.7cm,羊水指数12。胎儿整体结构显示不清。腹腔内可见深约1.8cm积液。胎盘附着在子宫前壁,成熟度I级,胎盘增厚,厚度约8.1cm。胎盘下缘距宫颈内口约3.6cm.母体宫颈长度约3.9cm,宫颈内口未见开放.母体宫腔内可见14.4cm×11.5cm×7.0cm低回声团,边界清,CDFI可检出血流信号。

肝胆脾彩超提示:脂肪肝。

泌尿系彩超:未见异常。

尿蛋白:+++

血常规:HB:105g/L,血小板144×10⁶/L。

脑钠肽前体:787.1pg/ml。

白蛋白:20.5g/L,转氨酶正常,心肌酶谱肌钙蛋白正常。

入院诊断　1. 重度子痫前期
2. 妊娠合并脂肪肝
3. 胎盘早期剥离伴出血?
4. 先兆早产
5. 胎儿腹腔积液
6. 孕3产0,孕29⁺⁴周,单胎,横位

诊疗经过　患者完善检查急诊入院,因重度子痫前期,胎盘增厚,异常回声,不除外胎盘早剥,患者及家属要求手术终止妊娠,急诊于全麻下行子宫下段剖宫产术,术中经过顺利,于23:43剖娩一活婴,体重1800g,Apgar评分:1分钟2分(心率1分,肤色1分);5分钟7分(呼吸1分;肌张力1分;肤色1分),术中见羊水血性,约600ml,胎盘后陈旧血块约200ml,子宫收缩欠佳,出血较多,给予催产素,卡贝缩宫素侧管,宫缩较前明显好转。为预防产后出血,双侧子宫动脉上行支结扎。术中见胎盘肿物13cm×10cm,胎盘呈豆腐渣样改变。术后胎盘组织及胎盘肿物送病理,待结果回报。新生儿出生后,新生儿科保胎,听诊新生儿心脏杂音重,且存在新生儿畸形。家属拒绝抢救,自行抱走。术中胎盘胎膜完整娩出,探查子宫及双侧附件未见异常。术毕安返病房。术后予补液、抗炎、补蛋白,促进宫缩等对症治疗,术后恢复良好,请示上级医师,出院。术后石蜡病理结果回报:胎盘肿物:毛细血管瘤。

出院诊断　1. 胎盘血管瘤
2. 胎盘早剥
3. 重度子痫前期
4. 妊娠合并脂肪肝
5. 胎儿腹腔积液
6. 早产儿
7. 孕3产0,孕29⁺⁴周　单胎横位 剖娩一活婴

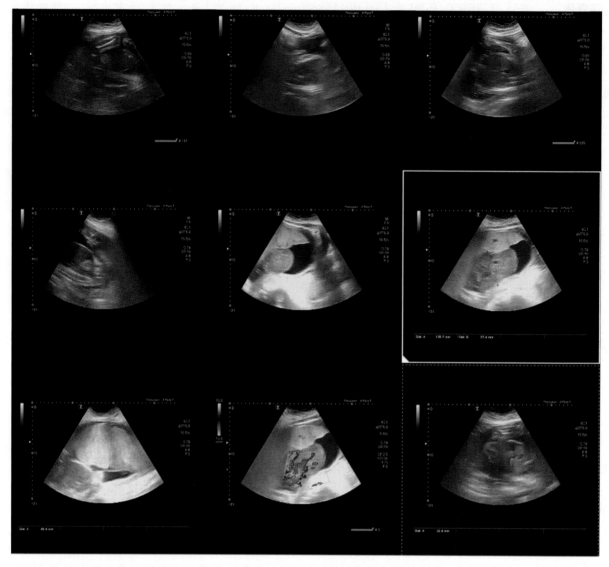

图 1-15　超声见胎盘形态

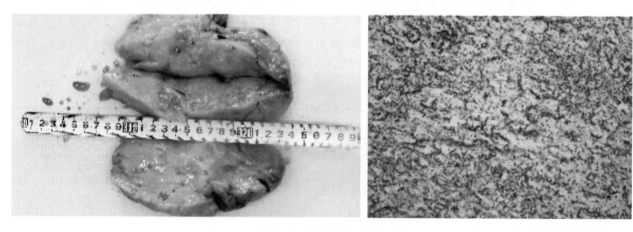

图 1-16　胎盘肿物病理

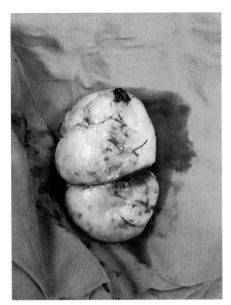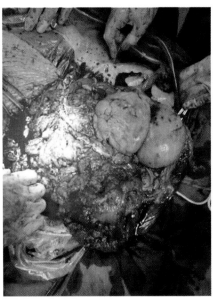

图 1-17 术中所见胎盘肿物

病例解析

（一）诊治关键

1. 胎盘早剥的高危因素

（1）妊娠期高血压疾病，胎盘附着部位的底蜕膜螺旋小动脉痉挛，急性动脉粥样硬化，引起远端毛细血管缺血、坏死、破裂而出血，形成血肿。血肿逐渐增大，使胎盘与子宫壁剥离而导致胎盘早剥。若孕妇原来就有血管病变，则血管病变加剧，发生胎盘早剥的机会更多。值得注意的是，虽然妊娠合并高血压疾病的严重程度与胎盘早剥的发生有一定关系，但应注意轻、中度血压增高亦可导致胎盘早剥，应高度警惕。

（2）妊娠期肝内胆汁淤积症：患者血清高水平的胆汁酸导致内皮细胞分泌血管内皮因子减少，造成胎盘毛细血管减少，胎盘功能减退。故妊娠期肝内胆汁淤积症患者可能发生胎死宫内或胎盘早剥。

（3）羊水过多：子宫张力高，子宫过度伸张直接损害子宫胎盘血供，使胎盘血流量缓慢下降，可能发生胎盘早剥，尤其在破膜时因子宫骤然缩小，胎盘及子宫壁发生错位也可导致胎盘早剥。

（4）胎膜早破：可能与宫腔感染，嗜中性粒细胞的浸润使蜕膜凝血功能障碍或蜕膜细胞黏附性减弱有关；也有人认为，胎盘着床部位螺旋动脉的生理性转化不足，致使胎盘重铸障碍，是多种病理妊娠的真正原因，如妊娠期高血压疾病、特发性胎儿生长受限、胎膜早破和胎盘早剥等，故胎膜早剥和胎膜早破存在一定的相关性。Major 等研究认为妊娠并发胎膜早破在期待治疗中，高度存在着胎盘早剥的危险性。

（5）外伤：患者因腹部受到外力作用，如交通事故、直接暴力或性交腹部挤压等。

（6）其他高危因素如高龄孕妇、经产妇、吸烟、可卡因滥用、孕妇代谢异常、孕妇有血栓形成倾向、子宫肌瘤、胎盘早剥史等。

2. 超声在产前预测胎盘早剥中的作用

超声检查不是诊断胎盘早剥的敏感手段，准确率在 25% 左右。胎盘早剥的最早 B 超征象为底蜕膜区回声带消失，若超声图像显示胎盘与子宫壁间有界限不清的液性区，并有胎盘增厚，提示胎盘后血肿形成，在暗区内见到不同程度的光点反射，反映积血机化，若血液渗入羊水中，可见羊水回声增强、增多。

超声检查无异常发现也不能排除胎盘早剥，但可用于前置胎盘、胎盘血管瘤、胎盘血窦等疾病的鉴别诊断及保守治疗的病情监测。

3. 胎盘早剥病例的胎心监护

胎心监护用于判断胎儿的宫内状况，胎盘早剥时可出现胎心监护的基线变异消失、变异减速、晚期减速、正弦波形及胎心率缓慢等。

4. 胎盘早剥的治疗

（1）0~Ⅰ级的胎盘早剥的保守治疗

1）对于孕 32~34 周 0~Ⅰ级胎盘早剥者，可予以保守治疗。孕 34 周以前者需给予皮质类固醇激素促胎肺成熟。

2）孕28~32周，以及<28孕周的极早产产妇，如为显性阴道出血、子宫松弛，产妇及胎儿状态稳定时，行促胎肺成熟的同时考虑保守治疗。

3）分娩时机应权衡产妇及胎儿的风险后再决定。保守治疗过程中，应密切行超声检查，监测胎盘早剥情况。一旦出现明显阴道出血、子宫张力高、凝血功能障碍及胎儿窘迫时，应立即终止妊娠。

（2）胎盘早剥后分娩方式的选择

1）阴道分娩：①如胎儿已死亡，在评价产妇生命体征平稳的情况首选阴道分娩。严重的胎盘早剥常致胎儿死亡，且合并凝血功能异常，抢救产妇是治疗的重点。应尽快实施人工破膜减压及促进产程进展，减少出血。缩宫素的使用要慎重，以防子宫破裂。如伴有其他异常，如胎横位等可行剖宫产术。应强调根据不同情况，个体化处理。②胎儿存活者，以显性出血为主，宫口已开大，经产妇一般情况较好，估计短时间内能结束分娩者，人工破膜后可经阴道分娩。分娩过程中密切观察血压、脉搏、宫底高度、宫缩与出血情况，建议全程行胎心电子监护，了解胎儿宫内状况，并备足血制品，并做好随时急诊剖宫产准备。

2）剖宫产术分娩：①孕32周以上，胎儿存活，胎盘早剥Ⅱ级以上，建议尽快、果断进行剖宫产术，以降低早产儿死亡率；②阴道分娩过程中，如出现胎儿窘迫征象或破膜后产程无进展者，应尽快行剖宫产术；③近足月的轻度胎盘早剥者。病情可能随时加重，应考虑终止妊娠并建议剖宫产术分娩为宜；④胎死宫内，产妇生命体征不平稳，或伴有其他异常，如胎横位等可行剖宫产术。应强调根据不同情况，个体化处理。

（3）胎盘早剥产后出血DIC的防治：早期诊断是抢救胎盘早剥并发DIC成功的关键，结合病史、症状、体征及实验室检查，有利DIC早期诊断，为抢救治疗争取了时机。凡产妇产时、产后有子宫出血不止者，或术中大出血，出血不凝，结合B超胎盘早剥结果，应考虑胎盘早剥并发DIC诊断，及时完善DIC的检查，可明确诊断，一旦确诊立即启动抢救。迅速扩容，建立有效的微循环灌注，及时补充凝血因子，补充血容量。胎盘早剥并发DIC患者易发生肾衰竭，抢救时应注意患者尿量，尿量<17ml/h或无尿时，应考虑有肾衰竭。

（二）误诊误治防范

1. 胎盘早剥的漏诊

目前胎盘早剥的具体发病机制尚不明确，胎盘

早剥的早期诊断主要依靠临床表现及辅助检查。临床上观察胎盘早剥发病的临床表现中，应更关注阴道出血、持续性腹痛、凝血功能异常及胎盘的异常超声影像表现。

（1）临床表现：漏诊的产妇往往临床表现为阴道出血少，持续性腹痛轻微，子宫压痛不明显或子宫张力不高等，而且这些产妇超声检查发现胎盘异常及凝血功能异常的发生率均不高，所以极易与临产、先兆临产、先兆早产者混淆，延误诊治。对疑为0~Ⅰ级胎盘早剥者应注意有无高危因素存在，对难以解释又持续不缓解的腹痛、腰痛、腰酸者应予关注，当产妇出现胎心减慢、胎心监护异常、羊水粪染、血性羊水等伴腹痛或阴道流血时，应引起重视。

（2）子宫收缩：部分胎盘早剥产妇的子宫收缩虽也出现了规律或不规律的子宫收缩间歇期，但并没有典型的低张性子宫收缩；而部分产妇的子宫收缩频率高、幅度低，间歇期也不能放松。这些不同的子宫收缩形式很难单纯从子宫收缩监测或胎心监护的图形上判读，与正常产程中的子宫收缩难以鉴别。典型的低张性频繁子宫收缩易导致临床医师诊断胎盘早剥，而规律性或不规律性子宫收缩却往往被作为排除胎盘早剥的"有效"依据。因此，临床医师应改变观念，将子宫收缩作为临床需要避免漏诊、误诊胎盘早剥的警惕点。

（3）胎心监护：有研究认为，一定比例的胎盘早剥产妇会有胎心监护异常。但也有研究表明胎心监护异常对胎盘早剥的提示作用有限。同样胎心监护异常也是临床需要避免胎盘早剥漏诊、误诊的警惕点。

2. 胎盘早剥与胎盘血管瘤的鉴别

绒毛膜血管瘤是胎盘上最常见的良性肿瘤，发生率为1%。但产科这种疾病很罕见，发生率仅为1/9000~1/3500。大多数体积较小，很难通过超声诊断，当数量较多或较大（直径大于5cm），可能出现孕妇及胎儿并发症。绒毛膜血管瘤超声图像上通常表现为边界清晰，稍高或稍低回声团块，与正常的胎盘界限清楚。通常出现在胎儿脐带插入点附近。也可出现出血、坏死或玻璃样变等变性。结合彩色多普勒评估肿块大小和数量对判断预后很重要。绒毛膜血管瘤是血管的肿瘤，供血方为胎儿，可并发输出动脉衰竭、水肿和胎儿贫血。其他的并发症包括羊水过多、早产、胎儿死亡和产妇镜像综合征。胎儿生长受限是因为胎儿血液通过血管瘤分流到母体血液循环，长期慢性缺氧所导致。且随着时间的发展血管

瘤可发生变异,因此推荐每 2~3 周对绒毛膜血管瘤进行大小和血管数目评估。在晚孕期也有必要对胎儿的生长状态进行多次评估。最后,应认识到绒毛膜血管瘤与血肿的声像图非常相似,但血肿没有血流,且在随访观察中会出现大小和回声的改变。

（三）相关探讨

胎盘早剥的分级

胎盘早剥的诊断标准:正常位置的胎盘于胎儿娩出前部分或全部从子宫壁剥离。

（1）胎盘早剥的分级标准:①0 级:胎盘后有小凝血块,但无临床症状。②Ⅰ级:阴道出血,可有子宫压痛或子宫强直性收缩;产妇无休克,无胎儿窘迫发生。③Ⅱ级:可能有阴道出血,产妇无休克,胎儿窘迫。④Ⅲ级:可能有外出血,子宫强直性收缩明显,触诊呈板状;持续性腹痛,产妇发生失血性休克,胎儿死亡。

（2）胎盘早剥的分度:①Ⅰ度:以外出血为主,多见于分娩期,胎盘剥离面积小,常无腹痛或腹痛轻微,贫血体征不明显,产后产检见胎儿母体面有凝血块及压迹即可诊断。②Ⅱ度:胎盘剥离面 1/3 左右,常有突然发生的持续性腹痛、腰酸或腰背部疼痛,疼痛的程度与胎盘后出血多少呈正比。胎盘附着处压痛明显(胎盘位于子宫后壁者不明显),宫缩有间歇,胎位可扪及,胎儿存活。③Ⅲ度:胎盘剥离面积超过胎盘面积 1/2,临床表现较Ⅱ度加重。可出现恶心、呕吐、面色苍白、四肢湿冷、脉搏细数、血压下降等休克症状,且休克程度大多与母体失血成比例。腹部检查子宫硬如板状,宫缩间歇时不能松弛,胎位扪及不清,胎心消失。如无凝血功能障碍为Ⅲa,存在凝血功能障碍为Ⅲb。

（栗娜）

参考文献

1. 谢幸,苟文丽.妇产科学.第 8 版.北京:人民卫生出版社,2013
2. 陈卫民.孕妇外伤后胎盘早剥 16 例临床资料分析.苏州大学学报(医学版),2006,26(3):502-507
3. Kim YM,Chaiworapongsa T,Gomez R,et al. Failure of physiologic transformation of the spiral arteries in the placental bed in preterm premature rupture of membranes. Am Obstet Gynecol,2002,187:1127-1142
4. Major CA,Veciana M,Lewis M,et al. Preterm premature rupture of membranes and abruption placenta: is the reason association between these pregnancy complicatios. Am Obstet Gynecol,1995,172:672-676
5. Kadasne AR,Mirghani HM,The role of ultrasound in life-threatening situations in pregnancy,J Emerg Trauma Shock,2011,4:508-510
6. Gardberg M,Leonova Y,Laakkonen E. Malpresentations: impact OD mode of delivery. Acta Obstet Gynecol Scand,2011,90:40-542
7. Qiu C,Sanchez SE,Gelaye B,et al. Maternal sleep duration and complaints of vital exhaustion during pregnancy is associated with placental abruption. J Matern Fetal Neonatal Med,2015,28(3):350-355
8. 余关佳,李俊男,王琳,等.119 例胎盘早剥的临床分析.实用妇产科杂志,,2011,27(2):146-148
9. 周惠.胎盘早剥误漏诊分析.中国误诊学杂志,2007,7(20):4770-4771
10. HallDR. Abruptio placentae and disseminated intravascular coagulopathy. Semin Perinatol,2009,33(3):189-195
11. 侯文颖,孙立涛.胎盘变异与肿瘤超声诊断进展.中华医学超声杂志:电子版,2017,14(5):342-345
12. 中华医学会妇产科学分会产科学组.胎盘早剥的临床诊断与处理规范.中华妇产科杂志,2012,47(12):957-958
13. 徐冬,梁玲,徐静薇,等.1212 例胎盘早剥及漏误诊原因分析.中华妇产科杂志,2017,52(5):294-300

第七节 软产道裂伤

病例 1 | 死胎侧切分娩后,阴道大量流血

一、病例简述

患者钱某,女,29 岁

主　　诉	侧切分娩后,阴道大量流血 8 小时。
现 病 史	患者因妊娠 39 周,胎死宫内于当地医院侧切分娩一男死婴,体重 3100g,产后发现阴道壁沿侧切口裂伤及宫颈裂伤,予以缝合,患者产后 20 分钟无诱因出现阴道大量流血,立即给予促宫缩、抗过敏,宫腔内球囊压迫止血,阴道纱布填塞等对症治疗,产后 1 小时出血量约 1450ml,予患者扩容及输血治疗后患者阴道流血量减少,但血压控制不平稳,给予升压药维持血压(外院给予输注红细胞 16U,冷沉淀 35U,血浆 1200ml),遂于我院妇产科急诊看诊后转入 ICU 病房行进一步治疗。
孕 产 史	孕 3 产 1,人工流产 2 次
既 往 史	既往体健,否认高血压、糖尿病及心脏病病史,否认肝炎、结核病史。否认胆系疾病史。否认药物及食物过敏史。
入院查体	查体:T37.3℃,BP75/50mmHg,SpO$_2$ 95%,HR120 次 / 分,R21 次 / 分,有自主意识,不能平卧。剑突下及上腹部压痛,反跳痛,肌紧张,宫底脐上 2 指,宫腔球囊填塞及阴道纱布填塞,仍有少量阴道流血。
辅助检查	急检血常规:Hb93g/L。 DIC 常规:PT:14.9 秒,APTT:42 秒,DD:32 143μg/L,FDP:200.3mg/L。 急诊彩超声行快速扫查发现腹腔大量积液。全腹 CT:盆腔左侧血肿,盆腔血性积液。
入院诊断	1. 孕 3 产 1,妊娠 38^{+4} 周,LOA,侧切分娩一死婴 2. 产后出血 3. 失血性贫血 4. 失血性休克 5. DIC 6. 胎死宫内
诊疗经过	急诊予急检血常规、凝血五项。于急诊彩超室行快速扫查发现腹腔大量积液,给予晶体快速静滴,转入 ICU 病房。患者入院后给予补液、扩容,纠正贫血,抗生素预防感染,缩宫素加强宫缩治疗。监测患者阴道留置球囊持续引出鲜血阴道流血;患者血压较前下降,立即予去甲肾上腺素 5ml/h 静脉泵入升压。阴道可见纱布填塞,按压有活动性出血,会阴部大片瘀斑。宫底脐上约 2 指。向患者家属交代病情:患者阴道流血增多,且存在腹腔大量积液,不除外裂伤可能性,患者目前生命体征不平稳,血压继续下降,建议急诊手术探查。急诊于全麻下行探查术,予以取出阴道填塞纱布 1 块,大小约 1.5m×10cm。术中可吸收线缝合阴道壁裂伤出血处,探查见阴道后穹隆裂伤,出血汹涌,不除外有深部裂伤,向患者家属交代病情,建议行开腹探查术。取下腹正中纵形切口,开腹后,见腹腔内游离血液约 2000ml,打开子宫后壁腹膜,见左后穹隆及子宫下段裂伤约 5cm,活动性出血,可吸收线予缝合修补,左侧宫旁血肿形成,予以打开后腹膜清除血肿,行双侧髂内动脉结扎术,患者目前 DIC 状态,创面广泛渗血,予以填塞止血纱布压迫止血。术中子宫收缩尚可,予按摩子宫,缩宫素 20U 静脉滴注,子宫收缩良好。缝合阴道壁裂伤出血处,并阴道填塞油纱 3 块,首尾相连,及干纱一块压迫止血。侧切口处血肿形成,予清除血肿,缝合创面,术中予以输血、血浆、冷沉淀、血小板等抗休克、纠正 DIC 治疗等治疗。腹腔留置两枚引流管,筋膜下留置引流管一枚,术中共输滤白红细胞悬液 8.55U,血浆 800ml,冷沉淀 10U,血小板 1 个治疗量,术后血压:105/65mmHg,心率 118 次 / 分,术后监护下转入 ICU 病房。术后于 ICU 病房治疗 5 天,转回产科病情治疗好转后出院。
出院诊断	1. 产后出血,裂伤修补术 + 双侧髂内动脉结扎术后 2. 子宫下段裂伤 3. 失血性贫血 4. 失血性休克 5. DIC

6. 急性肝功能不全,肾功能不全,急性心肌损伤

7. 乳酸酸中毒;代谢性酸中毒

8. 胎死宫内

9. 孕 3 产 1,妊娠 38^{+4} 周,LOA,侧切分娩一死婴

二、病例解析

(一)诊治关键

1. 软产道裂伤高危因素的判断

软产道裂伤的危险因素包括:亚洲人、初产妇、出生体重 >4000g、肩难产、持续性枕后位、第二产程延长、器械助产、无会阴切开的胎头吸引助产术、会阴切开后胎头吸引助产术、无会阴切开的产钳助产术、会阴切开术下产钳助产术、经产妇。不同文献报道的高危因素不尽相同。

2. 软产道裂伤的判断

NICE 产时保健指南指出所有经阴道分娩的妇女,均有发生软产道裂伤的风险,尤其是胎儿娩出立即出现的大量阴道流鲜红色血液。引产应对产妇进行全面检查,尤其在会阴缝合前,包括宫颈、阴道穹隆的检查及直肠指检等检查,以评估其损伤的严重程度。在评估软产道损伤前,医师应:①向产妇解释即将进行的操作和原因,消除其紧张情绪。②确保良好的麻醉。③确保良好的照明设备。④应采用截石位,利于暴露阴道、会阴情况。在分娩后立即进行检查,且动作要轻柔。如果暴露困难,必要时可于手术室静脉麻醉下进行,防止出现裂伤未被发现。⑤应详实记录,最好是形象地记录,如画图。当患者出现产后出血较多时,应判断其是否存在软产道裂伤,同时要判断患者是否存在其他因素导致的产后出血,及时处理。

3. 软产道裂伤缝合

该患者分娩后发现阴道壁裂伤,并进行缝合。经阴道分娩软产道的裂伤包括以下几种,其缝合要点如下:

(1) 宫颈裂伤:裂伤若发生在 3 点或 9 点处,与子宫动脉下行支关联,容易发生出血。严重的宫颈裂伤,可能上延达子宫下段,损伤子宫动脉下行支,导致大出血。对于宫颈裂伤 >2cm 时,应当在裂伤上缘 0.5cm 处开始缝合,可吸收线间断或连续缝合。

(2) 阴道壁裂伤:阴道壁的裂伤容易发生在坐骨棘附近的区域,由侧壁向上延裂,甚至达到阴道穹隆部,若损伤阴道动脉,出血较多。阴道裂伤缝合前一定要查清顶端位置,有无向其他方向的延裂,彻底止血后按解剖层次逐层缝合,缝合起始点应超过顶

端 0.5~1.0cm,缝合尽量不留死腔,注意防止回缩的血管漏缝,缝合后注意有无明显出血或血肿的形成。

(3) 阴道壁血肿:阴道壁裂伤缝合时损伤血管壁或断裂的血管漏缝均可导致阴道壁血肿的形成。产后或裂伤缝合后应密切注意患者是否存在肛门坠胀感、伤口处疼痛、排尿困难、会阴部膨隆且存在紫蓝色浸血时,应及时进行阴道及肛诊检查,及时发现血肿。若血肿张力较大或进行性增大,应切开血肿,清除积血,彻底止血后缝合。

(4) 子宫下段裂伤:宫颈裂伤时存在发生向上延裂至子宫下段,因此缝合宫颈裂伤时一定探查到裂伤上缘后进行缝合,对于无法探及裂伤上缘或缝合后仍存在未改善的失血表现的应考虑到子宫下段裂伤的存在;对于剖宫产术后经阴道分娩的患者分娩过程中及产后应密切监测,及时发现子宫下段瘢痕破裂的发生。

(5) 会阴裂伤:会阴裂伤的分度:I 度:仅会阴皮肤受累;II 度:会阴肌层受累,但是不累及肛门括约肌;III 度:肛门括约肌受累(3a:外括约肌裂伤的深度小于 50% ;3b:外括约肌裂伤的深度超过 50% ;3c:内外括约肌同时受累);IV 度:累及内外括约肌和直肠黏膜。其中 III 度和 IV 度统称为重度裂伤。

1) I 度和 II 度较常见。如果裂伤没有合并活跃出血或者改变解剖结构就不需要干预。不改变解剖的 I 度会阴裂伤如果不出血,可以不进行修复。黏合剂与传统缝合对 I 度裂伤效果相似。对于 II 度裂伤和会阴切开,连续缝合优于间断缝合。

2) 会阴 III 度和 IV 度裂伤修补:①手术应该由经过规范培训有经验的医师施行。②修补应在满意的麻醉、照明设施和设备完善的分娩室或手术室内完成。如果患者出血量过多,可给予阴道填塞,并尽快将患者转运至手术室。③尽量应避免八字缝合,因为八字缝合适合止血但可能导致组织局部缺血。④修补后应进行直肠检查,以确保缝线没有穿透肛门直肠黏膜。如果在直肠内摸到缝合线,应拆除。

(二)误诊误治防范

1. 子宫下段裂伤

软产道裂伤是产后出血的重要因素,也是分娩常见的并发症,其中宫颈裂伤、阴道裂伤、会阴裂伤

多见。严重裂伤者可深达阴道穹隆,子宫下段甚至盆腔。阴道分娩时会阴侧切在较长一段时间内一直被推广。因此会阴侧切术后伴会阴及阴道延裂的再裂伤逐渐增多,尤其是阴道深部延裂,阴道出血量多,术野暴露不清,缝合极其困难,产妇痛苦不堪。若未及时发现与正确缝合极易导致产后出血、失血性休克危及生命,形成会阴或阴道血肿甚至阔韧带、后腹膜血肿须开腹手术修补,术后伤口感染、阴道瘢痕形成或组织坏死,膀胱阴道瘘、阴道直肠瘘等并发症,影响产妇以后生理功能和正常生活。本病例患者出现阴道壁裂伤及宫颈裂伤,不恰当的引产或助产方式,增加其发生风险,于产后立即进行裂伤缝合,但本患者因裂伤累及子宫下段及穹隆,并未确切缝合,才导致患者出现失血性休克及DIC。

2. 阴道壁血肿

产后阴道壁血肿,是由于分娩时用力过大或软产道发育不好,弹性差或软产道炎症等极易发生血管破裂,溢出的血液渗入软组织内,形成充满血液的腔洞。随着剖宫产率的控制,经阴道试产的人增多,尤其是巨大儿、助产、臀牵引等分娩的在第二产程产妇用力不当的情况下极易发生软产道裂伤及引发大血肿。宫颈裂伤>1cm且有活动性出血应给予缝合;缝合第一针应超过裂口顶端0.5cm,常用间断缝合,若裂伤伤及子宫下段,缝合时应避免损伤膀胱和输尿管,必要时可经腹修补。修补阴道和会阴裂伤时,需按解剖层次缝合各层,缝合第一针应超过裂伤顶端,不留死腔,防止缝合不确切形成软产道血肿。软产道裂伤形成阴道壁血肿时应详细检查软产道有无其他裂伤,切开血肿,清除积血,缝扎断端血管,彻底止血、缝合不能留有死腔。此外产后应注意患者生命体征,阴道流血情况,排尿排便情况,会阴是否存在肿胀或淤青,是否存在直肠压迫症状,及时发现漏诊的软产道裂伤或软产道血肿。当患者阴道流血量与患者生命体征及化验检查不相符时,除了考虑产科危重症羊水栓塞外,应考虑是否存在裂伤缝合不确切或巨大软产道血肿存在的可能。

(三) 相关探讨

1. 会阴保护、会阴切开与会阴裂伤

(1) 会阴保护:手法会阴保护是常用的方法。在一个评估会阴保护效果的meta分析中,三个随机试验表明会阴保护并不能成为会阴重度裂伤的保护因素(RR,1.03;95% CI,0.32-3.36)。然而在另外3个非随机研究中,会阴保护显著降低了OASIS的风险(RR,0.45;95% CI,0.40-0.50)。但是,文中未能具体描述会阴保护的手法,很难判断干预的质量。

(2) 会阴切开:会阴切开包括会阴侧切及正中切。会阴切开对会阴裂伤及会阴重度裂伤的发生率和严重程度的影响还不明确,不提倡常规侧切,评估会阴条件需要会阴切开者,正中切优于侧切。

2. 会阴Ⅲ度及Ⅳ度裂伤的缝合技术

(1) 肛门外括约肌的缝合技术进展:肛门外括约肌修复技术推荐:①对于肛门外括约肌全层撕裂者,重叠缝合或端-端缝合效果相近(见图1-18、图1-19)。②对于肛门外括约肌部分撕裂(所有Ⅲa和

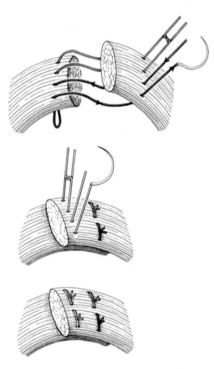

图 1-18　重叠缝合

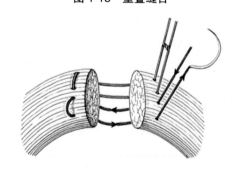

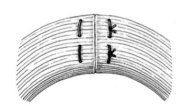

图 1-19　端-端缝合

部分Ⅲb 裂伤)者,使用端 - 端缝合。Fernando RJ 等的一项综述显示,在全层肛门外括约肌损伤时,重叠缝合与端 - 端缝合的效果差异无统计学意义,因此,可使用端 - 端缝合技术。

(2)肛门内括约肌修补术:如果识别是肛门内括约肌损伤,最好进行单独间断或褥式缝合,缝合时避免将肛门内括约肌重叠。

(3)直肠黏膜修补术:肛门直肠黏膜裂伤可使用连续或间断缝合技术。而现在使用聚乳糖缝合材料时,因其可以通过水解作用而溶解,因此,并不要求必须进行间断缝合。无论使用什么缝合技术,肛门黏膜进行修复的时候都应避免行八字缝合,因其可能会引起局部缺血。

3. 经导管动脉栓塞术在软产道裂伤中的应用

经导管选择性动脉栓塞术适用于经保守治疗无效的各种难治性产后出血(包括子宫收缩乏力、产道损伤和胎盘因素等)。软产道的裂伤,当出现在子宫下段、阴道中上段时,可能存在探查困难,出血汹涌时,可考虑进行经导管选择性子宫动脉或阴道动脉栓塞术进行止血,止血后进行有效缝合。防止因无法确切止血而导致的失血性休克及DIC。

4. 会阴Ⅲ度及Ⅳ度裂伤后再妊娠分娩方式的选择

既往分娩过程中发生过重度会阴裂伤的患者再次妊娠时医师应注意产前充分评估,选择分娩方式:①既往分娩过程中发生过有症状的重度裂伤患者,如肛门内超声和(或)肛门压力值提示异常,应建议择期剖宫产分娩;②其他孕妇建议经阴道分娩。目前没有系统的回顾分析或随机对照实验为此类患者提供最佳分娩方式的选择。

(栗娜)

参考文献

1. Gurol-Urganci I,Cromwell DA,Edozien LC,et al. Third-and fourth-degree perineal tears among primiparous women in Eng-land between 2000 and 2012:time trends and risk factors. BJOG,2013,120:1516-1525

2. McLeod NL,Gilmour DT,Joseph KS,et al. Trends in major risk factors for anal sphincter lacerations:a 10-year study. J Obstet Gynaecol Can,2003,25:586-593

3. Williams A,Tincello DG,White S,et al. Risk scoring system for prediction of obstetric anal sphincter injury. BJOG,2005,112:1066-1069

4. Edozien LC,Gurol- Urganci I,Cromwell DA,et al. Impact of third-and fourth degree perineal tears at first birth on subse-quent pregnancy outcomes:a cohort study. BJOG,2014,121:1695-1704

5. National Institute for Health and Clinical Excellence. Intrapartum care:care of healthy women and their babies during childbirth. NICE clinical guideline 55:Manchester,2007

6. 刘廷莲 . 常规会阴侧切对阴道分娩的利弊探讨 . 现代医药卫生,2009,25(19):2964

7. Practice Bulletin No. 165:Prevention and management of obstetric lacerations at vaginal delivery. Obstet Gynecol,2016,128(1):1-15

8. Sultan AH,Kettle C,et al. Methods of repair for obstetric anal sphincter injury. Cocharane Database Syst Rev,2013,12:CD002866

9. Kim CH,Jeon GS,Lee SJ,et al. Embolization of the inferior mesenteric artery for post-partum hemorrhage with a vaginal laceration:a case with unusual collateral supply. J Obstet Gynaecol Res,2016,42(12):1878-1880

10. Koganemaru M,Nonoshita M,Iwamoto R,et al. Endovascular management of intractable postpartum hemorrhage caused by vaginal laceration. Cardiovasc Intervent Radiol,2016,39:1159-1164

11. Sultan AH,Thakar R. Lower genital tract and anal sphinctertrauma. Best Pract Res Clin Obstet Gynaecol,2002,16:99-115

第八节 宫缩乏力性产后出血

| 病例 | 宫缩乏力性产后出血

一、病例简述

患者王某某,女,31 岁

主　诉	停经10月余,胎动6个月,偶有下腹紧缩感。

现病史　患者平素月经规律,呈13岁,6日/28日型,经量正常,无痛经。停经40余日在家中自行尿试纸验孕示阳性,提示早孕。停经40余天于当地医院首次行超声提示可见胎囊、胎芽及胎心搏动,确定宫内妊娠。孕1个月余开始出现轻度恶心呕吐等早孕反应,持续至孕3个月症状消失。孕早期无放射线及药物接触史。孕4个月自觉胎动,活跃至今。孕期平稳,定期产检,孕期未行唐氏筛查,糖筛查提示妊娠期糖尿病。孕期无发热,无阴道流血及流液。孕晚期无头晕头迷、视物不清,双下肢轻度水肿,休息后可缓解。饮食睡眠可,二便正常。患者现无腹痛,偶有下腹紧缩感,无阴道流血及流液,为求待产入我病房。胎心率及胎动良好。

既往史　孕3产1,2001年12月于当地医院侧切分娩一女活婴,人流1次。
否认食物及药物过敏史,否认外伤及输血史,否认心脏病及高血压等慢性病病史,否认肝炎、结核等传染病病史。

入院查体　查体:T:36.5℃,P:76次/分,BP:107/60mmHg,R:18次/分。神清语明,无贫血貌。心肺听诊未闻及异常,腹膨隆,软,无压痛,偶扪及宫缩。双下肢轻微水肿,四肢活动良。
产科检查:呈纵产式腹型,宫高43cm,腹围106cm,胎心率140次/分,先露儿头未入盆,跨耻征阴性。骨盆外测量:髂嵴间径:27cm,髂棘间径30cm,骶耻外径25cm。消毒内诊:外阴良,阴道畅,宫颈质软,2分;居后,0分;未消,0分;宫口未开,0分;先露儿头S^{-3},0分;Bishop评分:2分。骨软产道未见异常。

辅助检查　入院NST:有反应型,偶及宫缩波。
B超常规(2013-03-29):BPD 9.3cm,FL7.4cm,胎心率约为139次/分,胎儿颈部可见"U"形压迹。羊水多,较深处约8.1cm,其内可见中等回声漂浮,羊水指数24。胎盘附着在子宫前壁,成熟度Ⅱ级,厚约2.4cm。超声提示:①晚期妊娠,单胎,头位;②胎儿脐带绕颈;③羊水多。

入院诊断
1. 羊水过多
2. 孕3产1,妊娠41^{+1}周,LOA,分娩先兆

诊疗经过　患者入院完善相关检查,无阴道试产禁忌,入院第2天(2013-04-07)行前列腺素E2栓软化宫颈,2013-04-08 08:30患者已现规律腹痛,呈30s/3min,程度中等,胎心正常,139次/分。消毒内诊:宫颈全消,宫口开2cm,胎头S^{-3}。送入分娩室待产。2013-04-08 09:45患者自然破膜后,消毒内诊:宫口开大6cm,先露头S^{+0},现胎心率持续在70~110次/分之间波动,给予吸氧3L/min后,胎心率未见好转,并见阴道流血近月经量,有血块。因不除外胎盘早剥,急诊局麻下行子宫下段剖宫产术,于10:05剖娩一女活婴,体重3550g,身长52cm,头/胸围35cm/36cm,Apgar评分1分钟8分,5分钟9分,胎盘胎膜完整娩出,术中见胎盘边缘2cm×5cm剥离面,脐带长50cm,后羊水色清,量约800ml,术中探查双侧附件无异常。术中子宫收缩良好,出血约200ml,术后清理阴道时流出较多暗红色血液,约400~600ml,子宫轮廓不清,按摩宫底后出血减少,给予卡前列素氨丁三醇250μg宫颈注射,观察阴道流血减少,子宫轮廓尚清,质软,宫底达脐下一指,患者返回病房。术后30分钟患者再次出现阴道流血超月经量,继而出血无明显血块,给予患者按摩子宫,强效宫缩剂促进子宫收缩治疗,患者血压进行性下降,备血输滤白红细胞、血浆及凝血酶原复合物等血制品。患者血压平稳后行介入子宫动脉栓塞术,右侧子宫动脉栓塞顺利,在进行左侧子宫动脉栓塞过程中,患者表情淡漠,呼之不应,此时左侧子宫动脉尚未栓塞完毕,阴道有较多活动性出血,送入急诊手术间,向家属交代病情,行全子宫切除术。术中探查见:子宫增大,大小约20cm×15cm×15cm,色苍白,收缩乏力,双侧附件外观未见异常,常规行筋膜外全子宫切除术。术后转入ICU病房,术后4日后患者生命体征平稳,无发热寒战,无胸闷气短,转回我科继续治疗。

出院诊断
1. 宫缩乏力性产后出血
2. DIC
3. 失血性休克

4. 胎盘早剥

5. 羊水过多

6. 胎儿窘迫

7. 妊娠期糖尿病

8. 脐带绕颈一周

9. 孕 3 产 1,妊娠 41^{+2} 周,LOA,剖娩一活婴

10. 子宫切除术后

二、病例解析

（一）诊治关键

1. 产后出血原因的判断

（1）子宫收缩乏力:宫缩乏力占产后出血病因的 80%,高龄产妇、多胎妊娠、妊娠次数、流产次数、巨大儿、妊娠并发症、产程延长以及分娩紧张等均会影响子宫收缩。产后出血判断病因时,应排空膀胱进行盆腔双合诊检查,一旦发现特征性的软、收缩差的子宫,提示产后出血原因为子宫收缩乏力,按压以及按摩子宫可以减少出血,为进行其他措施争取时间,如出血持续应考虑到其他原因,但应注意到即使宫缩乏力存在,亦可能存在其他发病因素。

（2）胎盘粘连（或合并前置胎盘）:胎盘粘连或前置胎盘将影响到胎盘剥离和局部子宫收缩,导致子宫出血增多。高龄、多次分娩史、多次流产史、盆腔炎史、剖宫产及其他子宫手术所致的子宫瘢痕均可导致子宫内膜损伤,再次妊娠易发生胎盘粘连甚至胎盘植入。

（3）软产道损伤:临床常见的高危因素如急产、巨大儿、宫缩过强、产程进展过快、过早行会阴后-斜切开、不正确的接产或助产等。胎儿娩出后,若出现阴道持续不断的阴道流血,血色鲜红,就应该考虑到软产道损伤。常规检查宫颈、阴道壁有无裂伤及血肿,特别是阴道前后壁及穹隆部,防止血肿被遗漏。生殖道的血肿可能在分娩后数小时才被发现,也可能是在没有阴道或会阴裂伤的情况下发生。

（4）凝血功能异常:由凝血功能紊乱导致的产后出血少见。有凝血功能障碍家族史或者有临床症状的患者应当怀疑凝血功能障碍。溶血、肝酶升高、HELLP 综合征、胎盘早剥、死胎滞留、败血症、羊水栓塞患者常伴随着凝血功能障碍。任何原因引起的大量出血都可引起凝血因子消耗。检测失血后最近的凝血功能能够提供重要凝血功能的信息。疑有凝血功能障碍时,应做一些合适的检查,输注一些血液制品及凝血因子。

2. 宫缩乏力性产后出血的处理

（1）子宫按摩或压迫法:可采用经腹按摩或经腹经阴道联合按压,按摩时间以子宫恢复正常收缩并能保持收缩状态为止,应配合应用宫缩剂。

（2）应用宫缩剂:①缩宫素:缩宫素应用相对安全,但大剂量应用时可引起高血压、水中毒和心血管系统副反应;快速静脉注射未稀释的缩宫素,可导致低血压、心动过速和（或）心律失常,禁忌使用。因缩宫素有受体饱和现象,无限制加大用量反而效果不佳,并可出现副反应,故 24 小时总量应控制在 60U 内。②卡贝缩宫素:其特点是半衰期长（40~50 分钟）,起效快（2 分钟）,给药简便,100μg 缓慢静脉推注,其安全性与缩宫素相似,经阴道分娩后应用卡贝缩宫素治疗宫缩乏力尚无相关研究报道,剂量尚未确定。③卡前列素氨丁三醇:哮喘、心脏病和青光眼患者禁用,高血压患者慎用;常见的不良反应有暂时性的呕吐、腹泻等。④米索前列醇:系前列腺素 E 的衍生物,可引起全子宫有力收缩,在没有缩宫素的情况下也可作为治疗子宫收缩乏力性产后出血的一线药物。但米索前列醇副反应较大,恶心、呕吐、腹泻、寒战和体温升高较常见;高血压、活动性心、肝、肾疾病及肾上腺皮质功能不全者慎用,青光眼、哮喘及过敏体质者禁用。⑤其他:治疗产后出血的宫缩剂还包括卡前列甲酯栓以及麦角新碱等。

（3）止血药物:如果宫缩剂止血失败,或者出血可能与创伤相关,可考虑使用止血药物。推荐使用氨甲环酸,其具有抗纤维蛋白溶解的作用,1 次 1.00g 静脉滴注或静脉注射,1 天用量为 0.75~2.00g。

（4）手术治疗:在上述处理效果不佳时,可根据患者情况和医师的熟练程度选用下列手术方法。①宫腔填塞术:有宫腔水囊压迫和宫腔纱条填塞两种方法水囊或纱条放置 24~48 小时后取出,注意预防感染。②子宫压迫缝合术:最常用的是 B-Lynch 缝合术,还有多种改良的子宫缝合技术如方块缝合、局部缝合等。③盆腔血管结扎术:包括子宫动脉结

扎和髂内动脉结扎,子宫血管结扎术适用于难治性产后出血,尤其是剖宫产术中子宫收缩乏力或胎盘因素的出血。髂内动脉结扎术手术操作困难,需要对盆底手术熟练的妇产科医师操作。适用于子宫颈或盆底渗血、子宫颈或阔韧带出血、腹膜后血肿、保守治疗无效的产后出血,结扎前后需准确辨认髂外动脉和股动脉,必须小心,勿损伤髂内静脉,否则可导致严重的盆底出血。④经导管动脉栓塞术(TAE):此方法适用于有条件的医院。适应证:经保守治疗无效的各种难治性产后出血(包括子宫收缩乏力、产道损伤和胎盘因素等),孕产妇生命体征稳定。禁忌证:生命体征不稳定、不宜搬动的患者;合并有其他脏器出血的弥散性血管内凝血(DIC);严重的心、肝、肾和凝血功能障碍;对造影剂过敏者。⑤腹主动脉球囊阻断术:对于术前评估考虑存在穿透性胎盘植入者,可术前放置腹主动脉球囊,髂内动脉球囊阻断以减少胎盘剥离时的出血,然后再进行药物及手术方式止血。为行子宫下段楔形部分切除或子宫切除争取时间,减少出血。⑥子宫切除术:适用于各种保守性治疗方法无效者。一般为子宫次全切除术,如前置胎盘或部分胎盘植入子宫颈时行子宫全切除术。

3. 产后出血的防治流程

病因治疗是产后出血的最重要的治疗,同时应抗休克、纠正 DIC 治疗,并求助麻醉科、ICU、血液科医师等协助抢救。在抢救产后大出血时,团体协作十分重要。如果缺乏严重产后出血的抢救条件,应尽早合理转诊。

转诊条件包括:①产妇生命体征平稳,能够耐受转诊。②转诊前与接诊单位充分的沟通、协调。③接诊单位具有相关的抢救条件。但是,对于已经发生严重产后出血且不宜转诊者,应当就地抢救,可请上级医院会诊。④对于一些产前评估存在产后出血高风险的,如凶险性前置胎盘胎盘植入者,因在产前转诊至具有相关抢救条件的医院分娩。

(二) 误诊误治防范

1. 产前评估产后出血风险,及时转诊

产前积极治疗基础疾病,充分认识产后出血的高危因素,产前评估其发生产后出血的风险。高危孕妇尤其是凶险性前置胎盘、胎盘植入者应于分娩前转诊到有输血和抢救条件的医院分娩。

2. 产后出血的预防措施

(1) 预防性使用宫缩剂:是预防产后出血最重要的常规推荐措施,首选缩宫素。预防剖宫产产后出血还可考虑应用卡贝缩宫素。如果缺乏缩宫素,也可选择使用麦角新碱或米索前列醇。

(2) 延迟钳夹脐带和控制性牵拉脐带:最新的研究证据表明,胎儿娩出后 1~3 分钟钳夹脐带对胎儿更有利,应常规推荐,仅在怀疑胎儿窒息而需要及时娩出并抢救的情况下才考虑娩出后立即钳夹并切断脐带。控制性牵拉脐带以协助胎盘娩出并非预防产后出血的必要手段,仅在接生者熟练牵拉方法且认为确有必要时选择性使用。

(3) 预防性子宫按摩:预防性使用宫缩剂后,不推荐常规进行预防性子宫按摩来预防产后出血。但是,接生者应该在产后常规触摸宫底,了解子宫收缩情况。产后 2 小时,有高危因素者产后 4 小时是发生产后出血的高危时段,应密切观察子宫收缩情况和出血量变化,产妇并应及时排空膀胱。

3. 产后出血量的评估

20 世纪 60 年代,WHO 产后出血技术小组提出,产后出血量仅靠临床估计和测量,可能对实际失血量低估 30%~50%。临床对产后出血量估计非常不足。临床实际中,低估失血量非常常见。国外文献报道,全球产后出血发生率为 10.8%,若采用客观的出血量测量方法,其发生率将达 14.2%。国内妇产科专著引用的我国产后出血发生率仅为 1.6%~6.4%。由此可见,我国临床上产后出血量的估计存在严重不足,常导致临床对产后出血诊断和处理延迟,最终造成难治性产后出血的发生,甚至导致孕产妇围生期子宫切除和死亡。因此,准确估算和测量产后出血量,是诊断和治疗产后出血的重要前提。

《产后出血预防与处理指南(2014)》四种失血量的估算方法:①称重法或容积法;②监测生命体征、尿量和个体精神状态;③休克指数法:休克指数 = 心率 / 收缩压(mmHg)(1mmHg=0.133kPa),见表 1-3;④Hb 水平测定法:Hb 水平每下降 10g/L,则失血量为 400~500ml。在产后出血早期,由于血液浓缩,Hb 常不能准确的反映出实际出血量。

表 1-3　休克指数与估计出血量

休克指数	估计出血量(ml)	失血量占总血容量的百分比(%)
<0.9	<500	<20
1	1000	20
1.5	1500	30
2	≥2500	≥50

（三）相关探讨

1. 产后出血定义

2009 年制定的《2009 草案》，对指导产后出血的临床诊治工作、降低产后出血所导致的孕产妇死亡率发挥了重要作用。中华医学会妇产科学分会产科学组于 2014 年再次对《2009 草案》进行修订，制定了《产后出血预防与处理指南（2014 年版）》（以下简称为《2014 指南》）。参考世界卫生组织（World Health Organization，WHO），国际妇产科联盟（International Federation of Gynecology and Obstetrics，FIGO）及加拿大，美国和英国关于产后出血的诊断与治疗最新指南。产后出血定义的变化：

（1）《2009 草案》中：产后出血是指胎儿娩出后 24 小时内出血量 >500ml。该指南沿用的是 WHO 对产后出血的传统定义。

（2）《产后出血预防与处理指南（2014）》：产后出血是指胎儿娩出后 24 小时内阴道分娩者出血量 ≥500ml、剖宫产分娩者出血量 ≥1000ml；严重产后出血（severe postpartum hemorrhage）是指胎儿娩出后 24 小时内分娩者出血量 >1000ml；难治性产后出血（intractable postpartum hemorrhage）是指采取子宫收缩药、持续性子宫按摩或按压等保守措施无法止血，需要外科手术、介入治疗，甚至切除子宫处理的严重产后出血。

（3）人民卫生出版社出版的《妇产科学》（第 8 版）：阴道分娩 24 小时内失血量 >500ml，剖宫产分娩时失血量 >1000ml。

（4）ACOG 2017 产后出血指南：产后出血是指胎儿娩出后 24 小时内出血量 ≥1000ml 或出血伴有低血容量的临床症状或体征（出血量包括产程中丢失量，此概念与以往不同的地方是没有将阴式分娩与剖宫产区分开定义）。

2. 产后出血复苏流程

（1）轻度产后出血：开通静脉通路，急查血型、全血细胞计数及凝血功能。每 15 分钟监测 1 次生命体征，晶体液扩容。

（2）严重产后出血：①保证呼吸道通畅和正常呼吸，评估循环情况；平卧位，维持合适体温。②给予 10~15L/min 高浓度面罩吸氧。③尽快输血，血液到达前以晶体/胶体液补充容量以维持主要器官的有效灌注。英国血液标准委员会建议大量失血的患者应通过血制品的补充保持血红蛋白 >80g/L，血小板计数 >50×10⁹/L，凝血酶原时间 <1.5 倍正常上限，部分凝血酶原时间 <1.5 倍正常上限，纤维蛋白原

>2g/L。避免血液稀释性凝血病。

3. 产后出血的输血治疗

（1）红细胞悬液：产后出血何时输注红细胞尚无统一的指征，往往是根据产妇出血量的多少、临床表现如休克相关的生命体征变化、止血情况和继续出血的风险、血红蛋白水平等综合考虑来决定是否输注。通常血红蛋白水平 >100g/L 可不考虑输注红细胞，而血红蛋白水平 <60g/L 几乎都需要输血，血红蛋白水平 <70g/L 应考虑输血，如果出血较为凶险且出血尚未完全控制或继续出血的风险较大，可适当放宽输血指征。应尽量维持血红蛋白水平 >80g/L。在剖宫产术中如果出血量超过 1500ml，有条件的医院还可考虑自体血回输。

（2）血小板计数：产后出血尚未控制时，若血小板计数低于 (50~75)×10⁹/L 或血小板计数降低并出现不可控制的渗血时，则需考虑输注血小板，治疗目标是维持血小板计数在 50×10⁹/L 以上。

（3）新鲜冰冻血浆：持续出血且没有可参考的凝血结果时，可考虑输注。应用剂量为 10~15ml/kg。应在输注 4U 红细胞后给予新鲜冷冻血浆，输注的红细胞与血浆的体积比应维持在 6：4，直至获得凝血结果以调整治疗。

（4）冷沉淀：输注冷沉淀主要为纠正纤维蛋白原的缺乏，如纤维蛋白原水平高于 1.5g/L 不必输注冷沉淀。冷沉淀常用剂量为 0.10~0.15U/kg。

（5）纤维蛋白原：输入纤维蛋白原 1g 可提升血液中纤维蛋白原 0.25g/L，1 次可输入纤维蛋白原 4~6g（也可根据患者具体情况决定输入剂量）。

（栗娜）

参考文献

1. 中华医学会妇产科学分会产科学组. 产后出血预防与处理指南(草案). 中华妇产科杂志, 2009, 44(7):554-557
2. 中华医学会妇产科学分会产科学组. 产后出血预防与处理指南(2014). 中华妇产科杂志, 2014, 49(9):554-557
3. 谢辛, 苟文丽. 妇产科学. 第 8 版. 北京:人民卫生出版社, 2013:211-234
4. The American College of Obstetricians and Gynecologists' Committee on Practice Bulletins-Obstetrics in collaboration with Laurence E. Shields; Dena Goffman, and Aaron B. Caughey. Postpartum Hemorrhage. Obstetrics & Gynecology, 2017, 4(130):168-186
5. Menard MK, Main EK, Currigan SM. Executive summary of the revitalize initiative: standardizing obstetric data definitions. Obstet Gynecol, 2014, 124:150-153
6. Committee on Practice Bulletins—Obstetrics. Postpartum

Hemorrhage. Obstetrics and Gynecology,2017,130(4):168-186

7. Loic Sentilhes,Christophe Vayssiere,Catherine Deneux-Tharaux,et al. Postpartum hemorrhage：guidelines for clinical practice from the French College of Gynaecologists and Obstetricians（CNGOF）in collaboration with the French Society of Anesthesiology and Intensive Care（SFAR）. European Journal of Obstetrics & Gynecology and Reproductive Biology,2016,198:12-21

第九节 胎盘、胎膜残留

| 病例 | 自然产后胎盘残留伴感染

一、病例简述

患者王某,女,31岁

主　　诉　自然分娩产后胎盘残留7天。

现 病 史　患者平素月经规律,孕期定期于当地医院产检,未见明显异常。因妊娠31周出现胎膜早破于当地医院住院,9月12日当地医院侧切分娩一活婴,体重2kg。产后出血100ml,胎盘未娩出,手取胎盘失败,产后给予抗生素预防感染,宫缩剂促进宫缩2天胎盘未剥离。产后第4天给予甲氨蝶呤肌内注射一次,产后7天胎盘仍未剥离,为求进一步治疗转入上级医院。产后无发热,阴道流血少于月经量。

既 往 史　孕5产1,2005年于当地医院因头盆不称行剖宫产术,人工流产3次。

患者否认药物食物过敏史,否认肝炎、结核等传染病病史,否认甲减、甲亢病史,否认外伤及输血史,否认心脏病、糖尿病。

入院查体　入院查体:T:36.8℃,P:86次/分,BP 105/61mmHg,R:20次/分。神清语明,无贫血貌。心肺听诊未闻及明显异常,腹软平坦,无压痛,下肢水肿(−),四肢活动自如。

妇科检查:耻骨联合上3横指可见长约12cm横行手术瘢痕,宫底脐下2cm,右侧宫底突出,阴道少量流血。

辅助检查　彩超:右侧宫角区可见11.2cm×9.5cm×9.7cm包块,右侧宫角区宫壁明显变薄,CDFI可检出环绕血流信号。

盆腔MRI平扫:子宫体积明显增大,子宫底部见混杂信号包块影,以稍长T1、稍长T2信号为主,大小约11.8cm×9.0cm×8.3cm,边界不清,子宫底部结合带显示欠清。符合产后子宫改变,宫腔残留,注意子宫底部胎盘植入。

血常规:WBC:$7.7×10^9$/L,NE:96.5%,RBC:$3.2×10^{12}$/L,HBG:95g/L,PLT:$221×10^9$/L。

DIC常规:PT:12.6秒,PTA:91%,APTT:28秒,TT:14.2秒,FIB:3.1g/L,DD:20 983μg/L,FDP:120.4mg/L,AT:38%。

入院诊断　1. 自然产后胎盘宫内残留

2. 胎盘植入?

3. 瘢痕子宫(一次剖宫产术后)

诊疗经过　入院完善相关检查,考虑胎盘残留不除外胎盘植入。患者入院后B超监测下清宫。B超下见右侧宫角仍有少量残留,机化,难以清出,流血多,术中出血约400ml。患者入院后CRP及降钙素原变化情况如图1-20、图1-21。

患者入院行MRI检查,清宫后再次复查MRI,2次图像对比如图1-22:2015-9-20子宫体积明显增大,子宫底部见混杂信号包块影,大小 11.8cm×9.0cm×8.3cm,边界不清,子宫底部结合带显示欠清;2015-10-10 子宫体积较前明显减小,子宫底部偏右见混杂信号包块影,大小 5.7cm×3.7cm,局部突出于子宫轮廓之外,壁菲薄,约 2mm。

妇科及产科会诊,考虑可能为宫角妊娠,胎盘植入,向患者交代病情后,于宫腔镜及腹腔镜联合下探查。腹腔镜探查见:子宫增大,右侧宫角明显外凸,表面呈蓝紫色,病灶范围约 5cm×5cm,部分肠管与子宫后壁及右侧盆壁粘连,双附件外观未见明显异常(图 1-23)。单极电钩切开右侧宫角,见病灶为胎盘组织,附着于部分宫底及右侧宫角区,与宫壁连接紧密,考虑胎盘植入,完整切除病灶及周围宫壁组织(图 1-24)。修复子宫,腹腔镜监视下,持宫腔镜探查宫腔,见宫壁光滑,未见明显胎盘组织,无活动性出血,透光实验提示宫壁薄弱(图 1-25)。切除部分术后病理回报符合胎盘植入。术后继续给予抗炎、促宫缩对症治疗,术后 9 天出院。

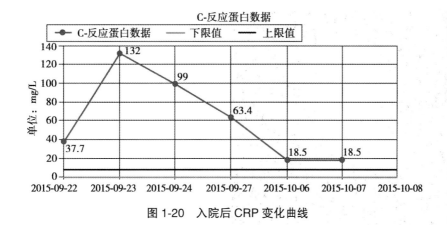

图 1-20 入院后 CRP 变化曲线

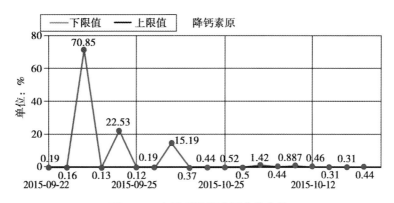

图 1-21 入院后降钙素原变化曲线

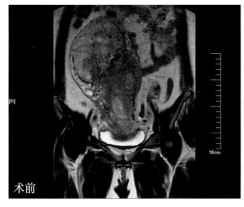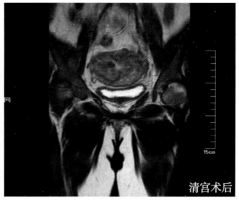

图 1-22 患者术前及清宫术后 MRI 图像对比

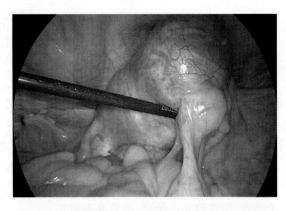

图1-23 宫角妊娠术中所见

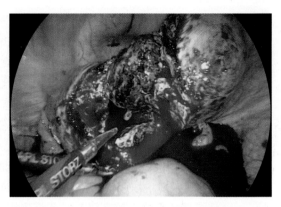

图1-24 术中处理

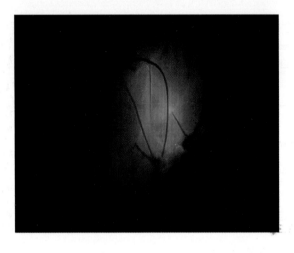

图1-25 宫腔镜探查

出院诊断 1. 自然产后胎盘宫内残留
2. 宫角妊娠
3. 胎盘植入
4. 瘢痕子宫(一次剖宫产术后)
5. 继发中度贫血

二、病例解析

(一)诊治关键

1. 胎盘残留的高危因素

胎盘滞留现象的发生呈逐渐攀升的趋势,主要与流产、剖宫产以及子宫内膜感染等有关。患者既往有过子宫内膜的炎症以及流产史,或者既往剖宫产留有子宫瘢痕、合并子宫肌瘤等,患者妊娠后蜕膜发育比较差甚至发育不完全,着床的受精卵常出现异常的绒毛附着。临床上,产妇分娩时消耗体力大,子宫过度收缩,第三产程时往往会出现子宫收缩乏力以及子宫收缩不协调的现象,诱使胎盘滞留的发生。此患者为一次剖宫产术后,且彩超提示残留胎盘位于宫角,考虑胎盘植入残留的可能性较大。

2. 产后胎盘残留的评估

(1) 超声检查:超声作为首选检查方法而广泛应用,但当胎盘位于子宫后壁及底部时,超声判断胎盘与子宫肌层的关系诊断能力有限。二维超声能够明确胎盘残留,但无法将胎盘滞留、粘连或植入区分,应用三维彩色能量多普勒超声,有助于鉴别胎盘残留、粘连或植入,从而为临床选择治疗方案、治疗时机提供依据。

(2) MRI 检查:MRI 具有良好的软组织对比,可多参数、多切面的显示子宫肌层、结合带等结构,对于后壁胎盘以及显示胎盘植入的程度及范围明显优于超声。磁共振下可观察子宫的大小,胎盘的大小、形态、位置、MRI信号特征、强化程度,观察子宫肌层受累程度、位置、附着处子宫肌层厚度及对侧子宫肌层厚度,胎盘植入部位相邻结合带有无模糊、中断,肌层及宫旁血管有无迂曲扩张及附件有无异常等。

（3）血清 HCG：有时影像学表现不易与产后胎盘植入鉴别，血清 HCG 可帮助鉴别，侵袭性滋养细胞肿瘤血清 HCG 水平显著升高，产后胎盘植入仅表现为正常或轻度升高。

3. 胎盘残留的处理方案

（1）胎盘滞留伴出血：对胎盘未娩出伴活动性出血者可立即行人工剥离胎盘术，并加用强效宫缩剂。对于阴道分娩者术前可用镇静剂，手法要正确、轻柔，勿强行撕拉，以防胎盘残留、子宫损伤或子宫体内翻的发生。

（2）胎盘残留：对胎盘、胎膜残留者应用手或器械清理，应在超声监测下进行，动作要轻柔，避免子宫穿孔。

（3）胎盘植入、凶险性前置胎盘：胎盘植入伴活动性出血，若为剖宫产详见凶险性前置胎盘病例（第一章第五节）。若为阴道分娩应在输液和（或）输血的补充血容量的前提下，进行介入治疗或其他保守性手术治疗。如果保守治疗方法不能有效止血，则应考虑及时开腹行植入病灶切除术或子宫切除术。

（二）误诊误治防范

1. 胎盘原位保留

胎盘原位保留：包括 2 种处理方式：

（1）部分胎盘和（或）部分子宫壁切除，然后行子宫缝合和（或）子宫重建。在子宫血流暂时阻断情况下，谨慎行胎盘剥离，剥离面出血部位缝合，必要时行子宫下段缝扎术。

（2）部分胎盘植入或完全性胎盘植入均可以行胎盘原位保留。

当经处理后患者出血量少、生命体征平稳，且满足以下条件者可选择胎盘原位保留：①患者要求保留生育功能；②具备及时输血、紧急子宫切除、感染防治等条件；③术中发现胎盘植入，但不具备子宫切除的技术条件，可在短时间内安全转院接受进一步治疗者。由于 20%~30% 的胎盘原位保留者在保守治疗过程中因感染、晚发性产后出血须行子宫切除，故胎盘原位保留这种处理方式仍有争议。2012年美国 ACOG 专家共识不推荐胎盘植入患者胎盘原位保留。基于目前的临床资料，胎盘原位保留时应充分告知患者该方法的局限性。

2. 宫角妊娠

宫角妊娠是受精卵种植在子宫与输卵管交界的子宫角部，Jansen 等提出的诊断标准：腹痛伴有子宫不对称性增大；子宫角一侧增大，伴有圆韧带外侧移位；胎盘滞留在子宫角部。宫角妊娠可引起各种并发症，常见的是流产、子宫破裂和胎盘滞留。子宫破裂是最严重的并发症。宫角妊娠，因胎盘附着部位异常、流产或分娩时，易发生胎盘滞留，剥离困难，刮宫无法止血，剖腹切除该侧子宫角部是唯一方法。

（三）相关探讨

1.“延迟”钳夹脐带及按摩子宫

2007 年后 WHO《产后出血防治指南》中已偏向于延迟钳夹和剪断脐带，但临床对于“延迟”的定义理解，迄今尚不统一，2012 年，WHO 在该项指南中将其界定为胎儿娩出后 1~3 分钟。2012 年 WHO《产后出血防治指南》并不推荐常规预防性按摩子宫，因其认为该项措施并不能预防产后出血发生，反而增加患者的不适。《2014 指南》推荐：延迟钳夹脐带（胎儿娩出后 1~3 分钟），仅在怀疑胎儿窒息而需要及时娩出并抢救的情况下，才考虑娩出后立即钳夹并切断脐带。

2. 胎盘植入残留的保守治疗

（1）适应证：①超声检查及查体证实为植入性胎盘，且非穿透性植入性胎盘；②经处理出血得到控制；③生命体征平稳；④肝、肾功能及血、尿常规正常；⑤产妇拒绝切除子宫或产妇及家属同意保守治疗；⑥无应用 MTX 和米非司酮禁忌证；⑦需在医院的严格监测下施行保守治疗。

（2）药物保守治疗需满足：①与患者及其家属充分沟通，告知保守治疗失败、发生大出血及急诊手术必要时切除子宫的可能性；②保守治疗需要做有抢救大出血、有条件输血及手术的医院进行；③保守治疗过程中需密切监护生命体征、阴道流血情况，并定期复查超声及 hCG。

（3）保守治疗方案：①目前对胎盘植入采用 MTX 治疗尚无统一标准，常采用肌内注射或静脉滴注；②临床上 MTX 和米非司酮多配伍使用，二者具有协同作用，也可应用 MTX 后再应用米非司酮；③米非司酮用法为口服。

（4）药物保守治疗结局有以下 4 种：①残留组织吸收或自行排出；②清宫术；③钳夹术；④保守治疗失败，改为手术治疗，如子宫切除术。

（栗娜）

参考文献

1. RCOG Green-top Guideline No. 27. Placenta praevia, placenta praevia accreta and vasa praevia: diagnosis and management.

2. 中华医学会妇产科学分会产科学组. 产后出血预防与处理指南（2014）中华妇产科杂志, 2014, 49（9）：641-646

3. 中华医学会围产医学分会, 中华医学会妇产科学分会产

第一篇　母体医学

科学组．胎盘植入诊治指南(2015)．中华妇产科杂志，2015，50(12)，970-972

4. 廖伟，鲁钊，陈丽英．MRI 诊断产后胎盘残留．中国医学影像技术，2013，29(5)：770-773

5. 苏峻，蒋涛，翟仁友．产后胎盘残留的 MRI 诊断与鉴别诊断．医学影像学杂志，2015，25(7)：1256-1260

6. 张洪文，陈蒲香，吴宜林．宫腔镜电切术治疗难清除性胎盘残留临床分析．生物医学工程与临床，2007，11(5)：376-378

7. Jansen RP，E lliot PM. Angulas intrauterine pregnancy. ObstetGynecol，1981，58(2)：197

第十节　凝血功能异常

| 病例 |　低纤维蛋白原血症合并妊娠

一、病例简述

患者刘某，女，30 岁

主　　诉　发现凝血功能异常 3 年，停经 9 月余，胎动 5 月余。

现 病 史　患者平素月经不规律，患者停经约 40 余天自测尿 hCG 试验阳性，同时行超声检查诊断早孕，胚胎大小与孕周相符。孕期早孕反应不明显。孕 4 个月始觉胎动，活跃至今。孕 4 个月因感冒曾口服复方氨酸烷胺片(感康)2 片，孕早期无其他药物毒物及放射线接触史。孕期定期产检，行 OGTT 提示妊娠期糖尿病，空腹血糖 4.7mmol/L，1 小时血糖 10.13mmol/L，2 小时血糖 8.8mmol/L，平素监测血糖正常。行唐氏筛查为临界风险值，无创 DNA 未见异常，未行羊水穿刺。孕中晚期无发热，无阴道流血流液，孕晚期无头晕头疼，无视物不清，无双下肢水肿。孕期饮食睡眠可，二便正常。平素无出血、牙龈出血等症状，计划择期剖宫产发现凝血功能异常转入我院。

孕 产 史　孕 1 产 0

既 往 史　否认食物、药物过敏。否认肝炎、结核病等传染病史，否认手术、外伤、输血史，否认高血压、糖尿病史。

家族史：母亲凝血功能障碍(纤维蛋白原低)，分娩时曾发生产后出血。

入院查体　查体：T：36.6℃，P：80 次 / 分，BP：123/86mmHg，R：18 次 / 分。神清，无贫血貌，心肺听诊未闻及异常。腹膨隆，孕足月产型，四肢活动良，周身无出血点，双下肢无水肿。四肢活动良。

产科检查：未触及明显宫缩，呈纵产式腹型，宫高 34cm，腹围 110cm，胎心率 146 次 / 分，头位。

消毒内诊：宫颈质软，未消，未开，宫口偏后，先露胎头。骨产道及软产道均未触及异常。

辅助检查　急诊超声扫查：胎儿超声测量值：双顶径约 9.2cm，头围约 33.7cm，腹围约 34.6cm，股骨长约 7.4cm。胎儿心率约 132 次 / 分。脐动脉 S/D：2.2。胎盘厚度约 3.0cm。羊水深度约 3.8cm，羊水指数 14。胎盘附着在子宫前壁，成熟度Ⅱ级。胎盘下缘距宫颈内口约大于 7cm。NST 有反应型。

凝血五项：纤维蛋白原：1g/L，凝血酶凝结时间：30.3 秒(表 1-4)。血栓弹力图结果见表 1-5。

表 1-4　凝血五项

	项目名称	参考范围	检查结果	单位
1	凝血酶原时间	9.4~12.5	11.6	秒
2	凝血酶原时间活动度	80~160	91%	

54

续表

	项目名称	参考范围	检查结果	单位
3	凝血酶原标准化比值	0.8~1.2	1.1	
4	凝血酶原比率	0.8~1.2	1	
5	活化部分凝血活酶时间	21~37	30	秒
6	纤维蛋白原含量	2~4	1	g/L
7	凝血酶凝结时间	13.5~19.5	30.3	秒
8	D-二聚体	0~252	137	μg/L

表 1-5　血栓弹力图

	项目名称	参考范围	检查结果	单位
1	R	5~10	5.2	min
2	K	1~3	4.1	min
3	Angle	53~72	47.1	min
4	MA	50~70	54.1	min
5	CI	−3~3	−2.6	
6	EPL	0~15	0.1%	
7	LY30	0~8	0.1%	
8	凝血功能		正常	
9	凝血因子水平		正常	
10	纤维蛋白原功能		降低	
11	血小板聚集功能		正常	

入院诊断　1. 低纤维蛋白原血症

2. 妊娠期糖尿病

3. 孕 2 产 0 妊娠 38⁺⁴ 周, LOA

诊疗经过　患者入院后完善相关检查,完善麻醉、血液、新生儿会诊,评估分娩方式,患者无剖宫产指征,因患者母亲及患者本人存在纤维蛋白原缺乏,患者及家属拒绝阴道试产,要求剖宫产。给予输滤白冰冻冷沉淀 10U,输入冷沉淀后第 2 天于全麻行子宫下段剖宫产术。以头位娩出一男活婴,体重 3380g,身长 50cm,头 / 胸围 35cm/33cm,出生 1 分钟评 5 分(呼吸、肤色、肌张力、心率、喉反射各 1 分),5 分钟评 9 分(呼吸 1 分),pH:7.295。术中见羊水清,羊水量 500ml,脐带长 50cm。术程顺利,术中输滤白冷沉淀 10 单位。术中出血约 200ml。术后给予抗炎促宫缩对症治疗。术后脐血凝血五项提示,新生儿(男)纤维蛋白原减少,新生儿于儿科住院完善相关检查。患者术后 3 天恢复良好出院。

出院诊断　1. 低纤维蛋白原血症

2. 妊娠期糖尿病

3. 孕 2 产 0,妊娠 38⁺⁵ 周,LOA,剖娩一活婴

二、病例解析

(一)诊治关键

1. 凝血功能异常的原因

妊娠期孕妇的血液发生一定改变,血液处于高凝状态,凝血因子Ⅱ、Ⅴ、Ⅶ、Ⅷ、Ⅸ、Ⅹ增加,仅凝血因子Ⅺ和ⅩⅢ降低。妊娠期血小板轻度减少,妊娠期凝血酶原时间(prothrombin time,PT)及活化部分凝血酶时间(activated partial thromboplastin time,APTT)轻度缩短,凝血时间无明显改变。导致患者出现凝血功能异常的因素包括:

(1) 遗传性纤维蛋白原(fibrinogen,FIB)缺乏症:是一种罕见的出血性疾病。遗传性 FIB 缺乏可以是数量的异常,包括无和低 FIB 血症;也可以是质量异常,如异常 FIB 血症,或同时出现数量和质量异常的低异常 FIB 血症。

(2) 血友病:一种凝血功能障碍的 X 染色体隐性遗传病,主要由于凝血因子Ⅷ或Ⅸ缺乏所致。临床上分血友病 A(凝血因子Ⅷ缺陷症)和血友病 B(凝血因子Ⅸ缺陷症)。女性血友病患者极其罕见,女性血友病基因携带者能传递疾病,但不发病。女性基因携带者 50% 凝血因子水平正常,也可能凝血因子水平降低 10%~20%。

(3) 肝功能异常所致凝血功能异常:重症肝炎、妊娠期急性脂肪肝等因素原发或继发的肝脏功能异常而引起的凝血因子缺乏,除补充相应凝血因子外应积极治疗原发病。

(4) 维生素 K 缺乏症:维生素 K 在凝血过程中起重要作用,缺乏时可引起维生素 K 依赖性凝血因子(凝血酶原、因子Ⅶ、Ⅸ和Ⅹ)缺乏,这些因子,需由维生素 K 参与,在肝合成,通过细胞膜释放至细胞外。严重缺乏时常出现自发性出血。维生素 K 缺乏有三个主要原因:①食物摄入不足;②胆盐缺乏所致吸收不良见于完全阻塞性黄疸,胆道手术后引流或瘘管及长期口服抗生素使肠道细菌群受抑制等;③口服与维生素 K 有拮抗作用的抗凝剂如:香豆素类可使环氧化叶绿醌积聚,不能还原为维生素 K。

2. 凝血功能异常的诊断要点

妊娠期应定期监测血常规及凝血功能,对于化验检查异常者或孕前存在出血倾向但未明确诊断者,应完善相关检查,明确诊断。

(1) 血友病的确诊检查:首选检查为活化部分凝血活酶时间(activated partial thromboplastin time,APTT)和血浆凝血酶原时间(prothrombin time,PT)。

APTT 延长而 PT 正常,则提示内源性凝血途径异常。但 APTT 延长不能鉴别血友病 A 和 B,患者其他检测如血小板计数、出血时间、凝血酶时间、纤维蛋白原含量等均正常。确诊血友病有赖于 FⅧ活性(FⅧ:C)、FⅨ活性(FⅨ:C)以及血管性血友病因子抗原(VWF:Ag)的测定。血友病 A 患者 FⅧ:C 减低或缺乏,VWF:Ag 正常,FⅧ:C/VWF:Ag 明显降低。血友病 B 患者 FⅨ:C 减低或缺乏。诊断血友病后应进行基因分析。

(2) 遗传性纤维蛋白原缺乏症的诊断

1) 遗传性无 FIB 血症:常染色体隐性遗传病,最早报道于 1920 年,发病率约 1/100 万,常见于近亲婚配家系。FIB 完全缺乏,临床表现以出血为主,常以脐带出血为首发症状,还可表现为关节血肿、黏膜及脏器出血。妊娠期主要表现为早早孕胎儿丢失、胎盘早剥、产后出血。实验室检查以血浆 FIB≤0.1g/L,且功能性和抗原分析均不能检测到 FIB,活化部分凝血活酶时间(activated partial thromboplastin time,APTT)、凝血酶原时间(prothrombin time,PT)和凝血酶时间(thrombin time,TT)同时延长,但均可被输注血浆或 FIB 纠正,血液始终不能凝固为特点。其他凝血因子正常,红细胞沉降率下降。

2) 遗传性低 FIB 血症:常染色体显性遗传病,少数为常染色体隐性遗传,杂合性多见。患者出血症状较少且轻微,通常是无症状的,因其 FIB 水平在 1.0g/L 左右,足以阻止自发性出血,可以维持妊娠。若当其 FIB 水平低于 0.5g/L 时,会出现严重的出血,尤其是手术或创伤后。妊娠期临床症状与 FIB 活性水平相关。实验室检查提示血浆 FIB 水平为 0.1~1.5g/L,功能性和免疫反应方法检测 FIB 水平均有不同程度的下降,APTT、TT、PT 延长时间与 FIB 缺乏程度相关,其中以 TT 最为敏感。

3) 遗传性异常 FIB 血症:常染色体显性遗传病,杂合性多见,发病率较无或低 FIB 血症高。患者通常没有症状,多在凝血功能检查时发现。因 FIB 分子结构异常导致 FIB 功能异常,所以异常 FIB 血症的特点是血液凝结功能异常。出血多发生在手术、创伤及分娩后。异常 FIB 血症患者妊娠期常表现为流产及产后出血,而低 FIB 血症患者因 FIB 数量减少而且功能异常,以流产、胎盘早剥和产后出血为主要临床表现。实验室检查常表现为凝血指标不同程度或无限延长,最主要异常是 TT 延长,PT 和 APTT 正常或轻度延长,少部分患者 TT 正常或缩短,FIB 抗原水平正常或升高,而功能性 FIB 水平降低。因为缺乏精确的实验室检测方法，无症状的异常 FIB 血症常被误诊或漏诊。如果只用 Clauss 方法，异常 FIB 血症的患者表现为 FIB 明显减少，该患者将被误诊为低 FIB 血症，这时可结合蛇毒凝血酶时间（reptilase time，RT）检测来明确诊断。RT（正常 14~25 秒），对于 FIB 的异常功能检测非常敏感，特别是针对纤维蛋白的聚集和纤维蛋白肽 A 的释放障碍，而且抗凝药物如肝素及水蛭素不能干扰 RT，所以 RT 也可应用于异常 FIB 血症的诊断。

本病例中患者孕前及孕期并未及时发现凝血功能异常，而是在择期手术术前发现凝血功能异常，转入上级医院检查后考虑拟诊遗传性低纤维蛋白原血症，引起母亲存在纤维蛋白原减低，分娩时曾发生产后出血，新生儿脐血同时存在纤维蛋白原减低。

3. 对于凝血功能异常的患者妊娠期需定期监测

（1）血常规及血型

1）血常规和血型检查对于门急诊患者很重要，尤其是血型检查，早期明确是否 Rh 阴性血型对于第二次妊娠期间的抗体效价的适时监测，宫内胎儿溶血病的预测也有益。

2）排除血液系统疾病如白血病等。

（2）DIC 常规

1）根据检查结果判定是否存在原发的相关因子缺乏。

2）异常检测结果需要血液专科会诊制定下一步检查计划。

3）监测 PT、PTT、纤维蛋白原和降解产物的变化，在发生 DIC 的情况时指导输血管理。传统单独根据 DIC 常规指导输血：若处于出血状态且 PT、APTT、TT 低于正常范围，则补充新鲜冰冻血浆（FFP）；若 FIB<1.5g/L，则补充冷沉淀凝血因子（CRYO）。

（3）血栓弹力图（thrombelastogram，TEG）：是一项动态监控凝血状态的技术。根据 TEG 指导输血管理：若 R 值低于正常范围，则补充新鲜冰冻血浆；若 K 值和 α 值低于正常范围，则补充新鲜冰冻血浆和（或）冷沉淀凝血因子；若 MA 低于正常范围，则补充浓缩血小板。

（4）超声

1）检查胎儿大小、胎儿血流。

2）检查胎盘位置、厚度、胎盘回声、是否存在胎盘前 / 后血肿。凝血功能异常者易发生胎盘早剥、胎死宫内。

4. 胎心监护

根据患者及胎儿情况制定胎心监护频率。

5. 治疗

（1）孕期凝血功能异常需确诊患者是否为遗传性血液系统疾病，必要时进行产前诊断。

（2）妊娠合并血友病

1）孕期管理：孕期都应在产科与血液科医师共同监护下进行产前保健。孕中、晚期须避免外伤，定期进行有关的实验室检查，必要时输入患者体内缺乏的凝血因子或新鲜血浆。所有具有潜在血友病携带者可能的女性均应在孕前接受血友病携带状态检测。对于血友病携带者，胚胎植入前遗传学诊断和精子分类等新技术可以最大程度的提高获得女性胎儿的可能性。

2）分娩前管理：在过去因考虑血友病患者分娩时或行产钳助产和胎头吸引术会发生无法控制的大出血，认为不适宜阴道分娩。近 30 年来，研究报道显示血友病孕妇即使经阴道分娩，亦可获得良好的妊娠结局。剖宫产不应作为血友病患者的常规分娩方式。目前更多认为血友病孕妇尽量选择阴道分娩，避免产伤和宫缩乏力性产后出血。临产后或术前应配新鲜血，注射维生素 K。如有严重出血或需剖宫产时，应补充凝血因子，最好输浓缩的凝血因子制剂：①冷沉淀，来自新鲜冷冻血浆，内含凝血因子Ⅷ；②抗血友病球蛋白冻干制剂，来自新鲜冷冻血浆 200ml/ 瓶用于抗血友病球蛋白活性不高的血友病患者；③凝血酶原复合物，200ml/ 瓶，适用于血友病出现抗凝物时。术前、术后纠正血浆 FⅧ或 FⅨ浓度在正常值 50% 以上。行剖宫产时，操作宜细致，避免子宫切口撕裂。

3）新生儿处理：血友病孕妇或携带者应尽量避免胎头吸引术或产钳助产。分娩时应采集脐带血标本进行凝血功能筛查以及 FⅧ和 FⅨ水平检测。对疑为重型血友病 A 或 B 的患儿，最好在出生数小时内通过凝血因子检测以明确诊断。预防性维生素 K 肌内注射应推迟至取得上述检验结果之后，但如果预计推迟的时间较长。可予口服维生素 K。如果确诊为血友病，则应根据标准方案进一步给予口服维生素 K。

（3）遗传性纤维蛋白原（fibrinogen，FIB）缺乏症：一种罕见的出血性疾病。遗传性 FIB 缺乏症的患者妊娠期及围生期并发症高发，故一旦诊断该疾病，应明确疾病分型，并行孕前咨询。

孕期及分娩期管理：首先通过了解患者的家族

史以及对家系中成员的基因进行筛查,确定遗传方式,评估下一代遗传该疾病的风险;其次,根据患者的病情,评估其是否能耐受妊娠及分娩,并评估妊娠相关风险,妊娠期间严密监测患者凝血功能,注意 FIB 水平及其他凝血指标的变化,及时发现出血倾向,警惕胎盘早剥的发生,必要时予 FIB 替代疗法。产后应继续监测 FIB 水平及凝血功能,警惕出血或血栓形成,必要时给予抗凝治疗。

(4) 肝功能异常所致的凝血功能异常:肝脏疾病时常伴有凝血功能异常,最常表现为不同程度的出血,肝功能损害严重者出血越重。肝脏疾病所致的妊娠期凝血功能异常,应在纠正凝血功能异常的同时积极治疗肝脏原发病。

(5) 产后弥散性血管内凝血:胎盘早剥、羊水栓塞、产后出血等易发生弥散性血管内凝血(DIC)。对于易发生 DIC 的孕产妇,应密切监测患者的 DIC 常规及血栓弹力图,一旦确诊凝血功能异常,迅速补充相应凝血因子。①补充血容量及凝血因子:及时、足量输入红细胞悬液,同等比例的血浆、血小板是补充血容量和凝血因子的有效措施,也可输入冷沉淀;②血小板计数:血小板计数 <(50~75)×10⁹/L 或血小板计数降低并出现不可控制的渗血时,考虑输入血小板;③新鲜冰冻血浆:补充凝血因子、血浆蛋白、纤维蛋白原;④冷沉淀:纠正纤维蛋白原的缺乏,纤维蛋白原水平 <1.5g/L 时输入;⑤纤维蛋白原:输入 1g 可提升血浆中纤维蛋白原 0.25g/L。

(二) 误诊误治防范

遗传性低 FIB 血症的孕期管理

遗传性低 FIB 血症发病率低,对于家族存在出血倾向,或孕前存在出血倾向者应完善检查,明确诊断,防止漏诊。该患者母亲存在纤维蛋白原减低,但其孕期并未进行相关检查。因此孕期检查患者的凝血功能,异常者必要时复查,完善检查,明确诊断。

对于遗传性低 FIB 血症患者的孕期管理应包括:一旦诊断该疾病,应明确疾病分型,并行孕前咨询。

(1) 通过了解患者的家族史以及对家系中成员的基因进行筛查,确定遗传方式,评估下一代遗传该疾病的风险。

(2) 根据患者的病情,评估其是否能耐受妊娠及分娩,并评估妊娠相关风险,妊娠期间严密监测患者凝血功能,及时发现出血倾向,警惕胎盘早剥的发生,必要时予 FIB 替代疗法。

(3) 产后应继续监测 FIB 水平及凝血功能,警惕出血或血栓形成,必要时给予抗凝治疗。

(三) 相关探讨

1. 凝血功能异常患者分娩方式的选择

曾因考虑血友病患者分娩时或行产钳助产和胎头吸引术会发生无法控制的大出血,认为不适宜阴道分娩。近 30 年来,研究报道显示血友病孕妇即使经阴道分娩,亦可获得良好的妊娠结局。剖宫产不应作为凝血功能异常患者的常规分娩方式。

2. 血友病的介入性产前诊断

产前诊断对于血友病基因携带者是非常重要的,1/3~1/2 的血友病携带者为无家族史的散发病例。为了达到早期产前诊断的目的,推荐在孕 10~12 周进行绒毛活检术,3~4 天即可获知胎儿性别,1 周即可确诊血友病。而羊膜腔穿刺活检术常需在孕 16 周后才可进行,与之相比较,绒毛活检能够在孕早期即明确血友病诊断,从而能够更早期决定是否终止妊娠。但是研究资料显示,仅有 35% 的携带者愿意接受产前检查,大部分的血友病新生儿直至发生出血症状后才被诊断为血友病。产前有创检查,如羊膜腔穿刺术和绒毛活检术,都有导致血友病患者和胎儿出血的风险。在妊娠早期,凝血因子Ⅷ处于较低的水平。在任何有创检查前,均需检测相关凝血因子的水平。

随着第三代体外授精及胚胎移植(in vitro fertilization and embryo transfer, IVF-ET)胚胎着床前遗传病诊断的广泛开展,胚胎植入前选择胎儿性别在技术上成为了可能,血友病基因携带者可选择女性胚胎植入。

3. 遗传性 FIB 缺乏的围术期 FIB 水平

目前专家共识建议:遗传性纤维蛋白原缺乏症患者在围术期,血浆 FIB>1g/L 直至完全愈合;小手术时,血浆 FIB>0.5g/L 直至痊愈;出现自发性出血症状时,依据出血的形式,血浆 FIB>0.5g/L 直至出血停止;在早孕及中孕期维持血浆 FIB 在 0.5~1.0g/L,孕晚期和围产期应维持血浆 FIB 在 1~2g/L 水平;在分娩过程中需要持续输注浓缩 FIB 维持血浆 FIB 水平在 1.5g/L,理想情况下,尽量维持在 2.0g/L 以上。

(栗娜)

参考文献

1. 中华医学会血液学分会血栓与止血学组、中国血友病协作组. 血友病诊断与治疗中国专家共识(2017 年版). 中华血液学杂志,2016,37(5):364-370
2. 陈焱,程蔚蔚. 妊娠合并血友病. 中华产科急救电子杂志,2015,4(1):38-43
3. 姜艳,刘晓巍. 遗传性纤维蛋白原缺乏症合并妊娠的诊治

与管理.医学综述,2017,23(12):2313-2317

4. 中华医学会血液学分会血栓与止血学组,中国血友病协作组.血友病诊断与治疗中国专家共识(2013年版).中华血液学杂志,2013,34(5):461-463

5. 林慧玲,朱欢欢,叶铁真.胎儿及新生儿血友病管理指南.国际输血及血液学杂志,2011,34(4):379-381

6. Ljung RC. Prenatal diagnosis of haemophilia. Haemophilia, 1999,5(2):84-87

7. Kadira RA,Economides DL,Braithwaite J,et al. The obstetric experience of carriers of haemophilia. Br J Obstet Gynaecol, 1997,104(7):803-810

8. Ludlam CA,Pasi KJ,Bolton-Maggs P,et al. A framework for genetic service provision for haemophilia and other inherited bleeding disorders. Haemophilia,2005,11(2):145-163

9. Kadir RA. Women and inherited bleeding disorders:pregnancy and delivery. Semin Hematol,1999,36(3 suppl 4):28-35

第十一节 滋养细胞超常反应

| 病例 | 剖宫产术后出血行子宫次全切除术

一、病例简述

患者李某,女,33岁

主 诉	外院剖宫产术后,产后出血4小时。
现 病 史	患者因妊娠40⁺⁶周,巨大儿,羊水少,于外院行子宫下段剖宫产,术中胎盘胎膜完整剥离后,子宫收缩差,予卡贝缩宫素、卡前列素氨丁三醇宫体注射后,子宫收缩稍好转,填塞纱条后,返回病房。返回病房后4小时产后出血1500ml,遂输液转入我院。
孕 产 史	孕1产1
既 往 史	否认药物、食物过敏史。否认肝炎、结核等传染病史,否认心脏病、糖尿病及高血压病史,否认外伤史及输血史。
入院查体	一般查体:T:36.6℃,P:110次/分,BP85/48mmHg,R:19次/分。神清语明,查体合作,结膜苍白,巩膜无黄染,心肺听诊未闻及异常,腹略膨隆,软,切口处敷料无明显渗出。宫底按不清,双下肢无水肿。 消毒内诊:外阴发育正常,阴道畅,宫颈质软,开大2cm,阴道可清除血块约50ml。
辅助检查	三维彩超(2015-02-01):子宫增大,呈23cm×15cm×19cm,宫腔线不清,内可见不均质回声大小约22cm×13cm×17cm,腹腔见低回声,深约6cm。提示宫腔积血、腹腔积液。 血常规:HB 60g/L,HCT:0.24。 D-D:2354μg/L
入院诊断	1. 产后出血(宫缩乏力) 2. 失血性休克 3. 失血性贫血 4. 腹腔积液 5. 剖宫产术后,子宫填塞后
诊疗经过	入院后立即输红细胞悬液2U、输林格液500ml,经会诊决定开腹探查,见子宫持续变大、变软、无张力,呈皮囊样,子宫卒中,取出纱条并行B-Lynch子宫捆绑术、双侧子宫动脉上行支结扎及温盐水纱垫按摩子宫、静滴葡萄糖酸钙等。30分钟后效果仍不佳,此时患者出血量约1000ml,子宫右侧宫角处出血最明显,同时患者出现血压下降、心率增快,再给予红细胞悬液

2U,血浆 200ml,抽血气及 DIC。待患者血压稳定后,切开右侧宫角,清除宫腔内积血,见右宫角处胎盘剥离面粗糙,再次置入球囊,注盐水 500ml,缝合右宫角切口,温盐水压迫子宫 30 分钟后,子宫仍不收缩,患者家属交代病情行子宫次切除术,术后患者恢复好,4 天后出院。

术后右侧宫角病理组织学检查:子宫腔内表面及浅肌层间见灶性或散在分布的中间滋养细胞,并伴纤维素样坏死,在肌间血管周围也见灶性分布的中间滋养细胞。免疫组织化学标记:人胎盘催乳素(HPL)+ 和广谱细胞角蛋白CK + 而人绒毛膜促性腺激素(hCG)和特异性平滑肌抗体(SMA)。病理报告示:子宫胎盘部位超常反应。

出院诊断　1. 产后出血(宫缩乏力)

2. 失血性休克

3. 失血性贫血

4. 腹腔积液

5. 剖宫产术后

6. 子宫次全切除术

7. 胎盘部位超常反应

二、病例解析

(一)诊治关键

胎盘部位超常反应(exaggerated placental site,EPS)是指在胎盘附着部位组织的过度反应性良性病变,1991 年 WHO 将其列入滋养叶细胞疾病,但目前国内外尚无对该病诊治的统一标准。

1. 胎盘部位超常反应(EPS)的临床特点

EPS 可发生于正常妊娠、流产或葡萄胎后,患者临床上近期均有妊娠史。本病多以产后出血为主要临床表现,可能与其病理特点有关。由于较多的中间滋养细胞浸润肌层和血管壁及血管壁发生广泛的纤维素样物沉积,影响产后子宫平滑肌细胞的收缩和血管复旧,会出现产后大出血。被中间滋养细胞浸润的血管壁多数呈扩张状态,不再收缩。也有学者认为是滋养细胞影响了血管平滑肌细胞收缩蛋白的功能。

当子宫肌层内出血渗透至浆膜层,引起纤维分离、断裂甚至变性,子宫表面呈紫蓝色淤斑,即子宫卒中。本例报道的患者经过促进宫缩处理及子宫填塞后均无明显效果,在后续的开腹探查中出现宫缩不良,子宫卒中。

2. 出现子宫卒中时的临床处理

子宫卒中的处理一般常规予宫缩剂、按摩子宫及温热纱布热敷或宫腔填塞基本可以取得良好效果;经上述处理子宫收缩不理想,可行双侧子宫动脉上行支结扎,B-lynch 缝合术。当上述方法仍无效者,应及时行子宫次全切除术,以免 DIC,需要注意的是要及时和患者家属交代好病情,做好沟通。

3. 病理确诊

EPS 是一种与妊娠有关的种植部位的中间滋养细胞的非肿瘤性高度增生的良性病变。正常妊娠时,中间滋养细胞可侵入底蜕膜和浅肌层螺旋动脉,建立母体 - 胎儿循环,称为胎盘重铸。

而 EPS 反应时,中间滋养细胞作为绒毛外滋养细胞侵入胎盘部位,在胎盘种植部位弥漫、过度增生与浸润,无占位性病变表现。

EPS 的组织学特征为,由内膜向肌层的构成以中间滋养细胞为主,或混有少数合体滋养细胞或不明确的异型巨核细胞的良性浸润,不破坏原有组织结构,伴淋巴细胞浸润,同时保有原有胎盘部位的结构特点。

镜下滋养细胞呈单个、条索状、岛状或小片弥漫状,分布于平滑肌组织中,很少形成大片基团,虽有一定非典型性,但未见核分裂象;细胞呈浸润性生长分离平滑肌束,但不破坏肌层;常侵犯血管壁,但不破坏血管。

4. 病理免疫组化分析

EPS 的免疫组化分析:一般以为,HPL 是鉴别中间滋养细胞的首要抗体,其在 EPS 中呈强阳性表达。角蛋白 CK、胎盘碱性磷酸酶(PLAP)作为识别胎盘部位滋养细胞和蜕膜细胞的抗体之一,同样可出现阳性表达。而 hCG 是合体滋养细胞主要标志物,在绒毛膜癌是强阳性表达,但在 EPS 中主要为中间滋养细胞,合体细胞少,故呈弱阳性或阴性。此外,细胞增殖标记 Ki-67 及抑癌基因 p53 蛋白等抗体在 EPS 中也呈低表达。有时中间滋养细胞核深染,并有非典型性及多形性,又可弥漫浸润平滑肌或血管壁,常被误认为恶性肿瘤,而 Ki-67 和 p53 低表达则提示 EPS 中滋养细胞数目增加不是植入部位增生的结果,且少有核分裂、不形成肿块等均可提示 EPS 为非肿瘤性病变。

（二）误诊误治防范

由于该病的发病率低,临床少见,很多妇产科医师对其认识不足,与其他疾病的鉴别还存在一定困难,对其预后了解不够。

1. 本病与妊娠有关　患者多数发病于分娩或流产后 0~1 年,也有报道 EPS 发生于正常产后 15 年。

2. 全部患者均有阴道流血　一般在产前及产时难以诊断,表现为无诱因、顽固性的产后反复出血或剖宫产后的子宫出血。

3. 超声或 MRI 常提示宫腔内可见妊娠残留物,子宫壁及宫腔内中高密度肿块,与子宫肌层间边界模糊,常会和胎盘残留相混淆。

4. 本病诊断的主要依据是病理学检查,由于浸润的滋养细胞形态多变、复杂,与正常胎盘部位反应及其他病变有许多相似之处,故应结合免疫组化及临床发病特点进行鉴别。

5. 如果病情允许,完全可以通过刮宫术或宫腔镜探查病灶电切术治疗该病,避免切除子宫,保留生育功能。

（乔宠）

参考文献

1. Shih IM,Kurman RJ. Ki-67 labeling index in the differential diagnosis of exaggenrated placental site,placental site trophoblastic tumor and choriocarcinoma：a double immunohistochemical staining technique using Ki-67 and Mel-CAM antibodies. Hum Pathol,1998,29（1）：27-33
2. 陈晓端,石一复,谢幸,等.超常胎盘部位反应的病理学与临床特点.中华妇产科杂志,1998,33（6）:352-354
3. 曹泽毅.中华妇产科学.第 3 版.北京:人民卫生出版社,2014
4. 侯锐,姜罗,张淑兰,等.127 例胎盘部位超常反应的 meta 分析.中国医学工程,2012,2:36-37

第二章

阴道排液及分泌物异常

第一节　B 族链球菌感染

| 病例 | 孕妇 B 族链球菌感染导致新生儿肺炎、化脓性脑膜炎

一、病例简述

 病例1:患者杨某,女,29岁

主　　诉	停经9月余,胎动4月余,规律腹痛4小时。
现 病 史	平素月经规律,呈14岁,7日/30日型,经量中等,无痛经。LMP:2016-04-20;EDC:2017-01-25。停经30天自测尿hCG(+),停经50余天行彩超检查确诊宫内妊娠,根据孕早期超声核对孕周与停经月份基本相符,孕早期轻度恶心呕吐等早孕反应,自妊娠7周起,持续至妊娠15周自行好转。孕早期无药物及放射线接触史。孕15周始觉胎动,活跃至今。孕期定期产检,血压血糖正常,唐氏筛查未见异常。患者4小时前出现规律腹痛,呈30s/5min型,遂要求待产入院。孕晚期无发热,无头晕头疼,无心慌气短,无阴道流血流液,无双下肢水肿,孕期饮食睡眠良,二便正常。
孕 产 史	孕2产0,人流1次。
既 往 史	既往体健,否认心脏病、糖尿病及高血压病史,否认食物、药物过敏史,否认肝炎结核等传染病病史,否认手术、外伤、输血史。
入院查体	查体:T:36.3℃,P:86次/分,BP:107/60mmHg,R:18次/分,神清语明,无贫血貌,心肺听诊未闻及异常,腹膨隆,无压痛、反跳痛,四肢活动良,无双下肢水肿。 产科检查:呈纵产式腹型,宫高29cm,腹围99cm。消毒内诊:外阴发育正常,阴道畅,宫颈全消,质软,居中,宫口开2cm,先露儿头,S^{+1}。
辅助检查	入院NST:有反应型,可见9个宫缩波,达平台。 胎儿超声:双顶径约8.9cm,头围约31.0cm,腹围约32.0cm,股骨长约7.6cm。胎儿心率约144次/分。脐动脉S/D:3.1。羊水深度约5.3cm,羊水指数10。胎儿颅骨呈类圆形环状回声。脊

柱颈胸段未见明显中断,腰骶部显示不清。胎盘厚度约 3.1cm,附着在子宫前壁,成熟度Ⅱ级。胎盘下缘距宫颈内口大于 7cm。超声提示:晚期妊娠,单胎,头位。

阴道细菌培养:B 族链球菌(+)。

入院诊断 孕 2 产 0,妊娠 38 周,LOA,分娩Ⅰ期;B 族链球菌感染

诊疗经过 入院后完善常规检查,患者现分娩Ⅰ期,结合患者 GBS 感染病史,立即行抗生素预防性治疗:行青霉素皮试后结果阴性,予以青霉素 500 万 U 静脉静点,4 小时后予以青霉素 250 万 U 静脉静点,后每隔 4 小时予以青霉素 250 万 U 静脉静点,直至 2017-02-11 13:28 侧切分娩一活婴,体重 3125g,身长 / 头围 / 胸围:49cm/34cm/34cm,Apgar 评分 1 分钟:10 分,5 分钟:10 分。胎盘胎膜完整,产后安返病房,予促宫缩治疗。产后恢复良好,无发热,无头晕头迷,无胸闷气短,无腹痛腹胀,宫底脐下 2 指,收缩良好,阴道少量流血,色暗红。产后第 2 日一般状态良好,无不适主诉,经上级医师批准,准许患者出院。

出院诊断 1. 孕 2 产 0,妊娠 38 周,LOA 侧切分娩一活婴
2. B 族链球菌感染

📷 病例 2:患者杨某,婴儿

主　诉 拒乳 16 小时,发热 8 小时。

现病史 患儿之母孕 2 产 1 孕 38 周,因产程发动于我院产科侧切分娩,出生时间:2017-02-11 13:28,出生体重 3125g,生后 Apgar 评分 1 分钟 10 分,5 分钟 10 分,胎盘、脐带及羊水未见异常。患儿入院前 16 小时出现进乳后颜面发红,口周青紫,后出现拒乳,入院前 8 小时患儿出现发热,最高 38.4℃,进乳仍差,口周青紫,于我科会诊后建议住院,以"发热待查"为诊断,由产科直接收入我科。

既往史 患儿生后 2~3 小时开奶、每次 20ml/ 次,喂养耐受,24 小时内排便,生后 36 小时出现黄染。

入院查体 T:37.9℃,P:140 次 / 分,R:50 次 / 分,BP:67/42mmHg,BW:3100g。足月儿貌,神志模糊,状态反应较差,周身皮肤黄染,散在花纹,前囟膨隆,张力增高,大小约 1.0cm×1.0cm,无波动感,颈强,呼吸浅表不规则,未吸氧下经皮血氧饱和度不能维持在 85% 以上,双肺听诊呼吸音粗,可闻及明显水泡音,鼻扇及三凹征阳性,心音有力,律不齐,可闻及杂音,脐带结扎完好,表面无渗出,腹软,无胃肠型及蠕动波,腹肌紧张,肝肋下 2.0cm,脾肋下未及,双手足青紫,四肢肌张力明显增强,未见水肿,肢端末梢稍凉,CRT5 秒,原始反射引出不完全。头围 34cm,胸围 34cm,身长 49cm。

辅助检查 经皮血氧饱和度:90%~92%。

血气离子分析:酸碱度 7.11;二氧化碳分压 61mmHg;氧分压 55mmHg;钾离子 4.1mmol/L;葡萄糖 10.9mmol/L;钠离子 135mmol/L;乳酸 7.0mmol/L;血氧饱和度 75%;血液剩余碱 −11.0mmol/L。CRP:67.3mg/L;降钙素原:32.53ng/ml。

血常规:白细胞计数 $4.7×10^9$/L;中性粒细胞百分比 68.9%;血红蛋白 157g/L;血小板计数 $104×10^9$/L;网织红细胞百分比 3.19%。

入院诊断 1. 脓毒症(B 族链球菌)
2. 新生儿肺炎
3. 失代偿性代谢性酸中毒

诊疗经过 患儿复苏气囊加压通气,清理呼吸道,吸氧 3L/min,经皮血氧饱和度维持在 90%~92%,予完善新生儿血气离子分析:酸碱度 7.11;二氧化碳分压 61mmHg;氧分压 55mmHg;钾离子 4.1mmol/L;葡萄糖 10.9mmol/L;钠离子 135mmol/L;乳酸 7.0mmol/L;血氧饱和度 75%;血液剩余碱 −11.0mmol/L;立即予患儿气管插管呼吸机辅助通气治疗,初调参数:FiO₂ 0.3,PIP 3cmH₂O,PEEP:3cmH₂O,RR 20 次 / 分。急检血结果回报:CRP 67.3mg/L;降钙素原 32.53ng/ml;血常

规 +BG+RC：白细胞计数 4.7×10⁹/L；中性粒细胞百分比 68.9%；血红蛋白 157g/L；血小板计数 104×10⁹/L；网织红细胞百分比 3.19%；予头孢曲松钠他唑巴坦钠（优他能）联合万古霉素抗感染；急诊完善胸部 CT 示气管插管术后改变，双肺内多叶段多发炎症，部分实变，以右肺上叶为甚。心脏超声提示动脉导管开放状态，宽约 3.3mm，大动脉水平左向右分流；心房水平左向右分流，房间隔中部可探及左向右分流信号，分流束宽约 4.2mm；左心稍大，静息状态下左室整体收缩功能正常。完善腰穿提示血糖 0.60mmol/L；氯 117.7mmol/L；蛋白 2.60g/L；脑脊液常规检查（CSF）：外观黄色半透明；潘氏试验阳性（+）；白细胞计数 1097×10⁶/L；单个核细胞计数 663×10⁶/L；多核细胞计数 434×10⁶/L；红细胞计数 1000.000×10⁶/L；一般细菌涂片检查：细菌涂片结果找到革兰阳性球菌；予头孢曲松钠他唑巴坦钠升级为美罗培南抗感染，地塞米松减轻颅内组织粘连，多巴胺静点改善微循环，丙球支持治疗。完善 DIC 常规（急诊）：凝血酶原时间 15.20 秒；凝血酶原标准化比值 1.4；活化部分凝血活酶时 83.6 秒；纤维蛋白原含量 4.33g/L；D-二聚体 1145μg/L；予输注血浆改善凝血，后复查 DIC 常规正常。入院第 2 天，予患儿改为无创呼吸机辅助通气治疗，加用盐酸氨溴索静侧化痰，布地奈德气雾剂（普米克）及盐酸氨溴索每天 3 次泵吸降低气道高反应，后更改为每天 6 次泵吸。入院第 3 天，停用多巴胺；脑脊液及血液细菌培养均提示 B 族链球菌生长，继续万古霉素联合美罗培南抗感染。入院后对症治疗后患儿病情较前明显缓解，神志清晰，状态反应明显较前缓解，恢复自主呼吸，开始进食少量母乳，周身红润，四肢张力可。家属因个人原因要求中止一切治疗，要求退院。反复向家属交代目前病情好转，但需进一步巩固治疗，复查相关指标，若停止以上治疗，可能引起病情加重，甚至危及生命，家属知情理解，坚决要求签字退院。

出院诊断　1. 脓毒症（B 族链球菌）

2. 化脓性脑膜脑炎（B 族链球菌）

3. 新生儿肺炎

4. Ⅱ型呼吸衰竭

5. 失代偿性代谢性酸中毒

二、病例解析

（一）诊断与治疗要点

1. 孕妇 GBS 诊断的关键

B 族链球菌（Group B Streptococcus，GBS）是 β-溶血性链球菌的一种，又名无乳链球菌，为条件致病菌，一般寄生在人体下消化道或者泌尿生殖道中，带菌率随人种、地域、年龄不同而不同，在健康人群中带菌率高达 20%~40%，国内孕妇的带菌率约为 5%~15%。GBS 感染对母婴均具有较大危害：通过产道上行扩散感染子宫和胎膜，GBS 易使带菌孕妇发生晚期流产、早产、胎膜早破，也可引起绒毛羊膜炎、产褥感染等；围产期和分娩期 GBS 感染新生儿，易引起新生儿肺炎、脑膜炎和败血症等疾病，目前是新生儿严重感染病原菌的第 1 位。因此，临床上做好围生期 GBS 感染的筛查，给予 GBS 感染母儿及时适当的治疗，改善不良妊娠结局具有重要的临床意义。

（1）检测的对象：我国对 GBS 的研究起步晚，临床上多参照 2002 年美国疾病预防与控制中心（CDC）指南，建议所有妊娠期女性，无论早发型 GBS 危险因素是否存在，均在孕 35~37 周进行 GBS 携带筛查，或者在分娩前 3~5 周，例如双胞胎的检测在妊娠 32~34 周进行。

（2）检测的方法：GBS 感染检测部位包括宫颈、阴道、直肠和肛门，常用的检测部位为阴道下 1/3 和直肠。直肠采集标本时，取材部位需超过肛门括约肌；采集宫颈标本时，不需使用窥器，并同时采集阴道和直肠标本，以提高 GBS 检测的阳性率。对于可疑败血症或子宫内膜炎的孕妇，还应检测羊水、血液或尿液中是否存在 GBS。

在本病例中，患者在孕 35 周时于我院检测结果提示："B 族链球菌感染"，在接诊确诊为 GBS 感染的患者应该提高警惕。对于此类患者在分娩前大于 4 小时需予以抗生素预防性治疗。因为对于孕妇而言，GBS 感染可导致孕妇发生胎膜早破，早产，绒毛膜羊膜炎，泌尿系统感染，败血症等。该患者入院后分娩发动，计划阴道分娩，予以积极行抗生素预防性治疗。

2. 孕妇 GBS 感染治疗的关键

（1）治疗对象：2017 年 RCOG 指南建议在以下情况对孕妇行 GBS 的抗生素治疗：①近期患 GBS 菌尿症；②既往孕产史有新生儿 GBS 感染史，本次计划阴道分娩；③早产并计划阴道分娩；④胎膜早破合并 GBS 感染；⑤本次妊娠 GBS 感染，计划阴道分娩。以下情况不需要使用抗生素：①分娩未发动或胎膜未破时行剖宫产；②此次妊娠 GBS 筛查阴性。

（2）抗生素的选择：GBS 对青霉素和大部分 β-内酰胺类抗生素敏感。青霉素是治疗 GBS 感染的首选药物，广谱抗生素氨苄西林为备选药物；青霉素过敏者根据药敏试验结果依次选择头孢唑林、克林霉素和万古霉素。2017 年 RCOG 指南不再推荐使用红霉素进行 GBS 的治疗。若分娩时产妇 T≥38℃且不知道是否有 GBS 感染，建议对产妇使用对 GBS 敏感的广谱抗生素。

（3）给药时间：GBS 感染预防性使用抗生素应在分娩前 4 小时以上，一般给予抗生素治疗直至分娩结束。Money 等在 *Journal of obstetrics and gynaecology Canada* 发表的文章主张早产或胎膜早破 GBS 检测阳性的孕妇，预防性使用抗生素至少 48 小时。胎膜早破合并 GBS 感染应立即提供抗生素预防 GBS 感染的同时尽可能快的诱导分娩。若产妇既往妊娠时曾检测到 GBS 感染，需向其解释本次妊娠 GBS 携带的可能性，可提供抗生素预防预防性治疗，也可在预产期前 3~5 周（孕 35~37 周）行细菌学检测。

（4）给药剂量：对青霉素不过敏者，首次使用抗生素治疗 GBS 需给予 500 万 U 青霉素 G 或 2g 氨苄西林作为负荷剂量，随后每 4 小时静脉注射 250 万~300 万 U 青霉素 G 或 1g 氨苄西林，直至分娩；对青霉素过敏者，如无血管神经性水肿、呼吸窘迫、荨麻疹等严重过敏表现，可应用头孢唑林进行预防，负荷量 2g 静脉滴入，然后 1g/8h，直至分娩。若出现严重过敏反应，建议孕前筛查同时检测 GBS 对克林霉

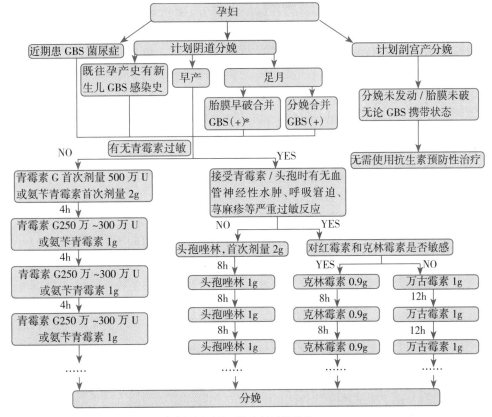

备注：* 立即提供抗生素预防 GBS 感染的同时尽可能快的诱导分娩。
若分娩时产妇 T≥38℃且不知道是否有 GBS 感染，建议对产妇使用对 GBS 敏感的广谱抗生素。
若产妇既往妊娠时曾检测到 GBS 感染，需向其解释本次妊娠 GBS 携带的可能性，可在分娩时提供抗生素预防或者在预产期前 3~5 周（孕 35~37 周）行细菌学检测。

图 2-1 孕妇 GBS 感染的治疗

素和红霉素的敏感性,如果均敏感可以每8小时静脉注射0.9g克林霉素,若对于克林霉素耐药则建议每12小时静脉注射1g万古霉素。2012年Bakhtiari等在 *Iranian journal of public health* 发表的文章指出,在可疑新生儿脓毒血症时,应立即静脉给予抗生素,用药48~72小时,直至实验室培养结果报告。2015年Porta在 *Official Journal of the American Academy of Physician Assistants* 发表的文章指出若无并发脑膜炎,用药疗程10天;若并发脑膜炎,用药至脑脊液培养阴性,疗程至少2周。

在本病例中,患者青霉素试敏呈阴性,予以青霉素500万U静脉静点,4小时后予以青霉素250万U静脉静点,后每隔4小时予以青霉素250万U静脉滴注,直至阴式分娩结束。患者产后恢复良好,无发热,无咳嗽咳痰,无腹痛腹胀,无尿道刺激等其他感染症状。孕妇健康出院。

3. 新生儿GBS感染的诊治

母体感染GBS被认为是新生儿感染的高危因素。孕妇GBS检测阳性分娩的新生儿中约有41.7%GBS阳性,其中仅1%~2%的新生儿发病,但一旦发病新生儿的病死率高达26%~50%。因此对于有感染症状的新生儿,需检测其血液、脑脊液或呼吸道分泌物中GBS感染情况以达到确诊目的。但在临床上考虑到发病后的高病死率,通常在细菌培养结果未出时即开始给予抗生素预防性治疗。

目前临床上普遍以患儿发病时间及临床表现的差异,将新生儿和婴儿GBS感染分为两型:①早发型感染:约占新生儿感染的80%,常在患儿出生后7天内发生且以生后24小时内发生多见,主要临床表现为发绀、呼吸困难甚至呼吸暂停等症状,少数表现为昏睡及颅内压增高等脑膜炎症状,若治疗不及时病情恶化可出现败血症,循环障碍及体温调节异常等症状。②晚发型感染:约占新生儿感染的20%,常在患儿出生7天后至出生后3个月发生,多见于足月儿,常呈隐匿性发病,主要临床表现为败血症、脑膜炎,约50%迟发型GBS感染引起脑膜炎的患儿出现听力丧失、脑积水或语言发育障碍等后遗症。近年来亦有GBS导致患儿出现蜂窝织炎或骨关节炎等的报道。目前随着抗生素的使用,早发型GBS感染的病死率已由50%降至5%,足月新生儿GBS感染的病死率仅为2%~3%,但早产儿的病死率仍高达30%。与早发型GBS感染相比,迟发型GBS感染患儿的病死率较低,仅为2%~6%,但迟发型患儿的预后较差、并发症较多。

当可疑新生儿脓毒血症时,应立即静脉给予抗生素用药48~72小时,直至实验室培养结果报告。若无并发脑膜炎,用药疗程10天;若并发脑膜炎,用药至脑脊液培养阴性,疗程至少2周。

本病例中,新生儿于产后第2天发病,出现发热,体温最高38.4℃,吃奶状态差,嘴唇发绀,皮肤轻度黄染,四肢肌张力较差,结合孕妇GBS感染病史,考虑GBS早发型感染可能性大,因此建议新生儿尽快住院行进一步诊治。在住院期间及时予以辅助通气,纠正酸碱失衡,予以抗生素对症治疗后病情好转,脑脊液及血液细菌培养均提示无乳链球菌生长,证实新生儿GBS早发型感染,新生儿肺炎,化脓性脑膜炎,可惜该患者及家属因个人原因要求中止一切治疗,拒绝复查及进一步治疗,要求退院,住院治疗被迫中断。

(二) 误诊误治防范

1. 新生儿肺炎的鉴别诊断

(1) 呼吸道合胞病毒肺炎:是最常见的病毒性肺炎,本病多见于婴幼儿,其中半数以上为1岁以内的婴儿,潜伏期4~5天。初期可见咳嗽、鼻塞。2/3的病例有高热,但为非持续性的,多数为1~4天,少数为5~8天,1/3患儿中度发热,多持续1~4天。多数病例的热程为4~10天,轻症病例呼吸困难,神经症状不显著;中、重症者有较明显的呼吸困难、喘憋、口唇青紫及三凹征,少数重症病例也可并发心力衰竭。胸部听诊多有细小或粗中湿啰音,叩诊一般无浊音,少数有过清音。重者可并发心力衰竭,呼吸功能衰竭。X线表现为两肺可见小点片状,斑片状阴影,外周血白细胞总数大多正常。

(2) 腺病毒肺炎:是我国儿童中常见的一种由腺病毒感染所致的肺炎,多发生于6个月至2岁的婴幼儿,是婴幼儿肺炎中最严重的类型之一,可呈散发或暴发流行。本病起病急,病情重而复杂,并发症多,易出现胸腔并发症及肺外损害,而且缺乏特异性治疗,病死率较高。目前对于腺病毒肺炎的治疗尚无特效药物,除给予一般的抗病毒治疗外,可给予丙种球蛋白调节机体免疫,加速腺病毒的清除,促进疾病恢复。本病常合并细菌感染,可根据病情合理选择抗菌药物。严重呼吸衰竭者,需使用呼吸机辅助呼吸,出现并发症时及时给予相应治疗。

(3) 肺炎链球菌肺炎:是5岁以下儿童最常见的细菌性肺炎。肺炎链球菌是人体上呼吸道寄居的正常菌群,可通过空气飞沫传播,也可在呼吸道自体转移。当机体抵抗能力下降,或大量细菌侵入时,可进入组织或穿透黏膜屏障进入血流引起感染,支气管肺炎是儿童肺炎链球菌肺炎最常见的病理类型。儿童也可表现为大叶性肺炎,多见于年长儿,病变主要表现以纤维素渗出和肺泡炎为主,典型病变可分为充血水肿期、红色肝样变期、灰色肝样变期、溶解消散期。临床起病多急骤,可有寒战、高热可达40℃,呼吸急促、呼气呻吟、鼻翼扇动、发绀,可有胸痛,最初数日多咳嗽不重,无痰,后可有痰呈铁锈色,轻症者神志清醒,重者可有烦躁,嗜睡,惊厥,谵妄甚至昏迷等缺氧中毒性脑病表现,亦可伴发休克,急性呼吸窘迫综合征等,肺部体征早期只有轻度叩诊浊音或呼吸音减弱,肺实变后可有典型叩诊浊音,语颤增强及管状呼吸等,胸部 X 线检查,早期可见肺纹理增强或局限于一个节段的浅薄阴影,以后有大片阴影均匀致密,占全肺叶或一个节段,经治疗后逐渐消散。外周血白细胞总数及中性粒细胞均升高。

(4) 金黄色葡萄球菌肺炎:病原为金黄色葡萄球菌,由呼吸道入侵或经血行播散入肺,新生儿婴幼儿免疫力功能低下,故易诱发金黄色葡萄球菌肺炎。由于病变发展迅速,组织破坏严重,故易形成肺脓肿、脓胸、脓气胸、肺大疱、皮下气肿,并可引起败血症及其他器官的迁徙性化脓性病灶,如化脓性心包炎、脑膜炎、皮肤脓肿。临床特点为起病急,病情严重,进展快,全身中毒症状明显,发热多呈弛张热型,但早产儿和体弱儿有时可无发热或仅有低热,患者表现为面色苍白、烦躁不安、咳嗽、呻吟、呼吸浅快和发绀,重症者可发生休克。X 线检查:胸部 X 线可有小片状影,病变发展迅速,甚至数小时内可出现小脓肿、肺大疱或胸腔积液,因此在短期内应重复摄片,病变吸收较一般细菌肺炎缓慢,重症病例在两个月时间内可能还未完全消失。外周白细胞多数明显升高,中性粒细胞增高伴核左移,并有中毒颗粒,婴幼儿和重症患者可出现外周血白细胞减少,但中性粒细胞百分比仍较高。

2. 新生儿脑膜炎的鉴别诊断

(1) 化脓性脑膜炎:是由各种化脓性细菌引起的脑膜炎,2/3 以上的病例是由脑膜炎球菌、肺炎链球菌和流感嗜血杆菌三种细菌引起。致病菌可有多种途径入侵脑膜,最常见的途径是通过血流,其次为邻近器官组织的感染和颅腔存在直接的通道。本病是小儿,尤其是婴幼儿时期常见的中枢神经系统感染性疾病,临床上以急性发病、惊厥、意识障碍、颅内压增高和脑膜刺激征及脑脊液脓性改变为特征。临床表现可简单概括为三个方面:一是感染中毒及急

性脑功能障碍症状,包括发热、烦躁不安和进行性加重的意识障碍。二是颅内压增高的表现,包括头痛、呕吐、婴儿则有前囟饱满和张力增高,头围增大等。三是脑膜刺激征。以颈强直最常见,其他如 Kernig 征和 Brudzinski 征阳性。

实验室检查:脑脊液检查是确诊本病的重要依据,典型病例表现为脑脊液压力增高、外观混浊,似米汤样,白细胞总数明显增多。此外对所有疑似化脓性脑膜炎病例行血培养均有助于找到致病菌。此外,本病可有并发症和后遗症如硬脑膜下积液、脑室管膜炎、抗利尿激素异常分泌综合征、脑积水、各种神经功能障碍等。

(2) 结核性脑膜炎:相比于化脓性脑膜炎,结核性脑膜炎呈亚急性起病,不规则发热 1~2 周后才出现脑膜刺激征、惊厥或意识障碍等表现,或于昏迷前先有脑神经或肢体麻痹。结核接触史、PPD 阳性或肺部等其他部位结核病灶者均支持结核性脑膜炎的诊断,结核性脑膜炎患儿脑脊液外观呈毛玻璃样,白细胞多 $<500 \times 10^6/L$,分类以淋巴细胞为主,薄膜涂片抗酸染色和结核分枝杆菌培养可帮助确立诊断。

(3) 病毒性脑炎:临床表现与化脓性脑膜炎相类似,感染中毒及中枢神经系统症状均较化脓性脑膜炎轻,病程自限,大多不超过 2 周。脑脊液较清亮,白细胞数为 0 至数百 $10^6/L$,分类以淋巴细胞为主,糖含量正常。脑脊液中特异性抗体和病毒分离有助诊断。

(4) 隐球菌性脑膜炎:临床和脑脊液改变与结核性脑膜炎相似,但病情进展可能更缓慢,头痛等颅内压增高表现更持续和严重,诊断有赖于脑脊液涂片墨汁染色和培养找到致病真菌。

(三)相关探讨

1. 是否所有孕妇均需要行 GBS 感染的筛查?

2017 年 9 月 Royal College Obstetricians & Gynaecologists(RCOG)指南不推荐对所有妊娠期女性进行普遍的 GBS 筛查,因目前没有证据表明 GBS 常规筛查的利大于弊,理由如下:①许多妇女携带GBS,在大多数情况下,她们的婴儿是安全出生的,没有感染;②在妊娠后期进行筛查,并不能准确预测哪些婴儿会感染 GBS;③ 17%~25% 的女性在妊娠35~37 周筛查时 GBS 阳性,在分娩时呈阴性,5%~7% 的女性在妊娠 35~37 周筛查时 GBS 阴性,在分娩时呈阳性;④在许很多严重感染 GBS 的婴儿都是在建议的筛查时间之前早产的。

2. 哪类孕妇是 GBS 感染的重点筛查对象?

临床上妊娠期女性感染 GBS 主要的临床不良

预后是早发型新生儿的 GBS 感染,后者发生的临床危险因素主要有:①既往孕产史有新生儿 GBS 感染史;②妊娠期间通过细菌学检查发现 GBS 携带(如尿路感染或阴道分泌物拭子检测阳性);③早产;④胎膜破裂的时间的延长;⑤疑似产妇产时感染,包括绒毛膜羊膜炎;⑥发热。因此,对于上述妊娠期女性,建议行 GBS 感染的筛查。

3. 是否感染 GBS 的孕妇均需要接受抗生素治疗?

并不推荐经阴道或直肠拭子培养 GBS 阳性的患者接受产前治疗。建议在分娩前大于 4 小时予以抗生素预防性治疗。此外,分娩未发动或胎膜未破时行剖宫产也无需接受抗生素治疗

4. GBS 感染与分娩方式的选择。

分娩的方式不以 GBS 的携带状态而改变。

5. 人工破膜与新生儿早发型 GBS 感染。

人工破膜不增加新生儿早发型 GBS 感染的风险。因此 GBS 感染不是人工破膜的禁忌证。

6. 产时发热抗生素的选择

在不能确定是否有 GBS 定值时,产时发热(≥38℃)往往与 GBS 风险增加有关,体温升高可能提示绒毛膜羊膜炎,此时推荐使用对 GBS 敏感的广谱抗菌药物而不是青霉素 G。

7. 红霉素与 GBS 感染的治疗

NICE 早产和分娩指南建议所有未足月胎膜早破的产妇应口服红霉素 250mg,4 次 / 天,最多 10 天或直至产妇分娩(可能更快),对红霉素耐受或有红霉素禁忌证的产妇可口服青霉素持续相同的时间。但是,2017 年 RCOG 指南不再推荐使用红霉素进行 GBS 的治疗。

8. GBS 感染的检测方法

(1)微生物学检测方法:GBS 直接培养法是确诊 GBS 感染的金标准,可同时明确敏感抗生素的种类,是新生儿 GBS 感染的首选检测方法。GBS 直接培养法的缺点是检测时间较长、对培养液的要求较高,且由于阴道及肛门周围粪肠球菌等杂菌混杂,检测结果的假阳性率和假阴性率均较高。

(2)免疫学检测方法:GBS 免疫学检测方法采用特异性抗体检查 GBS 抗原,包括乳胶微粒凝集试验、对流免疫电泳试验、协同凝集试验和酶联免疫试验等方法。抗原检测法的优点是检测迅速,但敏感性和特异性稍低,易出现假阴性结果,GBS 菌量较少时难以检测出来。

(3)分子生物学检测方法:GBS 分子生物学检测方法即采用实时荧光定量 PCR 方法,通过设计特异性引物和探针,使 GBS 靶基因快速准确的扩增百万倍,达到迅速、敏感检测 GBS 的目的。PCR 检测 GBS 的特异性和阳性预测值均为 100%,灵敏度达 97%,阴性预测值达 98.8%。标本送至实验室后,40~100 分钟内即可得到检测结果。但是此方法价格相对昂贵,难以在临床广泛开展。

GBS 的管理不因检测的方法而改变。

9. 既往妊娠期检测到 GBS 感染,本次妊娠的处理方式

若产妇既往妊娠时曾检测到 GBS 感染,需向其解释本次妊娠 GBS 携带的可能性,可提供抗生素预防预防性治疗,也可在预产期前 3~5 周(孕 35~37 周)行细菌学检测。

10. 妊娠期的 GBS 细菌尿的管理

临床医师应向在妊娠期发现尿液 GBS 感染的女性提供抗生素预防性治疗。

11. GBS 感染与水中分娩

GBS 感染的产妇可以进行水中分娩,前提是产妇接受了抗生素药物的预防治疗。

12. GBS 感染与早产

对未足月胎膜早破的产妇不建议做细菌学检测,一旦确认分娩发动或引产,不因 GBS 状态如何均应给予抗菌药物预防。对于妊娠期或既往妊娠有过 GBS 定植的产妇来说,不到 34 周的早产围产期感染的风险较高。对于超过 34 周的产妇来说,如果是 GBS 携带者,可能会加快分娩速度,若合并胎膜早破应立即提供抗生素预防 GBS 感染的同时尽可能快的诱导分娩。

13. 疑似青霉素过敏的 GBS 感染孕妇抗生素的选择

选择取决于过敏的严重程度。如果既往病史所描述的反应不是本质上的过敏反应(只是呕吐),那么应该给予青霉素。如果过敏不严重(即没有过敏反应、血管性水肿、呼吸窘迫或荨麻疹),可以静脉注射头孢菌素类。若严重过敏,再依次克林霉素和万古霉素。

14. GBS 感染与母乳喂养

不管是否 GBS 感染情况如何,均鼓励母乳喂养。

15. GBS 相关疫苗

随着 GBS 耐药率的增加,疫苗的使用可能是预防 GBS 感染的未来趋势。研究表明孕妇与新生儿体内Ⅲ型 GBS 抗体平均浓度的相关系数为 0.86,当

孕妇体内抗体浓度 >2mg/L 时,孕妇无菌率为 90%,新生儿无菌率高达 97%。因此理论上疫苗在预防 GBS 感染中可以起到重要的作用。针对 GBS 的疫苗目前主要有以下 3 种:荚膜多糖疫苗、荚膜多糖蛋白结合疫苗、蛋白疫苗。但是所有疫苗目前均处于研发状态,尚不可应用于临床。

(赵岩)

参考文献

1. Melin P,Efstratiou A. Group b streptococcal epidemiology and vaccine needs in developed countries . Vaccine,2013,31 Suppl 4:31-42
2. Wang P,Tong JJ,Ma XH,et al. Serotypes,antibiotic susceptibilities,and multi-locus sequence type profiles of streptococcus agalactiae isolates circulating in beijing,china . PloS one,2015,10(3):e0120035
3. Landwehr-Kenzel S,Henneke P. Interaction of streptococcus agalactiae and cellular innate immunity in colonization and disease. Front Immunol,2014,5:519
4. 黄晓玲、林云霞、梁敏洪、等 . 妊娠晚期妇女 b 族链球菌带菌情况与母婴预后的关系 . 中国计划生育和妇产科,2015,10:45-47
5. Verani JR,McGee L,Schrag SJ. Prevention of perinatal group b streptococcal disease--revised guidelines from cdc,2010. MMWR Recommendations and reports : Morbidity and mortality weekly report Recommendations and reports,2010,59(Rr-10):1-36
6. Aloisio I,Mazzola G,Corvaglia LT,et al. Influence of intrapartum antibiotic prophylaxis against group b streptococcus on the early newborn gut composition and evaluation of the anti-streptococcus activity of bifidobacterium strains. Applied microbiology and biotechnology,2014,98(13):6051-6060
7. Baker CJ,Byington CL,Polin RA. Policy statement-recommendations for the prevention of perinatal group b streptococcal(gbs)disease. Pediatrics,2011,128(3):611-616
8. Edmond KM,Kortsalioudaki C,Scott S,et al. Group b streptococcal disease in infants aged younger than 3 months:Systematic review and meta-analysis. Lancet(London,England),2012,379(9815):547-556
9. 仝净净,姚开虎,杨永弘 . 新生儿 b 族链球菌感染预防策略的研究进展 . 中国当代儿科杂志,2014,10:1075-1080
10. Bakhtiari R,Dallal MS,Mehrabadi J,et al. Evaluation of culture and pcr methods for diagnosis of group b streptococcus carriage in iranian pregnant women. Iranian journal of public health,2012,41(3):65-70
11. Porta K,Rizzolo D. Preventing group b streptococcal infections in newborns. JAAPA : official journal of the American Academy of Physician Assistants,2015,28(3):24-29

第二节 胎膜早破

| 病例 | 胎膜早破并发胎盘早剥

一、病例简述

 病例 1:患者赵某某,女,29 岁

主 诉 停经 9 月余,阴道大量血性液体 1 小时。

现 病 史 患者平素月经欠规律,呈 15 岁,7 日 /35 日型,经量正常,无痛经。患者月经欠规律,经推算 LMP:2016-07-06,EDC:2017-04-12。患者停经 1 个月时验尿 hCG+,停经 50 余天左右行 B 超检查提示符合孕周,孕早期无明显恶心呕吐。否认药物毒物接触史。孕期定期产检,OGTT 空腹血糖 5.8mmol/L,餐后 1 小时血糖 9.1mmol/L,餐后 2 小时 8.5mmol/L,孕期未用药,自行饮食控制,孕期血糖控制良好,血压无明显异常,唐氏筛查低风险。孕 5 个月左右出现胎动,规律活动至今,1 小时前无明显诱因出现阴道大量血性液体,pH 试纸变色,遂急诊入我科。孕期无发热,无头晕头迷,无视物不清,双下肢无明显水肿,饮食睡眠正常,二便正常。

既 往 史 1992 年行阑尾切除术。患者否认药物及食物过敏史,否认肝炎、结核等传染病病史,否认甲减、甲亢病史,否认外伤及输血史,否认心脏病、高血压、糖尿病。

孕产史 孕 2 产 0,人流 1 次。

入院查体 一般查体:T:36.8℃,P:80 次 / 分,BP117/82mmHg,R:18 次 / 分。神清语明,查体合作,结膜无苍白,巩膜无黄染,心肺听诊未闻及异常,腹部膨隆,无压痛,未扪及明显宫缩,双下肢无水肿,四肢活动良。

产科查体:呈纵产式腹型,宫高 30cm,腹围 105cm,胎心率 145 次 / 分,未及缩。窥器内诊:阴道内大量血性液体,宫口未开未消,未见明显活动性出血。

辅助检查 滑翔急诊超声扫查(2017-03-17,我院):胎儿超声测量值:双顶径约 9.3cm,头围约 33.4cm,腹围约 34.2cm,股骨长约 7.4cm。胎儿心率约 132 次 / 分。脐动脉 S/D:1.8。羊水深度约 2.7cm,羊水指数 7。胎儿颅骨呈类圆形环状回声。脊柱颈胸段未见明显中断,腰骶部显示不清。胎盘附着在子宫前壁,厚约 3.4cm。成熟度Ⅰ~Ⅱ级。胎盘下缘距宫颈内口 >7cm。母体有效宫颈长度约 3.0cm,宫颈内口未见明显开放。①晚期妊娠,单胎,头位;②羊水偏少。病情变化随诊。

入院诊断 1. 阴道流血原因待查

2. 妊娠期糖尿病

3. 胎膜早破

4. 孕 2 产 0,妊娠 37 周,LOA

诊疗经过 患者孕刚足月,阴道大量血性液体入院,阴道流血原因待查,胎膜早破,完善我院胎儿常规超声,患者现不除外胎盘早剥、前置胎盘、前置血管破裂可能,向患者及家属交代病情及相关风险,患者及家属要求立即剖宫产终止妊娠,做好术前准备。于 CSEA 下行子宫下段剖宫产术 + 双侧子宫动脉结扎术,术中经过顺利,于 4:58 剖娩一活婴,体重 2955g,身长 48cm,头 / 胸围 35cm/33cm,Apgar 评分 1 分钟 10 分,5 分钟 10 分。术中见胎盘剥离面约 1/5,子宫收缩欠佳,出血多,予其缩宫素 20IU、卡贝缩宫素 1 支侧管,卡前列素氨丁三醇 25μg 子宫壁注射后,出血未见明显减少,遂予其结扎双侧子宫动脉上行支,子宫收缩良,流血减少,予其关腹。向患者及家属交待,术后仍有子宫大出血可能,严重有失血性休克,必要时需介入行子宫动脉栓塞术,如出血仍未减少,需二次开腹切除子宫,切除子宫后,患者永久丧失生育能力,必要时转入 ICU 病房,费用高,预后不保证。术中出血 400ml,常规冲洗消毒切口,关腹,术毕安返病房。术中留置尿管通畅,尿色清,尿量 100ml。术后第三天恢复良好,出院。

出院诊断 1. 胎盘早剥(双侧子宫动脉结扎术后)

2. 胎膜早破

3. 妊娠期糖尿病

4. 孕 2 产 0,妊娠 37 周,LOA,剖娩一活婴

病例 2:患者孙某某,女,29 岁

主诉 停经 6 月余,胎动 2 月余,阴道流液 17 小时。

现病史 平素月经规律,呈 12 岁 6~7 日 /30 日型,经量正常,偶有痛经。患者 2017-05-25 行 IVF-ET 术移植 2 枚胚胎,推测 LMP:2017-05-08,EDC:2018-02-12。患者移植 14 天后测血 HCG(+),确诊为早孕,孕 8 周因单角子宫于我院辅助生殖科行减胎术,停经 1 个月余行 B 超下可见胎心、胎芽。孕早期无恶心呕吐等早孕反应。孕早期无放射线及药物接触史。孕 4 月左右始自觉胎动,活跃至今。孕期定期产检,OGTT 正常。唐氏筛查正常。患者自诉今日凌晨 4 时出现阴道流液伴流血,遂就诊于当地医院,未予特殊处理,后自诉持续出现少量阴道流液,遂就诊于我院急诊,现为进一步治疗急诊入我科。患者现无发热,无腹痛,偶有腹部紧缩感,无头晕头疼,无视物不清,双下肢轻度水肿,少量阴道流血流液,饮食可,睡眠可,二便正常。

既往史 2015 年于沈阳曙光医院行宫腹腔镜联合手术切除残角子宫,否认药物及食物过敏史。否认

外伤、输血史，否认糖尿病及高血压心脏病病史。无家族遗传病史。

孕 产 史　孕 1 产 0。

入院查体　一般查体：T 36.6℃，P 84 次 / 分，BP：109/48mmHg，神清语明，未见贫血貌，心肺听诊未闻及异常，腹膨隆，腹部无压痛、反跳痛及肌紧张感，双下肢轻度水肿，四肢活动良。

产科检查：呈纵产式腹型，宫高 29cm，腹围 93m，消毒内诊：外阴发育正常，阴道畅，宫颈居后，质韧，未消，未开，先露儿头，S^{-3}。

辅助检查　彩超（2017-11-13，盛京医院）：急诊超声扫查：胎儿超声测量值：双顶径约 7.1cm，头围约 25.8cm，腹围约 23.6cm，股骨长约 5.2cm。胎儿心率约 152 次 / 分。脐动脉 S/D：2.0。胎盘厚度约 2.6cm。羊水深度约 2.7cm，羊水指数 7。胎儿颅骨呈类圆形环状回声。脊柱颈胸段未见明显中断，腰骶部显示不清。胎盘附着在子宫前壁，成熟度 0 级。胎盘下缘距宫颈内口大于 7.0cm。

入院诊断　1. 胎膜早破

2. 先兆流产

3. IVF-ET 术

4. 孕 1 产 0 妊娠 27 周，单胎

诊疗经过　入院后完善相关检查，给予对症补液、抗炎、促胎肺成熟对症治疗，动态复查感染指标与彩超。后感染性指标上升，向患者及家属交代相关风险，患者及家属要求剖宫终止妊娠，充分交代手术相关风险，完善术前准备。于 2017-11- 27CSEA 下行子宫下段剖宫产术，于 12:35 头位剖娩一男活婴，体重 1180g，身长 36cm，头 / 胸围 26cm/26cm，Apgar 评分 1 分钟 9 分（呼吸减 1 分），5 分钟 9 分（呼吸减 1 分）。术中羊水清，约 150ml，胎膜黄染，胎盘胎膜完整娩出。术中见盆腔慢性炎症改变，左侧输卵管与卵巢粘连，可见粘连束带，右侧输卵管缺如，残角子宫样改变，右侧见始基子宫。术毕安返病房。术后予补液抗炎促宫缩及补血抗凝等对症治疗，术后三天恢复良好，切口愈合良，患者及家属要求出院，经上级医师同意，予以出院。

出院诊断　1. 胎膜早破

2. 早产儿

3. 极低出生体重儿

4. IVF-ET 术后

5. 孕 1 产 0 妊娠 29 周，剖娩一活婴

二、病例解析

（一）诊治关键

1. 胎膜早破的诊断

胎膜早破（PROM）是指胎膜在临产前发生自发性破裂。多以无诱因突然出现阴道流液为主诉，量时多时少，活动后或在腹压增加，如咳嗽、打喷嚏等时，阴道流液会增加。窥阴器检查可见液体自宫颈流出或阴道后穹隆较多积液，并见到胎脂样物质。

正常阴道液 pH 在 4.5~5.5，由于孕妇羊水呈弱碱性，因此当检出阴道液 pH >6.5 时即可初步怀疑为胎膜早破。但当阴道流出液被血液、尿液、精液、细菌等污染后可造成假阳性，而当流出液量较少时同样可产生假阴性，因此阴道流出液 pH 检测的误差相对较大。胎膜早破还可通过羊膜镜检查或通过取阴道后穹隆积液置于载玻片上，干燥后镜检呈羊齿植物叶状结晶时可高度怀疑为胎膜早破。超声对于胎膜早破的诊断和治疗是非常重要的，通过超声检查，可以了解羊水量，如果羊水比较少，而且在先露部位以下未发现羊水，则有可能是胎膜早破。不过超声检查只能辅助检查，不能进行确诊。动态复查超声监测羊水量有助于发现病情变化，及时处置。

2. 胎膜早破的治疗

（1）足月妊娠胎膜早破：足月 PROM 明确诊断后，应评估母胎状况，排除胎儿宫内窘迫、绒毛羊膜炎、胎盘早剥、胎位异常、母体合并症等。无剖宫产指征者破膜后 2~12 小时积极引产可以显著缩短破膜至分娩的时间，并且显著降低绒毛膜羊膜炎及母体产褥感染的风险，而不增加剖宫产率和阴道助产率及其他不良妊娠结局的发生。

对于子宫颈条件成熟的足月 PROM 孕妇，行缩

宫素静脉滴注是首选的引产方法。若孕妇的胎心监护无可疑应激测试反应,则进行缩宫素刺激引产;若测试呈阴性或者胎心监测过程中孕妇的体温、血白细胞、CRP 指数反应偏高,应进行剖宫产结束分娩。对于宫颈条件不成熟同时无促宫颈成熟及阴道分娩禁忌证者,可应用前列腺素制剂以促进子宫颈成熟,密切监测宫缩情况及胎儿情况,若发生宫缩过频或胎儿宫内窘迫征象应及时取出药物,必要时应用宫缩抑制剂。引产失败:使用缩宫索引产 8~10 小时未临产的孕妇,停止使用缩宫素,休息 10~12 小时后进行第二次引产,根据宫缩速率调整缩宫素静脉滴注的速率,第二次引产 6~8 小时仍未临产的孕妇,则为引产失败,应进行剖宫产结束分娩。破膜超过 12 小时,应积极应用抗生素预防感染。

(2) 未足月胎膜早破(PPROM)的评估和处理:病例二患者入院时根据月经史及孕期彩超核算孕周为 27 周,本次妊娠为辅助生殖珍贵儿,患者及家属强烈要求保胎治疗,向患者及家属交代病情,孕妇 PPROM 随着保胎时间的延长,有绒毛膜羊膜炎,新生儿宫内感染宫内窘迫,预后难以保证等风险。对于孕妇予以硫酸镁静点抑制宫缩,考虑患者 OGTT 无异常,予以地塞米松促胎肺成熟,保胎期间密切监测孕妇生命体征及生化检查尤其是感染指标及胎儿彩超;对于胎儿每天监测胎心评估其宫内状态。后因复查感染指标呈上升趋势,再次向患者及家属交代感染相关风险后终止妊娠。

对于 PPROM 首先应对于孕妇及胎儿状况进行全面评估:①准确核对孕周:根据月经周期、受孕时间、早中孕期超声测量数据等;②评估有无感染;③评估胎儿状况:胎儿大小、胎方位、羊水指数、有无胎儿窘迫;有无胎儿畸形;④评估母体有无其他合并症或并发症,如胎盘早剥等。

立即终止妊娠放弃胎儿:孕周 <24 周:为无生机儿阶段,由于需期待数周才能获得生存可能,早产儿不良结局发生率高,且母儿感染风险大,多不主张继续妊娠,以引产为宜。孕 24~27^{+6} 周 者若要求引产放弃胎儿者,可以依据孕妇本人及家属的意愿终止妊娠。

期待保胎:孕 24~27^{+6} 周符合保胎条件同时孕妇及家人要求保胎者;但保胎时间长,风险大,要充分告知期待保胎过程中的风险。但如果已经羊水过少,羊水最大深度 <20mm 宜考虑终止妊娠。孕 28~33^{+6} 周无继续妊娠禁忌,应保胎、延长孕周至 34 周,保胎过程中给予糖皮质激素和抗生素治疗,

密切监测母胎状况。

若 PPROM 患者已有规律宫缩,建议使用宫缩抑制剂 48h,完成糖皮质激素促胎肺成熟的处理。完成上述处理后,如果仍有规律宫缩应重新评估绒毛膜羊膜炎和胎盘早剥的风险,如有明确感染或已经进入产程不宜再继续保胎,临产者应用宫缩抑制剂不能延长孕周。

不宜继续保胎采用引产或剖宫产终止妊娠:孕 34~36 周 $^{+6}$,已接近足月者,90% 以上的胎儿肺已经成熟,新生儿发生呼吸窘迫综合征(RDS)的概率显著下降,早产儿的存活率接近足月儿,则不宜保胎;目前,国内外学术界对于是否延长孕周至 35 周尚无统一的意见,建议依据孕妇本人状况和意愿及当地医疗水平决定是否期待保胎,但要告知延长孕周有增加绒毛膜羊膜炎等发生的风险。

PPROM 胎儿娩出后建议有条件者行胎盘胎膜病理检查,明确有无组织病理性绒毛膜羊膜炎。对于可疑宫内感染或明确的宫内感染者行羊膜腔和新生儿耳拭子培养。

3. 绒毛膜羊膜炎的诊治

破膜时间越长,绒毛羊膜炎的风险越大。动态监测感染指标对于胎膜早破患者病情变化及其处置具有很大的价值。急性临床绒毛膜羊膜炎的主要表现为孕妇体温升高(体温 >37.8℃)、脉搏增快(≥100 次 / 分钟)、胎心率增快(≥160 次 / 分钟)、宫底有压痛、阴道分泌物异味、外周血白细胞计数升高(≥15×10^9/L 或核左移)。孕妇体温升高的同时伴有上述 2 个或以上的症状或体征可以诊断为临床绒毛膜羊膜炎。处理:及时应用抗生素,一旦确定诊断应尽快终止妊娠,不能短时间内阴道分娩患者应选择剖宫产术终止妊娠。有条件者可行羊膜腔和新生儿耳拭子培养及胎盘胎膜送病理检查,但是有典型的临床感染的症状如果无病理支持并不能否认宫内感染的诊断。新生儿按高危儿处理。

4. 胎膜早破并发胎盘早剥的诊治

病例一患者胎膜早破的诊断不难:无明显诱因阴道大量流液,PH 试纸变蓝,彩超提示羊水减少进一步支持了胎膜早破的诊断。该胎膜早破并发了胎盘早剥这一严重并发症,主要是因为胎膜早破导致了宫腔压力骤减。术前可能提示胎盘早剥的体征有阴道大量血性液体,但前置胎盘,前置血管破裂亦可导致阴道大量流血。考虑患者孕已足月,向患者及家属交代病情后急诊行剖宫产终止妊娠,并在术中证实了胎盘早剥的诊断。

妊娠 20 周后或分娩期,正常位置的胎盘在胎儿娩出前,部分或全部从子宫壁剥离,称为胎盘早剥(placental abruption)通常情况下,胎膜早破并发胎盘早剥的早期表现为血性羊水,同时带有阴道出血,胎心不正常,腰腹痛合并阴道出血等;若上述症状并不显著,需进行详细且细致的检查,否则极易发生漏诊的情况。

超声检查对于胎膜早破及胎盘早剥的早期诊断具有重要意义,但是超声检查阴性结果也不能完全排除胎盘早剥的可能,尤其是子宫后壁的胎盘。胎盘早剥超声声像图变化多样,轻型胎盘早剥超声常常表现为胎盘与子宫肌壁间无明显异常回声或可见梭形或不规则形的无回声区。重型胎盘早剥表现为胎盘增厚,常常向胎儿面膨隆,内回声杂乱不均,胎盘内或胎盘与子宫肌壁间或胎盘边缘可见范围较大的低回声、高回声或混合性回声,这些异常回声(积血)的共同点是用彩色及能量多普勒探及不到血流信号,据此可以与正常胎盘组织区分开来。重型胎盘早剥患者经常伴有羊水透声异常,内可见中强回声斑点漂移,可伴有胎心异常,甚至胎死宫内。

(1)终止妊娠的时机:过去认为胎盘早剥严重危及母儿生命,依据以往临床治疗原则,一经确诊,不论孕周大小均应立即终止妊娠,以减少并发症,改善不良妊娠结局。随着近年来产科监护手段的提高,非急性胎盘早剥的期待或保守治疗日渐受到学者重视。有学者认为轻型胎盘早剥有其自限性,所以在无胎儿窘迫或者母亲危害时,可以期待治疗到胎儿成熟。超声检查可动态监测羊水量,胎膜早破后羊水量进行性减少,需根据胎儿宫内情况及时终止妊娠,具体内容可借鉴 2015 版《中华妇产科杂志临床指南荟萃》。

(2)如果在 37 孕周内发生胎膜早破且并发胎盘早剥,临床上一般先采取非手术治疗,严密监测患者的生命各项体征,同时观察胎心变化情况,随时做好抢救准备,一旦发生异常情况应该及时进行抢救。发生胎盘早剥保守治疗的适应证为:①胎盘剥离面积 <1/3;②孕周 <35 周;③无胎儿窘迫;④无 DIC、产前大出血及其他严重合并症和并发症;⑤孕 34 周以前者需给予皮质类固醇激素促胎肺成熟。

(3)分娩方式的选择:①阴道分娩:如胎儿已死亡,在评价产妇生命体征前提下应首选阴道分娩。对于胎盘早剥程度在Ⅱ度以内的孕妇,如果胎膜早破发生在 37 周或者 37 周以上,如果胎心监测没有发生异常情况,同时没有出现胎盘继续剥离的征

象,可以在严密的监护下进行试阴道分娩,产程中应密切观察心率、血压、宫底高度、阴道流血量以及胎儿宫内情况,一旦试产失败应该马上进行剖宫产手术;②剖宫产:对于Ⅱ度胎盘早剥,不能在短时间内结束分娩者;Ⅰ度胎盘早剥,出现胎儿窘迫征象者;对于Ⅲ度胎盘剥离的孕产妇,在明确诊断之后应该马上终止妊娠,进行剖宫产手术,以免对孕产妇的生命造成威胁;胎儿先露部为臀部;近足月的轻度胎盘早剥者,病情可能随时加重,应考虑终止妊娠并建议剖宫产术分娩为宜。胎膜早破并发胎盘早剥的孕产妇由于病情比较严重危险程度较高,所以可以适当的放宽剖宫产指征。

(二)误诊误治防范

1. 边缘血窦破裂

边缘血窦破裂是胎盘边缘的无痛性剥离,是晚期妊娠出血的常见原因,通常发生在妊娠 30 周以后。50% 的病例发生早产。多见于轮廓胎盘,由于胎盘边缘缺乏脱膜、绒毛膜和羊膜的覆盖,胎盘边缘血窦壁薄易破坏而常致产前出血,与前置胎盘导致的出血一样,反复发作,大部分为无痛性流血,血流量较少病情较轻。出血量不随孕周而增加,是与前置胎盘的主要鉴别点,偶有出血量超过 300ml 者,与轻型胎盘早剥难以鉴别。确诊通常只有在产后检查胎盘边缘血窦有血块覆盖方能确定其诊断,胎盘表面正常。

2. 先兆子宫破裂

先兆子宫破裂有头盆不称、分娩梗阻史或前次剖宫产史,产程时间长,宫缩紧频,产妇烦躁不安,下腹部疼痛难忍,脉搏细数,呼吸急促,可有少量阴道流血,有排尿困难及血尿,胎动增加,胎心变快或慢,子宫上下段之间出现病理性缩复环,随产程延长而逐渐升高,子宫局部有压痛,超声检查胎盘后无血肿,产后检查胎盘正常。

3. 前置血管破裂

当帆状胎盘附着的脐带血管或连续副胎盘的血管跨过子宫颈内口时形成前置血管。胎膜破裂时易造成血管而出血。表现为胎膜破裂时出现无痛性阴道流血,同时胎心发生改变或消失。应与前置胎盘相鉴别。超声检查胎盘位置正常。取阴道血涂片可见到有核红细胞或幼红细胞者说明出血来自胎儿。破坏性实验可迅速作出诊断。

4. 前置胎盘

前置胎盘的典型症状是妊娠晚期或临产时发生无任何诱因、无痛性反复阴道流血。完全性前置

胎盘初次出血时间多在妊娠 28 周左右,称为"警戒性出血";边缘性前置胎盘出血多发生在妊娠晚期或临产后,出血量较少;部分性前置胎盘的初次出血时间时间、出血量及反复出血次数,介于两者之间。B 型超声检查可清楚显示子宫壁、胎盘、胎先露部及宫颈的位置,并根据胎盘下缘与宫颈内口的关系,确定前置胎盘的类型。胎盘磁共振可全面、立体、全方位地显示胎盘位置,有助于位于子宫后壁的胎盘及羊水较少的孕妇的诊断。产后应仔细检查胎盘,若前置部位的胎盘母体面有陈旧性黑紫色血块附着,或胎膜破口距胎盘边缘距离小于 7cm,则可确诊为前置胎盘。

5. 阴道炎

胎膜早破患者常以阴道流液为主诉来就诊,高位胎膜早破阴道流液仅为少量,此时应与阴道炎所引起的阴道分泌物所鉴别。仔细询问患者病史,有无外阴瘙痒或烧灼感,有没有不洁性行为,有没有近期去过公共浴池、游泳池,有没有使用过公共浴盆、浴巾、坐便器等。仔细观察外阴及阴道黏膜颜色,分泌物颜色性状,有无异味;同时取适量分泌物送检。

6. 压力性尿失禁

压力性尿失禁是指当腹压增加时尿液自动流出,如咳嗽、大笑、打喷嚏、跳跃时,尿液会不自主地从尿道口漏出的现象。胎膜早破患者阴道流液应与压力性尿失禁患者尿液相鉴别;因 pH 试纸容易受尿液影响,所以对于胎膜早破患者必要时应置阴道内窥器下观察阴道后穹隆处是否有积液,辅助超声进一步确诊是否为胎膜早破。

7. 其他原因

妊娠期阴道流血,超声检查除外前置胎盘后应行阴道检查。通过窥器检查有无引起大出血的其他原因,如阴道壁静脉曲张破裂、子宫颈癌、子宫颈息肉、重度宫颈糜烂、黏膜下子宫肌瘤,蜕膜息肉。另外,也应考虑到血尿和痔疮出血而孕妇主诉为阴道出血。通过仔细的询问病史及检查,诊断不难确定。

(三)相关探讨

1. 子宫颈环扎术后未足月胎膜早破(PPROM)的处理

子宫颈环扎术是 PPROM 的高危因素,约 38% 发生 PPROM,如何处理?是否立即拆线?也是临床经常面对的问题。目前,尚缺乏前瞻性的随机对照研究;回顾性研究发现,如果保留环扎线可以显著延长孕周 48 小时以上,但可显著增加孕妇绒毛膜羊膜炎、新生儿感染和新生儿败血症的发生率。因此,建议个性化处理,对于孕周 <24 周的 PPROM 孕妇可拆线放弃胎儿;孕 24~27^{+6} 周的 PPROM,依据患者的知情同意和个体情况决定是否期待治疗并给予促胎肺成熟;孕 28~31^{+6} 周的 PPROM,在无禁忌证的前提下促胎肺成熟完成后,依据个体情况可以考虑拆线或保留;≥32 孕周,一旦诊断 PROM 后应考虑拆线。

2. 胎膜早破感染指标的监测

(1) CRP 与降钙素原(PCT):妇女妊娠后体内血常规白细胞计数升高,尤以中性粒细胞增多为主,所以妊娠期白细胞计数不能快速准确反映感染的发生。据报道,与胎膜早破发生关系密切的病原体有 B 族溶血性链球菌、淋球菌、沙眼衣原体、解脲支原体、生殖支原体、弓形虫、淋球菌和某些厌氧菌。不同微生物感染时白细胞计数可以升高、降低甚至缺乏。同时尚有许多因素能够影响 CRP 与 PCT 水平。CRP 是由肝细胞合成的急性时相反应蛋白,能够与肺炎双球菌 C 多糖发生反应。具有调节炎性反应过程和防御感染性疾病的作用,是人体重要的炎性递质之一。在健康人体内,CRP 的水平较低,当机体受到感染、外伤、肿瘤及理化等刺激后,CRP 水平会异常升高。因此 CRP 也被广泛应用于炎症反应严重程度的评估指标,作为判断和监测感染的炎症标志物。有研究证实,血清中 CRP 水平越高,对心肌的损害越重,从而引起血浆中脑钠肽(BNP)水平增高,心功能指标恶化。但是关于患者炎症水平与 CRP 水平之间的相关性尚无一致结论,其原因可能与微炎症状态不是导致 CRP 升高的主要途径有关,仍需在今后的研究中进一步证实。有研究表明,PCT 作为一种新的感染性标记物已被广泛关注,其对胎膜早破新生儿感染早期诊断具有较高的敏感度和特异度,诊断价值高于 CRP,可作为新生儿感染早期诊断及判断病情、预后等重要指标。

(2) 血清白介素 -1(IL-1)和粒细胞集落刺激因子(G-CSF):胎膜早破在亚临床感染时无明显临床症状与体征,由于对亚临床羊膜腔感染孕妇临床上也无相对应的检查指标,因此不易被发现,难以在早期诊断。通过检测 PROM 孕妇血液中血清白介素 -1(IL-1)和粒细胞集落刺激因子(G-CSF)的表达,探讨其在 PROM 合并亚临床羊膜腔感染早期诊断的临床意义。

3. 胎膜早破并发胎盘早剥终止的治疗

胎盘早剥是一种严重的并发症,对胎儿及母体生命有极大的威胁,然而临床上对不典型胎盘早剥的表现症状常有漏诊发生,这些不典型的临床表现主要有胎膜早破同时伴有轻微的腹痛以及腰酸;或在胎膜破裂前可见阴道有少量血液流出;羊水中含有红细胞同时伴有腹痛。有些患者在发病早期经常表现为无任何临床症状和体征,因此只有通过更加精细的检查和监护,防患于未然。对于胎膜早破并发胎盘早剥终止妊娠时机的把握仍是临床工作中的难点。

(赵岩)

参考文献

1. American College of Obstetricians and Gynecologists. Practice Bulletin No.139:premature rupture of membranes. Clinical management guidelines for obstetrician-gynecologists. Obstet Gynecol,2013,122(4):918-930

2. Royal College of Obstetricians and Gynaecologists(RCOG). Preterm prelabour rupture of membranes(Green-top guideline No.44)[EB/OL].2010[2014-09-28].

3. 李佐芬,陈平.足月胎膜早破妊娠结局的临床观察.北方医学,2013,(8):95

4. ACOG Committee on Practice Bulletins—Obstetrics.ACOG Practice Bulletin No.107:Induction of labor. Obstet Gynecol,2009,114(2 Pt 1):386-397

5. 邹丽颖,范玲,段涛,等.0.8mm控释地诺前列腺素栓用于足月胎膜早破促宫颈成熟的多中心研究.中华妇产科杂志,2010,45:492-496

6. 郑淑敏,王允锋,孙万卉,等.足月及近足月胎膜早破临床最佳干预时机的探讨.中国围产医学杂志,2010,13(5):398

7. 时春艳.羊膜腔感染的诊断和处理.中华产科急救电子杂志,2013,2(1):33-36

8. 沈倩倩.胎膜早破并发胎盘早剥的早期诊治.中国伤残医学,2013,21(19):27-28

9. 刘金英,张旗,同俊仪.胎盘早剥的发病诱因及超声诊断临床价值.中国妇幼健康研究,2016,27(7):841-843

10. 吴亚盘,张倡维.胎盘早剥136例分析.临床与实践,2010,14(5):391-392

11. 梁晓萍,陈玲,吴大保.胎盘早剥保守治疗的临床分析.实用妇产科杂志,2013,29(6):457-460

12. Gardberg M,Leonova Y,Laakkonen E. Malpresentations:impact on mode of delivery. Acta Obstet Gynecol Scand,2011,90:540-542

13. 时春艳,漆洪波,杨慧霞.胎膜早破的诊断与处理指南.中华妇产科杂志,2015,50(1):3-8

14. Oyelese Y,Ananth CV. Placental abruption. Obstet Gynecol,2006,108:1005-1006

15. 谢幸,苟文丽.妇产科学.第8版.北京:人民卫生出版社,2013:87

16. 邹丽,杨慧霞,贺晶,等.胎盘早剥的临床诊断与处理规范(第1版).中华妇产科杂志,2012,47(12):957-958

17. Giraldo-Isaza MA,Berghella V. Cervical cerclage and preterm PROM. Clin Obstet Gynecol,2011,54(2):313-320

18. Laskin MD,Yinon Y,Whittle WL. Preterm premature rupture of membranes in the presence of cerclage:is the risk for intrauterine infection and adverse neonatal outcome increased? J Matern Fetal Neonatal Med,2012,25(4):424-428

19. 王芳,禹晓萌.非限制性自由体位对孕足月胎膜早破孕产妇残余羊水量及分娩方式的影响.中华现代护理杂志,2014,20(7):776-779

20. 徐峰,冯泽蛟,陈文殊,等.妊娠合并感染性疾病的诊治对策分析.中华全科医学,2013,11(10):1528-1529

21. 刘超.c-反应蛋白联合血清降钙素原检测在脓血症和菌血症中的应.中国实用医刊,2015,42(10):20-21

22. 李雪莲,罗永红,汪洋,等.血清IL-1与G-CSF在胎膜早破亚临床羊膜腔感染诊断中的临床意义.现代医药卫生,2016,32(16):2456

第三章

腹 痛

第一节 阑 尾 炎

| 病例 | 妊娠合并阑尾炎

一、病例简述

患者潘某,女,29 岁

主　　诉 　停经约 31^{+2} 周,转移性右下腹痛 5 小时,加重 3 小时。

现 病 史 　该患平素月经规律,LMP:2010 年 02 月 09 日,EDC:2010 年 11 月 15 日。停经 2 个月时出现下腹痛,就诊于妇产科,超声提示宫内妊娠,余未见异常,遂就诊于普外科,诊断为"慢性阑尾炎",给予抗炎等保守治疗后好转。孕期定期行产前检查未见异常。7 小时前无诱因出现胃区不适,未在意,2 小时后转移至右中腹,持续性钝痛。3 小时前腹痛蔓延至全腹,胎动尚可,无阴道流血及流液。就诊于急诊外科,检查血尿常规、血尿淀粉酶,消化、泌尿系超声,未明确腹痛原因,遂就诊于产科,查体可触及不规律宫缩,全腹压痛阳性,行产科彩超未见异常。以"先兆早产、腹痛原因待查"收入院。

孕 产 史 　G1P0

既 往 史 　2006 年行子宫肌瘤剔除术。其他过敏史、手术史及糖尿病、高血压、肾病等慢性疾病史、否认结核、肝炎等传染病史。

入院查体 　一般查体:T:37.2℃,P:102 次 / 分,BP:110/80mmHg,R:18 次 / 分。心肺听诊未闻及异常,孕晚期腹型,下腹正中处可见长约 8cm 纵形切口,全腹压痛阳性,右中腹为著,拒按,肝、脾、肾区触诊不满意。

产科查体:宫高 25cm,腹围 83cm,胎心率 160 次 / 分,可触及不规律宫缩。

消毒内诊:宫颈管消退 30%,宫口未开,S^{-3}。

辅助检查 　血常规提示:白细胞 $8.7×10^9$/L,中性粒细胞百分比 0.64,红细胞 $3.43×10^{12}$/L,血红蛋白 112g/L,血小板 $159×10^9$/L。

血淀粉酶:94U/L。

腹部彩超(消化系、泌尿系):未见异常。

产科彩超:胎位头位,双顶径 8.3cm,股骨长 5.3cm,羊水液深 5.5cm。胎盘位于前壁,Ⅰ级,厚 3.3cm。

胎心监护:基线 155 次/分,NST 无反应型。

入院诊断　　1. 腹膜炎

2. 先兆早产

3. 瘢痕子宫(子宫肌瘤剔除术后)

4. 腹痛原因待查(阑尾炎?)

5. 孕 1 产 0,妊娠 31^{+2} 周,LOA

诊疗经过　　入院后给予静点硫酸镁、维生素 C、抗炎、胃肠减压、吸氧等对症治疗,复查血常规、血生化、肝功均未见明显异常,尿淀粉酶轻度升高。请普外科会诊 3 次,建议禁食水、胃肠减压、抗感染、补液对症治疗。入院 2 小时后患者出现规律宫缩,持续 30~40 秒,间隔 5~6 分钟,体温 37.3℃。内诊:宫颈管消退 50%,宫口开大 1cm,S^{-1}。胎心监护:胎心率基线 160 次/分,频发晚期减速。补充诊断:早产临产;胎儿窘迫?。急诊全麻下行子宫下段剖宫产术 + 腹腔探查术。术中切开腹膜后见大量脓汁溢出,吸出脓汁。以 LOA 机制娩出一女性活婴(Apgar1 分钟 2 分,5 分钟 6 分,体重 1500g,给予气管插管转入新生儿科),胎盘、胎膜娩出完整,子宫收缩佳。缝合子宫后见全腹大量脓苔,以下腹为重,见阑尾根部有一 0.5cm×0.3cm 破口。请普外科台上会诊,切除阑尾,大量生理盐水冲洗腹腔,分别于子宫切口处、盆腔及阑尾残端放置引流管。补充及明确临床诊断:急性化脓性阑尾炎穿孔;腹膜炎;早产儿。术后转入 ICU 病房,给予禁食水、补液、头孢三代药物抗感染等对症支持治疗。术后病理回报:急性化脓性阑尾炎,局部坏疽;阑尾周围炎。

术后第 3 天,患者一般状态尚可,生命体征平稳,已排气,全腹压痛,无肌紧张及反跳痛。引流管内可见少量血性液体。复查血常规无明显异常。转入普外科,继续抗炎对症治疗。

术后第 10 天,患者各项生命体征平稳,引流管已拔除,腹部切口愈合良好,办理出院手续。

出院诊断　　1. 急性化脓性阑尾炎穿孔

2. 腹膜炎

3. 瘢痕子宫(子宫肌瘤剔除术后)

4. 早产儿

5. 新生儿重度窒息

6. 孕 1 产 0,妊娠 31^{+2} 周,LOA,剖娩一活婴

二、病例解析

病例中患者为晚期妊娠,既往慢性阑尾炎病史,该患出现胃区不适随即出现右下腹痛,继之全腹压痛、反跳痛及肌紧张,腹部彩超检查未探及异常,诊断原因不明未立即给予手术治疗。最终以"早产临产;胎儿窘迫;瘢痕子宫"为指征行开腹手术,术中探查见阑尾病变,明确诊断。患者孕中期慢性阑尾炎发作,因此该病程进展迅速。

急性阑尾炎是妊娠期常见的外科合并症之一。发病率为 0.05%~0.1%,以妊娠早中期多见。由于妊娠期阑尾位置变化,阑尾炎的临床表现不典型,早期诊断较困难,误诊率较高,加之炎症不易被包裹局限,常发展到阑尾穿孔和弥漫性腹膜炎阶段,导致孕产妇和围产儿病死率增高。

(一)诊治关键

1. 关于明确诊断

(1) 症状及体征是诊断的关键。

本病例患者以腹痛为主要表现,病情进展迅速,很快弥漫至全腹,而消化道症状和发热症状不明显,给诊断带来困难,因此普外科医生无法及时做出阑尾炎诊断。故患者收入产科。

妊娠期早期阑尾炎的临床表现与非妊娠个体相似;但由于妊娠时,随着子宫不断增大,盲肠位置

上升，阑尾尾部随之向上、向外、向后移位，有80%的孕妇其压痛点在右下腹，但压痛点位置常偏高。因此查体时需要注意：在大多数妊娠女性中，不论在哪一妊娠阶段，右下腹痛均是最常见的症状且发生在麦氏点附近几厘米内。在晚期妊娠中，疼痛可能位于右中腹或右上腹。因增大的子宫将壁腹膜向前顶起，故压痛、反跳痛和肌紧张在妊娠女性中（特别是晚期妊娠）相对并不突出。

　　详细询问病情发展情况是诊断妊娠期急性阑尾炎的关键。

　　（2）实验室检查：本病例中患者为妊娠期急性化脓性阑尾炎穿孔，伴有腹膜炎，但血常规中白细胞无显著升高，因此为诊断带来了困难。

　　在妊娠女性中轻度白细胞增多可以是正常表现：晚期妊娠时总白细胞计数可高达16 900/μl，临产期间可达29 000/μl。血常规的检测对于诊断妊娠期阑尾炎无特异性。阑尾炎也会出现C-反应蛋白水平升高，但这是炎症的一个非特异性征象。国外学者Sand等通过对538例非妊娠急性阑尾炎患者的研究发现血清胆红素的轻度升高（总胆红素>1.0mg/dl）是诊断阑尾穿孔的一个指标。

　　（3）影像学检查：本病例患者处于妊娠晚期，增大的子宫遮挡阑尾，因此腹部超声未能探及阑尾以及腹腔内脓液。此时，如能进一步行MRI检查，或许对诊断有帮助。

　　对怀疑有阑尾炎的妊娠女性行常规超声检查。如果观察到右下腹存在盲端管状结构，且最大直径超过7mm即可诊断为阑尾炎。其敏感性为67%~100%，特异性为83%~96%。

　　如果临床表现和超声检查都不能确诊，结合患者情况，有条件的医院可行MRI检查。CT检查因有辐射暴露的风险，因此需分析利弊，谨慎选择该检查。

　　综上所述，回顾该病例，尽管该患存在慢性阑尾炎病史，本次发病症状以腹痛为主要表现，且进展迅速，但因其影像学检查及化验检查未能表现出阑尾炎征象。故在剖宫产手术前，外科医生一直未能明确急性阑尾炎的诊断。仅给予抗感染对症保守治疗。

　　2. 关于治疗

　　妊娠合并阑尾炎，通常情况下建议立即手术治疗。该病例妊娠早期诊断为慢性阑尾炎，仅行保守对症处理，未行手术治疗。此种处理是否得当，需进一步探讨。如妊娠中期行阑尾切除术，存在流产风险，但可避免阑尾炎再次发作导致严重后果。

　　本次发病后尽管未能明确妊娠期阑尾炎诊断，主要以产科手术指征"早产临产；可疑胎儿宫内窘迫；瘢痕子宫"行剖宫产术，术中诊断"急性化脓性阑尾炎伴穿孔"，避免病情发展为感染性休克，危及生命的不良后果的发生。因此妊娠晚期腹痛未能明确诊断，怀疑合并急腹症的患者，应放宽剖腹探查指征，及时果断采取手术治疗，以免贻误病情。

　　（二）误诊误治防范

　　1. 重视妊娠期阑尾炎的体征表现

　　妊娠期阑尾炎患者多以腹痛为主诉就诊，虽因妊娠期增大的子宫导致阑尾位置改变，但压痛点较为固定，可能局限于右中腹甚至右上腹。

　　由于妊娠生理的改变，血常规等化验指标的变化不明确，难以作为诊断的标准。

　　超声是诊断妊娠期阑尾炎的首要影像学检查，但由于增大子宫的遮挡、阑尾显像不清及高BMI的孕妇等因素，导致诊断困难。

　　因此对于妊娠期阑尾炎的诊断，不可忽视体征及腹部检查。应结合病史、体格检查、化验及影像学来诊断该疾病。

　　2. 关于妊娠期合并急性阑尾炎的影像学检查的价值

　　进行影像学检查的主要目的是避免因不确定诊断延误手术时机。次要目的是降低误诊率。

　　MRI检查是超声显像阴性时，首选的下一种检查。MRI与超声相比，对软组织细微结构的显示更清晰；与CT检查相比，无电离辐射暴露风险。但MRI的评估需要较长的时间，因此需要将病情发展中存在的风险考虑在内。

　　超声未及时发现异常的情况下，对于妊娠晚期的患者是否可选择CT检查。CT检查可使胎儿暴露于电离辐射，存在自然流产、先天性畸形、遗传性疾病和生长受限以及发育异常的风险。但妊娠20~25周后，胎儿对电离辐射的致畸作用相对耐受。

　　3. 手术方式

　　本病例若无胎儿窘迫情况，术中是否需同时行剖宫产术。术中探查见阑尾穿孔并发弥漫性腹膜炎，盆腔感染严重，子宫及胎盘已有感染征象，满足术中同时行剖宫产术的指征。

　　若该患仅行阑尾切除术手术，因孕晚期妊娠，子宫增大，导致腹腔镜下探查阑尾较困难，加之患者有腹膜炎，因此应选择开腹手术。

(三) 相关探讨

1. 是否行阑尾切除术

妊娠期阑尾炎一般不主张非手术治疗,一旦高度怀疑急性阑尾炎发作,均应立即手术治疗。

以下患者可考虑行非手术治疗:单纯性阑尾炎及急性阑尾炎的早期阶段;患者不接受手术治疗;全身情况不允许手术或伴有手术禁忌证者。

有开腹和腹腔镜两种方式:

(1) 经腹腔镜下阑尾切除术:早、中期妊娠者可选择腹腔镜手术。腹腔镜手术视野开阔,术中可充分冲洗腹腔,术后腹腔残余感染率低,术后切口的感染率更低。腹腔镜手术中气腹影响子宫血运,可能影响妊娠结局及胎儿发育,并且使用 CO_2 维持气腹可使母儿产生高碳酸血症,因此术前必须与患者及家属进行充分沟通,经同意后进行手术。

(2) 开腹手术:妊娠晚期增大的子宫导致阑尾位置的改变,腹腔镜手术因视野受限寻找阑尾困难,可行开腹手术。

正常外观的阑尾也应该切除,因为组织学检查可能会发现急性炎症,而切除避免了未来对疑似阑尾炎进行评估和干预的可能性,并且阑尾切除术的并发症风险非常低。

当发生阑尾穿孔及弥漫性腹膜炎或腹膜脓肿时流产(早产)的风险增加。并且阑尾穿孔导致胎儿死亡的风险较高。有文章表明妊娠期腹腔镜手术对妊娠结局无影响。

2. 妊娠合并阑尾炎是否需要终止妊娠

当术中存在以下情况时需同时行剖宫产手术:

(1) 阑尾穿孔并发弥漫性腹膜炎,盆腔感染严重,子宫及胎盘已有感染征象。

(2) 近预产期或胎儿近成熟,已具备体外生存能力。

(3) 病情严重,危及孕妇生命,而术中暴露阑尾困难。

3. 分娩方式的选择

在阑尾切除术时不建议同时进行剖宫产术。对于符合经阴道分娩条件的患者,若腹部筋膜已缝合牢固,则阴道分娩期过程中不会增加阑尾切除术切口裂开的风险。

若术中情况满足上述指征,需同时行剖宫产术。

腹膜外剖宫产:适用于适合子宫下段剖宫产者伴有宫内感染或潜在感染的产妇,为减少腹腔内感染的发病率及孕产妇病死率的产妇,术后肠功能恢复快,减少肠胀气、肠麻痹等并发症。但术式复杂,手术开始到胎儿娩出时间较长,不利于胎儿窘迫,且对于胎儿较大且胎头浮动常发生出头困难,故选择时应慎重。

尚无文献介绍妊娠期急性阑尾炎患者应用腹膜外剖宫产术终止妊娠,需进一步研究。

(何津)

参考文献

1. Sand M,Bechara FG,Holland-Letz T,et al. Diagnostic value of hyperbilirubinemia as a predictive factor for appendiceal perforation in acute appendicitis. Am J Surg,2009,198(2):193-198

2. Williams R,Shaw J. Ultrasound scanning in the diagnosis of acute appendicitis in pregnancy. Emerg Med J,2007,24(5):359-360

3. Otake M,Schull WJ,Yoshimaru H. A review of forty-five years study of Hiroshima and Nagasaki atomic bomb survivors. Brain damage among the prenatally exposed. J Radiat Res,1991,32 Suppl:249-264

4. Hall EJ. Scientific view of low-level radiation risks. Radiographics,1991,11(3):509-518

5. 米兰,尹玲. 妊娠期腹腔镜手术的效果及妊娠结局分析. 中华医学会第十次全国妇产科学会妇科内镜会场论文汇编,2012

6. Segev L,Segev Y,Rayman S,et al. Appendectomy in pregnancy:appraisal of the minimally invasive approach. J Laparoendosc Adv Surg Tech A,2016,26(11):893-897

7. 刘新民. 妇产科手术学. 北京:人民卫生出版社,2015:874-875

8. 沈铿,马丁. 妇产科学. 第3版. 北京:人民卫生出版社,2015:217-219

9. 华克勤,丰有吉. 实用妇产科学. 北京:人民卫生出版社,2013:266-268

10. 陈孝平,汪建平. 外科学. 第8版. 北京:人民卫生出版社,2013:266-268

第二节　胰　腺　炎

| **病例1** | **停经 34^{+4} 周，排便、排气停止 1 天，持续性上腹痛 4 小时** |

病例简述

患者姜某某,女,46 岁

主　　诉　　停经 34^{+4} 周,排便、排气停止 1 天,持续性上腹痛 4 小时。

现 病 史　　该患平素月经规律,LMP:2016 年 9 月 22 日,EDC:2017 年 6 月 29 日。孕期在外院定期检查未见异常。1 天前无诱因出现腹胀,伴排便、排气停止,逐渐加重,自行开塞露灌肠,排便、排气后腹胀缓解。4 小时前无诱因出现持续性上腹痛,遂就诊于我院。

孕 产 史　　孕 2 产 1,15 年前外院自然分娩一女婴。

既 往 史　　否认心脏病、糖尿病及高血压病史。

入院查体　　一般查体:T:36.6℃,P:130 次 / 分,BP:88/53mmHg,R:20 次 / 分。体态肥胖,体重指数 28.7。一般状态差,无黄疸及贫血貌,腹胀明显不能平卧。心肺听诊未闻及异常。腹部膨隆,孕晚期腹型。肠鸣音减弱,约 1 次 / 分,左侧中上腹压痛,无反跳痛及肌紧张。

产科情况:宫高 30cm,腹围 103cm,未触及宫缩,胎心率 130 次 / 分,先露儿头。

消毒内诊:外阴发育正常,阴道通畅,宫颈质中,居中,宫颈管未消退,宫口未开。

辅助检查　　血常规:白细胞 13.26×10^9/L,中性粒细胞百分比 0.91。

血脂肪酶:279U/L;血淀粉酶:288.0U/L;尿淀粉酶:2520.0U/L。

生化:葡萄糖 9.71mmol/L,钙 1.52mmol/L,尿素氮 12.30mmol/l,肌酐 97.0μmol/l。

肝功、凝血常规等因乳糜血无检测结果。

产科彩超:胎位头位。BDP:8.3cm,OFD:11.0cm,HC:30.4cm,FL:6.0cm,HL:5.5cm。胎心率:149 次 / 分。脐动脉血流比 S/D=2.8,胎盘:后壁,Ⅰ级。羊水指数:14.8cm。

胎心监护:胎心率基线 130 次 / 分,呈正弦波形。

腹部彩超:胆囊大小正常,壁厚 9mm,胰腺体积增大,胰头厚径 32mm,胰体厚径 30mm,胰尾部显示不清,所示胰腺形态饱满,边缘毛糙,实质回声欠均匀,胰周可见液性暗区回声,宽 17mm。腹腔可见多处液性暗区回声,较深处位于左腹部,液面宽 51mm。

入院诊断　　1. 腹膜炎(急性胰腺炎?)

2. 腹腔间隔室综合征

3. 急性肾损伤

4. 胎儿窘迫

5. 孕 4 产 1,妊娠 34^{+4} 周,LOA

6. 高龄妊娠

诊疗经过　　入院后完善相关化验检查,请消化内、外科,胃肠外科,ICU 科等相关科室会诊。因患者孕 34^{+4} 周,胎心监护呈正弦波,存在胎儿窘迫;另患者腹胀明显,不能平卧,心率增快,血压下降,可诊断腹腔间隔室综合征。与患者及家属交待病情沟通后,患者及家属同意剖宫产术终止妊娠,随后行进一步治疗。遂行术前准备,在插管全麻下行子宫下段剖宫产术、盆腹腔引流术。术中以 LOA 机制徒手娩出一女性活婴(Apgar 评分 1 分钟 1 分,5 分钟气管插管,体重 2870g,身长 44cm),早产儿转入新生儿科进一步治疗。请肝胆外科台上会诊,探查腹腔,触及胰腺增大、变硬,腹腔内可见多处钙化灶,向家属交代病情后,家属拒绝延长切口行探查术,给予 4500ml 温盐水冲洗腹腔,至腹腔冲洗液澄清,放置 4 根引流管,分别置于盆腔 2 根、腹腔 2 根。术毕。术后转入 ICU 科进一步治疗。

入 ICU 后给予禁食水、胃肠减压、通便灌肠、抑酸、抑酶、保护脏器功能、对症等治疗,监测腹内压及腹围,复查血尿淀粉酶、腹部彩超或全腹 CT 等明确病情变化。复查全腹 CT 提示急性胰腺炎、腹腔内脂肪间隙浑浊,腹腔积液,考虑重症急性胰腺炎诊断明确。患者肥胖,抽血提示乳糜血,考虑高脂血症所致胰腺炎可能性大,于术后第 2 天行深静脉置管、血液灌流治疗。术后第 5 日,患者病情好转,停止血液灌流治疗。继续抗感染、抑酸、抑酶、补液等支持对症治疗、复查血脂及血尿淀粉酶等相应指标,胃肠道症状已缓解,可经空肠营养管给予营养治疗。术后 6 天患者目前病情有所缓解、生命体征平稳,患者及家属要求出院入我院肝胆外科继续治疗,遂转科。

入肝胆外科继续给予抗炎、抑酸、抑酶、补液、对症治疗。术后 8 天患者病情平稳,进少量全流食,继续给予肠内营养。患者腹腔积液较多,行穿刺引流术。剖宫产术后 22 天患者一般状态尚可,生命体征平稳。无腹痛、腹胀,无发热。患者及家属要求出院,请示上级医师同意后告知其相关注意事项后予以办理。

出院诊断
1. 重症急性胰腺炎
2. 腹腔间隔室综合征
3. 急性肾损伤
4. 高甘油三酯血症
5. 腹腔积液
6. 胎儿窘迫
7. 孕 4 产 2,妊娠 34^{+4} 周,LOA,剖娩一活婴
8. 早产儿
9. 新生儿重度窒息
10. 高龄妊娠

| **病例 2** | **停经 8 月余,突发左上腹痛 2 天** |

病例简述

患者宋某某,女,30 岁

主 诉 停经 8 月余,突发左上腹痛 2 天。

现 病 史 该患平素月经尚规律,LMP:2013-6-20,EDC:2014-3-27。孕期在外院定期检查未见异常。2 天前饱餐后出现突发左上腹痛,自认为胃痛未在意,之后略缓解。1 天前自觉胎动减少,未在意。4 小时前无诱因出现左上腹痛加剧,伴呕吐、腹胀,就诊于当地医院,建议转诊至有救治能力的三级综合性医院进一步治疗,遂急来我院。急诊外科诊断胰腺炎,收入肝胆外科。

孕 产 史 孕 2 产 1,6 年前于外院剖宫产分娩一女活婴。

既 往 史 否认心脏病、糖尿病及高血压病史。否认肝炎、结核等传染病史。无胰腺炎或胆囊炎等消化道疾病病史

入院查体 一般查体:T:36.5℃,P:160 次 / 分,BP:110/80mmHg,P:28 次 / 分。体态偏胖,体重指数 27.5。急性病容,无黄疸。心肺听诊未闻及异常。腹部高度膨隆,左上腹压痛(+),反跳痛、肌紧张(+)。

腹胀明显,肠鸣音消失。下腹部耻骨联合上可见横行手术瘢痕。

产科情况:宫高 32cm,腹围 102cm,未触及明显宫缩,未闻及胎心,先露儿头。

消毒内诊:外阴发育正常,阴道通畅,宫颈质中,居中,宫颈管未消退,宫口未开。

辅助检查　血常规:白细胞 18.11×10^9/L,中性粒细胞百分比 0.89。

凝血常规:凝血酶时间(TT)18.6 秒,凝血酶原活动度(PTA)126%。

血淀粉酶:1610U/L;尿淀粉酶:3460U/L;脂肪酶:720U/L。

生化:葡萄糖 16.49mmol/L,尿素氮 10.80mmol/L,肌酐 146μmol/L。

心肌损伤标志物:肌钙蛋白 I 0.25ng/ml,CKMB 3.99ng/mL,肌红蛋白 132.7ng/mL。

甘油三酯:9.70mmol/L。

腹部彩超提示:①宫内孕,单死胎,头位;②胎儿脐带绕颈;③母体腹腔积液。

肺部 CT 平扫:右肺中叶、左肺舌叶及双肺下叶可见条片状高密度影,边缘模糊。全腹 CT 平扫:胆囊不大,壁稍厚。胰腺形态饱满,轮廓不清,实质内密度不均匀减低,胰周脂肪间隙广泛浑浊,胰周、肠管间、双侧结肠旁沟可见条片状渗出影,双侧肾前筋膜增厚,胰管未见扩张。部分消化道壁略厚,密度减低。子宫呈妊娠状态。床头常规心电图检查:窦性心动过速,大致正常心电图。

入院诊断
1. 重症急性胰腺炎
2. 急性肾损伤
3. 双肺肺炎
4. 腹腔间隔室综合征
5. 腹腔积液
6. 瘢痕子宫(一次剖宫产术后)
7. 高甘油三酯血症
8. 孕 2 产 1,孕 35 周,LOA,胎死宫内

诊疗经过　入院住肝胆外科,后完善相关化验检查,请产科、心内科、ICU 科等相关科室会诊。患者病情较前加重,产科彩超提示死胎。腹胀明显,心率快,最高达 180 次/分,肾功能异常、少尿,转氨酶轻度升高、血糖高、酸中毒。患者不除外腹腔间隔室综合征,产程未发动,如继续妊娠存在如下风险:①加重胰腺炎,导致死亡。②凝血功能异常继续加重,导致分娩期大出血死亡。根据患者目前状态,应尽快终止妊娠。详尽与患者及家属沟通后,要求行剖宫取胎术。遂行术前准备,在插管全麻下行子宫下段剖宫取胎术、腹腔引流术。术中见腹水呈乳糜状。以头位娩出一女性死婴。探查腹腔,腹腔内可见多处钙化灶。给予温盐水冲洗腹腔,右下腹放置 1 根引流管。术毕。术后转入 ICU 科进一步治疗。

于 ICU 科术后 2 天患者出现发热,脐周、下腹部及双侧腹壁呈青灰色,肿胀,皮肤不红,皮温不高。彩超提示腹腔积液,部分为包裹性。同时患者双下肺可闻及散在湿啰音。心肌损伤标志物及肾功检查均未改善。行抗炎、抑酶、抑酸、补液、血液滤过等对症支持治疗。术后 10 天患者一般状态好转,经家属要求入我院肝胆外科继续治疗,遂转科。

入肝胆外科经行抗炎、抑酶、抑酸、补液、穿刺引流等对症支持治疗后患者一般状态好转、无明显发热症状,于术后第 34 天带腹腔穿刺引流管出院。

患者于术后 40 天因腹腔积液,发热再次入肝胆外科,经抗炎、腹腔积液引流治疗后体温趋于正常,因腹腔内脏器广泛炎症水肿,预计病程较长,停用抗生素后体温未见升高,故于术后 55 天办理出院。

术后 78 天因发热再次入肝胆外科,因胰腺炎病情转归不理想,出血坏死性胰腺炎胰腺渗出量多,导致后续的继发感染病程长,病情反复,患者后期对治疗失去信心,不配合,营养状态极差,最终严重的营养不良导致肝衰竭并继发全身多器官衰竭于术后 4 个月死亡。

出院诊断
1. 多器官功能衰竭(肝、肾、肺)

2. 重症急性胰腺炎

3. 瘢痕子宫(一次剖官产术后)

4. 腹腔积液及积脓

5. 高甘油三酯血症

6. 肝损伤

7. 肝性脑病

8. 胸腔积液

9. 贫血

10. 黄疸

11. 孕2产1,孕35周,LOA,剖娩一死胎

病例解析

(一)诊治关键

1. 急性胰腺炎(AP)诊断标准

采用中华医学会外科学分会修订的急性胰腺炎诊治指南(2014年)诊断标准:

(1)急性、突发、持续、剧烈的上腹部疼痛并常向背部放射。

(2)血清脂肪酶和(或)淀粉酶活性至少大于正常值上限的3倍。

(3)腹部超声、增强CT或磁共振成像(magnetic resonance imaging,MRI)发现有AP影像学改变。

符合上述两项及以上者即可确诊疾病。

2. 急性胰腺炎严重程度分级

按照急性胰腺炎诊治指南(2014年)对急性胰腺炎严重程度分类,为轻症、中重症和重症3类。

(1)轻症急性胰腺炎(mild acute pancreatitis,MAP):具备AP的临床表现和生物化学改变,不伴有器官功能衰竭及局部或全身并发症,通常在1~2周内恢复,病死率极低。

(2)中重症急性胰腺炎(moderately severe acute pancreatitis,MSAP):具备AP的临床表现和生物化学改变,伴有一过性的器官功能衰竭(48小时内可自行恢复)。对于有重症倾向的AP患者,要定期监测各项生命体征并持续评估。

(3)重症急性胰腺炎(severe acute pancreatitis,SAP):符合AP诊断标准,须伴有持续的器官功能衰竭(持续48小时以上、不能自行恢复的呼吸系统、心血管或肾脏功能衰竭,可累及一个或多个器官)。

妊娠合并急性胰腺炎如何早期准确诊断及严重程度评估,对及时把握治疗时机、确定合理有效的治疗策略对改善患者预后至关重要。两例患者的临床症状、体征和相关辅助检查均符合急性胰腺炎的诊断,同时两例患者均合并肾脏损伤,而且病例2患者同时伴有心肌损伤,且不除外急性肺损伤,严重程度均符合重症急性胰腺炎的诊断标准。

3. 终止妊娠时机的选择

——个体化评估具有终止妊娠的指征

妊娠合并急性胰腺炎与非妊娠期胰腺炎情况虽然不同,但是当胰腺出现出血坏死及引起MODS时,首先应重点关注孕妇的生命体征,因为婴儿成长的环境在母体,只有首先保证母体生命体征稳定,才能进一步确保胎儿的安全及预后。

产科需终止妊娠的指征:

(1)妊娠足月。

(2)胎儿宫内窘迫或死胎。

(3)明显流产或早产。

(4)严重感染或MODS。

(5)腹腔间隔室综合征。

腹内高压(IAH)诊断标准:腹腔内压力如果大于1.96kPa(20cmH$_2$O)即可确定为腹内高压(正常腹脏内压为0左右)。若腹腔内压大于2.45kPa(25cmH$_2$O),且出现少尿或无尿、低氧血症、低血压甚至休克等临床表现的一项或多项,诊为腹腔间隔室综合征(ACS)。

病例1患者胎心监护呈正弦波,提示胎儿窘迫;病例2患者入院1天前已自觉胎动消失,超声检查提示胎心无,死胎。两例患者均有终止妊娠的指征。同时病例1患者腹胀明显,心率增快,血压下降;病例2患者亦腹胀明显,心率增快,最高达180次/分,肾功能异常、少尿,凝血功能指标异常,两例患者均考虑存在腹腔间隔室综合征,产程未发动,如继续妊娠存在胰腺炎病情继续加重,危及患者生命,应尽快终止妊娠。

4. 分娩方式的选择

(1)阴道分娩:无阴道分娩禁忌者,多数可自然

分娩,产程中应严密监测病情变化。

(2)剖宫产分娩:胰腺炎病情较重时为挽救孕妇生命可适当放宽剖宫产指征。

妊娠合并急性胰腺炎患者剖宫产终止妊娠的优势。

1)可尽快终止妊娠。

2)剖宫产后,患者子宫明显缩小,腹腔内压力快速降低。

3)胎儿娩出后,产妇体重减轻,心肺负荷明显减轻。

4)产妇不受妊娠约束,治疗上可以同非妊娠急性胰腺炎一样。

5)剖宫产手术同时外科医生可台上会诊,评估胰腺病情或手术治疗;术后留置腹腔引流,有助于胰腺炎的治疗。

同时应告知患者剖宫产手术的相关风险,如下:

(1)手术应激,麻醉药物打击,加重原有病情。

(2)术后胰腺炎症腹腔播散,子宫切口愈合不良、宫腔脓肿形成等,需二次手术,甚至切除子宫。

(3)胰腺炎患者可伴凝血功能异常,术中、术后出血风险增加。

(4)高血糖与电解质紊乱,手术应激可发生酮症酸中毒、离子紊乱加重等,危及生命。

5. 妊娠合并急性胰腺炎的监测

单纯胰腺炎患者需动态监测血尿淀粉酶、血清脂肪酶、血常规及CRP等,用于评估胰腺炎病情变化、治疗效果以及预后情况。

急性胰腺炎引起的一系列并发症,严重影响着母体的生命,一旦出现急性胰腺炎并发症,孕妇的病死率则会高达37%。随着病情的发展,系统性炎症反应所致血管扩张、组织坏死、毒素产生、血管通透性增加、炎性渗出、异常细胞因子产生,引起微循环障碍,从而导致水电解质平衡紊乱,休克,DIC,肝、肾、脑等多器官功能衰竭,严重时危及母体生命。

而妊娠合并急性胰腺炎同时需监测围生儿的情况,胰腺炎对围生儿的影响如下:

(1)妊娠合并急性胰腺炎引起的炎性细胞因子等的刺激可使子宫收缩,导致血流异常、胎盘血供减少,胎儿正常发育受到影响,可导致胎儿出现发育不良、流产、生长受限等。

(2)治疗水肿性胰腺炎,需要长期的禁食和胃肠减压,以及疾病治愈后的低脂饮食,使生长发育中的胎儿长期处于营养缺乏的环境,最终可能出现胎儿宫内生长发育迟缓、受限。

(3)妊娠早期,由于应用大量的治疗胰腺炎的药物,对胎儿有潜在的致畸风险。

(4)在妊娠中晚期由于炎性因子、腹腔渗出液等的刺激诱发宫缩,可能引起妊娠流产和早产的发生。有时为抢救孕妇的生命,需要提早终止妊娠,导致早产。

(5)随着病情的加重,患者出现休克、DIC、MODS、急性呼吸窘迫综合征(ARDS),容易导致严重的缺血、缺氧,使胎儿窘迫,危及胎儿的生命,预后不良。

临床中遇见早孕期合并急性胰腺炎者少见,孕晚期可见因患者发热至胎心偏快,胎心监护变异较差,提示胎儿宫内缺氧可能,胎儿出生后窒息、死亡。

(二)误诊误治防范

1. 妊娠合并急性胰腺炎影像学检查的必要性

(1)CT:仍然是目前公认的诊断急性胰腺炎的"金标准",不仅能诊断急性胰腺炎,而且能鉴别是否合并胰腺组织坏死。还可在网膜囊内、胰周、肾旁前和肾旁后间隙,结肠后甚至髂窝等处发现胰外积液和坏死感染的征象。此外,对胰腺炎并发症如胰腺脓肿和假性囊肿等也有诊断价值。但是由于考虑CT的辐射对孕妇及胎儿可能都会产生一定的影响,所以选择检查时要慎重。

(2)MRI:可提供与CT类似的诊断信息。但对检查对幽闭恐惧症的患者有使用困难。而且受技术不够成熟、检查价格偏高、等待时间长等原因的限制。

(3)超声:是妊娠合并急性胰腺炎的主要检查手段,具有简单、方便、对胎儿影响小等优势。但由于上腹部胃肠气体及妊娠等的干扰,可影响诊断的准确性。

病例1患者终止妊娠后行CT检查明确诊断;病例2患者因入院时已死胎,因此行CT检查明确了诊断。

2. 妊娠合并急性胰腺炎误诊、漏诊常见原因

(1)随着妊娠孕周的增加,子宫随之增大,增大的子宫可将大网膜及胃肠向上推移,胰腺的位置相对较深,致孕妇的体征通常不明显,因此对妊娠期出现腹痛症状时要密切观察,提高警惕。

(2)发生急性胰腺炎时,由于增大的子宫可导致大网膜张力下降,不容易使局部炎性形成包裹,从而导致胰液及炎性渗出物流到腹腔的中下腹部引起相应症状,如腹痛等,从而易被误诊为急性肠炎、急性阑尾炎等,再加上该病本身发病率就比较低,很多医生对该病认识不充分而极容易造成误诊、漏诊。

（3）由于妊娠中、晚期胰腺位置相对较深，发生急性炎症时炎症可直接刺激子宫引起其收缩，常常易被误诊成早产或临产。

（4）发生急性炎症时，由于增大子宫的掩盖，会使该病引起的腹膜炎及腹肌紧张，甚至出现板状腹，有压痛等会被误诊为胎盘早剥。

因此要严格重视妊娠期出现恶心、呕吐及腹痛等症状的孕妇，对出现此类症状的孕妇提高警惕，以便早期做出诊断，减少误诊率，从而降低死亡率。

3. 妊娠合并急腹症伴腹痛的鉴别诊断

妊娠合并外科疾病表现为腹痛的疾病有：妊娠合并阑尾炎、妊娠合并急性胆囊炎、妊娠合并急性胰腺炎、妊娠合并肠梗阻、妊娠合并泌尿系统结石等，还需与妇产科表现腹痛的疾病相鉴别，如异位妊娠、先兆流产、先兆早产、分娩先兆、胎盘早剥、子宫破裂或者宫腔感染、子宫附件扭转、盆腔附件急性炎症、子宫肌瘤红色变性或浆膜下子宫肌瘤扭转等。

（三）相关探讨

目前对妊娠合并急性胰腺炎诊疗无标准化流程，多数根据医生个人经验或专家意见进行诊疗，因此开展前瞻性研究调查病因，积极寻找诱发因素，探索最佳治疗方案及手段，建立循证医学证据为基础的 APIP 诊疗规范对改善 APIP 预后意义深远。

1. 抗生素的应用

有感染证据时可经验性或针对性使用抗生素。以往认为早期使用抗生素能预防胰腺坏死合并感染，但已证实预防性使用抗生素并不能显著降低死亡率。此外广谱抗生素的不当使用还有可能增加患者真菌感染的风险，加重患者临床损害。

2014 年急性胰腺炎诊治指南提出，胰腺炎患者不推荐静脉使用抗生素以预防感染。而对于胆源性急性胰腺炎或合并感染的急性胰腺炎应常规使用抗生素。使用抗生素时，应选择对胎儿无致畸作用的药物。

2. 腹腔间隔室综合征终止妊娠的时机

SAP 合并 ACS 可导致内脏水肿、腹腔压力增高及血管外液体大量丢失，从而使内脏灌注更加恶化，导致多脏器功能衰竭。

在 SAP 合并 ACS 的治疗早期，迅速降低腹腔内压力、阻断炎症反应引起的病理生理过程，以及减轻脏器功能损害尤为重要。传统的手术引流减压风险高，手术本身又增加机体的创伤，加重机体的应激反应，而且急性重症胰腺炎手术的适应证也有严格的规范。因此，如何合理治疗 SAP 合并 ACS，提高抢救成功率，降低病死率成为临床上胰腺炎研究领域的重要课题。

ACS 的治疗原则是及时采用有效的措施缓解腹内压，包括胃肠道减压及导泻、镇痛镇静、使用肌松剂及床边血滤减轻组织水肿，B 超或 CT 引导下腹腔内与腹膜后引流减轻腹腔压力。

2014 年急性胰腺炎诊治指南提出，不建议在 AP 早期将 ACS 作为开腹手术的指征，过早的对 ACS 患者行开腹减压术不仅不能有效缓解 ACS，反而会使腹腔感染的几率升高，并使腹腔内脏器长时间暴露水肿，加重腹内压。

但妊娠合并急性胰腺炎出现 ACS 时，增大的子宫所带来的腹腔压力不是胃肠减压及导泻等治疗手段能解决的，终止妊娠能迅速扩大腹腔容积，尽快解除增大子宫给腹腔造成的压力，缓解对患者机体生理造成的严重影响。

（何津）

参考文献

1. 王春友，李非，赵玉沛，等 . 急性胰腺炎诊治指南（2014）. 中国实用外科杂志，2015，01：4-7

2. Banks PA，Bollen TL，Dervenis C，et al. Classification of acute pancreatitis --2012：revision of the Atlanta classification and definitions by international consensus. Gut，2013，62（1）：102-111

3. Guidelines for diagnosis，treatment，and use of laparoscopy for surgical problems during pregnancy.Practice/Clinical Guidelines by the Society of American Gastrointestinal and Endoscopic Surgeons（SAGES）. Published on 01/2011，1-23

4. 中华医学会外科学分会胰腺外科学组 . 急性胰腺炎诊治指南（2014）.中华肝胆外科杂志，2015，21（1）：1-4

5. Dambrauskas Z，Parseliunas A，Gulbinas A，et al. Early recognition of abdominal compartment syndrome in patients with acute pancreatitis. World J Gastroenterol，2009，15（6）：717-721

6. De Waele JJ，De Laet I，Kirkpatrick AW，et al. Intraabdominal hypertension and abdominal compartment syndrome. Am J Kidney Dis，2011，57（1）：159-169

第三节 早 产

| 病例 | 停经 7 月余，不规律腹部紧缩感 1 天

一、病例简述

患者段某某，女，35 岁

主 诉	停经 7 月余，不规律腹部紧缩感 1 天。
现 病 史	现病史：平素月经规律，呈 13 岁，5 日 /15~30 日型，经量中，轻度经期腹痛。LMP：2017-04-24，EDC：2018-01-28。停经 30 余天自行验尿妊娠试验（+）。停经 50 余天首次行超声检查，提示宫内妊娠，可见胎心搏动。孕期有轻度恶心呕吐等早孕反应。无放射线接触史。孕期平稳，NT 未见异常，无创 DNA 及胎儿系统超声未见异常。平素产检血压、血糖正常，今日出现不规律腹部紧缩感，间隔 15~30 分钟，持续 10~20 秒，无阴道流血，胎动可。急诊超声提示宫颈口开放，遂急诊入我科。患者现无发热，无腹痛，无双下肢水肿，饮食睡眠可，二便正常。
孕 产 史	孕 4 产 1，人流 2 次，2016 年足月自然分娩一女活婴，健康，当时因急产有宫颈裂伤，出血较多，麻醉下缝合。
既 往 史	否认药物、食物过敏史。否认结核、肝炎等传染病史，否认心脏病，高血压等慢性病病史，否认外伤、手术及输血史。
入院查体	T：36.6℃，P：92 次 / 分，R：18 次 / 分，BP：118/64mmHg，神清语明，未见贫血貌，甲状腺无肿大，心肺听诊未闻及异常，腹膨隆，腹部无压痛，双下肢无水肿，四肢活动自如。产科检查：呈纵产式腹型，宫高：26cm，腹围：90cm，可扪及宫缩，胎心：145bpm。消毒内诊：宫颈软，消 90%，宫口开大 1.5cm，可及小胎胞，阴道内少量分泌物，未及管状物及血管波动。
辅助检查	超声检查：胎儿超声测量值：双顶径约 7.2cm，头围约 27.9cm，腹围约 25.0cm，股骨长约 5.1cm。胎儿心率约 148 次 / 分。脐动脉 S/D：2.7。羊水深度约 4.5cm，羊水指数 12。胎儿颅骨呈类圆形环状回声。脊柱颈胸段未见明显中断，腰骶部显示不清。胎盘附着在子宫后壁，厚约 3.0cm，成熟度 0 级。胎盘下缘距宫颈内口大于 7.0cm。母体宫颈口开放，宽约 1.6cm。①晚期妊娠，单胎，头位；②母体宫颈口开放。
入院诊断	1. 早产临产 2. 孕 4 产 1，妊娠 28^+5 周，LOA
诊疗经过	完善入院常规检查，fFN 阳性，向患者及家属交代不除外随时宫缩发动，无法抑制，早产的可能。 用硝苯地平后宫缩无缓解，入院后使用阿托西班抑制宫缩，后宫缩缓解。 硫酸镁神经系统保护。 促胎肺成熟。 患者入院第三天宫缩发动，再次给予阿托西班抑制宫缩，宫缩不缓解。向患者及家属交待病情，随时出现宫口进一步开大，早产的可能。 2017-11-13:13:38 早产男活婴；体重：1226g；身长：38cm；头 / 胸：26cm/26cm；Apgar 评分：1 分钟 6 分（呼吸，肌张力，喉反射，皮色各减 1 分）、5 分钟 8 分（呼吸，肌张力各减 1 分）。 产后恢复良好，请示上级医师，出院。

出院诊断　　1. 孕 4 产 1,孕 29 周,LOA,自然分娩一男活婴
　　　　　　　　2. 早产儿

二、病例解析

(一)诊治关键

1. 诊断要点

(1) 早产是指妊娠满 28 周(国外妊娠满 20 周)至不满 37 周,或新生儿出生体质量≥1000g 标准。

(2) 早产可分为早产临产和先兆早产。

1) 早产临产:凡妊娠满 28 周,小于 37 周,出现规律宫缩(指每 20 分钟 4 次或每 60 分钟内 8 次),同时宫颈管进行性缩短(宫颈缩短≥80%),伴有宫口扩张。

2) 先兆早产:凡妊娠满 28 周,小于 37 周,孕妇虽有上述规律宫缩,但宫颈尚未扩张,而经阴道超声测量 CL≤20mm 则诊断为先兆早产。

2. 早产原因

早产病因主要有胎膜早破,妊娠合并下生殖道感染,妊娠胆汁淤积症,双胎,臀位,前置胎盘,妊娠期高血压疾病,胎盘早剥,胎儿宫内窘迫,前次剖宫产和子宫畸形等。其中胎膜早破较为常见,生殖道感染是引起胎膜早破和自发性早产最常见的原因。孕 35~37 周对生殖道 B 族链球菌检查已作为孕期常规检查,临床上也证实生殖道 B 族链球菌感染者发生新生儿重症肺炎、死亡的风险明显增高,但是能否在孕 28~32 周开展检查生殖道 B 族链球菌检查,以便尽早发现和治疗,仍然是个值得讨论的问题。

此患者早产的原因考虑与前次分娩宫颈重度裂伤,且妊娠间隔较短,仅 3 个月余有关。

3. 治疗要点

胎儿存活,无明显畸形,无绒毛膜羊膜炎及胎儿窘迫,无严重妊娠合并症及并发症,宫口开大 2cm 以下,早产预测阳性者,抑制宫缩,设法延长孕周,为促进胎肺成熟及宫内转运赢得时间。宫缩抑制剂只应用于延长孕周对母儿有益者,死胎、严重胎儿畸形、重度子痫前期、子痫、绒毛膜羊膜炎等不使用宫缩抑制剂。常用宫缩抑制剂:

(1) 钙通道阻断剂,常用药物为硝苯地平。用法口服,首次剂量20mg,然后10mg 每6~8 小时一次,根据宫缩情况调整用药,用药期间密切注意血压变化,防止血压过低。

(2) β 肾上腺素能受体激动剂

1) 用于抑制宫缩的 β_2 肾上腺素能受体兴奋剂:主要是利托君,用法:100mg 溶于 500ml GS 静脉滴注,开始时 0.05mg/min 的速度静脉滴注,以后每隔 10~15 分钟增加 0.05mg,最多可达 0.35mg/min。至宫缩停止,逐渐减量后可改口服。

2) 副作用:在母体方面主要有恶心、头痛、鼻塞、低血钾、心动过速、胸痛、气短、高血糖、肺水肿、偶有心肌缺血等;胎儿及新生儿方面主要有心动过速、低血糖、低血钾、低血压、高胆红素,偶有脑室周围出血等。

3) 禁忌证:孕妇心脏病,肝功异常,未控制的糖尿病,子痫前期,心动过速,甲状腺功能亢进症,绒毛膜羊膜炎。控制孕妇的心率在 140 次 / 分以下,若孕妇心率 >120 次 / 分,应适当减量或减慢滴速。

(3) 阿托西班

1) 是一种选择性缩宫素受体拮抗剂,价格较昂贵,无明确禁忌证。

2) 最初建议 6.75mg 的剂量超过 1 分钟,其次是注入 18mg/h 持续 3 小时,然后 6mg/h 持续 45 小时(最多 330mg)。

(4) 前列腺素抑制剂

1) 吲哚美辛,主要用于 32 周前早产。

2) 用法:口服,经阴道或直肠给药,首次剂量 50~100mg,25mg 每天四次。

3) 需要监测羊水量,监测发现胎儿动脉导管狭窄立即停药。

(二)误诊误治防范

隐匿型胎盘早剥易误诊为先兆早产或临产,主要因为隐匿性胎盘早剥无阴道出血,早期因剥离面积不大,腹痛不重,子宫张力增大不明显,胎心变化不明显,一般不引起医师重视。或者是医师经验不足,观察病人不仔细,对胎盘早剥与先兆早产鉴别不清盲目相信 B 超。

隐匿性胎盘早剥的特点:

(1) 胎心监护:频繁弱宫缩,宫缩持续时间长,2~3 分钟,间歇时间短伴胎心持续性增快,持续性减弱的同时又晚期减速 .

(2) 腹部触诊:子宫有轻微持续性张力存在,宫缩时稍增强,稍变硬,宫缩过后不能完全放松。

(3) 宫口开大:宫缩持续时间长,间隔时间短不

伴有宫口开大,宫颈无临产后相应变化,与其频繁性持久性宫缩不符合。

(4) B超:胎盘局部异常增厚,胎膜与子宫壁出现积血时可提示胎盘早剥。胎心不规律,胎儿脐血流或大脑中动脉血流的改变。

(三)相关探讨

1. 阴道分泌物胎儿纤维连接蛋白测定(fFN)

(1) fFN阳性提示早产的风险增加。

(2) 正常妊娠20周前,36周后检测结果可呈阳性。妊娠24周到35周间有早产症状者且结果为阳性,预测早产的敏感度为50%左右,特异度为80%~90%左右。孕24~35周,有早产症状者,但fFN结果为阴性,一周之内不分娩的阴性预测值为98%,2周内不分娩的阴性预测值为95%。

(3) 注意事项:fFN检测前不能行阴道检查及阴道超声检测,24小时内禁止性生活。

2. 硫酸镁

硫酸镁作为宫缩抑制剂仍有争议。2014年中华医学会妇产科学分会早产指南推荐妊娠32周前早产者常规应用硫酸镁作为胎儿中枢神经系统保护剂治疗。

(1) 产前使用硫酸镁对胎儿神经的保护作用,可直接作用于中枢神经系统,阻碍了神经肌肉接头处释放乙酰胆碱并能降低运动终板对乙酰胆碱的敏感性,阻滞了神经肌肉接头处的冲动传导,从而达到解除横纹肌收缩的作用。镁离子具有钙离子拮抗作用,可直接作用于子宫平滑肌,高浓度的镁在平滑肌细胞膜上与钙离子竞争结合位点,使得流入细胞内的钙离子减少,抑制子宫收缩,从而发挥治疗先兆早产的作用。

(2) 用法:硫酸镁4.0g,30分钟静脉滴完,然后以1g/h维持,每日总量不超过30g。

(3) 用药过程中密切注意呼吸、膝反射及尿量。若呼吸小于16次/分,尿量小于17ml/h,膝反射消失,应立即停药,并给予钙拮抗。

(4) 因抑制宫缩所需的血镁浓度与中毒浓度接近,肾功能不良,肌无力,心肌病患者禁用。

(5) FDA建议在预防早产时,注射硫酸镁的时间不应超过5~7天 2013年FDA将硫酸镁的致畸类别从A类降至D类,并警示胎儿宫内长期(>5~7天)暴露于硫酸镁,可能造成胎儿及新生儿的骨骼发育异常。

(6) 美国妇产科医师学会(ACOG)2016年指南认为,硫酸镁不是首选的宫缩抑制药物,不推荐用于抑制宫缩的维持治疗。但可在母胎风险小于早产风险之前,于24~34周之间短期(48小时)使用,争取糖皮质激素治疗的时机。

硫酸镁宫内暴露的最佳有效剂量、时机、孕周以及是否需要重复治疗等,需要更加充分的证据提供支持,以更好指导临床实践。鉴于目前研究的局限性以及缺乏远期随访证据,还是需要更多的设计良好的RCT研究提供支持。FDA建议硫酸镁在早产的治疗中应用不超过5~7天,从妊娠A类药物降为D类药物。

3. 2016年AOCG指南指出,目前没有证据表明卧床休息和水疗可以预防早产,不应常规推荐(B级证据)。

尽管建议有早产症状的孕妇卧床休息和水疗,但是并不代表这些方法可以预防早产,因此不应常规建议。此外不除外有潜在的风险如静脉血栓形成、骨质疏松、乏力和丧失劳动力等不良影响。没有证据表明暂对无症状但有早产高风险的孕妇进行预防性治疗(如宫缩抑制剂、卧床休息、水疗和镇静)有效。

(魏军)

参考文献

1. Moawad GN, Tyan P, Bracke T, et al. Systematic review of transabdominal cerclage placed via laparoscopy for the prevention of preterm birth. J Minim Invasive Gynecol, 2018, 25(2):277-286

2. Antenatal corticosteroid therapy for fetal maturation. Committee Opinion No. 713. American College of Obstetricians and Gynecologists. ObstetGynecol, 2017, 130:102-109

3. Maloni JA.Antepartum bed rest for pregnancy complications: efficacy and safety for preventing preterm birth. Biol Res Nurs, 2010, 12:106-124

4. The American College of Obstetricians and Gynecologists practice bulletin: Management of Preterm Labor. Obstet Gynecol. 2016, Oct; 128(4):e155-164.

5. 刘洋铭, 王寒冰, 漆洪波. 美国妇产科医师学会早产管理指南2016年补充公告解读. 中国实用妇科与产科杂志, 2016, 32(12):1189-1192

6. 万俐. 胎儿纤维连接蛋白联合宫颈长度在早产预测中的应用研究. 中国实用医药, 2016, 11(14):118-119

第四节 子宫破裂

病例1 有子宫肌瘤剔除史孕妇出现腹痛伴呼吸困难

病例简述

患者张某某,女,44岁

主 诉	停经7月余,腹痛10小时伴阴道流血6小时。
现病史	平素月经规律,15岁,7日/30日型,经量中,无痛经。LMP:2016-7-22,EDC:2017-4-29。停经33余天自测尿妊娠试验(+),停经2个月余首次行超声检查,可见宫内胎心胎芽。孕期轻度恶心呕吐等早孕反应,否认毒物药物及放射线接触史,患者不定期产检,唐氏筛查未行,OGTT试验未见异常,停经5月始觉胎动,活跃至今,患者10小时前出现全腹疼痛,以下腹明显,6小时前阴道少量流血,入当地医院救治,入院后给予解痉对症治疗,当地医院因患者血压高,呼吸困难,不能平卧,病情危重,遂转入我院。患者入院后腹痛缓解,血压170/100mmhg,超声提示胎死宫内,子宫破裂,急诊入手术室。
孕产史	G4P1,人流2次,1995年顺产一活婴。
既往史	发现高血压5年,平时未检测或用药。否认食物药物过敏史,否认心脏病、糖尿病及等慢性病病史。2012年于某医院行腹腔镜下子宫肌瘤剔除术,剔除鸡蛋大小子宫肌瘤。
入院查体	T:36.7℃,P:120次/分,BP:170/100mmHg,R:18次/分;神清语明,无贫血貌,心肺听诊未闻及异常,腹膨隆,下腹轻压痛,无反跳痛及肌紧张。双下肢无水肿,四肢活动自如。宫底触不清,未闻及胎心。
辅助检查	辅助检查:胎儿三维超声:子宫大小约17.2cm×11.9cm×10.6cm,子宫后壁近宫底肌层不连续,腹腔内可见一胎儿影像,双顶径7.4cm,头围约26.4cm,腹围约22.6cm,股骨长约5.2cm,未检出胎心搏动,未见明显胎盘影像,诊断:子宫破裂,胎儿位于腹腔内,死胎。
入院诊断	1. 胎死宫内 2. 瘢痕子宫妊娠(子宫肌瘤剔除术后) 3. 子宫破裂? 4. 孕4产1,妊娠31^{+1}周,LOA 5. 慢性高血压
诊疗经过	患者从急诊室直接入手术室,于全麻下开腹,见盆腹腔大量积血,清除积血及血块约2500ml。见羊膜囊位于腹腔内,娩出一死胎后,探查见子宫后壁纵行破裂口约10余厘米。清除宫腔内胎盘及蜕膜组织后,反复安尔碘纱布消毒切口及宫腔,给予缩宫素20U宫壁注射,见子宫收缩可。随后可吸收线连续缝合子宫肌层及浆肌层。探查双侧附件未见异常。患者家属拒绝术中同时行输卵管结扎术。术中出血总计约3000ml,术后留置腹腔内引流一枚。死胎性别:女,娩出时间:12:21,体重:1874g,身长:34cm。术后给予抗炎补液,输血等对症治疗,术后恢复较好,术后3天预约出院。
出院诊断	1. 子宫破裂 2. 孕4产1,妊娠31^{+1}周,剖娩一死婴 3. 瘢痕子宫(子宫肌瘤剔除术后) 4. 慢性高血压

| 病例 2 | 腹腔镜下输卵管手术史突发下腹胀痛

病例简述

患者赵某,女,35 岁

主　　诉	停经 6 月余,下腹胀痛 6 小时,加重 3 小时。
现 病 史	患者平素月经规律,呈 15 岁,7 日 /30 日型。LMP:2017-04-26,EDC:2018-01-31。2017-05-11 外院行 IVF-ET,移植 2 个受精卵,移植后 14 天化验血 HCG 提示妊娠,移植后 40 天行超声提示宫内 2 个妊娠囊。孕早期无恶心呕吐等早孕反应,孕早期口服保胎药治疗(具体不详)2 月余,孕期否认其他药物及放射线接触史。孕 5 月余自觉胎动,无创 DNA 低风险,OGTT 提示血糖正常。孕晚期无头晕头痛视物不清,下肢无水肿。患者 6 小时前无明显诱因出现下腹部胀痛,呈持续性,休息后未见好转,3 小时前腹部疼痛明显加重,遂来我院急诊。发病以来无发热,无阴道流血流液。
孕 产 史	孕 2 产 0
既 往 史	否认药物与食物过敏史。否认输血史及外伤,否认糖尿病、心脏病及高血压病史,否认肝炎结核等传染病史。2016 因输卵管妊娠行腹腔镜下右侧输卵管切除。
入院查体	一般查体:T:36.6℃,P:130 次 / 分,BP:90/48mmHg,R:18 次 / 分,神清语明,贫血貌,心肺听诊未闻及异常,腹膨隆,未及宫缩,全腹压痛、反跳痛明显,无明显肌紧张,双下肢无水肿,四肢活动良。 产科检查:呈纵产式腹型,宫高 38cm,腹围 114cm,胎心未闻及。
辅助检查	急诊三维超声:宫腔内可见双胎儿影像。右侧胎儿超声测量值:双顶径约 6.6cm,头围约 24.4cm,腹围约 22.1cm,股骨长约 4.9cm。羊水深度约 5.5cm。 胎儿颅骨呈类圆形环状回声。脊柱颈胸段未见明显中断,腰骶部显示不清。未见明显胎心搏动。左侧胎儿超声测量值:双顶径约 6.9cm,头围约 24.3cm,腹围约 23.7cm,股骨长约 4.5cm。羊水深度约 6.1cm。 胎儿颅骨呈类圆形环状回声。脊柱颈胸段未见明显中断,腰骶部显示不清。无胎心搏动。胎盘附着在子宫前壁及后壁,厚约 1.9cm,成熟度 0 级。胎盘下缘显示不清。母体腹腔可见积液,肝周深约 4.1cm,脾周深约 4.4cm。
入院诊断	1. 子宫破裂? 2. 胎死宫内 3. 腹腔积液 4. 失血性休克 5. 孕 1 产 0,妊娠 25^{+2} 周,LSA/LSA(双绒双羊) 6. IVF-ET 术后
诊疗经过	入院后给予患者开放静脉通路,补液,备血,因"腹腔大量积血,子宫破裂? 失血性休克"立即于急诊全麻下行开腹探查术。术中见右侧宫角可见 1cm 破裂口可见活动性流血,缝合止血。术中臀位剖娩一男死婴,体重约 1020g,身长约 21cm;臀位剖娩一女死婴,体重约 980g,身长约 19cm。大网膜于肠系膜及盆壁广泛粘连,清除腹腔血液及血块 3500ml。术中输 O 型滤白红细胞 12U,O 型滤白冰冻血浆 1200ml,术后给予补液抗炎对症治疗,后出现急性肠梗阻,给予禁食水、胃肠减压、抑制胃酸,支持对症等治疗后好转,患者排气排便畅,恢复良好,予患者出院。
出院诊断	1. 子宫破裂 2. 腹腔内出血

3. 失血性休克

4. 胎死宫内

5. 孕 1 产 0,妊娠 25^{+2} 周,LSA/LSA(双绒双羊),剖娩两死婴

6. VF-ET 术后

7. 麻痹性肠梗阻

病例解析

(一)诊治关键

子宫破裂是指子宫体部或子宫下段于分娩期或妊娠期发生裂伤,为产科严重并发症,威胁母儿生命。主要死于出血、感染、休克。

1. 导致子宫破裂原因

子宫破裂常见原因:

(1)梗阻性难产:见于骨盆狭窄,头盆不称(巨大儿)、胎位异常(横位、面先露、胎头高直位)、胎儿异常(脑积水、联体双胎)、盆腔肿瘤等。

(2)损伤性子宫破裂:臀位或横位行内倒转术或外倒转术。

(3)瘢痕子宫:有剖宫产史、子宫肌瘤剔除术史、子宫穿孔、畸形子宫矫正手术史等。

(4)子宫收缩药物使用不当:胎儿未娩出前,不适当使用催产素、米索前列醇、卡孕栓等。

(5)自发性子宫破裂:多见于子宫发育不良和畸形,输卵管手术史等。

病例 1 是由于孕妇有腹腔镜下子宫肌瘤剔除术史,瘢痕子宫妊娠,妊娠晚期瘢痕处破裂。病例 2 是既往输卵管妊娠,做过腹腔镜下右侧输卵管切除术,宫角处较薄弱。腹腔镜下术中过度使用电凝,缝合技术不佳,组织对合不良,造成术后局部肌层薄弱,子宫肌纤维的弹性和扩张性减弱,子宫伤口愈合不良,是孕期发生子宫破裂的高危因素。因此,正确恢复子宫切口的解剖层次,对于较深的创面分层缝合,减少血肿、感染的形成,尽量减少电凝对子宫肌层的损伤等可能会减少子宫破裂发生的风险。另外,双胎妊娠似乎会增加子宫破裂的风险。瘢痕子宫妊娠出现腹痛时要想到子宫破裂可能。

2. 诊断要点

子宫破裂常见的症状和体征包括:胎心监护异常(晚期减速、变异减速、胎儿心动过缓);宫缩过强,宫缩间歇仍存在严重的腹痛;异常阴道流血;胎方位摸不清;子宫下段压痛;子宫局部疼痛、血尿;子宫轮廓发生变化;产妇心率增快、低血压、晕厥、休克等。其中,以胎心率异常最敏感(66%~76%),一半以上的

病例表现为同时出现胎心监护异常及严重的腹痛。

病例一患者 10 小时前出现全腹疼痛,以下腹明显,6 小时前阴道少量流血,疼痛刺激导致血压高,呼吸困难,不能平卧,查体见心率增快,腹膨隆,下腹轻压痛,无反跳痛及肌紧张。宫底触不清,未闻及胎心。超声检查:子宫后壁近宫底肌层不连续,腹腔内可见一胎儿影像,未检出胎心搏动,诊断:子宫破裂,胎儿位于腹腔内,死胎。

病例二无明显诱因出现下腹部胀痛,休息后未见好转,3 小时前腹部疼痛明显加重。患者无发热,无阴道流血流液。查体有失血性休克表现,全腹有压痛反跳痛,超声检查:未见胎心搏动,母体腹腔可见积液,肝周深约 4.1cm,脾周深约 4.4cm。

3. 治疗原则

(1)先兆子宫破裂:有宫缩者应用镇静剂抑制宫缩后尽快剖宫产。

(2)子宫破裂:在纠正休克、防治感染的同时行剖腹探查,手术原则力求简单、迅速,能达到止血目的。根据子宫破裂的程度与部位,手术距离发生破裂的时间长短,以及有无严重感染而定不同的手术方式。

(3)常规治疗

1)一般治疗:输液、输血、氧气吸入等抢救休克。并给予大剂量抗生素预防感染。

2)手术治疗:①先兆子宫破裂:发现先兆子宫破裂时立即给以抑制子宫收缩的药物,如给吸入或静脉全身麻醉,肌内注射或静脉注射镇静剂,如哌替啶 100mg 等,并尽快行剖宫产术。如胎心存在则尽快剖宫产,可望获得活婴。②子宫破裂:子宫破裂的治疗在输液、输血、吸氧和抢救休克的同时,无论胎儿是否存活均应尽快手术治疗。在子宫破裂发生的 30 分钟内施行外科手术是降低围产期永久性损伤以及胎儿死亡的主要治疗手段。根据情况判断孕妇是否可以继续妊娠,进而选择合适的手术方式,最大程度地减少对母婴的损害。

(二)误诊误治防范

子宫破裂的表现多样,除了教科书上说的撕裂样疼痛外还有很多不典型症状也需要我们去注意。比

如病例1的平卧位呼吸困难,掩盖了子宫瘢痕裂开。

早期少量腹腔出血在非妊娠期或者早期妊娠妇女表现为下腹疼痛或者肛门坠胀感,但是对于妊娠晚期患者来说,硕大的子宫占据盆腔及大部分中下腹部,因此腹腔内出血有时不会产生下腹部的疼痛,而是由于出血积聚在上腹部及肠间隙,因而导致膈肌刺激症状,表现为呼吸困难,呼吸时刺痛,或者无法平卧等。病例2并没有子宫手术史,做输卵管手术后宫角薄弱,双胎子宫增长过快,孕期破裂。

1. 子宫破裂中呼吸困难,血压升高,心率快与妊娠期高血压疾病鉴别

本病例中患者在入院进行超声检查已经提示子宫破裂,诊断明确,但是在外院治疗过程中,出现不能平卧和呼吸困难时,由于患者无剖宫产手术史,忽略了10年前行腹腔镜子宫肌瘤剔除术,首先考虑妊娠期高血压疾病,围产期心肌病可能,忽略了子宫破裂,失血导致血压代偿性升高这一要素。若当地更早地发现子宫瘢痕裂开、子宫破裂,可以减少用于抢救、输血消耗的医疗资源,节约患者费用,甚至能挽救一个新生命。因此通过该病例应该建议有子宫破裂高危因素的患者出现呼吸困难、不能平卧、腹痛等情况时要积极复查盆腔超声。

2. 妊娠晚期呼吸困难及无法平卧的鉴别诊断

妊娠32~34周及以后、分娩期及产后3日内心脏负担最重,易发生心力衰竭。引起心衰的主要疾病有:重度子痫前期、贫血、肺水肿、风湿性心脏病、先天性心脏病、心内膜炎、心肌炎、围产期心肌病及心脏病术后(如:瓣膜分离术、人工瓣膜等)。

(三)相关探讨

提高对子宫破裂的高危人群的孕期监测,除了常见的具有剖宫产史的瘢痕子宫患者外,具有子宫肌瘤手术史,宫角妊娠手术治疗史,输卵管妊娠腹腔镜手术治疗史的患者,产道异常等高危因素者,应严格产检,行超声检查,注意瘢痕处压痛,腹胀,胎动异常等症状,必要时提前入院待产。

(魏军)

| 病例3 | 瘢痕子宫妊娠足月不规律腹痛伴呼吸困难

一、病例简述

患者贾某某,女,23岁

主　　诉	停经9月余,胎动4月余,不规律腹痛2小时。
现 病 史	患者平素月经规律,LMP:2016-4-6,EDC:2017-01-11,孕期在外院进行定期产检,历次超声检查显示胎儿发育符合孕周,无异常。唐氏筛查低风险,OGTT检查未见异常。孕期无头晕头疼,无胸闷憋喘,无视物不清,双下肢无水肿。入院2小时前出现不规律腹痛,呈10~20s/5~10min,无阴道流血流液,胎动良。孕期饮食睡眠可,二便正常。
孕 产 史	G2P1,2014年因臀位于外院行子宫下段横切口剖宫产,剖娩一女活婴。
既 往 史	否认心脏病、糖尿病及高血压病史。 2012年行阑尾切除术。
入院查体	一般查体:T:36.8℃,P:110次/分,BP:124/76mmHg,R:18次/分。神清语明,无贫血貌。心肺听诊未闻及异常,腹膨隆,腹软,下腹部可见横行剖宫产瘢痕,愈合良,偶触及宫缩,强度弱,剖宫产瘢痕处压痛(−)。 产科查体:宫高30cm,腹围98cm,胎心率150次/分,先露儿头,跨耻征阴性。 消毒内诊:外阴发育正常,阴道畅,宫颈质中,居中,未消,宫口未开,S^{-3}。骨及软产道未见明显异常。
辅助检查	胎心监护:有反应型,偶有宫缩波,未达平台。 急诊彩超:双顶径约9.6cm,头围约34.4cm,腹围约35.4cm,股骨长约7.3cm。胎儿心率约125次/分。胎盘厚度约3.3cm。羊水深度约3.5cm,羊水指数9。脐动脉S/D:2.6。胎盘附着在子宫前壁,成熟度Ⅱ级。胎盘下缘距宫颈内口大于7.0cm。母体子宫前壁下段肌层厚约0.3cm。

入院诊断　1. 孕 2 产 1 妊娠 40 周 +2, LOA, 分娩先兆

　　　　　　2. 瘢痕子宫妊娠 (一次剖宫产术后)

诊疗经过　入院后孕妇及家属要求阴式分娩, 综合评估后向患者及家属交代瘢痕子宫阴道分娩相关风险并签署知情同意书, 进行阴道试产, 密切观察宫缩情况及产程进展, 连续胎心电子监测、注意胎动。

　　　　　　入院 2 小时后因宫缩规律拟再次内诊, 患者诉平卧位呼吸困难明显。当时生命体征平稳, 神情语明, 无贫血貌, 再次检查子宫下段无压痛。胎心监护显示有反应型、宫缩规律, 但未达平台期。

　　　　　　紧急进行心脏彩超检查, 提示心包少量积液, 左室整体收缩功能正常; 急请循环内科会诊, 建议心肌酶谱、肌钙蛋白、脑钠肽及肺 CT 检查, 但根据患者生命体征及查体, 认为呼吸困难暂不考虑内科疾病所致。

　　　　　　再次和孕妇及家属沟通并交代病情, 建议急诊行剖宫产终止妊娠。孕妇取坐位完成硬膜外麻醉后, 转为半卧位时, 突发下腹部剧痛, 立即行剖宫产术, 术中开腹探查见原子宫切口瘢痕处破裂, 长约 6cm, 破裂口处可见活动性出血及凝血块, 共约 500ml, 破裂口处可见部分胎盘组织外溢。新生儿男性, 体重 3300g, 身长 50cm, 头 / 胸围 35cm /33cm, Apgar 评分 1 分钟 10 分, 5 分钟 10 分。切除子宫破裂口陈旧破碎水肿组织后, 缝合切口, 术中因子宫收缩乏力行双侧子宫动脉上行支结扎, 同时行 B-Lynch 缝合术, 术后第四天恢复良好, 出院。

出院诊断　1. 子宫破裂

　　　　　　2. 孕 2 产 2, 妊娠 40^{+2} 周, LOA, 剖娩一活婴

　　　　　　3. 瘢痕子宫妊娠 (一次剖宫产术后)

二、病例解析

(一) 诊治关键

1. 分娩方式的选择

——个体化评估具有剖宫产后阴道试产 (TOLAC) 的指征

随着我国"二孩"政策的放开, 患者和医护人员面临越来越多的瘢痕子宫再妊娠, 其中一次剖宫产术后妊娠的占很大比例。本例患者既往在 2014 年于外院行剖宫产术, 因妊娠足月有不规律宫缩入院, 提示患者有分娩先兆。入院后面临的主要问题为该患者适合何种分娩方式。

2010-2015 年多个妇产学术机构包括美国妇产科学会 (American College of Obstetricians and Gynecologists, ACOG)、美国国立卫生研究院 (National Institutes of Health, NIH)、英国国家卫生与临床优化研究所 (National Institute for Health and Care Excellence, NICE)、英国皇家妇产科学会 (Royal College of Obstetricians and Gynaecologists, RCOG)、法国妇产科医生协会 (CNGOF)、澳大利亚和新西兰妇产科医师学会 (RANZCOG) 先后制定了剖宫产后阴道分娩指南。尽管我国中华医学会妇产科学分会产科学组正在制定的有关剖宫产后阴道分娩的指南尚未发布, 但是

纵观各国指南, 目前已经基本达成共识: 计划性剖宫产后阴道分娩对于大多数一次子宫下段剖宫产史的产妇是一种安全的选择。

剖宫产后阴道试产 (Trail of labor after previous cesarean delivery, TOLAC) 是指有剖宫产史的产妇在此次妊娠中尝试阴道分娩。

TOLAC 的禁忌证:

(1) 前次古典式剖宫产或前次剖宫产术中子宫切口为 "T" 型或不规则型。

(2) 有子宫破裂史。

(3) 子宫肌瘤剔除史, 术中穿透子宫内膜者。

(4) 有阴道分娩禁忌证者 (如前置胎盘)。

最近研究表明子宫瘢痕处的肌层连续性缺失更易在试产过程中发生子宫破裂, 因此不建议进行 TOLAC (详见 "相关探讨" 部分关于 "子宫瘢痕厚度与子宫破裂" 的阐述)。

TOLAC 的适应证: 对于既往曾有一次子宫下段横切口剖宫产史且无阴道分娩禁忌证者, 在接受正确咨询并充分知情同意后可尝试 TOLAC。

因此接诊这样具有剖宫产史的患者后首先要进行个体化评估后才能决定分娩方式, 该病例具有可以试产的指征如下:

(1) 该患者前次剖宫产指征为: 胎儿臀位, 此次

胎儿为头位,前次剖宫产的指征不存在。

(2) 患者上次剖宫产的方式为子宫下段横切口,不是古典式剖宫产术。

(3) 通过产科检查及超声测量胎儿各项参数,预测胎儿体重约 3250~3750g,消毒内诊提示头盆相称,无阴道分娩禁忌证。

2. TOLAC 的优缺点、风险告知及知情同意

对于准备进行 TOLAC 的患者我们要进行充分的风险告知及签署知情同意书,尊重患者的知情权和选择权。

充分告知此类患者选择阴道分娩试产(TOLAC)的获益如下:

(1) 母体损害更少,对此后妊娠更有利。

(2) 避免进行第二次剖宫产。

(3) 产后更早活动和出院。

(4) 满足患者阴道分娩的愿望。

告知此类患者选择阴道分娩试产(TOLAC)的风险主要与子宫破裂相关,具体如下:

(1) 与择期剖宫产相比,围产儿死亡率高(1.8/1000)。

(2) 产程中因子宫破裂导致胎儿死亡或新生儿死亡。

(3) 新生儿缺氧缺血脑病(hypoxic-ischemic encephalopathy,HIE)风险(0.7/1000)。

(4) 急诊剖宫产风险升高。

(5) 盆底损伤。

TOLAC 过程中能够可能增加子宫破裂的危险因素包括:

(1) 两次妊娠间隔时间短(距上次分娩 <12 个月),

(2) 过期妊娠,

(3) 产妇年龄 ≥40 岁,

(4) Bishop 评分低,

(5) 巨大儿,

(6) 子宫下段肌层厚度较薄(目前存在争议,详见 "相关探讨" 部分关于 "子宫瘢痕肌层厚度测量" 的阐述)。

本病例患者距离前次分娩(2014 年)已有 3 年,而且妊娠 40^{+2} 周,不属于过期妊娠,加之患者年轻,23 岁,胎儿预估体重 <4000g,无阴道分娩禁忌,因此评估该患者 TOLAC 的子宫破裂风险相对较低。评估风险后充分告知并签署知情同意书。

3. TOLAC 的监测

(1) 根据各国指南推荐,TOLAC 应在有医护人员和相关设备的分娩室进行有条件进行急诊剖宫产和新生儿复苏。

(2) 建议患者出现宫缩后开始进行持续胎心监测。

(3) 进行持续产时监测和护理,明确产程进展,并可帮助及时确认和处理子宫破裂。

因此本例患者诊治成功的关键在于持续监测,发现患者呼吸困难和无法平卧时立即积极进行相关原因排查,尽早发现子宫破裂。

4. TOLAC 过程中不典型子宫破裂的识别

本病例对 TOLAC 患者子宫破裂的早期诊断并迅速开腹和复苏对降低母婴 死亡率和发病率至关重要,是该病例成功诊治良好母儿预后的关键。

子宫破裂的表现多样,除了教科书上说的撕裂样疼痛外还有很多不典型症状也需要我们去注意。比如这个病例的平卧位呼吸困难,应该就是局部的子宫瘢痕裂开,由于破裂口较小,出血缓慢,因此孕妇及胎儿均无不良反应。而且在呼吸困难时再次检查未探及瘢痕处压痛,因此掩盖了子宫瘢痕裂开。

早期少量腹腔出血在非妊娠期或者早期妊娠妇女表现为下腹疼痛或者肛门坠胀感,但是对于妊娠晚期患者来说,硕大的子宫占据盆腔及大部分中下腹部,因此腹腔内出血有时不会产生下腹部的疼痛,而是由于出血积聚在上腹部及肠间隙,因而导致膈肌刺激症状,表现为呼吸困难,呼吸时刺痛,或者无法平卧等,麻醉后平卧位突然子宫破裂口增大,患者出现撕裂样疼痛才是典型的子宫破裂的表现。

(二)误诊误治防范

1. TOLAC 中复查超声的必要性

本病例中患者在入院进行超声检查前次子宫瘢痕处无异常,但是在出现不能平卧和呼吸困难时,由于患者无瘢痕处压痛,所以首先想到仰卧位低血压和急性的心脏疾患,因此急诊进行心脏彩超。如果那时及时复查超声再次探查子宫瘢痕和盆腹腔,也许会更早发现瘢痕不连续或者腹腔积液,就可以更早的发现子宫瘢痕裂开、子宫破裂。因此通过该病例应该建议在 TOLAC 过程中必要时复查超声。

2. TOLAC 试产中呼吸困难及无法平卧的鉴别诊断

TOLAC 试产中呼吸困难及无法平卧的主要原因一般是仰卧位低血压综合征、心衰和羊水栓塞。

产程中引起心衰的主要疾病有:重度子痫前期、贫血、肺水肿、风湿性心脏病、先天性心脏病、心内膜炎、心肌炎、围产期心肌病及心脏病术后（如：瓣膜分离术、人工瓣膜等）。

很多孕妇有先天性心脏病在孕前和孕晚期并没有症状，往往在产程中出现症状，虽然该病例发生不能平卧及呼吸困难后立即进行心脏超声检查，没有阳性发现。但是为了防范先天性心脏病合并妊娠的漏诊，建议在妊娠晚期或者临产前进行心脏超声检查，可以更好的评估分娩风险。

（三）相关探讨

1. 剖宫产术后再次分娩的相关名词和定义

在阅读文献中我们会遇到以下与剖宫产后再次分娩相关的名词和定义。

（1）剖宫产后阴道试产（trial of labor after previous cesarean delivery，TOLAC）：有剖宫产史的产妇在此次妊娠中尝试阴道分娩。

（2）剖宫产后成功阴道分娩（vaginal birth after ce-sarean delivery，VBAC）：有剖宫产史的产妇在此次妊娠中成功阴道分娩。

（3）择期重复剖宫产（elective repeat cesarean delivery，ERCD）：有剖宫产史的产妇此次分娩再次选择择期剖宫产。

（4）计划性 VBAC（planned VBAC）：有剖宫产史的产妇此次分娩计划选择阴道分娩而不是择期重复剖宫产。

（5）子宫破裂（uterine rupture）：子宫肌层破裂并延伸至子宫浆膜层或达膀胱或阔韧带。

（6）子宫裂开（uterine dehiscence）：子宫肌层破裂但浆膜层完整。

2. 子宫瘢痕厚度与子宫破裂

多年来，各国研究者关于超声子宫下段厚度测定与子宫破裂是否相关做了大量研究，存在很多争议，目前各国指南均不推荐常规进行子宫下段瘢痕厚度测量，认为其无明确意义。

（1）目前尚无规范性测量子宫下段瘢痕的统一标准，测量的厚度主要包括子宫全层和肌层厚度。

（2）测量受到多种因素影响，如：测量次数、测量位置、膀胱充盈程度、胎先露等以及经腹部还是经阴道测量。

（3）许多学者研究结果测定的妊娠晚期子宫下段厚度存在很大的差异，全层厚度范围在 1.7~19.2mm，中位数为 1.8~3.9mm，子宫肌层厚度 0.6~9.7mm。

（4）相关指南均否定超声监测子宫下段厚度对于子宫破裂的预测价值。

（5）但应关注子宫下段的连续性，子宫瘢痕处的肌层连续性缺失不建议进行 TOLAC。

3. TOLAC 过程中的子宫破裂的表现

在 TOLAC 过程中，最严重的并发症为子宫破裂，其发生突然且危害严重，同时尚无有效的手段预测预防其发生。一旦发生子宫破裂，围产儿死亡率高达 6%，14%~33% 的产妇需要在术中切除子宫。研究显示，90% 以上的子宫破裂发生在产程中（宫口扩张 4~5cm 时发生率达峰值），其中 18% 左右发生在第二产程，8% 在阴道分娩后发现。子宫破裂确诊需要急诊剖宫产或产后开腹探查。

子宫破裂的症状和体征包括：

（1）胎心监护异常（晚期减速、变异减速、胎儿心动过缓）。

（2）宫缩过强，宫缩间歇仍存在严重的腹痛。

（3）异常阴道流血。

（4）胎方位摸不清。

（5）宫缩间歇耻骨上疼痛。

（6）子宫下段压痛。

（7）新出现的子宫局部疼痛。

（8）血尿。

（9）子宫轮廓发生变化。

（10）原来的胎心听诊部位无法找到胎心。

（11）产妇心率增快、低血压、晕厥、休克。

（12）极少数产妇还表现为宫缩消失。

其中，以胎心率异常最敏感（66%~76%），一半以上的病例表现为同时出现胎心监护异常及严重的腹痛。

4. 剖宫产术后再次分娩的催产和引产方式

根据各国指南，总结如下：

（1）TOLAC 的产妇可以根据母儿情况进行有指征的引产

（2）使用催产素存在轻度或中度子宫破裂的上升的风险，可慎重使用。

（3）米索前列醇不能用于有剖宫产史或子宫大手术史患者促宫颈成熟或引产。

（4）与应用前列素制剂相比，使用机械方法（人工破膜或水囊）进行引产发生子宫破裂的风险较低，但球囊的机械性扩张对引产或促宫颈成熟证据不足，可慎重使用。

（5）避免前列腺素制剂与缩宫素联合使用。

5. 剖宫产术后再次分娩的无痛分娩

（1）ACOG 已明确提出在 TOLAC 中应用硬膜外麻醉进行镇痛是安全的。

（2）子宫破裂最敏感的变化指标是胎心监护

异常。

（3）硬膜外麻醉能减轻分娩疼痛从而鼓励更多的产妇尝试进行 TOLAC。

（魏军）

参考文献

1. Kim HS,Oh SY,Choi SJ,et al. Uterine rupture in pregnancies following myomectomy:a multicenter case serie. Obstet Gynecol Sci,2016,59(6):454-462

2. Manisha V,Roy R. Unscarred uterine rupture:a retrospective analysis. J Obstet Gynaecol India,2016,66(Suppl 1):51-54

3. Abdulkadir T,Ali O,Mehmet SE,et al. Uterine rupture revisited:Predisposing factors,clinical features,management and outcomes from a tertiary care center in Turkey. Pak J Med Sci,2013,29(3):753-757

4. American College of Obstetricians and Gynecologists. ACOG practice bulletin no.115:vaginal birth after previous cesarean delivery［J.Obstet Gynecol,2010,116:450-463

5. Cunningham FG,Bangdiwala SI,Brown SS,et al. NIH consensus development conference draft statement on vaginal birth after cesarean:new insights.NIH Consens State Sci Statements,2010,27(3):498-503

6. National Institute for Health and Clinical Excellence. Caesarean section. NICE clinical guideline 132.Manchester:NICE,2011

7. Royal College of Obstetricians and Gynaecologists .Birth after previous caesarean birth.Green-top guideline no.45.Royal Coll. Obstet Gynecol,2015,32:1-31

8. 刘铭,段涛.剖宫产术后阴道分娩的管理.中华围产医学杂志,2014,17(3):160-163

9. Naji O,Wynants L,Smith A,et al. Predicting successful vaginal birth after cesarean section using a model based on cesarean scar features examined using transvaginal sonography. Ultrasound Obstet Gynecol,2013,41(6):672-678

10. Kok N,Wiersma IC,Opmeer BC,et al. Sonographic measurement of lower uterine segment thickness to predict uterine rupture during a trial of labor in women with previous cesarean section:a meta-analysis.Ultrasound Obstet Gynecol,2013,42:132-139

第五节　肠　梗　阻

| 病例 | 剖宫产术后肠梗阻

一、病例简述

患者孙某,女,35 岁

主　　诉　停经 8 月余,胎动 3 月余,阴道流液 4 小时。

现 病 史　患者平素月经规律,LMP:2016-10-24。EDC:2017-07-31。停经 30 天自测尿妊娠试验(+),停经 52 天行 B 超检查提示宫内妊娠。孕期定期产检,无创 DNA 低危,糖尿病筛查未见异常。孕晚期无头晕头痛,无视物不清,无心悸气短。患者 4 小时前无明显诱因出现阴道流液,色清,患者现无腹痛,偶有下腹紧缩感,胎动良。饮食二便正常。

孕 产 史　孕 3 产 1,2014 年剖娩一男活婴,人流一次。

既 往 史　青霉素过敏,否认其他药物及食物过敏史,否认高血压、糖尿病、肝炎、结核病史,否认外伤及输血史。患者自诉患有先天性预激综合征,平时无任何自觉症状。

入院查体　一般查体:T36.5℃,P82 次 / 分,R18 次 / 分,BP112/73mmHg,神清语明,无贫血貌。心肺听诊未闻及异常,腹膨隆,腹软,无压痛,无双下肢水肿,四肢活动良。

产科检查:呈纵产式腹型,宫高 34cm,腹围 98cm,胎心率 136 次 / 分,先露儿头未衔接,跨耻征阴性。消毒内诊:外阴发育正常,阴道畅,阴道流液,pH 试纸测试呈蓝色,宫颈质中,居中,消失 90%,未开,未触及管状搏动物。

辅助检查　入院 NST:有反应型。胎儿常规超声:胎儿超声测量值:双顶径约 9.6cm,头围约 34.3cm,腹围约 31.1cm,股骨长约 7.2cm。胎儿心率约 150 次 / 分。胎盘厚度约 3.1cm。羊水深度约 3.6cm,羊水指数 10。 脐动脉 S/D:3.1。 胎儿颅骨呈类圆形环状回声。胎儿颈部可见 "U" 形压迹。脊柱颈胸段未见明显中断,腰骶部显示不清。胎盘附着在子宫前壁,成熟度Ⅱ级。胎盘下缘距宫颈内口大于 7cm。母体阴道内见范围约 7.0cm×3.1cm 液性区。

入院诊断
1. 胎膜早破
2. 瘢痕子宫妊娠(一次 CS 术后)
3. 母体预激综合征
4. 孕 3 产 1,妊娠 35^{+4} 周,LOA
5. 胎儿脐带绕颈 1 周

诊疗经过
入院后给予预防感染治疗,因"孕 3 产 1,妊娠 35^{+4} 周,LOA;胎膜早破;无羊水;瘢痕子宫妊娠(一次剖宫产术后);胎儿脐带绕颈一周;母体预激综合征;要求剖宫产,无绝对手术禁忌"。于 CSEA 下行子宫下段剖宫产术,术中经过顺利,术后给予头孢抗炎,补液治疗。患者术后第 3 天,轻微腹痛,自述进食后出现腹胀,夜内患者腹胀加重,完善腹平片提示肠梗阻,予禁食水,补液,留置胃肠减压,外科会诊,考虑麻痹性肠梗阻可能性大,完善全腹 CT,予生长抑素持续泵入抑制肠液分泌,继续胃肠减压治疗。

患者术后第 4 天:
无发热,轻微腹痛,恶心呕吐,无排气。查体:腹膨隆,未见胃肠型及蠕动波,腹部有压痛,无反跳痛及肌紧张,右侧为重。听诊肠鸣音不活跃,未闻及气过水声。直肠指检直肠内空虚,未触及占位,指套尖无血染。
化验回报:D-D10 308μg/L,CRP313mg/L,降钙素原 0.228ng/ml,淀粉酶,脂肪酶,血清离子正常。D-Dimer 高,不除外肠系膜血栓风险,肠坏死可能,完善全腹增强 CT 检查,必要时早期溶栓。
复查腹部增强 CT,可见多处气液平面,提示肠梗阻,腹腔积液。未见静脉动脉血栓。
继续禁食水,改为厄他培南(怡万之)静脉抗炎,积极抑酸补液治疗,生长抑素持续泵入抑制肠液分泌。

术后第 5 天:
一般状态良,排气少量,未排便,有腹胀,平卧腹痛不明显,无发热,无恶心呕吐,胃肠减压中,每日胃液引出 200ml 左右。今日化验结果回报:D-二聚体 5893μg/L,继续禁食水,抗炎补液对症治疗,予患者低分子量肝素钙(速碧林)每天 2 次预防血栓抗凝对症治疗。

术后第 6 天:
排气少量,未排便,有腹胀,平卧腹痛不明显,无发热,无恶心呕吐,胃肠减压中。今天化验结果回报:胃内容物隐血试验:潜血阴性;血淀粉酶 169U/L;脂肪酶 227.3U/L;D-二聚体 1205μg/L;.血清离子正常,继续禁食水,抗炎补液抑酸对症治疗。

术后第 7 天:
一般状态良,已排气,排便,腹胀腹痛较前缓解,无发热,无恶心呕吐,胃肠减压中。今日化验结果回报:血浆 D-二聚体 958μg/L;血淀粉酶(急诊)血清脂肪酶(急诊):血淀粉酶 137U/L;脂肪酶 285.1U/L;血清离子正常。

术后第 8 天:
无发热,无腹痛,无恶心呕吐,无发热,晨起口服豆油 150ml,排便 2 次,可见少量油花。查体:腹软,全腹部无压痛,无反跳痛及肌紧张,肠音 3 次 / 分,双下肢活动无异常。

术后第 9 天:
无发热,无腹痛腹胀,无恶心呕吐,无发热,排气排便畅。查体:腹软,全腹部无压痛,无反跳痛及肌紧张,肠音 3 次 / 分,双下肢活动无异常。检验结果回报:血浆 D-二聚体 2004μg/L;外科会诊意见:麻痹性肠梗阻较前好转,拔除胃肠减压,少量流食。

术后第 10 天患者一般状态良好,出院。

出院诊断　1. 麻痹性肠梗阻

2. 胎膜早破

3. 无羊水

4. 瘢痕子宫妊娠(一次剖宫产术后)

5. 胎儿脐带绕颈一周

6. 母体预激综合征

7. 孕 3 产 1 妊娠 35^{+4} 周,LOA,剖娩一活婴

8. 早产儿

二、病例解析

(一)诊治关键

1. 剖宫产术后肠梗阻影响因素

麻痹性肠梗阻是指肠运动功能失调导致内容物无法正常排出的临床症候群。麻痹性肠梗阻常继发于各类腹部手术和腹膜炎等疾病造成腹胀腹痛,严重时可引起脱水、休克和肠穿孔等症状。术后麻痹性肠梗阻(postoperative ileus,POI)是指术后肠蠕动受损、肠动力缺乏导致的肠梗阻,多见于腹部手术后,与麻醉、创伤、手术操作、血液或脓肿刺激腹膜等有关。

剖宫产术后发生肠梗阻发病率低,随剖宫产率、次数增加,肠梗阻发生率也相应增加,剖宫产后肠梗阻易引发肠坏死、肠穿孔、重症感染,危及生命。故早发现病情、早诊断、早治疗是至关重要的。

此患者因 35^{+4} 周,胎膜早破,瘢痕子宫妊娠,一次剖宫产术后,上次剖宫产为 2014 年行子宫下段剖宫产术。该病例发生肠梗阻的因素分析:

(1)患者为瘢痕子宫妊娠,一次剖宫产术后,既往腹部手术史可增加肠粘连的机会。

(2)胎膜早破本身可能由于感染所致,剖宫产术中进一步引起腹腔感染,导致麻痹性肠梗阻。

2. 剖宫产术后对肠梗阻的早期识别

本病例对剖宫产术后肠梗阻患者的早期诊断并迅速给予相关处理,尽快解除患者痛苦,肠梗阻引起的其他并发症发生率降至最低,肠梗阻早期,还未完全梗阻时,患者是可以正常排气的,不要被排气误导,由于术后肠麻痹,此患者术后第 3 天开始出现腹胀症状,不排气,腹部膨隆,腹部局部出现压痛反跳痛,此时我们就该注意有可能发生肠梗阻了。

3. 麻痹性肠梗阻要如何诊断?

(1)多继发于腹部的外伤、手术、炎症等。

(2)腹胀发展迅速,无明显绞痛,肠鸣音消失,多有反胃性呕吐。

(3)腹胀严重时,呼吸困难,脉搏细弱。

(4)X 线检查两侧膈肌升高,全肠袢胀气,有多个气液面。

4. 剖宫产术后对肠梗阻的治疗

(1)胃肠减压。

(2)维持水、电解质与酸碱平衡。

(3)给予生长抑素。

(4)必要时予以广谱抗生素。

(5)肠外营养支持(TPN)。

(6)保守治疗过程中应加强监测。

生长抑素可以大幅度减少消化液的分泌,如在肠外营养支持基础上使用生长抑素,可使消化液分泌量减少 90%,减轻梗阻近段肠腔内液体的淤积和肠腔的扩张,有利于肠壁水肿的消退、循环的改善。这既可减轻肠道负担,更有助于非手术治疗的成功。

肠梗阻肠腔内压力增高,肠管血运差加上肠壁水肿,通透性增加,细菌移位,必要时予以广谱抗生素控制感染。

(二)误诊误治防范

1. 剖宫产术后肠梗阻中影像学检查的必要性

一般肠梗阻辅助检查为影像学检查,传统腹部 X 线平片常规用于肠梗阻的检查,但在判断肠梗阻的部位、类型和病因方面不如 CT 检查。CT 能显示出传统腹部平片检查所不能显示的肠腔、肠壁的形态改变,还可避免各种组织的影像重叠,对梗阻部位判断比平片准确。此患者行腹部平片检查提示肠梗阻,后行腹部增强 CT 检查可见多处气液平面,提示麻痹性肠梗阻。

2. 肠梗阻导致腹痛与其他疾病的鉴别诊断

(1)子宫肌炎或子宫切口血肿:若术后出现腹痛,且出现在子宫周围,必须排除术后感染导致子宫肌炎,或是子宫切口血肿。此时关注切口愈合情况,必要时行超声检查排除子宫切口血肿。

(2)肠破裂:一般剖宫产手术肠损伤几率很小,出现肠破裂,一般会出现剧烈急性腹痛,短时间内出现急腹症,化验检查提示血红蛋白进行性下降,出现

血便等。

（3）机械性肠梗阻和麻痹性肠梗阻：对这种肠梗阻的认定必须认真做好症状分析，体格检查及合理的辅助检查。一是疼痛的性质不一样。机械性肠梗阻呈阵发性绞痛，病人很难耐受。麻痹性肠梗阻呈持续性胀痛，一般能耐受。二是病人的感觉不同。机械性肠梗阻病人感觉到肠蠕动及肠鸣音的存在并出现移动性，一般局限于一侧。麻痹性肠梗感觉全腹胀痛并进行性加剧。三是呕吐的时间不一样。机械性肠梗阻呕吐的时间较早且剧烈。麻痹性肠梗呕吐很少发生。四是体格检查的结果不一样。机械性肠梗阻可见胃肠型及蠕动波，可触及包块，听诊肠鸣音亢进，有气过水声或高调金属音。麻痹性肠梗阻可见腹部广泛隆起，往往不能触及包块，听诊肠鸣音减弱。

（4）急性结肠假梗阻（acute colonic pseudo obstruction，ACPO），又称 Ogilvie 综合征，是结肠功能紊乱所致的非器质性肠梗阻。如结肠扩张到 9~12cm（临界值）则易穿孔而致感染、休克死亡。在结肠未扩张到临界值时，可保守治疗。如保守治疗72 小时无好转，或 X 线提示结肠扩张已达临界值时，则应手术治疗。文献报道，妊娠相关 ACPO 以剖宫产术后多见。

（三）相关探讨

1. 剖宫产术后肠梗阻再次手术治疗的风险

术后肠梗阻患者临床上多有 1 次或多次手术史，肠管间有着广泛炎症、水肿和紧密粘连，以致肠祥解剖不清，因此手术治疗极为困难。而且，再手术不仅不能有效地解除梗阻，反而会因再剥离而损伤肠管，增加粗糙面，更增加了梗阻机会，严重者可致肠瘘发生，同时，因为肠梗阻肠腔内压力增高，肠管血运差加上肠壁水肿，通透性增加，细菌移位，若行肠切除或短路手术，则易引起吻合口瘘及腹腔感染、

肠坏死，发生致命性并发症。另外，炎性肠梗阻本身无肠管狭窄或阻断等机械性因素存在，手术治疗亦不能恢复其通畅。

2. 剖宫产术后肠梗阻的预防

通常情况下经腹部手术的病人要等到肠鸣音恢复或排气后才能进食，然而年轻健康的女性剖宫产手术一般用时很短，肠道操作很少，早期进食不应是导致肠梗阻的原因。众多研究表明对于无合并症的剖宫产产妇，早期进食能减少肠梗阻症状的发生率，能促进肠蠕动。

术中操作动作应轻柔，尽量减少对肠管、内脏浆膜、腹膜的损伤，术中严格无菌操作，彻底清理腹腔内积血、积液及羊水，减少感染机会，关腹前应将大网膜置宫体后方，不要置于宫体前壁与腹壁之间，防止大网膜与切口粘连。

术后鼓励患者早期翻身活动，鼓励其尽早下床，早活动可促进肠蠕动及肠道功能的恢复。对术后选用了自控硬膜外镇痛者要注意其肠功能的恢复。

（魏军）

参考文献

1. Kreis ME，Kasparek M，Zittel TT，et al. Neostigmine increases postoperative colonic motility in patients undergoing colorectal surgery. Surgery，2001，130（3）：449-456

2. Patolia，DS，Hilliard RLM，Toy EC，et al. Early feeding after cesarean：randomized trial. Obstet Gynaeco，2001，98：113-116

3. Mohadese A，Nastaran R，Fatemeh T，et al. Effect of early post cesarean feeding on gastrointestinal complications. Nurs Midwifery Stud，2013，2（2）：176-181

4. Silver RM，Landon MB，Rouse DJ，et al. Maternal morbidity associated with multiple repeat cesarean deliveries. Obstet Gynaeco，2006，10（6）：1226-1232

第六节 主动脉夹层动脉瘤

| 病例 | 妊娠合并主动脉夹层动脉瘤

一、病例简述

患者段某某，女，34 岁

主　　诉 停经 9 个月,后背痛 5 小时。

现 病 史 患者平素月经规律,呈 3~4 日 /30~32 日型,量中,轻微痛经,LMP:2016-3-20,EDC:2016-12-25,孕早期平稳,孕 4 个月始有胎动,活跃至今。孕期定期产检,行唐氏筛查低风险,OGTT 试验血糖正常。自诉孕前血压 130~140/80~90mmHg,孕期血压 160/100mmHg,未予治疗。今晨 9 点无明显诱因出现背部剧烈疼痛,疼痛范围从肩部至腰部,伴呕吐,呕吐物为胃内容物,无呕血,无呼吸困难,无发热,无意识障碍,自诉胎动减少,无下腹痛,无阴道流血流液。急诊转入我院。

孕 产 史 孕 5 产 1,人流 3 次,2004 年行剖宫产术。

既 往 史 平素体健,否认肝炎、结核病史,否认药物及食物过敏史,否认外伤、输血史。

入院查体 一般查体:P:80 次 / 分,R:14 次 / 分,BP:184/103mmHg,SpO$_2$:98%,急性病容,呼吸平稳,巩膜无黄染,颈静脉无明显充盈,双肺呼吸音清,未闻及明显干湿啰音,心律齐,各瓣膜听诊区未闻及病理性杂音。产科查体:呈纵产式腹型,宫高 29cm,腹围 100cm,胎心率 133 次 / 分,先露儿头,跨耻征阴性,未触及宫缩,无阴道流血流液。

消毒内诊:外阴发育正常,阴道畅,宫颈质软,居中,消 50%,未开,先露儿头 S^{-3},骨产道未及异常。

辅助检查 1. 泌尿系超声提示:双肾囊肿,右肾结石。

2. 心脏 PDE:心内结构未见明显异常,静息状态下左室整体收缩功能正常。

3. 胎儿超声:胎儿双顶径约 9.4cm。股骨长约 7.7cm。胎儿心率约 138 次 / 分。脐动脉 S/D:2.9,PI:1.13,RI:0.66。胎盘附着在子宫后壁,成熟度Ⅱ级,厚约 3.2cm。胎盘下缘受胎儿胎头遮挡显示不清。羊水深度约 4.6cm,羊水指数 13。

4. 心电图:ST 段下移。

5. 血常规:HB:142g/L,HCT:42%,WBC15.5×10^9/L,PLT214×10^9/L。

6. 凝血五项:PT:10.2 秒,PTA:195%,D-D1005μg/L。

7. 尿常规:尿蛋白 +++。

8. 超敏肌钙蛋白 T:0.018ng/ml。

9. 胎心监护:无反应型。

10. 胸部 CT 平扫:左肺下叶外侧底段小结节,局灶炎症或肉芽肿样变,左侧胸腔少许积液。

入院诊断 1. 高血压并发子痫前期重度

2. 孕 5 产 1,妊娠 38 周,LOA

3. 瘢痕子宫妊娠(一次剖宫产术后)

4. 胎儿宫内窘迫?

5. 妊娠合并主动脉夹层?

6. 右肾结石

诊疗经过 因已妊娠 38 周,子痫前期重度,胸痛剧烈,不除外主动脉夹层,可疑胎儿窘迫立即全麻下剖宫产终止妊娠。

1. 术中剖娩一活女婴,体重 2520g,身长 41cm,头 / 胸围 33cm/35cm,Apgar 评分 1 分钟 7 分(呼吸、肌张力、肤色各减 1 分)5 分钟 :9 分(肌张力减 1 分)术中见胎盘早剥,面积约 1/3,胎盘后陈旧性血块约 200ml,双侧宫角青紫色,面积分别为 5cm×4cm(左),2cm×1.5cm(右)。术后尿色血性。

2. 术后转入 ICU 病房,予降压、利尿、抗炎、化痰等对症治疗。

3. 术后胸痛不缓解,完善腹主动脉,增强 + 三维,提示:胸主动脉至腹主动脉见未强化内膜片,偏右侧腔小,左肾动脉、腹腔干及肠系膜动脉发自左侧腔;右肾动脉发自右侧腔,肠系膜上动脉及右侧髂总动脉受累,见内膜片。符合所扫胸主动脉至腹主动脉夹层改变。右肾结石;右肾盂肾盏及输尿管积水,右输尿管下段受压。

4. 会诊

外科:腹主动脉夹层动脉瘤,入口看不见,建议做主动脉全程CTA,控制血压。介入:建议进一步完善胸主动脉增强CT,明确破口位置,决定是否可行介入腔内修复术。心内:降血压,营养心肌治疗。

5. 术后第2天,转回我科,继续降压、营养心肌治疗。

6. 术后第3天,完善胸腹主动脉增强 + 三维:降主动脉至双侧髂总动脉夹层改变。心外会诊:请介入会诊或到心外专科医院治疗。血管外科:建议请介入会诊。介入:可试行主动脉造影,条件适合可予主动脉腔内修复术。

7. 反复向家属交待病情,转入介入科行主动脉腔内修复术。

出院诊断　1. 妊娠合并主动脉夹层

2. 高血压并发子痫前期重度

3. 胎盘早剥

4. 瘢痕子宫妊娠(一次剖宫产术后)

5. 产1妊娠38周,LOA,剖娩一活婴

6. 右肾结石

二、病例解析

(一)诊治关键

1. 突发胸背部剧烈疼痛要想到主动脉夹层

主动脉夹层主要由于主动脉内膜与中层撕裂使得内膜产生撕裂口,导致中层在管腔直接暴露,主动脉腔内血液在脉压的驱动下,通过内膜撕裂口直接性穿透病变的中层,导致中层出现分离而形成夹层。夹层血肿扩大可能引起主动脉破裂,病情凶险,孕妇随时可能因主动脉破裂而猝死,抢救成功的可能性极小,严重威胁母儿生命。自发性主动脉夹层的患者多见于高血压长期未得到良好控制,且合并有动脉粥样硬化。但是对于一些患有遗传性疾病譬如说马方综合征的女性,也容易在妊娠期间由于血流动力学的突然变化而导致主动脉夹层。另外,妊娠期高血压,严重的先天性心脏病,同样可以导致主动脉夹层。

(1)胸痛:A型多见于胸和肩胛间区,B型多在背部、腹部。临床表现90%以上患者以突发剧痛为首发症状,疼痛的强度比部位更具特征性,一开始即表现为严重的撕裂样或针刺样剧烈疼痛,可呈现为急性胸痛、后背痛、下腹痛,使用吗啡等止痛药物不能缓解。由于血管内膜撕裂刺激迷走神经,部分患者可能出现支气管痉挛表现。

(2)大部分患者可伴有高血压,患者常因剧痛而呈休克貌,焦虑不安、大汗淋漓、面色苍白、心率加速,但血压常不低甚至增高。收缩压 <90mmHg 者往往提示病情危重,随时有心脏停跳危险。在发现可疑患者血压低时,可同时测量患者双侧肢体血压,可有双侧血压不等的特点。

(3)夹层血肿或夹层破入邻近器官后可引起相应系统器官的损害。如主动脉夹层压迫腹腔动脉及其分支可引起恶心、呕吐、腹胀等;压迫颈交感神经引起 Horner 综合征;压迫喉返神经引起声音嘶哑等。

2. 主动脉夹层瘤的发病原因

(1)主动脉夹层瘤的发病原因有:①内膜撕裂;②中层囊性损伤(坏死);③高血压;④马方综合征;⑤妊娠期高血压疾病;⑥医源性如导尿;⑦外伤。其中,最常见的病因为高血压症。

(2)妊娠是主动脉夹层发生的独立高危因素。主动脉夹层可以在妊娠的任何时期发生,以晚孕期及产褥期最为常见。晚孕期主动脉夹层的发生率明显增高可能与心输出量明显增多有关。病变以Ⅰ型和Ⅱ型(A型)为主,发生于升主动脉,少数发生于降主动脉(B型)。

(3)其他高危因素包括:①主动脉壁压力增加:嗜铬细胞瘤、药物(可卡因)、外伤等;②主动脉中层异常:遗传因素(马方综合征、血管型 Ehlers-Danlos 综合征、Turner 综合征、Loeys-Dietz 综合征、二叶式主动脉瓣、家族性胸主动脉瘤/主动脉夹层等)、血管炎性病变(大动脉炎、巨细胞性动脉炎等)、多囊肾、长期使用皮质类固醇药物、服用免疫抑制剂、感染(梅毒、结核、肺炎、心包炎、骨髓炎及败血症)。

3. 妊娠对该病的影响

妊娠期发生主动脉夹层,主要是由于妊娠期高

雌孕激素水平和高动力循环状态对脉管系统造成了不良影响，增加了患病的易感性。其原因在于：①血流动力学改变：包括血容量增加、心率增快、心输出量增加、左室壁质量增加、左心室舒张末期内径增宽。在妊娠 32~34 周血容量增加了 40%~45%，达到高峰；②激素水平改变：妊娠期，血清雌孕激素水平的变化，影响了结缔组织，改变了主动脉壁的组织结构，重塑了主动脉内膜及中层。雌激素可抑制胶原蛋白和弹性纤维沉积在主动脉壁，孕激素可促进非胶原蛋白沉积在主动脉壁，在雌孕激素的双重作用下使血管壁弹性降低，更易于因血流动力学压力而受到损伤，主动脉夹层形成和破裂的风险明显增加。以上改变发生于妊娠早期，但在晚孕期及产褥期尤为显著。妊娠期高血压疾病则更增加了主动脉夹层发生的风险。

4. 鉴别诊断

（1）急性心肌梗死：急性心肌梗死时疼痛一般逐渐加剧，疼痛部位局限胸骨后或向颈部或左臂放射。心电图和心肌酶谱的动态变化及影像检查有助于主动脉夹层与急性心肌梗死的鉴别。急性主动脉夹层如误诊为心肌梗死而服用阿司匹林、抗凝药或者溶栓，严重者可致生命危险将对后续治疗造成不良影响，造成医疗事故。

（2）急腹症：主动脉夹层累及腹主动脉或其大分支时可产生各种急腹症的临床表现，有时误诊为肠系膜动脉栓塞、急性胰腺炎、急性胆绞痛、肾绞痛（临床中突发腰腹痛而坐卧立不安的患者，有单侧肾叩击痛，通常是肾结石患者，而主动脉夹层腰腹痛患者无明显压痛点或叩痛点）、消化性溃疡穿孔或肠梗阻等。需密切观察身体相应部位有无血管阻塞体征。超声多普勒、CT、MRI 及主动脉造影可供鉴别。

（3）主动脉瓣反流：当主动脉夹层引起主动脉关闭不全造成急性主动脉瓣反流时，应与其他原因引起的主动脉瓣反流，如感染性心内膜炎所致主动脉瓣穿孔，及主动脉窦瘤破裂相鉴别，感染性心内膜炎所致主动脉瓣穿孔，一般有长期不明原因的发热等感染性心内膜炎的病史，超声波检查可见瓣膜穿孔，无假腔形成，无主动脉根部扩大，可见瓣膜赘生物形成，通过超声、主动脉造影、CT、MRI 检查可资鉴别。

（4）肺动脉栓塞：病人身体较弱或长期卧床的患者多见，多由下肢深静脉血栓脱落所致，肺动脉造影可诊断。

5. 治疗要点

治疗原则：防止动脉内膜裂口继续扩大、有利

于假腔封闭；闭合内膜裂口；消除假性动脉瘤破裂的可能性；恢复内脏和下肢的血液供应。

（1）药物治疗：控制血压，防止夹层继续扩大。

（2）手术治疗：Debakey I 型手术方式为升主动脉 + 主动脉弓人工血管置换术 + 改良支架象鼻手术。 Debakey II 型手术方式为升主动脉人工血管置换术。

（3）介入治疗：DeBakey III 型的首选经皮覆膜支架置入术。

（二）误诊误治防范

主动脉夹层（aortic dissection）是妊娠期罕见的并发症，妊娠合并主动脉夹层的发病率约为 0.4/10 万。国外有研究报告，妊娠合并 Stanford A 型主动脉夹层的发病率约为百万分之四，院前病死率 A 型约为 21%，B 型约为 23%。在诊断方面存在的问题更大。有报道称，妊娠中、晚期孕妇的主动脉夹层有 85% 漏诊或误诊。

一般情况下，妊娠合并主动脉夹层的临床表现与单纯主动脉夹层表现并无明显不同，突发剧烈胸痛是最常见的临床表现。但是，有部分病例疼痛并不剧烈，临床表现没有特异性症状，因而常易漏诊、误诊。中山大学附属第一医院妇产科的报告了 12 例妊娠合并主动脉夹层患者，8 例患者表现突发胸痛或背痛；2 例仅表现为有胸闷，还有 2 例无症状。另一方面，孕妇腹腔负担重、负压高，常有胸背部疼痛，不典型的疼痛常会被误诊为胃病或妊娠反应、妊娠子痫、妊娠高血压病，甚至产后死亡原因误诊为羊水栓塞。比如，近期安贞医院妇科报道了 12 例妊娠合并主动脉夹层患者中，初诊时有 1 例被误诊为急性胃肠炎，2 例误诊为子痫前期。中南大学湘雅二医院收治的患者中，8 例症状典型，1 例仅表现为胸闷气促。

（三）相关探讨

国内外治疗

复旦大学附属中山医院心外科 2 例妊娠合并主动脉夹层动脉瘤报道，1 例为妊娠 33 周合并 Debakey I 型主动脉夹层动脉瘤，1 例为妊娠 30 周合并 Debakey II 型主动脉夹层动脉瘤，均行剖宫产 + 全子宫切除术 + 主动脉夹层修复术。

作者提出虽然国外报道在胎儿发育基本成熟的条件下，一般都对其采取剖宫产。但是，剖宫产联合主动脉夹层修复术种手术方式却存在术后子宫出血及再次怀孕出现新的主动脉夹层的风险。由于妊娠后血管壁病理改变已无法逆转，主动脉夹层患者即使进行主动脉修复术也不能降低再次妊娠诱发主

动脉夹层的发病率，因此，对于既往有主动脉夹层病史的患者，为预防再次发生主动脉夹层，避免再次怀孕是非常必要的，而行全子宫切除是绝育最有效的途径之一。其次，主动脉修复手术过程中，患者需进行体外循环及全身肝素化，这都将可能增加剖宫产术后子宫出血的危险。

第三军医大学 1 例妊娠 24 周合并马方综合征、Ⅰ型夹层动脉瘤的病例。先行主动脉修复手术，患者已有一子，要求行引产术，于术后 30 天，孕 30^{+2} 周到产科行引产术。

妊娠合并夹层动脉瘤需急诊行心脏手术，先处理心脏疾病，再考虑产科处理。如果患者为晚期妊娠合并夹层动脉瘤，可在心脏手术完成后立即行剖宫产术。如果孕周尚早，胎儿离开母体不能存活，术后心功能恢复良好，完全可以期待至 37 周再终止妊娠。但要注意孕期体外循环行心脏手术有导致胎儿缺血乏氧，出现缺血乏氧性脑病，甚至脑瘫可能。

术中处理了升主动脉根部夹层动脉瘤，余下动脉夹层中的血液需 4 周左右时间形成血栓并机化。所以在术后 1 个月终止妊娠对母亲较为安全。术后对胎儿的处理尚有争议，有作者认为不论胎儿死活，均应剖宫取胎。

（魏军）

参考文献

1. Yuan SM. Postpartum aortic dissection. Taiwan J Obstet Gynecol, 2013, 52 (3): 318-322

2. Tan EK, Tan EL. Alterations in physiology and anatomy during pregnancy. Best Pract Res Clin Obstet Gynaecol, 2013, 279 (6): 791-802

3. Shu C, Fang K, Dardik A, et al. Pregnancy associated type B aortic dissection treatedwith thoracic endovascular aneurysm repair. Ann Thorac Surg, 2014, 97 (2): 582-587

第四章

呼吸困难、发绀

第一节　妊娠合并先天性心脏病

| 病例1 | 妊娠合并房间隔缺损

一、病例简述

 病例1：患者尹某某,女,23岁

主　　诉	停经9月余,呼吸困难1周,加重1天。
现 病 史	平素既往月经规律,LMP:2016-03-28,EDC:2017-01-04。孕期外院定期产检,OGTT正常,唐氏筛查低风险。患者自诉1周前无明显诱因出现轻微活动后胸闷、呼吸困难,夜间较重,1天前自觉症状加重,遂于外院行心脏彩超检查提示房间隔缺损,今天进一步于我院急诊就诊,复查心脏彩超提示房间隔中部连续性中断约13~18mm,右心及左房大,房水平左向右分流,收入院。现无腹痛无下腹紧缩感,无阴道异常流血,无发热,无头晕头疼,无视物不清,双下肢无水肿,饮食可,睡眠可,夜间不可平卧,二便正常。
孕 产 史	孕4产0,人流3次。
既 往 史	否认心脏病、糖尿病及高血压病史。否认过敏史、手术史及传染病史。
入院查体	一般查体:T 36.5℃,P 88次/分,BP:109/76mmHg,R:18次/分,SpO$_2$:96%;神清语明,无贫血貌,双肺呼吸音清,心律齐,肺动脉瓣区第二心音亢进,余各瓣膜听诊未闻及杂音,腹膨隆,软,无压痛、反跳痛及肌紧张,无明显宫缩,双下肢无水肿,四肢活动良。 产科查体:腹膨隆,呈纵产式腹型,宫高35cm,腹围101cm,胎心率145次/分,先露儿头。未衔接,跨耻征阴性。 消毒内诊:外阴发育正常,阴道畅,宫颈质软,居后,未消,宫口未开,S^{-3},骨产道未见明显异常。
辅助检查	胎心监护:有反应型。 胎儿彩超:胎儿超声测量值:双顶径约9.6cm,头围约34.0cm,腹围约34.6cm,股骨长约7.4cm。胎儿心率约136次/分。胎盘厚度约3.0cm。羊水深度约4.0cm,羊水指数11。脐动脉S/D:2.4。

胎盘附着在子宫后壁,成熟度Ⅱ级。

心脏彩超:左室舒末容积 EDV:52ml;左室缩末容积 ESV:19ml;每搏量 SV:33ml;射血分数 EF:63%;房间隔中部连续中断约 13~18mm,多普勒于该处探及左向右分流信号,分流峰速约 1.0m/s。右心增大,以右室大显著,左房大,其内未见确切血栓影像。室间隔未见回声中断,多普勒未探及分流信号。动脉导管未见开放。二、三尖瓣探及微量微量反流信号,三尖瓣反流峰速小于 3m/s。心包腔未见液性暗区。提示:先心病;房间隔缺损(继发孔型);房水平左向右分流;右心及左房大;静息状态下左室整体收缩功能正常。

入院诊断	1. 母体房间隔缺损(继发孔型)
	2. 心功能不全(心功能Ⅲ级)
	3. 孕 4 产 0,妊娠 38^{+2} 周,LOA
诊疗经过	入院后完善相关检查,完善心内科、心外科、麻醉科、ICU 等会诊。综合评估手术风险,尽快终止妊娠。并向患者及家属充分交待病情,长期监测患者生命体征。

完善各科会诊,予以保护心肌治疗。入院第 3 日于 CSEA 下行子宫下段剖宫产术终止妊娠。术程顺利,头位剖娩一活婴,Apgar 评分:1 分钟 10 分,5 分钟 10 分。探查子宫及双附件未及明显异常。术程顺利,术中出血约 150ml,未输血,术毕送入 ICU 病房。术中留置尿管通畅,尿色淡血性,尿量约 200ml。入 ICU 后予镇痛镇静、抗炎、营养心肌、吸氧、利尿等治疗。术后 3 天,病情平稳转入产科病房,术后 7 天出院。建议产褥期结束后可就诊于心内科或心外科继续治疗。

出院诊断	1. 母体房间隔缺损(继发孔型)
	2. 心功能不全(心功能Ⅲ级)
	3. 孕 4 产 0,妊娠 38^{+4} 周,LOA 剖娩一活婴

📷 病例 2:患者李某,女,26 岁

主 诉	停经 9 月余,发现房间隔缺损 1 个月,见红 2 小时。
现 病 史	平素既往月经规律,LMP:2016-04-07,EDC:2017-01-14。孕期定期产检,唐氏筛查低风险,OGTT 正常。患者自诉 1 个月前偶有活动后气短,遂于我院行心脏彩超检查提示房间隔缺损,后定期产检,无其他不适。今天 2 小时前阴道少量褐色分泌物,偶有下腹紧缩感,就诊于我院急诊,复查心脏彩超提示房间隔中部连续性中断约 10mm,收入院。现规律宫缩 10~20 秒 / 3~5 分钟,无流液,无发热,无头晕头疼,无视物不清,无胸闷气短,无心悸,双下肢无水肿,饮食可,睡眠可,夜间可平卧,二便正常。
孕 产 史	孕 1 产 0。
既 往 史	否认心脏病、糖尿病及高血压病史。否认过敏史、手术史及传染病史。
入院查体	一般查体:T 36.4℃,P 84 次 / 分,BP:104/72mmHg,R:17 次 / 分,SpO$_2$:98%;神清语明,无贫血貌,双肺呼吸音清,心脏各瓣膜听诊未闻及杂音,腹膨隆,触及宫缩,约 30 秒 /3~5 分钟,双下肢无水肿,四肢活动良。
	产科查体:腹膨隆,呈纵产式腹型,宫高 32cm,腹围 100cm,胎心率 144 次 / 分,先露儿头。已衔接,跨耻征阴性。
	消毒内诊:外阴发育正常,阴道畅,宫颈质软,居中,全消,宫口开大 2cm,S^{-3}。骨产道未见明显异常。
辅助检查	胎心监护:有反应型。
	胎儿彩超:胎儿超声测量值:双顶径约 9.2cm,头围约 32.0cm,腹围约 31.2cm,股骨长约 6.9cm。胎儿心率约 146 次 / 分。胎盘厚度约 2.0cm。羊水深度约 6.0cm,羊水指数 10。脐动脉 S/D:2.0。胎盘附着在子宫前壁,成熟度Ⅱ级。

心脏彩超:房间隔中部连续中断约 10mm,室间隔未见回声中断,多普勒未探及分流信号。动脉导管未见开放。二、三尖瓣探及微量微量反流信号,射血分数 EF:69%。心包腔未见液性暗区。提示:先心病;房间隔缺损(继发孔型);静息状态下左室整体收缩功能正常。

入院诊断　　1. 母体房间隔缺损(继发孔型)

2. 心功能不全(心功能Ⅱ级)

3. 孕 1 产 0,妊娠 38 周,LOA;分娩Ⅰ期

诊疗经过　　入院后完善相关检查,综合评估患者心功能情况,且现已进入产程,查骨软产道无异常,向患者及家属充分交待病情,建议阴道试产。

产程顺利,于当日侧切分娩一活婴,体重 2620g,Apgar 评分:1 分钟 10 分,5 分钟 10 分。胎儿娩出后腹部压沙袋,缓慢减轻腹压。胎盘胎膜娩出完整,宫缩良好,出血少量。侧切口可吸收线缝合。后自行排尿顺畅。

产后予以营养心肌治疗,产后 3 天,病情平稳后出院。建议产褥期结束后就诊于心内科或心外科复查并继续治疗。

出院诊断　　1. 母体房间隔缺损(继发孔型)

2. 心功能不全(心功能Ⅱ级)

3. 孕 1 产 0,妊娠 38 周,LOA,侧切分娩一活婴

二、病例解析

(一)诊治关键

1. 孕期严密监测,加强产检

房间隔缺损(atrial septal defect,ASD)是最常见的先天性心脏病,发病率约占到先天性心脏病的 20% 左右。其对妊娠的影响主要取决于缺损的大小。缺损面积 $<1cm^2$ 者多无明显症状,仅体检发现,多可耐受妊娠及分娩。如缺损面积较大,妊娠期及分娩期的肺循环阻力增加,从而引起肺动脉高压、右心房压力增加,妊娠期体循环阻力下降、分娩期失血而导致血容量下降,可引起右向左分流而出现发绀,进而导致心力衰竭。房间隔缺损面积 $>2cm^2$ 的患者应先行手术治疗后再妊娠。

房间隔缺损按照发生部位不同可分为以下几种:

(1)继发孔型(常见)

1)中央型:最常见,大多为单发的,位于冠状窦的后上方。

2)下腔型:多单发,位置较低,椭圆形,和下腔静脉的入口没有明显分界。

3)上腔型:缺损位于卵圆孔上方,靠近上腔静脉入口。

4)混合型。

(2)原发孔型:位于房间隔的下部,房室交界处,缺损前方接近主动脉壁,后方接近房室结,缺损常常比较大,常伴有二尖瓣或三尖瓣裂孔、关闭不全。

(3)冠状静脉窦型:极少见。房间隔本身完整,只有冠状静脉窦与左房间无间壁,左心房血可由冠状静脉窦与右心房相交通。

纽约心脏病协会(NYHA)依据患者生活能力,将心功能分级:

- Ⅰ级:一般体力活动不受限制。
- Ⅱ级:一般体力活动轻度受限,活动后心悸、气短,休息时无症状。
- Ⅲ级:一般体力活动显著受限,休息时无症状,轻微日常工作即感不适、心慌、呼吸困难,或既往有心衰史。
- Ⅳ级:一般体力活动严重受限,做任何轻微活动时均感不适,休息时仍有心慌、呼吸困难等心衰表现。

WHO 根据妊娠合并心脏病的危险程度,将其分为以下五级:

- Ⅰ级:轻度肺动脉瓣狭窄、动脉导管未闭;已矫正的二尖瓣脱垂、房间隔缺损、室间隔缺损、动脉导管未闭,肺静脉畸形引流;不严重的房性或室性期前收缩。此类患者风险最低,在妊娠期仅需 1~2 次心脏科随访。
- Ⅱ级:未修补的房间隔缺损或室间隔缺损、大部分心律失常,已修补的法洛四联症且无其他心脏结构异常。此类患者为低~中危,建议每 3 个月

进行心脏科随访一次。

- Ⅲ级：轻度二尖瓣狭窄(面积 >1.5cm²)、无主动脉扩张的 Marfan 综合征、不伴主动脉扩张的主动脉疾病(主动脉直径 <45mm)。矫正后的主动脉缩窄、各种原因导致的轻度肺动脉高压、轻度左心功能障碍等。此类患者为中危,建议每月或每 2 个月进行心脏科及产科随诊。

- Ⅳ级：包括机械瓣膜置换术后、中度二尖瓣狭窄(面积 1.0~1.5cm²)和主动脉狭窄(跨瓣膜压差 ≥50mmHg)、Fontan 循环术后、复杂的先心病、未手术的发绀型先心病(血氧饱和度 85%~90%)、主动脉直径 40~45mm 的 Marfan 综合征、主动脉直径 45~50mm 的主动脉疾病、严重心律失常、各种原因导致的中度肺动脉高压等。此类患者为高危,孕妇死亡率明显增加且母儿并发症重度增加,如继续妊娠,需充分告知风险,并需产科和心脏科专家在孕期、分娩期及产褥期密切监护母儿状况。

- Ⅴ级：属妊娠禁忌证。包括重度二尖瓣狭窄(面积 <1.0cm²)、有症状的主动脉瓣狭窄、复杂先心病、未手术的发绀型心脏病(血氧饱和度 <85%)、主动脉直径 >45mm 的 Marfan 综合征、主动脉直径 >50mm 的主动脉疾病、感染性心内膜炎、各种原因导致的重度肺动脉高压、严重的左心功能不全、心功能分级 Ⅲ～Ⅳ级等。此类患者不建议妊娠,但若已怀孕,又不愿意终止妊娠者,建议每月或每两月进行心脏外科随诊,并缩短产检间隔,增加产检次数。

对于可继续妊娠者妊娠期间应加强产检,严密监测,需心内科、心外科、产科等多学科协作管理,定期复查心脏超声及相关指标,注意是否并发肺动脉高压及心力衰竭。

孕期充分休息,避免过劳及情绪激动,预防感染。心功能Ⅲ级或有心力衰竭表现者应住院治疗。

孕期注意补充维生素,纠正贫血。房间隔缺损孕妇可能发生缺氧,尤其分娩期氧耗量增大,更易缺氧,从而导致胎儿宫内缺氧,引起胎儿宫内窘迫。故孕期应定期复查超声及胎心监护(34 周后),注意监测胎儿宫内情况。

2. 分娩方式的选择——根据心功能分级及产科指征选择适宜的分娩方式

房间隔缺损小、心功能Ⅰ~Ⅱ级,可妊娠至足月,如无产科指征亦可阴道试产。如病例 2 中患者缺损小、心功能Ⅱ级,无其他并发症,可行阴道试产。

房间隔缺损大、心功能Ⅱ级以上,妊娠及分娩风险较大,而阴式分娩血流动力学改变大,产程时间长,再加上产时疲劳及精神心理因素,更增加了分娩风险,则剖宫产要更加安全。术前应请心内科、心外科、麻醉科、ICU 等科室会诊,并评估患者心功能,择期手术,避免急诊。如病例 1 中患者,缺损大、心功能Ⅲ级,建议手术治疗。

术中应根据患者症状及生命体征酌情应用缩宫剂,必要时可应用子宫捆绑术、子宫动脉结扎术、球囊填塞等方法预防产后出血。

术后应转入 ICU 病房密切观察病情变化,控制出入液量,防止心脏负荷过重,动态复查心脏病相关指标,注意预防感染、抗心衰治疗。

3. 风险评估、告知及知情同意

房间隔缺损小、心功能Ⅰ~Ⅱ级者一般预后良好,并可妊娠至足月,甚至可阴道试产。但房间隔缺损大、心功能Ⅱ级以上者,终止妊娠以剖宫产手术为主,同时手术风险较大,尤其合并肺动脉高压者死亡率高,故术前应向患者及家属充分交待病情,围术期存在血压急剧升高、心衰发作、心肌缺血、严重心律失常等心脑血管意外,甚至猝死等风险。

4. 麻醉方式的选择

全身麻醉和硬膜外麻醉均可应用于房间隔缺损患者的剖宫产手术中,应尽量选择硬膜外麻醉,其能有效降低外周血管阻力,增加静脉系统容量,减少回心血量及心肌耗氧,降低右心前负荷,且通过胎盘的药量小,减少胎儿影响。但凝血功能异常及血氧饱和度低的患者禁用。

病例 1 患者行硬膜外麻醉,过程顺利,恢复良好。

5. 产后指导

产后仍应对房间隔缺损产妇进行严密监测,嘱其产褥期结束后就诊于心内科及心外科继续诊治。

极少数患者因产后失血过多,全身静脉回流不足,血管收缩,肺静脉血经缺损进入右心房,从而导致左室排血量不足,引发心力衰竭,甚至心搏骤停,危及生命。

缺损不大且心功能良好者,产后可以哺乳。

(二)误诊误治防范

1. 重视妊娠期先天性心脏病的筛查

孕期如出现胸闷、气短、呼吸困难等症状应警惕是否合并先天性心脏病的可能,重视妊娠期先天性心脏病的筛查。尤其育龄期妇女相对年轻,孕期如有心肺功能异常症状不可只认为是孕期正常反应,或只考虑为肺部疾病等,应行心脏超声检查排除心脏相关疾病。

心脏超声为诊断房间隔缺损的首选检查,可了解缺损的部位、大小和血流动力学改变等,频谱多普勒可以进一步记录血流速度。三维显影可以正面观察缺损,通过测定右心房、右心室和肺动脉大小来评估血流动力学状况,通过测定三尖瓣和肺动脉瓣反流速度计算右心室和肺动脉压力,评估患者的心脏功能,指导预后。如病例1中患者术前心脏超声提示房间隔缺损为13~18mm,且心功能Ⅲ级,建议行剖宫产手术终止妊娠。而病例二中患者产前心脏超声提示房间隔缺损为10mm,且心功能Ⅱ级,查骨软产道无异常,无其他产科指征,故建议其阴道试产。

2. 孕期定期产检,严密监测

妊娠合并房间隔缺损的孕妇孕期应加强产前检查,并需在产科、心内科、心外科的共同管理下产检,孕20周前每2周一次,孕20周后应每周检查一次,注意有无心力衰竭症状,并定期复查心脏超声、心肌酶谱、肌钙蛋白等相关指标,不断评估患者心功能情况,以决定是否可继续妊娠、选择合适的入院时机及分娩方式等。严重者需入院治疗,严密监测,促胎肺成熟,为有可能发生的早产做准备。

房间隔缺损合并心力衰竭者较少,尤其缺损不大,且症状不明显,故未能被发现。如孕前已发现有房间隔缺损,以手术治疗后再妊娠为宜。但房间隔缺损小于1cm者,孕妇一般无明显症状,能耐受妊娠期的血流动力学改变,可顺利度过妊娠及分娩,故可定期产检,严密监测。孕前行手术治疗者往往预后良好。房间隔缺损患者大多能耐受妊娠,常见的并发症主要是肺动脉高压及艾森曼格综合征。妊娠后,由于心脏的分流,以及胎盘动静脉瘘样分流,引起血流动力学障碍,故缺损大、孕前未手术治疗的孕妇,妊娠发生心力衰竭的可能性较高,易因心力衰竭、感染、栓塞等导致死亡。合并肺动脉高压者不宜妊娠。且未手术者子痫前期、低出生体重儿、孕期血栓、心律失常的发生率高,手术修补的房间隔缺损患者与正常人群相比无显著差异。

房间隔缺损<1cm者,常无明显症状,对妊娠期血流动力学的改变一般可耐受,可顺利度过妊娠及分娩,很少发生心力衰竭,预后良好。

房间隔缺损>2cm,未行手术治疗者,或有明显症状,心功能Ⅲ级以上,宜终止妊娠。

3. 孕期遗传咨询

妊娠合并房间隔缺损者不除外合并染色体异常可能,故应完善胎儿染色体检查,且先天性心脏病孕妇,其胎儿发生先天性心脏病的机会也相应增加,故应行遗传咨询,孕期需行胎儿心脏超声检查,必要时行羊水穿刺检查。

4. 孕前咨询

如孕前已发现房间隔缺损等心脏疾病,则应孕前就诊于产科、心内科及心外科咨询,根据房间隔缺损程度决定是否可耐受妊娠及分娩。一般封堵术后,或房间隔缺损范围小,心功能Ⅰ~Ⅱ级,且既往无心衰病史者可以妊娠。而缺损较大、心功能Ⅱ级以上、既往有心力衰竭或围产期心肌病病史、合并肺动脉高压者,应先治疗原发病,后再重新评估心脏功能,决定是否可妊娠。

(三)相关探讨

1. 分娩方式的选择

合并房间隔缺损的孕妇如孕前已行封堵手术则往往预后良好,与正常妊娠人群无明显差异,一般可耐受妊娠及分娩过程,但未行手术治疗的患者仍存在相应风险。目前认为心功能Ⅰ~Ⅱ级且无产科指征者,可耐受阴式分娩过程,指南也提出绝大多数患者可行阴道试产。但妊娠期母体循环改变重大,心排血量、血容量、心率、全身氧耗都有不同程度的增加,周围静脉压也升高,故心脏负荷加重。且阴道分娩血流动力学变化大,时间长,加之孕妇疲劳和精神因素等,更增加了心力衰竭风险,所以可相应放宽剖宫产手术指征,尽量缩短手术时长,保证母儿安全。

而阴道试产过程中要尽量缩短产程,比如应用会阴侧切、胎头吸引、产钳等方法,并可应用分娩镇痛减轻其分娩痛苦及精神压力。胎儿娩出后注意缓慢降低腹压,以防止回心血量骤增,诱发心力衰竭。注意预防产后出血,禁用前列腺素类药物,慎用缩宫素,可应用填塞球囊等方法预防出血。

2. 胸部放射性检查

孕期是否应用现尚有争议,目前认为孕早期禁用,孕中期慎用,如非必需情况尽量减少放射性检查,病情严重必须摄片时应以铅裙保护腹部。包括心导管及血管造影检查目前也存在争议,仅适用于无创检查不能明确诊断的先天性心脏病、测量肺动脉高压程度及行封堵手术时用,孕期非必需时禁用。房间隔缺损的放射性检查表现为肺野充血,右心房、室扩大,主动脉结偏小。肺动脉段隆起,肺门影增大,肺血增多而搏动增加,透视可见"肺门舞蹈"征。

(金镇 王晓岩)

| 病例 2 | 室间隔缺损合并妊娠伴肺动脉高压

一、病例简述

患者马某,女,29 岁

主　　诉	先心病 23 年,停经近 8 个月,发现肺动脉高压 5 月余。
现 病 史	患者平素月经规律,LMP:2016-08-17,EDC:2017-05-24。停经 3 月余于当地医院行心脏彩超提示先心病(室间隔缺损),肺动脉高压(重度),三尖瓣反流(轻度),无心慌、气短、发绀、胸闷等不适,未治疗,继续妊娠,孕近 5 个月始自觉胎动,活跃至今。孕期平稳,定期产检。孕期行唐氏筛查低风险,OGTT 未做,多次空腹血糖正常。孕晚期无头晕,无头痛、视物不清及下肢水肿。现患者休息时无症状,轻微活动后即感胸闷气短,偶有夜间憋醒,为终止妊娠收入院。现无腹痛,有不规律腹部紧缩感,无阴道流血流液,胎动正常。饮食睡眠可,二便正常。
孕 产 史	孕 1 产 0。
既 往 史	6 岁时发现先天性心脏病(室间隔缺损),未治疗。 否认糖尿病及高血压病史。否认过敏史、手术史及传染病史。
入院查体	一般查体:T 36.5℃,P 110 次/分,BP:109/75mmHg,SpO_2:94%;神清语明,轻度贫血貌,心脏听诊肺动脉瓣闻及杂音。双肺无啰音。腹膨隆,软,无压痛,双下肢无水肿,四肢活动自如。 产科查体:呈纵产式腹型,宫高 25cm,腹围 89cm,胎心率 141 次/分,先露儿头。未衔接,跨耻征阴性。 消毒内诊:外阴发育正常,阴道畅,宫颈质软,居后,未消,宫口未开,S^{-3}。骨产道未见明显异常。
辅助检查	胎心监护:有反应型。 胎儿彩超:胎儿超声测量值:胎儿双顶径约 8.7cm,股骨长约 7.0cm,胎儿心率约 150 次/分,胎盘厚度约 3.2cm,羊水深度约 4cm,羊水指数约 11。脐动脉 S/D:3.7。胎盘附着在子宫后壁,成熟度Ⅱ级。 心脏超声:先心病,室间隔缺损(膜周部),缺损处 16~18mm,室水平左向右为主双向分流,肺动脉高压(重度,115mmHg),三尖瓣反流(轻度),静息状态下左室整体收缩功能正常。射血分数:58%。
入院诊断	1. 母体室间隔缺损(膜周部) 2. 肺动脉高压(重度) 3. 三尖瓣反流(轻度) 4. 心功能不全(心功能Ⅲ级) 5. 孕 1 产 0,妊娠 37^{+6} 周,LOA
诊疗经过	入院后完善相关检查,完善心内科、心外科、麻醉科、ICU 等会诊。综合评估手术风险,尽快终止妊娠。患者合并肺动脉高压,病情危重,向患者及家属充分交待病情,长期监测患者生命体征。 入院第 2 天于 CSEA 下行子宫下段剖宫产术终止妊娠。头位剖娩一活婴,Apgar 评分:1 分钟 9 分,5 分钟 10 分。术中胎盘胎膜完整娩出,探查子宫及双附件未及明显异常。同时行双侧子宫动脉上行支结扎术。术程顺利,术中出血约 200ml,未输血,术毕送入 ICU 病房。术中留置尿管通畅,尿色清,尿量约 200ml。 入 ICU 后予镇痛镇静、吸氧、抑酸、化痰、抗感染、营养心肌、保肝、输血、利尿通便等对症治疗,持续右房压监测。缩宫素促进宫缩治疗。 术后 3 天,病情平稳转入产科病房,继续予以抗炎、营养心肌对症治疗。术后 7 天,患者病情平稳,出院。

出院诊断　　1. 母体室间隔缺损(膜周部)

2. 肺动脉高压(重度)

3. 三尖瓣反流(轻度)

4. 心功能不全(心功能Ⅲ级)

5. 孕 1 产 0,妊娠 38 周,LOA 剖娩一活婴

二、病例解析

(一)诊治关键

1. 孕期严密监测

室间隔缺损(ventricular septal defect,VSD)可单独存在,也可与其他心脏畸形同时存在。缺损的部位、大小及肺动脉压力的改变直接影响患者血流动力学变化,影响患者预后。

按照室间隔缺损的部位,分为以下四种:

(1) 室上嵴上型(肺动脉瓣下型、球间隔缺损):少见,位置高,可伴主动脉瓣关闭不全。

(2) 室下嵴下型(膜周型):常见,位于右室流出道,上面紧邻室上嵴,位于主动脉右瓣的下方。本病例即为此型。

(3) 房室共道型:少见,缺损大,可能累及室间隔膜周部,上缘为三尖瓣瓣环,下缘为室间隔顶部。

(4) 流入道型(肌型):少见,位于室间隔肌部。

一般膜部的缺损较大,肌部的较小。缺损小者主要右心室增大,缺损大者左心室的扩大和肥厚比右心室明显。室间隔缺损一般为左向右分流,无发绀。

根据缺损面积可分为以下两种:

(1) 小型缺损:缺损面积≤$1.25cm^2$,左向右分流量小,肺动脉压力和肺血管阻力正常。

(2) 大型缺损:缺损面积 >$1.25cm^2$,分流量大,肺循环的血流量大,易发生肺动脉高压,压力明显高于体循环压力时,出现双向分流或右向左分流,引起发绀,即艾森曼格综合征。且感染性心内膜炎的发生率高。合并肺动脉高压的大型室间隔缺损,孕期风险较大。不合并左心增大的小的膜周部室间隔缺损孕期并发症较少。

室间隔缺损小者,分流量少,一般无症状,预后较好,且常幼年时自发闭合。即使未闭合,孕前未手术,一般也能顺利妊娠及分娩。但其虽无明显血流动力学改变,也仍存在感染性心内膜炎风险。应在产科、心内科及心外科的共同管理下规律产检,孕期均 2 周产检 1 次,并提前入院待产。

孕期注意休息及加强营养,预防贫血及感染,防治妊娠期高血压疾病。定期复查超声及 NST,胎儿心脏超声排除胎儿先心病。

室间隔缺损大者,分流量大,未手术者,多有症状,预后差,尤其妊娠后易心力衰竭,孕早期应终止妊娠。如已孕中期,应多科评估决定是否可继续妊娠。如出现早期心力衰竭、肺动脉高压、右向左分流等,应积极控制心力衰竭后终止妊娠。并且分娩过程中血流动力学改变较大,易肺动脉高压,右向左分流,甚至死亡。手术治疗后妊娠者预后较好,但妊娠期心脏负荷加重,修补处可能出现裂隙、栓子等,故孕期应严密监测。

2. 分娩方式的选择

根据缺损大小、心功能情况、产科因素等个体化选择分娩方式,一般室间隔缺损手术治疗后、缺损小于 $1cm^2$、心功能Ⅰ~Ⅱ级、胎儿大小及位置合适、宫颈条件良好、无其他产科指征时可行阴道试产,尽量缩短产程,注意防治心力衰竭及感染。也可适当放宽剖宫产手术指征,以剖宫产为主。围产期应用抗生素防治感染。

本例患者幼时发现室间隔缺损,未治疗,孕期发生重度肺动脉高压,且心功能Ⅲ级,病情危重,完善会诊,并全科讨论后决定尽快剖宫产手术终止妊娠,注意事项同肺动脉高压。术后转入 ICU 病房继续治疗。

3. 风险评估、告知及知情同意

室间隔缺损小、心功能Ⅰ~Ⅱ级者一般预后良好,并可妊娠至足月,甚至可阴道试产。

但缺损大、心功能Ⅱ级以上者,终止妊娠以剖宫产手术为主,同时手术风险较大,尤其如病例中患者,合并肺动脉高压,且出现双向分流,死亡率高,故术前应向患者及家属充分交待病情,围术期存在心肌损伤加重、严重心律失常、心力衰竭发作、呼吸衰竭等风险,重则危及生命。

4. 麻醉方式的选择

与房间隔缺损的患者相似,剖宫产手术应尽量选择硬膜外麻醉,使患者平均动脉压及心率变化小,内脏及外周血管扩张,回心血量减少,避免

胎儿娩出后回心血量增加而心脏负荷过重,诱发心力衰竭。但凝血功能异常及血氧饱和度低的患者禁用。

本病例患者行硬膜外麻醉,过程顺利,恢复良好。

5. 产后指导

产后 3 天,尤其是 24 小时内是发生心力衰竭的危险时期,产妇应休息、严密监测,预防产后出血、感染、血栓,尤其是卧床患者。心功能Ⅲ级以上者不宜哺乳。嘱其产褥期结束后就诊于心内科及心外科继续诊治。

(二)误诊误治防范

1. 注意孕期先天性心脏病的筛查

心脏超声为诊断房间隔缺损的重要检查,可了解缺损的部位、大小、肺动脉压力等,评估患者的心脏功能,指导预后。如本病例中患者术前心脏超声提示室间隔缺损为 16~18mm,且心功能Ⅲ级,合并重度肺动脉高压,一般预后较差。

2. 预防早期心力衰竭

合并室间隔缺损者孕期应注意识别及预防早期心力衰竭,孕期应尽量避免诱发因素,充分休息,加强营养,合理饮食,平衡出入液体量,控制体重。规律产检,增加产检次数,减短产检间隔,孕晚期提前入院。防治心力衰竭的诱因,如贫血、感染、高血压等。识别早期心力衰竭,并予以药物治疗,预防性给予利尿剂。产程中严密监护、镇痛分娩,阴道助产,缩短产程。并加强产褥期管理。

早期心力衰竭的表现一般有:

(1)夜间憋醒。

(2)轻微活动后出现心慌、气短等症状。

(3)休息时心率呼吸频率增快,心率 >110 次 / 分,呼吸 >20 次 / 分。

(4)听诊肺底持续湿啰音。

3. 孕前及孕期咨询

如孕前已发现室间隔缺损等心脏疾病,则应孕前就诊于产科、心内科及心外科咨询,根据室缺程度决定是否可耐受妊娠及分娩,但研究表明真正孕前咨询的患者所占比例并不是很大。一般修补或封堵术后预后较好,但因妊娠期的正常生理变化,如血容量、心排出量、心率、氧耗增加,末梢血管阻力降低,脉压增大,故血流动力学改变较大,仍存在修补处异常、心力衰竭、感染性心内膜炎风险。

缺损较大、心功能Ⅱ级以上、既往有心力衰竭或围产期心肌病病史、合并肺动脉高压者,应先治疗原发病,后再重新评估心脏功能,决定是否可妊娠。

妊娠合并室间隔缺损者不除外合并染色体异常可能,故应完善染色体检查,且其发生子痫前期、流产、早产,其胎儿发生先天性心脏病、低出生体重、生长受限等的概率高于正常人群,故应行遗传咨询,孕期 18~22 周需行胎儿心脏超声检查,必要时行羊水穿刺检查。

(三)相关探讨

1. 阴式分娩围产期抗生素的应用

2015 年 ESC 在妊娠合并心脏病的指南中提出,合并先天性心脏病的患者,如可阴式分娩,则不再建议应用抗生素预防心内膜炎。但先天性心脏病患者的主要死因是心力衰竭和感染,同时感染也是心力衰竭的诱发因素之一,先心病患者产后可能会并发感染性心内膜炎,我国近年来的指南多数建议围产期尽量应用抗生素预防感染,故抗生素可酌情应用。

2. 分娩方式的选择

同样是在 2015 年的 ESC 指南指出,大多数先心病女性应首选经阴道分娩,主动脉直径 >45mm、使用抗凝剂且早产、严重症状性主动脉瓣狭窄与严重心力衰竭的女性可选择剖宫产。但阴道分娩时间长,血流动力学改变大,以及患者的精神心理因素等,增加了心力衰竭风险,所以可相应放宽剖宫产手术指征,尽量缩短手术时长,保证母儿安全。

3. 胸部放射性检查

孕期是否应用现尚有争议,详见房间隔缺损章节。而室间隔缺损小时无异常。缺损大时其放射性检查可见肺血管影增粗,肺动脉轻度至中度突出,左右心室增大。

(金镇　王晓岩)

参考文献

1. 林建华,张卫社,张军,等 . 妊娠合并心脏病的诊治专家共识(2016). 中华妇产科杂志,2016,51(6):401-409

2. ESC Guidelines on the management of cardiovascular diseases during pregnancy: the Task Force on the Management of Cardiovascular Diseases during Pregnancy of the European Society of Cardiology (ESC).European Heart Journal,2011,32:3147-3197

3. Silvestry FE,Meryl FC,Cohen S.Guidelines for the Echocardiographic Assessment of Atrial Septal Defect and Patient Foramen Ovale: From the American Society

of Echocardiography and Society for Cardiac Angiography and Interventions.Journal of the American Society of Echocardiography,2015,28:910-958

4. 谢幸,苟文丽.妇产科学.第8版.北京:人民卫生出版社,2013:82-87.

5. 曹泽毅.中华妇产科学.第3版.北京:人民卫生出版社,2014:505-507

6. Yap SC,Drenthen W,Meijboom FJ,et al.Comparison of pregnancy outcomes in women with repaired versus unrepaired atrial septal defect.BJOG,2009,116:1593-1601

7. 林建华,张卫社,张军,等.妊娠合并心脏病的诊治专家共识(2016).中华妇产科杂志,2016,51(6):401-409

8. ESC Guidelines on the management of cardiovascular diseases during pregnancy:the Task Force on the Management of Cardiovascular Diseases during Pregnancy of the European Society of Cardiology(ESC).European Heart Journal,2011,32:3147-3197

9. Greutmann M,Pieper PG.Pregnancy in women with congenital

heart Disease.Eur Heart J,2015,36(37):2491-2499

10. Greutmann M,Tobler D,Kovacs AH,et al.Increasing mortality burden among adults with complex congenital heart disease.Congenit Heart Dis,2015,10:117-127

11. Pieper PG,Balci A,Aarnoudse JG,et al.Uteroplacental blood flow,cardiac function,and pregnancy outcome in women with congenital heart disease.Circulation,2013,128:2478-2487

12. Kampman MA,Balci A,Groen H,et al.Cardiac function and cardiac events 1-year postpartum in women with congenital heart disease.Am Heart J,2015,169:298-304

13. Ruys TP,Roos-Hesselink JW,Hall R,et al.Heart failure in pregnant women with cardiac disease:data from the ROPAC.Heart,2014,100:231-238

14. 谢幸,苟文丽.妇产科学.第8版.北京:人民卫生出版社,2013,82-87

15. 曹泽毅.中华妇产科学.第3版.北京:人民卫生出版社,2014:505-507

第二节　肺动脉高压

病例 | 停经7月余，活动后心慌1月余，加重10天

一、病例简述

患者段某某,女,39岁

主　诉	停经7月余,活动后心慌1月余,加重10天。
现病史	患者平素月经规律,LMP:2016-11-26,EDC:2017-09-02,孕期外院定期产检,历次超声检查显示胎儿发育符合孕周,无异常。无创DNA低风险,OGTT未做。1个月前出现活动后心悸,无胸闷,伴心慌气短,未进一步诊治。10天前患者因心悸加重,全身水肿就诊于当地医院,行心脏超声检查提示右心,左房增大,三尖瓣关闭不全(重度),肺动脉高压(中~重度);肺动脉主干及其分支增宽,今天急诊就诊于我院。患者现无腹痛,无阴道流血流液,双下肢轻度水肿,饮食尚可,每晚可间断睡眠3小时余,每平卧1小时左右自觉心前区不适。现无头晕头痛视物不清等症状,二便正常。
孕产史	孕1产0。
既往史	否认心脏病、糖尿病及高血压病史。否认其他手术史。
入院查体	一般查体:T:36.5℃,P:108次/分,BP 112/80mmHg,R:18次/分,SpO_2:95%;神清语明,无贫血貌,双肺听诊呼吸音粗,未闻及干湿啰音,心律齐,未闻及杂音,腹膨隆,软,无压痛。腹壁水肿(+),双下肢水肿(+++),四肢活动良。 产科查体:呈纵产式腹型,宫高33cm,腹围102cm,胎心率158次/分,先露儿头。未衔接,跨耻征阴性。 消毒内诊:外阴发育正常,阴道畅,宫颈质软,居后,未消,宫口未开,S^{-3}。骨产道未见明显异常。

辅助检查　胎心监护:有反应型。

胎儿彩超:胎儿超声测量值:双顶径约7.4cm,头围约27.9cm,腹围约26.3cm,股骨长约5.9cm。胎儿心率约153次/分。胎盘厚度约3.6cm。羊水深度约5.3cm,羊水指数12。脐动脉S/D:3.0。胎盘附着在子宫后壁,成熟度Ⅰ级。胎盘下缘显示不清。母体宫颈长度约4.2cm,宫颈内口未见开放。

肝胆脾超声:肝脏增大,肝缘钝,肝表面光滑,肝实质回声普遍减弱,肝内未见明显占位性病变。肝静脉和下腔静脉管径增宽,肝左、中、右静脉直径分别为1.3cm、1.3cm、1.4cm。下腔静脉直径约2.9cm。下腔静脉生理性搏动减弱。

门静脉主干直径约1.0cm。肝内外胆管未见扩张。脾肋间厚约2.9cm。提示:淤血肝。

入院诊断　1. 肺动脉高压(中-重度)

2. 三尖瓣反流(重度)

3. 右心功能不全(心功能Ⅲ级)

4. 肝淤血

5. 孕1产0,妊娠31^{+3}周,LOA

诊疗经过　入院后完善心脏超声等相关检查,完善心内科、麻醉科、ICU等会诊。待结果回报,综合评估手术风险,尽快终止妊娠。并向患者及家属充分交待病情。长期监测患者生命体征。

完善心脏超声提示:主动脉根部内径:27mm 左房内径:28mm 右室内径:33mm。室间隔厚度:8.6mm 左室舒末内径:37mm 左室后壁厚度:8.4mm 肺动脉内径:25mm。Doppler测值(m/s):二尖瓣:单峰0.8 三尖瓣:0.8 主动脉瓣:1.0 肺动脉瓣:1.2。心功能测值:左室舒末容积EDV:73ml;左室缩末容积ESV:25ml)。每搏量SV:48ml。射血分数EF:66%。组织多普勒(二尖瓣环室间隔处测量):收缩期峰值速度S峰约6.6cm/s,舒张期峰值速度单峰11.5cm/s。右心明显增大,室间隔变平直。三尖瓣探及重度反流信号,反流峰速约4.7m/s,间接估测肺动脉收缩压约107mmHg。肺动脉瓣探及轻度反流,反流峰速约3.4m/s,间接估测肺动脉舒张压约46mmHg。房间隔似可见双向分流信号,分流束宽约13.1mm。心包腔可见少量液性暗区,约5.3mm。提示:右心大。三尖瓣反流(重度)、肺动脉高压(重度)。房水平似可见双向分流,房间隔缺损? 心包积液(少量)。静息状态下左室整体收缩功能正常。

补充诊断:心包积液(少量);房间隔缺损? 右心大;心功能Ⅲ级。修正诊断:肺动脉高压(重度)。完善各科会诊,术前予以利尿治疗。入院第2天于CSEA下行子宫下段剖宫产术终止妊娠。术程顺利,剖娩一活婴,Apgar评分:1分钟7分,5分钟10分。术中行预防性子宫捆绑术。子宫及双附件未及明显异常。术中出血约150ml,未输血,术毕送入ICU病房。术中留置尿管通畅,尿色清,尿量约200ml。

入ICU后予镇痛镇静、平喘化痰、抗炎、营养心肌、保肝、输血、吸氧、利尿通便等对症治疗,持续右房压监测。子宫束缚带捆绑,缩宫素促进宫缩治疗。术后行肺部CT增强,并给予预防血栓形成治疗。复查心脏彩超,超声主任会诊。行胸部增强CT检查提示:双肺散在炎症;双肺背侧胸膜局限增厚;心包少量积液。复查心脏彩超提示:肺动脉高压(中度),三尖瓣反流(重度);主动脉瓣退行性病变伴轻度反流;心包积液(少量);静息状态下左室整体收缩功能正常。术后5天,病情平稳转入产科病房,术后8日,转入心内科继续治疗。完善动态心电图、肺通气灌注等检查。予以患者利尿、调节心律、抗凝、营养心肌、补钾等治疗。完善动态心电图及肺通气灌注显像,均未见明显异常。

术后16天,患者病情平稳,出院。

出院诊断　1. 肺动脉高压(中-重度)

2. 三尖瓣反流(重度)

3. 右心功能不全(心功能Ⅲ级)

4. 肝淤血

5. 孕1产0,妊娠31^{+3}周,LOA,剖娩一活婴

二、病例解析

(一) 诊治关键

1. 孕前评估

肺动脉高压(pulmonary arterial hypertension, PAH)是指静息状态下, 右心导管监测到的肺动脉平均压力(mPAP)≥25mmHg(1mmHg=0.133kPa), 正常人静息状态下的肺动脉平均压力为(14±3)mmHg, 正常上限为20mmHg, 介于20~25mmHg间为临界肺动脉高压。压力小于50mmHg为轻度肺动脉高压, 50~80mmHg为中度, 大于80mmHg为重度。肺动脉高压分为以下几种:

(1) 动脉性肺动脉高压(包括特发性肺动脉高压、药物或毒物诱导的肺动脉高压、疾病相关的肺动脉高压等)。

(2) 左心疾病(如心脏瓣膜病、心肌病等)所致的肺动脉高压。

(3) 缺氧相关和(或)呼吸系统疾病引起的肺动脉高压。

(4) 慢性血栓栓塞性肺动脉高压。

(5) 多种机制和(或)原因不明引起的肺动脉高压。

对严重心脏病患者要明确告知不宜妊娠, 心脏病妊娠风险分级Ⅳ~Ⅴ级者, 建议终止妊娠。对可以妊娠的心脏病患者也要充分告知妊娠风险。合并心脏病的患者孕前应就诊于产科和心脏科, 共同联合咨询和评估, 最好在孕前进行心脏病手术或药物治疗, 治疗后再重新评估是否可以妊娠。指导患者去对应级别的医院诊治, 积极产检, 定期监测心功能。

2. 分娩方式的选择

肺动脉高压为严重的妊娠期合并症, 母胎死亡率高, 被世界卫生组织定义为Ⅳ级危险, 不建议继续妊娠。2015年欧洲心脏学会(European Society of Cardiology, ESC)和欧洲呼吸学会(European Respiratory Society, ERS)针对肺动脉高压和心血管疾病的指南, 均建议肺动脉高压患者应避免怀孕或早期终止妊娠, 而孕期发现肺动脉高压的患者应在有产科及心内科等医师的多学科团队的指导下妊娠, 孕期严密监测并适当治疗。妊娠期发现需个体化选择分娩方式, 阴式分娩不是绝对禁忌, 但多数严重病例计划剖宫产手术终止妊娠是更好的选择。本例患者为孕期发现, 症状、体征及心脏超声提示重度肺动脉高压, 完善会诊, 并全科讨论后决定尽快剖宫产手术终止妊娠。

注意事项如下:

(1) 以择期手术为主, 尽量避免急诊手术。

(2) 术前充分准备, 预防心力衰竭治疗。

(3) 术中严密监测, 胎儿娩出后腹部沙袋及腹带加压, 避免腹压骤然下降导致的回心血量增加。

(4) 应用宫缩剂、球囊填塞、子宫捆绑术或子宫动脉结扎术等预防产后出血, 必要时可行全子宫或次全子宫切除术。

3. 围术期的治疗

(1) 低盐低脂饮食, 严格控制出入液量, 术前予以螺内酯或呋塞米利尿预防心力衰竭治疗。

(2) 术后入ICU治疗, 动态监测血气分析、肾功离子、脑钠肽及脑钠肽前体、心电图、心肌酶、肌钙蛋白等, 维持电解质及酸碱平衡, 复查心脏超声。

(3) 围术期应用磷酸肌酸钠保护心肌。

(4) 术后予以缩宫素等促宫缩治疗, 预防产后出血, 必要时输血纠正贫血。

(5) 术后予以低分子量肝素钙抗凝治疗, 预防血栓形成。

(6) 注意预防感染。

(7) 注意患者排尿排便情况, 及时利尿通便。避免加重患者心脏负担。

因此本例患者诊治成功的关键在于严密监测, 多学科合作, 术前充分准备, 积极预防心力衰竭。

4. 风险评估、告知及知情同意

肺动脉高压为母儿死亡率极高的围产期合并症, 一旦诊断就尽早终止妊娠, 而终止妊娠后母体回心血量增加, 心脏负荷加重, 随时有心力衰竭、心搏骤停, 甚至猝死可能, 故要充分向患者及家属交待病情, 反复沟通。

5. 多学科合作

肺动脉高压为妊娠合并严重心脏病, 术前需请心内科、麻醉科、ICU, 甚至心外科会诊, 评估患者心功能及手术风险, 并制定治疗及应对方案, 决定分娩方式, 故合并肺动脉高压患者应尽量就诊于有抢救能力的综合性医院。

6. 产后的处理及预防

产后应严密监测生命体征, 密切观察阴道流血量, 如出血多应及时处理并输血治疗。产后应入ICU治疗、观察, 如病情平稳可转入产科病房或心内

科病房,至少住院观察1周以上。心功能Ⅲ级以上不宜哺乳,同时应告知相关风险,建议严格避孕,根据个体差异选择相应绝育或避孕方式,尽量避免口服避孕药,因其能增加血栓及水钠潴留风险。嘱患者心内科及心外科就诊。

(二) 误诊误治防范

1. 心脏超声的必要性

心脏超声为诊断肺动脉高压的重要检查,且围术期需动态复查评估患者心脏功能。如本病例中患者术前心脏超声提示重度肺动脉高压,术后复查为中度,可根据心脏超声的变化评估患者病情,了解预后,并调整用药。

2. 术前预防心力衰竭治疗的重要性

合并肺动脉高压的患者尽量避免急诊手术,应充分准备后择期手术,术前低盐低脂饮食,监测血压心率,限制入液量,计24小时出入液量,可予以利尿治疗,并注意监测肾功离子,防止低钾血症。动态复查脑钠肽及脑钠肽前体、心电图、心肌酶、肌钙蛋白。完善血气分析检查。围术期予以保护心肌。

如病情允许,术前予以相应的预防心力衰竭治疗,减少心脏负荷,可降低手术风险。

(三) 相关探讨

1. 放射性检查的应用

胸部放射性检查妊娠早期禁用,妊娠中期应慎用,病情严重必须摄片时应以铅裙保护腹部。早期可正常,后期有如下改变:右下肺动脉横径增宽(>15mm);肺动脉段突出(>3mm);肺门动脉扩张,与周围肺纹理减少;右心房、室扩大;心胸比率增加。而肺动脉高压的严重程度可能与放射性检查结果不一致。

通气/灌注显像多用于肺动脉高压中怀疑慢性血栓栓塞性肺动脉高压的患者,一般终止妊娠后完善该检查。

心导管及心血管造影是诊断肺动脉高压的金标准,但目前是否应用尚存在争议。现认为仅适用于无创检查不能明确诊断的先天性心脏病、测量肺动脉高压程度等。必须应用时需要操作熟练的技术人员、铅裙保护腹部下进行,尽量缩短操作时间和减少母儿接受射线的剂量。

2. 孕中期终止妊娠及分娩方式的选择

一些心脏病患者对自身疾病的严重程度及妊娠风险认识不足,部分因没有临床症状而漏诊,亦有部分患者妊娠意愿强烈而隐瞒病史,就诊时已是妊娠中期。对于这类患者是否继续妊娠仍存在争议,应根据妊娠风险分级、心功能状态、医院的医疗技术水平和条件、患者和家属的意愿和对疾病风险的了解及承受程度等综合分析、判断。妊娠期新发生或者新诊断的心脏病患者,均应行心脏相关的辅助检查以明确妊娠风险分级,按心脏病严重程度进行分层管理。目前对孕中期发现肺动脉高压者分娩方式的选择存在争议,如已进入第二产程,对于放弃胎儿者可应用穿颅、碎胎等引产方式缩短产程,但重度肺动脉高压应选择剖宫取胎术更为安全。

3. 麻醉方式的选择

全身麻醉和椎管内麻醉均可应用于肺动脉高压患者的剖宫产手术中,但应用何种麻醉方式目前仍存在争议。一般认为对于NYHA Ⅰ~Ⅱ级患者可考虑椎管内麻醉,而NYHA Ⅲ~Ⅳ级患者全身麻醉可能是更好的选择。而近期研究表明,妊娠合并肺动脉高压患者剖宫产手术可尽量选择椎管内麻醉,因其起效快,用药量小,通过胎盘的药量小,能有效降低外周血管阻力,增加静脉系统容量,减少回心血量及心肌耗氧,降低右心前负荷,并且避免了因机械通气而导致的肺部感染风险。但凝血功能异常及血氧饱和度低的患者禁用,且外周血管阻力下降导致血压骤然下降,引起的交感神经阻滞可能造成血流动力学状态的不稳定。

本病例患者行椎管内麻醉,过程顺利,恢复良好。

(金镇　王晓岩)

参考文献

1. 林建华,张卫社,张军,等.妊娠合并心脏病的诊治专家共识(2016).中华妇产科杂志,2016,51(6):401-409

2. Galie N,Humbert M,Vachiery JL,et al,2015 ESC/ERS Guidelines for the diagnosis and treatment of pulmonary hypertension:The Joint Task Force for the Diagnosis and Treatment of Pulmonary Hypertension of the European Society of Cardiology (ESC) and the European Respiratory Society (ERS):Endorsed by:Association for European Paediatric and Congenital Cardiology (AEPC), International Society for Heart and Lung Transplantation (ISHLT)[J].European heart journal.European Heart Journal,2016,37:67-119 Jais X,Olsson KM,Barbera JA,et al.Pregnancy outcomes in pulmonary arterial hypertension in the modern management era.Eur Respir, 2012,40:881-885

3. Meyer S,Mclaughlin VV,Seyfarth HJ,et al.Outcomes of

noncardiac,nonobstetric surgery in patients with PAH:an international prospective survey.Eur Respir,2013,41:1302-1307

4. Soubrier F,Chung WK,Machado R,et al.Genetics and genomics of pulmonary arterial hypertension.J Am Coll Cardiol,2013,62(Suppl):13-21

5. Gei A,Montufar-Rueda C.Pulmonary hypertension and pregnancy:an overview.Clin Obstet Gynecol,2014,57(4):806-826

6. Idehen HO,Amadasun FE,Ekwere IT.Comparison of intravenous colloid and colloid-crystalloid combination in hypotension prophylaxis during spinal anesthesia for cesarean section.Niger J Clin Pract,2014,17(3):309-313

7. Behdad S,Hajiesmaeili MR,Abbasi HR,et al.Analgesic effects of intravenous ketamine during spinal anesthesia in pregnant women undergone cesarean section:a randomized clinical trial.Anesth Pain Med,2013,3(2):230-233

8. 谢幸,苟文丽.妇产科学.第8版.北京:人民卫生出版社,2013:82-87

第三节　艾森曼格综合征

> **| 病例 |　停经8个月，呼吸费力加重1个月，咯血2天**

一、病例简述

患者温某某,女,24岁

主　　诉　停经8个月,呼吸费力加重1个月,咯血2天。

现 病 史　平素月经欠规律,推算LMP:2016-12-9,EDC:2017-9-15。停经40余天自测尿妊娠实验提示阳性,随后于当地医院行彩超检查提示宫内早孕,予以重新核对孕周。孕早期无明显恶心呕吐,无特殊药物、毒物及放射线接触史。孕4月余自觉胎动,活动至今。孕期于外院定期产检,唐氏筛查提示低风险,OGTT未做。近1个月前自觉呼吸费力较前加重,2天前无明显诱因出现咯血,量约20ml,色暗红,于当地医院行心脏超声提示法洛四联症不除外,肺动脉高压,急诊入我院待产。患者近来自觉呼吸费力,胸闷气短,活动后明显加重,乏力,无发热、无心慌、无咳嗽咳痰,无阴道流血流液,睡眠欠佳,尚可平卧,双下肢轻度水肿,饮食可,二便正常。

孕 产 史　孕1产0。

既 往 史　自诉先天性心脏病(室间隔缺损),未系统诊治。2007年因脑脓肿于当地医院行开颅手术(具体不详)。

否认糖尿病、高血压等慢性病病史。

否认其他手术、外伤及输血史。

否认肝炎病毒、结核等传染病史。

入院查体　一般查体:T:36.8℃,P:121次/分,BP:110/75mmHg,R:22次/分,SpO_2:72%,鼻导管吸氧中,可平卧,心脏听诊未闻及明显杂音,左肺呼吸音减弱,双肺未闻及明显水泡音,口唇及手指末端发绀明显,杵状指,双下肢轻度水肿,四肢活动良。

产科查体:呈纵产式腹型,宫高29cm,腹围91cm,胎心率164次/分,先露儿头。未衔接。

消毒内诊:外阴发育正常,阴道畅,宫颈质软,居后,未消,宫口未开,S^{-3}。骨产道未见明显异常。

辅助检查　胎心监护:有反应型。

胎儿常规三维彩超:胎儿超声测量值:双顶径约 7.8cm,股骨长约 5.6cm。胎儿心率约 141 次/分。胎盘厚度约 4.1cm。羊水深度约 3.5cm,羊水指数 10。脐动脉 S/D:4.5。胎儿颅骨呈类圆形环状回声。脊柱颈胸段未见明显中断,腰骶部显示不清。胎儿颈部可见"U"形压迹。胎盘附着在子宫前壁,成熟度 I 级。胎盘下缘距宫颈内口 >7.0cm。提示:①晚期妊娠,单胎,头位;②胎儿脐带绕颈。

心电图:窦性心律心率 93 次/分,正常心电图。

心脏超声:二维测值(mm):主动脉根部内径:26,左房内径:31,右室内径:24,室间隔厚度:7,左室舒末内径:46,左室后壁厚度:7,肺动脉内径:25。Doppler 测值:各瓣口前向血流峰速度 (m/s)二尖瓣:E 峰 0.7,A 峰 0.6;三尖瓣:0.6;主动脉瓣:1.2;肺动脉瓣:1.0。心功能测值(ml):左室舒末容积:92,左室缩末容积:38,每搏量:54,射血分数:59%。组织多普勒(二尖瓣环室间隔处测量):收缩期峰值速度 S 峰约 10cm/s,舒张期峰值速度 E 峰 14cm/s,A 峰 10cm/s。室间隔流出道处连续中断约 18mm,室水平可探及双向低速分流信号,左向右分流峰速约 1.0m/s,左右室收缩期峰压差约 10mmHg。右室大,三尖瓣探及轻度反流,反流峰速约 4.0m/s。左室各壁向心运动良好。心包腔未见液性暗区。提示:先心病室间隔缺损(干下型),室水平双向分流;肺动脉高压(重度);静息状态下左室整体收缩功能正常。

入院诊断
1. 艾森曼格综合征
2. 母体肺动脉高压(重度)
3. 母体室间隔缺损
4. 心功能不全(心功能 III 级)
5. 孕 1 产 0,妊娠 32 周,LOA

诊疗经过
入院后完善血常规、凝血五项、血气分析、肝肾功离子、心肌酶谱、肌钙蛋白、脑钠肽、心电图及心脏超声等相关检查,予以长期监测患者生命体征,持续吸氧,抗凝对症等治疗。完善心内科、麻醉科、ICU 等会诊。心脏超声提示:先心病室间隔缺损(干下型),室水平双向分流;肺动脉高压(重度);静息状态下左室整体收缩功能正常;结合检查结果回报,考虑患者合并艾森曼格综合征,现吸氧状态下血氧饱和度为 65%~75%,妊娠 32 周,为妊娠心脏负荷最重时期,鉴于患者目前存在早期心衰症状,继续妊娠病情有继续加重恶化的可能,随时可能发生心衰、心搏骤停、猝死,然而手术风险极大,围术期血流动力学急剧改变,随时有发生猝死可能。反复向患者及家属交代病情,患者及家属知情同意要求终止妊娠,术前 1 日予以预防性抗感染治疗,术前 24 小时停止抗凝治疗,于全麻下行子宫下段剖宫产术 + 子宫背带缝合 + 子宫动脉上行支结扎术,术程顺利,术后转入 ICU 病房继续治疗,予以特级护理,呼吸机辅助通气,镇痛抗炎促宫缩适当补液对症支持治疗。术后 2 小时患者突然出现心搏骤停,颈动脉搏动消失,血压、脉搏血氧测不出,立即给予心脏按压,肾上腺素静脉推注,呼吸机 FiO_2 调至 100%,暂停其他药物泵入,患者血压,脉搏血氧仍测不出,给予患者持续胸外按压,间断予盐酸肾上腺素静注,抢救 30 分钟,患者心电图呈等电位线,宣布患者死亡。

出院诊断
1. 母体心搏骤停
2. 母体艾森曼格综合征
3. 母体肺动脉高压(重度)
4. 心功能不全(心功能 III 级)
5. 孕 1 产 0,妊娠 32^{+2} 周,LOA,剖娩一活婴
6. 早产儿

二、病例解析

（一）诊治关键

1. 病史及查体的要点

（1）注意呼吸循环系统症状的询问：本病例患者因"停经8个月，呼吸费力加重1个月，咯血2天"为主诉入我院，我们需要从呼吸系统疾病及循环系统疾病方面入手，结合患者室间隔缺损病史，长期发绀、杵状指（趾）、呼吸困难及活动受限等症状和体征，考虑先天性心脏病所致可能性大，注意对其症状的详细询问，并结合查体及辅助检查做出相应诊断，完善相关检查，注意是否合并其他心脏疾病，是否合并妊娠期高血压疾病等疾病，注意尿量及水肿情况。

（2）鉴别诊断

1）其他结构异常的心脏病：例如瓣膜性心脏病、心肌病等，可结合心音改变、心电图、超声心动图诊断鉴别，复杂性或诊断困难的病例可借助特殊途径，如影像学检查、心导管等。

2）功能异常性心脏病：以心电和传导异常、起搏点异常为主要病理生理基础，可借助临床表现、心电图或24小时动态心电图、超声心动图排除结构异常等进行诊断。

3）妊娠期特有的心脏病：孕前无心脏病病史，在妊娠基础上新发生的心脏病，通过发病时间，病变特征及辅助检查确立诊断。

妊娠期高血压疾病性心脏病是妊娠期高血压疾病基础上出现心悸、胸闷，严重可出现呼吸困难、咳粉红色泡沫痰等以左心衰为主的心力衰竭表现和体征，可通过心肌酶谱、肌钙蛋白、BNP等生化检查、心电图及超声心动图来排查确诊。

围产期心肌病多于妊娠晚期至产后6个月首次发生，以累及心肌为主，常伴有心律失常及附壁血栓。

4）肺部疾病：多有咳嗽咳痰，发热病史，既往可存在肺部相关疾病史，痰培养、胸片可进行鉴别。

2. 辅助检查的完善

入院完善血常规、凝血五项、血气分析、肝肾功能、电解质、心肌酶谱、肌钙蛋白、脑钠肽、肝炎病毒、TPPA+RPR+HIV、心电图、24小时动态心电图及心脏超声等相关检查，必要时需进一步完善胸部放射性检查、肺功能测定、通气/灌注显像及心导管及心血管造影明确有无相关疾病及严重情况。

（1）特殊检查：胸部放射性检查：①必要时行胸片检查；②右心室、右心房增大；③肺动脉总干弧及左、右肺动脉均扩大；④肺野轻度充血或不充血而血管纹理变细，呈残根样改变；⑤左心室可增大；⑥艾森曼格综合征患者会出现肺动脉高压，肺动脉高压的严重程度可能与放射性检查结果不一致；⑦妊娠早期禁用，妊娠中期应慎用，病情严重必须摄片时应以铅裙保护腹部。

（2）肺功能测定：①有助于区别气道或肺实质疾病，了解患者肺通气及换气功能；②肺动脉高压患者表现为肺弥散功能障碍和轻-中度肺容积减少。

（3）通气/灌注显像：①多用于怀疑慢性血栓栓塞性肺动脉高压的患者；②一般终止妊娠后完善该检查。

（4）心导管及心血管造影：心导管及心血管造影除可见原有畸形外，可确定双向分流或右向左分流。导管检查对艾森曼格综合征患者有一定危险，因已无手术指征，一般不行此项检查。

3. 术前的系统诊治

目前妊娠期的抗凝治疗尚无一致完善的方法。近年来的心脏病治疗指南，例如2016年中华医学会妇产科学会分会产科学组提出的《妊娠合并心脏病的诊治专家共识（2016）》中指出患者孕期可予以抗凝治疗，注意药物种类，凝血的改变，注意术前需停药的时间，咯血对于咯血患者酌情使用抗凝药物。

4. 分娩方式的选择——以剖宫产为主

艾森曼格综合征（Eisenmenger's syndrome，ES）是一组由先天性心脏病发展的结果，常见于房间隔缺损（ASD）、室间隔缺损（VSD）、动脉导管未闭（PDA）逐渐发展，引起的包括肺动脉高压、右向左分流或双向分流和发绀等临床表现的综合征。其基本病理生理为心脏的异常分流导致肺动脉压力增加，持续的血流动力学变化，使右心压力增高，肺动脉也由原来的功能性肺血管收缩发展成器质性狭窄或闭塞病变，逆转为右向左分流或双向分流，临床表现为发绀、呼吸困难、活动耐力下降等症状，常伴有瓣膜病变。

艾森曼格综合征的患者往往不能耐受妊娠导致的心脏负荷的增加，有相关文献报道妊娠合并艾森曼格综合征的产妇死亡率高达36%，故艾森曼格综合征被列为妊娠禁忌。2016年欧洲心脏学会（European Society of Cardiology，ESC）亦建议艾森曼格综合征患者应避免怀孕或早期终止妊娠。而孕中期发现艾森曼格综合征的患者应在有产科及心内科等医师的多学科团队的指导下妊娠，孕期严密监测并适当治疗。妊娠期需个体化治疗，分娩以手术剖宫产为主,术中避免使用大剂量缩宫素,必要时可行子宫动脉结扎或 B-Lynch 术甚至子宫切除术以预防产后出血选择分娩方式。本例患者为孕晚期发现,症状、体征及心脏超声提示室间隔缺损,考虑艾森曼格综合征,完善会诊,并全科讨论后决定尽快剖宫产手术终止妊娠。

术前注意事项如下:

(1) 以择期手术为主,尽量避免急诊手术。

(2) 监护吸氧,卧床静养,改善氧合。

(3) 术前充分准备,预防心力衰竭、肺动脉高压危象、血栓等。

(4) 术前预防性抗炎治疗 1~2 天。

术中注意事项如下:

(1) 术中严密监测,胎儿娩出后腹部沙袋及腹带加压,避免腹压骤然下降导致的回心血量增加。

(2) 尽量避免应用宫缩剂,可行子宫捆绑术或子宫动脉结扎术等预防产后出血,必要时可行全子宫或次全子宫切除术。

5. 围术期的治疗

(1) 低盐低脂饮食,严格控制出入液量,如有心功能不全,可在严密的血流动力学监测下使用利尿剂预防心力衰竭治疗。

(2) 术后入 ICU 治疗,动态监测血气分析、肾功离子、脑钠肽及脑钠肽前体、心电图、心肌酶谱、肌钙蛋白等,维持电解质及酸碱平衡,复查心脏超声。

(3) 术后无明显出血倾向予以低分子量肝素钙抗凝治疗,预防血栓形成。

(4) 注意预防感染。

(5) 围术期可予以扩血管药物联合应用,预防肺动脉高压危象发生,可予以营养心肌治疗,严格控制液体量。

(6) 注意患者排尿排便情况,及时利尿通便,注意离子变化。

(7) 术后短时间应卧床休息,减轻心脏负担,避免任何微小刺激如气管吸引、咳嗽、呕吐、大便干燥等腹压增加情况,预防诱发肺动脉高压危象,出现心肺脑等多系统衰竭。

因此本例患者诊治的关键在于严密监测,多学科合作,术前充分准备。

6. 风险评估、告知及知情同意

妊娠合并艾森曼格综合征的患者死亡率极高,母儿预后均差,而终止妊娠后母体回心血量增加,心脏负荷加重,随时有心力衰竭、心搏骤停,甚至猝死可能,术中及术后出现肺动脉高压危象,心、肺、脑多

系统的衰竭,术后需转入重症监护病房,费用高,不保证预后。术前需请心内科、麻醉科、ICU 等会诊,评估心脏功能及手术风险,并制定应对方案。因病情危重,故住院过程及术前要与患者及家属反复沟通,充分交待病情。

7. 产后的处理及预防

产后应严密监测生命体征,密切观察阴道流血量,如出血多应及时处理并输血治疗。产后应入 ICU 治疗、观察,如病情平稳可转入产科病房或心内科病房,至少住院观察至术后 2 周。产后短时间应卧床休息,减轻心脏负担,避免任何微小刺激如气管吸引、咳嗽、呕吐、大便干燥等腹压增加情况,预防诱发肺动脉高压危象,出现心肺脑等多系统衰竭。建议行人工喂养,不宜哺乳,术后予以退奶。艾森曼格综合征的患者建议严格避孕,根据个体差异选择相应绝育或避孕方式,尽量避免口服避孕药,因其能增加血栓及水钠潴留风险。嘱患者心内科及心外科就诊。

8. 孕前预防

妊娠合并艾森曼格综合征患者不宜妊娠,一旦妊娠应尽早终止妊娠。此类患者应于妊娠前经有经验的心内科和产科医师共同充分告知其妊娠的风险,如果患者仍坚持要求继续妊娠,不听从劝告,除告知妊娠风险外,还应加强孕妇监护和管理,积极早期行超声心动、血气分析、凝血功能等常规检查,评价心功能,基层医院应及时将患者转诊至尤其是有心内科专业优势的三级综合医院,三级综合医院由产科医师、心内科医师及麻醉科医师密切合作,共同完成治疗。

妊娠合并艾森曼格综合征应于孕早期起进行严密监测和治疗,尽量做到早诊断、早入院并及时组成医疗组进行有效的监测和准备,也应加强孕期的动态监测,观察病情的发展变化,完善相关检查及心功能评估。孕期任何时期,一旦发生母体或胎儿异常应及时行剖宫产。

9. 多学科合作

妊娠合并艾森曼格综合征患者术前需请心内科、麻醉科、ICU,甚至心外科会诊,评估患者心功能及手术风险,并制定治疗及应对方案,故妊娠合并艾森曼格综合征患者应尽量就诊于有抢救能力的综合性医院。

(二)误诊误治防范

1. 询问病史的必要性

发绀型先心病自出生后就出现发绀,而艾森曼

格综合征于儿童期后出现,开始发绀极轻、缓慢、进行性加重,且发绀前常有心脏杂音、劳力性心慌、气促的病史。病史的询问对鉴别诊断有一定帮助。

2. 心脏超声的必要性

艾森曼格综合征是一组先天性心脏病发展的后果,其中心脏超声为诊断艾森曼格综合征的重要检查,且围术期需动态复查评估患者心脏功能。如本病例中患者术前心脏超声提示室间隔缺损、双向分流、重度肺动脉高压,诊断艾森曼格综合征,术前术后予以预防性用药尽量降低风险,改善预后。

3. 心电图的必要性

艾森曼格综合征的患者常合并心律失常,围术期需动态复查评估患者病情变化。

4. 术前血气分析监测的重要性

定期监测血气以便了解分流是否增加,若病情加重,必要时终止妊娠。

5. 术前预防血栓的重要性

2016年我国林建华等提出的专家共识指出为预防血栓症和肺栓塞可考虑于妊娠中期开始使用小剂量的肝素抗凝,防止血栓形成,减少肺栓塞的发生。

(三) 相关探讨

1. 终止妊娠时间的选择

2015年欧洲心脏病学会年会提出,艾森曼格综合征患者(心脏病妊娠风险分级Ⅴ级)属妊娠禁忌证,一旦诊断需要尽快终止妊娠,如果患者及家属在充分了解风险后拒绝终止妊娠,需要转诊至综合诊治和抢救实力非常强的医院进行保健,根据妊娠风险分级、心功能状态、医院的医疗技术水平和条件、患者和家属的意愿和对疾病风险的了解及承受程度等综合分析、判断适时终止妊娠。即使心功能Ⅰ级,也建议在妊娠32~34周终止妊娠;部分患者经过临床多学科评估可能需要在孕32周前终止妊娠,如果有很好的综合监测实力,可以适当延长孕周;若出现严重心脏并发症或心功能下降则及时终止妊娠。

2. 麻醉方式的选择

2014年中国麻醉学指南与专家共识提出,全身麻醉和椎管内麻醉均可应用于艾森曼格综合征患者的剖宫产手术中,但应用何种麻醉方式目前仍存在争议。一般认为对于 NYHA Ⅰ~Ⅱ 级患者可考虑椎管内麻醉,而 NYHA Ⅲ~Ⅳ 级患者全身麻醉可能是更好的选择。而近期研究表明,妊娠合并艾森曼格综合征患者剖宫产手术可尽量选择椎管内麻醉,因其起效快,用药量小,通过胎盘的药量小,能有效降低外周血管阻力,增加静脉系统容量,减少回心血量及心肌耗氧,降低右心前负荷,并且避免了因机械通气而导致的肺部感染风险。但对于心脏功能明显不稳定,术中易出现肺动脉高压危象的患者考虑全身麻醉。

本病例患者行全麻,过程顺利。

(金镇 王越)

参考文献

1. 林建华,张卫社,张军,等. 妊娠合并心脏病的诊治专家共识(2016). 中华妇产科杂志,2016,51(6):401-409

2. 谢爱兰,杨安素,颜林志,等. 妊娠合并肺动脉高压伴心力衰竭患者的围生结局. 中华急诊医学杂志,2011,20(6):650-653

3. 谢幸,苟文丽. 妇产科学. 第8版. 北京:人民卫生出版社,2013:82-87

4. 廖志敏,唐昱英,倪娟,等. 艾森曼格综合征妊娠相关病例29例分析. 四川大学学报(医学版),2017,48(2):321-323

5. Grewal J,SilversidesCK,Colman JM,et al.Pregnancy in women with heart disease:risk assessment and management of heart failure.Heart Fail Clin,2014,10(1):117-129

6. Michael Nanna, Kathleen Stergiopoulos.Pregnancy complicated by valvular heart disease:an update.J Am Heart Assoc,2014,3(3):e000712.

7. Uri E,Fahed B.Valvular heart disease and pregnancy part Ⅱ: prosthetic valves.JAmCollCardiol,2005,46(3):403-410

8. Galie N,Humbert M,Vachiery JL,et al.2015 ESC/ERS Guidelines for the diagnosis and treatment of pulmonary hypertension:The Joint Task Force for the Diagnosis and Treatment of Pulmonary Hypertension of the European Society of Cardiology (ESC) and the European Respiratory Society (ERS):Endorsed by:Association for European Paediatric and Congenital Cardiology (AEPC),International Society for Heart and Lung Transplantation (ISHLT).European heart journal,2016,37(1):67-119

9. 中华医学会麻醉学分会.2014版中国麻醉学指南与专家共识. 北京:人民卫生出版社,2014:117

第四节 围产期心肌病

| 病例 | 停经 9 月余，自觉呼吸困难、心前区及背部闷痛 3 天

一、病例简述

患者林某某,女,39 岁

主　诉　停经 9 月余,自觉呼吸困难、心前区及背部闷痛 3 天。

现 病 史　患者平素月经规律,呈 13 岁,7 日 /30 日型,量中等。LMP:2016-6-12;EDC:2017-3-19.患者停经 1 月余自测尿试验阳性,后行超声检查提示宫内妊娠,与孕周符合,孕期轻度早孕反应。孕 4 月余始感胎动,活跃至今。定期产检,血压血糖正常。患者 3 天前无明显诱因出现心前区及背部闷痛,无放射痛,伴有阵发性夜间呼吸困难,检查心脏彩超提示全心大(不除外围产期心肌病),肺动脉高压,动态心电图提示房性期前收缩及室性期前收缩,为求进一步治疗就诊于我院。孕期无发热、无视物不清,无胸闷及呼吸困难,双下肢无水肿。孕期饮食良,睡眠可,二便正常。

孕 产 史　孕 1 产 0

既 往 史　否认肝炎结核等传染病病史,否认糖尿病、高血压。否认其他手术及输血史。

入院查体　一般查体 T:36.8℃,P:100 次 / 分,BP:149/89mmHg,R:16 次 / 分。神清,无贫血貌,双肺呼吸音粗,未闻及湿啰音,心律不齐,心音可,心尖区奔马律,肺动脉瓣区第二心音分裂。腹膨隆,双下肢 I 度水肿,四肢活动良。

产科查体:宫高 34cm,腹围 108cm,胎心 158 次 / 分,查时未及明显宫缩。

消毒内诊:外阴发育正常,阴道畅,阴道内无血性分泌物,无水样物,宫颈软,未消,宫口未开,未及管状物及血管搏动。骨产道未见明显异常。

辅助检查　胎心监护:有反应型。

心电图:房性期前收缩,室性期前收缩。

胎儿超声:双顶径约 9.5cm,头围约 34.9cm,腹围约 34.8cm,股骨长约 7.2cm。胎儿心率约 150 次 / 分。胎盘厚度约 3.4cm。羊水深度约 3.9cm,羊水指数 10。脐动脉 S/D:1.9。胎儿颅骨呈类圆形环状回声。胎儿颈部可见 "U" 形压迹。脊柱颈胸段未见明显中断,腰骶部显示不清。胎盘附着在子宫前壁,成熟度 II 级。胎盘下缘距宫颈内口大于 7cm。提示:①晚期妊娠,单胎,头位;②胎儿脐带绕颈。

心脏超声:二维测值(mm)主动脉根部内径:24　左房内径:43　右室内径:24

室间隔厚度:8　左室舒末内径:54　左室后壁厚度:8　肺动脉内径:27

Doppler 测值:各瓣口前向血流峰速度(m/s)

二尖瓣:单峰 1.0(DT70ms)三尖瓣:0.4　主动脉瓣:0.8~0.9　肺动脉瓣:0.6

心功能测值(ml):左室舒末容积:158 左室缩末容积:106 每搏量:73 射血分数:33%

左心扩张,左室各壁向心运动普遍减弱,舒张明显受限。左室下 1/3 处下后壁可见多发肌小梁样结构。各心腔内未见确切血栓回声。二、三尖瓣探及轻度反流信号,三尖瓣反流峰速约 3.4m/s,间接估测肺动脉收缩压约 50mmHg。肺动脉瓣反流峰速约 2.7m/s,间接估测肺动脉舒张压约 34mmHg。心包腔弥漫少量液性暗区,约 5~7mm。下腔静脉内径增宽约 24mm,随呼

吸变化幅度小于 50%。检查中心律不齐。

符合扩张型心肌病

左室下 1/3 下后壁多发肌小梁结构

肺动脉高压(轻 - 中度),二、三尖瓣反流(轻度)

心包积液(弥漫少量)

下腔静脉增宽伴体静脉回流受阻

左室舒张功能减低(限制型),左室整体收缩功能减低

入院诊断　　1. 围产期心肌病

2. 肺动脉高压

3. 心功能不全(心功能Ⅲ级)

4. 孕 1 产 0,妊娠 38 周,LOA

诊疗经过　　入院后监测患者生命体征,完善心内科、麻醉科、ICU 等会诊。综合评估手术风险,并向患者及家属充分交待病情,决定尽快终止妊娠。

入院当天于 CSEA 下行子宫下段剖宫产术终止妊娠。剖娩一活婴,胎盘胎膜完整子宫收缩良好,术中出血 300ml,术中探查子宫及双侧附件未见明显占位性病变。可吸收缝线缝合子宫浆肌层。术中血压 144/70mmHg,术中留置尿管一枚,尿色清。术后转入 ICU 病房。

入 ICU 后予强心、利尿、抗炎、营养心肌、限制入液量等治疗,密切监测患者病情变化,术后 2 天,病情平稳转入产科病房,心内科会诊意见建议继续营养心肌及利尿等对症治疗。术后 5 天,患者病情平稳,出院。

出院诊断　　1. 围产期心肌病

2. 肺动脉高压

3. 心功能不全(心功能Ⅲ级)

4. 孕 1 产 1,妊娠 38 周,LOA,剖娩一活婴

二、病例解析

(一)诊治关键

1. 诊断

2010 年欧洲心脏病学会心力衰竭协会(Heart Failure Association of the European Society of Cardiology)将围产期心肌病(PPCM)定义为:妊娠末期或分娩后数月内发生的一种特发性心肌病。主要表现为不明原因的继发于左室收缩功能不全的心力衰竭,诊断需除外其他原因。根据 2016 年我国林建华等提出的专家共识指出:围产期心肌病是指既往无心脏病病史,于妊娠晚期至产后 6 个月之间首次发生的、以累及心肌为主的扩张型心肌病,以心功能下降、心脏扩大为主要特征,常伴有心律失常和附壁血栓形成。通过发病时间、病变特征及辅助检查确立诊断。

本例病例患者既往无心脏病病史,为孕晚期首次发现,超声心动图提示:心脏扩大,舒张功能减低,射血分数:33%,心电图提示房性期前收缩,室性期前收缩,符合围产期心肌病的诊断标准。

2. 辅助检查

PPCM 无特异性检查手段。心脏超声是诊断或排除 PPCM 最重要的辅助检查。心脏彩超以射血分数下降[射血分数 <45% 和(或)缩短分数 <30%]的收缩性心力衰竭为主,合并左房、左室增大,充盈压升高,并常累及右室。

3. 终止妊娠时机

根据围产期心肌病发病特点,很多孕妇就诊时已是妊娠晚期,对于这类患者是否继续妊娠,应根据妊娠风险分级、心功能状态、医院的医疗技术水平和条件患者及家属的意愿和对疾病风险的了解及承受程度等综合判断和分层管理。

根据 2016 年我国林建华等提出的专家共识指出:心脏病妊娠风险分级Ⅰ~Ⅱ级且心功能Ⅰ级者可以妊娠至足月,如果出现严重心脏并发症或心功能下降则提前终止妊娠。心脏病妊娠风险分级Ⅲ级且心功能Ⅰ级者可以妊娠至 34~35 周终止妊娠,如果有良好的监护条件,可妊娠至 37 周再终止妊娠;如果出现严重心脏并发症或心功能下降则提前终止妊娠。心脏病妊娠风险分级Ⅳ级但仍然选择继续妊

娠者,即使心功能Ⅰ级,也建议在妊娠 32~34 周终止妊娠;部分患者经过临床多学科评估可能需要在孕32 周前终止妊娠,如果有很好的综合监测实力,可以适当延长孕周;出现严重心脏并发症或心功能下降则及时终止妊娠。心脏病妊娠风险分级 V 级(见肺动脉高压节)者属妊娠禁忌证,一旦诊断需要尽快终止妊娠,如果患者及家属在充分了解风险后拒绝终止妊娠,需要转诊至综合诊治和抢救实力非常强的医院进行保健,综合母儿情况适时终止妊娠。

4. 分娩方式的选择——个体化分析及评估风险决定分娩方式

孕期诊断 PPCM 时除非母亲或胎儿病情加重否则不需提前终止妊娠;但对重度心力衰竭伴血流动力学不稳定的患者,任意孕周都应考虑紧急终止妊娠。而孕期发现围产期心肌病的患者应在有产科及心内科等医师的多学科团队的指导下妊娠,孕期严密监测并适当治疗。妊娠期发现需个体化选择分娩方式,阴式分娩不是绝对禁忌,但多数严重病例计划剖宫产手术终止妊娠是更好的选择。在兼顾产科指征的情况下,在妊娠后 3 个月有心力衰竭时,应早期引产;妊娠最后 1 个月发生心力衰竭时应施行剖宫产;重症者控制心力衰竭后应尽快终止妊娠。

本例患者为孕期发现,症状、体征及心脏超声提示重度围产期心肌病,肺动脉高压,完善会诊,考虑已孕足月与家属交待病情后决定尽快剖宫产手术终止妊娠。

5. 围术期的治疗

围产期心肌病为妊娠合并心脏病,术前需请心内科、麻醉科、ICU,甚至心外科会诊,评估患者心功能及手术风险,并制定治疗及应对方案,决定分娩方式,故合并围产期心肌病患者应尽量就诊于有抢救能力的综合性医院。围产期心肌病的总体治疗原则包括:限制液体及盐摄入、增强心肌收缩力、减低心肌前后负荷、纠正电解质紊乱、预防血栓栓塞及心律失常等并发症的发生。

具体治疗同病例 3 肺动脉高压的围术期治疗。

6. 产后的处理及预防

产后应严密监测生命体征,密切观察阴道流血量,如出血多应及时处理并输血治疗。产后应入ICU 治疗、观察,如病情平稳可转入产科病房或心内科病房,至少住院观察 1 周以上。推荐产后给予普通肝素或低分子肝素和华法林进行抗凝治疗。由于华法林具有致胎儿畸形的可能,故哺乳期禁用。心功能Ⅲ级以上不宜哺乳,同时应告知相关风险,建议

严格避孕,根据个体差异选择相应绝育或避孕方式,尽量避免口服避孕药,因其能增加血栓及水钠潴留风险。嘱患者心内科及心外科就诊。

7. 孕前预防

对严重心脏病患者要明确告知不宜妊娠,心脏病妊娠风险分级Ⅳ~Ⅴ级者,建议终止妊娠。对可以妊娠的心脏病患者也要充分告知妊娠风险。合并心脏病的患者孕前应就诊于产科和心脏科,共同联合咨询和评估,最好在孕前进行心脏病手术或药物治疗,治疗后再重新评估是否可以妊娠。指导患者去对应级别的医院诊治,积极产检,定期监测心功能。

(二)误诊误治防范

1. PPCM 诊断

围产期心肌病的诊断为排除性诊断,需除外先心病、心肌梗死所致的左室收缩功能障碍、肺动脉高压或心脏瓣膜疾病等。由于临床表现非特异性,通常诊断较困难。心脏超声为诊断围产期心肌病的重要检查,能够评估病情的严重程度及预后,且围术期需动态复查评估患者心脏功能。

2. PPCM 治疗

虽然 PPCM 病死率高,但如能早期诊断和规范治疗,心脏功能可完全恢复正常。目前 PPCM 尚无特异性治疗方法,可采取规范化心力衰竭治疗和支持性治疗,与其他急性充血性心力衰竭治疗方法相类似。PPCM 患者应兼顾产科相关指征做相应处理。重症心力衰竭患者应在控制症状后尽早终止妊娠。妊娠后 3 个月内的心力衰竭患者应早期引产。产前1 个月内发生的心力衰竭,心功能Ⅱ级以上或估计不能胜任产程应尽早行剖宫术。治疗原则以拯救患者及胎儿生命,缓解心力衰竭症状为主。围术期予以保护心肌。

(三)相关探讨

1. 病因

近期研究发现,氧化应激、泌乳素裂解蛋白酶 - 组织蛋白酶 D(cathepsin D),以及泌乳素等在 PPCM 的病理生理过程中可能发挥重要作用。除此以外,炎症、病毒、自身免疫反应、遗传等因素也可能参与PPCM 的起病过程。

2. 辅助检查

影像学检查:根据病情可以选择性进行心、肺影像学检查。

1)胸部 X 线:可显示心脏的扩大、心胸比例变化、大血管口径的变化及肺部改变。

2）多层胸部CT：对于复杂心脏病有一定意义，但在妊娠合并心脏病的诊断中CT应用较少。孕妇单次胸部X线检查时胎儿接受的X线为0.02~0.07mrad；孕妇头胸部CT检查时胎儿受到的照射剂量<1rad，距离致畸剂量（高于5~10rad）差距较大；但因X线是影响胚胎发育的不良因素，在妊娠早期禁用，妊娠中期应慎用，病情严重必须摄片时应以铅裙保护腹部。

3）非增强的MRI：用于复杂心脏病和主动脉疾病，非增强的MRI检查对胚胎无致畸的不良影响。

4）心导管检查：心导管及心血管造影检查是先天性心脏病，特别是复杂心脏畸形诊断的"金标准"。因超声心动图、MRI等无创检查技术的发展，其目前仅适用于无创检查不能明确诊断的先天性心脏病、测量肺动脉高压程度以及用作降肺动脉靶向药物的给药途径，操作方法及注意事项同肺动脉高压节。

5）心脏磁共振成像：采用T2加权自旋回波序列心脏磁共振成像检查可准确诊断心肌炎、心肌坏死和左室血栓并可精确测量左室容积。此外，还可帮助确定心内膜心肌活检的部位。需注意的是产前行磁共振成像检查时应避免使用钆对比剂，因为钆可透过胎盘。

6）心内膜心肌活检：对诊断心肌炎具有较高的特异性。由于心内膜心肌活检属于有创性检查，而且围产期心肌病与心肌炎的关系并不十分明确，所以心内膜心肌活检不应作为围产期心肌病的一线诊断检查。当强烈怀疑心肌炎或给予抗心力衰竭治疗2周后病情仍无改善时可考虑行心内膜心肌活检。

7）相关化验：BNP或NT-proBNP虽是很好的心力衰竭筛查指标，但对PPCM并无特异性。研究发现PPCM患者的血浆和心脏中miR-146a的含量特异性升高，也许可作为PPCM的特异性检测指标。

3. 孕期分娩方式的选择

围产期心肌病常发生在妊娠最后1个月到产后6个月之内，就诊时多已是妊娠晚期。应根据妊娠风险分级、心功能状态、医院的医疗技术水平和条件、患者和家属的意愿和对疾病风险的了解及承受程度等综合分析、判断合适的终止妊娠的时机。妊娠期新发生或者新诊断的心脏病患者，均应行心脏相关的辅助检查以明确妊娠风险分级，按心脏病严重程度进行分层管理。围产期心肌病患者采取何种分娩方式仍有争议。自然分娩时的疼痛、Valsalva动作将增加心脏负荷，而剖宫产增加出血、产后感染、肺部并发症等的发生率。因此分娩方式的选择因人而异。目前对孕中期发现围产期心肌病者分娩方式的选择存在争议，如已进入第二产程，放弃胎儿者可应用穿颅、碎胎等引产方式缩短产程，但重度围产期心肌病应选择剖宫取胎术更为安全。

4. 麻醉方式的选择

全身麻醉和椎管内麻醉均可应用于围产期心肌病患者的剖宫产手术中，但应用何种麻醉方式目前仍存在争议。麻醉方式的选择取决于产妇的心功能状态和凝血机制，全身麻醉多种药物可加重心肌抑制，且气管插管和拔管过程增加心脏负担，有学者认为腰麻可导致血流动力学剧烈波动，对PPCM不利。但对于心功能Ⅲ~Ⅳ级患者倾向于采取全身麻醉，全麻诱导前局麻下行桡动脉穿刺置管和中心静脉置管监测血压和中心静脉压，并根据需要给予血管活性药物。妊娠合并PPCM时，阵痛和分娩期心排血量增加，为减少心脏负担，最好在连续硬膜外阻滞下完成产程和分娩，同时由于连续硬膜外麻醉可以解除患者疼痛和恐惧，减轻心脏负荷，避免急性心力衰竭。因此有学者认为对于心功能Ⅰ~Ⅱ级患者可采取硬膜外麻醉，小剂量分次给药，避免麻醉平面的上升过快。连续硬膜外麻醉是PPCM进行剖宫产术的首选麻醉方式。

本病例患者行椎管内麻醉，过程顺利，恢复良好。

5. 围产期心肌病治疗

PPCM若合并心力衰竭首先应给予常规抗心力衰竭治疗，产后使用选择性β_1受体阻滞剂，如阿替洛尔或美托洛尔，因其很少影响子宫收缩，故更为推荐。利尿剂有减少胎盘血流的不良反应，故需减少剂量，谨慎使用。血管紧张素转化酶抑制剂和醛固酮抑制剂（螺内酯）有很高的致畸率，还会引起羊水过少、肾脏发育不全甚至胎儿死亡，故备孕期及妊娠期禁用。螺内酯因有抗雄激素效应，妊娠期间同样禁用。

左心室射血分数（LVEF）<35%的PPCM患者血栓形成风险高，需积极抗凝，泌乳素抑制剂溴隐亭可特异性地治疗PPCM。治疗围产期心肌病患者是否给予免疫抑制剂治疗目前尚存争议。由于心肌炎并非发生于所有围产期心肌病患者和免疫抑制剂可能发生的不良反应，故不推荐围产期心肌病患者常规给予免疫抑制剂治疗。但对经心内膜心肌活检证实的活动性心肌炎患者，免疫抑制剂可作为一种治疗选择。

PPCM患者若发病6个月后还持续存在严重的

左室功能障碍,且药物治疗无效时,可建议安装植入式心律转复除颤器或接受心脏再同步化治疗。

6. 围产期心肌病预后

围产期心肌病为严重的妊娠期合并症,在孕妇中的发病率约0.1%,病死率约7%~50%,预后差别较大。部分患者好转较快并可恢复到孕前状态,但是这类患者再次妊娠发生心力衰竭及心源性猝死的风险较高。部分患者临床症状进展较快,治疗效果差,较易发展成心力衰竭及心源性猝死,大多数孕产妇死亡是在发病后3个月内,常见的死因是严重的心力衰竭、恶性心律失常及血栓。大约50%的病人在产后6个月内仍然会有心力衰竭的症状,这部分病人再次妊娠发生围产期心肌病的死亡率较高。

关于PPCM病人恢复后能否再次妊娠仍存在争议。很多专家认为产后左心室功能恢复情况是PPCM预后及能否再次妊娠的预测指标。对产后6个月内仍有左心功能障碍的病人建议避免再次妊娠。PPCM与多次分娩有关,且随着妊娠次数的增多,心脏不可逆损害的危险性增加,部分患者虽然左心室容积及功能已恢复正常,但仍存在心肌受损,所以对产后恢复正常的病人的建议是尽量避免再次妊娠,因为再次妊娠发生PPCM的风险及死亡率都大大增加。

(金镇 迟鑫姝)

参考文献

1. 林建华,张卫社,张军,等.妊娠合并心脏病的诊治专家共识(2016).中华妇产科杂志,2016,51(6):401-409
2. McMurray JJ, Adamopoulos S, Anker SD, et al.Esc guidelines for the diagnosis and treatment of acute and chronic heart failure 2012:the task force for the diagnosis and treatment of acute and chronic heart failure 2012 of the European Society of Cardiology developed in collaboration with the heart failure association(hfa)of the esc.Eur Heart J,2012,33:1787-1847
3. Hilfiker-Kleiner D, Haghiki A, Nonhoff J, et al.Peripartum cardiomyopathy:current management and future perspectives. Eur Heart J,2015,36:1090-1097
4. 中华医学会麻醉学分会. 2014版中国麻醉学指南与专家共识.北京:人民卫生出版社,2014:117.
5. Johnson CoyleL, Jensen L, Sebey A, et al.Peripartum cardiomyopathy:review and practice guide lines.Am J Crit Care,2012,21(2):89 -98
6. Halkein J, Tabruyn SP, Ricke-Hoch M, et al.MicroRNA146a is a therapeutic target and biomarker for peripartum cardiomyopathy.J Clin Invest,2013,123(5):2143-2154
7. Pyatt JR, Dubey G.Peripartum cardiomyopathy:current understanding,comprehensive management review and new developments.Post grad Med J,2011,87:34-39

第五节 心脏瓣膜置换

| 病例 | 机械瓣膜置换术后合并妊娠

一、病例简述

患者栾某,女,29岁

主 诉	心脏换瓣术后4年,停经37周,入院待产。

主 诉 心脏换瓣术后4年,停经37^{+1}周,入院待产。

现病史 17岁患风湿性心脏病,4年前因二尖瓣狭窄(术前心功能Ⅲ级),行机械瓣膜置换,术后心功能Ⅰ~Ⅱ级,长期口服华法林,根据国际标准化比值(INR)调整用量,每天口服华法林3mg。孕前就诊于心脏科评估心功能Ⅰ级,了解妊娠风险,决定怀孕。
平素月经规律,5~6日/28~30日,LMP:2010-06-24,EDC:2011-03-31,停经40余天,测尿妊娠试验(+),孕早期无明显恶心呕吐及阴道流血和腹痛。早孕期改用低分子肝素抗凝,依诺肝素0.4ml,每12小时一次。3个月后改为华法林3mg,每天一次,孕期监测INR在1.6~3.0。孕期定期产检,唐氏筛查低风险,OGTT检查正常,三维超声未见明显异常。停经37^{+1}周,收入院待产。孕期无活动后胸闷、气短、咯血呼吸困难及咳嗽咯血,饮食睡眠良好,大小便正常,体重增加 13kg。

既 往 史 否认糖尿病、高血压病、肾脏病病史,否认肝炎、结核等传染病史,否认外伤史,有输血史,否认食物过敏史,青霉素类过敏。

2007 年行机械瓣膜置换术。

月经婚育史 月经史:平素月经规律,无痛经及血块史,5~6/28~30 天,LMP:2010-06-24。

婚育史:结婚 3 年,孕 2 产 0,2009 年于停经 50 余天未见心搏、自然流产。

入院查体 一般查体:T:36.4℃,P:86 次 / 分,BP:130/78mmHg,R:18 次 / 分。无口唇发绀及杵状指。自动体位,神志清楚,精神状态佳,无贫血貌。心脏听诊闻及机械瓣膜心音、清脆,双肺未闻及干湿啰音,足月妊娠腹型,腹软,腹部无压痛、反跳痛及肌紧张,肠鸣音 4 次 / 分,双下肢略水肿。

产科查体:身高 163cm,孕前体重 60kg,孕前体重指数 22.6kg/m^2,宫高 32cm,腹围 98cm,估计胎儿体重 3000g 左右,胎心率 150 次 / 分,胎方位 LOA,腹部未扪及宫缩,骨盆外测量未及明显异常。

消毒内诊:外阴发育正常,阴道畅,宫颈质中,居后,未消,宫口未开,先露头 S^{-3},骨盆内测量未及明显异常。

辅助检查 入院后(3 月 12 日)

胎心监护:有反应型,基线 140 次 / 分左右。

血 Hb120g/L APTT45.4 秒,PT20.4 秒,INR 2.52。

血心肌酶谱、肌钙蛋白、B 型钠尿肽、血常规、肝肾功、电解质未见异常。

产科超声:双顶径 9.3cm,头围 32.2cm,腹围 31.2cm,股骨长 7.2cm,胎儿心率 135 次 / 分,羊水指数 10.2cm。脐动脉 S/D 2.2。胎盘位于子宫前壁,成熟度 I~II 级。颈周见 U 形压迹。超声提示单活胎 头位,脐带绕颈 1 周?

入院诊断 1. 孕 2 产 0,妊娠 37^{+1} 周 LOA

2. 风湿性心脏病(二尖瓣置换术后,心功能 I 级)

3. 脐带绕颈 1 周

诊疗经过 入院后根据末次月经及早期超声,核实孕周基本无误。

入院后即停华法林 3mg 口服,改用低分子肝素抗凝,依诺肝素 0.4ml,每 12 小时一次,用药第 5 天,复查血 APTT 26.1 秒、PT 12.3 秒、INR 1.12,心脏彩超检查:左室整体收缩功能正常,EF52%。

入院后评估分娩条件及分娩时机,鉴于机械瓣膜置换后妊娠,妊娠风险分级为 IV 级,孕期病情稳定,现妊娠已近达 38 周,应考虑终止妊娠,阴道分娩风险大,可考虑剖宫产分娩为宜。术前 24 小时停低分子肝素抗凝治疗,2011 年 3 月 17 日于硬膜外麻醉下行子宫下段剖宫产术,以 LOA 位助娩一活婴,新生儿女性,体重 3050g,Apgar 评分 1 分钟及 5 分钟均 10 分,外观未见畸形及产伤,术中出血约 300ml。予抗生素预防感染,新生儿母乳喂养。术后 24 小时恢复低分子肝素 0.4ml 12 小时一次皮下注射,每天监测凝血象检验及血常规,术后第 4 天开始加服华法林 3.0mg/d,术后第 11 天,复查血 APTT42.8 秒、PT 26.6 秒、国际标准化比值(INR) 2.47。停低分子肝素,次日出院。出院后华法林口服 3mg/d 抗凝。

出院诊断 1. 风湿性心脏病(二尖瓣置换术后,心功能 I 级)

2. 孕 2 产 0,妊娠 38 周,LOA,剖娩 1 活婴

3. 脐带绕颈 1 周

二、病例解析

(一) 诊治关键

1. 孕前和孕早期的风险评估至关重要

(1) 人工瓣膜的分类及利弊:手术瓣膜置换使许多患有严重心脏瓣膜疾病的人生存并过着接近正常的生活,瓣膜置换术后处于育龄期、有妊娠要求的女性越来越多。

人工瓣膜的分类及利弊:

- 机械瓣膜:是由非生物材料制成的,益处是耐用,但有血栓症的风险,需要长期使用抗凝剂,没有怀孕的时候,华法林是必要的。更换机械瓣膜的妇女,可能会出现与修复术后有关的血栓栓塞症和与抗凝有关的出血问题,以及心功能的恶化。

- 生物瓣膜:是由牛或猪的瓣膜或心包膜制成的,妊娠期猪组织瓣膜因为不需要抗凝,罕见发生血栓,相对更安全。生物瓣膜不像机械瓣膜那么耐用,其寿命平均为 10~15 年。

(2) 交待人工瓣膜心脏病孕妇的妊娠风险:机械瓣膜的孕产妇死亡率是 3%~4%,而胎儿的死亡是常见的;生物瓣膜心脏功能恶化或心力衰竭常见,在孕期发生率为 5%~25%。因此孕前及孕早期,综合评估心脏功能,让育龄妇女或孕妇充分了解如下妊娠风险。

- 机械人工瓣膜的病人在整个孕期必须使用抗凝剂,华法林是预防母体血栓栓塞并发症的最有效的抗凝剂。

- 华法林对胚胎的影响:华法林虽然抗凝有效,但其可能导致流产、死胎和胎儿畸形,华法林会引起严重的胎儿病率和死亡率,在一项研究中,在整个孕期接受华法林治疗的 71 名孕妇中,流产率为 32%,死胎为 7%,而胚胎病 6%。

- 肝素抗凝对母亲的影响:肝素抗凝治疗对胎儿的危害较小,然而,母亲血栓栓塞并发症的风险要高得多,肝素在妊娠 12 周之前替代华法林,消除了胚胎病,但在此期间孕妇血栓栓塞的并发症显著增加。

- 本病例孕妇 29 岁,17 岁患风湿性心脏病二尖瓣狭窄,后心功能 Ⅲ 级,行人工瓣膜置换(25 岁)术后心功能 Ⅰ~Ⅱ 级,术后长期口服华法林,孕前心功能 Ⅰ 级,口服华法林 3mg 每天。人工瓣膜心脏病在心脏风险分级中为 Ⅳ 级,孕妇死亡率明显增加或者母儿并发症明显增加;需要专家咨询;如果继续妊娠,需告知风险;需要产科和心脏科专家在孕期、分娩期和产褥期严密监护母儿情况、机械瓣膜置换术后、有良好心脏专科的三级甲等综合性医院或者综合实力强的心脏监护中心。

- 总之,交待人工瓣膜女性的妊娠风险,让其充分了解,慎重考虑再决定是否妊娠。

2. 孕期抗凝治疗——与心脏外科共同管理

(1) 抗凝的必要性:对于机械瓣膜置换术后的患者是血栓栓塞的高危因素,妊娠期需要持续使用抗凝治疗。

(2) 抗凝药物种类的选择:需要根据疾病、孕周、母亲和胎儿安全性等综合考虑。华法林对胚胎的致畸作用与剂量相关,低分子肝素对胎儿的影响较小,但是预防母亲发生瓣膜血栓的作用较弱。建议孕 12 周内,原来使用华法林者减少华法林剂量或停用华法林,选择以低分子肝素为主;孕中、晚期建议华法林剂量 <5mg/d,调整国际标准化比率(INR)至 1.5~2.0。

(3) 分娩期:妊娠晚期口服抗凝药如华法林者,终止妊娠前 3~5 天应停用口服抗凝药,更改为低分子肝素或普通肝素,调整 INR 至 1.0 左右时剖宫产手术比较安全。使用低分子肝素者,分娩前停药 12~24 小时以上,使用普通肝素者,分娩前停药 4~6 小时以上,使用阿司匹林者分娩前停药 4~7 天以上。

本病例孕妇孕早期停华法林 3mg/d 口服,改为低分子肝素 0.4ml 12 小时一次皮下注射;3 个月后改回华法林 3mg/d 口服,孕期监测 INR 控制在 1.6~3.0,监测心脏功能没有恶化,亦没有血栓栓塞的表现,孕 37^{+1} 周停华法林,改为低分子肝素抗凝,38 周剖宫产分娩,新生儿未见畸形。提示孕早期予低分子肝素抗凝,3 个月后继续华法林抗凝对母亲安全,亦不增加华法林病儿的风险。

3. 分娩时机和方式

(1) 分娩时机:

- 心脏病妊娠风险分级 Ⅲ 级且心功能 Ⅰ 级者可以妊娠至 34~35 周终止妊娠,如果有良好的监护条件,可妊娠至 37 周再终止妊娠;如果出现严重心脏并发症或心功能下降则提前终止妊娠。

- 心脏病妊娠风险分级 Ⅳ 级但仍然选择继续妊娠者,即使心功能 Ⅰ 级,也建议在妊娠 32~34 周终止妊娠;部分患者经过临床多学科评估可能需要在孕 32 周前终止妊娠,如果有很好的综合监测实力,可以适当延长孕周;出现严重心脏并发症或心功能下降则及时终止妊娠需要根据心脏病类型、心脏功能及产科情况综合评估。

（2）分娩方式：

- 经阴道分娩：心脏病妊娠风险分级Ⅰ～Ⅱ级且心功能Ⅰ级者通常可耐受经阴道分娩。分娩过程中需要心电监护，严密监测患者的自觉症状、心肺情况。有条件者可以使用分娩镇痛，以减轻疼痛对于血流动力学的影响；尽量缩短心脏负荷较重的第二产程，必要时可使用产钳或胎头吸引助娩。围分娩期预防性使用抗生素。
- 剖宫产术终止妊娠：心脏病妊娠风险分级≥Ⅲ级且心功能≥Ⅱ级者，或者有产科剖宫产手术指征者，行剖宫产术终止妊娠。

本病例孕妇为风心病二尖瓣狭窄人工机械瓣膜置换后妊娠，妊娠风险分级为Ⅳ级，心功能Ⅰ级，但整个孕期病情平稳，在有良好心脏专科的三级甲等综合性医院的产科和心脏科医师死亡共同监护下，维持妊娠至足月38周。因为机械瓣膜分娩时风险大，第二产程屏气用力，有增加心力衰竭的风险；另外，换瓣术后孕妇本身需要抗凝，但是分娩时低凝状态又有大出血的风险，故以剖宫产分娩相对安全。分娩前停华法林，改为低分子肝素抗凝，调整INR至1.0左右，手术前停低分子肝素24小时，在连续硬膜外麻醉下，行剖宫产手术分娩，手术顺利，出血300ml。分娩期抗凝的规范应用，既预防了母亲血栓的发生，又不增加术中及术后出血的风险。

4. 产后的抗凝、哺乳及避孕问题

（1）抗凝：分娩后12~24小时后若子宫收缩好、阴道流血不多，可恢复抗凝治疗。原应用华法林者，因其起效缓慢，在术后最初数天应同时使用低分子肝素并监测INR，华法林起效后停用低分子肝素。需要预防血栓者，分娩后24小时后使用低分子肝素。

（2）哺乳：ACOG2011b，认为华法林、LWMH和UFH在乳汁中浓度很低，对新生儿不具有抗凝作用，因此这些抗凝剂均适于哺乳。

（3）避孕：因为雌孕激素口服避孕药有血栓形成的风险，在人工瓣膜的女性中是相对禁忌的。

本病例孕妇产后心功能良好，指导其母乳喂养，出院时交待其工具及安全期避孕，勿用含有雌孕激素口服避孕药，以避免血栓栓塞的发生。

（二）误诊误治防范

1. 孕期抗凝药物应用的不规范

人工机械瓣膜女性合并妊娠，孕期需要抗凝治疗，在选择抗凝方案时，应兼顾母儿两方面的安全。

但实际情况往往是患者对胎儿安全远远超过对自身安全的考虑，往往自行停药或者减量；也可能患者怀孕后，第一时间就诊于产科，产科医师对孕期抗凝应用方案及监测认识不足，又未建议其于心脏科进一步诊治，致使抗凝应用及管理不规范，可能造成血栓栓塞症的发生，影响母儿健康，甚至增加死亡风险。因此应该强调孕前咨询和孕早期评估，交待妊娠风险及孕期加强管理的措施，同时心脏科和产科共同管理，是妊娠成功的关键。

本病例妊娠早期即就诊于三级甲等医院，心脏科和产科医师共同评估管理，及时调整抗凝方案，早期予LWMH，3个月后改为华法林，维持妊娠至38周，母子平安。

2. 剖宫产时应交待可以同时行绝育术

人工瓣膜女性合并妊娠，母儿不良结局的风险明显增加，目前仍是孕产妇死亡的主要原因之一。孕期由于血流动力学的变化，有瓣膜病变的年轻妇女可能在孕期加重病情，心功能Ⅰ级者可以怀孕，心功能Ⅲ级和Ⅳ级是妊娠禁忌。心功能Ⅱ级者可否妊娠争议较大。机械瓣耐久性好，但血栓发生率高，需要终身抗凝。有流产或胎儿畸形的危险，母亲可能发生瓣膜栓塞和围生期出血。有人甚至认为机械瓣是妊娠的相对禁忌。故剖宫产分娩前，应交待妊娠的风险，不宜再次妊娠，可以考虑同时行绝育术，让孕妇做知情选择。

本病例诊治医师考虑孕妇29岁，相对年轻，没有交待绝育术，如果此后再次妊娠，无论终止妊娠还是继续妊娠，都增加了很大的风险。

（三）相关探讨

1. 妊娠期抗凝方法应用的争议

在选择抗凝方案时，应兼顾对孕妇安全和胎儿安全两方面的证据，虽然孕妇安全更为重要，但实际情况往往是患者对胎儿安全远远超过对自身安全的考虑，并常常影响到抗凝方案的制定。1954年华法林被FDA批准用于抗凝治疗，1968年华法林已是标准的机械瓣膜术后抗凝药物，华法林能通过胎盘屏障，除了导致流产外，可能会导致胚胎病（Warfalin embryopathy）。从华法林导致的畸形推断出致畸时间大致在孕6~12周，但也有报道证实在这之后仍有致畸作用。

1999年Vitale首次报道了华法林剂量与胎儿不良事件（流产、畸形）发生率的相关性；2002年Cotrufo报道（71例）妊娠全程使用华法林的情况下，每天剂量<5mg时胎儿不良事件发生率为8%；每天

剂量 >5mg 时胎儿不良事件发生率为 82%。母亲的死亡率为 1%~4%，在机械瓣膜的孕妇中严重不良事件的发生达到了 40%，因此为避免并发症的发生，治疗性的抗凝是非常重要的。

《威廉姆斯产科学》中报道使用低剂量 UFH，与较高的产妇死亡率相关（Chan，2000），因此机械瓣膜的孕期抗凝，低剂量的 UFH 是非常不合适的（Iturbe-Alessio，1986）。即使 UFH 或 LMWH 之一的完全抗凝亦与瓣膜血栓形成有关（Leyh，2002，2003；罗文，2001）。因此，许多权威机构推荐华法林。

然而美国胸科学会和美国胸科医师学会在关于妊娠期妇女机械人工瓣膜管理的指南中（2012），提出了几种不同的治疗方案。

- 调整剂量的 LMWH 应在整个孕期每天 2 次注射，剂量应达到药品说明书的要求——即在皮下注射 4 小时后，抗 Xa 活性水平峰值的剂量。
- 使用 LMWH 替代 OA 时，调整剂量使抗 Xa 活性为 0.7~1.2U/ml（注射 4~6 小时后）。
- 调整剂量的 UFH 在整个孕期每 12 小时用药 1 次。应使 APTT 保持在正常值中位数的 2 倍或者达到抗 Xa 活性于 0.35~0.70U/ml。
- LMWH 或 UFH 如上法，至 13 周华法林替代，至接近分娩，分娩后重新开始应用。
- 评估有血栓栓塞高风险的妇女（存在着如上剂量的 LMWH 或者 UFH 安全性和有效性问题——如老一代的二尖瓣部位的人工瓣膜，或有血栓栓塞病史的孕妇）推荐整个孕期华法林替代 LMWH 或 UFH 治疗至接近分娩。此外，应每天口服低剂量的阿司匹林 75~100mg。

总之，很多个不同的治疗方案，无一个十分理想，因此允许多个方案存在，根据指南共识及患者的具体情况，选择合适方案。

2. 分娩后何时启动抗凝治疗

分娩后应重新开始抗凝治疗，但开始时间报道不一致《威廉姆斯产科学》建议阴道分娩后 6 小时，如没有明显的出血，华法林或肝素重新开始应用，通常是没有问题的。剖宫产后停止所有抗凝，但停止时间不甚清楚，有经验至少等待 24 小时或在大手术后 48 小时应用更合适。ACOG（2011B）建议剖宫产后 6~12 小时，重新启动 UFH 或 LMWH。

（石芳鑫）

参考文献

1. 中华医学会妇产科学分会产科学组. 妊娠合并心脏病的诊治专家共识（2016）. 中华妇产科杂志，2016，51（6）.
2. Cunningham FG，Leveno KJ，Bloom SL，et al.Williams Obstetrics.24th ed.New York：Mc Graw Hill Education，2014：973-999
3. James DK，Steer PJ，Weiner CP，et al. 高危妊娠. 段涛，杨慧霞主译. 北京：人民卫生出版社，2009：730-732
4. Baumgartner H，Falk V，Bax JJ，et al.2017 ESC/EACTS Guidelines for the management of valvular heart disease，The Task Force for the Management of Valvular Heart Disease. European Heart Journal，2017：1-53

第六节　肺　栓　塞

| 病例 | 双胎妊娠剖宫产术后胸闷伴胸前区不适

一、病例简述

患者周某，女，30 岁

主　　诉　停经 37^{+2} 周，发现双胎妊娠 7 月余。2009 年 11 月 5 日入院。

现 病 史　平素月经规律，LMP：2009-02-16，EDC：2009-11-23，停经 2 月余早孕反应严重，于外院住院治疗，查超声示宫内妊娠（双活胎，双绒双羊），孕期规律产检，糖尿病筛查、TORCH 等结果正常。现双胎足月妊娠 37^{+2} 周，拟终止妊娠入院。孕期饮食睡眠可，二便正常，体重增加 19kg，血型 O 型 RH（+）。

既 往 史 否认高血压、心脏病及糖尿病等疾病,否认药物过敏史。

孕妇外祖母有双胎史。

月经婚育史 月经史:平素月经规律,经型 4~5 日 /28~30 日,LMP:2009-02-16。

婚育史:结婚 2 年,G1P0。

入院查体 一般查体:T:36.2℃,P:80 次 / 分,BP:110/80mmHg,R:18 次 / 分。发育正常,神志清楚。心肺听诊未闻及异常,腹膨隆,腹软,未扪及明显宫缩。

产科查体:宫高 42cm,腹围 102cm,之一先露臀,未入盆,之二头位于右中腹。胎心之一 150 次 / 分,位于左下腹,之二 136 次 / 分,位于脐上方。

消毒内诊:外阴发育正常,阴道畅,宫颈质中,居中,未消,宫口未开,先露臀 S^{-2}。骨及软产道未见明显异常

辅助检查 血 HB126g/L,PLT210×10^9/L,Fbi4.43g/L。

彩超(2009-11-05):双顶径 87/86mm,股骨长 64/63mm,肱骨长 57/55mm,羊水指数 213。见两个胎盘,位置正常,脐动脉 S/D:2.6,估重:2750/2328g。隐约见胎膜分隔。

入院诊断 1. 双胎(臀 / 横位)

2. 孕 1 产 0,足月妊娠 37^{+2} 周,LSA/ RScA

3. 胎儿生长受限?(胎儿之一)

4. 羊水过多

诊疗经过 入院后完善相关检查,因"双胎,臀 / 横位"剖宫产指证明确。

11-11 在连硬外麻下行子宫下段剖宫术,于 11:11 以 LSA 位单足先露助娩一男活婴,体重 3000g,于 11:12 以肩右横位助娩一男活婴,体重 2500g,外观均无异常,1 分钟及 5 分钟 APGAR 评分均为 10 分。羊水色清,量多共计 2100ml。胎盘胎膜自然娩出(两个胎盘两个羊膜囊,胎盘之二脐带附着于其边缘)。予缩宫素 20U、卡前列素氨丁三醇 250μg 宫体注射,缩宫素 20U 静点,按摩子宫,促子宫收缩。术中探查子宫左前壁一直径 =6$^+$cm 质硬结节(肌腺瘤?),交待家属风险,其要求切除。予以切除。手术顺利,术中出血约 300ml。

术后当天 17 点产妇出现胸闷,深吸气时胸前区不适感,查体:P60 次 / 分,BP 130/80mmHg,双肺呼吸音粗,右下肺前外侧呼吸音弱,心率 60 次 / 分,P2 略亢进,查血气分析示 pH 7.425,PCO$_2$ 31.6mmHg,PO$_2$ 72.4mmHg,AaDO$_2$(肺泡动脉氧分压差)41.6mmHg,凝血功能:D- 二聚体 12 500μg/L,PT21.4 秒。立即予吸氧(5L/min),急请心内科医师会诊:考虑肺部疾病可能性大;急请呼吸内科医师会诊:考虑低氧血症,肺栓塞不除外,建议:①监测血氧饱和度及生命体征,行肺 CTA(肺动脉血管造影)明确诊断,每天监测 D- 二聚体及凝血项;②目前高度怀疑肺栓塞,可予低分子肝素 5000IU qd iH 预防治疗;③待明确诊断后可应用肝素治疗,根据 APTT 调整用量;④注意 AaDO$_2$ 增高,目前氧合指数 >300,应监测血氧分析,注意 ARDS。向患者家属交代病情及风险,其表示理解并同意立即行肺 CTA 检查。23 点肺 CTA 结果示:双下肺动脉部分小分支可疑栓塞,左肺中叶炎症,双侧胸腔少量积液,双下肢深静脉未见明确血栓形成。结合临床肺栓塞诊断明确,立即予肝素 25 000U+NS44ml,以 2ml/h 泵入,4~6 小时复查凝血功能,根据 APTT 调整肝素用量。

11-12 日术后第一天,科内讨论:结合病史、症状、体征及实验室检查结果,考虑血栓系产前形成,双胎腹腔压力大,孕妇活动少,致下肢或盆腔血管形成血栓,产后血栓进入肺动脉致肺栓塞形成。继续按住呼吸内科会诊意见进行治疗。交待肺栓塞有危及生命风险。

11-15 术后第四天,产妇再次出现胸闷、心慌,胸部 X 线片:双肺纹理增强,可疑左肺下叶炎性渗出影,左侧胸腔积液不除外。呼吸内科会诊,考虑胸腔积液吸收后胸膜炎引起不适,积极抗感染治疗,继续抗凝等治疗。

11-27 术后第 15 天,肝素已治疗 15 天,产妇无不适,产后子宫复旧不良,超声:子宫下段前壁切口处回声不均,右下方液暗区 D=3.9cm。考虑产后抗凝治疗致切口血肿形成。向患者及家属交待病情及相关风险,有晚期产后出血、子宫切口裂开、二次手术等可能,但抗凝治疗仍需

继续。患者及家属表示理解病情,同意治疗。

术后 15 天改为:华法林 2.5mg/d+ 低分子肝素钙(那曲肝素)0.6mlQ12h IH,重叠用药,监测 INR,APTT,D- 二聚体,不断调整华法林剂量,至术后 26 天,APTT 值 45 秒,INR2.0,D- 二聚体 900μg/L,停止肝素应用,复查盆腔超声,子宫下段前壁处右下方液暗区 D=2.7cm,较前次缩小。预约出院,门诊随诊。

12-10 术后第 30 天,停肝素,改用低分子肝素 0.6ml q12h,iH+ 华法林 5mg qd 口服,予出院。加华法林 2.5mg/d,与肝素重叠用药 3 天,监测 INR 逐渐至 2.0,调整华法林剂量至 5mg/d,术后 30 天恢复良好,予出院。继续华法林治疗 5 个月,预后良好。

出院诊断　1. 肺栓塞

2. 双胎妊娠(臀 / 横位)双卵双胎

3. 孕 1 剖 1,足月妊娠 38 周,LSA/RScA

4. 羊水过多

5. 足月双活婴

6. 球拍状胎盘(之二)

7. 子宫腺肌瘤

二、病例解析

(一)诊治关键

肺栓塞(pulmonary embolism,PE)在妊娠和产褥期是罕见的,其发生率为 1/7000 例妊娠,产前和产后肺栓塞的发生率基本上相同,但那些发生在产后的肺栓塞死亡率更高,大约 10% 的孕产妇死亡是由 PE 引起的。70% 肺栓塞的女性临床证据表明有深静脉血栓(deep venous thrombosis,DVT)形成,30%~60% 的患有深静脉血栓的妇女将会有一个共同存在的隐性肺栓塞。

肺栓塞:是由于内源性或外源性的栓子堵塞肺动脉主干或分支,引起肺循和右心功能障碍的临床综合征。包括肺血栓栓塞症、脂肪栓塞综合征、羊水栓塞、空气栓塞、肿瘤栓塞等。其中肺血栓栓塞症(PTE)是最常见的 PE 类型,指来自静脉系统或右心的血栓阻塞肺动脉或其分支所致疾病,以肺循环和呼吸功能障碍为主要临床表现和病理生理特征,占 PE 的绝大多数,通常所称的 PE 即指 PTE。

深静脉血栓:是引起 PTE 的主要血栓来源,DVT 多发于下肢或骨盆深静脉,脱落后随血流循环进入肺动脉及其分支,PTE 常为 DVT 的合并症。

静脉血栓栓塞症(venous thromboembolism,VTE):由于 PTE 与 DVT 在发病机制上存在相互关联,是同一疾病病程中两个不同阶段的临床表现,因此统称为 VTE。

1. 肺栓塞诊断——最重要的方面是提高对 PE 的认识

(1)重视肺栓塞(pulmonary embolism,PE)的高危因素:

1)怀孕相关:活动少(如卧床保胎,长途旅行)、子痫前期或子痫、辅助生殖(ART)、妊娠糖尿病、双胎或多胎妊娠、多次怀孕、宫内生长受限、产前出血、怀孕期间的手术。

2)既往病史:抗磷脂综合征、系统性红斑狼疮等自身免疫病;心脏或肺部疾病;卵巢过度刺激综合征;静脉曲张;炎症或感染;肾病综合征;癌症、糖尿病等。

3)社会人口统计:年龄(大于 35 岁)、BMI ≥ 30kg/m²、吸烟者(>10/ 天)。

4)分娩或产后:产程超过 24 小时、剖宫产、手术阴道分娩、死胎、早产、产后出血(>1000ml)、输血、产褥期的任何外科手术、产后感染等。

5)高危因素:既往有 VTE 个人史、有 VTE 家族史的血栓形成倾向或抗凝血酶缺乏症。

(2)提高对肺栓塞的警惕性和高度认识:

1)急性呼吸困难、胸痛、咯血和昏厥是急性肺栓塞常见的临床症状。有学者取前三个常出现的临床症状称为"肺栓塞三联征"。

2)症状表现取决于栓子的大小、数量、栓塞的部位及患者是否存在心、肺等器官的基础疾病。由于低氧血症及右心功能不全而出现缺氧表现,如烦躁不安、头晕、胸闷以及心悸症状也会出现在较严重的患者。

3）多数患者因呼吸困难、胸痛、先兆晕厥、晕厥和（或）咯血而被疑诊 PE。

4）急性肺栓塞缺乏特异性临床症状和体征，易漏诊，故对有 PE 高危因素的孕产妇应有高度的警惕性和反应性，对可疑病人，做进一步检查。

5）体格检查特点

➢ 深静脉血栓形成的体征：妊娠期血栓形成最常发生在左下肢，局部可以出现压痛、肿胀、发红和皮温升高，一侧大腿或小腿周径较对侧大超过 1cm，应高度怀疑深静脉血栓（deep venous thrombosis，DVT）。

➢ PE 的体征：

a. 主要是呼吸系统和循环系统体征，特别是呼吸频率增加（超过 20 次 / 分）、心率加快（超过 90 次 / 分）、血压下降及发绀。低血压和休克罕见，但却非常重要。颈静脉充盈或异常搏动提示右心负荷增加。

b. 心肺可闻及湿啰音及哮鸣音、呼吸音减弱（胸腔积液）等。肺动脉瓣区可出现第 2 心音亢进或分裂，心动过速，三尖瓣区可闻及收缩期杂音，甚至有舒张期奔马律。急性肺栓塞致急性右心负荷加重，可出现肝脏增大、肝颈静脉反流征和下肢水肿等右心衰竭的体征。

（3）临床表现疑为 PE—如何做进一步辅助检查以明确诊断

1）动脉血气分析：是肺栓塞重要的筛选方法。血气分析的检测指标不具有特异性，可表现为低氧血症、低碳酸血症、肺泡 - 动脉血氧梯度[$P(A-a)O_2$]增大及呼吸性碱中毒，但多达 40% 的患者动脉血氧饱和度正常，20% 的患者肺泡 - 动脉血氧梯度正常。

2）血浆 D 二聚体：D 二聚体测定的主要价值在于能排除急性 PE，而对确诊 PE 无益。若小于 500ng/ml 可排除肺栓塞。若 D- 二聚体结果异常，需行下肢加压超声，发现近端 DVT 可进一步证实急性肺栓塞的诊断，提示需抗凝治疗，从而避免不必要的胸部 X 线检查。

3）下肢深静脉超声检查：PE 和 DVT 为 VTE 的不同临床表现形式，90%PE 患者栓子来源于下肢 DVT，70%PE 患者合并 DVT。由于 PE 和 DVT 关系密切，且下肢静脉超声操作简便易行，因此下肢静脉超声在 PE 诊断中有一定价值。除常规下肢静脉超声外，对可疑患者推荐行加压静脉超声成像（CUS）检查，静脉不能被压陷或静脉腔内无血流信号为 DVT 的特定征象。

4）CTPA 或 MRI：CTPA 可直观判断肺动脉栓塞的程度和形态，以及累及的部位及范围，是诊断 PE 的重要无创检查技术，但其对亚段及以远肺动脉内血栓的敏感性较差。MRI 为肺栓塞诊断的有用的无创性技术，较大栓塞时可见明显的肺动脉充盈缺损。MRI 在妊娠 24 周后应用对母亲和胎儿均未见不良影响。

5）肺通气灌注扫描：疑似急性肺栓塞的患者，若胸片正常，应行肺通气 / 灌注（V/Q）显像以除外急性肺栓塞。典型征象是与通气显像不匹配的肺段分布灌注缺损，在诊断亚段以下急性肺栓塞中具有特殊意义。但任何引起肺血流或通气受损的因素如肺部炎症、肺部肿瘤、慢性阻塞性肺疾病等均可造成局部通气血流失调，因此单凭此项检查可能造成误诊，此检查可同时行双下肢静脉显像，与胸部 X 线平片、CT 肺动脉造影相结合，可显著提高诊断的特异度和敏感。

6）V/Q 扫描或 CT 肺动脉造影（CT pulmonary angiogram，CTPA）：对胎儿和母体的辐射剂量是在可接受范围内的，对于临床上高度怀疑肺栓塞的孕妇，两项检查均不可忽视。

2011 年美国胸腔学会 / 胸部放射学学会临床实践指南推荐的妊娠妇女怀疑肺栓塞诊断流程表如图 4-1。

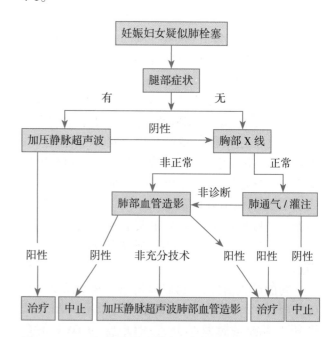

图 4-1　2011 年美国胸腔学会 / 胸部放射学学会临床实践指南推荐的妊娠妇女怀疑肺栓塞诊断流程表

本病例及时诊断 PE 的关键：产科及内科值班医师对 PE 的高度认识——进行及时的辅助检查。

术后当天 17 点（近 5 个小时）产妇出现胸

闷,深吸气时胸前区不适感,查体:P60 次 / 分,BP 130/80mmHg,双肺呼吸音粗,右下肺前外侧呼吸音弱,心率 60 次 / 分,P2 略亢进,值班医师立即请心内及呼吸科科会诊,考虑心脏疾病可能性不大。立即做了血气示 pH 7.425,PCO$_2$ 31.6mmHg,PO$_2$ 72.4mmHg,AaDO$_2$(肺泡动脉氧分压差)41.6mmHg; D- 二聚体 12 500μg/L。鉴于低氧血症,D- 二聚体明显升高,考虑 PE 不除外,立即做 CTA 检查,结果为双下肺动脉部分小分支可疑栓塞,左肺中叶炎症,双侧胸腔少量积液,双下肢深静脉未见明确血栓形成。结合双胎妊娠合并羊水过多,子宫过度膨胀,且行剖宫产分娩以及临床出现胸闷和胸前区不适,考虑 PE 诊断明确。

双胎足月妊娠剖宫产术后 PE 发生早的原因:双胎出生体重过大(3000g+2500g)合并羊水过多,子宫过度膨胀,压迫下腔静脉,下肢及盆腔静脉血液回流受阻,考虑在术前已经形成了盆腔静脉血栓,当术后胎儿娩出后,盆腹腔压力解除,盆腔静脉血栓脱落,栓塞至肺血管,因为阻塞的血管较小,症状比较轻,没有血流动力学的改变。

2. 治疗关键——PE 诊治成功的关键

(1) 对 PE 的迅速诊断:本病例中患者,术后近 5 个小时,出现胸闷,深吸气时胸前区不适感,产科医师立即请心内科及呼吸科会诊,结合有血栓栓塞症发生的高危因素,迅速做了血气、D- 二聚体,疑为 PE,进一步做了 CTA,迅速明确 PE 诊断,进行及时的治疗。

(2) 尽早治疗—疑为 PE 时是即开始抗凝:急性肺栓塞诊断与治疗中国专家共识(2015)推荐如下:

等待诊断结果的同时应给予肠道外抗凝剂。普通肝素、低分子量肝素或磺达肝癸钠均有即刻抗凝作用。

本病例当临床表现疑似 PE 时(术后 5 小时),即开始予低分子肝素 5000U,qd,IH,预防治疗。

(3) 明确诊断后—规范肝素抗凝治疗:急性肺栓塞诊断与治疗中国专家共识(2015)提出:

初始抗凝治疗,低分子量肝素和磺达肝癸钠优于普通肝素,发生大出血和肝素诱导血小板减少症(heparin-induced thrombocytopenia,HIT)的风险也低。而普通肝素具有半衰期短,抗凝效应容易监测,可迅速被鱼精蛋白中和的优点,推荐用于拟直接再灌注的患者。

根据 2014 年加拿大妇产科医师学会推荐的剂量为:

1)肝素:首先予 80IU/kg 静脉注射(最大量 5000U),继之以 18IU/(kg·h)持续静脉滴注。或者 150~200U/kg,每 12 小时皮下注射。在初始 24 小时内每 4~6 小时测 1 次 APTT,据此调整药量,每次调整后 3 小时测定 APTT,使其维持于正常值的 1.5~2.5 倍。治疗稳定后,每天测 1 次 APTT。使用第 3~5 天必须复查血小板计数。若长期使用,应在使用的第 7~10 天和第 14 天复查血小板计数。体重低于 50kg 的孕妇适当减量。

2)低分子肝素:所有的低分子肝素均根据厂家推荐的治疗剂量及体重给药,每 24 小时 1 次或每 12 小时 1 次皮下注射,一般无需监测,但对于极端体重或有肾脏疾病的患者应监测抗 Xa 因子活性。

3)华法林:产后 PE 可用静脉注射肝素 5~10 天,在治疗第一天开始使用华法林。每天检测国际标准比(INR),调整华法林用量,使 INR 在 2~3 之间。当 INR 持续处于治疗范围 4~7 天后,停用肝素、改为华法林。华法林至少要连续使用 3 个月。

➢ 华法林能通过胎盘,妊娠早期会引起胚胎病,妊娠晚期会引起胎儿和新生儿出血以及胎盘早剥,整个妊娠期间华法林都有引起中枢神经系统异常的可能。

➢ 华法林可用于哺乳期女性,产后可用华法林替代肝素治疗。

(4) 抗凝治疗足疗程:急性肺栓塞患者抗凝治疗的目的在于预防 VTE 复发。目前证据表明急性肺栓塞患者应接受至少 3 个月的抗凝治疗。抗凝治疗 6 或 12 个月与 3 个月相比患者急性肺栓塞复发风险相似。长期抗凝可降低 VTE 复发风险约 90%,但同时大出血风险每年增加 1% 以上,长时程抗凝治疗应因人而异。

急性肺栓塞诊断与治疗中国专家共识(2015)建议:

1)有明确诱发危险因素的急性肺栓塞:一些暂时性或可逆性危险因素,如手术、创伤、制动、妊娠、口服避孕药或激素替代治疗,可诱发 VTE,称为有明确诱发危险因素的急性肺栓塞。此类患者,如已去除暂时性危险因素,推荐口服抗凝治疗 3 个月。

2)无明确诱发危险因素的急性肺栓塞:无明确诱发危险因素的急性肺栓塞患者的复发风险较高,应给予口服抗凝治疗至少 3 个月。此后,根据复发和出血风险决定抗凝治疗时程。

本病例术后 11 小时,经 CTA 明确诊断后,立即予肝素 25 000U+NS44ml,以 2ml/h 泵入,4~6 小时复查凝血功能,根据 APTT 调整肝素用量。病情稳定后每天监测 APTT。术后 15 天改为:华法林 2.5mg/d+ 低分子肝素钙(那曲肝素)0.6mlQ12h IH,重叠用药,监测 INR,APTT,D- 二聚体,不断调整华法林剂量,至术后 26 天,华法林 5mg/d,复查 APTT 值 45 秒,INR2.0,D- 二聚体 900μg/L,停止肝素应用,继续华法林抗凝治疗 3 个月,门诊随诊未再发 PTE。

(5) 当出现子宫切口局部血肿时——权衡利弊仍以抗凝为主。

术后第 15 天,肝素已治疗 15 天,查体:子宫复旧不良。超声提示子宫下段前壁切口处回声不均,右下方液暗区 D=3.9cm。考虑产后抗凝治疗致切口血肿形成。向患者及家属交待病情及相关风险,有晚期产后出血、子宫切口裂开、二次手术等可能,但抗凝治疗仍需继续。患者及家属表示理解病情,同意治疗。术后 26 天,复查盆腔超声,子宫下段前壁处右下方液暗区 D=2.7cm,较前次缩小。预约出院,门诊随诊。

(6) 急性 PE 的治疗——重视血流动力学和呼吸支持。

急性肺栓塞诊断与治疗中国专家共识(2015)建议

1) 急性右心衰及其导致的心排血量不足是 PE 患者死亡的首要原因。因此,PE 合并右心衰患者的支持治疗极其重要。对心脏指数低、血压正常的 PE 患者,给予适度的液体冲击(500ml),有助于增加心输出量。

2) 在药物、外科或者介入再灌注治疗的同时,通常需使用升压药。如去甲肾上腺素,但应限于低血压患者。PE 患者常伴中等程度的低氧血症和低碳酸血症。通常在吸氧后逆转,故应进行机械通气。

(7) 多学科协作是诊治成功的关键:双胎剖宫产术后近 5 个小时,产妇出现胸闷,深吸气时胸前区不适感,产科医师高度警惕,急请内科会诊,内科医师对 PE 具有高度的认识,第一时间明确诊断,并进行规范治疗,为诊治成功的一个病例。

(二)误诊误治防范

1. 预防静脉血栓栓塞症(venous thromboembolism,VTE)——应从孕期开始

患者为双胎妊娠,腹部明显增大,且伴有羊水过多,是 VTE 的高危因素,因此孕期即应该预防血栓的发生。

2. PE 临床表现的非特异性,易出现漏诊误诊

(1) 孕产妇出现胸闷及胸前区不适,需要进行鉴别诊断。

肺栓塞的典型三联症是呼吸困难、胸痛及咯血,但临床有典型三联症患者不足 1/3。其他次要临床症状如胸痛、胸闷气短、水肿、疼痛等非特异性症状,容易忽视。根据 1997 年美国妇产科学会报道:主要的临产表现包括呼吸过快 89%、气短 81%、胸痛 72%、不安 59%、咳嗽 54%、心动过速 43%、咯血 34%。某些病例有肺动脉第 2 心音亢进、啰音、胸膜摩擦音,EKG 可有右轴偏移。

应鉴别的诊断:心脏病、肺炎、胸水等。

(2) 增加对肺栓塞的诊断意识,才能减少漏诊和误诊。

3. 应进一步查找 PE 的相关风险因素—预防静脉血栓栓塞症(venous thromboembolism,VTE)

早期诊断十分重要,早期诊断、早期干预有助于挽救患者生命。有典型征象的患者不多,患者通常仅有一两个提示可能有肺栓塞的症状,如突发"原因不明"的气短,特别是劳力性呼吸困难,当伴有一侧下肢肿胀、疼痛者更需要考虑肺栓塞的可能。

肺栓塞主要表现为右心功能的改变,对于不明原因的右心室扩大、三尖瓣反流及肺动脉高压的患者应考虑肺栓塞的可能。血气分析:是肺栓塞重要的筛选方法。血细胞、血沉、LDH、转氨酶、胆红素及肌酸磷酸激酶可升高,可溶性纤维蛋白复合物、血清纤维蛋白降解物在 PE 时其阳性率为 55%~75%,两者均阴性,有助于 PE 的诊断。血清 D- 二聚体阴性有很好的阴性预测值,如果小于 500mg/L 可排除肺栓塞。

若有需要进行血栓栓塞倾向的筛查,如抗核抗体、抗凝血酶Ⅲ、C 蛋白、S 蛋白、抗心磷脂抗体、抗 β_2-GP 抗体和狼疮抗凝物。对有心脏机械换瓣、心房颤动、创伤、长时间卧床和手术后的妇女也要进行筛查,及时开始预防性抗凝治疗。

本病例如果没有对 PE 的高度认识,很难在发病的第一时间明确诊断,并进行早期干预,因此提高对肺栓塞的诊断意识,才能够减少漏诊和误诊。

(三)相关探讨

1. PE 的预防——重在预防 VTE 的发生

PE 在妊娠和产褥期是罕见的,其发生率为

1/7000 例妊娠,产前和产后肺栓塞的发生率基本上相同,但那些发生在产后的肺栓塞死亡率更高,大约 10% 的孕产妇死亡是由 PE 引起的。70% 肺栓塞的女性临床证据表明有深静脉血栓(deep venous thrombosis,DVT)形成,30%~60% 的患有深静脉血栓的妇女将会有一个共同存在的隐性肺栓塞。因此预防 VTE 的发生,就会明显降低 PE 的发生。

(1)产科静脉血栓性疾病的预防应从孕期开始。

加强孕期的保健和管理,妊娠期妇女要保持适当的运动量,医疗单位应对对孕前及孕期妇女进行该病的知识宣教,让其了解发病机制、发病后的风险及如何预防。

(2)应当严格掌握剖宫产指证,减少组织损伤和卧床机会,鼓励产后早活动。

(3)孕期 VTE 高危因素的评估

1)注意询问有无个人及家族静脉血栓史。对于有静脉血栓史,遗传性或获得性血栓形成倾向的孕妇,主张预防性抗凝治疗。

2)对于存在多个血栓形成高危因素的孕产妇可酌情进行低分子肝素或小剂量阿司匹林的预防性治疗。

特别是那些危险因素的孕妇,如年龄 >35 岁、肥胖、孕期长期卧床或不能活动或剖宫产等。对于有家族史及既往有血栓形成病史的孕产妇要注意监测凝血功能。

◆ 对有症状的病例,及时检查,早期诊断,积极治疗,最大限度地减少并发症、远期后遗症的发生。

2. 溶栓治疗在孕期的应用

溶栓治疗可迅速溶解血栓,恢复肺组织灌注,逆转右心衰竭,增加肺毛细血管血容量及降低病死率和复发率。欧美多项随机临床试验证实,溶栓治疗能够快速改善肺血流动力学指标,提高患者早期生存率。国内一项大样本回顾性研究证实,尿激酶或重组组织型纤溶酶原激活剂(rt-PA)溶栓联合抗凝治疗急性肺栓塞,总有效率达 96.6%,显效率为 42.7%,病死率为 3.4%,疗效明显优于对症治疗组和单纯抗凝治疗组。

临床常用溶栓药物及用法:建议急性肺栓塞尿激酶的用法为 20 000IU/(kg·2h)静脉滴注。目前我国大多数医院采用的方案是 rt-PA 50~100mg 持续静脉滴注,无需负荷量。

急性肺栓塞诊断与治疗中国专家共识(2015)

建议妊娠或分娩后 1 周是溶栓的相对禁忌证。

2008 年静脉血栓病询证临床实践指南推荐,为预防产时出血,病人分娩前禁忌使用溶栓药,除非发生大面积肺栓塞。严重肺栓塞者宜大剂量溶栓治疗,静脉滴注尿激酶 600 000U/d,连续 3 天。链激酶极少量可通过胎盘,尿激酶、阿替普酶(rt-PA)不能通过胎盘。溶栓治疗应注意的并发症:胎盘早剥、早产和死胎、孕妇出血。

因此妊娠期首选的治疗方法是肝素抗凝治疗,溶栓治疗为相对禁忌证,除非发生大面积肺栓塞。

(石芳鑫)

第七节 哮 喘

| 病例 | 足月妊娠伴发作性喘息胸闷

一、病例简述

患者姜某,女,38 岁

主　　诉 发作性喘息 12 年,停经 39^{+6} 周,胸闷 2 天。2017 年 8 月 15 日上午 10 点入院。

现 病 史 12 年前因冷热空气交替出现呼吸困难、喘憋,于我院诊断为支气管哮喘,间断发作性喘息,予沙美特罗替卡松气雾剂治疗,孕前偶有发作,病情稳定,咨询呼吸科医师,进行评估指导后妊娠。

平素月经规律,LMP:2016-11-9,EDC:2017-08-16,孕期在外院进行定期产检,历次超声检查显示胎儿发育符合孕周,无异常。唐氏筛查低风险,OGTT检查未见异常。孕期规律吸入布地奈德治疗每天两次,间断喘憋稍加重,增加吸入药物剂量每天三次,则好转。

近2天因感冒诱发胸闷加重,伴有咳嗽、咳痰,无发热,吸入布地奈德未见明显好转,且自觉胎动减少,就诊于门诊,以胎儿窘迫,支气管哮喘发作收入院。

孕期饮食睡眠可,二便正常。孕期体重增加15kg。

孕产史 孕2产1,2009年顺娩一女婴,重3300g。

既往史 否认心脏病、糖尿病及高血压病史。否认药物过敏史,冷空气诱发哮喘发作。

入院查体 一般查体:T:36.0℃,P:98次/分,BP:120/70mmHg,R:18次/分。神清语明,无贫血貌。双肺有少许哮鸣音,心脏听诊未闻及异常,腹膨隆,腹软,腹部未触及宫缩。

产科查体:身高163cm,体重69.5kg,宫高30cm,腹围101cm,胎心率143次/分,先露头,跨耻征可疑阳性。

消毒内诊:外阴发育正常,阴道畅,宫颈居中,未消,质中,宫口未开,先露头S^{-3}。Bishop2分,骨及软产道未见明显异常。

辅助检查 血常规:HB 126g/L,WBC 14.7×10^9/L,N 79%。

胎心监护:NST胎心基线165~170bpm,变异小,为可疑图形。

彩超(2017-07-28外院):双顶径约9.3cm,头围约33.8cm,腹围约34.3cm,股骨长约7.0cm。羊水指数3.6/0/3.1/2.5cm。脐动脉S/D:2.31。胎盘附着在子宫后壁,成熟度Ⅱ级,胎儿脐带绕颈一周?胎儿估重3409g。

血气分析:pH 7.425,PCO_2 31.6mmHg,PO_2 72.4mmHg。

入院诊断 1. 支气管哮喘急性发作

2. 胎儿窘迫

3. 孕2产1,足月妊娠39^{+6}周,LOA

4. 高龄孕妇

5. 脐带绕颈一周?

诊疗经过 入院后予以吸氧3L/min、改变体位、输液及抗生素静点治疗,同时请呼吸科会诊意见:患者目前存在支气管哮喘急性发作,建议予生理盐水10ml+布地奈德1mg,每天两次吸入(早9点、晚9点),吸入后温水漱口及咽部。立即每20分钟吸入2~4吸沙丁胺醇,氨茶碱首剂0.25g加入100ml葡萄糖液静点(不少于20分钟),继而以0.5g+5%葡萄糖液维持静点,头孢呋辛钠2.0g静点。近1个小时喘憋逐渐缓解。心电监护氧饱和度由88%~89%至95%~97%。

复查NST基线170bpm左右,无反应型。

复查超声(2017-08-16)胎头位于耻骨上,双顶径9.8cm,头围约34.7cm,腹围37.8cm,股骨长7.1cm。羊水指数0/1.8/2.9/1.1cm。脐动脉S/D 4.5,RI 0.51。胎盘附着于右前壁,成熟度Ⅱ~Ⅲ级,胎儿估重4080g±363g,提示:单活胎(LOT)。

考虑胎儿窘迫、羊水过少且巨大儿可能,宫颈不成熟,阴道分娩风险大,宜剖宫产终止妊娠,哮喘急性发作基本缓解,立即急诊手术分娩,交待孕妇及家属围术期有可能诱发哮喘发作,危及母儿生命安全及手术风险。请新生儿科医师会诊。

遂于2017-08-16日急诊行剖宫产,术中见羊水少100ml,Ⅱ度粪染,以LOA位娩出一男活婴,Apgar评分1分钟8分(皮肤颜色及呼吸各减1分),经吸痰保暖及轻轻拍打足底,5分钟评10分。脐带绕颈1周,出生体重4000g,身长52cm。术中常规予缩宫素促子宫收缩。术后使用头孢预防感染,继续使用布地奈德吸入控制哮喘病情,第四天恢复良好,出院。

出院诊断 1. 支气管哮喘急性发作

2. 胎儿窘迫

3. 孕2产1,妊娠39^{+6}周,LOA,剖娩一活婴

4. 羊水过少

5. 巨大儿

6. 高龄孕妇

7. 足月活婴

8. 脐带绕颈一周

二、病例解析

（一）诊治关键

1. 妊娠合并支气管哮喘的孕期管理非常重要

哮喘为呼吸系统常见病，一般人群中发生率为4%，妊娠期哮喘的发生率为4%~8%，是妊娠期最常见的呼吸系统并发症。妊娠期哮喘的诊断与普通人群哮喘的诊断相同，妊娠时哮喘的控制常发生变化，其中大约1/3恶化，1/3好转，1/3无变化。哮喘的急性加重或控制欠佳使母体子痫前期、前置胎盘及需手术分娩等风险明显增加，胎儿早产儿、低出生体重儿、先天畸形等风险也明显增加。如果整个妊娠过程中控制很好，就几乎没有不利的孕妇及胎儿并发症发生的风险。

中华医学会呼吸病学分会哮喘学组提出的2016年"支气管哮喘防治指南（2016年版）"指出妊娠期哮喘的全程化管理可以减少哮喘症状波动或急性发作给孕妇和胎儿带来的负面影响，包括：

（1）评估和监测哮喘病情，监测PEF变异率。

（2）控制哮喘加重的因素，避免接触诱发因素。

（3）妊娠哮喘急性发作是，咳嗽、胸闷、气急、喘息或PEF下降20%，胎动减少以及$SaO_2<90\%$时，应立即每20分钟吸入2~4吸沙丁胺醇，观察1小时，无改善需立即纠正。

（4）分娩期和哺乳期如有哮喘急性发作并哮喘症状不稳定且胎儿已成熟，可考虑终止妊娠。

2. 妊娠期哮喘药物的阶梯治疗

美国哮喘教育和预防工程（National Asthma Education and Prevention Program，NAEPP）2005年更新的"妊娠期哮喘管理：药物治疗建议"，推荐了妊娠期间哮喘药物的阶梯治疗方案。

（1）沙丁胺醇为短效吸入药物，能快速缓解哮喘症状。患有哮喘的妊娠妇女应该随身携带这种药物。

（2）对于有持续性哮喘的妇女，吸入糖皮质激素是控制基础炎症的首选药物。

（3）对于单纯吸入小剂量糖皮质激素不能很好控制的持续性哮喘妊娠妇女，建议增加药物剂量或加用长效β受体激动剂。

（4）重症哮喘的治疗可能需要口服糖皮质激素。

3. 哮喘治疗的目标

（1）减少慢性症状。

（2）避免病情加重。

（3）日常生活、工作或学习不受影响。

（4）维持正常（或接近正常）的肺功能。

（5）减少使用短效的β_2-受体激动剂。

（6）减少或避免药物的不良反应。

本病例中患者患有支气管哮喘12年，规律予沙美特罗替卡松（B类）气雾剂治疗，孕前偶有发作。孕前经呼吸内科医师评估指导后妊娠。孕期药物换为布地奈德（B类），坚持每天2次，吸入，间断喘憋稍加重，增加吸入药物剂量每天三次，则好转。孕期病情相对稳定，没有急性重度发作及持续性哮喘发作，亦没有增加明显的母儿并发症。与孕期咨询评估宣教及规范用药有关。

2016 GINA哮喘指南口袋书（中文版）推荐：对于孕妇和计划怀孕的均应询问是否有哮喘病史，告知她们关于哮喘治疗对母亲和婴儿的重要性。

《支气管哮喘防治指南（2016年版）》：妊娠期哮喘是指女性怀孕期间出现的哮喘。妊娠期哮喘治疗原则与典型哮喘相同，基于妊娠安全性考虑，药物选择要慎重；在妊娠过程中停用吸入性糖皮质激素（ICS）可导致哮喘急性发作。长效β_2-受体激动剂（LABA）可减少症状，且不增加早产的风险。妊娠期哮喘的全程化管理可以减少哮喘症状波动或急性发作给孕妇和胎儿带来的负面影响。

4. 妊娠合并哮喘急性发作的治疗

立即评估肺功能，需及早住院。

哮喘急性发作时，由于支气管平滑肌痉挛和平喘药物应用后引起的通气/血流比值失调，可出现低氧血症，可及早氧疗与辅助通气。

吸入β_2-受体激动剂类药物，在发作后60~90分钟内最多吸入3次，随后每1~2小时吸入1次，直至病情控制良好。

雾化吸入溴化异丙托品溶液。

对于长期应用糖皮质激素的患者和经 1 小时上述治疗后疗效不佳者，可静脉注射甲泼尼龙，1mg/kg，每 6~8 小时一次，病情稳定可逐渐减量。

住院者可考虑静脉应用氨茶碱，负荷量为 6mg/kg，最初维持剂量为 0.5mg/（kg·h），调整滴速保持血药浓度为 8~12μg/ml。

若上述疗法疗效欠佳，可考虑应用特布他林注射液 0.25mg 加入生理盐水 100ml 中，以 0.0025mg/min 的速度缓慢静滴。

哮喘急性发作并不意味着就要终止妊娠，即使重症哮喘急性发作经及时有效的治疗后仍可继续妊娠直至分娩，仅极少部分危重哮喘或哮喘持续发作，同时合并其他产科严重并发症者，为防止胎儿窘迫及病情加重，应在积极治疗后及时终止妊娠，可适当放宽剖宫产指征。

本病例孕妇入院前 2 天因感冒诱发胸闷加重，伴有咳嗽、咳痰，无发热，吸入布地奈德未见明显好转，且自觉胎动减少，立即收入院。入院后予以吸氧 3L/min、改变体位、输液及抗生素静点治疗，同时请呼吸科会诊考虑为支气管哮喘急性发作，予生理盐水 10ml+布地奈德 1mg，每天两次吸入（早 9 点、晚 9 点），立即每 20 分钟吸入 2~4 吸沙丁胺醇，氨茶碱首剂 0.25g 加入 100ml 葡萄糖液静点（不少于 20 分钟），继而以 0.5g+5% 葡萄糖液维持静点，头孢呋辛钠 2.0g 静点。近 1 个小时喘憋逐渐缓解。心电监护氧饱和度由 88%~89% 至 95%~97%。因为胎儿窘迫没有缓解急诊剖宫产。母儿安全，没有不良结局。

（二）误诊误治防范

1. 妊娠期用药禁忌

哮喘孕妇禁用前列腺素和麦角新碱类药物可引起支气管痉挛，促发哮喘发作。

2. 避免接触诱发因素

（1）过敏源：如动物皮屑、尘螨、蟑螂、花粉、霉菌等。

（2）烟草烟雾。

（3）室内外的污染物或刺激物。

3. 患者教育

未控制的妊娠期哮喘能导致高早产率、子痫、妊娠期糖尿病、胎盘早剥、胎儿生长受限、围产期死亡、低出生体重等围产期并发症，而危及母亲和胎儿生命，妊娠控制不佳的风险大于药物的不良反应，因此妊娠期哮喘的患者应当接受药物治疗。

（三）相关探讨

1. 病情监测相关名词

（1）呼气流量峰值（peak expiratory flow，PEF）变异率测定：可反应气道通气功能的变化。

（2）呼出气一氧化氮（fractional concentration of exhaled nitric oxide，FeNO）：一氧化氮是一种气体分析，可由气道表面多种固有细胞和炎症细胞在一氧化氮合酶氧化作用下产生。FeNO 测定可以作为评估气道炎症和哮喘控制水平的指标，也可以用于判断吸入激素治疗的反应。

（3）哮喘控制测试（asthma control test，ACT）问卷，是一种评估哮喘患者控制水平的问卷，ACT 评分和专家评估的患者哮喘控制水平具有良好的相关性。

2. 哮喘孕妇的孕期管理

怀孕的孕妇和计划怀孕的妇女应被问及是否患有哮喘，告知她们关于哮喘治疗的对母亲和婴儿的重要性。因此可以给出有关哮喘管理和药物的适当建议。如果需要对诊断进行客观的确认，最好在分娩后进行支气管刺激试验或进行降级治疗。

3. 哮喘控制在妊娠期发生的变化

哮喘控制常在怀孕期间发生变化，大约有三分之一的哮喘孕妇症状恶化，三分之一改善，而其余三分之一保持不变。因此哮喘的恶化在怀孕期间是常见的，尤其是在妊娠中期。其恶化的因素为，妊娠引起了机械性或荷尔蒙的变化，或停用及减少药物的应用，另外，孕妇似乎特别容易受到病毒性呼吸道感染（包括流感）的影响。病情恶化和症状控制不良与婴儿（早产、低出生体重、围产儿死亡率增加）和母亲（子痫前期）预后差有关，因此对于婴儿和母亲来说，积极治疗哮喘的好处明显超过了通常的控制和缓解治疗，孕期病情加重应考虑积极治疗，降级治疗孕期不作为首选。因此，使用药物来达到良好的症状控制和防止疾病恶化是合理的，即使药物在怀孕期间的安全性没有得到明确的证明。

（石芳鑫）

参考文献

1. 中华医学会呼吸病学分会哮喘学组. 支气管哮喘防治指南（2016 年版）. 中华结核和呼吸杂志，39：675-697，doi：10.3760（2016）

2. NAEPP expert panel report.Managing asthma during pregnancy：recommendations for pharmacologic treatment-2004 update.The Journal of allergy and clinical immunology，2005，115：34-46

3. 陈洪宇. 妊娠合并支气管哮喘的产科处理. 中国实用妇

科与产科杂志,2009:638-640

4. Murphy VE.Managing asthma in pregnancy.Breathe,2015, 11:258-267

5. The use of newer asthma and allergy medications during pregnancy.The American College of Obstetricians and Gynecologists(ACOG)and The American College of Allergy,Asthma and Immunology(ACAAI).Annals of allergy,asthma & immunology:official publication of the American College of Allergy,Asthma,& Immunology,

2000,84:475-480

6. 蒋雷服,殷凯生,黄茂.妊娠期支气管哮喘治疗进展.中华哮喘杂志(电子版),2010:438-441

7. POCKET GUIDE FOR ASTHMA MANAGEMENT AND PREVENTION,Global Initiative for Asthma,guide.medlive. cn

8. GLOBAL STRATEGY FOR ASTHMA MANAGEMENT AND PREVENTION Updated 2017,Available from:www. ginasthma.org

第八节 羊水栓塞

| 病例 | 双胎妊娠剖宫产术后寒战伴肉眼血尿

一、病例简述

患者潘某,女,37 岁

主　　诉	停经 36^{+2} 周,IVF-ET 术后 8 月余。
现 病 史	平素月经规律,LMP:2014-4-9,EDC:2015-01-16,2014-04-23 因"输卵管通而不畅"向宫腔内移植冷冻胚胎,之后予黄体酮肌注 + 口服治疗至停经 12 周,停经 30$^+$ 天超声检查:可见 3 个孕囊,于停经 47 天行减胎手术,停经 13^{+5} 周超声:双活胎,双绒双羊,宫腔内另一囊腔(孕囊胚亡可能)。孕期规律产检,NT、OGTT、三维彩超等均无明显异常。未行唐氏筛查、TORCH 检查。现双胎晚期妊娠 36^{+2} 周,拟终止妊娠收入院。孕期饮食睡眠可,二便正常,体重增加 21.5kg,孕妇血型 A 型 RH(+)。
孕 产 史	G1P0。
既 往 史	2011-01 因"Ⅲ度房室传导阻滞"行心脏起搏器置入术,2012 年诊断为"甲状腺功能减退症",现口服左甲状腺素钠片 75μg Qd 治疗。
入院查体	一般查体:T:36.7℃,P:92 次 / 分,R:18 次 / 分,BP:130/80mmHg,身高 155cm,体重 65kg,发育正常,神志清楚,心肺听诊未闻及异常,腹膨隆,腹软,未扪及明显宫缩。 产科查体:宫高 45cm,腹围 100cm,之一先露臀,入盆,之二先露头,未入盆,胎心之一 140 次 / 分,位于右下腹,之二 136 次 / 分,位于左中腹。 消毒内诊:宫颈质软,居中,未消,宫口未开,先露头,S-2,骨盆内外测量未及明显异常。
辅助检查	血 Hb120g/L,PLT130×10^9/L,凝血功能 Fib4.35g/L,正常。 彩超(2014-12-04):双顶径 91mm/90mm,头围 323/329mm,腹围 280/293mm,股骨长 61/59mm,羊水深度 46/57mm,透声尚可,胎盘位置正常,脐动脉血流 S/D 2.9/2.3,RI 0.66/0.57。胎儿估重 2145g ± 321g/2219g ± 332g。提示:双活胎 臀头位。 NST 示反应型。
入院诊断	1. 孕 1 产 0,晚期妊娠 36^{+2} 周,臀头位
	2. 双胎妊娠(双绒双羊)
	3. 甲状腺功能减退症

4. 心脏起搏器术后(Ⅲ度房室传导阻滞)

5. 高龄初产

6. 珍贵儿(IVF-ET)

诊疗经过　入院后完善相关检查,白蛋白 27.8g/L,总蛋白 51.7g/L,诊断为低蛋白血症。期待治疗至 37 周,考虑终止妊娠,因双胎,臀头位,心脏起搏器术后(Ⅲ度房室传导阻滞),珍贵儿,高龄初产,剖宫产指征明确。于 12-25 在连硬麻醉下行子宫下段剖宫产术,见羊水色清,量约 1500ml,吸净后,9:22 以 RSA 位娩出新生儿之一,性别男,体重 3050g,9:23 以 LOA 位娩出新生儿之二,性别女,体重 2650g,新生儿外观均无异常,1 分钟 APGAR 均为 10 分。胎盘胎膜自然娩出(两个胎盘及两个羊膜囊),之后出现一过性呼吸困难,于 9:28 予地塞米松 20mg IV 后好转,同时予缩宫素 20U、卡前列素氨丁三醇 250μg 宫体注射,缩宫素 20U 静脉输液,术中患者生命体征平稳,出血共 300ml,输入液体 1600ml,术后予米索前列醇片 2 片直肠给药。

术后返病房后产妇出现寒战,阴道流血较多,伴有血块,查体:体温、心率正常,血氧饱和度 99%,血压 120/70mmHg,子宫收缩好,于 10:50 予地塞米松 20mg 静推,卡前列甲酯栓 2 粒舌下含服,阴道出血仍无明显好转,14:30 患者腹部切口敷料少量渗血,按压宫底,阴道流血约 100ml,且出现肉眼血尿,查体:心率 110~125 次 / 分,血氧饱和度 98%,血压 110/70mmHg,估计出血量 900ml,急查 DIC 筛选试验,16:00 结果回报:血红蛋白 100g/L(术前 120g/L),血小板 84×10⁹/L(术前 130×10⁹/L),APTT 72.9 秒,PT 15.2 秒,Fib 0.75g/L,D- 二聚体 102 970μg/L,综合分析,出血量 900ml,即出现明显的 DIC,且有前驱症状,考虑不典型羊水栓塞可能,持续按摩子宫,立刻予抗过敏,快速输晶体液 1000ml。决定家属相关病情及风险。

17:22 始输注新鲜冰冻血浆 800ml,冷沉淀凝血因子 10U,输注滤白悬浮红细胞 U。23:30 产妇阴道流血减少,尿液呈黄色澄清样,共计出血 1200ml。复查 DIC 结果,血红蛋白 98g/L,血小板 76×10⁹/L,APTT 33 秒,PT 12 秒,Fib 1.85g/L,D- 二聚体 7800μg/L。严密监测产妇一般情况及生命体征注意阴道流血。术后第一天,予低分子肝素 0.4ml 皮下注射,预防血栓形成,予口服铁剂,纠正贫血。

术后第五天,产妇一般情况良好,阴道流血不多,术后恢复好,血 Hb 101g/L,血小板 105×10⁹/L,凝血功能正常,予出院。

出院诊断
1. 双胎妊娠(双卵双胎)

2. 孕 1 产 1,妊娠 37 周 ROA/LSA,剖娩两活婴

3. 不典型羊水栓塞

4. DIC

5. 产后出血

6. 高龄初产

7. 甲状腺功能减退症

8. 心脏起搏器术后

9. 低蛋白血症

10. 珍贵儿(IVF-ET)

11. 足月双活婴(男 / 女)

二、病例解析

(一)诊治关键

1. 羊水栓塞的诊断——重视高危因素,对前驱症状提高警惕

羊水栓塞(amniotic fluid embolism,AFE)一直以来都是产科最凶险的罕见急症之一,严重危害母儿生命,有人将之形容为"九死一生",可见其凶险程度。

羊水栓塞(AFE)是指在分娩过程中羊水突然进入母体血循环引起急性肺栓塞、过敏性休克、弥散性血管内凝血(DIC)、肾衰竭等一系列病理改变

的严重分娩并发症。也可发生在足月分娩和妊娠10~14 周钳刮术时,死亡率高达 60% 以上。根据临床表现分为:典型羊水栓塞和不典型羊水栓塞。近年来,提倡以妊娠类过敏样综合征(anaphylactoid syndrome of pregnancy)代替 AFE,它能更好地体现和解释目前广泛认同的 AFE 的发病机制和病理生理改变。

2016 年美国母胎医学会(SMFM)发布的 AFE 指南中,强调要在临床工作中早期识别、及时处理随时可能发生的 AFE,旨在努力改善母儿预后。AFE 的病因不清,诊断难以把握,尽管关于 AFE 的高危因素目前尚无统一观点,但大多学者都认为重视 AFE 的高危因素,对于准确诊断 AFE,预防 AFE 的误诊、漏诊至关重要。

AFE 的高危因素:

(1) 剖宫产、会阴切开等手术操作。

(2) 前置胎盘、胎盘植入、胎盘早剥等胎盘异常。

(3) 催引产诱发的宫缩过强(有争议)。

(4) 宫颈裂伤。

(5) 子宫破裂。

(6) 子痫。

(7) 羊水过多。

(8) 多胎妊娠。

(9) 高龄及人种差异等。

目前一致的观点认为,AFE 的诊断重在临床,而其临床表现又存在很大异质性,对于这样一种排除性诊断型疾病,切勿忽视任何一个前驱症状的发生。

AFE 的典型临床表现:

(1) 低氧血症。

(2) 低血压。

(3) 继发的凝血功能障碍。

AFE 的前驱症状和不典型临床表现:

(1) 寒战、烦躁不安、呛咳、气急、发绀、呕吐等。

(2) 恐惧感。

(3) 大量阴道出血、伤口渗血。

(4) 酱油色血尿。

(5) 休克。对于有高危因素的患者,一旦分娩过程中或产后出现前驱症状,应高度重视对患者的诊治,排除其他原因后,明确诊断,尽早救治。

该病例存在的高危因素和前驱症状如下:

(1) 双胎妊娠。

(2) 经剖宫产术分娩。

(3) 术中出现一过性呼吸困难。

(4) 术后出现寒战。

该病例产妇产后出血量估计 900ml 时,即出现明显的凝血功能异常,且有一过性呼吸困难及寒战等前驱症状,考虑羊水栓塞诊断明确。但典型症状中的三个仅有一个,没有出现低氧血症和低血压,故考虑为不典型羊水栓塞。

2. AFE 的治疗关键——及时、高质量

对于高度可疑 AFE 的患者,若无其他疾病可解释目前的症状,则按 AFE 及时、积极、高质量的给予相应的治疗。

诊治思路:边诊断、边治疗、边实验室检查。

治疗原则:

(1) 降低肺动脉高压、改善低氧血症。

(2) 抗过敏和抗休克。

(3) 防治 DIC 及肾衰竭的发生。

(4) 预防感染。

根据 SMFM 指南,若 AFE 患者发生心搏骤停,必须就地开展高质量心肺复苏,包括标准的基础心脏生命支持(BCLS)和后续的高级心脏生命支持(ACLS)。对于未分娩的 AFE 患者,实施胸外按压操作时,频率及深度均应与普通患者相同,不能因为顾忌子宫、胎儿而降低操作质量。

对于 AFE 的诊治,推荐多学科(包括:产科、儿科、麻醉科、呼吸科、肾内科、重症监护室等)的专家一起会诊,共同处理。

多数 AFE 患者都会出现 DIC,部分患者甚至以独立发生的严重 DIC 为唯一临床表现。指南推荐早期评估凝血功能,早期积极处理产后出血,避免发生 AFE 继发的难治性产后出血。

早期积极预防 AFE 继发的产后出血:

(1) 积极应用促宫缩制剂,特别是前列腺素、麦角新碱等强效宫缩剂。

(2) 药物治疗无效时,考虑宫腔球囊填塞压迫、子宫动脉栓塞、子宫 B-Lynch 缝合,甚至切除子宫等手段止血。

(3) 经阴道分娩患者,注意软产道的裂伤。

(4) 尽早按照大量输血方案(即 1:1:1),补充红细胞、血小板、凝血因子,维持血小板 $>50 \times 10^9/L$,APTT 在正常范围的 1.5 倍以内。根据临床表现决定输血,切勿因等待实验室检查结果而延误抢救时间。

本病例患者术后出现阴道出血,估计 900ml,即并发凝血功能障碍,根据阴道大量出血、伤口渗血、血尿的症状,立即积极予以输血液制品治疗,同时监测凝血功能。术后当天共输注新鲜冰冻血浆800ml、冷沉淀凝血因子10U、滤白悬浮红细胞4U。此外还积极加强宫缩,予缩宫素、欣母沛(卡前列素氨丁三醇注射液)、卡孕栓、腹部切口加压包扎、按摩子宫等处理方式促子宫收缩。经积极救助后,患者症状明显改善,阴道流血减少、伤口无渗血、尿液呈黄色澄清样。

3. 提高医护人员对AFE救治的成功率——加强日常急救演练

产科医师应在日常工作中,加强并熟练掌握产科急症的诊断及抢救流程,准确到位的日常急救演练是保证AFE抢救成功的关键,每位产科医师都应熟练掌握心肺复苏胸外按压操作、治疗产后出血、抗过敏等处理方法。

本例患者诊治成功的关键在于有经验的医师对AFE有高度的警觉性,当出现不明原因寒战,立刻进行看过敏治疗;当出现阴道流血增多时,立即怀疑AFE可能,及时采血行DIC检查,并同时进行产后出血的抢救,积极输注血液制品(红细胞,FFP,冷沉淀),控制住了子宫出血,纠正了凝血功能异常,成功挽救产妇生命。

(二)误诊误治防范

对于围产期突发的一过性呼吸困难一定要考虑AFE的可能

临床上多种疾病都可能导致产时或产后短时间内急性呼吸循环障碍,如:大面积肺栓塞、急性心肌梗死、围产期心肌病、肺水肿、子痫发作、过敏性休克、麻醉意外等。因为AFE病程进展的特殊性,能否早期识别处理对预后的影响非常重要,所以在诊治中一定要考虑到与AFE的鉴别。AFE的临床表现存在很大的异质性,特征性的表现为产时突发的低氧血症、低血压、继发的凝血功能障碍三联征。但是在临床中发生的AFE,有相当一部分起病时机或临床表现并不是如此"典型"。

一旦产程中或产后出现心肺功能异常等表现,在保证基本的呼吸循环支持治疗的同时,充分结合病史、起病特征以及胸部X线片、心脏超声、凝血功能等辅助检查和实验室诊断,多数情况下做出正确的鉴别并不困难,重要的是能想到AFE。

本病例中患者在剖宫产手术中曾一过性呼吸困难,予地塞米松治疗后好转,术后出现寒战、大量流血等症状,在排除其他原因后,首先想到AFE的可能,遂立刻完善凝血功能等检查,抗过敏、积极快

速输液、补充凝血因子等治疗,最终成功挽救了患者生命。如果忽视术中一过性症状,术后的寒战认为系药物所致,大量流血系宫缩乏力所致的话,则可能会延误抢救时机,造成不良结局的发生。因此,一定要重视围产期出现的一过性循环呼吸障碍症状。

(三)相关探讨

1. 羊水栓塞与妊娠类过敏样综合征

近年来,随着对AFE发病机制的探讨,越来越多的临床研究和动物实验证据显示,是否在母体血循环中发现羊水有形成分与AFE的发病并没有直接的联系。AFE实际上与传统意义的"宫颈糜烂(宫颈柱状上皮异位)"类似,是一个不恰当的惯称。早在1995年就有专家提出用一个新名称代替AFE,即"妊娠类过敏样综合征"(anaphylactoid syndrome of pregnancy)。此名称能较好地体现和解释目前广泛认同的AFE的发病机制和病理生理改变。胎儿的异体抗原激活敏感的母体致炎介质,发生炎症、免疫等瀑布样级联反应,补体系统的活化可能发挥着重要的致病作用。

2. 不推荐任何特异性的实验室诊断用于确诊或排除AFE,AFE目前仍然是一项临床诊断。

目前一致的观点认为,AFE是以临床表现为基本诊断依据的。要作出AFE的诊断并不依赖于母体血液中是否存在羊水有形成分,而是根据产时产后发生无法用其他原因解释的肺动脉高压、低氧血症、低血压、凝血功能障碍等这几项典型症状的出现。因此,AFE仍然是一项排除性诊断,需要与其他可能引起心脏搏出停止、氧饱和度下降、肺动脉高压、凝血功能障碍的围产期并发症相鉴别。例如:急性心肌梗死、肺栓塞、空气栓塞、过敏性休克、麻醉意外、围产期心肌病等。

特别强调的是,临床医师有时容易将部分出血量估计严重不足的产后出血、失血性休克,甚至死亡病例归结为AFE。AFE引起的弥散性血管内凝血(DIC)表现为多发的严重出血倾向,包括生殖道出血、消化道出血、血尿、手术切口以及静脉穿刺点出血等。

同时,由于内源性儿茶酚胺的升高,AFE早期一般不会并发宫缩乏力的表现。所以,在诊断时要特别注意,避免把宫缩乏力、产后出血继发的低血容量性休克、消耗性或稀释性凝血功能障碍归为AFE。而在其他突发呼吸循环循环障碍后数小时出现的轻微凝血障碍也不应该考虑AFE。

(石芳鑫)

参考文献

1. Society for Maternal-Fetal Medicine（SMFM）.Amniotic fluid embolism：diagnosis and management.Am J Obstet Gynecol，2016，215（2）：16-24

2. Clark SL.Amniotic fluid embolism.Obstet Gynecol，2014，123（2 Pt 1）：337-348

3. Stafford I，Sheffield J.Amniotic fluid embolism.Obstet Gynecol Clin North Am，2007，34：545-553

4. Rath WH，Hoferr S，Sinicina I.Amniotic fluid embolism：an interdisciplinary challenge：epidemiology，diagnosis and treatment.Dtsch Arztebl Int，2014，111（8）：126-132

5. 周玮，漆洪波.美国母胎医学会羊水栓塞指南（2016）要点解读.中国实用妇科与产科杂志，2016，32（9）：864-867

6. Fitzpatrick KE，Tuffnell D，Kurinczuk JJ，et al.Incidence，riskfactors，management and outcomes of amniotic-fluid embolism：a population-based cohort and nested case-control study.BJOG，2016，123（1）：100-109

7. Stolk KH，Zwart JJ，Schutte J，et al.Severe maternal morbidity and mortality from amniotic fluid embolism in the Netherlands.Acta Obstet Gyncol Scand，2012，91：991-995

8. Roberts CL，Algert CS，Knigh M，et al.Amniotic fluid embolism in an Australian population-based cohort.BJOG，2010，117：1417-1421

第五章

心 悸

第一节 心 律 失 常

| 病例 1 | 妊娠中晚期心悸症状逐渐加重

一、病例简述

患者王某某,女,28 岁

主　诉　停经 38 周,间断心悸 2 个月,加重 1 周。

现 病 史　患者平素月经规律,LMP:2016-12-6,EDC:2017-9-13,患者停经 30 余天自测尿妊娠试验阳性,初次超声检查显示宫内早孕,胎儿发育符合孕周,无异常。停经 20 周自觉胎动,活跃至今。孕期按时产检,行 NT 检查、唐氏筛查、胎儿三维超声、糖尿病筛查均未见明显异常。否认阴道流血保胎史,否认感冒发热病史,否认药物服用史。患者自诉于停经 6 个月开始偶有心悸症状,每次持续数秒,可自行缓解,无明显的气急、胸闷症状,就诊于当地医院,行心电图检查提示二度房室传导阻滞,建议于上级医院进一步检查,患者因未出现其他症状一直未予重视。于近 1 周出现心悸症状较前加重,伴头晕、乏力,无黑矇、晕厥现象,故来我院住院治疗。孕期饮食良好,睡眠欠佳,二便正常,双下肢无水肿。

既 往 史　孕 2 产 0,2014 年 7 月人流 1 次。
　　　　　　否认心脏病、糖尿病及高血压病史,否认哮喘病史。
　　　　　　无手术史。

入院查体　一般查体:T:36.8℃,P:50 次/分,BP:100/70mmHg,R:18 次/分。神清语明,无贫血貌。心率 50 次/份,听诊时有心搏脱漏。双肺呼吸音清晰,少许湿啰音。腹膨隆,妊娠足月腹型,双下肢无水肿,四肢活动自如。
　　　　　　产科查体:宫高 32cm,腹围 95cm,胎心率 150 次/分,未及明显宫缩,先露头。
　　　　　　消毒内诊:外阴发育良好,阴道畅,宫颈未消,宫口未开,质中,胎膜未破,S⁻³,骨盆测量无异常。

辅助检查　心电图:二度Ⅱ型房室传导阻滞。

超声心动图:未见明显异常。

胎心监护:NST 反应型。

彩超提示:双顶径约 9.7cm,头围约 34.2cm,腹围约 35.5cm,股骨长约 7.5cm。胎儿心率约 156 次 / 分。胎盘厚度约 3.6cm。羊水深度约 3.6cm,羊水指数 9.1。脐动脉 S/D:2.1。胎盘附着在子宫前壁,成熟度Ⅲ级。

心肌酶谱:CK 101IU/L;CK-MB 10IU/L;AST 20IU/L;LDH 105IU/L 均正常。

入院诊断
1. 妊娠合并心律失常
2. 二度Ⅱ型房室传导阻滞
3. 孕 2 产 0,宫内妊娠 38 周,LOA

诊疗经过　患者入院时生命体征较平稳,神清语明,无贫血貌,给予完善相关检查,急诊化验血常规、尿常规、肝肾功、离子、血糖、甲状腺功能甲状腺功能五项等。入院心电图提示二度Ⅱ型房室传导阻滞,请心内科医师会诊建议完善 HOLTER、超声心动图、心肌酶谱等检查,遵医嘱给予 24 小时动态心电图监测,提示二度Ⅱ型房室传导阻滞,超声心动图未见明显异常。入院后感头晕、乏力、心悸症状较前加重,复查心率 48 次 / 分,与心内科医师会诊沟通,建议进行干预,否则对母胎影响均较大。与患者及家属沟通并交代病情,告知心律失常相关风险。同时监测胎儿的宫内情况,症状未见明显好转。心内科医师再次会诊,建议安置临时心脏起搏器,并尽快终止妊娠。再次和孕妇及家属沟通并交代病情,告知并有病情进一步加重可能,可放宽剖宫产指征,患者及家属经商议后同意产科和心内科医师的诊治方案。安置临时起搏器后行剖宫产术,新生儿男性,体重 3200g,身长 50cm,Apgar 评分 1 分钟 10 分,5 分钟 10 分。产后恢复良好,停止临时起搏器治疗,建议动态观察心率情况,必要时永久起搏器治疗,出院。

出院诊断
1. 妊娠合并心律失常;
2. 二度Ⅱ型房室传导阻滞
3. 孕 2 产 0,妊娠 38^{+4} 周,LOA,剖娩一活婴

二、病例解析

(一) 诊治关键

1. 本例患者给予起搏治疗的指征

本病例为妊娠足月患者,既往无心脏疾病,妊娠中期出现心悸症状,伴头晕、乏力现象,病情随孕周有加重倾向,入院时听诊发现有心搏脱漏,心电图:二度Ⅱ型房室传导阻滞,结合患者的心电图及临床表现,应给予起搏治疗,经患者及家属同意,安置了临时起搏器。

2014 年中华心律失常学杂志中提出育龄妇女心动过缓非常少见,有些先天性完全性心脏传导阻滞患者直到成年和怀孕期间才被确诊,多数患者无症状,不需要治疗。如有症状,在妊娠的早期和中期均可植入起搏器。如在产程末期出现症状,可植入临时起搏器。

临时起搏器治疗指征同非妊娠人群。

临时性起搏器应用指征(2013 年心律失常紧急处理专家共识提出):

➢ 血流动力学障碍的缓慢性心律失常。

➢ 心搏骤停或严重心动过缓的急救。

➢ 当长期起搏时作过渡性应用。

➢ 预防性起搏,用于心动过缓(如Ⅲ度 AVB)行剖宫手术前。

➢ 长间歇依赖的尖端扭转性室性心动过速。

➢ 终止某些持续单形性室性心动过速。

2. 安装起搏器的时机及并发症

在选择安装起搏器的时机时,除考虑孕妇本身的情况外,还应综合考虑到手术及射线对胎儿的影响。如已临近妊娠晚期,可安装临时起搏器,待分娩后再安装永久性起搏器。临时起搏器的安装迅速,可在床旁进行,不必顾虑射线对胎儿的影响,但放置时间不能太久以免局部感染,一般不超过 1 个月。

并发症的产生与术者的技术水平、导管保留时间长短、植入性装置本身、术后的护理及患者自身因素有关。主要有出血或血肿、血栓形成或栓塞、感染、肺栓塞、心律失常等。

3. 选择合适的终止妊娠时机和方式

本病例是采用连续硬膜外麻醉的剖宫产结束妊娠。

妊娠合并Ⅰ~Ⅱ度房室传导阻滞的分娩方式主要视原发病对心功能的影响来决定，心功能Ⅰ级者可以妊娠至足月，如果出现严重心脏并发症或心功能下降则提前终止妊娠。而妊娠合并Ⅲ度房室传导阻滞虽然安装心脏起搏器能有效提高心率从而改善循环的功能，但对分娩过程血流动力学的改变不能作相应地代偿。因此，有文献指出，除非确定孕妇的产道条件好，能短时间内阴道分娩，建议还是以选择性剖宫产为宜，且采用连续硬膜外麻醉最为安全。

围术期的注意事项（2016年妊娠合并心脏病诊治专家共识）：

➤ 手术时机：剖宫产术以择期手术为宜，应尽量避免急诊手术。

➤ 术前准备：麻醉科会诊，沟通病情，选择合适的麻醉方法；严重和复杂心脏病者酌情完善血常规、凝血功能、血气分析、电解质、BNP（或pro-BNP）、心电图和心脏超声等检查。术前禁食6~12小时。

➤ 术中监护和处理：严重和复杂心脏病者心电监护、中心静脉压（CVP）和氧饱和度（SpO_2或SaO_2）监测、动脉血气监测、尿量监测。胎儿娩出后可以腹部沙袋加压，防止腹压骤降而导致的回心血量减少。可以使用缩宫素预防产后出血或使用其宫缩剂治疗产后出血，但要防止血压过度波动。

➤ 术后监护和处理：严重和复杂心脏病者酌情进行心电监护、CVP和氧饱和度（SpO_2或SaO_2）监测、动脉血气监测、尿量监测。限制每天的液体入量和静脉输液速度，心功能下降者尤其要关注补液问题；对无明显低血容量因素（大出血、严重脱水、大汗淋漓等）的患者，每天入量一般宜在1000~2000ml之间，甚至更少，保持每天出入量负平衡约500ml/d，以减少水钠潴留，缓解症状。产后3天，病情稳定逐渐过渡到出入量平衡。在负平衡下应注意防止发生低血容量、低血钾和低血钠等，维持电解质及酸碱平衡。

（二）误诊误治防范

1. 缓慢型心律失常孕妇临产时的风险

单纯的一度及二度房室传导阻滞心脏的自我调节功能基本健全，而三度房室传导阻滞患者由于失去了心脏生理调节机制，所以在孕产期，特别当血容量明显增加时，表现心功能显著下降，甚至发生心功能衰竭。同时，临产后先露下降，压迫盆底以及胎儿娩出时，腹压突然下降，均会通过迷走神经反射作用，使三度房室传导阻滞患者心率更减慢，可导致

阿-斯综合征发生，甚至猝死。心脏传导阻滞如为先天性，既不伴有其他严重的心脏疾患，在心脏起搏器支持下一般均能耐受分娩。但应缩短第二产程。

2. 孕期病理性心动过缓的治疗方案

2014年《中华妇产科学》中提出：

（1）首先进行病因的治疗，一度、二度Ⅰ型房室传导阻滞心率较快，对血流动力学无影响，不需特殊治疗。

（2）二度Ⅱ型、三度房室传导阻滞心室率过慢者，伴有明显的症状或者血流动力学障碍，黑朦晕厥或者Adams-Strokes综合征发作者，必须给予起搏治疗。

3. 不能忽略心悸的病理性疾病

尽管孕期很多孕妇出现心悸感觉，但当检查发现病理性心律失常时需及时就诊、充分告知，必要时联系好上级医院实施转诊。

在孕期保健中除了药物、咖啡因等作用、剧烈运动或情绪激动后等生理原因引起的心悸外，患者和医师更不能忽视心悸的病理性疾病，例如妊娠合并甲状腺功能亢进、既往有器质性心脏病或先天性心脏病、妊娠合并严重贫血、发热、低血糖等，也会引起心悸、胸闷、气短等症状。

4. 排除心动过缓的其他疾病

正常情况下在妊娠期间窦性心律都会高于妊娠前与分娩后，因此孕期发生缓慢型心律失常不是很常见，可能在睡眠时容易发现，一方面是睡眠时自主神经影响，另一方面可能与仰卧低血压综合征（下腔静脉受子宫压迫，回心血量减少）有关。在分娩时由于Valsalva动作，迷走神经兴奋性增加，容易发生心动过缓。

因此临床上我们要注意发生缓慢型心律失常的患者是否有临床症状或血流动力学的不稳定。

妊娠期出现病理性心动过缓，多为生理性，多数不需治疗。但如果出现明显的临床症状，或有心脏基础疾病时，在积极处理原发病基础上必须给予治疗。在孕期检查发现心动过缓时，需要进一步辅助检查，排除其他疾病可能，包括窦性心动过缓、妊娠合并甲状腺功能减退、窦性静止、病态窦房结综合征等。

（三）相关探讨

1. 关于何时放置起搏器的争议

目前对于无症状的患者是否起搏以及何时起搏仍有讨论的空间。尽管无法预测无症状患者突然死亡的风险，但一些专家建议在年轻无症状的病人

中尽可能的延迟心脏起搏器的植入时间,因为存在感染的风险并且有装置定期更换的需要。对于妊娠早期和妊娠中期出现症状的患者,建议在超声引导下植入永久性起搏器。

2013 年《EHRA/ESC 心脏起搏器和心脏再同步化治疗指南》指出:如果孕妇的心电图表现为稳定的窄 QRS 波群的交界区逸搏心律,可以推迟到产后再接受心脏起搏治疗,但如果心电图记录到缓慢型 QRS 波群的逸搏心律,则需要在妊娠期间植入永久性起搏器。指南推荐如下:

Ⅱa 类:对于有症状的心脏传导阻滞的孕妇(尤其是孕龄 8 周以上的孕妇),在综合评估其病情及风险后,可考虑在超声引导下行永久性起搏器植入术。

永久性起搏器应用指征:

➤ 持久性三度房室传导阻滞伴阿 - 斯综合征或心力衰竭,用药物治疗无效者。
➤ 严重的病态窦房结综合征,伴昏厥或心力衰竭而药物治疗无效者。
➤ 早期发病的年轻妇女,尽早安装起搏器,改善心功能后再妊娠较为安全。

如果完全性房室传导阻滞的孕妇在足月或者临近足月出现症状,我们建议在患者生产前尽可能早地安置临时起搏器。分娩后在妊娠期间发生的一些血流动力学变化包括血容量增加、血液稀释和周围血管阻力增加等迅速恢复到妊娠前的水平。这些血流动力学的改变可以导致完全性房室传导阻滞的症状。因此,应在产后重新评估患者的状态,如果产后症状持续,那么就应该仔细讨论植入永久性起搏器的问题。

对于完全性房室传导阻滞的孕妇建议临近预产期提前住院以便有充足的时间进行任何方式分娩

前的准备。既往有几个案例报道了对未安置心脏起搏器的患者在分娩过程中给予预防性的临时起搏器达到了良好的效果,但并没有讨论安置的时间和使用的频率。此外,还不清楚这些患者是否真的需要临时起搏器,而且暂时还没有提供一个绝对的理由。

2. 关注妊娠期恶性心律失常

2016 年《妊娠合并心脏病的诊治专家共识》提出:恶性心律失常是指心律失常发作导致患者的血流动力学改变,表现为血压下降甚至休克,心、脑、肾等重要器官供血不足,是孕妇猝死和心源性休克的主要原因。常见有病态窦房结综合征、快速房扑和房颤、有症状的高度房室传导阻滞、多源性频发室性期前收缩、阵发性室上性心动过速、室性心动过速、室扑和室颤等类型。妊娠期和产褥期恶性心律失常多发生在原有心脏病的基础上,少数可由甲状腺疾病、肺部疾病、电解质紊乱和酸碱失衡等诱发。妊娠期恶性心律失常可以独立发生,也可以伴随急性心衰发生,严重危及母亲生命,需要紧急抗心律失常等处理。

恶性心律失常的处理原则,首先针对发生的诱因、类型、血流动力学变化对母儿的影响、孕周综合决定尽早终止心律失常的方式,同时,防止其他并发症,病情缓解或稳定后再决定其长期治疗的策略。目前没有孕期使用抗心律失常药物的大样本量临床研究,孕期使用必须权衡使用抗心律失常药物的治疗获益与潜在的毒副作用,尤其是对于长期维持使用抗心律失常药物的孕妇,选择哪一类药物、什么时候停药,须结合患者心律失常的危害性和基础心脏病情况而定。对于孕前存在心律失常的患者建议孕前进行治疗。

(蔡雁)

| 病例 2 | 妊娠晚期心悸乏力伴晕厥 1 次

一、病例简述

患者王某某,女,23 岁

主　　诉　　停经 34 周,心悸乏力伴 2 周前晕厥 1 次。

现 病 史　　患者平素月经规律,LMP:2016-8-6,EDC:2017-05-14,患者停经 30 余天自测尿妊娠试验阳性,初次超声检查显示宫内早孕,胎儿发育符合孕周,无异常。停经 20 周自觉胎动,活跃至今。孕期按时产检,行 NT 检查、唐氏筛查、胎儿三维超声、糖尿病筛查均未见明显异常。孕期无胸闷憋喘,无视物不清,无腹痛,双下肢无水肿。否认阴道流血保胎史,否认药物服用史。患者自诉于 2 周前出现心悸乏力症状,每次持续约数分钟,突发突止,于间歇期几近晕厥 1 次,未予任何治疗,一般活动不受限。患者现再次出现心悸症状,来我院住院治疗。孕期饮食睡眠良好,二便正常。

既 往 史 孕 1 产 0。

既往有心动过速病史,未在医院进行明确诊断及治疗。

否认心脏病、糖尿病及高血压病史,否认哮喘病史,否认甲状腺功能亢进病史。

无手术史。

入院查体 一般查体:一般状态尚可,T:36.8℃,P:150 次 / 分,BP:100/70mmHg,R:18 次 / 分。无贫血貌。

心率 150 次 / 分,节律规则,双肺呼吸音清晰,无干、湿啰音。腹膨隆,双下肢无水肿,四肢活动自如。

产科查体:宫高 31cm,腹围 93cm,胎心率 160 次 / 分,未及明显宫缩,先露头。

消毒内诊:未查。

辅助检查 发作时心电图:阵发性室上性心动过速。

超声心动图:左心室舒张期功能稍减退。

胎心监护:NST 反应型。

彩超提示:妊娠约 34 周 活单胎 头位 脐带绕颈 1 周。

入院诊断 1. 妊娠合并心律失常

2. 阵发性室上性心动过速

3. 孕 1 产 0,妊娠 34 周,LOA

诊疗经过 患者入院时停经 34 周,自诉心悸症状持续有 40 分钟,测心率 150 次 / 分,入院心电图提示阵发性室上性心动过速。完善相关检查,血常规、尿常规、肝肾功、例子、血糖、甲状腺功能甲状腺功能五项等,排除严重贫血、甲亢、低血压、低血糖引起的心悸。

心内科会诊:孕妇既往无心脏病史,经刺激咽部、患者用力屏气等方法,症状未见好转。患者拒绝应用抗心律失常药物,给予食管心房调搏术后终止发作。出院后动态观察、常规产检。

出院诊断 1. 妊娠合并心律失常

2. 阵发性室上性心动过速

3. 孕 1 产 0,妊娠 35 周,LOA

二、病例解析

(一)诊治关键

1. 准确把握阵发性室上速的治疗方式

本例患者为妊娠晚期,曾有心悸症状,其至几近晕厥,入院后持续心悸症状不缓解,如不进行干预对母胎均存在一定的风险。应用刺激咽部、用力屏气等物理治疗方法均无效且患者恐惧药物对胎儿的影响拒绝应用抗心律失常药物,故与患者及家属沟通,考虑给予食管心房调搏术,并取得了良好的效果。

2016 年广东省介入心脏病学会出版的《心血管病防治知识》指出食管心房调搏术是一项非创伤性心脏电生理检查技术,治疗时仅需将食管电极置于患者心房后面食管内部,其刺激脉冲由 R 波触发,刺激脉冲通过紧贴于左心房后壁的食管电极间接刺激心房、超速起搏心房,从而改变阵发性室上速联律间期而终止室上速。食管心房调搏术用于室上性心动过速的急症治疗、药物难治性或药物治疗产生严重副作用的室上速。食管心房调搏术具有高效性、快速性和安全性的特点,应用于妊娠期阵发性室上性心动过速治疗中,效果显著,作用较快,并能兼顾患者治疗安全,适宜妊娠期患者应用。

2. 食管调搏术成功的关键

2016 年《心血管病防治知识》中提出:

➤ 电极与食管壁接触良好。

➤ 定位准确。定位越准确,刺激次数就越少。

➤ 选择合适的首次刺激频率及刺激电压。偶有患者在插电极过程中即可终止发作,这可能和操作过程中迷走神经刺激有关。

3. 严格掌握食管调搏术的适应证与禁忌证

2011 年《食管心脏电生理中国专家共识》提出:

适应证：

➤ 严重的窦性心动过缓,原因不明的黑矇、晕厥患者,进行窦房结功能和房室结功能的评估。

➤ 阵发性心悸,发作呈突发突止,脉率快而整齐,未能记录到发作时心电图的患者。

➤ 心电图记录到阵发性室上性心动过速,进行食管心房调搏检查以明确心动过速的类型与机制。

➤ 对显性预激综合征患者,了解旁路的电生理特性和诱发心动过速。

➤ 终止室上性心动过速、典型心房扑动及部分室性心动过速。

➤ 复制某些心电现象,研究其形成机制。

➤ 对复杂心律失常进行鉴别诊断。

➤ 射频消融术前筛选及术后判断疗效等。

禁忌证：

➤ 食管疾病如食管癌、严重食管静脉曲张等。

➤ 持续性心房颤动。

➤ 有严重心脏扩大、重度心功能不全。

➤ 心电图有心肌缺血改变、近期未控制的不稳定型心绞痛或心肌梗死。

➤ 急性心肌炎、心内膜炎、心包炎以及肥厚型梗阻性心肌病等。

➤ 严重电解质紊乱、心电图 QT 间期明显延长,高度房室阻滞,频发多源性室性期前收缩,尖端扭转型室速。

➤ 严重高血压患者等。

但上述 3~6 条因紧急治疗需要终止心动过速或需鉴别心动过速类型时不在此限,应根据条件权衡。

（二）误诊误治防范

1. 多种治疗措施纠正妊娠期阵发性室上性心动过速

几乎所有的室上性心律失常都能在妊娠期间表现出来。当心律失常危及母亲或胎儿的生命时,应毫不犹豫地提供治疗。如必须在孕期应用药物治疗,对孕妇及其家属分析利弊、做好必要的解释工作,应使用效果确定的药物。

物理治疗方法：

➤ 刺激迷走神经（用力屏气、刺激咽部诱发恶心、冷水浸脸等）。

➤ 颈静脉窦按压法。

➤ 食管调搏。

药物治疗：

2016 年妊娠合并心脏病的诊治专家共识中指出：目前没有孕期使用抗心律失常药物的大样本量临床研究,孕期使用必须权衡使用抗心律失常药物

的治疗获益与潜在的毒副作用,尤其是对于继续长期维持使用抗心律失常药物的孕妇,选择哪一类药物、什么时候停药,须结合患者心律失常的危害性和基础心脏病情况而定。

（1）考虑药物是否有致畸作用。药物引起的胎儿先天性畸形通常在妊娠前 3 个月,因此尽可能地避免在妊娠早期用药。

（2）妊娠后 3 个月,抑制胎儿生长发育是药物治疗的主要潜在危险。

（3）仔细评价药物的风险 / 效益比,给予迅速有效的最低剂量。

（4）若刺激迷走神经无法终止阵发性室上速,腺苷作为首选药物;维拉帕米、地高辛或 β- 受体阻滞剂可作为室上速治疗的二线药物。

导管消融术：

2016 年《室性心律失常专家共识》提出：导管消融是一种重要的非药物治疗方法,可以明显降低室速的发生率,也可作为抗心律失常药物治疗的辅助手段。导管消融最好是在心律失常反复发作时进行,以增加记录到室早图形的机会。对于药物治疗无效或难以耐受的心动过速,可在有经验的心脏中心尝试导管消融,消融过程中应做好胎儿防射线保护,并告知孕妇和家属相关风险。

2015 年《Catheter ablation of arrhythmia during pregnancy》一文中认为：导管消融要考虑到对胎儿的不良影响,如胎死宫内、胎儿生长受限、主要器官畸形、认知缺陷、头小畸形等;要充分评估病情,病情严重程度与辐射剂量及暴露的时间直接相关,建议至少在妊娠中期及以后进行导管消融。

2. 妊娠期间发生晕厥的可能诊断

在没有结构性心脏病的孕妇中,晕厥通常是良性的。当晕厥发生在妊娠后期,要分析孕妇发生晕厥时的体位,如病人是仰卧,晕厥通常是由于妊娠子宫压迫腔静脉,静脉回流到心脏出现了"仰卧位低血压综合征"。病人改为左侧卧位或者在右臀下放置一个楔形物质,症状通常会消退。

晕厥也可能发生在突然站立或长时间站立之后,是由于妊娠期静脉淤积增加导致静脉回流减少所致。当腔静脉压迫或体位改变不能解释复发性晕厥时,必须考虑其他病因,包括心律失常以及其他特定的病因,如胎盘早剥和因子宫破裂导致的出血。

3. 应用食管心房调搏术治疗妊娠合并室上性心动过速的优势

终止阵发性室上性心动过速最简单的方法为

迷走刺激法,但疗效有限。几乎所有的抗心律失常药物均可通过胎盘屏障,对胎儿生长发育造成一定的或者不确切的影响,因此,药物不是最佳方法。电复律需药物麻醉,有心肌损伤、皮肤灼伤、影响子宫收缩、导致胎儿心动过缓等潜在风险,并可能造成一定的痛苦和心理恐慌等负面影响,故临床不常用;射频消融术是根治阵发性室上性心动过速的方法,但对胎儿有射线辐射,因此,妊娠期限制使用。

食管心房调搏术作为一种非药物的治疗方法,相比与其他治疗方法,优势在于:

➢ 对妊娠期妇女及胎儿均无毒副作用。

➢ 简单易行、无严重不良反应。

➢ 安全有效,复律成功率较高,终止阵发性室上速所需时间短,作用准确迅速,可重复进行。

➢ 可对阵发性室上速进行电生理分类,明确阵发性室上性心动过速的折返机制,并为之后的介入治疗提供一定的帮助。

➢ 对心肌收缩力及传导系统无抑制作用,安全性较高。

(三)相关探讨

1. 心律失常紧急处理的常用技术

➢ 临时起搏术:途径有经皮、经静脉、经食管电极起搏等。

➢ 食管心房调搏。

➢ 电复律术:非同步电复律、同步直流电转复。

2. 对于妊娠期室上性心动过速的药物治疗方案

2015年《ACC/AHA/HRS成人室上性心动过速管理指南》指出:有关妊娠期心律失常药物治疗的选择更倾向于使用既往常用的抗心律失常药物,因为有更多的循证医学证据来证明其疗效与安全性。在妊娠的任何阶段,所有药物对母体和胎儿均有潜在副作用,如果可能的话,应避免在最初三个月用药,因为这一时期胎儿发生先天性异常的风险是最高的。开始应当使用最低的推荐剂量,并定期监测临床反应。

腺苷是妊娠患者的一线药物,预计对胎儿无副作用,腺苷起始剂量6mg快速弹丸式静脉注射。如果无效,最多再予以两次,最大剂量12mg静脉注射。

美托洛尔、普萘洛尔和地高辛等药物被认为是作为口服长期预防用药比较安全的一线药物,但仍建议谨慎应用,因为β阻滞剂治疗可能发生宫内发育迟缓,这一副作用在阿替洛尔尤其明显。

当室上速症状明显,反复发作,而其他治疗无效或有禁忌时,可考虑口服胺碘酮用于妊娠患者的长期治疗。但有多项报道显示静脉应用胺碘酮可能对胎儿有副作用。此方案可能影响到胎儿甲状腺功能减退,因此,推荐使用超声监测胎儿甲状腺发育,并监测胎儿临床上甲状腺功能减退的表现。大多数药物的毒性作用与累计剂量相关,因此短期静脉注射胺碘酮副作用可降低到最小。此外,胺碘酮有潜在的神经系统毒性,可以导致胎儿神经系统发育异常。因此,临床上应用胺碘酮应谨慎,只有在其他药物无效时才使用。

(蔡雁)

参考文献

1. 中华医学会妇产科学分会产科学组.妊娠合并心脏病的诊治专家共识.中华妇产科杂志,2016,51(6):401-409

2. European Society of Cardiology(ESC).Guidelines on the management of cardiovascular diseases during pregnancy:the task force on the management of cardiovascular diseases during pregnancy of the ESC.Eur Heart J,2011,32(24):31-33

3. 曹泽毅.中华妇产科学.第3版.北京:人民卫生出版社,2014:554

4. 许静.妊娠期心律失常的发生机制及治疗.中华心律失常学杂志,2014,18(4):260-262

5. 中华医学会心血管病学分会,中国生物医学工程学会心律分会,中国医师协会循证医学专业委员会,等.心律失常紧急处理专家共识.中华心血管病杂志,2013,41(5):363-376

6. European Society of Cardiology(ESC),European Heart Rhythm Association(EHRA),Brignole M,et al.2013 ESC Guide lines on cardiac pacing and cardiac resynchronization therapy.Europace,2013,15(8):1070-1118

7. Hidaka N,Chiba Y,Fukushima K.Pregnant women with complete atrioventricular block:perinatal risks and review of management.Pacing Clin Electrophysiol,2011,34(9):1161-1176

8. 李云云,包影,张文森.妊娠合并房室传导阻滞的妊娠结局分析.实用医学杂志,2010,26(2):267-269

9. 袁晓静,佟念念,蔡艳.食管调搏术治疗妊娠期阵发性室上速的疗效及安全性观察.医药前沿,2013(23):97

10. 中国心律学会,中国心电学会.食管心脏电生理中国专家共识.临床心电学杂志,2011,20(5):321-332

11. 中华医学会心血管病学分会,中国生物医学工程学会心律分会,中国医师协会循证医学专业委员会,等.心律失常紧急处理专家共识.中华心血管病杂志,2013,41(5):363-376

12. Cunningham FG,Leveno KJ,Bloom SL,et al.Williams Obstetrics.24rd ed.USA:arrhythmia,2015:991-992

13. European Society of Cardiology (ESC).Guidelines on the management of cardiovascular diseases during pregnancy: the task force on the management of cardiovascular diseases during pregnancy of the ESC.Eur Heart J,2011,32(24):31-33

14. 中华医学会心电生理和起搏分会,中国医师协会心律学专业委员会.室性心律失常中国专家共识.中国心脏起搏与心电生理杂志,2016,30(4):283-325

15. Driver K,Chisholm CA,Darby AE.Catheter ablation of arrhythmia during pregnancy.J Caediovasc Electrophysiol,

2015,26(6):698-702.

16. 李接旺.食管心房调搏术治疗妊娠期阵发性室上性心动过速的疗效观察.心血管病防治知识,2016,6:70-71

17. Page RL,Joglar JA,Caldwell MA,et al.ACC/AHA/HRS guideline for the management of adult patients with supraventricular tachycardia:executive summary:a report of the American College of Cardiology/American Heart Association Task Force on Clinical Practice Guidelines and the Heart Rhythm Society.Circulation,2016,133(14):471-505

第二节　甲亢、甲减

| 病例 | 甲亢孕妇早产临产3小时后突发烦躁高热

一、病例简述

患者王某某,女,27岁

主　　诉　停经35^{+2}周,不规律腹痛2小时。

现 病 史　患者平素月经规律,周期30天,周期5天,LMP:2016-4-6,EDC:2017-01-11。孕期在外院定期产检,历次超声检查显示胎儿发育符合孕周,无异常。唐氏筛查低风险,OGTT检查未见异常。孕期一直有怕热、多汗、食欲亢进、易怒等症状,自述甲状腺功能甲状腺功能检查提示异常(未见报告),孕期未服药。现停经35周$^{+2}$,今晨04:50出现无诱因不规则下腹痛,遂入我院。

既 往 史　2012年行阑尾切除术。

2013年发现甲亢,未规律治疗,因咨询用药可能影响胎儿,早孕期自行停药。

2015年因胚胎停育,行人工流产术。

否认心脏病、糖尿病及高血压病史。

入院查体　一般查体:T:37.3℃,P:125次/分,BP:136/74mmHg,R:18次/分。神清语明,无贫血貌。心肺听诊未闻及异常,颈部触诊提示甲状腺弥漫性肿大,眼突轻度,表情焦虑烦躁,面色潮红,皮肤多汗,手震颤轻度。

产科查体:宫高32cm,腹围98cm,胎心率130次/分,先露儿头,跨耻征阴性。

消毒内诊:外阴发育正常,阴道畅,宫颈居中,质软,消70%,宫口未开,头先露,S^{-3}。骨及软产道未见明显异常。

辅助检查　胎心监护:有反应型,偶有宫缩波,宫腔压力一直未达平台。

彩超提示:双顶径约9.6cm,头围约34.4cm,腹围约35.4cm,股骨长约7.3cm。胎儿心率约125次/分。胎盘厚度约3.3cm。羊水深度约3.5cm,羊水指数9cm。脐动脉S/D:2.6。胎盘附着在子宫前壁,成熟度Ⅱ级。胎盘下缘距宫颈内口大于7.0cm。

甲状腺功能甲状腺功能系列:FT3 69.3pmol/L,FT4 151.2pmol/L,促甲状腺激素TSH 0.01mIU/L,甲状腺过氧化物酶抗体(TPOAb)1.74IU/ml,甲状腺球蛋白抗体(TgAb)2.57IU/ml。

入院诊断　1. 先兆早产

2. 甲亢合并妊娠

3. 孕 2 产 0,妊娠 35^{+2} 周,LOA

诊疗经过　入院后完善相关检查,充分评估,向患者及家属沟通相应风险并签署知情同意书,计划阴道试产。密切观察宫缩情况及产程进展,连续胎心电子监测、注意胎动。

入院 2 小时后因宫缩规律内诊,宫颈近消,宫口开大 1cm,胎心监护Ⅰ类图形,生命体征平稳,神清语明,胎心监护显示有反应型,宫缩规律,强度可,继续待产。

3 小时后突然出现大汗、烦躁、心率 145 次/分、体温 39.2℃、嗜睡等表现,立即行床旁心脏彩超检测、急检血常、CRP、甲状腺功能甲状腺功能系列等,并同时给予丙硫氧嘧啶(PTU)600mg 口服,物理降温,纠正水、电解质紊乱及酸碱失衡,2 小时再加用复方碘溶液,首剂 30~60 滴,以后每 6~8 小时 5~10 滴。病情稳定 3 小时后,行子宫下段剖宫产术。新生儿男性,体重 3100g,身长 49cm,头/胸围 33/31cm,Apgar 评分 1 分钟 8 分,5 分钟 9 分,脐动脉血气 7.25。早产儿转入新生儿科观察。术后第五天产妇恢复良好,出院。

出院诊断
1. 甲亢危象
2. 甲亢合并妊娠
3. 早产
4. 孕 2 产 0,妊娠 35^{+2} 周,LOA,剖娩一活婴

二、病例解析

(一)诊治关键

1. 妊娠合并甲状腺功能亢进阴道试产过程中,甲亢危象的识别和诊治

本病例大汗、烦躁、心率 145 次/分、体温 39.2℃、嗜睡(时有掩盖烦躁的表现)等,诊断甲亢危象后及时准确治疗,迅速给予丙硫氧嘧啶(propylthiouracil PTU)及复方碘溶液,立即剖宫产结束分娩,孕妇及胎儿均无不良影响,因此对于甲亢危象的早期识别、迅速处置是降低母婴风险及死亡率的关键,亦是该病例成功诊治母儿的重要措施。

甲亢危象的表现多样,除了有高热(体温超过 39℃)、皮肤潮红、大汗淋漓、心动过速、心率增加等典型表现外,临床还需要密切观察很多不典型症状,比如谵妄、心律失常、腹泻,严重患者可有心力衰竭、休克及昏迷。正常妊娠、或妊娠合并甲状腺功能亢进时,可能表现为心悸、焦虑、多汗等高代谢症状,血清 FT3 和 FT4 升高,血清 TSH 降低或者不能测及,甲状腺抗体阴性。孕期心率增快,是指在正常心率基础上增快 10~15 次/分,而当出现甲亢危象时,可出现心动过速(心率可达到 140 次/分)、心律失常如房颤、室颤、病态窦房结综合征、窦性心动过速等,此时应高度重视,并区分心衰与甲亢危象引起的心律失常。2014 年《中华妇产科学》指出:甲亢危象常常根据病史和临床表现综合判断,临床高度怀疑此症及有危象前兆者应按照甲亢危象处理,不能等待甲状腺功能检查结果。本病例行床旁心脏彩超检查

排除心脏器质性疾病引起的心动过速,没有等待化验结果回报,立即按照甲亢危象处理,亦是本病例成功救治的关键。

2. 分娩方式的选择——个体化评估甲亢合并妊娠阴道试产的指征

随着"促进自然分娩"的实施,以及孕产妇观念的不断转变,越来越多患有妊娠期特有疾病、合并内外科疾病的孕妇,也在尝试阴道试产。本病例患者 2013 年诊断为甲状腺功能亢进,未规律治疗,且现宫内妊娠 35^{+2} 周,不规律宫缩,提示患者有早产先兆。如早产不可避免,入院后面临的主要问题为临产及分娩方式的选择。

2010~2017 年美国甲状腺协会(American Thyroid Association,ATA)、中华医学会内分泌学分会、欧洲甲状腺协会等先后制定了甲状腺功能异常的共识及指南。纵观各个指南,目前已经基本达成共识:妊娠合并甲状腺功能异常,严密监测症状及体征,加强产程管理,阴道分娩是较安全的选择。

妊娠合并甲状腺功能亢进阴道分娩的禁忌证:

(1)甲状腺功能亢进未规律治疗或治疗效果不理想。

(2)评估后发生甲亢危象风险较高。

(3)甲状腺性心脏病。

(4)具有产科阴道分娩禁忌证。

3. 妊娠合并甲亢阴道试产的优缺点、风险告知及知情同意

对于妊娠合并甲亢的患者准备阴道试产我们要进行充分的风险告知及签署知情同意书,尊重

患者的知情权和选择权。本病例患者四年前诊断甲状腺功能亢进，入院诊断先兆早产，甲亢合并妊娠。患者有再次妊娠打算，无产科阴道分娩禁忌，评估风险后充分告知并签署知情同意书、建议阴道试产。

充分告知此类患者选择阴道分娩试产的获益如下：

(1) 母体损害更少，对此后妊娠更有利。

(2) 避免形成瘢痕子宫。

(3) 产后更早活动和出院。

(4) 满足患者阴道分娩的愿望。

4. 妊娠合并甲状腺功能亢进阴道试产监测

本例患者诊治成功的关键在于试产期间持续观察期临床表现，严密监测体征。发现患者呕吐、大汗、心率增快等临床表现时，急诊行床旁心脏彩超检测、急检血常规、C- 反应蛋白（CRP）、甲状腺功能甲状腺功能系列等同时，但没有一味的等化验结果，积极进行相关原因排查，尽早发现甲亢危象，并给予PTU 及复方碘溶液相应处置、及时剖宫产终止分娩。

(1) 如有高热（体温超过 39℃），皮肤潮红、大汗淋漓、心动过速、心率增加与体温升高不成比例（心率增加可达多 160 次 / 分）等表现时，应引起高度重视。

(2) 2014 年中妇产科学指出：甲状腺危象时实验室检查 FT3、FT4 明显升高，但因病情严重，常常根据病史、临床表现可以作出诊断，不能等待甲状腺功能检查结果。

（二）误诊误治防范

1. 了解诱发甲亢危象的高危因素

(1) 甲亢未予治疗或治疗不充分。

(2) 临产分娩的应激、疼痛刺激。

(3) 精神心理压力。

(4) 剖宫产手术。

(5) 感染。

2. 妊娠合并甲状腺功能亢进的孕前、孕期治疗与管理

妊娠期由于血管和腺体增生可引起甲状腺中度增大。但正常妊娠时不应出现甲状腺肿大或结节，一旦出现，应考虑为病理情况并行全面检查。此病例孕前发现甲状腺功能异常，没有规范诊治；入院时存在高代谢症状，查体突眼，由此分析该患孕前有甲状腺功能亢进，未进行很好评估、诊治，非计划妊娠。妊娠后，因为恐惧用药对胎儿不良影响，未用药物治疗，导致孕期甲亢加重，入院时为甲状腺功能亢进先兆危象。所以，该患存在孕前、孕期的甲状腺功能异

常的诊治和管理不力。

(1) 孕前管理：甲状腺功能亢进的治疗最好在怀孕前开始。可以使用放射性碘诊断，因为没有胎儿问题的疑虑可使用更高的药理学制剂，必要时手术治疗。提供支持和安慰的咨询，要告诫病人不要在没有密切监督的情况下停止用药，并告知不良围产期结局的风险。

(2) 孕期管理：所有有甲亢症状和实验室异常的妊娠患者都应该接受治疗。即使在没有症状的情况下，甲状腺检查结果极度升高者也需要立即治疗；仅有轻度实验室异常的患者，需要临床评估和动态甲状腺功能的监测。对于高水平的 TSH 受体抗体和（或）甲状腺刺激抗体的患者，不需要治疗。

3. 妊娠合并甲状腺功能亢进先兆危象的早期识别

本病例入院时先兆甲状腺功能亢进危象，心率：125 次 / 分，表情焦虑烦躁，但未能及时识别、预防以致发展为甲状腺功能亢进危象。

甲状腺功能亢进危象前期或先兆危象的诊断是指：甲状腺功能亢进具备以下任何症状之一：①体温在 38~39℃之间；②心率在 120~159 次 / 分，也可有心律不齐；③食欲缺乏，恶心，大便次数增多，多汗；④焦虑、烦躁不安，危象预感。

4. 妊娠合并甲状腺功能亢进患者试产中出现高热大汗、心动过速、烦躁等的鉴别诊断

很多孕妇有妊娠期合并甲亢，在孕前和孕晚期没有症状，往往在产程过程中、术中或术后出现症状。妊娠合并甲状腺功能亢进试产中心动过速（超过 140 次 / 分）的常见原因是心力衰竭、羊水栓塞、心房颤动、病态窦房结综合征、室上性心动过速等。

产程中引起心衰的主要疾病有：重度子痫前期、贫血、肺水肿、风湿性心脏病、先天性心脏病、心内膜炎、心肌炎、围产期心肌病及心脏病术后（如：瓣膜分离术、人工瓣膜等）。

（三）相关探讨

1. 妊娠期甲亢危象的母胎风险

妊娠合并甲状腺功能亢进患者试产过程中，最严重的并发症为甲亢危象，其发生突然且危害严重，同时尚无有效的手段预测、预防其发生。一旦发生甲亢危象，孕妇的死亡率约为 25%。调查研究显示妊娠期一过性甲亢综合征，其发病率为 1%~3%，自身免疫所致甲亢的发病率为 0.1%~1%，非自身免疫性甲状腺毒症较少见。出现甲状腺危象的临床表现时，要及时给予相应处置，以免造成母婴不良结局。

2. 妊娠合并甲状腺功能异常治疗尚存的问题

（1）迄今为止，尚无对单纯低甲状腺素血症随机干预试验的报告。所以，对妊娠期单纯低甲状腺素血症治疗尚缺乏循证医学的证据。

（2）尽管妊娠中期是一个相对安全的手术时期，但并不是说没有危险，有研究表示，妊娠中期手术仍有 4.5%~5.5% 引发早产的风险。

（3）有研究显示，妊娠一过性甲亢病例应用抗甲状腺药物治疗并没有改善产科结果。

（4）美国食品药品监督管理局（FDA）对 ATD 的分类均为 D 类药物，表明在使用 ATD 治疗过程中会对胎儿造成一定影响。因此，在临床应用时需注意 ATD 的胎盘通过率及可能的致畸作用。

（5）如果难与 Graves 病甲亢鉴别时，可以暂时应用抗甲状腺药物，如停用抗甲状腺药物后甲亢再次发生，诊断 Graves 病甲亢可能性更大，因而需要继续治疗。

（6）对于妊娠期甲亢的诊断，临床医师应将注意力放在妊娠期甲亢的病因学诊断和对症治疗上。

（7）产程中应给予患者精神安慰，鼓励患者休息和进食，并严密观察产程进展，尽量缩短第二产程，避免加重心脏负担，必要时可手术助产。

（蔡雁）

参考文献

1. 葛均波,徐永健.内科学.第8版.北京:人民卫生出版社,2013:685-693
2. 杨慧霞,狄文.妇产科学.国家卫生和计划生育委员会住院医师规范化培训规培教材.北京:人民卫生出版社,2016:145-152
3. Stagnaro-Green A,Abalovich M,Alexander E,et al.American Thyroid Association Taskforce on Thyroid Disease During Pregnancy and Postpartum 2011 Guidelines of the American Thyroid Association for the diagnosis and management of thyroid disease during pregnancy and postpartum.Thyroid,21:1081-1125
4. Alexander EK,Pearce EN,Brent GA,et al.American Thyroid Association Taskforce on Thyroid Disease During Pregnancy and Postpartum 2017 Guidelines of the American Thyroid Association for the diagnosis and management of thyroid disease during pregnancy and postpartum.Thyroid,27:315-389
5. AmericanCollege of Obstetricians and Gynecologists.Thyroid disease in pregnancy.Obstet Gynecol,2015,125(4):996-1005
6. 曹泽毅.中华妇产科学.第3版.北京:人民卫生出版社,2014:577-586
7. Männistö T,Mendola P,Grewal J,et al.Thyroid diseases and adverse pregnancy outcomes in a contemporary US cohort. Clin Endocrinol Metab,2013,98(7):2725-2733

第三节 抑 郁 症

| 病例 | 产后情绪极端低下伴有自杀行为

一、病例简述

患者单某,女,36 岁

主　诉　剖宫产术后 32 天,情绪低落烦躁半个月。

现病史　患者因婚后与公婆同住,和公婆家庭关系不和谐,甚至影响夫妻关系。结婚 8 年未生育,检查发现双侧输卵管堵塞,行试管婴儿。妊娠后长期卧床、保胎治疗,担心胎儿出现问题,恐惧流产,孕期时有焦虑、心情烦躁等。自剖宫产术后半个月前开始怀疑丈夫有外遇,情绪低落、疲乏不堪、自卑、易怒、烦躁、少言、丧失兴趣、注意力不集中,认为自己没有能力照顾孩子,甚至对孩子漠视。常夜间惊醒、怕光亮、失眠,家属陈述患者抱着孩子经常自言自语"妈妈对不起宝宝,一起离开吧"故来我院产科门诊检查,医师根据患者的情况建议就诊于精神心理科。故于我院精神科收入治疗。自起病以来患者无高热、抽搐、昏迷、大小便失禁现象,饮食欠佳,食欲差,大小便正常,个人生活自理差,严重影响社交及生活,病程中无伤人、毁物、外走行为,否认幻觉、妄想症状。

既往史 32天前因宫缩乏力、可疑胎儿窘迫行子宫下段剖宫产术,剖娩一女活婴。

否认心脏病、糖尿病及高血压病史。否认既往精神疾病病史。否认特殊药物服用史。患者自幼单亲家庭,父亲35岁因患抑郁症自杀,患者随母生活,与继父感情欠佳。

入院查体 一般查体:T:36.8℃,P:93次/分,BP:124/76mmHg,R:18次/分。一般状态欠佳,贫血貌。心肺听诊未闻及异常,腹软,下腹部可见横行剖宫产瘢痕,愈合良,剖宫产瘢痕处压痛(−)。

专科查体:卧床不起,不能下地走路。生命体征平稳。神经系统检查未见异常。

精神检查:患者意识清晰,表情淡漠,接触被动,定向力完整,情绪低落,悲观消极,轻生观念,烦躁焦虑,兴趣及主动性下降,躯体化症状,意志活动减少,注意力不集中,智力正常,自知不完整。

辅助检查 血常规:血红蛋白96g/L。

余待回报。

入院诊断 1. 产后抑郁症

2. 剖宫产术后

3. 轻度贫血

诊疗经过 患者入院时意识清晰,情绪低落,表情淡漠,注意力不集中,有自杀倾向。入院后详细追溯病史,自诉生产时因疼痛难忍要求行剖宫产,患者婆婆及丈夫坚决拒绝,并反复劝说患者,达成协议后继续阴道试产,于第二产程出现产程延长,胎心异常,急行剖宫产,手术顺利,术后一周出院。患者诉分娩后乳汁量少,约30ml/d,偶有乳房结块,伴有疼痛。半个月前出现情绪极端低下、疲惫不堪、自卑、易怒、白天无精打采,晚上易醒、失眠,食欲缺乏,日渐消瘦,认为自己无能力照顾好孩子,多次有自杀倾向。

此次入院后完善相关检查,行抑郁症心理量表以及性激素、甲状腺功能五项测定。性激素六项:LH 12.6mIU/ml,FSH 4.3mIU/ml,E2 43.3pg/ml,PRL 13.1ng/ml,T 1.32ng/ml,甲状腺功能正常。依据患者症状学表现、病程标准、社会功能受损程度及排除标准,符合产后抑郁症的诊断。予Edinburgh产后抑郁评分系统进行评测,提示重度抑郁。

治疗方法主要分心理治疗及药物治疗两方面为主,因患者存在明确的家庭矛盾冲突及心理冲突,治疗方案以心理治疗为主,考虑患者目前症状较重,合并药物治疗,并嘱患者停止母乳喂养,人际心理治疗(IPT)是治疗产后抑郁的短期有效方法。很多临床试验表明SSRI类抗抑郁剂对产后女性患者的安全性好,选择其代表药物舍曲林进行治疗。与患者家属沟通病情,其同意此次治疗方案。并对产妇家属宣教,强调家庭情感支持与家属参与的重要性。通过对婴儿进行按摩建立良好的母婴关系。上门指导及时传授护理及育婴技巧,解决产妇焦虑因素,减轻其压力。

出院诊断 1. 产后抑郁症

2. 剖宫产术后

3. 轻度贫血

二、病例解析

(一)诊治关键

1. 产科医师了解产后心理疾病、及时转诊

本病例患者自剖宫产术后半个月开始怀疑丈夫有外遇,并出现情绪低落、疲乏不堪、自卑、易怒、烦躁、少言、丧失兴趣、注意力不集中,认为自己没有能力照顾孩子,甚至对孩子漠视,自述常夜间惊醒、怕光亮、失眠,家属陈述患者经常自言自语要抱着孩子一起自杀。患者因产后32天,处于产褥期来产科就诊,产科门诊医师及时发现很多发生精神疾病的高危因素、疑诊抑郁情绪,因为患者准确识别孕产妇心理疾病,及时转诊至精神科、明确诊断。

2. 及时转诊患者到专科,精神科合理治疗产后抑郁症(PPD)

对于产后抑郁症,需要早诊断、早治疗。避免延

误病情,造成严重后果。

（1）药物治疗:一般来说,产后抑郁症的患者需要进行药物治疗。对于患产后抑郁症的哺乳期妈妈,请将自己的情况告诉精神科医师,医师会根据个体化原则选择安全的药物。如服用抗抑郁药(比如 SSRI 类抗抑郁剂,常用为舍曲林 50~200mg/d、氟西汀 20~60mg/d 等)、抗焦虑药物、镇静催眠药物等。需要注意的是,产妇服药期间,可改用人工喂养,以免服药影响婴儿。产妇应定期门诊复查,与医师沟通,监测病情和药物反应。

（2）心理干预:主要是引导产妇做好生活方式和心理的调适,同时丈夫、公婆、父母等家庭成员应做好相互之间的沟通,建立温馨的家庭氛围,给予产妇无微不至的关怀照顾,关心产妇的心理感受,对刺激产妇情绪的敏感问题应尽力避免。更多情况下,心理干预的重要性要大于药物治疗。无论产后抑郁的程度如何,以及采用何种治疗方式,家人和周围常接触产妇的人士,都应给予足够的支持和理解,有助于产后抑郁的尽快恢复。

（3）鉴于我国普通人群对产后抑郁症的识别能力,很多人在抑郁症为轻中度的时不能意识到已经患病,更贻误治疗。很多都是发展到非常严重的自杀、自伤甚至伤及新生儿,才被家属送至医院进行治疗。

（二）误诊误治防范

1. 如何识别产后抑郁障碍

一般而言,产后抑郁症有以下特点:

（1）抑郁情绪,简单来说就是心情不好。

（2）对全部或多数活动明显缺乏兴趣,尤其是自己曾感兴趣的。

（3）体重显著下降或者增加。

（4）失眠或者睡眠过度。

（5）精神运动性兴奋或阻滞,简单来说就是懒散无力。

（6）疲劳或乏力。

（7）遇事皆感毫无意义或自罪感。

（8）思维力减退或注意力涣散,简单来说就是恍惚。

（9）反复出现死亡或自杀的想法。

如果新妈妈感到抑郁或悲伤,并在 1~9 条症状中至少有 5 条,症状持续时间超过了 2 周,并且感到痛苦,照看孩子、做家务、工作能力也受到影响时,可以考虑为产后抑郁症,建议去综合医院精神科或精神专科医院就诊,防止病情继续发展,甚至出现伤害

自己或宝宝的悲剧。

2. 产科医师更关注母胎的产前检查,往往忽略孕期情绪管理

此病例的发展与个人成长史、不孕症既往史、此次妊娠的坎坷过程,与生理、心理、社会因素都存在密切的关系。例如次孕妇产前没有做好当母亲的心理准备、对分娩的紧张恐惧、需要学习如何照顾婴儿、无法适应从二人小世界到"四大一小"大家庭的变化等,均对产妇产生较大的心理压力;在妊娠分娩的过程中,体内内分泌环境发生了很大变化,体内激素分泌水平出现骤变,比如临产前胎盘类醇的释放量达到最高值,患者表现出情绪愉快;分娩后胎盘类固醇的分泌突然减少,则患者表现出抑郁症状;另外每一位产妇都生活在家庭和社会中,孕期受到严密呵护,而产后在家庭的重要位置被新出世的孩子代替,心理产生巨大落差,特别是有些产妇因为怀孕失去了工作机会,又得不到家庭在物质和精神上的支持,有的产妇想生男孩(女孩)却生了女孩(男孩)等,均可能导致此病的发生。

除了以上因素外,产后抑郁还与产妇的年龄、民族、职业、文化程度、孕产期保健服务的质量等因素有关。随着现代医学的发展,生理因素方面的影响往往更容易消除,但心理和社会因素的影响却很难消除,成为产后抑郁的主要原因。

3. 产后访视工作不仅仅是母儿的生理病理变化,还要识别产妇的精神心理疾病

本病历在产后 30 余天已经出现严重的抑郁症,才到医院就诊,产后的访视工作不规范,没有及时发现产妇的情绪心理的改变,也没能做必要的健康教育。

产后访视的工作内容归纳有心理咨询、营养指导、卫生指导、健康宣教、母乳喂养技术等。产后访视一般安排在产后 1~10 天内进行,具体内容为:

（1）母亲和婴儿的查体:如子宫收缩、恶露和乳房情况,婴儿反应、心肺情况、黄疸情况等。

（2）评估产妇和婴儿的心理状况及家庭环境条件,列出存在和可能存在的问题。

（3）健康教育和技术指导,提供母乳喂养、新生儿抚触、洗澡等服务。通过以上工作,减少产妇因产后知识、技能匮乏而引起的焦虑与抑郁,增加其处理现实问题的能力。

健康教育对于 PPD 的预防、识别、转诊及干预等方面也非常重要,可以采取讲座、文字、电视、网络等多种方法及形式对大众、产妇及其家属、非精神科

医护人员进行 PPD 相关知识的宣传与教育。

4. PPD 的鉴别诊断

（1）产后情绪不良：产后心绪不良是一种短暂性的适应不良状态，发生率大约为 26%~85%，常在产后 7~10 天内发生，持续时间多为几天，一般不超过 10 天。常见症状为情绪不稳定、易哭泣、易激动、悲哀、焦虑、注意力不集中、失眠和食欲缺乏。产后心绪不良有自限性，对产妇的社会功能影响不大，通常并不需要特殊干预，但心理治疗是有益的。

（2）继发性抑郁障碍：脑器质性疾病、躯体疾病、某些药物和精神活性物质等均可引起抑郁情绪，被称为继发性抑郁障碍。与 PPD 的鉴别要点：①前者有明确的器质性疾病、某些药物或精神活性物质应用史，体格检查有阳性体征，实验室及物理检查有相应指标改变；②前者可出现意识障碍、记忆障碍及智能障碍，后者一般则无；③前者的症状随原发疾病病情的相应好转而好转；④前者既往无抑郁障碍的发作史，而后者可有类似的发作史。

（3）双相情感障碍：患者常表现为兴奋、话多、言语夸大、活动多、难以安静、精力旺盛、兴高采烈、易激惹、行为鲁莽、睡眠需求减少等，其表现与 PPD 患者相反。研究发现，首次抑郁发作的产后患者，有 15%~50% 的可能性为双相情感障碍。

（4）创伤后应激障碍：创伤后应激障碍常伴有抑郁情绪。与抑郁障碍的鉴别要点是：①前者发病必须存在严重的、灾难性的创伤性事件，如新生儿夭折、严重畸形或其他天灾人祸；而后者可以没有任何诱因，或只有一般性的生活事件。②前者对创伤性事件常有反复的闯入性回忆，警觉性增高，而后者通常没有此类表现。

（5）神经衰弱：轻度抑郁常有头晕、头痛、无力和失眠等主诉，易误诊为神经衰弱。神经衰弱的核心症状为易兴奋和易疲劳，情感以焦虑为主，不是情感低落，自知力良好，症状波动性大，求治心切，病前往往有明显引起大脑活动过度紧张等精神因素。

（三）相关探讨

1. 关于产后抑郁症的其他疗法

（1）物理疗法：最常用的物理疗法为改良电痉挛治疗（MECT）及重复经颅磁刺激（rTMS）。大量的临床证据证实，MECT 的有效率可高达 70%~90%。在某些 PPD 患者，如具有强烈自杀及伤害婴儿倾向时可作为首选治疗。

（2）其他疗法：其他如运动疗法、光疗、音乐治疗、饮食疗法等也被用来辅助 PPD 的治疗。与药物及心理治疗相比，这些治疗的可行性及可及性更好。

2. 产后抑郁症的管理

开展科学的分级管理，包括自我管理、家庭管理、社区管理、医院管理，是目前防止 PPD 发生与复发比较好的方法。对 PPD 的防治工作还仍然处于探索阶段，尚无成熟的系统管理模式。

3. 产科医师熟悉产后抑郁障碍的诊断步骤

临床上推荐对 PPD 的诊断采用两步法：

（1）第一步为量表筛查，可由经过相关培训的社区及产科医护人员完成。

常用心理评估量表有筛查量表：最常用的是爱丁堡孕产期抑郁量表（Edinburgh postnatal depression scale，EPDS），其次有产后抑郁筛查量表（PDSS）、医院焦虑抑郁量表（HADS）等。其他常用量表：如贝克抑郁量表（BDI）、抑郁自评量表（SDS）、患者健康问卷抑郁量表（PHQ-9）、汉密尔顿抑郁量表（HAMD）和蒙哥马利抑郁量表（MADRS）。

（2）第二步，采用临床定式检查或精神科会诊，做出符合相应诊断标准的临床诊断，应由精神科医师完成。

（蔡雁）

参考文献

1. 杨慧霞，狄文. 妇产科学. 国家卫生和计划生育委员会住院医师规范化培训规培教材. 北京：人民卫生出版社，2016：264-269
2. 杨宝峰. 药理学. 第 8 版. 北京：人民卫生出版社，2013：141-154
3. 江开达. 精神病学. 第 7 版. 北京：人民卫生出版社，2013：108-122
4. Caparros-Gonzalez RA，Romero-Gonzalez B，Strivens-Vilchez H，et al. Hair cortisol levels，psychological stress and psychopathological symptoms as predictors of postpartum depression. PLoS One，2017，12（8）：1-17
5. 丁辉，陈林，邸晓兰. 产后抑郁障碍防治指南的专家共识（基于产科和社区医师）. 中国妇产科临床杂志，2014，6：572-576

第六章

胎心异常、胎动异常

第一节 死 胎

| 病例 | 瘢痕子宫妊娠足月胎死宫内

一、病例简述

患者郭某某,女,42岁

主　　诉	停经9月余,胎动消失2天,不规律腹痛6小时。
现 病 史	患者平素月经规律,LMP:2016-6-1,EDC:2017-3-8,孕期未进行定期产检,1个月前仅行超声检查显示胎儿发育相当于孕晚期。孕期未行产前筛查及产前诊断,OGTT未检查。孕期偶有头晕无头疼,无胸闷憋喘,无视物不清。近半个月双下肢水肿。近2天,因未觉胎动,就诊于当地医院,发现胎死宫内,建议转入三级甲等医院。入院6小时前出现不规律腹痛,呈10~20s/8~20min,无阴道流血流液。孕期饮食睡眠可,二便正常。
孕 产 史	孕2产1,2004年因巨大儿于当地医院行剖宫产,剖娩一女活婴。
既 往 史	否认心脏病、糖尿病及高血压病史。
	2012年行阑尾切除术。
入院查体	一般查体:T:37.0℃,P:108次/分,BP:142/86mmHg,R:18次/分。神清语明,无贫血貌。心肺听诊未闻及异常,腹膨隆,腹软,下腹部可见纵行剖宫产瘢痕,愈合良,偶触及宫缩,强度弱,剖宫产瘢痕处压痛(−)。
	产科查体:宫高45cm,腹围118cm,胎心未及,先露儿头,胎头高浮。
	消毒内诊:外阴发育正常,阴道畅,宫颈质软,居中,消80%,宫口开大1cm,S⁻³。骨及软产道未见明显异常。
辅助检查	血糖(急诊)20.3mmol/L。
	彩超(2017-03-1):双顶径约10.2cm,头围约35.6cm,腹围约40.4cm,股骨长约7.3cm。胎盘厚度约3.3cm,羊水深度约3.5cm,羊水指数9。胎盘附着在子宫前壁,成熟度Ⅱ级。胎盘下缘

距宫颈内口大于 7.0cm。母体子宫前壁下段肌层厚约 0.2cm,但可见局部不连续。胎死宫内。

入院诊断
1. 胎死宫内
2. 瘢痕子宫妊娠(一次剖宫产术后)
3. 妊娠期糖尿病
4. 孕 2 产 1,妊娠 39 周,LOA
5. 巨大儿?
6. 高龄妊娠

诊疗经过　入院后给予降血糖治疗,完善动脉血气分析,因"巨大儿,分娩先兆,瘢痕子宫妊娠",结合患者宫颈条件,向孕妇及家属交待病情,建议剖宫取胎术,患者及家属了解相关风险并签署知情同意书,进行剖宫产术。

入院 4 小时后随机血糖 10mmol/L,患者于联合阻滞麻醉下进行了剖宫取胎术。

术中见前次子宫瘢痕愈合不良,有约 5cm×6cm 的肌层缺如,仅剩一层浆膜层覆盖,于切口上一横指切开子宫,娩出一死婴,男,台下称体重 4870g。

胎儿娩出后,子宫不收缩,给予按摩子宫,宫壁注射缩宫素,宫壁注射卡前列素氨丁三醇 250μg,给予手取胎盘后,子宫收缩仍差,同时行 B-Lynch 缝合术,留置腹腔引流一枚,术后第四天恢复良好,出院。

出院诊断
1. 胎死宫内
2. 瘢痕子宫妊娠(一次剖宫产术后)
3. 不全子宫破裂
4. 巨大儿
5. 孕 2 产 1,妊娠 39 周,LOA,剖娩一死婴
6. 高龄妊娠

二、病例解析

(一)诊治关键

1. 死胎分娩方式的选择

评估死胎后剖宫取胎术:胎死宫内发生后需尽快终止妊娠,妊娠方式与孕周,宫颈条件密切相关。对足月妊娠 VBAC 引产方式的系统评价,由于纳入文献较少尚未得出肯定结论。目前在足月妊娠的 VBAC 产妇中,采用的促宫颈成熟及引产方法主要包括:①机械性方法。Sarreau 等 151 例孕龄 >37 孕周、单胎妊娠、宫颈 Bishop 评分 <7 分、无胎膜早破、前次为子宫下段横切口的 VBAC 产妇安置宫颈管球囊(balloon catheter),注水量为 30~80ml,安置时间为 24 小时,VBAC 成功率为 53.7%。②缩宫素引产。缩宫素引产可以应用于 TOLAC 住院患者。但需要注意的是,缩宫素增加了子宫破裂的风险,这与缩宫素的使用剂量密切相关。瘢痕子宫妊娠引产过程中,若缩宫素使用剂量 >20mU/min(相当于将 2.5U 缩宫素溶于乳酸钠林格注射液 500ml 中,滴速为 60 滴/分),子宫破裂的风险约为自然发作分娩的 4 倍。③PG 制剂引产。ACOG 和 SOGC 均禁止使用 PGE1

制剂,如米索前列醇,认为其导致 VBAC 产妇子宫破裂的风险较高。但 SOGC 允许在特殊情况下使用 PGE2。

随着我国"二孩"政策的放开,高龄产妇的比例不断上升。患者和医护人员面临越来越多的瘢痕子宫再妊娠,本例患者既往在 2004 年于外院行剖宫产术,因胎动消失有不规律宫缩入院,提示患者有分娩先兆。入院后面临的主要问题为该患者适合何种分娩方式。不利于 VBAC 成功的因素包括:引产、肥胖(人体质量指数 >30kg/m²)、产妇年龄 >40 岁、巨大儿、距前次剖宫产术时间 <24 个月及妊娠期糖尿病等。结合患者本次妊娠的查体及辅助检查结果,患者高龄,巨大儿,未知切口的剖宫产,现分娩发动,本次分娩方式如选择阴式分娩的风险增加,易发生梗阻性难产,子宫破裂,产后出血等,为降低不良孕产妇结局,选择剖宫产术。剖宫产术中发现前次子宫瘢痕愈合差,先兆子宫破裂,还因胎儿巨大发生子宫收缩不良,给予 B-Lynch 缝合对症处理,最后愈合良好出院。

2. 死胎的常见因素分析

2015 年柳叶刀杂志上的一篇文章报道了导致

死胎的十大危险因素,包括胎儿宫内畸形、子痫前期、早产胎膜早破、前置胎盘、双胎妊娠、羊水减少、双胎输血综合征、宫颈机能不全、胎盘早剥和妊娠期合并症,并指出假如能在围产期提供及时的、高质量的管理和干预,那么将有约一半的死胎和新生儿死亡可以避免。

(1) 高龄:随着妊娠年龄的增加,全身血管硬化痉挛,发生妊娠期高血压疾病、糖尿病等病理妊娠、胎盘脐带异常、胎儿染色体异常、胎儿畸形及胎儿先天性疾病的风险均增加,这些风险的增加均可以导致胎儿宫内缺氧,最终导致死胎的发生。

(2) 母体疾病:妊娠女性中 7%~10% 患有妊娠期高血压疾病,可导致胎盘灌注不足及功能下降、胎儿生长受限、胎盘早剥等,从而导致死胎发生。孕前慢性高血压将死胎的风险增加 3 倍,妊娠期高血压疾病增加 30%,子痫前期增加 60%。其他慢性病,如慢性肾脏病、抗心磷脂综合征、系统性红斑狼疮等疾病可引起高血压或胎盘灌注不足,严重心脏病可使母体缺氧、胎盘血流下降,从而引起死胎发生。

(3) 既往有死胎病史:既往有死胎病史的孕妇再次妊娠发生死胎的风险增加 2~10 倍。多胎妊娠、妊娠间隔过短(<18 个月)时死胎风险增加。

(4) 感染:包括细菌、病毒、弓形虫和梅毒等。病毒感染包括巨细胞病毒、风疹病毒、疱疹病毒、水痘-带状疱疹病毒、微小病毒 B19 等。感染可导致严重母体疾病和胎盘感染,胎儿窘迫或先天畸形引起死胎。

(5) 胎盘和脐带异常:包括母胎输血、胎盘异常(包括胎盘血管前置和胎盘早剥)、脐带异常(包括脐带帆状附着、脐带脱垂、脐带真结、脐带缠绕)和多胎妊娠胎盘异常(包括双胎输血综合征和双胎反向动脉灌注序列等)。

(6) 胎儿疾病:包括细胞遗传学异常如 21- 三体综合征、Turner 综合征等,以及胎儿中枢神经发育缺陷等。

3. 死胎的预防

临床上死胎发生前后常有迹可循:首先出现胎动增多再减少,之后孕妇常会感觉胎动消失,子宫不再继续增大,体重下降,乳房胀感消失。腹部检查发现宫高与停经月份不相符,无胎动和胎心音。彩超发现无胎心搏动、颅骨变形、皮肤水肿、羊水少以及各器官变形图像模糊等。

胎动计数是通过孕妇自测评估胎儿宫内情况最简单有效的方法。正常孕妇在 16~20 周感觉到胎动。随着孕周增加,胎动逐渐由弱变强,至妊娠足月,因为羊水量和空间的减少,胎动逐渐减弱。一般胎动计数 ≥3 次 / 小时 为正常,<3 次 / 小时或减少 50% 者提示胎儿可能存在宫内缺氧。日本的一项研究共纳入 66 682 次分娩,其中有 188 例死胎,回顾性调查发现有 66 例死胎的孕妇感到了胎动减少,感知率为 35%(66/188),其中只有 7 例孕妇在感知胎动减少后进行了及时就诊。因此,对孕妇进行充分的宣教和指导(比如恰当的胎动计数方法),能减少不良妊娠结局的发生。

彩色多普勒超声是临床上无创性诊断胎儿宫内缺氧,预测胎儿死亡的主要检查方法。目前,彩色多普勒超声通过测量子宫动脉血流、胎儿血流动力学指数如脐动脉、大脑中动脉、静脉导管、肾动脉、腹内脐静脉等来反映胎儿各个器官的异常;有学者也使用上述指标联合预测胎儿预后,如脑-胎盘血流比率等。

(1) 孕妇子宫动脉血流动力学监测:在妊娠 14~16 周后,因胎儿生长发育的需要,子宫动脉"血管重铸",高阻力的血流逐渐变成低阻力并有非常丰富的舒张期血流,收缩期峰值血流速度 / 舒张期最小血流速度(S/D)、子宫动脉阻力指数(RI)及搏动指数(PI)值均随之降低。早期妊娠子宫动脉的 RI 值与死胎有相关性,子宫动脉 RI 值增高导致胎盘血流灌注不足,组织缺血缺氧,进而导致胎儿缺血缺氧、胎儿生长受限及死胎的发生;且妊娠中期子宫动脉 PI 对识别与早期子痫前期、胎盘早剥、SGA 相关的死胎有意义。

(2) 胎儿血流动力学监测:胎儿脐动脉 S/D 值、胎儿大脑中动脉(MCA)、静脉导管血流频谱和腹内脐静脉血流的异常,或联合多项血流动力学指标评估及预测胎儿预后,如使用脑-胎盘比率(CPR)即大脑中动脉 PI/ 脐动脉 PI。

电子胎心监护:电子胎心监护是孕期管理的重要措施之一。胎心监护能够连续观察胎心率的动态变化,也可反映胎心与胎动及宫缩的关系。现已在临床广泛应用于评估胎儿宫内安危情况。一般在妊娠 32 周开始对孕妇进行胎心监护。对于有多种合并症,尤其是极为复杂高危的孕妇,产前监护可开始于终止妊娠胎儿可存活的最早的孕周。

产前诊断。临床处理发生死胎的孕妇,应建议进行以下检测来预防死胎的再次发生:①胎儿病理解剖：约30%的病例可通过病理解剖发现死胎原因，若拒绝病理解剖，还可进行以下检查，包括围产病理学医师进行外观检查、相片采集、X线摄片、超声、磁共振（MRI）、组织细胞采集。②胎儿染色体核型分析：约8%的死胎病例存在染色体异常。③胎盘检查：约30%的死胎病例中存在胎盘异常，应进行包括病毒或者细菌感染的检查，并与病理医师讨论现有检查项目。④产后夫妻双方检查：梅毒、双方染色体核型分析＋基因拷贝数变异（CNV）、自身免疫抗体以及其他内外科疾病等。因此，对具有不良孕产史的患者提供必要的产前诊断和咨询有预防死胎发生的作用。

适时分娩：分娩是预防死胎发生的有效措施，需要平衡继续妊娠存在的死胎风险和分娩带来的新生儿死亡风险选择合适的分娩时机。

4. 剖宫产手术前酮症酸中毒的识别

本病例对这急诊患者在判断分娩方式的同时，更看重患者妊娠合并症的治疗，在产科病情允许的情况下，尽量降低手术刺激导致血糖波动进一步加重病情，导致围术期风险增高。本例救治的成功，取决于术前降血糖治疗及剖宫产术中对子宫收缩乏力有效的对症治疗。

该患者孕期未系统产检，高龄，急诊来诊时我们可能侧重于关注血压问题，易忽略对血糖的检测，尤其是患者生命指征平稳，没有不适主诉时。针对于每个孕妇，产科医师应将血糖，血压以及心电图作为住院的常规项目，以免遗漏合并症的发生。

妊娠晚期胎死宫内，比较常见的三种原因是：未控制的高血糖、脐带因素和胎盘早剥。高血糖导致的胎死宫内常见是明显的胎动减少、减弱，且有些患者大多腹壁脂肪肥厚，感觉胎动困难而忽视胎动的变化。脐带因素导致的常见有明显的胎动增多及加剧的过程，后又胎动减少或消失，患者不能及时就医，到明确胎动没有的时候才来就医。胎盘早剥导致的胎死宫内常见于有高血压、腹部受创、仰卧位、胎膜早破或不明原因，常伴有腹胀、腹痛、见红等母体不适，彩超能发现胎盘厚度增加。

（二）误诊误治防范

胎死宫内后超声的必要性

患者已于当地医院彩超提示胎死宫内，为何转诊以后仍要复查彩超呢？主要因为患者在转诊的过程中，可能病情发生了变化，再次复查彩超需与子宫破裂、胎盘早剥相鉴别，并进一步明确是否确实已胎死宫内。如果患者转诊时合并低血压甚至休克的体征，则需尽快地抢救生命，加强救治力度。

此外，该例病人再次复查超声了解子宫下段肌层厚薄，是否有连续性，胎盘与原切口关系均很有意义。

（三）相关探讨

剖宫产术后再次分娩的引产方式

随着二胎政策的放开，剖宫产术后妊娠的患者增多。中华医学会妇产科分会产科学组于2014年发布的关于引产的指南中，将延期妊娠、妊娠合并高血压疾病、母体合并严重疾病需要提前终止妊娠、胎儿及其附属物因素等作为引产的主要适应证，但指南中并未对VBAC引产的适应证做出特别说明；基于引产可能导致的不良结局，该指南还将古典式剖宫产、未知切口的剖宫产、穿透子宫内膜的肌瘤剔除术及子宫破裂史等作为引产的绝对禁忌证。ACOG、SOGC及RCOG等关于VBAC的指南，虽未对引产适应证做出特别说明，但均强调了基于引产可能带来的不良后果，需要把握严格的指征。

（崔红）

参考文献

1. Lausman A，Kingdom J，Maternal Fetal Medicine Committee，et al.Intrauterine growth restriction：screening，diagnosis，and management.J ObstetGynecol，2013，35（8）：741-757

2. Morales-Roselló J，Khalil A，Morlando M，et al.Changes in fetal doppler indices as a marker of failure to reach growth potential at term.Ultrasound ObstetGynecol，2014，43（3）：303-310

3. Bakalis S，Akolekar R，Gallo DM，et al.Umbilical and fetal middle cerebral artery Doppler at 30-34 weeks' gestation in the prediction of adverse perinatal outcome.Ultrasound ObstetGynecol，2015，45（4）：409-420

4. 邓钦尹，漆洪波.死胎的规范定义和相关登记程序.中国实用妇科与产科杂志，2015，31（10）：925-926

第二节　胎儿窘迫、胎心监护异常

│ 病例 │ 胎儿窘迫、胎心监护异常

一、病例简述

患者李某某,女,36岁

主　　诉	停经8个月,产检发现胎心监护异常2小时。
现 病 史	患者平素月经规律,LMP:2016-9-5,EDC:2017-6-12,停经50天,于外院行B超检查提示:宫内妊娠,可见胎心胎芽,与孕周相符。孕期进行定期产检,孕期行无创DNA检查低风险,OGTT检查无异常。孕期无头晕无头疼,无胸闷憋喘,无视物不清。现因孕晚期,转卡到三级甲等医院例行产检,常规行胎心监护,无反应型,复查后仍无明显好转,建议住院观察来诊。未觉胎动异常,无腹痛及流血,孕期饮食睡眠可,二便正常。
孕 产 史	孕2产0,2014年因计划外妊娠行人工流产一次。
既 往 史	否认药物,食物过敏史,否认心脏病、糖尿病及高血压病史。 无外伤及输血史。
入院查体	一般查体:T:36.8℃,P:102次/分,BP:122/66mmHg,R:18次/分。神清语明,无贫血貌。心肺听诊未闻及异常,腹膨隆,腹软,未触及宫缩。 产科查体:宫高30cm,腹围98cm,胎心率130次/分,先露儿头。 消毒内诊:外阴发育正常,阴道畅,宫颈质硬,居中,未消未开,S⁻³。无阴道流血,骨及软产道未见明显异常
辅助检查	血糖(急诊)5.3mmol/L(餐后3小时)。 彩超(2017-04-24):双顶径约8.0cm,头围约30.6cm,腹围约29.8cm,股骨长约6.0cm。胎盘厚度约3.0cm。胎儿颈部可见"U"形压迹,羊水深度约3.0cm,羊水指数12。胎盘附着在子宫前壁,成熟度Ⅱ级。胎盘下缘距宫颈内口大于7.0cm。
入院诊断	1. 胎儿窘迫? 2. 孕2产0,妊娠33周,LOA 3. 高龄妊娠
诊疗经过	入院后给予间断吸氧,完善肝肾功,血常规,凝血功能等常规入院生化检查,再次复查胎心监护,于病房B超下完善了胎儿生物物理项评分,嘱患者计数12小时胎动。 胎心监护结果提示无反应型,基线变异正常。结合患者目前情况,向孕妇及家属交待病情,暂时住院观察。 入院后计数胎动2~3次/小时,给予促胎肺成熟治疗,每日检测胎心监护,住院第2天,14:00行胎心监护时,发现胎心细变异减少,仍无反应型。并自诉今天未觉明显胎动,行胎儿生物物理项评分为6分,B超提示胎儿脐带血流间断消失。向患者及家属交待病情,立即行急诊剖宫产术。 术中剖娩一女活婴,体重2160g,Apgar评分为6~9分,转入儿科病房进一步治疗。探查见脐带真结,脐带绕颈2周,羊水正常。胎盘无异常。 胎儿娩出后,常规缝合子宫,术后第四天恢复良好,出院。

出院诊断　1. 脐带真结
　　　　　　2. 孕 2 产 1,妊娠 33 周,LOA,剖娩一活婴
　　　　　　3. 早产儿
　　　　　　4. 新生儿窒息
　　　　　　5. 高龄妊娠
　　　　　　6. 脐带绕颈 2 周

二、病例解析

(一)诊治关键

1. 胎儿窘迫的诊断

胎儿在宫内有缺氧征象,危及胎儿健康和生命,称为胎儿窘迫,是一种综合症状。胎儿窘迫常发生于孕晚期及分娩期。在孕晚期出现的常见原因:胎盘因素例如胎盘早剥或前置血管破裂,前置胎盘出血。脐带因素例如脐带缠绕,脐带真结及脐带受压。母体因素例如子痫前期、肾病、糖尿病、重度贫血和心力衰竭等。

诊断胎儿窘迫时,患者大多数会有胎动减少或增加,也有少数是以临床发现胎心异常为主。胎心监护提示为无反应型,或产程中提示为Ⅲ类胎心监护,提示胎儿窘迫。连续描述孕妇胎心率 20~40 分钟,正常胎心率基线为 110~160 次 / 分。若胎动时胎心率加速不明显,基线变异率 <3 次 / 分,或出现频繁的减速,提示存在胎儿窘迫。

B 超进行胎儿血流检查,最常见的是胎儿脐动脉血流监测,联合多血流动力学指标评估及预测胎儿预后,如使用脑 - 胎盘比率(CPR)即大脑中动脉 PI/ 脐动脉 PI。研究结果进一步提出,当子宫动脉 PI>1.5MoM 值、CPR<0.7MoM 值时通常会发生短期内死胎或者新生儿预后不良;Khalil 等学者认为 CPR 降低提示胎盘血流灌注不足及血管内皮等组织的损伤,故可作为一种独立预测死胎的指标。但是,也有学者认为 CPR 对预测妊娠 34 周前的胎儿不良妊娠结局有意义,但不能预测足月妊娠的不良结局。

2. 早产胎儿窘迫的终止妊娠时机

(1)慢性胎儿窘迫:应针对病因,视孕周、胎儿成熟度和窘迫的严重程度决定处理。

1)能定期作产前检查者,估计胎儿情况尚可,应使孕妇多取侧卧位休息,争取胎盘供血改善,延长孕周数。

2)情况难以改善,接近足月妊娠,估计在娩出后胎儿生存机会极大者,可考虑行剖宫产。

3)距离足月妊娠越远,胎儿娩出后生存可能性越小,应将情况向家属说明,尽量保守治疗以期延长孕周数。实际胎儿胎盘功能不佳者,胎儿发育必然受到影响,所以预后较差。

(2)急性胎儿窘迫

1)宫口开全,胎先露部已达坐骨棘平面以下 3cm 者,应尽快助产经阴道娩出胎儿。

2)宫颈尚未完全扩张,胎儿窘迫情况不严重,可予吸氧(面罩供氧),通过提高母体血氧含量,以改善胎儿血氧供应。同时嘱产妇左侧卧位,观察 10 分钟,若胎心率变为正常,可继续观察。若因使用催产素宫缩过强造成胎心率异常减缓者,应立即停止滴注,继续观察是否能转为正常。病情紧迫或经上述处理无效者,应立即行剖宫产结束分娩。

3. 胎儿窘迫的监测

B 超进行胎儿血流检查,最常见的是胎儿脐动脉血流监测,出现动脉血流助力增加,S/D 值增高,或舒张期血流消失及反向,提示胎儿窘迫。胎儿大脑对缺氧最为敏感,而大脑中动脉是大脑半球血液供应最丰富的血管,胎儿窘迫时周围血管收缩,阻力增加,脑血管代偿性扩张,阻力降低,血流量增加,以保证大脑血液供应,称"脑保护效应",预测胎儿宫内缺氧有重要的临床价值。

静脉导管起源于脐 - 门静脉窦,是连接腹腔内脐静脉和下腔 静脉的一支小静脉,终止于下腔静脉入右心房处,直接反映胎儿右心房的压力,在保证胎儿脑组织 和心肌供血供氧方面发挥重要作用;故静脉导管血流参数多反映胎儿右心功能。 有学者提出,静脉导管血流频谱是反映胎儿宫内状况良好及预测胎儿出生后存活率的重要指标。Carvalho 等的研究发现,静脉导管分流率增加反映了胎儿宫内氧供状态较差,当胎儿静脉导管多普勒收缩期血流信号消失或者出现反向的 血流信号,则 1 周内发生死胎的风险明显增加,预测 1 周后胎死宫内的特异度可达 80%,而敏感度可高达 100%。

腹内脐静脉是给胎儿输送氧气和营养物质的主要通道。Morales-Roselló 等研究发现,当胎儿宫

内缺氧致心功能不全发生右心衰竭时,胎儿腹内脐静脉出现搏动征象,多预示着胎儿缺血缺氧已导致不可逆的损伤;但其预测死胎的弊端亦如静脉导管,不能预测早期缺氧及其危害。

(二)误诊误治防范

慢性胎儿窘迫需与胎儿处于睡眠周期相鉴别;行胎心监测时,可以给予适量的声音刺激,推动胎儿,增加孕妇活动,适当延长胎心监护时间等措施,来进一步鉴别是否存在胎心监护无反应型。有时孕妇低血糖也能导致严重的胎心减慢,仰卧位低血压也能导致胎心减慢,立即纠正后,胎心能马上恢复正常。

急性胎儿窘迫需与胎动剧烈相鉴别。胎动是否异常是胎儿窘迫的前提条件,如胎动的规律无变化,可能与胎动剧烈有关,为胎儿的个体差异,不是胎儿缺氧的表现。且剧烈胎动时,细变异良好。

(三)相关探讨

胎儿窘迫的预防,我们提倡对高危孕妇进行孕期的子宫的血流监测。在妊娠14~16周后,因胎儿生长发育的需要,子宫动脉"血管重铸",高阻力的血流逐渐变成低阻力并有非常丰富的舒张期血流,收缩期峰值血流速度/舒张期最小血流速度(S/D)、子宫动脉阻力指数(RI)及搏动指数(PI)值均随之降低。正常妊娠晚期,子宫动脉阻力降低,RI、PI均下降。当胎盘状态异常时(如胎盘浅着床等),子宫"血管重铸"障碍,进而导致子宫动脉阻力增高、胎盘供血不足,组织受损发生缺血缺氧性改变,引发妊娠期高血压疾病、继发性胎儿生长受限、胎儿窘迫、死胎等一系列病理变化。

(崔红)

参考文献

1. Fraser R, Whitley GS, Johnstone AP, et al. Impaired decidual natural killer cell regulation of vascular remodelling in early human pregnancies with high uterine artery resistance. J Pathol, 2012, 228(3):322-332

2. Gómez O, Figueras F, Fernández S, et al. Reference ranges for uterine artery mean pulsatility index at 11-41 weeks of gestation. Ultrasound Obstet Gynecol, 2008, 32(2):128-132

3. Chien PF, Arnott N, Gordon A, et al. How useful is uterine artery Doppler flow velocimetry in the prediction of preeclampsia, intrauterine growth retardation and perinatal death? An overview. BJOG, 2000, 107(2):196-208

第七章

呕吐、头痛

第一节　妊娠剧吐(离子紊乱)

| 病例 | 停经11周，恶心呕吐3天，加重1天

一、病例简述

患者王某某,女,35岁

主 诉	停经11周,恶心呕吐3天,加重1天。
现 病 史	患者平素月经规律,LMP:2016-2-12,EDC:2016-11-18。患者近3天无明显诱因出现恶心呕吐,呕吐物为胃内容物,无发热,无头痛头晕,无胸闷心慌,无腹痛腹胀,无阴道流血,今日呕吐较前频繁,无法进食,来我院就诊。患者1个月前曾因"妊娠剧吐"于我科住院治疗,1周后痊愈出院。孕期饮食睡眠差,小便量少,大便正常。
孕 产 史	孕1产0。
既 往 史	否认心脏病、糖尿病及高血压病史。否认甲亢病史。否认肝炎、结核等传染病。否认手术外伤史。否认药物过敏史。
入院查体	一般查体:T:36.8℃,P:105次/分,BP:124/76mmHg,R:18次/分。神清语明,无贫血貌,呈脱水貌。心肺听诊未闻及异常,腹部平坦,软,无压痛,无反跳痛及肌紧张。未触及明显包块。移动性浊音(−)。听诊肠鸣音正常。 内诊:未查。
辅助检查	彩超:子宫大小:9.5cm×9cm大小,宫腔内见胎儿头臀长约4.5cm,可见胎心搏动。提示:宫内早孕,单胎。 尿常规:酮体4+。血钾:2.8mmol/L。血气分析:pH 7.29,BE-7.3mmol/L,HCO_3^- 18mmol/L。肝肾功:AST 135U/L,ALT 98U/L。心电图提示:窦性心动过速。
入院诊断	1. 妊娠剧吐 2. 低钾血症

3. 代谢性酸中毒

4. 高龄初产

诊疗经过 入院后完善相关检查化验,行静脉补液、补钾、止吐治疗。每天复查尿常规、血离子、血气分析,3天复查肝肾功能。监测尿量。

治疗3天后,患者病情明显好转,能自行进食,减少补液量。复查尿酮体转为阴性,血钾:3.6mmol/L。血气分析:pH 7.34,BE-2.3mmol/L,,HCO$_3^-$ 22mmol/L。肝肾功能:AST 99U/L,ALT 70U/L。

继续治疗1天后,患者出现精神萎靡、淡漠、言语紊乱、站立及步行不稳、近事遗忘等表现,考虑并发 Wernicke-Korsakoff 综合征,虽行头颅 MRI 检查无异常发现,仍立即将维生素 B$_1$ 改为每天500mg,患者及家属坚决拒绝终止妊娠,告知风险,严密观察,静滴5天后,患者症状消失,维生素 B$_1$ 改为每天100mg静滴维持。

2天后患者自行进食,生命体征平稳,精神佳,复查尿酮体阴性,血钾4.0mmol/L,血气分析、肝肾功均为正常。出院观察。

出院诊断 1. 妊娠剧吐

2. 低钾血症

3. 代谢性酸中毒

4. Wernicke-Korsakoff 综合征

二、病例解析

(一)诊治关键

1. 孕妇恶心呕吐出现的时间及变化规律

由于尚无公认的定义,因此妊娠期恶心呕吐及妊娠剧吐的诊断是基于典型临床表现却无法由其他疾病解释的排除性临床诊断。妊娠期恶心呕吐多始于孕4周,孕9周时最严重;69%的孕妇孕12周后症状自行缓解,90%的孕妇孕20周后缓解,仅约10%的孕妇在整个妊娠期持续恶心呕吐。基于以上特点,妊娠期恶心呕吐诊断时需特别注意孕妇恶心呕吐出现的时间及变化规律。中国和美国2015年的指南都指出,几乎所有的妊娠期恶心呕吐均出现在孕9周前,而英国指南则强调仅在妊娠期前3个月内出现且排除其他原因引起的恶心和呕吐时才能诊断为妊娠期恶心呕吐。妊娠剧吐是妊娠期恶心呕吐的最严重阶段,尽管各国指南都对其相当重视,但其诊断标准仍不统一。中国指南中较模糊地将其描述为妊娠早期孕妇出现严重持续的恶心、呕吐引起脱水、酮症甚至酸中毒,需住院治疗。美国指南中认为,其最常见的诊断标准是与其他原因无关的持续性呕吐,急性饥饿指标呈阳性(通常为酮尿),体重下降超过孕前体重的5%,可能伴有电解质、甲状腺和肝脏功能等异常。英国指南则明确指出,妊娠期恶心呕吐延长且伴有体重下降超过孕前体重的5%、脱水及电解质紊乱三联症时即可诊断为妊娠剧吐。

加拿大指南中仅提及目前缺乏广泛接受的妊娠剧吐定义及诊断标准。

由于妊娠期恶心呕吐及妊娠剧吐是排除性诊断,因此其鉴别诊断显得更为重要,尤其对于在孕9周后才出现症状者。诊断时应详细询问病史,排除可能导致恶心呕吐的其他疾病,如胃肠道疾病、泌尿系统疾病、生殖道疾病、代谢性疾病、神经失调、妊娠相关疾病(妊娠急性脂肪肝、子痫前期)及其他(药物中毒)等。

在决定治疗之前,临床医师应该清楚患者的病史特点,提供妊娠期恶心呕吐和妊娠剧吐的评估和诊断所需的检查。

本例患者自妊娠7周起反复出现恶心呕吐,且逐渐加重,入院时已不能进食、脱水明显,辅以肝炎病毒标志物、血尿淀粉酶、脂肪酶、血糖、尿常规、甲状腺功能等检测,初步排除其他疾病诊断。

2. 病情严重程度的评估

妊娠期恶心呕吐,是妊娠早期的常见症状,不仅影响着孕妇的生活质量,同时也威胁着母胎安全,甚至导致妊娠终止。妊娠剧吐是妊娠期恶心呕吐的最严重阶段,常引起脱水、电解质紊乱、酮症甚至酸中毒等。

妊娠期恶心呕吐的严重程度可用相关评分量表进行评分及分度,目前较广泛使用的是恶心呕吐妊娠专用量化表(pregnancy-unique quantification of emesis,PUQE)。加拿大指南指出,可用此类量表监测疾病的进程及治疗。英国指南也强调，可以用PUQE量表评分将妊娠期恶心呕吐分为轻、中、重度，并用于追踪其治疗的疗效。美国指南中也常根据PUQE评分作为患者治疗方案选择的重要依据。但是美国指南则认为，类似的评分分类系统意义有限。因为与评分分度相比，孕妇自我感觉症状的严重程度、治疗的欲望以及治疗对其胎儿的潜在影响等对治疗决策制定的影响更大。中国的指南中未提及相关的评分及分级标准。美国指南推荐妊娠期恶心呕吐应尽早治疗，且任何程度的妊娠期恶心呕吐均应积极治疗，以防发展为妊娠剧吐。临床上也发现妊娠期恶心呕吐与妊娠剧吐的严重程度常与治疗的难易直接相关，因此越来越多的研究认为妊娠期恶心呕吐应早诊断早治疗。

中国指南指出，对于持续性呕吐并酮症的妊娠剧吐孕妇需住院治疗。美国指南提出的住院治疗指征是持续呕吐，不耐受进食进饮，且门诊治疗无效。英国指南认为，对于严重的妊娠期恶心呕吐患者应给予日间住院治疗；对于出现以下情况之一者，应考虑住院治疗：持续恶心呕吐，且口服止吐药无效；口服止吐药后，仍持续恶心呕吐且伴有酮症和（或）体重减轻（大于孕前体重的5%）；确诊或疑似存在合并症（如尿路感染，且不能耐受口服抗生素）。需特别注意的是，各国指南住院治疗指征的差异与该国的分级诊疗制度等密切相关，仅供借鉴参考。

本例患者呕吐频繁，不能进食，明显脱水貌，精神萎靡，体重减轻，辅助检查多项结果异常，血气分析结果提示明显酸中毒，血离子检查提示存在明显的低钾和低钠，该患者属于重度的妊娠剧吐。一经诊断，立即将其收入院，按诊疗指南进行治疗。

3. 对症支持治疗的安全性、有效性

（1）非药物治疗

1）尽管关于生活及饮食方式改变治疗妊娠恶心呕吐有效性的证据有限，但是指南多推荐采用。推荐的内容大同小异，主要有注意休息，避免接触易诱发呕吐的各种刺激，少食多餐，进食高蛋白食物，避免辛辣油腻食物等。但加拿大指南则认为，应告知并鼓励孕妇，只要食物对妊娠的安全性无影响，就可以"想吃啥吃啥"。重视心理疏导，了解患者的思想情绪，解除其顾虑，增强其战胜疾病的信心，注意其精神状态的变化。

2）停止服用铁剂或含铁维生素，换以叶酸或含铁量低的儿童或成人维生素。

3）虽然中国指南中尚未提及，但美、英、加三大指南中均推荐姜用于妊娠期恶心呕吐的治疗。

4）尽管美国指南认为，目前尚缺乏有效的循证医学证据，但是英国及加拿大的指南均认为（P6位点或内关穴）穴位按压及针灸等是安全有效的。遗憾的是，中国指南未予说明。

5）美国指南提及有催眠疗法治疗妊娠期恶心呕吐的成功案例，但英国指南明确指出不推荐将催眠治疗用于妊娠期恶心呕吐及妊娠剧吐的治疗。

（2）止吐药物治疗

1）维生素 B_6：研究表明，维生素 B_6 在早孕期治疗妊娠期恶心呕吐是安全有效的。中国、美国及加拿大的指南中均推荐其为一线用药。但是英国指南中不推荐维生素 B_6 用于妊娠期恶心呕吐和妊娠剧吐的治疗，不过其引用证据较旧，且与大部分研究结论不符。

2）甲氧氯普胺（胃复安）：已有大样本研究证实，甲氧氯普胺在早孕期使用的安全性，但其可能导致锥体外系反应等不良反应，因此建议将其作为二线用药。

3）昂丹司琼：鉴于其在化疗止吐中的有效性，越来越多的研究将其应用于妊娠期恶心呕吐的治疗。尽管其可能对胎儿有致畸性，但目前证据多表明其在早孕期使用时安全的，或其绝对风险很低。但需注意的是，其有增加心脏 QT 间期延长引发尖端扭转型室性心动过速的潜在风险。有 QT 间期延长、心功能衰竭、低钾血症、低镁血症个人及家族史的患者在使用时，应监测电解质及心电图。英国指南将其列为二线用药，而加拿大指南则认为在其他止吐方案治疗失败后可选择使用。

4）异丙嗪：异丙嗪是吩噻嗪类的经典药物。研究认为，其治疗妊娠期恶心呕吐是安全有效的。四大指南中均有推荐，英国指南将其列为一线用药。使用时需注意其锥体外系反应等不良反应，一旦出现需立即停药。此外，其在妊娠晚期持续使用可致新生儿发生戒断效应和锥体外系反应。

5）糖皮质激素：研究表明，甲基强的松龙可缓解妊娠剧吐的症状，但其早孕期使用与胎儿的唇裂相关。美国指南中明确指出其仅能作为妊娠期恶心呕吐治疗的最后杀手锏。英国指南中将其列为三线用药，仅当标准方案治疗失败后才慎重使用。加拿大指南中也指出早孕期应避免使用，仅限于顽固性呕吐者。

综上，用于妊娠期恶心呕吐及妊娠剧吐治疗的止吐药物种类较多,药物的安全性仍是使用的主要顾虑。中国及加拿大指南均同时给出了止吐药物选择的用药流程。流程均建议首选维生素 B₆,治疗无效时再加苯海拉明,如仍无效则再根据患者有无脱水选择进一步的止吐及补液治疗。该流程对妊娠期恶心呕吐的治疗有一定的指导价值,但也可能由于药物缺乏或医患顾虑等而导致应用困难。不同的是,英国指南根据治疗时不同止吐药物选择的优先顺序将其分为了三线药物。 一线用药有赛克利嗪(cyclizine)、丙氯拉嗪(prochlorperazine)、异丙嗪及氯丙嗪;二线用药有甲氧氯普胺、多潘立酮、昂丹司琼;三线用药为糖皮质激素。 治疗时临床医师应首选自己熟悉的药物。如果一类药物治疗无效,应选择不同类别的药物;单一药物无效时,应联合不同的药物。 以此原则选择治疗方案,似乎更加灵活便捷。

(3) 肠内或肠外营养:不能耐受口服补液或出现脱水体征者,需静脉补液治疗。目前尚无公认的最佳补液方案,美、加 及英的指南中均未给出具体的补液方案。中国指南中给出的补液建议:①每天静脉滴注葡萄糖液、葡萄糖盐水、生理盐水及平衡液共 3000ml 左右,其中加维生素 B₆ 100mg、维生素 B₁ 100mg、维生素 C 2~3g,连续输液至少 3 天(视呕吐缓解程度和进食情况而定),维持每天尿量 1000ml;②一般补钾 3~4g/d,严重低钾血症时可补钾至 6~8g/d。

中国指南指出,常规治疗无效,不能维持正常体质量者可考虑鼻胃管肠内营养。美国指南认为,肠内管饲(胃或十二指肠)是该类患者营养支持的一线治疗方案。肠外静脉营养由于其潜在的母亲严重并发症,只能在其他治疗无效时作为最后的支持治疗。鉴于外周静脉植入中心静脉导管(perpetually inserted central catheters,PICC) 的相关并发症较显著,并对母亲具有潜在风险,故不应作为常规治疗手段,而仅在病情极其严重且有必要时使用。

综上考虑,结合既往经验,我们亦认为肠内营养治疗效果最明显,所以该患者只要能进食,我们就鼓励其及早进食,并选择自己喜欢的食物和饮料,一方面减少肠外营养输入量,最主要的是孕妇恢复迅速,血离子和血气以及尿酮体很快正常。对其他妊娠剧吐患者也采用同样措施,尽量避免禁食水,均取得了不错的效果。

(4) 其他特殊情况的治疗:为防止发生 Wernicke 脑病,对呕吐延长的患者应补充维生素 B₁(口服或静脉给药均可),特别是在接受右旋糖和肠外营养

之前。英国指南提到对于进行静脉输液的患者每天应检查血尿电解质。诊断为胃 - 食管反流性疾病、食管炎及胃炎的患者,组胺 H 受体阻断药或 PPI 抑制药是安全有效的。此外,英国指南中尚提到,确诊妊娠剧吐的患者应接受低分子肝素来预防血栓的形成,除非存在有如活动性出血等特殊禁忌。但其他三大指南中均未提及需预防静脉血栓。

60%~70% 的妊娠剧吐孕妇可出现短暂的甲状腺功能亢进,表现为促甲状腺激素水平的下降或游离 T4 水平升高,但均常为暂时性。对于无原发性甲状腺疾病的证据[如甲状腺肿和(或)甲状腺自身抗体]时,不应治疗甲亢,在孕 20 周复查时,通常会恢复正常。实际上,原发性甲亢患者很少出现呕吐。

本例患者,呕吐频繁,不能进食,年龄稍大,我们首先每天对其进行心理疏导,了解患者的思想情绪,解除其对自身高龄妊娠的顾虑,使其了解恶心呕吐为妊娠正常生理过程,使其对战胜早孕期间妊娠剧吐充满信心。其次对其进行止吐补液对症治疗。每天充分静脉补充营养,具体用法用量:葡萄糖、乳酸林格液、氨基酸、脂肪乳共计 3000ml,其中加入维生素 B₆ 100mg、维生素 B₁ 100mg、维生素 C 2.5g,根据入院检查血离子回报,血钾 2.8mmol/L,严重低钾血症,液体中加入钾 7g,静滴 2 天后其精神状态明显好转,呕吐次数减少,开始积极配合治疗。同时,鼓励患者主动进食,结合上述四国指南,并从患者实际情况出发,鼓励其"想吃啥吃啥",逐渐减少补液量,直到最后恢复正常饮食,停止补液。本例患者夜间呕吐频繁,不能很好休息,影响其情绪及治疗效果,我们结合指南,并充分考虑了药物对宫内胎儿的安全性,我们给予其每天静脉补液中加入维生素 B₆ 100mg,睡前肌注甲氧氯普胺 10mg,酌情静脉用奥美拉唑(质子泵抑制剂)40mg,用药后,患者呕吐次数明显减少,能够很好入睡,精神状态得到明显改善。追踪随访,患者现已分娩,目前未发现新生儿畸形。

4. 治疗过程中的监测

(1) 根据各国指南推荐,治疗过程中应注意患者生命体征(体温、心率、呼吸、血压等),留意患者精神状态的改变。

(2) 补液治疗过程中注意监测尿量,定期复查酮体、血离子、血气分析及肝肾功能等。

(3) 特别是补钾时注意观察尿量,同时监测血清钾水平和心电图。低钾或高钾血症,如未及时发现、及时治疗,可能引起心脏停搏,危及生命。

本例患者诊治成功的关键在于持续监测,发现酮体、血气分析、血钾等改变后立即调整用药,避免了酸中毒和低钾血症的加重及高钾血症的发生。

5. 治疗过程中 Wernicke-Korsakoff 综合征的识别

Wernicke-Korsakoff 综合征:是由维生素 B_1 缺乏引起的中枢神经系统疾病,包括 Wernicke 脑病和 Korsakoff 精神病。两者的临床表现不同而发病机制与病理变化相同,是同一病程中的先后两个阶段。

Wernicke 脑病以眼部症状(眼球震颤、眼肌麻痹表现为眼球活动、凝视、会聚障碍,瞳孔异常,视力减退和视野改变,视网膜出血等)、躯干性共济失调(站立和行走不稳)及精神障碍(震颤性谵妄、完全性意识模糊、淡漠状态)为特征。

Korsakoff 精神病表现为严重的近事记忆障碍,对远期的记忆相对保留患者意识清楚,其他认知功能尚好,常伴有表情呆滞、缺乏主动性,产生虚构与错构。部分患者有周围神经损害而出现多发性神经病,表现为四肢无力、感觉异常、烧灼感、肌肉疼痛,四肢远端呈手套袜套型深浅感觉障碍,腱反射减退或消失等。一旦出现,如不紧急治疗,死亡率高达 50%,即使积极处理,死亡率仍有 17%。

Wernicke-Korsakoff 综合征的表现多样,尽管临床上妊娠剧吐并发 Wernicke-Korsakoff 综合征的发生率很低,但仍需要我们去注意,特别是不典型症状。比如这个病例的淡漠、嗜睡、站立及行走不稳、言语紊乱,应该就是 Wernicke-Korsakoff 综合征的早期表现。部分不典型症状患者经常被误以为由于呕吐频繁、进食少、病程长、睡眠差而导致出现淡漠、嗜睡、站立及行走不稳,掩盖病情,得不到及时治疗而死亡。

本病例对治疗过程中患者 Wernicke-Korsakoff 综合征的早期发现,尽管头部 MRI 并无明显改变,但根据症状基本可以诊断,并迅速增加维生素 B_1 用量,对降低患者死亡率和发病率至关重要,是该病例成功诊治及良好母儿预后的关键。

(二)误诊误治防范

查阅文献,有妊娠合并胃癌,由于得不到及时诊断,影响治疗,最终恶化的病例。妊娠合并胃癌在早期诊断上由于其早期的特殊生理情况,在诊断方法上的局限性,导致了其病情的延误。因此,当妊娠妇女的消化道症状持续达妊娠中期时,应考虑行内窥镜检查。分析误诊原因如下:①产科医师应掌握其他各科的知识,在诊治疾病过程中,才不会一叶障目,考虑问题才会更加全面,做到逐步排除,才会减少疾病的漏诊;②妊娠呕吐久而不愈,出现胆红素及转氨酶持续上升,AFP 升高,即应注意是否合并其他疾病,及早诊治;③必须详细询问病史,全面细致地体格检查,排除器质性病变,对怀疑肿瘤性疾病的尽可能早日行活检,争取早期诊断,以改善预后。

妊娠剧吐合并记忆障碍的精神异常,临床医师对其识别率低,容易漏诊或误诊。据尸检研究证实,其生前诊断率仅为 20%。Wernicke 脑病是目前公认的及时治疗可逆,延迟治疗则可能会危及生命者或者出现不可逆记忆损害的疾病。如未经治疗,可导致昏迷、Korsakoff 综合征或死亡。较多文献关于延迟治疗案例,记忆力损害的恢复较差,教训值得吸取。但若能早期正确诊断该病,及时补充足量的维生素 B_6,有些患者可完全恢复,预后良好。

(孟涛)

参考文献

1. Practice Bulletin No.153:Nausea and Vomiting of Pregnancy. Obstet Gynecol,2015,126(3):12-24
2. Niebyl JR.Clinical practice.Nausea and vomiting in pregnancy. N Engl J Med,2010,363(16):1544-1550
3. 中华医学会妇产科学分会产科学组.妊娠剧吐的诊断及临床处理专家共识(2015).中华妇产科杂志,2015,11(50):801-804
4. Rugilo CA,Uribe Roca MC,Zurru MC,et al.Proton Mr spectroscopy in Wernicke encephalophathy.AJNR Am J Neuroradiol,2003,24(5):952-955
5. Royal College of Obstetricians and Gynaecologists.The management of nausea and vomiting of pregnancy and hyperemesis gravidarum(green top guideline 69).22 Jun 2016
6. Practice Bulletin Summary No.153:Nausea and Vomiting of Pregnancy.Obstet Gynecol,2015,126(3):687-688
7. Campbell K,Rowe H,Azzam H,et al.The Management of Nausea and Vomiting of Pregnancy.J Obstet Gynaecol Can,2016,38(12):1127-1137
8. Berkovitch M,Elbirt D,Addis A,et al.Fetal effects of metoclopramide therapy for nausea and vomiting of pregnancy. N Engl J Med,2000,343(6):445-446
9. 曹泽毅.中华妇产科学.第3版.北京:人民卫生出版社,2014:350-351

第二节　脑　出　血

| 病例 | 子痫前期伴脑出血

一、病例简述

患者林某某,女,34 岁

主　　诉　停经 29⁺² 周,头痛伴视物模糊 3 天

现 病 史　患者平素月经规律,LMP:2016-01-02,EDC:2016-10-09,停经 30 天时自行化验尿妊娠试验阳性,停经 35 天时出现少量阴道流血,暗红色,在当地医院做超声发现宫内妊娠囊,给予保胎治疗 6 天后血止(具体用药不详),停经 50 天做超声回报胎芽长度 0.5cm,可见胎心搏动,停经 40 余天开始出现恶心,乏力,厌食,呕吐等早孕反应,未予治疗自行好转,孕早期无患病及用药史,无放射线及毒物接触史,孕期未定期产检,唐氏筛查及糖尿病筛查均未作,妊娠 4 个月自觉胎动,活跃至今,孕 20 周时患者自觉双下肢水肿至外院就诊。测血压 180/100mmHg,是否有蛋白尿不详,予口服降压药物治疗(拉贝洛尔)并嘱随访,但患者未服药也未复查。一个月前患者开始出现眼睑水肿,视力尚佳,半月前始出现轻微头痛,无头晕呕吐。3 天前出现头痛加重,伴视力模糊至外院就诊,测血压 230/130mmHg,尿蛋白(++++),无腹痛,无阴道流血流液,胎动活跃,无胸闷气短,无呼吸困难,无恶心呕吐,饮食睡眠可,尿量明显减少,大便正常,立刻转至我院。转运途中患者突发抽搐。

孕 产 史　孕 3 产 1,2008 年因胚胎停止发育人工流产 1 次。2011 年自然分娩一男活婴,健在。

既 往 史　否认心脏病、糖尿病及高血压病史。

　　　　　　否认药物过敏史,否认传染病史。

家 族 史　母亲患有高血压 10 余年,父亲健在,否认家族遗传病史。

入院查体　体温 37.1℃,心率 103 次/分,呼吸 25 次/分,血压 240/140mmHg。

　　　　　　神志不清,呼之不应,双侧瞳孔 2.5cm,等大等圆,光反应灵敏,心率齐,未闻及心脏杂音,双肺呼吸音清,未闻及水泡音,腹膨隆,双下肢及腹壁水肿。四肢抽搐,巴宾斯基征(−)。产检:宫高 28cm,腹围 91cm,可触及不规律宫缩,宫缩间歇期有缓解,胎心率 127 次/分,骨盆外测量正常;内诊:宫颈软,消失度 80%,居中,宫口可容 1 指尖,胎膜未破,少量阴道流血,无大小便失禁。

辅助检查　实验室检查:血常规:血红蛋白 150g/L,血细胞比容 0.457,血小板 94×10⁹/L;尿常规:尿蛋白(4+);肝功能:血清总蛋白 51.7g/L,白蛋白 29g/L,丙氨酸转氨酶 85U/L,血清总胆固醇 7.86mmol/L,甘油三酯 4.50mmol/L。肾功能:肌酐、尿素均正常;凝血功能:活化部分凝血活酶时间(APTT)30.1 秒、凝血酶原时间(PT)12 秒、凝血酶时间(TT)10.5 秒、纤维蛋白原(FiB)4.3g/L,钙 2.03mmol/L,其余电解质正常。眼底检查示视网膜动静脉管径比约 1:4。

　　　　　　彩超(2016-07-26):双顶径:7.0cm,股骨长:5.1cm,羊水深度:4.1cm,羊水指数:12cm,脐动脉 S/D:4.5,双侧子宫动脉可见舒张期压迹,腹腔内未见明显液性暗区。胎盘?

入院诊断　1. 产前子痫

　　　　　　2. 孕 4 产 1,妊娠 29⁺² 周,LOA

　　　　　　3. 先兆早产

诊疗经过　入院后立刻予以吸氧、心电监护、控制抽搐(25%硫酸镁 20ml+25%葡萄糖溶液 20ml 静脉慢推后予硫酸镁 2g/h 静脉泵维持)、降压(佩尔地平静脉泵维持)、地塞米松促胎肺成熟等治疗。并计 24 小时出入量,用药后抽搐停止。体检:体温 37.2℃,心率 95 次／分,呼吸 23 次／分。收缩压 160~180mmHg,舒张压 90~110mmHg,嗜睡,呼之能应,四肢抽搐消失。心率齐,未闻及心脏杂音,双肺呼吸音清,腹隆,双下肢及腹壁水肿,有不规则宫缩。胎心率 130bpm,宫口开大 1 指,胎膜未破,少量阴道流血,经积极治疗约 2 小时后血压控制仍不满意遂于全麻下行剖宫产术,手术顺利。术中血压控制于 150/100mmHg 左右,出血约 200ml,新生儿体重 750g,Apgar 评分:1 分钟时 1 分,5 分钟时 7 分,10 分钟时 8 分,经抢救后转至新生儿科病房。手术后予佩尔地平控制血压,术后 2 小时血压达 198/115mmHg,加用拉贝洛尔、硝苯地平口服,血压逐渐下降。术后 6 小时,患者突然出现口齿不清,左侧肢体无力,伴头痛、恶心呕吐,血压 140/90mmHg,查体:神清,精神萎靡,双瞳孔等大等圆,直径 3mm,对光反射存在,左眼外展,右眼内收不能,伸舌不合作,左侧嘴角下斜,颈软,无抵抗,右上下肢肌力 3 级,左上肢肌力 0 级,左下肢肌力 1 级,左巴氏征(+)。神经内科会诊后行头颅 CT 平扫,报告提示:右侧基底节区及侧脑室旁脑出血(4.6cm×2.0cm×3.7cm),量约为 30ml。同时神经外科会诊认为暂无手术指征,遂予甘露醇、呋塞米脱水降颅压,胞二磷胆碱等营养脑细胞,同时监测患者生命体征、肝肾功能及电解质。经治疗后患者头痛、恶心等不适症状明显改善,水肿亦明显消退,收缩压控制于 160~180mmHg,舒张压 90~100mmHg。两周后复查头颅 CT,提示原病灶稍吸收。查体:神清,精神可,双瞳孔等大等圆,直径 3mm,对光反射存在,左眼外展,右眼内收不能。伸舌尚居中。左侧嘴角稍下斜,颈软,无抵抗,有上下肢肌力 4 级,左上肢肌力 1 级,左下肢肌力 3 级,左巴氏征(+)。继续原有脱水降压治疗一周后患者病情稳定,血压 140/85mmHg,出院至当地医院继续康复治疗。

出院诊断　
1. 产前子痫
2. 脑出血
3. 孕 3 产 1,妊娠 29^{+2} 周,LOA,剖娩一活婴
4. 早产儿
5. 极低出生体重儿

二、病例解析

(一)诊治关键

1. 脑出血部位与症状体征的关系

脑出血是指脑实质内的血管破裂,血液溢出即为脑出血。脑出血后,血液在脑内形成凝血块,称为脑血肿。由于脑血肿的占位及压迫,影响脑血液循环而产生颅内压增高和脑水肿,所以绝大多数患者出现头痛、呕吐、昏迷及偏瘫等共性症状,但因出血部位不同,其临床表现并非都是一样。

(1)壳核 - 内囊出血:出现两眼向出血灶同侧凝视的三偏征,即偏瘫、偏身感觉障碍和偏盲。主侧半球病变常伴有失语,辅侧半球病变多出现体感障碍。

(2)丘脑出血:丘脑出血常出现病灶对侧的偏身浅感觉障碍与深感觉障碍;出血常波及中脑,发生一系列眼球症状,两眼同向运动不能或两眼向上运动受限而处于向下视,犹如"落日"状,瞳孔变小或不等大,对光反射迟钝或消失。血肿若压迫第三脑室移位可累及丘脑下部出现高热,脉搏增快及血压升高,预后不良。

(3)脑叶出血:也称为皮质下白质出血,可发生于任何脑叶。除表现头痛、呕吐外,不同脑叶的出血,临床表现亦有不同。如额叶出血可出现精神症状,如烦躁不安、疑虑、对侧偏瘫、运动性失语等;顶叶出血则出现对侧感觉障碍;颞叶出现可出现感觉性失语、精神症状等;枕叶出血则以偏盲最为常见。脑叶出血一般症状均略轻些,预后相对较好。

(4)脑桥出血:通常为突然起病的深昏迷而无任何预感或头痛,可在数小时内死亡。双侧锥体束征和去脑强直常见。早期表现病灶侧面瘫,对侧肢体瘫痪,称为交叉性瘫痪。脑桥出血两眼向病灶侧凝视。脑桥出血常阻断丘脑下部对体温的正常调节而使体温持续增高。由于脑干呼吸中枢的影响常出现不规则呼吸,可在早期出现呼吸困难。

(5) 小脑出血:多数表现突然起病的眩晕、频繁呕吐,枕部头痛,一侧上下肢共济失调而无明显瘫痪,可有眼球震颤,一侧周围性面瘫。少数呈亚急性进行性,类似小脑占位性病变。重症大量出血者呈迅速进行性颅内压增高,很快进入昏迷。多在 48 小时内因枕大孔疝而死亡。

(6) 脑室出血:一般分为原发性和继发性,原发性脑室内出血为脉络丛破裂出血,较为少见。继发性者是由于脑内出血量大,穿破脑实质流入脑室。临床表现为呕吐、多汗、皮肤发紫或苍白。发病后 1~2 小时便陷入昏迷、高热、四肢瘫痪或呈强直性抽搐、血压不稳、呼吸不规律等。病情多为严重,预后不良。

子痫前期发生脑出血需与脑血管畸形血管破裂相鉴别,妊娠期高血压疾病合并脑出血一般发生在孕晚期,孕中期多以脑血管畸形破裂为主,妊娠期高血压疾病合并脑出血常见的出血部位是壳核、丘脑、小脑和脑桥,脑血管畸形常见的出血部位是脑叶,影像学可发现异常血管影像,需脑血管造影确诊。对于基底节区出血,小量出血可保守治疗,中等量或大量出血需手术治疗,而脑血管畸形导致出血需手术治疗。

该病例是基底节区出血,其血肿压迫下行运动纤维、上行感觉纤维产生对侧运动、感觉功能障碍,典型可见三偏征(病灶对侧偏瘫、偏身感觉缺失和偏盲等),患者已出现轻度偏瘫症状,尚未出现意识障碍。应严密监测患者的意识状态,如出现意识障碍,表示颅内出血量增加。需急诊手术治疗。

2. 脑出血量的估计

除出血部位与临床表现和预后有关外,颅内出血的量与临床表现和预后密切相关,一般应用 CT 影响有三种计算颅内出血量的方法:

(1)［出血层数 × 层厚(厘米)× 出血面积最大层面面积(可用测面积法直接测,也可以用长径 × 宽径,记得单位是平方厘米)］/2= 大约毫升数。

(2) 硬膜外血肿出血量(ml) = 病灶最大层面长 × 宽 × 层间距 × 病灶层数 ×0.5(立方厘米)。

(3) 多田式公式:长 × 宽 × 高 × π/6。

3. 血压的控制

孕期血压升高会引起许多器官的病变,其中脑血管病变占了死亡原因的 40%。目前认为子痫的脑血管病变和高血压脑病相似,是因血压急剧升高,脑循环发生障碍,出现严重头痛、意识障碍、抽搐等症状的一种临床综合征,发病快,易误诊,血压升高

是导致脑出血的最根本原因,对于血压的控制有以下几点需注意:

(1) 降压指证:血压 ≥160/110mmHg 的重度高血压孕妇应降压治疗,血压 ≥140/90mmHg 的非重度高血压患者可使用降压治疗。

(2) 目标血压:孕妇无并发脏器功能损伤,收缩压控制在 130~155mmHg,舒张压应控制 80~105mmHg。孕妇并发脏器功能损伤,收缩压控制在 130~139mmHg,舒张压应控制 80~89mmHg,降压过程力求平稳,不可波动太大。为保证子宫胎盘血流灌注,血压不可低于 130/80mmHg。

(3) 降压药物的选择:常用口服降压药物有:拉贝洛尔、硝苯地平短效或缓释片,如口服药物血压控制不理想,可使用静脉用药,常用有:拉贝洛尔、尼卡地平、酚妥拉明。孕期一般不使用利尿剂降压,以防血液浓缩、有效循环血量减少和高凝倾向,也不推荐使用阿替洛尔和哌唑嗪。孕期不使用血管紧张素转换酶抑制剂(ACEI)和血管紧张素Ⅱ受体拮抗剂(ARB)。硫酸镁不可作为降压药使用。

(4) 治疗过程中血压不宜急剧下降,因血肿周围血管痉挛。伴随脑水肿,常使颅内压升高,因此需较高动脉压才能充分脑灌注,有人认为血压应该在发病后的 4 小时内下降 20%~25%,在接下来的 24 小时里再逐渐下降,有利于防治脑出血。

该患者在发现血压高后,仍不按照医嘱降压,导致血压在短时间内急剧升高,进而诱发子痫抽搐及脑出血。

4. 凝血功能的监测

子痫前期由于内皮功能障碍导致凝血功能异常,是脑出血的诱因,该患者(APTT、PT 等)处于正常值的下界,血小板减少,血红蛋白含量增加,血细胞比容升高。纤维蛋白原含量增加、血黏度增加、尿酸增加,这些指标表明患者已存在凝血功能障碍.随时有可能会在病程中发生脑卒中。所以对于子痫前期患者要重视对凝血功能的监测,尤其注意监测 D_2 聚体,纤维蛋白原,FDP,抗凝血酶Ⅲ,血栓弹力图的变化。

5. 定期产检的重要性

本例患者为高龄孕妇.无正规产前检查,导致血压持续升高,进而导致子痫发作及脑出血的不良后果,所以一定要重视对孕妇的定期产检和宣教。指南规定至少有 9 次产前检查,但对于有高血压风险的病人,应增加产前检查的次数,并在产检过程中,随时对病情进行评估,规范治疗,及时收入院,减

少并发症的发生。

除监测血压和尿蛋白外,还要监测肾功能、眼底、血黏度、血小板数量、肝功能、血钙和血凝和尿酸等。

在产检过程中密切注意患者是否有头痛、呕吐、烦躁不安等颅内压升高的症状和神经系统的异常表现,减少妊娠期高血压疾病患者脑卒中的漏诊和误诊,重视妊娠期高血压疾病引发脑出血的早期诊断,以免延误治疗时机。

6. 重视神经系统的检查

子痫前期和子痫合并脑血管病的诊断首先需要临床医师提高警惕、识别症状、及时进行检查,尤其是行神经系统检查和影像学检查。神经系统检查包括:意识状态、精神状态、记忆力、计算力、定向力及言语功能、瞳孔大小、对光反应、视野检查;注意眼球运动及位置,有无同向偏斜;观察中枢性面、舌、肢体瘫痪、感觉障碍、病理反射及脑膜刺激征、失语症。

通常临床将意识障碍分为五级:

(1) 嗜睡(somnolence):是指意识障碍的早期表现,意识清醒水平下降,精神萎靡,动作减少。患者持续地处于睡眠状态,能被唤醒,也能正确地回答问题,能够配合身体检查,但刺激停止后又进入睡眠。

(2) 昏睡(stupor):是指意识清醒水平较前者降低,需高声喊叫或较强烈的疼痛刺激方可能唤醒,醒后可见表情茫然,能简单的混和不完全地回答问话,对检查也不能够合作,刺激停止后立即进入熟睡。

(3) 浅昏迷一旦进入昏迷(coma)状态,患者表现为意识丧失,高声喊叫不能唤醒,亦即对第二信号系统完全失去反应。此时强烈的疼痛刺激,如压眶上缘可有痛苦表情及躲避反射,可有较少的无意识自发动作。腹壁反射消失,但角膜反射、瞳孔对光反射、咳嗽反射、吞咽反射、腱反射存在,生命体征无明显改变。抑制达到皮质。

(4) 中昏迷:是指对疼痛的反应消失,自发动作也消失,四肢完全处于瘫痪状态,腱反射亢进,病理反射阳性。角膜反射、瞳孔对光反射、咳嗽反射和吞咽反射等仍存在,但已减弱。呼吸和循环功能尚稳定。抑制达到皮质下。

(5) 深昏迷:是指患者表现眼球固定,瞳孔散大,角膜反射、瞳孔对光反射、咳嗽反射和吞咽反射等均消失。四肢呈弛缓性瘫,腱反射消失,病理反射也消失。

GLASGOW 评分(表7-1):

表7-1 是评价意识障碍最常用的标准,最高的

得分为 15,表示正常状态,低于 15 分即表示有意识障碍存在。分数越低意识障碍亦越重。这一昏迷计分法(GCS)现已被各国用以估计颅脑损伤的程度,较一致认为,颅脑损伤在伤后 6 小时的 GCS 计分低于 8 分者属重型病例,低于 5 分者为严重病例,计分在 9 分以上 12 分以下者为中型病例,计分为 13 分以上者为轻型病例。

表 7-1　Clasgow 昏迷评分表

睁眼活动	计分	运动功能	计分	语言功能	计分
自动睁眼	4	能听从指令活动	6	语言切题	5
闻声后睁眼	3	局部痛刺激有反应	5	语不达意	4
痛刺激后睁眼	2	正常回缩反应	4	语言错乱	3
从不睁眼	1	屈曲性姿势	3	糊涂发音	2
		伸直性姿势	2	无语言	1
		无运动反应	1		

肌力如何分级:

根据肌力的情况　一般均将肌力分为以下6级:

- 0 级　完全瘫痪不能作任何自由运动。
- Ⅰ 级　可见肌肉轻微收缩。
- Ⅱ 级　肢体能在床上平行移动。
- Ⅲ 级　肢体可以克服地心吸收力能抬离床面。
- Ⅳ 级　肢体能做对抗外界阻力的运动。
- Ⅴ 级　肌力正常运动自如。

肌张力分级:改良的 Ashworth 分级标准

- 0 级　正常肌张力。
- 1 级　肌张力略微增加:受累部分被动屈伸时,在关节活动范围之末时呈现最小的阻力,或出现突然卡住和突然释放。
- 1+ 级　肌张力轻度增加:在关节活动后 50% 范围内出现突然卡住,然后在关节活动范围后 50% 均呈现最小阻力。
- 2 级　肌张力较明显地增加:通过关节活动范围的大部分时,肌张力均较明显地增加,但受累部分仍能较容易地被移动。
- 3 级　肌张力严重增加:被动活动困难。
- 4 级　僵直:受累部分被动屈伸时呈现僵直状态,不能活动。

病理反射检查:当上运动神经元受损后,被锥体束抑制的屈曲性防御反射变得易化或被释放,称

为病理反射。严重者,各种刺激均可加以引出,甚至出现所谓的"自发性"病理反射。

(1) Babinski 征:用叩诊锤柄端等物由后向前划足底外缘直到踇趾基部,阳性者踇趾背屈,余各趾呈扇形分开,膝、髋关节屈曲。刺激过重或足底感觉过敏时亦可出现肢体回缩的假阳性反应。此征也可用下列方法引出:①Oppenheim 征:以拇、示指沿胫骨自上向下划;②Chaddock 征:由后向前划足背外侧缘;③Gordon 征:用力挤压腓肠肌。

(2) Hoffmann 征:为上肢的病理反射。检查时左手握病人手腕,右手食、中指夹住病人中指,将腕稍背屈,各指半屈放松,以拇指急速轻弹其中指指甲,引起拇指及其余各指屈曲者为阳性。此征可见于 10%~20% 的正常人,故一侧阳性者始有意义。

7. 鉴别诊断

(1) 子痫前期并发脑出血时意识丧失急而深,病人迅速进入昏迷状态,并伴大小便失禁,鼾声大,瞳孔缩小或不等大,对光反射消失,同时肢体瘫痪,头颅 CT 表现为脑实质内高密度区。

(2) 子痫抽搐:两者发作前均常有头痛、头昏、视力障碍等前驱症状,但子痫发作时表现为反复、间歇、强直性抽搐及昏迷,腰穿无血性脑脊液,头颅 -CT 检查脑内无出血灶。

(3) 糖尿病所致酮症酸中毒或高渗性昏迷:病人有糖尿病史,血糖异常升高,尿酮体阳性,血气分析提示代谢性酸中毒。

(4) 癫痫:病人有癫痫病史,脑电图有特异的变化,不伴有血压升高或尿蛋白等妊娠期高血压临床表现。

(5) 可逆性后部白质脑病综合征:本质上是一种血管源性脑水肿,病变是可逆的。头颅 CT 表现为枕顶叶皮质和皮质下低密度灶,双侧基本对称;头颅磁共振成像则表现为以枕叶和顶叶后部为主,可同时累及额、颞叶以及基底节、小脑、脑干等部位。

(6) 脑血栓:妊娠期高血压疾病由于血液处于高凝状态,时常合并脑血栓,与脑出血鉴别困难,脑血栓多在安静状态下发病,常在睡醒时出现症状,病情进展缓慢,偏瘫症状在数小时到数天内越来越明显,意识常保持清晰,主要依靠 CT 和 MRI 鉴别。

(7) 脑血管畸形破裂:突然发病,与脑出血症状一致,多在第二产程用力或排便时发生,MRA、CTA 或 DSA 检查示血肿内或血肿周围异常血管团,且术中均可见有供血动脉和引流静脉组成的畸形血管团。

(8) 脑肿瘤:疾病进展缓慢,多出现典型的临床表现或精神症状,CT 或 MRI 可见占位病变。

(二)误诊误治防范

1. 及时应用 CT 和 MRI 进行诊断

如果子痫反复发作或持续性发作,则可发生脑出血,脑出血大多发生于皮质下;如果血肿大或血管瘤破裂则会发生脑室内或蛛网膜下腔出血。头颅 CT 可见高密度出血影,尚可显示出血部位、大小、周围水肿、脑室出血等影像特征;而头颅 MRI 检查可显示多层面,对颅内解剖及病理变化的检查效果优于 CT 和超声检查。

影像学检查是诊断子痫前期和子痫脑血管病的主要手段,当出现以下表现时还应及时进行影像学检查:①头痛、呕吐、失语、视野异常、瞳孔不等大;②脑膜刺激征;③意识障碍;④偏瘫;⑤对侧偏瘫、偏身感觉缺失和偏盲的三偏征;⑥子痫对药物治疗无效。

头颅 CT 和 MRI 检查的安全性:电离辐射对胎儿的潜在危害包括死胎、胎儿生长受限、小头综合征、智力障碍、器官畸形和新生儿肿瘤。损害的大小取决于射线的剂量和暴露时胎儿的孕周。根据美国妇产科医师协会关于妊娠期及哺乳期影像学检查安全性指南指出,除个别情况外,X 线检查、CT 扫描或核医学成像检查所致辐射的暴露剂量远低于胎儿的损害剂量。如这些检查是超声或 MRI 的必要补充或更易于疾病的诊断,不应被拒绝用于妊娠期女性。CT 发生不良事件的绝对风险较小,发生率较低。但是妊娠期脑血管疾病漏诊和误诊会对胎儿和母亲造成巨大的危害。孕期应该使用最低射线剂量。增强 CT 扫描会使用碘油造影剂,这种碘剂可以通过胎盘,影响胎儿的甲状腺功能。但远期预后尚不清楚,影响可能是短暂的。

2. 分娩或术后观察处理

妊娠相关脑出血发生的最大危险在产后,特别是产后几天内,此应引起高度重视。产后脑出血临床少见,原因不甚明了,但其与妊娠的关系毋庸置疑。推测由于妊娠生理性血液高凝、低纤溶状态,在产后几天内尚未来得及恢复至正常,此时在不明外界因素作用下,通过某种机制导致脑部小血管血流量增加、血流速度加快、管腔压力增大,进而管壁结构受损甚至破坏,但尚未发现的微小脑血管疾病的发生、发展,最终导致脑出血。因此对于存在产后脑出血高危因素的病人(如妊娠期高血压)产后仍需密切关注患者的变化,给予适当的治疗。

（1）观察血压变化，继续降压，使血压控制在安全范围内。

（2）预防抽搐，硫酸镁应至少应用 24 小时。

（3）抗凝治疗，预防血栓的发生。

（4）仍需密切注意意识，瞳孔，神经定位体征等的变化：一旦出现意识障碍，一侧瞳孔进行性散大，对光反射迟钝或消失，肌力及肌张力亢进或减低，偏瘫或偏盲等症状，及时行 CT 或 MRI 检查，并请神经内科或神经外科会诊。

（5）避免情绪激动，便秘等脑出血诱发因素。

3. 做好护理工作

（1）将患者保持正确的体位，抬高床头 20°左右，尽量减少搬动，以促进脑部血液回流，避免脑水肿发生。

（2）保持呼吸道通畅，必要时吸痰，持续氧气吸入，根据血氧饱和度调节氧流量（3~5L/min），保证心脑等重要脏器的氧气供应。

（3）密切观察生命体征、意识、瞳孔及肢体变化。

（4）恢复期健康指导和功能锻炼。

（5）要做好心理护理，鼓励患者积极配合锻炼、针灸等治疗。

4. 子痫前期和子痫并发脑卒中的处理的多学科协作

子痫前期合并脑出血是一种复杂的疾病，需产科，神经内科，神经外科，麻醉科，输血科，ICU，新生儿科，介入科和放射科等多学科进行密切合作，协同处理。关键要彻底缓解子痫前期和子痫患者的病情及有效处理脑卒中。

（1）产科处理：①解痉、镇静治疗同子痫前期和子痫；②出现脑卒中时，应及时终止妊娠，终止妊娠方式结合孕周和胎儿发育情况综合考虑；③应注意积极控制血压以防止血压升高加重脑出血。

（2）脑出血的处理：脑部手术时机应与神经内科、神经外科医师商量后决定，可在剖宫产术前、术后或同时进行。子痫前期和子痫患者脑出血起病急、进展快、病情重、病死率和病残率高，应准确把握时机和指征尽早手术。清除血肿、降低颅内压使受压的神经细胞有恢复的可能，防止和减轻继发性损害，提高治愈率和生存质量。血肿清除术适用于一般情况好、内科治疗效果差、心肾功能无明显障碍或病情恶化者；血肿穿刺引流术，适用于血肿增大，且不宜用于手术清除者；脑室引流术适用于脑室出血。外科手术同时结合内科治疗，予止血药如维生素 K、卡

巴克洛注射液或凝血物质。

（3）脑出血手术指证：通常大脑半球出血量>30ml 时即有手术指征，小脑出血超过 10ml 或压迫第四脑室形成积水者应尽早手术。脑部手术和剖宫产手术孰先孰后问题，应因病情而定，病情危急、影响全局者在先。

（4）如脑出血量少，病情相对较轻，可严密观察下绝对卧床休息，保持安静，注意镇静、镇痛，但禁用抑制呼吸的药物；使用脱水药迅速降低颅内压以防脑疝形成，心肾功能不良者可选用呋塞米；降低过高的血压，但不能降得过低，避免脑供血不足；止血可选用既有止血作用又有扩张血管作用的止血药物，如对氨基己酸或止血环酸；加强对昏迷病人的护理，防止并发症等综合治疗，使孕妇的病情得到控制和稳定，势必改善胎儿宫内环境，对胎儿有利。

（三）相关探讨

1. 脑出血本身的治疗

脑出血治疗包括内科治疗和外科治疗，大多数患者均以内科治疗为主，如果病情危重或发现有继发原因，且有手术适应证者，则应该进行外科治疗。

（1）内科治疗

1）一般治疗：脑出血患者在发病后的最初数天病情往往不稳定，应常规予以持续生命体征监测、神经系统评估、持续心肺监护，包括袖带血压监测、心电图监测、氧饱和度监测。脑出血患者的吸氧、呼吸支持及心脏病的处理，原则同《中国急性缺血性脑卒中诊治指南 2014》。

2）血压管理：①应综合管理脑出血患者的血压，分析血压升高的原因，再根据血压情况决定是否进行降压治疗。②当急性脑出血患者收缩压>220mmHg 时，应积极使用静脉降压药物降低血压；当患者收缩压>180mmHg 时，可使用静脉降压药物控制血压，根据患者临床表现调整降压速度，160/90mmHg 可作为参考的降压目标值。早期积极降压是安全的，其改善患者预后的有效性还有待进一步验证。③在降压治疗期间应严密观察血压水平的变化，每隔 5~15 分钟进行 1 次血压监测。④拉贝洛尔、肼苯哒嗪和口服硝苯地平都是合理的选择。由于 ACEI 抑制剂和血管紧张素受体阻断剂可以导致严重的先天畸形，孕期禁用。硝普钠有潜在的胎儿氰化物中毒可能，孕期使用存在争议。孕期长期使用甲基多巴、硝苯地平、拉贝洛尔、美托洛尔是安全的。降压过程需平稳，降压目标为 160/90mmHg

以下,平均动脉压 130mmHg 以下。

3）血糖管理:血糖值可控制在 7.7~10.0mmol/L 的范围内。应加强血糖监测并相应处理:①血糖超过 10mmol/L 时可给予胰岛素治疗;②血糖低于 3.3mmol/L 时,可给予 10%~20% 葡萄糖口服或注射治疗。目标是达到正常血糖水平。

4）体温管理:脑出血患者早期可出现中枢性发热,特别是在大量脑出血、丘脑出血或脑干出血者。入院 72 小时内发热持续时间与临床转归相关,这为积极治疗发热以使脑出血患者的体温维持正常提供了理论依据;然而,尚无资料表明治疗发热能改善临床转归。有临床研究结果提示经血管诱导轻度低温对严重脑出血患者安全可行,可以阻止出血灶周围脑水肿扩大。但低温治疗脑出血的疗效和安全性还有待深入研究。需注意的是,发病 3 天后,可因感染等原因引起发热,此时应该针对病因治疗。

5）药物治疗:由于止血药物治疗脑出血临床疗效尚不确定,且可能增加血栓栓塞的风险,不推荐常规使用。神经保护剂、中药制剂的疗效与安全性尚需开展更多高质量临床试验进一步证实。

6）病因治疗:①使用抗栓药物发生脑出血时,应立即停药。②对口服抗凝药物(华法林)相关脑出血,静脉应用维生素 K、新鲜冻干血浆各有优势,可根据条件选用。对新型口服抗凝药物(达比加群、阿哌沙班、利伐沙班)相关脑出血,目前缺乏快速有效拮抗药物。③不推荐 rFⅦa 单药治疗口服抗凝药相关脑出血。④对普通肝素相关脑出血,推荐使用硫酸鱼精蛋白治疗。⑤对溶栓药物相关脑出血,可选择输注凝血因子和血小板治疗。目前尚无有效药物治疗抗血小板相关的脑出血。⑥对于使用抗栓药物发生脑出血的患者,何时、如何恢复抗栓治疗需要进行评估,权衡利弊,结合患者具体情况决定。

7）其他:针刺治疗的疗效与安全性尚需开展更多高质量临床试验进一步证实。

8）并发症治疗:①颅内压升高者,应卧床、适度抬高床头、严密观察生命体征。需要脱水除颅压时,应给予甘露醇静脉滴注,而用量及疗程依个体化而定。同时,注意监测心、肾及电解质情况。必要时,也可用呋塞米、甘油果糖和(或)白蛋白。②痫性发作:有癫痫发作者应给予抗癫痫药物治疗。考虑到绝大多数抗癫痫药物都有潜在的致畸作用,不推荐预防用药。近期国际抗癫痫药物妊娠期使用信息报

道提示,妊娠期使用的四种主要抗癫痫药物(丙戊酸、苯巴比妥、卡马西平、拉莫三嗪)的致畸作用具有剂量依赖效应,拉莫三嗪的剂量小于 300mg 致畸风险最小。疑拟为癫痫发作者,应考虑持续脑电图监测。如监测到痫样放电,应给予抗癫痫药物治疗。不推荐预防性应用抗癫痫药物。

(2）外科治疗:手术指征:对于大多数原发性脑出血患者,外科治疗的有效性尚不能充分确定,不主张无选择地常规使用外科或微创手术。以下临床情况,可个体化考虑选择外科手术或微创手术治疗:

1）出现神经功能恶化或脑干受压的小脑出血者,无论有无脑室梗阻致脑积水的表现,都应尽快手术清除血肿;不推荐单纯脑室引流而不进行血肿清除。

2）对于脑叶出血超过 30ml 且距皮质表面 1cm 范围内的患者,可考虑标准开颅术清除幕上血肿或微创手术清除血肿。

3）发病 72 小时内、血肿体积 20~40ml、GCS>9 分的幕上高血压脑出血患者,在有条件的医院,经严格选择后可应用微创手术联合或不联合溶栓药物液化引流清除血肿。

4）40ml 以上重症脑出血患者由于血肿占位效应导致意识障碍恶化者,可考虑微创手术清除血肿。

5）病因未明确的脑出血患者行微创手术前应行血管相关检查(CTA/MRA/DSA)排除血管病。

2. 妊娠合并脑出血终止妊娠问题

对于妊娠和并脑出血何时终止妊娠,如何终止妊娠应综合考虑孕周,脑出血的原因,出血的多少,当地的救治能力等多方面,结合神经内科、神经外科、新生儿科和 ICU,产科的意见制定对患者最有利的治疗方案。

针对孕 <28 周的孕妇,有手术指征的先行开颅手术清除颅内血肿,建议同时终止妊娠。针对孕周 ≥28 周的孕妇,胎儿条件成熟的可先行剖宫产取出胎儿,随及将新生儿送至新生儿科积极抢救患儿生命,继续行开颅手术清除血肿,抢救孕妇性命,尽力保全两者生命;胎儿检查成熟度不足的,根据患者家属意愿及病情决定是否要终止妊娠,以抢救孕妇生命为前提,情况良好可继续保胎治疗。

治疗妊娠期高血压脑出血的患者,需要根据患者的不同情况,采取不同的措施,其内容主要包括以下几个方面:第一方面,妊娠时间。患者妊娠时间小

于 36 周时,发生脑出血症状要及时采取手术措施;患者妊娠时间大于 36 周时,要采取紧急治疗措施,并进行剖宫产手术。第二方面,出血情况。对出血量在 30ml 以内的患者,使用解痉、脱水降颅压治疗,在分娩时不能采取神经外科措施;对急性梗阻性脑积水、脑干受压、明显压迫等情况的患者,采取剖宫产手术分娩。妊娠期脑出血多发生在晚期妊娠及分娩过程,妊娠合并急性脑出血应先行终止妊娠,依患者情况适时行开颅手术,分娩以剖宫产为宜,尽量同时行绝育术。不宜采取母乳喂养。妊娠合并急性脑出血以全麻下剖宫产为宜,并同时做好新生儿抢救的准备,母婴多可获得较好的结局。

3. 子痫前期和子痫患者脑部血管和血流的变化

妇女在正常妊娠时表现为血容量增加、血液稀释,而子痫前期和子痫患者却表现为以下特点,导致更易发生心脑卒中:

(1) 由于全身微小血管痉挛、血管内皮细胞受损、毛细血管通透性增加,使血浆外渗而血液浓缩,红细胞、血浆、蛋白质和液体等渗到组织间隙,造成颅内点状出血和脑水肿。

(2) 重度子痫前期和子痫患者脑血流量明显增加,脑灌注压比正常血压孕妇明显增高,并可一直持续到分娩后 1 周甚至几个月。

(3) 颅内血管的外膜不发达,无外弹力层,中层肌细胞少,子痫前期时微小血管痉挛、内皮细胞受损、颅内小动脉发生纤维素性坏死、平滑肌透明样性变、小动脉变薄、膨出形成血管瘤,而血管瘤是脑出血和蛛网膜下腔出血最常见的原因。

(4) 大脑中动脉与其分支—豆纹动脉呈直角,因此脑出血约 70%~80% 发生于基底节区。血压突然增高、剧烈波动(收缩压/舒张压 >180/130mmHg 或平均动脉压 >140mmHg),分娩、用力排便及情绪波动等都是脑出血最常见的原因。

正常孕妇脑血管具有自动调节功能,并发重度子痫前期和子痫时自动调节功能被破坏,当血压波动超出自动调节范围时,可发生脑血管高灌注导致血管源性脑水肿,即子痫,以头痛、癫痫发作、视觉障碍、意识障碍以及精神异常为主要临床表现。

4. 麻醉中的注意事项

脑出血病人多数术前已存在意识模糊,为防止病人不能配合硬膜外穿刺以及操作过程中产妇因情绪紧张、穿刺刺激导致血压进一步升高加重病情,多

选用喉罩通气全身麻醉的方法,此法具有麻醉诱导快、作用可靠、能维持良好的通气、诱导期和恢复期血流动力学稳定、全麻药用量小、苏醒快等优点。但麻醉过程中应注意尽可能选择起效快、短效、胎盘透过率低、对胎儿影响小的麻醉药和镇痛药,同时又要考虑能够降低产妇的颅内压和脑氧代谢。

5. 子痫前期并发脑出血的预防措施

子痫前期并发脑出血虽然发病率低,但处理棘手,孕产妇病死率高,因此预防是关键。

(1) 重度子痫前期病人尽可能早期住院,严密观察下治疗、休息,尽快根据母婴的情况及疾病的严重程度,制定切实可行的治疗方案,使血压降到安全范围内,适时终止妊娠。

(2) 如果子痫前期病人有条件阴道分娩者,最好采取硬膜外阻滞无痛分娩,第二产程应避免产妇进气,以手术助产为宜。

(3) 子痫前期病人有蛛网膜下腔出血史,脑血管畸形或先天性脑动脉瘤者应择期剖宫产分娩。

(4) 虽子痫前期病人在终止妊娠后血压大多数可得到有效控制,但仍有发生脑出血的危险,故子痫前期病人产后仍应密切观察血压情况,血压升高时及时处理。

(5) 凡重度子痫前期病人产后禁用麦角新碱,催产素也应慎用。

(孟涛)

参考文献

1. 黄醒华.妊娠期高血压疾病并发脑出血的诊断与治疗.中国实用妇科与产科杂志,2004,20(10):586-589

2. Cyrus K Dastur,Wengui Yu.Current management of spontaneous intracerebral haemorrhage.Stroke and Vascular Neurology,2017,2(47):21-29

3. 沈铿,马丁.妇产科学.第 3 版.北京:人民卫生出版社,2015:130-140

4. Bernotas G,Simaitis K,Bunevičius A,et al.Safety and efficacy of stereotactic aspiration with fibrinolysis for deep-seated spontaneous intracerebral hemorrhages:a single-center experience.Medicina(Kaunas),2017,3.

5. Ashraf VV,Prijesh J,Praveenkumar R,et al.Wernicke's encephalopathy due to hyperemesis gravidarum:clinical and magnetic resonance imaging characteristics.J Postgrad Med,2016,62(4):260-263

6. Smith EE,Rosand J,Greenberg SM.Hemorrhagic stroke. Neuroimaging Clin N Am,2005,15:259-272

7. Committee Opinion No.656:Guidelines for Diagnostic Imaging During Pregnancy and Lactation.Obstet Gynecol,2016,127(2):75-80

第三节 脑 血 栓

| 病例 | 妊娠晚期呕吐伴头痛

一、病例简述

患者王某某,女,30 岁

主　　诉	停经 9 月余,胎动 4 月余,呕吐伴头痛 3 小时。
现 病 史	患者平素月经规律,LMP:2016-3-8,EDC:2016-12-15,孕期未定期进行产检,唐氏筛查低风险,OGTT 检查未做。入院前 4 天因"子痫前期重度"于当地县医院接受硫酸镁解痉、地西泮镇静、硝苯地平片及硝酸甘油控制血压、呋塞米及甘露醇利尿、白蛋白扩容等治疗,无明显好转自行出院,孕妇近一周血压控制于 160/120mmHg 左右,无头痛、头昏、视物模糊症状。入院 3 小时前出现呕吐,呕吐物为胃内容物,伴头痛,无腹痛,无阴道流血流液,胎动良。孕期饮食睡眠可,二便正常。
孕 产 史	孕 2 产 1,2014 年顺产一女活婴。
既 往 史	否认心脏病、糖尿病及高血压病史。
入院查体	一般查体:T:36.8℃,P:100 次 / 分,BP:160/103mmHg,R:18 次 / 分。神清语明,无贫血貌。心肺听诊未闻及异常,腹膨隆,腹软,未触及宫缩。 产科查体:宫高 32cm,腹围 101cm,胎心率 152 次 / 分,先露儿头,跨耻征阴性,全身水肿明显。 消毒内诊:外阴发育正常,阴道畅,宫颈质软,居中,消 50%,宫口未开,S^{-3}。骨及软产道未见明显异常。
辅助检查	胎心监护:有反应型。 彩超(2016-11-23):双顶径约 9.5cm,头围约 34.2cm,腹围约 35.0cm,股骨长约 7.4cm。胎儿心率 135 次 / 分,胎盘厚度约 3.5cm,羊水深度约 3.6cm,羊水指数 10。脐动脉 S/D:2.7。胎盘附着在子宫前壁,成熟度 II 级。胎盘下缘距宫颈内口大于 7.0cm。 尿常规(2016-11-23):尿蛋白 +++。 腹部彩超、心脏彩超未见明显异常。 血常规、肝肾功能正常。 凝血功能检查正常。
入院诊断	1. 子痫前期重度 2. 孕 2 产 1,妊娠 36^{+6} 周,LOA
诊疗经过	入院后予以解痉、降压等对症治疗,向患者及家属交代子痫前期重度等相关病情。入院第二天出现右侧肢体偏瘫,不言语,神志淡漠。眼科医师予以眼底检查示:双侧黄斑水肿。急查头颅 CT 平扫＋重建提示:静脉窦血栓形成。考虑其病情较重,胎龄已接近足月,尚无产兆,短期内不能结束分娩,再次和孕妇及家属沟通并交代病情,建议急诊行剖宫产终止妊娠,术中头位剖娩一女活婴,体重 3200g,身长 49cm,头 / 胸围 34/34cm,Apgar 评分 1 分钟 8 分(呼吸、肌张力各扣 1 分),5 分钟 10 分,新生儿转入新生儿科。术后产妇转入重症监护室,给予解痉、降压、抗凝以及降颅压治疗,剖宫产术后第二天,右侧肢体肌力 2 级,神志清楚,有应答,术后第六天神志清,言语清晰,对答配合,四肢肌力 5 级,肌张力正常。术后第七天恢复良好,无头痛、

无呕吐、无肢体定位症状,嘱患者神经内科和产科随诊出院。

出院诊断　　1. 子痫前期重度

　　　　　　　2. 颅内静脉窦血栓

　　　　　　　3. 孕2产1,妊娠37周,LOA,剖娩一活婴

二、病例解析

(一)诊治关键

1. 颅内静脉窦血栓病因

颅内静脉窦血栓(cerebral venous and sinus thrombosis,CVST)是由多种病因导致的以脑静脉回流受阻、脑脊液吸收障碍为特征的一组特殊类型的脑血管病。占所有卒中的0.5%~1%,在围生期发生更为罕见,对母婴损害严重。

CVST病因基础如:①静脉内壁炎症反应或渗出:炎症等;②静脉血流动力学异常:心衰等;③静脉血液流变学、血液成分改变:分娩、手术等引起高凝状态。

CVST是脑血管疾病的一种类型,血栓形成导致窦腔狭窄、闭塞,颅内静脉回流及脑脊液吸收障碍,颅内压力增高,并出现相应病变部位症状,其发病率低,临床表现缺乏特异性,复杂而不典型,诊断及治疗均较棘手。在现有明确病因的患者中,主要病因为感染性因素和各种继发性血液高凝状态。妊娠妇女的血液高凝状态、血流动力学改变、贫血等因素促成该群体成为CVST的一个特殊病源,风险最大的时期是妊娠晚期及产后4周,女性病例中,约有73%的脑静脉血栓发生在产褥期。而妊娠相关脑血栓患者中半数以上与妊娠期高血压疾病有关,妊娠期高血压疾病所导致的血管痉挛比其他疾病更容易导致颅内压力变化,也更容易造成严重不良反应,本文中提到的这名患者有孕晚期的血压异常升高,颅内血管病变会导致血压升高,而血压升高带来的血管弹性下降加重脑脊液吸收不良,造成更严重的颅内血管病变,因此,妊娠期高血压疾病是CVST的高危因素,而CVST是高血压疾病的危重阶段。对病情有足够的认识,及早发现病因,探讨该病的发生、发展及诊疗有着特殊的临床意义。

2. 颅内静脉窦血栓临床表现

患者可能表现出缓慢进展的状态,诊断延迟的情况很常见。头痛是最常见的症状,大约90%的病例会出现。其发病机制是:静脉窦使静脉回流受阻,静脉压升高,脑组织淤血、肿胀,脑细胞变性、坏死;脑脊液吸收能力下降,颅内压增高,皮质及皮质下点片状出血灶,部分出现出血性梗死,加重脑水肿、颅内高压。痫性发作、呕吐、视盘水肿、眩晕等也常见。部分患者表现为精神倦怠、肢体麻木、肌力下降、意识淡漠、晕厥等,其次表现为颅内出血,为了选择恰当的治疗,须确定出血原因为CVST而非脑动脉破裂或其他因素。该病也常有意识及精神障碍,约50%患者有不同程度的觉醒水平下降,通常具有可逆性,但多提示预后不佳。本例患者出现颅内高压症状及体征:头痛、偏身麻木、肌力下降、失语、淡漠、反应迟钝等神经系统症状,眼底会诊出现视盘水肿。

3. 颅内静脉窦血栓诊断方法

CT是目前神经系统疾病较为普遍的检查方法,具有特异性的征象为"束带征、高密度三角征、Detal征",但特异性征象出现率低,影像科医师需要较高年资。MRI有CT和脑血管造影的优势,可显示血栓形成后继发的脑组织病理改变及其程度,还可直接显示静脉窦和血栓本身,反应血栓的病理基础及演变过程,但急性期仍容易漏诊。我院这例患者检查CT出现低密度病灶,诊断证据确凿,终止妊娠后给予了相应颅内病变的治疗。

数字减影血管造影术(digital subtraction angiography,DSA)是确诊脑静脉窦血栓形成的金标准。一般认为DSA诊断CVST的准确率可达75%~100%。诊断CVST的直接征象为脑静脉窦充盈缺损或不显影,间接征象为脑动脉、静脉循环时间延长及侧支静脉形成。该检查为有创操作,对孕妇开展DSA检查有着很大的难度及局限性。

其他检查如血液及脑脊液(腰穿)检查和凝血机制(普通凝血及D-二聚体监测)检查也可以考虑,对于非感染性血栓形成者应进行病因学筛查。

实际的临床工作中与患者的沟通、神经系统检查显得尤为重要,其交流能力甚至简单的表达能力出现异常及出现颅神经明显阳性体征时通常说明其颅内病变已较为明显,因为现阶段可以接受孕期影像学检查的孕妇及家属仍较有限,因此,眼底检查在病情评估显示出重要的作用,可以提示其病情进展情况。上述这名孕妇入院后有接受眼底检查,提示黄斑出现高血压性病变,病情与CT检查结果

相平行。

4. 颅内静脉窦血栓处理原则

CVST 的治疗包括一般治疗(脱水、营养支持、利尿、控制感染、控制癫痫)、抗凝及溶栓。根据病情不同神经内科可给予相应阶段的必要治疗。研究结果显示,低分子肝素虽然没有溶栓作用,但具有抗凝作用,可预防血栓进展,阻止病情加重,为溶栓提供时间,尽管皮下使用低分子肝素抗凝治疗存在潜在的出血风险,但研究发现皮下注射低分子肝素并没有加重颅内出血,并且使 CVST 的死亡风险降低11%。欧洲静脉窦血栓治疗指南也认为,无抗凝禁忌证患者应该积极进行抗凝治疗,同时伴有颅内出血不是肝素治疗的禁忌证。

(二) 误诊误治防范

1. 待产过程中 CT/MRI 影像学检查的必要性

围产期出现头晕、头痛的例子并不少见,但真正需要做、实际上做了 CT /MRI 等影像学检查的病例却很少。根据栓塞部位及皮质受损部位可出现相应局灶性神经功能缺损,如偏瘫、失语、脑神经损害、颅内高压、意识障碍等。对于子痫性脑病,早期病变时可能影像学检查并无阳性显像,而孕妇对于影像学检查的忌讳及检查费用也明显降低了其复查的可能性。因为只有当完全梗阻或静脉窦与静脉吻合处形成血栓时,脑血液循环发生严重障碍时,才会出现脑脊液吸收障碍,出现脑水肿、颅内高压的表现。部分无基础疾病,短暂休息或观察后可缓解的病例多不需要进一步治疗,而持续的头痛、神志淡漠、对事物没兴趣、无应答、甚至昏睡则决不可忽略。临床医师对于病情有足够的认识,及时发现才能及时诊疗。

结合我院这个实际病例,孕妇血压增高明显,出现头晕、头痛,意识障碍,言语不清,沉默,答不切题,呕吐、偏瘫、肢体麻木等神经系统疾病症状时,在给予基础治疗的同时,应及时行影像学检查,出现颅内血管病变征象,胎儿有存活可能,应在积极控制的前提下尽早终止妊娠,解除增大的宫腔对盆腔血管的压迫,并尽早对产妇进行抗凝等进一步治疗。颅内静脉窦血栓后果严重,致死率、致残率高。提高医护人员危重病情意识,加强对该病病因、临床表现、诊断及治疗的认识尤为重要。

2. 发病时间及注意事项

颅内静脉窦血栓是由于颅内阻塞,引起脑静脉回流和脑脊液吸收障碍的一种脑血管病。非感染性因素多与血液淤滞、高凝状态有关,常继发慢性消耗性疾病、全身衰竭、脱水、恶病质、产褥期等多种疾病状态,以上矢状窦血栓形成多见。形成原因主要是妊娠期和产褥早期血液处于高凝状态,纤维蛋白原、凝血酶、凝血酶原于产后 2~4 周内降至正常,产后血容量急剧减少致相对脱水和高凝状态,再加上产褥感染和本身的凝血障碍有关,因此易发生缺血性脑卒中和颅内静脉窦血栓。一般呈急性起病,产褥期的发生率较妊娠期高 13 倍,分娩后第 1 周为34.4%,2~3 周 59%,1 周内确诊,5~10 天病情稳定。此外子痫前期、子痫病人的血液处于明显的血栓前状态,也增加脑血栓、脑梗死的发生率。通过本例患者,提醒在产后也应仔细管理病人,嘱其早期下床活动,及时去除不利诱因,必要时给予抗凝治疗,做到防患于未然。

(三) 相关探讨

1. 妊娠与 CVST 的相关性

CVST 是脑卒中的少见类型,占所有脑卒中的0.5%~1.0%,主要见于 40 岁以下中青年人群。CVST与多种因素有关,约 80% 患者有导致血栓形成的明确病因。无明显诱因的患者可能存在遗传性易栓症倾向,国外以伴有凝血因子 V 的 Leiden 变异及凝血酶原 2021A 变异最常见。血栓形成可能与妊娠期处于生理性血液高凝状态,孕妇长时间卧床血流缓慢有关。如患者合并妊娠期易感疾病,如产褥期感染,会导致血管内皮受损,加重患者的血液高凝状态,促进血栓形成。妊娠期间凝血因子 Ⅱ、Ⅴ、Ⅶ、Ⅷ、Ⅸ、Ⅹ 增加,凝血抑制因子如抗凝血酶 Ⅲ、蛋白 S 等明显下降,同时纤溶活性下降,若合并高血压疾病,则凝血因子缺乏更严重,导致血液呈高凝状态;重者甚至造成微血管病性溶血。增大的宫体使静脉压力增大,血液流动速度减慢,回流受阻,导致血液淤滞,为血栓形成提供铺垫。产后的急性失血、贫血、激素水平改变、机体应激、泌乳热、卧床等都会引起机体的急性期反应,机体免疫力、调整力及恢复能力减弱,也增加了脑血栓形成的风险。

2. 检查方法的选择

关于产褥期发生静脉窦血栓形成,增强 MRI 为首选,早期血液正常流空现象消失,T1 等信号,T2低信号。但孕期是否建议进行增强 MRI 仍有争议。DSA 虽然是金标准,但是一种创伤性检查。MRI 在诊断和鉴别诊断脑血栓疾病中好于 CT。

3. 妊娠合并脑血栓的治疗原则

对脑血栓形成患者以镇静、解痉、抗凝、改善循环、对症治疗为原则,如胎儿已达可存活期宜尽早终止妊娠。另外应合理治疗原发病，子痫前期及子痫患者在应用硫酸镁解痉同时，应选用对脑、胎盘血流无明显影响的降压药，如拉贝洛尔等，且降压幅度不宜过大，以不超过平均动脉压的 20%~25% 为宜。

孕产妇合并脑血栓疾病早期诊断是有效治疗和预后良好的关键，在大多数临床表现不典型的情况下，及时恰当的影像学检查非常重要，在临床实践中 MRI 为脑血栓疾病的首选检查是不能或缺的到位环节。因此，应重视孕期系统产检，早期发现脑血管病的高危因素，合理治疗各种合并症，当出现任何神经系统症状，都应引起医师重视，及时结合影像学检查确诊。如诊疗及时，可减少母婴死亡率，提高生存质量。

4. 影像学检查电离辐射对胎儿的影响

电离辐射对胎儿的潜在危害有致死、致畸、致癌、发育迟缓和智力下降。应当强调目前没有证据证明胎儿接受医疗诊断性影像辐射会导致出生缺陷或致癌。有研究表明目前尚没有检查导致胎儿畸形的报道，许多学者认为对孕妇和胎儿是比较安全的，但长期的安全性还有待我们下一步深入研究。CT 的辐射量常少于 2rad，腹部屏蔽后胎儿接受辐射量更少。学者们普遍认为，尽管放射线对胎儿可能有致畸作用，但血管造影利大于弊，故如病情需要应对患者进行联合检查。因造影剂可以通过血胎盘屏障，目前没有关于造影剂在羊水中的清除率和对胎儿潜在危害的数据，建议尽量避免使用造影剂，除非对孕妇和胎儿有关键性的作用。

（孟涛）

参考文献

1. Treadwell SD，Thanvi B，Robinson TG.Stroke in pregnancy and the puerperium.Postgrad Med J，2008，84（991）：238-245

2. De Btuijn SF，Stam J.Randomized，placebocontrolled trial of anticoagulant treatment with low-molecula-weight heparin for cerebral sinus thrombosis.Stroke，1999，30（3）：484-488

3. Einhaupl K，Stam J，Bousser MG，et al.EFNS guideline on the treatment of cerebral venous and sinus thrombosis in adult patients.Eur J Neurol，2010，17（10）：1229-1235

4. 栗秀初，孔繁元，范学文.现代脑血管病学.北京：人民军医出版社，2003：255

5. Jeng JS，Tang SC，Yip PK.Incidence and etiologies of stroke during pregnancy and puerperiumas evidenced in Taiwanese women.Ce Rebrovasc Dis，2004，18（4）：290-295

6. 张国瑾，赵增荣.国外脑血管疾病研究进展.北京：中国医药科技出版社，2000：238

7. 周宇良.脑血栓形成的诊断和治疗.实用医技杂志，2004，5（11）：625-626.

8. Albers GW，Caplan LR，Easton JD，et al.Transient ischemic attack-proposal for a new definition.N Engl J Med，2002，347（21）：1713-1716

9. Sheehan OC，Merwick A，Kelly LA，et al.Diagnostic usefulness of the ABCD2 score to distinguish transient ischemic attack and minor ischemic stroke from noncerebrovascular events：the North Dublin TIA Study.Stroke，2009，40（11）：3449-3454

10. Dilic M，Kulic M，Balic S，et al.Cerebrovascular events：correlation with plaque type，velocity parameters and multiple risk gactors.Med Arh，2010，64（4）：204-207

11. 王珏，陈海东.妊娠高血压疾病并发脑卒中.中国优生与遗传杂志，2009，17（5）：155-159

12. Murugappan A，Coplin WM，Al-Sadat AN，et al.Thrombolytic therapy of acute ischemic stroke during pregnancy.Neurology，2006，66（5）：768-770

13. Johnson DM，Kramer DC，Cohen E，et al.Thrombolytic therapy for acute stroke in late pregnancy with intra-arterial recombinant tissue plasminogen activator.Stroke，2005，36（6）：53-55

14. Ahearn GS，Hadjiliadis D，Govert JA，et al.Massive pulmonary embolism during pregnancy successfully treated with recombinant tissue plasminogen activator：a case report and review of treatment options.Arch Intern Med，2002，162（11）：1221-1227

15. Expert Panel on MR Safety，Kanal E，Barkovich AJ，et al.ACR guidance document on MR safe practices：2013.J Magn Reson Imaging，2013，37（3）：501-530

第四节 妊娠期高血压疾病

| 病例 | **妊娠8个月，血压增高伴头痛恶心**

一、病例简述

患者李某,女,34岁

主　诉 停经8个月,胎动4个月,头痛呕吐视物不清1天。

现 病 史 患者平素月经规律,LMP:2016-6-10,EDC:2017-3-17,孕期未系统产检,自诉孕3个月产检时血压正常,妊娠6个月超声检查显示胎儿发育符合孕周,无异常。唐氏筛查低风险,孕7个月开始出现双下肢水肿,休息后未见好转。昨夜无诱因自觉头痛,呈阵发性,逐渐加重,出现恶心、呕吐2次胃内容物,今晨起床后自觉双眼视物模糊故入我院,患者入院时头痛、视物不清、无胸闷气短、无咳嗽咳痰、无腹痛腹胀、无阴道流血流液、自诉胎动良好,孕来饮食睡眠可。

孕 产 史 孕2产1,2010年于外院顺产一女婴,现体健。

既 往 史 否认心脏病、糖尿病及高血压病史。

入院查体 一般查体:T:36.8℃,P:88次/分,BP:168/116mmHg,R:18次/分。神清语明,双侧瞳孔等大等圆,对光反射灵敏,双眼视物不清,球结膜水肿,巩膜无黄染,无贫血貌。心肺听诊未闻及异常,腹膨隆,腹软,移动性浊音阴性,四肢肌力、肌张力正常,神经系统检查无阳性体征,双下肢水肿(+)。

产科查体:宫高28cm,腹围92cm,未扪及宫缩,胎心率150次/分,先露儿头,跨耻征阴性。

消毒内诊:外阴发育正常,阴道畅,宫颈质中,靠后,半消,宫口未开,S^{-3}。骨及软产道未见明显异常。

辅助检查 胎心监护:变异小,偶有宫缩波,未达平台;

彩超(2017-2-1,本院):双顶径约8.2cm,股骨长约6.1cm。胎儿心率约125次/分。胎盘厚度约3.3cm。羊水深度约3.5cm,羊水指数12。脐动脉S/D:2.8。胎盘附着在子宫前壁,成熟度Ⅱ级。胎盘下缘距宫颈内口大于7.0cm。

心电图正常。

眼底检查:基本正常。

血常规:血红蛋白112g/L,血小板$189×10^9$/L。

凝血功能:纤维蛋白原4.9g/L,PT及APTT均无异常。

尿常规:尿蛋白4+。

肝功能、肾功能无明显异常。

入院诊断 1. 子痫前期重度

2. 孕2产1,妊娠33^{+6}周,LOA

诊疗经过 入院后完善MRI检查,结果提示两侧枕叶、顶叶、额叶皮质和皮质下白质、两侧基底节区可见较广泛长T1长T2信号。病变以枕叶、顶叶显著,以白质分布区信号变化较明显,皮质肿胀。相应脑沟变窄,侧脑室变窄。神经内科考虑诊断:可逆性后部白质脑病综合征(RPLS)。建议给予降颅压、降压治疗,予以患者硫酸镁解痉、拉贝洛尔降压、地塞米松促胎肺成熟治疗,次日患者自觉视物模糊有所缓解,头痛稍减轻,考虑患者子痫前期重度诊断明确,孕周34周,神经系统症状对照治疗后效果不明显，向患者及家属交代病情后，于2017-2-2在全麻下行子宫下段剖宫产术，新生儿体重1900g，1分钟Apgar评分8分，3分钟Apgar评分9分，5分钟Apgar评分10分，术后给予解痉、降压、保肝治疗。术后1日，头痛好转，视物清楚，术后5日复查尿常规：尿蛋白（-），复查MRI：正常，痊愈出院。

出院诊断　1. 子痫前期重度
　　　　　　2. 可逆性后部脑白质病
　　　　　　3. 孕2产1，妊娠34周，LOA，剖娩一活婴
　　　　　　4. 早产儿

二、病例解析

（一）诊治关键

1. 子痫前期重度的诊断——病史症状体征及辅助检查的综合评估

参照美国妇产科学会和美国高血压教育工作组标准、我国2015年中华医学会妇产科学分会都将妊娠期高血压疾病分为4类：妊娠期高血压，子痫前期-子痫；妊娠合并慢性高血压，慢性高血压并发子痫前期。诊断时要：①询问病史，认真了解患者既往有无高血压史以及何时发现血压增高；②按照规范化方法测量血压。若发现血压升高，6小时后重复测量；③充分评估病情，对于发现血压增高的患者，需进一步了解血压增高的程度、相关的临床症状与体征，并进行必要的辅助检查，了解是否存在靶器官损害以及脏器受累程度。子痫前期孕妇出现下述任一表现可诊断为重度子痫前期（severe preeclampsia）：①血压持续升高：收缩压≥160mmHg和（或）舒张压≥110mmHg；②持续性头痛、视觉障碍或其他中枢神经系统异常表现；③持续性上腹部疼痛及肝包膜下血肿或肝破裂表现；④肝酶异常：血丙氨酸转氨酶（ALT）或天冬氨酸转氨酶（AST）水平升高；⑤肾功能受损：尿蛋白>2.0g/24h；少尿（24小时尿量<400ml、或每小时尿量<17ml），或血肌酐>106μmol/L；⑥低蛋白血症伴腹水、胸水或心包积液；⑦血液系统异常：血小板计数呈持续性下降并低于100×10⁹/L；微血管内溶血［表现有贫血、黄疸或血乳酸脱氢酶（LDH）水平升高］；⑧心功能衰竭；⑨肺水肿；⑩胎儿生长受限或羊水过少、胎死宫内、胎盘早剥等。在其他国家的指南中，蛋白尿不作为重度子痫前期的判定指标，如2013年ACOG指南指出，蛋白尿与妊娠结局无显著相关性，大量蛋白尿（≥5g/24h）不作为"子痫前期严重表现"的诊断；子痫前期的患者终止妊娠时机的选择不能依赖于尿蛋白的多少或者尿蛋白量的变化。我国2015年指南指出，无论有无蛋白尿，只要有高血压并有其他器官系统累及都可以诊断子痫前期，认为蛋白尿的存在仍然是不可忽视的客观临床指标，与其他系统受累的临床指标具有同样重要的意义。虽不是限定的条件，但都是子痫前期重要诊断指标之一。在我国重度子痫前期标准中仍然需要保留这项指标，并以≥2g/24h为重度标准，这是为了避免临床医师把这项重要指标误解为不重要。强调蛋白尿是肾脏功能受累的表现之一，既不是单纯作为终止妊娠的标准，也不是早发子痫前期期待治疗的禁忌标准。

2. 治疗方案的制定

治疗目的是预防重度子痫前期和子痫的发生，降低母儿围产期病率和死亡率。妊娠期高血压疾病的基本病理生理改变为全身小血管痉挛，所以既往在中国将解痉作为首选治疗手段，其基本原则是解痉、镇静、降压、利尿、扩容及适时终止妊娠。随着对疾病的认识，治疗的原则及序位发生相应改变。中国2015指南指出治疗的基本原则为休息、镇静、预防抽搐、有指征地降压和利尿、密切监测母儿情况，适时终止妊娠。同时应根据病情的轻重缓急和分类进行个体化治疗。最重要的一点是对患者采取个体化治疗方案，结合严密的孕期监护，而非刻板教条地复制抗高血压模式。

（1）降压治疗原则：2013年ACOG指南指出，血压持续<160/110mmHg的轻度妊娠期高血压或子痫前期患者不推荐使用降压药物；对于所有重度子痫前期及严重高血压患者需住院进行严密观察；在2015年ACOG发布的关于妊娠期、产后急性和严重高血压孕妇的紧急处理意见指出，需要紧急给予降压药物，即当收缩压≥160mmHg和（或）舒张压≥110mmHg时进行降压治疗，预防脑出血和高血压病的发生。慢性高血压孕妇血压≥160/105mmHg建议降压，降压目标为120~160/80~105mmHg。治疗重度高血压的目的是为了预防重度高血压相关的心血管并发症（充血性心衰、心肌缺血）、肾脏并发

症(肾损伤或肾衰)或脑血管并发症(缺血或出血性卒中)的发生。2014 年 SOMANZ、2016 年昆士兰、2014SOGC 和 2015 年中国指南均认为轻中度高血压亦可考虑降压治疗,要灵活掌控血压水平,对收缩压≥140mmHg 和(或)舒张压≥90mmHg 的高血压患者可应用降压药,以避免发生母胎严重并发症,延长孕周,但要注意不良反应和剂量调整。2013 年欧洲高血压学会(ESH)和欧洲心脏病学会(ESC)指南推荐血压≥150/95mmHg 使用降压药,而合并靶器官损害的妊娠期高血压、慢性高血压合并妊娠、高血压推荐血压达到 140/90mmHg 即开始降压治疗。2015 年中国指南中明确规定了血压控制目标范围:孕妇未并发脏器功能损伤,收缩压应控制在 130~155mmHg,舒张压应控制在 80~105mmHg;孕妇并发脏器功能损伤,则收缩压应控制在 130~139mmHg,舒张压应控制在 80~89mmHg,降压过程力求下降平稳,不可波动过大,且血压不可低于 130/80mmHg,以保证子宫胎盘血供,尽量保护孕妇靶器官功能并延长孕周至胎儿成熟。在出现严重高血压或发生器官损害如急性左心室功能衰竭时,紧急降压到目标血压范围,注意降压幅度不能太大,以平均动脉压(MAP)的 10%~25% 为宜,24~48 小时达到稳定。

(2)降压药的选择:2015 年中国指南较详细列出国内常用降压药供临床选择。鉴于国内常用的几种药物,并未做一线抑或二线之分,但选择用药原则是:对肾脏和胎盘 - 胎儿单位影响小,平稳降压;首选口服降压次选静脉降压药;可以联合用药。拉贝洛尔、硝苯地平或缓释片是可供选择的口服药,可以考虑联合用药。即使对于急性重度高血压也可选择硝苯地平、拉贝洛尔口服降压,无效时选择静脉给药。口服药物控制血压不理想可使用静脉用药,常用有拉贝洛尔、酚妥拉明等。硫酸镁不作为降压药使用。妊娠中晚期禁止使用血管紧张素转换酶抑制剂和血管紧张素Ⅱ受体拮抗剂。

(3)解痉治疗原则:关于解痉与降压孰重孰轻,一直存在争议。解痉治疗药物仍首选硫酸镁,应用时机及时限更为灵活。依据病情需要确定用药时机,评估病情决定用药时限,原则与个体化相结合,更有利于疾病的治疗,预防严重并发症的发生。2015 年中国 HDP 指南推荐硫酸镁主要用于重度子痫前期孕妇惊厥的预防和子痫惊厥及复发的控制。对于产后新发现的高血压合并头痛或视力模糊者,建议启用硫酸镁。2013 年 ACOG 指南中,硫酸镁只建议用于严重子痫前期及子痫患者,特别是严重子痫前期

患者需在分娩前后及时给予硫酸镁治疗。药物的使用剂量在国际及国内指南中基本一致,首次给予负荷剂量 4~6g,维持剂量为 1~2g,具体使用中应依据病情确定用药时机和用药时限。

(4)终止妊娠时机和方式:把握终止妊娠时机主要有两方面重点需要综合考虑,即孕龄与母体 - 胎盘 - 胎儿的病情。国际各大指南及 2015 年中国指南均从孕龄角度清楚地说明了妊娠终止的时机,但是孕龄仅是一方面判断标准,对于妊娠期高血压疾病的患者,在考虑分娩时间和方式时更应全面综合考虑包括母体、胎盘 - 胎儿方面、孕龄和家庭、所在地区医疗诊治能力等因素,特别是在中国一定要对医疗技术、不同地区和不同级别的医疗条件以及患者的经济情况进行综合评价后做出决定。我国的指南中关于终止妊娠的时机充分体现了"母亲安全,儿童优先"的原则。终止妊娠的方式要考虑母体病情、胎龄以及宫颈条件 3 方面。如无产科剖宫产指征,原则上考虑阴道试产,但如果不能短时间内阴道分娩,病情有可能加重,宜放宽剖宫产指征。

3. 严重并发症的识别及治疗原则

重度子痫前期病情严重时由于全身小动脉痉挛,内皮细胞功能障碍,全身各系统靶器官血流灌注减少可造成全身多器官系统损害,极端的情况下可导致肾脏、肝脏、心脏等功能衰竭,中枢神经系统病变以及发生弥散性血管内凝血(DIC),是孕产妇死亡的主要原因之一。

(1)重度子病前期合并急性心力衰竭:主要表现为肺水肿和急性左心衰。患者有胸闷、心悸、气急、透气困难,咳嗽,严重者患者极度呼吸困难,被迫端坐呼吸,伴有窒息感、烦躁不安、大汗淋漓、面色青灰、口唇发绀、呼吸频速、阵阵咳嗽,并咳出白色或粉红色泡沫痰,有时痰量甚多,可从口腔和鼻腔涌出。体检患者呈痛苦貌,心尖区可有舒张期奔马律,肺动脉瓣听诊区第二心音亢进,两肺底部可听到散在湿性啰音,重症者两肺满布湿啰音并伴有哮鸣音,常出现交替脉。血压升高,但病情继续加重时,血压下降、脉搏细弱,最后出现神志模糊,甚至昏迷,可因休克或窒息而死亡。实验室及辅助检查包括 X 线检查、心脏超声、心电图和 24 小时动态心电图、心肌酶谱、肌钙蛋白等。治疗原则:降低心脏前后负荷,增强心肌收缩力,及时终止妊娠。最近的指南强调同时行其他综合治疗的重要性,包括血压的控制、心肌保护、神经激素异常的纠正以及对其他脏器功能如肝肾功能的保护。

（2）重度子痫前期合并急性肾衰竭：由于妊娠妇女血容量增加，孕妇及胎儿代谢产物增加，肾脏负担加重，肾血流量及肾小球滤过率增加，肌酐、尿素氮和尿酸清除率随之增加，在血液中浓度降低，因此正常人群的肾功能标准值并不适合孕妇。但目前缺乏大样本的孕期肾功能数据，妊娠期急性肾衰竭还是借助于内科的诊断标准。在重度子痫前期基础上出现以下任何一条即可诊断：①48 小时内血清肌酐升高≥26.4μmol/L；②或 48 小时内血清肌酐较基础值升高 >50%；③或尿量 <0.5ml/（kg·h）持续 6 小时以上。治疗原则积极治疗原发疾病即子痫前期，尽早终止妊娠；足够营养支持；维持水电解质及酸碱平衡。

（3）重度子痫前期合并肝功能衰竭：在重度子痫前期基础上出现肝性脑病并有以下表现者：①极度乏力，有明显厌食、腹胀、恶心、呕吐等严重消化道症状；②短期内黄疸进行性加深；③出血倾向明显（PT、TT、APTT 时间延长，纤维蛋白原降低，国际标准化比值（INR）≥1.5 等），且排除其他原因；④肝脏进行性缩小；⑤肝性脑病表现（血氨升高、烦躁、意识改变等）；⑥肝肾综合征。治疗原则：建议初步纠正 DIC 后立即终止妊娠，如果终止妊娠后病情仍继续进展，须考虑人工肝和肝移植治疗。

（4）重度子痫前期合并神经系统功能异常：重度子痫前期及子痫引起的脑出血、脑梗死及可逆性后部白质脑病等虽然少见，但一旦发生也将危及孕产妇和胎儿的生命。子痫前期及子痫并发的脑卒中多发生在孕晚期，以出血性脑卒中多见，孕中期则以脑血管畸形破裂为主，致残率和病死率都很高，可逆性后部白质脑病可在孕晚期及产后出现。头痛为最常见的症状，患者可伴有意识障碍、抽搐、视力障碍、恶心呕吐等颅内压增高症状。查体可发现瞳孔缩小或不等大，瞳孔散大，对光反射消失，肢体瘫痪等阳性体征，严重者颅内压升高，影响脑干功能，可以快速进入深昏迷，甚至心搏和呼吸停止、死亡。CT、MRI 检查可明确颅内有无病变及病变性质。治疗原则应在明确病因，针对病因对症治疗，出血性脑卒中颅内出血处理同非孕妇，治疗方案包括保护脑细胞、降低颅内压、积极控制血压、必要时外科手术；血栓、脑梗死的治疗包括扩血管治疗、地塞米松减轻炎症反应并进行抗凝；可逆性后部白质脑病的治疗主要包括降压、降低颅内压、积极预防并控制抽搐，停纠正水电解质紊乱及营养支持治疗。

（5）重度子痫前期合并凝血功能障碍：子痫前期凝血机制障碍引起的临床表现复杂多变，从单纯的血小板减少，到尚处于代偿期高凝状态的 HELLP 综合征，直至失代偿期纤溶亢进，产后严重出血等一系列严重产科并发症。在识症和监测时应重视临床表型与实验室指标结合。抗凝治疗并非适用于所有子痫前期病例，也不是适用于所有的早发型子痫前期病例。无论是对于存在潜在凝血机制障碍的子痫前期高风险者的预防性应用，还是对于出现子痫前期首发症状、或临床已经诊断的子痫前期病例的治疗性应用，都应该遵循指征性、针对性、选择性、监测性和个体化性的使用原则。处理 DIC 关键在于积极治疗原发病症，去除原发病因，阻断促凝物质继续进入血循环。补充血容量，维持重要器官功能，及时补充凝血因子、血小板、纤维蛋白原，是迅速阻断病程的主要治疗措施。

（二）误诊误治防范

可逆性后部白质脑病综合征的诊断

妊娠期高血压综合征是可逆性后部白质脑病综合征（RPLS）的常见病因，患者出现以头痛、痫样发作、视物模糊、意识或精神障碍为主要表现。发病与高血压关系密切，妊娠期高血压疾病并发 RPLS 的机制与高血压脑病类似，考虑为急性升高的血压超过脑血管自动调节能力的上限，导致脑内高灌注，血脑屏障破坏，形成血管源性脑水肿。诊断要素包括：①基础疾病的诱因；②神经系统症状体征；③特征性的影像学改变；④排除其他可能白质病变；⑤可逆性的良性病程。MRI 检查是发现 RPLS 病变的最佳方法，是诊断 RPLS 的"金标准"，也是评估病情变化的重要检查。治疗措施主要包括：降压、降低颅内压、积极控制抽搐，停用或减量可疑药物，纠正水电解质紊乱及营养支持治疗。

（三）相关探讨

1. 子痫前期的预测

学者们一致强调子痫前期的早期预测，若等胎盘螺旋小动脉形成后再进行预测意义就明显减小了。至于预测方案及指标，研究者们集中于各种血清生化指标和子宫动脉多普勒单独和联合预测子痫前期。随着基因组学、蛋白组学及代谢组学的发展，已有研究尝试富组氨酸糖蛋白联合子宫动脉多普勒、metastin 与 PlGF 联合壳三糖醇在孕早期预测子痫前期的发病。还有许多值得关注的因子如母体血清中游离 mRNA、miRNA 等。但迄今为止单独一个因子预测 PE 的阳性预测值及阴性预测值尚不能达到临床的需要,已有学者通过联合预测试验并建立了几个联合预测模型。

(1) 在妊娠早期很多临床,超声和实验室指标被用于预测子痫前期,这些指标包括:

1) 子宫动脉多普勒研究。

2) 血管生成因子(如可溶性 Endoglin,sFlt-1 和 sFLt-1 / 胎盘生长因子比)、ADAM-12,血浆 PAPP-A,PP13,同型半胱氨酸,ADMA,尿酸和瘦素。

3) 尿白蛋白或钙。

(2) 与子痫前期发病相关的孕产妇特征包括:

1) 子痫前期病史,特别是子痫前期重度或在34 周前发病。

2) 之前存在的医疗状况(包括慢性高血压,潜在的肾脏疾病或妊娠前糖尿病)。

3) 潜在的抗磷脂综合征。

4) 多胎妊娠。

(3) 与子痫前期相关性较低的其他因素包括但不限于:

1) 初产妇(尽管可能在随后的妊娠时出现子痫前期,即使在第一次没有子痫前期)。

2) 初次父亲。

3) 到妊娠前的短期性关系(小于 6 个月)。

4) 非裔美国人。

5) 孕妇高龄。

6) 子痫前期家族史。

7) 血栓栓塞与近足月的子痫前期无明显关联,但 Leiden 因子 V 可能是比较罕见的与早发型子痫前期相关一个风险因素,特别是与严重的胎儿生长受限有关。

目前尚无可以用于临床的、能准确预测子痫前期发病的模型,但临床预测模型 PIERS 模型对预测严重不良母体结局有一定帮助,在子痫前期产妇入院后 6~48 小时收集以下指标可以用于预测:孕周,胸痛或呼吸困难,氧饱和度,血小板计数,血肌酐,AST。

2. 国内外进展

目前,国内外学者主要依赖于临床表现以及实验室指标来进行联合诊断,虽然有些模型已经取得了一定的预测价值,但尚未建立一种统一的、有效的预测方式。由于病因学和发病机制复杂,而且又无有效的、临床可以普遍使用的预测方法,故对该疾病的预防较为困难。迄今,较多的研究集中在饮食控制、抗氧化剂、降压药、小剂量阿司匹林、小剂量的阿司匹林 + 低分子肝素等对预防子痫前期 - 子痫的作用。针对阿司匹林对子痫前期的预防作用已经进行了超过 30 年的研究,有 100 余篇相关的临床试验。2007 年发表的一篇包含 32 217 名患者的荟萃分析提示低剂量阿司匹林(50~150mg)能显著降低有子痫前期病史患者子痫前期的发病率。治疗孕周越早(前 20 孕周)、剂量越高(大于 75mg/d)、以及晚上服用阿司匹林似乎能获得更好的效果。虽然目前还没有关于妊娠间阿司匹林治疗时间的数据,但目前建议至少应持续到妊娠 35 周。在有关通过饮食控制钠、镁、钙的摄入来预防子痫前期 - 子痫的研究中并未得到统一的结论。应用维生素 C 及维生素 E 抗氧化剂对子痫前期的发生有一定的作用,然该结论仍需进一步的研究论证。

(孟涛)

参考文献

1. 中华医学会妇产科学分会妊娠期高血压疾病学组 . 妊娠高血压期疾病诊治指南 (2015). 中华妇产科杂志,2015,50 (10):721-728

2. 杨孜,张为远 . 妊娠期高血压疾病诊治指南(2015)解读 . 中国实用妇科与产科杂志,2015,31(10):886-893

3. American College of Obstetricians and Gynecologists Task Force on Hypertension in Pregnancy.Hypertension in pregnancy.Report of the American College of Obstetricians and Gynecologists' Task Force on hypertension in pregnancy. Obstet Gynecol,2013,122(5):1122-1131

4. Lowe S A,Bowyer L,Lust K,et al.The SOMANZ Guidelines for the Management of Hypertensive Disorders of Pregnancy 2014.Australian & New Zealand Journal of Obstetrics & Gynaecology,2010,49(3):242-246

5. Queensland Clinical Guidelines(Translating evidence into best clinical practice).Hypertensive disorders of pregnancy. Queensland Health,2016

6. SOGC.Diagnosis,evaluation,and management of the hypertensive disorders of pregnancy:executive summary.J Obstet Gynaecol Can,2014,36(7):575-576

7. 申叶,杨孜 . 妊娠期高血压疾病抗高血压管理 . 中国实用妇科与产科杂志,2016,32(12):1225-1228

8. 方小波,陈敦金,贺芳,等 . 重度子痫前期或子痫孕妇合并可逆性后部白质脑病综合征的危险因素分析 . 中华妇产科杂志,2017,52(1):40-46

9. Duley L,Henderson-Smart DJ,Meher S,et al.Antiplatelet agents for preventing pre-eclampsia and its complications. Cochrane Database Syst Rev,2007,2:CD004659

10. Mounier-Vehier C,Amar J,Boivin JM,et al. [Hypertension and pregnancy.Expert consensus statement from the French Society of Hypertension,an affiliate of the French Society of Cardiology].Presse Medicale,2016,45(7-8 Pt 1):682

第五节　硬膜外麻醉后自发性颅内低压

| 病例 | 剖宫产术后头痛、右侧肢体无力

一、病例简述

患者李某某,女,23岁

主　　诉	停经9月余,胎动4月余,不规律腹痛2小时。
现 病 史	患者平素月经规律,LMP:2016-4-6,EDC:2017-01-11,孕期在外院进行定期产检,历次超声检查显示胎儿发育符合孕周,无异常。唐氏筛查低风险,OGTT检查未见异常。孕期无头晕头疼,无胸闷憋喘,无视物不清,双下肢无水肿。入院2小时前出现不规律腹痛,呈10~20s/5~10min,无阴道流血流液,胎动良。孕期饮食睡眠可,二便正常。
孕 产 史	孕2产0,2014年因胚胎停育行人工流产术。
既 往 史	否认进行过腰椎穿刺、硬膜外麻醉史。否认外伤史。否认高血压、糖尿病、心脏病、肿瘤、血液系统疾病等病史。否认结核、肝炎等传染病史。否认药物食物过敏史。否认避孕药服用史。否认个人或家族凝血功能障碍性疾病史。否认烟酒嗜好。否认药物毒物接触史。
入院查体	一般查体:T:36.8℃,P:110次/分,BP:124/76mmHg,R:18次/分。神清语明,无贫血貌。心肺听诊未闻及异常,腹膨隆,腹软,偶触及宫缩,强度弱。 产科查体:宫高30cm,腹围98cm,胎心率150次/分,先露儿头,跨耻征阴性。 消毒内诊:外阴发育正常,阴道畅,宫颈质中,居中,未消,宫口未开,S^{-3}。骨及软产道未见明显异常。
辅助检查	血常规:WBC 12.35×10^9/L,HB 141g/L,PLT 157×10^9/L,中性粒细胞85.2%。 凝血功能:PT 10.2秒,APTT 26.4秒,Fg 4.6g/L。 D-二聚体:2.6mg/L。 胎心监护:有反应型,偶有宫缩波,未达平台。 彩超(2017-01-13,医大一院):双顶径约9.34cm,头围约32.97cm,腹围约33.39cm,股骨长约7.33cm。胎儿心率约125次/分。胎盘厚度约3.3cm。羊水深度约3.5cm,羊水指数9cm。脐动脉S/D:2.6。胎盘附着在子宫前壁,成熟度Ⅱ级。胎盘下缘距宫颈内口大于7.0cm。 其他均无异常。
入院诊断	孕2产0,妊娠40^{+2}周,LOA,分娩先兆。
诊疗经过	入院后孕妇及家属要求阴式分娩,综合评估后向患者及家属交代阴道分娩相关风险并签署知情同意书,进行阴道试产,密切观察宫缩情况及产程进展,注意胎动。 入院2小时后出现规律宫缩,入院4小时后内诊查宫口开大1cm,患者因腹痛难忍强烈要求剖宫产,反复交代阴道分娩和剖宫产利弊,患者及家属仍要求剖宫产终止妊娠,向患者及家属交代剖宫产相关手术风险并签署知情同意书,拟急诊在腰-硬联合麻醉下行子宫下段剖宫产术。入手术室后,开放静脉通路,输注复方乳酸钠,连续监测ECG、HR和SpO$_2$,间断测量BP。取右侧卧位L$_{3-4}$椎间隙进行硬膜外穿刺,意外穿破硬脊膜,更改L$_{2-3}$椎间隙进行硬膜外穿刺,置入腰麻针,回抽无血,脑脊液通畅,遂注入0.5%罗哌卡因3ml,硬膜外导管向头侧置入3cm。硬膜外追加2%利多卡因4ml。术后采用一次性硬膜外镇痛泵,药物配方为0.1%罗

哌卡因 150ml，背景剂量 5ml/h。新生儿男性，体重 3300g，身长 50cm，头 / 胸围 35cm/33cm，Apgar 评分 1 分钟 10 分，5 分钟 10 分。手术过程顺利。

术后第 2 天患者下地活动出现头痛，头痛以枕、顶及颈部为著，呈持续性胀痛，平卧减轻，伴有恶心呕吐，无耳鸣及头晕，无视物模糊，无发热，麻醉医师会诊后考虑硬膜外穿刺后颅内低压，建议平卧并补液治疗，头痛逐渐缓解，站立时疼痛能忍受。术后第 6 天出现阵发性右侧肢体抽动，无意识障碍，2 分钟后自行缓解。术后第 7 天再次出现右侧肢体抽动，随即出现意识不清，表现为双眼左侧凝视，牙关紧闭、口吐白沫，无舌咬伤，无大小便失禁，2 分钟后抽搐缓解，半小时后意识转清，但头痛加重，右侧肢体无力，以右下肢为重，无麻木疼痛，无言语不清，无复视耳鸣，无吞咽困难，无饮水呛咳，无畏寒发热。

体格检查：生命体征平稳，神清，精神差，言语尚流利，双侧瞳孔等大正圆，D=3.0mm，对光反射灵敏，双侧眼球各向运动自如，未及眼震。双侧额纹及鼻唇沟对称，示齿及伸舌居中，双侧软腭上抬可，悬雍垂居中，双侧咽反射存在。颈强可疑。右上肢肌力 4 级，右下肢肌力 0 级，右侧肢体肌张力减低。左侧肢体肌力肌张力未见明显异常。右侧 Babinski 征（±），左侧 Babinski 征（−），双侧深浅感觉对称存在。两肺听诊呼吸音清，未闻及明显干湿啰音。心律齐，未闻及明显病理性杂音。双乳无红肿、无硬结，腹软，无压痛反跳痛，肝脾肋下未及，宫底位于耻骨联合上 1 横指，阴道少量浆液性恶露，无异味，双下肢无水肿。

实验室检查：血常规：WBC $13.95 \times 10^9/L$，HB 128g/L，PLT $164 \times 10^9/L$，中性粒细胞 79.5%。凝血功能：PT 11.2 秒，APTT 30.4 秒，Fg 3.5g/L。D- 二聚体：3.59mg/L。肝肾功能未见明显异常。心电图：正常。头颅 CT 提示左侧额顶叶出血。MR 平扫提示左侧顶叶新近梗死伴出血，考虑静脉性梗死可能性大。MRV 平扫提示上矢状窦血栓形成。

患者转入神经内科病房，予以改善供血、营养神经，左乙拉西坦口服控制癫痫，同时低分子肝素及序贯华法林抗凝治疗。溴隐亭口服回奶。患者入院 36 天后出院，电话随访未再发作癫痫。

出院诊断　1. 硬膜外穿刺后颅内低压

2. 上矢状窦血栓形成

3. 静脉性出血性脑梗死

4. 孕 2 产 1，妊娠 40^{+2} 周，LOA，剖娩一活婴；

二、病例解析

（一）诊治关键

1. 硬膜外麻醉后颅内低压的特征性表现——体位性头痛

硬膜外麻醉后继发性颅内低压是由于脑脊液自硬脊膜穿刺点泄漏而引起的，因此，对于该病的诊断必须要有明确的诊断性腰椎穿刺或椎管内麻醉史。妊娠妇女并发硬膜外麻醉后颅内低压多与剖宫产手术麻醉或分娩镇痛有关。

该病多数为急性或亚急性起病，少数患者病情迁延、反复或进行性加重。该病首发症状多以头痛为主要表现，少数以颈背部疼痛或头晕起病。

该病特征性的临床表现是体位性头痛，即站立或坐起时出现头痛或头痛加重，平卧后好转或消失，亦可能以体位性头晕为主要临床表现。因此，需询问患者头痛或头晕与体位的关系。2004 年国际头痛分类第二版（the international classification of headache disorders 2nd edn，ICHD-Ⅱ）上对硬膜穿刺后头痛（postdural puncture headache，PDPH）的诊断是：患者头痛在坐起或站立后 15 分钟内加重，躺下后 15 分钟内改善。实际上体位性头痛的时间没有明确的限制，不仅指坐起或站立后的数秒或数分钟，而是体位改变后的数小时内头痛进行性加重都可以认为是体位性头痛。同样，平躺后数分钟甚至需要数小时后头痛可逐渐缓解。体位性症状在发病初期较明显，后期不明显。需排除体位性头痛的其他原因如脑膜癌瘤病、蛛网膜下腔出血、脑膜炎、直立性心动过速综合征及室管膜瘤等。有些患者腹部加压后头痛可以缓解。

颅内低压头痛多位于枕部、额部或全头部，有时向肩颈部和背部放射。有时头痛可以从一点或单边开始逐渐进展为全头痛。多为钝痛，也可为搏动性头痛、全头胀痛，少数病例会出现雷击样头痛、震动性头痛,呈阵发或持续性头痛。头痛程度分为三级:轻度:头痛能忍受,不影响生活、学习、工作;中度:头痛尚能忍受,对生活、学习、工作有一定影响;重度:头痛严重,对生活、学习、工作有影响,必须休息甚至卧床。颅内低压引起的头痛通常是重度的,也可为轻微至中度。2013 年国际头痛分类第三版(ICHD- Ⅲ)上定义:硬膜外穿刺后头痛发生在硬膜外穿刺后 5 天内。头痛在 2 周内会自然转好,或通过自体硬脊膜补片封闭漏口后缓解。

颅内低压引起头痛可能有以下几个原因:

(1) 脑脊液容量和压力的突然改变和脑血管扩张。

(2) 直立位时脑组织失去脑脊液的支撑,在重力作用下下垂,牵拉颅内对痛觉敏感的结构包括硬脑膜、颅神经和血管所致。

(3) 脑脊液减少还可能激活腺苷受体,诱发头痛加剧。

2. 硬膜外麻醉后颅内低压的其他临床表现

(1) 颈项强直或后颈部疼痛是除头痛外最常见的症状,多是由于脑移位压迫颈神经根所致。

(2) 眩晕、恶心、呕吐,可能与影响椎 - 基底动脉系统或自主神经系统有关,也可能因为脑干腹部受压,影响前庭神经所致。

(3) 听觉异常,包括听力丧失、听力减退和耳鸣,这是由于脑脊液降低,内耳毛细胞位置变化。听力缺失发生在低频范围。

(4) 视觉异常,包括畏光、复视及调节功能异常,多由于脑移位牵拉或压迫视神经、动眼神经、滑车神经、展神经等引起。

(5) 少见精神症状如生活懒散、精神不振、言语减少、动作迟缓等,记忆障碍,偏身无力、麻木,帕金森症,昏迷,溢乳,眼震,小脑共济失调,球麻痹,味觉异常,癫痫,厌食,尿崩症,腹痛,腹泻等。

3. 硬膜外麻醉后颅内低压的影像学检查

(1) 颅脑 CT:颅脑 CT 平扫检查对于颅内低压的诊断特异性低。多数患者无异常,少数患者脑室缩小、双侧硬膜下积液或出血表现。

(2) 颅脑磁共振成像(MRI):颅脑 MRI 检查是颅内低压诊断的首选检查方法,尤其是 MRI 增强扫描。典型表现:弥漫性硬脑膜强化,硬膜下积液或出血,脑下垂,脑室变小、垂体增大和硬膜窦扩张等。遵循 Monro-Kellie 定律,在容积一定的颅腔内,脑实质体积、脑脊液容积和颅内血容积三者之和为一常数,颅内低压时,脑脊液容积减少,颅内血容量增加,

硬脑膜的微血管结构不同于蛛网膜,无血脑屏障,硬脑膜静脉充血,造成 MRI 造影剂在硬脑膜微血管及间质聚集,且硬脑膜静脉通透性增加,造成硬膜下积液。桥静脉的撕裂或硬膜下区域扩张引起薄壁血管破裂,产生硬膜下血肿。弥漫性硬脑膜强化是颅内低压的典型影像学特征,相似的脑膜强化和增厚可在脑膜癌病、感染、炎症或肉芽肿性脑膜炎以及结缔组织疾病中出现,也可继发于开颅术、脑室分流、鞘内化疗和蛛网膜下腔出血后。但在这些疾病中,脑膜强化常常为不规则的局灶性结节性强化,而结核性脑膜炎、梅毒性脑膜炎和结节病性脑膜炎中脑膜强化更倾向于脑基底部的中线外区域。颅内低压造成的典型的硬脑膜强化表现为对称性分布的非结节性的弥漫性线性强化,幕上幕下均可受累。

(3) 脊柱 MRI:脊柱 MRI 检查对于颅内低压诊断也有一定的意义。表现为硬膜下积液、硬脊膜强化、脊膜憩室、硬膜下静脉丛扩张等。偶尔可发现脑脊液外溢至脊椎旁,从而提供脑脊液漏的定位诊断。

(4) 脊髓造影:脊髓造影对脑脊液漏口进行准确定位。现有以下三种方法:计算机断层扫描脊髓造影(CTM),钆显影后磁共振脊髓造影,重 T2 加权磁共振脊髓造影(HT2W MRM)。CTM 为目前探测脑脊液漏的最佳选择。HT2W MRM 为非侵入性检查,省时,无放射线与造影剂暴露,分辨率高,精确度可与 CTM 相比,在定位脑脊液漏方面有望取代 CTM 的角色。

(5) 放射性核素脑池显像(RIC):可用于探测患者脑脊液是否外漏并找出漏口位置。典型表现为:蛛网膜下腔有放射性核素聚集,肾及膀胱过早显影,大脑凸面放射性物质活性减低。缺点:定位较不精确且有放射线暴露。

(6) 磁共振静脉血管造影(MRV):血管造影一般用于颅内低压并发症如脑静脉系统血栓形成、硬脑膜动静脉瘘等的诊断。

4. 硬膜外麻醉后颅内低压的诊断

硬膜外麻醉后颅内低压的诊断需依据以下几点:

(1) 头痛发生在硬膜外穿刺后 5 天内。

(2) 典型症状为体位性头痛,头痛在站、坐 15 分钟后加重,平躺 15 分钟后改善,并有下列症状之一:颈部僵硬,耳鸣,听觉迟钝,畏光,恶心呕吐。

(3) 神经系统体征以颈项强直最多见,还可出现眼震、肢体瘫痪、腱反射改变、锥体束征、共济失调等体征。

（4）头颅MRI提示弥漫性硬脑膜强化，硬膜下积液或出血，脑下垂，脑室变小、垂体增大和硬膜窦扩张等。弥漫性硬脑膜强化为颅内低压的典型MRI表现。

（5）脊髓造影和放射性同位素脑池造影有助于确定脑脊液外漏的具体位置。

（6）侧卧位蛛网膜下腔脑脊液压力在60mmH$_2$O以下。

（7）头痛在2周内会自然转好，或通过自体硬脊膜补片封闭漏口后缓解。

全面的病史、体格检查、头部CT或MRI有助于诊断。典型的临床表现及影像学表现即可确定诊断，不需再行腰穿检查以避免医源性脑脊液外漏进一步加重低颅压。

5. 硬膜外麻醉后颅内低压的治疗

（1）心理疏导及心理治疗：产妇本身易产生抑郁、焦虑的情绪，颅内低压头痛等症状会影响产后哺乳、日常活动和功能恢复，可能导致出院延迟，住院费用增加因此产妇更易产生抑郁症状和焦虑。作为医师，应理解患者的痛苦，给予鼓励和支持，解释病因，提供治疗方案，告知病情进展及预后。若病情需要，可请心理科医师协助治疗，可适当减轻患者痛苦。

（2）平卧位：嘱患者采取去枕平仰卧位或头低脚高位。母乳喂养时可采用侧卧位哺乳。绑腹带能增加腹压，提高脑脊液压力，缓解头痛。

（3）补液：每天给予生理盐水2000~3000ml静脉滴注以扩充血容量，促进脑脊液生成。静脉输液时要注意滴速，防止产后心功能衰竭和水中毒。嘱患者多饮水，若有严重恶心呕吐症状的患者，需注意记录出入液体量，注意有无酸碱平衡和电解质紊乱，根据病情调整补液补钾量和能量供给。

（4）药物治疗

1）镇痛药：最常用非甾体抗炎药。其他如对乙酰氨基酚、阿片类药物。

2）止吐药。

3）控制脑血管扩张药：①甲基黄嘌呤：其衍生物通过阻滞腺苷受体而使脑血管收缩，黄嘌呤还可以激活钠-钾泵促进脑脊液生成以改善头痛症状。主要不良反应：癫痫、胃痉挛以及心律失常，限制用于有癫痫发作史和妊娠高血压的患者。甲基黄嘌呤只有少量进入母乳中。②咖啡因：咖啡因300mg口服或500mg加到500~1000ml生理盐水中静滴2小时以上可以安全、有效地治疗颅内低压。但咖啡

因的时效短，须重复使用，副作用有癫痫发作、焦虑和心律失常，限制用于有癫痫和妊娠期高血压疾病的患者。咖啡因可以在母乳出现，但剂量非常小。③氨茶碱：茶碱是另一种甲基黄嘌呤，可收缩脑血管，并且是长效制剂。茶碱只有少量进入母乳中。④其他：如舒马普坦、促肾上腺皮质激素（ATCH）、普加巴林、加巴潘丁、甲基麦角新碱、氢化可的松等，但由于缺乏疗效可靠性的证据，临床上应用较少。

（5）硬膜外注射治疗：硬膜外治疗物质包括非血液物质和血液。

1）非血液物质，如生理盐水、胶体（右旋糖酐和羟乙基淀粉酶）和蛋白胶，注入硬膜外腔后短时间可增加硬膜外腔的压力，减少脑脊液外漏，恢复蛛网膜下腔的压力，但都不能长久缓解颅内低压。

2）硬膜外血补片（epidural blood patch，EBP）目前是颅内低压治疗的金标准，它可以使90%的患者初次治疗后症状完全消失，剩下的小部分患者头痛明显改善，可以进行日常活动，因而是目前难治性颅内低压最常用的治疗手段。根据脊髓造影检查发现脑脊液漏点位置选择穿刺部位，行硬膜外穿刺，同时从静脉抽取新鲜自体静脉血10~20ml，迅速通过硬膜外置管缓慢注入靠近脑脊液漏点的硬膜外间隙，硬膜外血补片产生机化凝血块，可对局部脑脊液漏点产生压迫，减少脑脊液漏出。此疗法还可使脑脊液反应性分泌增加、吸收减少，蛛网膜下腔压力升高。对于复杂漏点的患者往往需反复进行自体血注射治疗。EBP为有创性治疗方法，其并发症包括背部疼痛、感觉异常、脊神经根炎、颅神经麻痹、马尾综合征、硬膜外脓肿、蛛网膜炎。EBP禁忌证包括病人拒绝、凝血功能障碍、败血症、发热、解剖学异常。

（6）其他：对于有明确的硬膜外囊肿、憩室、严重的硬膜下血肿或顽固的颅内低压，可行外科手术干预。

对于保守治疗效果欠佳的患者，有学者应用蝶腭骨神经节封闭和双侧枕大神经封闭的方法治疗，有一定疗效。

（二）误诊误治防范

根据详细的病史及相关辅助检查，硬膜外麻醉后颅内低压的诊断并不困难，且多为自限性疾病，若及时给予恰当的诊治，预后良好。但是，临床上仍存在对病史询问不详细、对该病的相关临床特点及诊断原则不明确或对该病不够重视等原因，导致误诊、漏诊、延迟诊断或误治的出现，错过最佳治疗时机，导致严重并发症的发生，造成不良结局。硬膜外麻

醉后颅内低压的典型症状和首发症状多为头痛,因此需和其他妊娠相关性头痛疾病相鉴别,根据病史、体征和影像学检查多可鉴别。

1. 产后头痛的鉴别诊断

(1) 紧张性头痛:轻到中度头痛,不因体力活动而加重,性质是收缩性的,环头颅周围痛,常诉头顶重压发紧或头部带样箍紧感,另在枕颈部发紧僵硬,转颈时尤为明显。无畏光或畏声症状。少数患者伴有轻度烦躁或情绪低落,许多患者还伴有头昏、失眠、焦虑或抑郁等症状。

(2) 偏头痛:属血管性头痛。头痛位于单侧颞额的眶部,呈搏动性跳痛,常伴恶心及呕吐,为反复发作性头痛。头痛前可先有视觉障碍如视物模糊视野,视物有盲点或偏盲等先兆,也可无任何先兆。妊娠能降低偏头痛发作频率,但在产后不久可能复发。产后首次发作的偏头痛很少见。

(3) 子痫前期 / 子痫:子痫前期指妊娠 20 周以后,出现血压升高和蛋白尿,并可出现头痛、眼花、恶心、呕吐、上腹不适等症状。子痫是由子痫前期发展成更为严重的症状,引起抽搐发作、肌肉强直或昏迷。头痛一般是子痫发作的先兆。其他高血压疾病(伴 / 不伴子痫前期)也可以导致产后头痛,引发脑病。

(4) 可逆性脑后部白质病变综合征(PRES):PRES 患者均存在严重的基础疾病,包括恶性高血压及妊娠子痫、恶性肿瘤接受化疗患者、严重的肾脏疾病、服用免疫抑制剂治疗等。PRES 综合征常在产后发生,且常与子痫前期有关。神经系统症状多在上述基础疾病的治疗过程中出现,急性或亚急性起病。PRES 综合征的临床表现有头痛、癫痫、精神状态改变、行为异常、视觉改变(最常见的是偏盲、视觉忽略和皮质盲,偶有幻视),偶有局部神经体征的缺失。PRES 的 CT 和 MRI 颅脑影像学改变具有鲜明的特征性,主要累及大脑半球顶枕区,表现为以皮质下白质为主的弥漫性对称性大片脑水肿,小脑、额颞叶白质以及基底节均偶有受累。若及早确诊并给予支持治疗,神经系统病变多可在数月内恢复。

(5) 脑梗死 / 脑缺血:临床症状通常有突发头痛、恶心、癫痫发作、局灶性的神经体征,为非体位性头痛。发病初期 CT 和 MRI 表现常常是正常的,需要行颅内多普勒超声和血管造影检查来诊断是缺血还是梗死。

(6) 颅腔积气:注气试验用以确认硬膜外腔,若将气体注入硬膜下或蛛网膜下腔可能引起颅内积气,出现产后突发性体位性头痛,有时伴有颈背疼痛或精神状态的改变。放射线检查可以确诊。一般一周后症状消失。

(7) 脑膜炎:多在产后的最初几天发病。剧烈头痛,伴有发热、颈项强直、克氏征和布氏征阳性,可能有嗜睡、意识模糊、呕吐、癫痫发作及皮疹。诊断依靠脑脊液检查和培养,致病菌通常为草绿色链球菌。

(8) 颅内假性肿瘤 / 良性颅内高压:临床上仅存在颅内高压的症状和体征如头痛、呕吐、视盘水肿,一般无局灶性体征。无占位性病变存在。由于假性脑瘤常见于年轻肥胖女性,提示激素水平可能对发病有一定影响。50% 的患者在妊娠期病情恶化,但分娩后常好转。

(9) 脑肿瘤:根据肿瘤生长的部位可伴随不同的症状。早期症状通常头痛为钝痛,非搏动性,伴有恶心、呕吐、癫痫发作和局灶性神经症状。头颅 CT 可明确肿瘤生长的部位与性质。

(10) 自发性颅内低压:自发性颅内低压主要是因为硬膜裂缝引起的脑脊液漏,无椎管内操作史。症状与硬膜穿刺后颅内低压相同。诊断需要放射性核素脑池显像和 CT 脊髓造影。

(11) 鼻窦炎:鼻窦炎引起的头痛与脓性鼻分泌物相关,头痛可以为单侧或双侧,取决于病变范围。前组鼻窦炎多表现前额部和鼻根部胀痛或闷痛,后组鼻窦炎的头痛在头顶部、后枕部。有时伴有发热,感染部位皮肤有触痛。夜间窦道填充,故清晨醒来时疼痛加重;直立位有利于脓液引流,症状减轻。

(12) 咖啡因戒断:咖啡因戒断可导致头痛、疲劳和焦虑。每天服用咖啡因 300mg/100mg,3 天后 /7 天后即可出现戒断性头痛。

(13) 泌乳性头痛:头痛发生在哺乳最初几分钟内,停止哺乳后头痛停止。可能与血管加压素浓度升高有关。

(14) 肌肉骨骼性头痛:产程中用力导致的劳累和睡眠不足会加重此类头痛。多伴有颈肩部头痛,无硬膜穿破史。

(15) 产后脑血管病:产后脑血管病又称产后血管病或称产后可逆性脑血管收缩综合征。是指妊娠期间无并发症的正常产妇在产后出现严重的雷击样头痛。伴或不伴呕吐、抽搐、局灶性神经功能缺损症状。血管检查特征性表现为颅内动脉多发、节段性、可逆性痉挛。临床甚为罕见。

(16) 硬膜下血肿、蛛网膜下腔出血、脑静脉窦血栓的鉴别诊断见颅内低压的并发症。

2. 颅内低压的并发症

上述病例中患者初期诊断为硬膜穿刺后颅内低压,随着病情演进,随后出现癫痫、肢体运动障碍,伴随头痛性质改变,根据 MRV 结果确诊为颅内静脉窦血栓,因此临床上需警惕颅内低压并发症如硬膜下出血、脑静脉系统血栓形成等的发生。颅内低压常见并发症有:

(1)硬膜下积液、硬膜下血肿:急性硬膜下血肿根据外伤史、颅内压增高表现、伴有局灶体征,结合头颅 CT 扫描即可明确诊断。慢性硬膜下血肿多发于老年人及小儿。一般在伤后 3 周至数月出现慢性颅内压增高症状,多数经头颅 CT 扫描即可明确。颅压低时脑脊液对脑实质浮力下降,脑组织下沉,血液在扩张的静脉系统中淤滞致毛细血管通透性增强,血浆成分大量渗出形成硬膜下积液,硬脑膜临近细胞层内的桥静脉撕裂或硬膜下区域扩张引起薄壁血管破裂,产生硬膜下血肿。颅内低压患者如出现头痛性质的变化,并出现颅内高压或局灶的神经体征等,要警惕硬膜下血肿的可能。

(2)继发性蛛网膜下腔出血。蛛网膜下腔出血常急性起病,以数秒或数分钟内发生地剧烈头痛,呈胀痛或炸裂样疼痛,多伴有恶心呕吐,可有意识障碍及抽搐发作。查体一般项强及克氏征均为阳性。头 CT 可见脑池、脑沟弥散性高密度。腰穿脑脊液呈血性,压力高或在正常范围内。妊娠是该病的危险因素。颅内压降低可以导致充血的颅内静脉(基底静脉丛、桥静脉)破裂,血液进入蛛网膜下腔,继发蛛网膜下腔出血,若出血量较多时腰穿可见血性脑脊液甚至 CT 可见的基底池弥散性高密度,但腰穿压力一般偏低或在正常低值。鉴别时须详细询问患者发病过程,有无头痛性质的改变,有无体位性头痛的过程,如影像学表现中还伴有硬膜下积液或积血、脑室系统缩小或垂体增大或充血,应想到低颅压继发蛛网膜下腔出血的可能。

(3)脑静脉窦血栓形成:脑静脉窦血栓形成的常见病因包括炎症性和非炎症性两大类。炎症性病因为全身及局部性感染;非炎症性病因则包括严重脱水、妊娠、产后、消耗性疾病、血液病、脑部手术、头部外伤、结缔组织病及肾病综合征等。临床表现差异较大,没有特异性。常见的临床表现有:颅内压增高的症状(持续且严重的头痛、喷射性呕吐,或可见视盘水肿),脑病症状(通常表现有癫痫、精神异常、意识混乱、意识模糊、甚至昏迷等)。影像学检查如头颅 MRI 和磁共振血管造影可以确诊。

颅内低压患者并发静脉窦血栓可能是由于低颅压时颅内血容量代偿性增加,颅内静脉系统扩张及硬脑膜静脉充盈,血流缓慢,血流淤滞。另外脑脊液丢失也会使重吸收到静脉系统的脑脊液减少,静脉系统的血液黏度增加。同时,脑组织下沉所致的脑静脉及静脉窦的血管壁受到机械性牵拉造成静脉血管内皮细胞损伤。医源性硬膜穿刺引起的脑脊液漏被认为是脑静脉窦血栓的重要危险因素,加之妊娠期血液高凝、剖宫产手术应激等因素,颅内低压产妇更是并发静脉窦血栓的高危人群。

颅内低压患者如出现头痛性质的变化,由体位相关性头痛转变为持续性头痛,或出现局灶的神经体征、癫痫及昏迷等,要警惕静脉窦血栓的可能,注意复查影像学检查。对于给予常规抗凝、降颅压治疗效果不佳甚至继续加重的脑静脉窦血栓患者,要注意询问患者发病过程,病程中有无头痛性质的转变,有无低颅压性头痛在先,头部影像学检查有无低颅压征象,如硬脑膜增厚、硬膜下积液及脑组织下沉等。必要时行腰穿明确颅内压力,但是颅内低压并发静脉窦血栓患者,大多腰穿压力在正常范围内。

颅内低压并发静脉窦血栓的治疗尚无统一定论。大多数报道中,对颅内低压进行保守治疗,对静脉窦血栓采用抗凝治疗,肝素抗凝是静脉窦血栓的一线治疗方案。由于颅内低压和静脉窦血栓之间的因果关系,脑脊液漏口的封闭能从根本上得到治疗,有学者提倡应积极治疗脊髓脑脊液漏,如硬膜下注射自体血补片(EBP)或手术漏修补,甚至不惜暂停抗凝治疗。研究显示,颅内低压并发脑静脉窦血栓的产妇经抗凝或 EBP 治疗后较非产妇预后良好。

(三)相关探讨

1. 硬膜外麻醉后颅内低压的危险因素

有许多因素影响硬膜外麻醉后颅内低压的发病。

(1)年龄:年轻人发生硬膜外穿刺后颅内低压的风险高于老年人,这是因为老年人的硬膜缺乏弹性,刺破后很难裂开。

(2)性别:女性尤其是妊娠期发生硬膜外穿刺后颅内低压的风险增加,可能是由于雌激素的作用促进脑血管扩张。

(3)阴道分娩:可能是由于第二产程时增加腹压能增大硬膜刺破口的大小导致脑脊液流失。

(4)病态肥胖:病态肥胖患者不易发生硬膜外穿刺后颅内低压,可能是由于肥胖患者硬膜外压力增加,可以减少蛛网膜下腔和硬膜外腔的压力梯度,减少脑脊液的流失。有学者报道 BMI ≥31.5kg/m² 的产妇发生硬膜外穿刺后颅内低压的风险低于 BMI<31.5kg/m² 的产妇(分别是 39% 和 56%),但是 BMI 不能影响疾病的严重程度或 EBP 的应用。

(5)多次硬膜穿破史:多次硬膜穿破史显著增加硬膜外穿刺后颅内低压的风险。

(6)穿刺针的设计样式、尺寸、穿刺角度:应用斜面有洞、尖端为切面的 Quincke 针相关的硬膜外穿刺后颅内低压的风险高于非切面、笔尖型的 Sprotte 和 Whitacre 针。改良后的 Quincke 针即 Atraucan 针也可以应用,此针具有一个切点和一个双斜面,可以将硬膜切开一个小孔然后将其扩张。多项研究证明穿刺针越大发生硬膜外穿刺后颅内低压的风险越大。因此应尽量使用引起较低硬膜外穿刺后颅内低压发生率的针型(如小号非切面针)。穿刺针切面平行于脊柱长轴方向比垂直方向能降低硬膜外麻醉后颅内低压的发生,这是因为硬膜上胶原纤维是沿着纵向走行,也就是平行于脊髓的纵向轴,平行的切面能够分开硬膜纤维,而不是切开组织,这样就减少了对硬膜纤维的破坏。

2. 硬膜穿刺后头痛的预防

(1)保守治疗:当硬膜外穿刺针误穿硬膜后,常用一些保守疗法预防穿刺后头痛(postdural puncture headache,PDPH)的发生,如补液治疗和卧床休息。这些方法可以降低脑脊液从硬膜破口的流失,通过额外的液体摄入恢复脑脊液量。这些方法简单且没有任何严重的不利影响,但是没有确凿的证据证明这些方法能预防 PDPH。2016 年的一项系统综述表明硬膜穿刺后卧床休息并不能预防 PDPH,卧床休息比早期下床活动还能增加 PDPH 的发生。目前几乎没有证据表明补液疗法能预防 PDPH 的发生。在临床研究中许多药物用于预防 PDPH,但其临床有效性尚不明确。2013 年的一项系统综述表明硬膜外注射吗啡、静脉内应用促皮质素和氨茶碱能减少 PDPH 的发生,而静脉内应用地塞米松能增加 PDPH 的发生。目前由于这些药物的不良反应和有限的研究证据尚未被推荐为常规用药。

(2)侵入性治疗

1)鞘内导管:在硬膜外针误穿硬膜后,向鞘内置入 19~20 号硬膜外导管至 24 小时,导管可能刺激炎症细胞增生和组织水肿而封闭硬脊膜的缺损。通过鞘内导管亦可以快速的进行分娩镇痛,避免硬膜的反复穿刺。一些系统综述表明鞘内导管并不能显著地降低 PDPH 的发生。但是,这种方法能减轻

PDPH 的严重程度并减少 EBP 的应用。

2)预防性硬膜外注射生理盐水:硬膜外腔注入生理盐水这种方法是通过减少硬膜外和蛛网膜下腔之间的压力梯度以减少脑脊液流失。但系统综述和荟萃分析表明硬膜外注入生理盐水并不能预防 PDPH 的发生或减少 EBP 的应用。

3)预防性 EBP:在拔除硬膜外导管前预防性给予 EBP,自体血注入硬膜外腔后能封闭硬膜破口,因此可以降低 PDPH 的发生。但是最近的系统综述并不支持预防性 EBP 对于 PDPH 的预防作用。预防性应用 EBP 或硬膜外注入生理盐水治疗,应在神经阻滞完全消退后再进行,且不能快速注射。预防性 EBP 能引起背痛、神经损伤或感染等并发症。

以上三种治疗方法由于缺乏可靠的证据和存在潜在的应用风险,因此不作为 PDPH 的常规预防性治疗,临床上需仔细考虑后方可应用。

(孟涛)

参考文献

1. Olesen J,Steiner TJ.The International classification of headache disorders,2nd edn(ICDH-Ⅱ).Journal of neurology,neurosurgery,and psychiatry,2004,75(6):808-811

2. The International Classification of Headache Disorders.3rd ed.Cephalalgia:an international journal of headache,2013,33(9):629-808

3. 李佳. 低颅压综合征的病因学及临床分析. 吉林大学,2014

4. Niraj G,Kelkar A,Girotra V.Greater occipital nerve block for postdural puncture headache(PDPH):a prospective audit of a modified guideline for the management of PDPH and review of the literature.Journal of clinical anesthesia,2014,26(7):539-544.

5. Nair AS,Rayani BK.Sphenopalatine ganglion block for relieving postdural puncture headache:technique and mechanism of action of block with a narrative review of efficacy.The Korean journal of pain,2017,30(2):93-97

6. Kate MP,Thomas B,Sylaja PN.Cerebral venous thrombosis in post-lumbar puncture intracranial hypotension:case report and review of literature.F1000Research,2014,3:41

7. Peralta F,Higgins N,Lange E,et al.The Relationship of body mass index with the incidence of postdural puncture headache in parturients.Anesthesia and analgesia,2015,121(2):451-456

8. Arevalo-Rodriguez I,Ciapponi A,Roque I Figuls M,et al.Posture and fluids for preventing post-dural puncture headache.Cochrane database of systematic reviews,2016,3:Cd009199

9. Basurto Ona X,Uriona Tuma S M,Martinez Garcia L,et al.Drug therapy for preventing post-dural puncture headache. Cochrane database of systematic reviews,2013, (2): CD001792.

10. Heesen M,Klohr S,Rossaint R,et al.Insertion of an intrathecal catheter following accidental dural puncture:a meta-analysis.International journal of obstetric anesthesia, 2013,22(1):26-30

11. Bradbury CL,Singh SI,Badder SR,et al.Prevention of post-dural puncture headache in parturients:a systematic review and meta-analysis.Acta anaesthesiologica Scandinavica, 2013,57(4):417-430

第八章

黄疸、瘙痒

第一节 病毒性肝炎

| 病例 | **乙肝孕妇的临床管理**

一、病例简述

患者王某某,女,27岁

主　　诉	停经7个月,四肢发热伴全身瘙痒2周。
现 病 史	患者平素月经规律,孕第8周左右确诊为:妊娠合并甲状腺功能减低,需服用优甲乐治疗。孕期定期产检,历次超声检查显示胎儿发育符合孕周,无异常。唐氏筛查低风险,2周前无明显诱因自觉四肢发热、以掌心及足心为著,局部皮肤发红,并伴有全身瘙痒,全身皮肤无红肿、脱屑、皮疹及水疱等改变。孕检发现:转氨酶及胆红素增高。遂以"肝损害"收入院。病程中,患者无发热、寒战;无乏力、盗汗;偶有头痛、无头晕;无恶心、呕吐;无胸闷、气短;无腹痛、腹胀;无尿频、尿急等症状。无阴道流血流液,胎动良。饮食、睡眠尚可,大小便如常。近期体重无明显减轻。
孕 产 史	孕1产0
既 往 史	既往确诊"乙肝"15年余,否认结核病等其他传染病史;否认糖尿病、高血压病史。
入院查体	T:36.8℃,P:110次/分,BP:124/76mmHg,R:18次/分。神清语明,全身皮肤及巩膜无黄染,无贫血貌。心肺听诊未闻及异常,腹膨隆,腹软,无压痛、反跳痛及肌紧张,肝、脾肋下未触及,Murphy征阴性,移动性浊音阴性,肠鸣音4次/分。双下肢无水肿,无肝掌及蜘蛛痣。神经查体未见异常。 产科查体:宫高26cm,腹围98cm,胎心率150次/分。
辅助检查	肝功能:ALT 1906U/L,AST 1352U/L,白蛋白31.7g/L,总胆红素36.28μmol/L,结合胆红素21.71μmol/L,碱性磷酸酶166U/L,谷氨酰转肽酶41U/L,胆碱酯酶2758U/L,总胆汁酸121.5μmol/L。

丙肝病毒抗体 0.0448s/co。

彩超：双顶径约 6.2cm，头围约 21.7cm，腹围约 21.3cm，股骨长约 4.5cm。胎儿心率约 125 次／分。胎盘后壁 0 级，羊水指数 15.0。脐动脉 S/D：2.4。

入院诊断
1. 病毒性肝炎 乙型 慢性重度
2. 胆汁淤积性黄疸
3. 妊娠合并甲状腺功能减退
4. 孕 1 产 0，妊娠 28^{+5} 周 LOA

诊疗经过
入院后，完善化验检查回报：①肝功：门冬氨酸氨基转移酶 357.2U/L，丙氨酸氨基转移酶 929.7U/L，碱性磷酸酶 118.0U/L，胆碱酯酶 2740U/L，总蛋白 50.0g/L，白蛋白 25.5g/L，白球比 1.04，结合胆红素 19.0μmol/L，总胆汁酸 61.2μmol/L，前白蛋白 0.07g/L；②血脂：甘油三酯 2.90mmol/L，载脂蛋白 A1 0.69g/L，载脂蛋白 B 1.16g/L；③离子：钙 1.78mmol/L；④国产乙肝 DNA 定量：乙肝病毒定量 8.47E+003IU/ml；乙肝表面抗原（发光法）>250.00IU/ml，乙肝 e 抗原（酶免法）23.667s/co，乙肝核心抗体（酶免法）0.084s/co。

予低脂饮食、补钙、营养肝脏、降转氨酶、退黄疸等对症支持治疗。因患者乙肝表面抗原，e 抗原，核心抗体均阳性。乙肝病毒 DNA 定量较高。入院时，患者肝功改变明显，转氨酶显著增高，患者为妊娠状态，应给予口服替比夫定治疗。该药属于美国 FDA 批准药物，妊娠安全性分类为 B 类。临床研究表明，替比夫定无致胎儿畸形，未观察对胎儿有损害的证据。同时能对乙肝病毒进行母 - 婴阻断作用，预防垂直传播。与患者本人及家属详细沟通后，患者本人及家属同意口服替比夫定治疗。针对患者皮肤瘙痒，给予炉甘石洗剂，适量，外用。本药药品说明书未指出妊娠期患者为该药禁忌。

治疗 7 天后，患者皮肤瘙痒症状较前略缓解，复查结果回报：①肝功：门冬氨酸氨基转移酶 77.1U/L，丙氨酸氨基转移酶 192.0U/L，胆碱酯酶 3184U/L，总蛋白 56.1g/L，白蛋白 29.4g/L，白球比 1.10，结合胆红素 9.1μmol/L，总胆汁酸 40.6μmol/L，前白蛋白 0.14g/L；②血常规：中性粒细胞百分比 0.79，淋巴细胞百分比 0.15，中性粒细胞绝对值 6.85×10^9/L，红细胞 3.54×10^{12}/L，血细胞比容 0.338L/L，血小板 103×10^9/L，平均血小板体积 14fl，血小板分布宽度 23.0%。

治疗 10 天后，患者偶有全身皮肤瘙痒，复查结果回报：①肝功：门冬氨酸氨基转移酶 56.1U/L，丙氨酸氨基转移酶 134.6U/L，胆碱酯酶 3417U/L，总蛋白 53.8g/L，白蛋白 28.8g/L，白球比 1.15，前白蛋白 0.13g/L；②血常规：中性粒细胞百分比 0.78，淋巴细胞百分比 0.15，中性粒细胞绝对值 6.88×10^9/L，红细胞 3.47×10^{12}/L，血红蛋白 112g/L，血细胞比容 0.321L/L，血小板 97×10^9/L，平均血小板体积 14fl，血小板分布宽度 19.1%。

考虑患者保肝、降酶、退黄治疗效果显著。多次复查血常规提示中性粒细胞百分比及绝对值轻度增高，考虑妊娠相关。予出院，嘱出院后继续口服替比夫定；患者保肝、降酶、退黄治疗效果显著，但考虑患者妊娠状态，出院后可以不继续保肝等治疗；加强营养，注意休息；定期复查肝功、血常规、凝血常规等。

出院诊断
1. 病毒性肝炎 乙型 慢性重度
2. 胆汁淤积性黄疸
3. 妊娠合并甲状腺功能减退
4. 高脂血症
5. 电解质紊乱 - 低钙血症
6. 孕 1 产 0，妊娠 30^{+1} 周，LOA

二、病例解析

(一)诊治关键

1. 不能忽视症状、体征不典型的孕妇

本病例患者以"停经7个月，四肢发热伴全身瘙痒2周"为主诉入院，但有些患者可能症状体征不典型，仅有消化道症状，妊娠期出现不能用妊娠反应或其他原因解释的消化道症状，可能有皮肤巩膜黄染，体检发现肝大可触及，肝区有叩痛。应考虑到肝炎的可能。

2. 常规筛查病毒血清学指标，必要时进一步评估

(1) 所有在门诊初次产检的孕妇，按要求筛查乙型肝炎、梅毒和艾滋病，若HBsAg阳性，需继续评估乙型肝炎相关病情。

(2) 对于HBsAg阳性的孕妇，需进一步检测HBV DNA水平、肝功能生化指标和上腹部超声。

3. 注意肝肾功能等生化指标改变

(1) 血清ALT和AST：反映肝细胞损伤程度，最为常用。

(2) 血清胆红素：在肝细胞损害、肝内外胆道阻塞和溶血时升高。肝功能衰竭患者血清胆红素可出现"胆酶分离"现象。

(3) 血清白蛋白和球蛋白：反映肝脏合成功能，慢性乙型肝炎(CHB)、肝硬化和肝功能衰竭患者可有血清白蛋白下降。

(4) 凝血酶原时间(PT)及凝血酶原活动度(PTA)：对判断疾病进展及预后有较大价值。

(5) γ-谷氨酰转肽酶(GGT)：在急性肝炎、慢性活动性肝炎及肝硬化失代偿时仅轻中度升高。肝内外胆汁淤积时可以显著升高。

(6) 血清碱性磷酸酶(ALP)：其动态观察用来判断病情发展、预后和临床疗效。

(7) 总胆汁酸(TBA)：当肝细胞损害或肝内、外阻塞时，胆汁酸代谢就会出现异常，TBA就会升高。

(8) 胆碱酯酶：可反映肝脏合成功能，对了解肝脏应急功能和贮备功能有参考价值。

4. 上腹部超声(US)检查

可以协助判断肝脏和脾脏的大小和形态、肝内重要血管情况及肝内有无占位性病变，但容易受到仪器设备、解剖部位及操作者的技术和经验等因素的限制。

总之，陈熠，段钟平等学者在第八届全国疑难及重症肝病大会会议纪要中指出，应用"三点一线"的方式对CHB患者进行管理，即起点、拐点和终点。起点即在正确的时机选择正确的患者，可大大提高其在远期获得HBeAg血清学转换的可能。免疫清除期是最理想起始治疗的时机，最佳治疗人群是指基线HBV DNA<9 log10拷贝/ml且ALT≥2ULN的HBeAg阳性患者。24周作为CHB临床治疗拐点，可以帮助临床提前识别两类人群：易获得HBeAg血清学转换，以及易发生耐药人群。坚持治疗和及时干预有助于这两类患者尽早获得基本和满意治疗终点。

5. 抓住妊娠合并重症肝炎的诊断要点

(1) 症状、体征

1) 消化道症状严重，表现为食欲极度减退，频繁呕吐，腹胀，出现腹水。

2) 严重出血倾向：皮肤紫癜、瘀斑、鼻出血、血尿、血便、产后出血，重者并发DIC。

3) 伴发肝性脑病时：坐立不安、烦躁、焦虑、人格改变、定向障碍、扑翼样震颤，重者出现肝性脑病。

4) 伴发肝肾综合征时：无原发肾病史者突然出现少尿、无尿及氮质血症。

5) 伴发感染时：孕妇中至重度发热，治疗难以奏效。

(2) 实验室检查

1) 肝脏解毒、代谢、排泄能力受损：血清总胆红素升高，可达171μmol/L以上，或每天上升17.1μmol/L，结合胆红素及非结合胆红素均升高，尿胆红素阳性。

2) 肝细胞受损：丙氨酸转氨酶(ALT)、门冬氨酸转氨酶(AST)升高，可为正常值10~30倍。病变较轻时AST/ALT比值<1，病变严重时AST/ALT比值>1。若转氨酶下降，胆红素进一步升高，出现"胆酶分离"，说明病情进一步恶化。

3) 肝脏合成功能受损：白蛋白(ALB)、血清总胆固醇、血清胆碱酯酶降低，血小板减少、凝血酶原时间延长、凝血酶原活动度降低。若ALB<25g/L，血清总胆固醇(CHOL)≤2.0mmol/L，凝血酶原活动度(PTA)<30%，预后极差。

4) 肝糖合成、分解及异生能力受损：空腹及餐后2~3小时血糖偏低，餐后0.5~1小时血糖高于正常。

5) 并发肝性脑病时：血氨升高。并发肝肾综合征时：尿量少，肌酐、尿素氮明显增加。肌酐升高提示预后较差。并发感染时：白细胞、C反应蛋白升高。

（3）超声检查：肝脏进行性缩小，肝脏实质回声增多、增强，有腹水时腹腔内可见液性暗区，部分患者可有脾大。

（4）肝脏穿刺活检：可见肝细胞广泛坏死，结构破坏，残留网状支架和血窦等。孕期肝脏充血，穿刺可引起大出血等严重并发症，有学者主张在终止妊娠后 5~18 天穿刺确诊。

（二）误诊误治防范

多种原因可引起肝损害，应注意鉴别，不能仅凭转氨酶升高做出病毒性肝炎的诊断，应根据流行病学、详细询问病史，结合临床症状、体征及实验室检查进行综合判断，注意与以下疾病鉴别：

1. 妊娠剧吐引起的肝损害

因反复呕吐，长期饥饿可导致水、电解质及酸碱平衡紊乱、肝肾功能受损，可出现黄疸，血中胆红素及转氨酶轻度升高，但患者尿酮体阳性，肝炎病毒抗原系统血清学检测阴性，纠正酸碱失衡与水、电解质紊乱后病情迅速好转。

2. 妊娠期高血压疾病引起的肝损害

在高血压、蛋白尿和肾功能受损的基础上出现肝损害，ALT、胆红素轻度或中度升高，胃肠道症状不明显，妊娠结束后迅速恢复。须注意妊娠期肝炎常合并妊娠期高血压疾病。HELLP 综合征是妊娠期高血压疾病所致肝损害的一种严重并发症，主要表现为溶血、肝酶升高及血小板减少三大临床特征。

3. 妊娠期肝内胆汁淤积症（ICP）

黄疸、全身瘙痒，分娩后迅速消退，无肝炎症状，ALT、AST 轻度升高，血清总胆红素升高，胆汁酸明显升高且较临床症状出现早。

4. 妊娠期急性脂肪肝

（1）为妊娠晚期特有的疾病，表现为急性肝细胞脂肪变性所引起的肝功能障碍。

（2）多见于妊娠 30 周以后，以初产妇居多。

（3）早期仅有恶心、乏力、不适，短期内病情迅速恶化，出现少尿、DIC、肝、肾衰竭、肝性脑病、昏迷和休克。

（4）实验室检测有白细胞明显升高、血小板减少、凝血酶原时间延长、严重低血糖、血清胆红素上升、尿胆红素阴性（肾小球基底膜增厚，胆红素不能滤过）、ALT 轻度升高，一般不超过 500U/L、B超检查可见强回声"明亮肝"、MRI 见肝大片密度减低区、肝活检肝细胞均匀性增大和肝细胞脂肪变性。

5. 药物性肝损害

有应用损害肝细胞的药物史（氯丙嗪、巴比妥类、红霉素、异烟肼、利福平等），无肝炎接触史和典型症状，肝炎病毒病原学检查阴性，停药后多可恢复。

（三）相关探讨

1. 乙肝孕妇的规范化管理

（1）全面筛查、早期诊断。

（2）监测 HBV DNA 阳性孕妇的肝功能变化

1）ALT 显著异常，≥5× 正常值上限（ULN），或诊断为肝硬化者，在充分沟通和知情同意的情况下，经感染科医师或肝病科医师评估后，建议给予替诺福韦酯（TDF）或替比夫定（LdT）进行抗病毒治疗。

2）ALT 在≥2×ULN~<5×ULN 时可继续观察，如果随访至妊娠 24 周 ALT 仍在 ≥2×ULN~<5×ULN，在充分沟通和知情同意的情况下，给予 TDF 或 LdT 进行抗病毒治疗。

3）ALT 正常或仅轻度异常（ALT<2×ULN）、无肝硬化表现，建议暂不处理，继续随访观察。

（3）孕期根据 HBV DNA 水平，决定是否需要进行抗病毒治疗，以阻断母婴传播。

1）若孕妇 HBV DNA ≥ $2×10^6$ IU/ml，在充分沟通和知情同意的情况下，可于妊娠 24~28 周给予 TDF 或 LdT 进行抗病毒治疗。分娩前应复查 HBV DNA，以了解抗病毒治疗效果及母婴传播的风险；

2）若孕妇 HBV DNA<$2×10^6$ IU/ml，则不予干预，继续观察。

2. 安全分娩，做好婴儿免疫

（1）分娩方式：分娩方式与母婴传播风险没有确切关系。根据产科指征决定分娩方式；有研究认为，乙肝肝功能异常的孕妇，其产后出血、早产、妊娠期高血压以及死胎、低体重儿、新生儿窒息的发生率增高，因此，应加强孕检，积极预防不良结局的出现。

（2）新生儿处理：新生儿出生后立即移至复苏台，离开母血污染的环境；彻底清除体表的血液、黏液和羊水；处理脐带前，需再次清理、擦净脐带表面血液等污染物，按操作规程安全断脐。做好母婴阻断：

1）出生 12 小时内，肌注乙型肝炎免疫球蛋白（HBIG）100IU；同时肌注重组酵母乙型肝炎疫苗 10μg/0.5ml，在婴儿 1 月龄和 6 月龄时分别注射第 2

和第 3 针乙型肝炎疫苗（各 10μg/0.5ml）。

2）低体质量儿（<2000g）或早产儿的免疫接种：低体质量儿（<2000g）或早产儿于出生 12 小时内接种 HBIG 100IU+ 重组酵母乙型肝炎疫苗 10μg/0.5ml，并于 1、2 和 7 月龄各注射一针乙型肝炎疫苗 10μg/0.5ml

3）如母亲 HBsAg 不详，则按母亲 HBsAg 阳性处理。

总之，妊娠后三个月服用抗病毒药物可以有效提高 HBV 母婴阻断成功率；妊娠期抗病毒治疗的药物首选替诺福韦酯，拉米夫定 / 替比夫定备选；多数专家同意应用乙型肝炎免疫球蛋白 +HBV 疫苗联合免疫后可以母乳喂养。

3. 重症肝炎的救治

围生期重症肝炎常合并多种并发症，病情复杂，一旦发病，因缺乏特异性治疗方法，病情进展迅速，母儿死亡率高，临床救治宜采用综合性治疗。

（1）启动急救反应团队：一旦考虑妊娠合并重症肝炎，应立即启动急救反应团队，多学科合作，才能更好地改善母婴结局。急救团队应由产科、麻醉科、新生儿科、传染科医师，肾内科、血液科等相应内科医师，重症监护病房、超声科、检验科医师及专业护理人员组成。妊娠合并重症肝炎患者病情较严重，且进展迅速，因此专业的团队高速运转与标准化培训，为孕产妇提供及时合理的服务是重点。若首诊医院经验不足，应及时转送至条件较好、有经验的三级医院集中救治。

（2）一般支持治疗：绝对卧床，密切监护，低蛋白饮食，补充热量，补液量以出为入，维持水、电解质及酸碱平衡。纠正凝血功能障碍。

（3）病因治疗：护肝、抗病毒、调节免疫力。

（4）防治并发症

1）防治肝性脑病：去除诱因；降血氨；补充支链氨基酸等。

2）防治肝肾综合征：积极治疗原发病，维持足够血容量及尿量。

3）防治产前、产后出血及弥散性血管内凝血（DIC）。

4）防治感染，保护性隔离，注意无菌操作，有计划足量使用广谱抗生素或视检查结果进行调整。

（5）产科处理

1）孕早期：适当治疗后终止妊娠。

2）孕中期：综合孕妇病情严重程度、孕周与孕妇的意愿，病情允许情况下可先予综合治疗，密切监测母儿情况。若病情严重或进展，治疗 24 或 48 小时后仍无改善，建议孕妇即时终止妊娠。

3）孕晚期：一旦确诊妊娠合并重症肝炎，应积极终止妊娠，以期提高母儿抢救成功率。妊娠合并肝炎孕妇宜选择适当时机采用剖宫产终止妊娠。

4）分娩期：多建议选择剖宫产终止妊娠。及时将产妇转至重症监护病房，监测生命体征及凝血功能，记阴道流血量，补充凝血因子，给予人体白蛋白支持治疗，选用对肝脏无害的抗生素，抢救患者生命。

总之，围生期重症肝炎无特异治疗方法，母胎病死率高。在婚前、孕早期应体检以及时发现肝炎病毒携带；对乙肝病毒携带者，产检时应每月检查肝功能及病毒载量，以估计是否可以继续妊娠；有重症肝炎倾向者，在分娩前及时转送至有抢救条件并具有一定经验的医院救治，以挽救母儿生命；重症肝炎发病后，应密切监测各项实验室检查结果，给予综合处理，短期内控制多种器官功能障碍，正确处理产程，以改善母儿预后及转归。

（滕红）

参考文献

1. 中华医学会肝病学分会，中华医学会感染病学分会. 慢性乙型肝炎防治指南（2015 更新版）. 中华肝脏病杂志，2015，23（12）：888

2. 陈熠，段钟平. 第八届全国疑难及重症肝病大会会议纪要. 中华肝脏病杂志，2015，23（9）：716

3. 侯红瑛. 妊娠合并重症肝炎的诊断及急救策略. 中华产科急救电子杂志，2016，5（2）：75

4. 中国肝炎防治基金会，中华医学会感染病学分会，中华医学会肝病学分会. 乙型肝炎母婴阻断临床管理流程. 中华肝脏病杂志，2017，25（4）：254

5. 陈蔚，吴小妹，林丹，等. 妊娠期伴发乙型肝炎病毒与母婴结局的关系. 中国妇幼保健，2015，30（28）：4783

6. 陈曼绮，张建平. 围生期重症肝炎对母儿的影响及诊治. 实用妇产科杂志，2016，32（1）：5

第二节　妊娠期痒疹

| 病例 | 妊娠期痒疹（PUPPP）

一、病例简述

患者李某,女,34 岁

主　　诉　停经 9 月余,腹部皮肤瘙痒 3 天。

现 病 史　患者平素月经规律,LMP:2016-11-6,EDC:2017-08-13,孕期在外院进行定期产检,历次超声检查显示胎儿发育符合孕周,无异常。唐氏筛查低风险,OGTT 检查未见异常。孕期无发热,无黄疸,无恶心。3 天前腹部皮肤出现单个红斑,大小不一,数量少,伴有瘙痒,夜间尤甚,逐渐增加,扩散至臀部及四肢近躯干部,胎动良。近 3 天睡眠较差,二便正常。

既 往 史　孕 3 产 2,2007 年剖宫产一次,2010 年剖宫产一次。

否认相关皮肤病病史。否认其他疾病史、过敏史及手术史。

门诊查体　一般查体:T:36.7℃,P:80 次 / 分,BP:113/83mmHg,R:17 次 / 分。神清语明。心肺听诊未闻及异常,腹膨隆,腹软,腹部及四肢可见不规则多形性红斑,最大约 3~4mm,腹部较多,皮损表面有少量抓痕及血痂,无肿大,皮温正常,偶触及宫缩,强度弱。

产科查体:宫高 32cm,腹围 103cm,胎心率 150 次 / 分,先露儿头,跨耻征阴性。

辅助检查　胎心监护:有反应型。

肝功能:无异常。

产科三维彩超:双顶径约 9.3cm,头围约 34.5cm,腹围约 35.7cm,股骨长约 7.0cm。胎儿心率约 138 次 / 分。胎盘厚度约 3.1cm。羊水深度羊水指数 16.0cm。脐动脉 S/D:2.3。胎盘附着在子宫后壁,成熟度Ⅱ级,子宫瘢痕处厚度约 0.2cm。

诊　　断　1. 妊娠期痒疹

2. 瘢痕子宫妊娠(二次剖宫产术后)

3. 孕 3 产 2,妊娠 38^{+3} 周,LOA

诊疗经过　告知病情患者拒绝使用抗组胺药物,故指导给予糠酸莫米松乳膏涂抹患处,经随访症状有所缓解,但仍有瘙痒,1 日后该患要求剖宫产入院,分娩一女性活婴,产后瘙痒逐渐减轻,1 个月后皮损消失。

出院诊断　1. 妊娠期痒疹

2. 瘢痕子宫妊娠(三次剖宫产术后)

3. 孕 3 产 2,妊娠 38^{+4} 周,LOA,剖娩一活婴

二、病例解析

(一)诊治关键

1. 妊娠期痒疹的诊断

妊娠期痒疹为妊娠期较常见疾病,其发病原因尚不清楚,常见于初产妇,此病通常不会对胎儿产生不良结局,但伴有瘙痒的其他类型的疾病(如妊娠丘疹性皮炎、妊娠期肝内胆汁淤积症等)严重可危及胎儿生命,故鉴别诊断尤为重要。不可忽视患者对症状的描述,一些疾病除伴有瘙痒外还有全身症状,如黄疸等,可作为鉴别诊断重要的依据。

2. 不同孕周用药的选择

痒疹可发生于孕早期及孕晚期,在治疗用药时可能会对胎儿具有潜在的危害作用,2011年王朝凤在《皮肤病与性病》发表"妊娠期和哺乳期皮肤病的安全用药"中提到(美国)食品及药物管理局(FDA)将妊娠期药物根据药物使用安全性进行分类,用药之前常规告知患者用药风险,必要时知情签字。

妊娠期用药可分为5类:

- A级　经临床对照观察,妊娠前3个月,未见药物对胎儿的不良影响,其危险性低。
- B级　动物实验中未见对胎儿有损害,但缺乏临床对照观察资料,或动物实验中观察到对胎儿有损害,但临床对照观察未能证实。
- C级　动物研究证明,药物对胎儿有危害,但缺乏临床对照观察资料,该类药品只有在权衡对孕妇的利大于对胎儿的危害之后,方可使用。
- D级　有确切证据表明,药物对胎儿有危害性,只有在抢救孕妇生命时才可考虑使用。
- X级　动物实验结果和临床资料表明,药物对胎儿危害性大,而且孕妇用这类药物无益,因此禁用于妊娠或可能怀孕的患者。如沙利度胺、异维A酸、阿维A、维A酸软膏等。

根据患者妊娠周数及症状严重情况选择用药及用药方式,通常治疗痒疹主要还是对症治疗,以局部用药为主,常用止痒剂和皮质激素类软膏,如症状较为严重也可口服抗组胺药,同时可口服维生素B_6,严重者可应用糖皮质激素类(尽可能短期用药,症状减轻可逐渐减量至停药)。

(二)误诊误治防范

赵辨主编的《中国临床皮肤病学》中提出因此病为自限性疾病,分娩后可自然缓解,且对产妇及胎儿无不利影响,故与之伴有相同症状其他类引起不良妊娠结局疾病相鉴别具有重要意义。如妊娠类天疱疮及妊娠期肝内胆汁淤积症,此类疾病多数除了伴有瘙痒外其他全身症状,故不难鉴别。

李奇2009年《国际皮肤性病杂志》「妊娠期特意的瘙痒性皮肤病」提出妊娠类天疱疮(PG)的妊娠疱疹因子可通过胎盘屏障,出现新生儿皮肤损害。此病多发生于妊娠4~7个月。可有乏力、恶心、头痛和剧烈瘙痒的前驱症状,其皮损可有大疱,PUPPP皮损一般不波及脐周,但PG可波及,分布于腹部、脐周、四肢、臀部等部位,不波及颜面及掌跖。组织病理可见表皮下水疱包含很多嗜酸粒细胞。

妊娠期肝内胆汁淤积症对胎儿结局有不良影响,严重可出现胎儿死亡。此病一般发生于妊娠晚期,瘙痒始于掌跖部,无原发皮损,严重瘙痒,很快波及四肢,也可波及躯干部。皮肤活检无特异性。血清胆酸升高是此病的敏感指标,也是鉴别此病与其他妊娠瘙痒疾病的关键。

(滕红)

参考文献

1. 赵辨.中国临床皮肤病学学.南京:江苏凤凰科学技术出版社,2009:1060-1066
2. 王朝凤,王红云.妊娠期和哺乳期皮肤病的安全用药.皮肤病与性病,2011,33(6):329
3. 李奇,邵长庚.妊娠期特意的瘙痒性皮肤病.国际皮肤性病杂志,2009,35(5):312-314

第三节　妊娠期肝内胆汁淤积症

｜ 病例 ｜ 肝内胆汁淤积

一、病例简述

患者张某某,女,38岁

主　诉　停经36^{+1}周,皮肤瘙痒2周。
现病史　患者平素月经规律,孕期未进行定期产检,历次超声检查显示胎儿发育符合孕周,无异常。2

周前无明显诱因出现手掌、脚掌等部位瘙痒，未在意。3 天前因皮肤瘙痒加重，遂就诊于某医院，发现总胆汁酸 45μmol/L，建议转入上级医院。现患者为求治疗，遂入我院。无腹痛，无阴道流血流液，胎动良。孕期饮食睡眠可，二便正常。

孕 产 史 孕 2 产 0，人流一次。

既 往 史 否认心脏病、糖尿病及高血压病史。

入院查体 一般查体：T:36.3℃，P:86 次 / 分，BP:134/80mmHg，R:20 次 / 分。神清语明，无贫血貌。心肺听诊未闻及异常，腹膨隆，腹软，未触及宫缩。无明显黄疸，四肢皮肤抓痕。

产科查体：宫高 33cm，腹围 102cm，胎心率 153 次 / 分，先露儿头，跨耻征阴性。

消毒内诊：外阴发育正常，阴道畅，宫颈质中，居中，未消，宫口未开，S^{-3}。骨及软产道未见明显异常。

辅助检查 化验结果：肝功：总胆汁酸 48.5μmol/L 免疫常规：乙肝表面抗原(+)，乙肝表面 E 抗原(+)，乙肝病毒核心抗体 IgG(+)。

彩超(2017-07-24)：双顶径约 9.1cm，头围约 31.0cm，腹围约 30.1cm，股骨长约 7.0cm。胎儿心率约 138 次 / 分。胎盘前壁Ⅱ~Ⅲ级。羊水指数 13.2cm，脐动脉 S/D:2.4。胎儿其他情况：胎儿颈部可见一"U"形压迹。孕妇情况：双侧附件未见明显异常。超声提示：宫内单活胎，胎儿超声孕龄约 36 周，胎儿脐带绕颈一周，请结合临床。胎心监护反应型。

心电图：窦性心律，大致正常心电图，低电压。

心脏彩超：左心室增大。

入院诊断 1. 孕 2 产 0，妊娠 36^{+1} 周，LOA

2. 妊娠期肝内胆汁淤积症

3. 乙型肝炎大三阳

诊疗经过 入院后完善相关检查，综合评估后向患者及家属交代：妊娠期肝内胆汁淤积可导致无任何临床先兆的胎死宫内。结合患者孕周，建议终止妊娠。患者及家属表示知情并同意急诊剖宫产终止妊娠。

孕妇取侧卧位完成硬膜外麻醉后，仰卧位，立即行剖宫产术，术中娩出一早产儿女婴，体重 2190g，Apgar 评分 1 分钟 6 分，5 分钟 8 分。由新生儿医师处理后转入新生儿科继续治疗。术中经过顺利。术后给予密切监测患者生命体征，补液，预防感染，促宫缩，降胆汁酸等对症治疗。术后第 8 天恢复良好，出院。

出院诊断 1. 孕 2 产 1，妊娠 36^{+1} 周，LOA 剖娩女活婴

2. 妊娠期肝内胆汁淤积症

3. 乙型肝炎大三阳

4. 早产儿

二、病例解析

(一) 诊治关键

1. 终止妊娠时机的选择(2015 年妊娠期肝内胆汁淤积症诊疗指南)

——个体化评估终止妊娠的指征

ICP 孕妇会发生胎儿宫内死亡，通常无任何临床先兆。因此，ICP 孕期管理的最终目的是选择最佳的分娩时机、终止妊娠方式、获得良好的围产结局。至今尚没有良好的循证医学证据，来评判选择终止妊娠的时机，需综合考虑孕周、病情严重程度及治疗后的变化趋势来评估，遵循个体化评估的原则而实施。

ICP 孕妇终止妊娠时需考虑下列因素：①孕周：终止妊娠时必须考虑的主要参考指标，应综合评估患者自身具体情况、有无其他妊娠合并症等情况。目前的循证医学证据尚不能充分证明孕 37 周前终止妊娠能改善 ICP 孕妇的不良围产结局，故不建议过早终止妊娠。但对于早发型 ICP、病程迁延的重度 ICP 期待治疗不宜过久，应提早终止妊娠。②病情严重程度：病情程度的判断包括发病孕周、病程长短、瘙痒程度、临床生化指标(特别是总胆汁酸、肝

酶、胆红素)最高值和治疗后变化趋势等,但至今无具体标准,更无涉及多个重要参考指标的评分标准。必须重视的是,产前总胆汁酸水平≥40μmol/L 者是预测围产结局不良的良好指标。③胎儿监护指标:无证据证明胎儿宫内死亡与胎儿监护指标异常之间有相关性(证据等级为Ⅱ/B)。

ICP 孕妇终止妊娠的时机:①轻度 ICP:期待治疗至孕 38~39 周终止妊娠;②重度 ICP:孕 34~37 周终止妊娠,根据期待治疗后的变化趋势、有无胎儿宫内窘迫、双胎或多胎、是否合并其他母体并发症等多因素综合考虑。

2. 终止妊娠方式的选择(2015 年妊娠期肝内胆汁淤积症诊疗指南)

(1) 阴道分娩指征:①轻度 ICP;②不合并其他产科剖宫产指征;③孕周 <40 周。

(2) 引产和产程中的管理。①引产:Mozurkewich E 指出:引产可能会降低胎死宫内的风险,但目前只有较低水平的临床证据。在引产过程中应注意监测胎心变化,避免发生宫缩过强加重胎儿缺氧。②产程管理:制订详细的产程计划,产程初期常规行 OCT 检查,产程中密切监测孕妇宫缩(强度、持续时间、间歇时间)、胎心节律变化,避免产程过长,做好新生儿窒息插管抢救复苏准备,若发生胎儿宫内窘迫,放宽剖宫产指征。③重度 ICP 经治疗有效者:此类患者的围产结局如何,临床上没有病例对照研究。理论上讲,重度 ICP 孕妇的治疗目的是延长孕周,改善临床生化指标,但其羊水粪染率上升,胎儿耐受程度下降,临产后胎儿能否耐受阴道分娩还不能有效预测。

(3) 剖宫产指征:①重度 ICP;②既往有 ICP 病史,并发生过不良妊娠结局(死胎、死产、新生儿窒息或死亡);③胎盘功能严重下降或高度怀疑胎儿宫内窘迫;④存在其他合并症如双胎或多胎、重度子痫前期等;⑤合并其他阴道分娩禁忌者。

3. 妊娠期肝内胆汁淤积患者的筛查与监测(2015 年妊娠期肝内胆汁淤积症诊疗指南)

(1) ICP 高发地区:由于 ICP 的发病具有地区性,临床表现无特异性,因此有必要筛查。具体推荐:①产前检查应常规询问有无皮肤瘙痒,查看皮肤有无抓痕,有瘙痒者即测定胆汁酸水平并动态监测其变化;②有 ICP 高危因素者,孕 28~30 周时测定总胆汁酸水平和肝酶水平,测定结果正常者于 3~4 周后复查。总胆汁酸水平正常,但存在无法解释的肝功能异常也应密切随访,每 1~2 周复查 1 次;③无瘙痒症状者及非 ICP 高危孕妇,孕 32~34 周常规测定总胆汁酸水平和肝酶水平。

(2) 非 ICP 高发区孕妇:如出现皮肤瘙痒、黄疸、肝酶和胆红素水平升高,应测定血清胆汁酸水平。

因此,本例患者诊治成功的关键在于尽早筛查,尽早发现,尽早治疗。

4. 妊娠期肝内胆汁淤积症的预后

除了难治性瘙痒和产后出血,孕产妇的预后通常是良好的。同时,ICP 明显胎儿的风险,围产儿发病率和死亡率增加,如早产、胎儿窘迫及羊水粪染。杨海燕于 2016 年统计出 ICP 孕妇中胎儿不良结局的发生率,如Ⅲ度羊水粪染 20.3%、胎儿窘迫 15.5%、早产 16.0% 和胎死宫内 3%。如此高的围产儿发病率和死亡率使 ICP 成为产科医师最关注的问题之一。

早发型 ICP,是指妊娠 28 周前出现的以瘙痒、黄疸、肝功能异常等症状。产科医师应对此类孕妇高度重视,早发现并及早给予干预,从而改善 ICP 患者的围生儿结局。陈丽春研究发现,早发型妊娠期肝内胆汁淤积症的临床结局较晚发型更差。临床实践中需要重点监测早发型 ICP 患者的肝功能及胎儿监护指标,以降低不良妊娠结局的发生。

(二)误诊误治防范

本病例中患者有皮肤瘙痒、皮肤有抓痕,还应考虑到非胆汁淤积引起的瘙痒性疾病,如妊娠期痒疹、过敏反应等。皮肤黄疸、肝功能损伤应与妊娠期急性病毒性肝炎、妊娠期急性脂肪肝、HELLP 综合征、肝外胆汁淤积等鉴别。这几种疾病的特点如下:

1. 妊娠期痒疹

通常以皮肤瘙痒为主诉,根据分为早发型、迟发型妊娠期痒疹。早发型妊娠痒疹出现时间一般在妊娠半年内发病,常见于妊娠第 12~16 周,好发于躯干上部、上臂及股部,两侧对称,腹部及臀部偶发。为淡红色及正常皮色丘疹,直径约 3mm。迟发型妊娠痒疹通常在分娩前 2 周之内发病,最早出现在腹部妊娠纹上,与早发型大致相同,也可有丘疱疹及风团样皮疹,似多形性红斑皮疹,可迅速蔓延全身。两者皮疹均有剧烈瘙痒,且夜间尤甚,常因抓痕、血痂等继发性皮疹。常在分娩 3 周后消退。

2. 妊娠期急性病毒性肝炎(viral hepatitis)

是由多种嗜肝病毒感染引起的以肝脏损害为主要表现的全身性疾病。无黄疸型肝炎临床表现不明显,易被忽视,妊娠结束后病情缓解。黄疸型肝炎症状明显,病情发展迅速。表现为厌食、恶心、腹胀及肝区疼痛,随后出现黄疸,小便深黄色,大便灰白色,发病 7~10 天后病情突然加剧,黄疸进行性加重,伴有头痛、极度全身乏力及持续性呕吐或腹痛,腹水及全身水肿,肝臭气味,意识模糊等不同程度的肝性脑病症状。若伴发 DIC,出现全身出血倾向,危及母儿生命。实验室检查:肝酶升高,白/球比例倒置,血清胆红素升高 >171μmol/L,尿胆红素(+),肝炎病毒血清学检查阳性。

3. 妊娠期急性脂肪肝(AFLP)

又称妊娠特发性脂肪肝。病因不明,起病急骤,病情凶险,母婴病死率高。主要病变为妊娠期肝脏脂肪变性,常伴有肾、胰、脑等多脏器的损害和功能衰竭。既往无肝炎及其他肝病接触史,多见于初产妇、妊娠期高血压疾病、双胎的孕妇。临床表现:妊娠晚期突然出现持续性恶心、呕吐以致呕血。上腹痛、头痛、心率增快、高血压,继而出现黄疸并迅速加深,通常无皮肤瘙痒,全身有出血倾向。如处理不及时,病情进展迅速,可有高热、烦躁、嗜睡、震颤、昏迷、腹水、败血症、肝臭、少尿、无尿、肾衰竭、休克等。实验室检查:①血常规:白细胞显著升高、血小板减少。②肝、肾功能:转氨酶轻到中度升高(多数不超过 500U/L);血清碱性磷酸酶、胆红素明显升高,可出现胆酶分离,低蛋白血症;尿酸、肌酐、尿素氮均升高,低血糖,严重者出现乳酸酸中毒。③血脂异常:低胆固醇血症、甘油三酯降低。④凝血因子减少:低纤维蛋白原血症、凝血酶原时间延长、抗凝血酶Ⅲ减少。⑤基因检测:胎儿或新生儿行 LCHAD 突变检测可有阳性。

4. HELLP 综合征

以溶血、肝酶升高、血小板降低为主要表现,是妊娠期高血压疾病的严重并发症,危及母儿生命。患者除了妊高征的典型症状外,常伴有全身不适,如恶心、上腹痛、肝大、腹水、黄疸、出血倾向,呼吸窘迫及心衰,终止妊娠后临床表现及生化指标多能迅速恢复。实验室检查:血小板计数 <100×10⁹/L,血胆红素≥20.5μmol/L,以非结合胆红素升高为主,尿胆红素、尿胆原(+),严重溶血时出现酱油色尿,血清乳酸脱氢酶升高 >600U/L。

5. 肝外胆汁淤积症

一种是良性胆道梗阻,常由于胆道结石,胆道炎症引起,另一种是恶性胆道梗阻常见于肝门部转移癌、胆管癌、胰头癌、壶腹部癌等。临床表现为不同程度的腹痛或黄疸,如饱餐后右上腹疼痛等,临床表现结合 B 超不难诊断。

(三)相关探讨(进展、争议、热难点)

1. 妊娠期肝内胆汁淤积症病因的研究

近几年来,妊娠期肝内胆汁淤积症发病机制的研究愈演愈烈。

2002 年,Patemoster DM 指出高龄产妇及丙型肝炎也是妊娠期肝内胆汁淤积症的高危因素。

2007 年,Ling B 提出正常孕育晚期 Th 1 型和 Th 2 型细胞因子之间的转换影响 ICP 患者体内 T 细胞群的改变,从而导致肝的损伤。

Diken Z 认为激素改变、环境饮食及免疫等因素可能与 ICP 的发生有关,并具有一定遗传性及家族倾向,其在不同人群中有较大差别的发病率。

2014 年,Dixon PH 主要研究 ICP 患者的基因突变,如 ABCB 4(MDR 3)、ABCB 3 等基因,这方面的研究更好地解释了家族和种群的 ICP 高发生率。

2. 妊娠期肝内胆汁淤积症的相关诊断

最近英国 ICP 指南强调"排除性诊断"和"产后修复诊断"。"排除性诊断"是指 ICP 的诊断是基于用其他原因无法解释的皮肤瘙痒和肝功能异常,应在排除皮肤及其他肝脏疾病后才疑诊为 ICP。"产后修复性诊断"是指 ICP 的皮肤瘙痒多在分娩后 24~48 小时消退;肝功能在分娩后 4~6 周左右恢复正常。

产后只有满足上述两条诊断标准后,才能最终确诊为 ICP。

3. 妊娠期肝内胆汁淤积症诊治难点

早发型 ICP 首发症状不典型,使得临床诊断并不容易,尤其当肝脏疾病、血液系统疾病、皮肤疾病等也可以引起瘙痒、黄疸、肝功能异常,这给 ICP 的临床诊断带来困难,尤其当这些症状出现在妊娠 28 周以前。ICP 孕妇多因瘙痒症状就诊,而该症状通常在妊娠后期,尤其是 30 周后明显。应结合化验指标;总胆汁酸、肝功等,一旦确诊为 ICP,应定期检测化验,综合治疗,适时终止妊娠,避免不良妊娠结局的发生。

(滕红)

参考文献

1. 贺晶,杨慧霞,段涛,等.妊娠期肝内胆汁淤积症诊疗指南(2015),中华妇产科杂志,2011,46(5):391-395

2. Mozurkewich E,Chilimigras J,Koepke E,et al. Indications for induction of labour:a best-evidence review. BJOG,2009,116(5):626-636

3. 杨海燕,胡敏,陈江鸿.妊娠期肝内胆汁淤积症孕妇的母儿结局及其影响因素分析.中华妇产科杂志,2016,51(7):535-537

4. 陈丽春,林芝,江小香,等.早发型妊娠期肝内胆汁淤积症围生结局特点的临床分析.中国医药指南,2017,15(8):

39-40

5. Diken Z, Usta IM, Anwar Hetal. A clinical approach to intrahepatic cholestasis of pregnancy . Am J Perinatol, 2014, 31:1-8

6. Ling B, Yao FQ, Zhou Y, et al. Cell-mediated immunity

imbalance in patients with intrahepatic cholestasis of pregnancy. Cell Mol Immunol, 2007, 4:71-75

7. Patemoster DM, Fabris F, et al. Intrahepatic cholestasis of pregnancy in hepatitis C virus infection. Acta Obstet Gynecol Scand, 2002, 81(2):99-103

第四节　妊娠期急性脂肪肝

| 病例 | 妊娠期急性脂肪肝

一、病例简述

患者张某某,女,27 岁

主　　诉　停经 35 周$^{+6}$,皮肤瘙痒 3 天,腹痛 2 小时。

现 病 史　该患平素月经规律,量中,13 岁月经初潮 4~5 日/30 日,末次月经 2016 年 09 月 15 日,预产期 2017 年 6 月 22 日。患者停经 30 余天自测尿妊娠试验阳性,后于中日联谊医院行超声诊断为"宫内妊娠,双胎妊娠"。孕早期有恶心及呕吐等早孕反应,持续至孕 3 个月后好转。停经 4 个月自觉胎动,渐活跃至今。孕期未定期孕检,唐氏筛查未做,自述四维彩超结果未见异常(未见报告单),患者 32 周于长春市妇产医院产检,因羊水偏少建议患者住院治疗,患者因个人原因未遵医嘱。4 天前患者无明显诱因出现恶心,同时伴有呕吐,呕吐物为胃内容物,患者未在意,3 天前患者出现皮肤瘙痒,患者未在意,10 小时前见红,患者今日就诊于长春市妇产医院拟行剖宫产术,行肝功及凝血常规检查,发现转氨酶升高明显同时胆汁酸明显升高,凝血常规提示凝血酶原时间明显延长,纤维蛋白原减少明显,建议患者急诊转院至我院,门诊以"1 胎 0 产,孕 35 周$^{+6}$纵产式 LOA/LSA 待产 双胎妊娠 妊娠期急性脂肪肝"收入院。孕早期无感冒、发热史,孕期无毒物及放射线接触史;孕中期无头痛、头晕、眼花、视物模糊等,孕期无尿频、尿急、尿痛。患者现有不规律腹痛,40~50s/10~20min,左侧胎心可及,约 140 次/分,右侧胎心未及,行 B 超检查右侧胎心弱,病程中饮食尚可,睡眠尚可,二便正常,体重增加约 18kg。

既 往 史　否认高血压、糖尿病、心脏病及肾病等病史。否认肝炎、结核等传染病病史及密切接触史。否认药物及食物过敏史。否认手术史、外伤史及输血史。预防接种史不详。

入院查体　一般情况:发育正常,营养中等,自主面容,平车推入,神志清楚,查体合作。体温:36.5℃,脉搏:130 次/分,呼吸:20 次/分,血压:105/68mmHg。皮肤黏膜黄染,无皮疹及皮下出血,无肝掌及蜘蛛痣。皮肤黏膜温度正常,湿度正常。眼:无视物模糊,双眼结膜无水肿,睑结合膜无充血、苍白,球结膜无瘀点、瘀斑及水肿,巩膜黄染,角膜透明。腹部视诊:腹膨隆,与孕周相符。腹壁静脉无怒张,无皮疹、胃型、肠型、蠕动波及肿物隆起。腹部触诊:腹壁柔软,腹肌不紧张,全腹无压痛,无反跳痛,无振水音,液波震颤(-),膀胱不胀,肝肋下未触及。腹部叩诊:移动性浊音(-),肝浊音界存在。肝上界在右侧锁骨中线第 5 肋间,双侧肾区无叩击痛。

产科情况:腹部膨隆,宫底:35cm,腹围:110cm,患者现有不规律腹痛,40~50s/10~20min,左侧胎心可及,约 140 次/分,右侧胎心未及。骨盆外测量:髂棘间径:25cm,髂嵴间径:27cm,骶耻外径:18cm,坐骨结节间径:9cm,耻骨弓角度:90°。内诊:未查。

辅助检查　长春市妇产医院(2017-05-24):超声提示:宫内妊娠,双活胎,胎儿 A 头位　胎儿 B 头位 胎儿 B 脐带绕颈。胎儿 B 心律 106 次/分(第二次测心律 114 次/分)建议复查。

肝功:谷丙转氨酶 250U/L,谷草转氨酶 165U/L,总胆红素 162.1μmol/L,结合胆红素 136μmol/L,非结合胆红素 26.1μmol/L,总胆汁酸 83.7μmol/L,碱性磷酸酶 807/L。凝血:凝血酶原时间 21.1 秒,凝血酶时间 39.3 秒,D-二聚体 61.05μg/ml,纤维蛋白(原)降解产物 119μg/ml。

血糖:2.31mmol/L。

入院诊断　1. 妊娠期急性脂肪肝
2. 凝血功能障碍
3. 孕 1 产 0,孕 35^{+6} 周,LOA/ROA
4. 双胎之一脐带绕颈一周

诊疗经过　1. 该患因停经 35^{+6} 周,皮肤瘙痒 3 天,腹痛 2 小时入院,根据病史、体征及现有辅助检查可明确临床诊断:孕 1 产 0,孕 35 周 $^{+6}$ 纵产式 LOA/ROA 待产、双胎妊娠、妊娠期急性脂肪肝、凝血功能障碍。

2. 体检血常规、肝功、肾功、血糖、离子、BNP、出凝血时间、血型、免疫常规、心电图、等常规检查待结果回报。

3. 检化验显示转氨酶升高明显同时胆红素及胆汁酸明显升高,凝血常规提示凝血酶原时间明显延长,纤维蛋白原减少明显,血糖 2.2mmol/L,入院后给予备血及输纤维蛋白原及静推葡萄糖等对症支持治疗,同时急诊行肝脏彩超、同时请肝胆胰内科及 ICU 科会诊,制定诊治方案。

4. 行急诊剖宫产术终止妊娠,以 LOA 娩出一男性活婴,新生儿状态差,出生后一分钟 Apgar 评分 2 分,五分钟 Apgar 评分 3 分。转入新生儿科;刺破另一胎膜,见羊水呈棕黄色,以 ROA 分娩一男性死婴。宫体注射缩宫素 20 单位,胎盘、胎膜完整娩出,双侧附件未见明显异常。术中经过顺利,麻醉满意,出血约 100ml。宫缩良好,给予预防感染、缩宫素促进宫缩、补液及对症治疗。术后转入 ICU,嘱平卧 6 小时,勤按摩双下肢以预防血栓形成,密切监测患者生命体征、宫缩及阴道出血情况。

5. 术后转入 ICU 进一步治疗。

6. 脏器保护、血液净化及对症治疗。给予间断人工肝替代治疗,监测肝功能变化,及时复查相关化验检查。

7. 患者经积极人工肝替代治疗后现胆红素呈逐渐下降趋势,可暂停人工肝脏替代治疗,继续观察胆红素变化。注意营养支持及对症治疗,关注病情变化。

8. 考虑妊娠期急性脂肪肝逐渐好转,与患者家属沟通病情后,建议转急诊病房继续治疗,家属表示知情理解,同意转科。转科后注意事项:定期复查肝功能、必要时再行人工肝替代治疗,定期复查肾功,注意尿量变化,必要时 CRRT 治疗;定期复查胰腺功能、腹部 CT 检查,及时请专科会诊。

出院诊断　1. 妊娠期急性脂肪肝
2. 凝血功能障碍
3. 双胎妊娠 一胎胎死宫内
4. 胎儿宫内窘迫
5. 孕 1 产 0,妊娠 35^{+6} 周,LOA/ROA,剖娩一活婴,剖娩一死婴
6. 多器官功能障碍综合征
7. 急性肾损伤
8. 肝功能不全
9. 休克

10. 肺部感染

11. 继发性胰腺炎

12. 腹腔积液

13. 低蛋白血症

二、病例解析

(一)诊治关键

1. 妊娠期急性脂肪肝（AFLP）的早期诊断

在 AFLP 确诊后应立即进行终止妊娠处理，可有效抑制肝脏进一步受损；终止妊娠的最佳时机应在确诊后 48 小时内，该时段内终止妊娠改善母婴预后的效果最为明显。

在此病例中，患者因"停经 35 周 +6，皮肤瘙痒 3 天，腹痛 2 小时"于 2017 年 05 月 24 日急诊入我院产科。体格检查发现皮肤黏膜、皮肤黄染，行肝功及凝血常规检查，发现转氨酶升高明显同时胆汁酸明显升高，凝血常规提示凝血酶原时间明显延长，纤维蛋白原减少明显，门诊以"孕 1 产 0，妊娠 35 周 +6 纵产式 LOA/LSA 待产 双胎妊娠 妊娠期急性脂肪肝"收入院。为患者的及时治疗争取了宝贵时间。

2. 急诊手术终止妊娠

目前尚无对 AFLP 有效的治疗方法，最基本的治疗方式为分娩，该病在分娩后可自行缓解，因此尽快终止妊娠对缓解 AFLP 病情具有重要意义。由于 AFLP 孕妇多合并有凝血功能障碍，易导致难治性产后出血，导致产妇分娩后病情加重，同时可引发胎儿窘迫；剖宫产主动性相比于阴道分娩更高，当产妇表现出弥散性血管内凝血或出血倾向时可迅速进行子宫切除，进而避免肝脏进一步受损，有效缩短了肝功能恢复时间，提升了母婴存活率。

3. 产妇术后转入 ICU 科治疗

对患者行对症支持治疗，予低脂肪，高碳水化合物，保证足够热卡，静滴葡萄糖纠正低血糖，注意水，电解质平衡，纠正酸中毒。输新鲜血浆及血制品改善患者凝血功能，清除血液内激惹因子，补充凝血因子。给予高糖类，复合氨基酸与大量维生素 C、ATP、辅酶 A、肝细胞因子等积极保肝治疗；短期使用肾上腺皮质激素可保护肾小管上皮，抑制炎症反应，注意保护肾功能。选择对肝功能影响小的广谱抗生素预防感染治疗。术后密切监测实验室检查指标。

患者经积极处理和综合基础疗法，如病情仍继续发展，合并多脏器功能衰竭，可行人工肝治疗。目前较多应用于临床的人工肝支持系统为非生物型人工肝，包括血液透析，血液滤过，血液灌流，血浆置换，连续性血液净化等技术，以清除体内毒性物质，维持人体内环境稳定。非生物型人工肝侧重于代偿肝脏的解毒功能，其不能完全替代肝脏的合成，代谢功能。AFLP 是肝细胞一过性代谢紊乱，为自限性疾病，极少出现肝细胞坏死，因而人工肝替代治疗为肝细胞的再生，肝功能的恢复赢得了时间，可提高产妇的存活率，显著改善了预后。

4. 新生儿的抢救准备

胎儿娩出后评分低，窒息，准备抢救新生儿药品、器械，必要时送新生儿科治疗同时早产儿有不存活可能，需要通知患者及家属知情。此病例中，以 LOA 娩出一男性活婴，新生儿状态差，出生后 1 分钟 Apgar 评分 2 分，5 分钟 Apgar 评分 3 分，及时转入新生儿科。

(二)误诊误治防范

1. 确诊方法

AFLP 临床表现多样，早期可无症状或出现非特异性症状，如不适、疲劳、头痛、厌食、恶心、呕吐，易被忽视。在大多数患者恶心、呕吐和喜食凉食是最重要的症状。有些患者出现烦渴及上腹部疼痛，有的在发病初期就出现较特异的症状，包括进行性加重的黄疸及出血性疾病。很多患者常在诊断后病情迅速恶化。AFLP 的确定诊断依靠肝脏病理，但由于 AFLP 均伴有明显的凝血功能异常和重度黄疸，肝组织穿刺有一定的危险和困难，故实用性不大。超声检查只有当脂肪堆积占肝脏的 20% 以上时超声下才有异常图像，故 AFLP 的诊断主要依靠临床诊断。

AFLP 的临床诊断标准：①孕期突发性、无诱因的恶心、上腹部疼痛、进行性黄疸；②无肝病史，肝炎标志物均呈阴性；③血清胆红素、转氨酶等肝功能常规指标异常，血糖水平偏低；④凝血功能异常，白细胞水平升高，血小板数明显降低；⑤B 超检查显示肝区呈雪花状光点。

2. 需要鉴别疾病

AFLP 的临床症状缺乏特异性，病情严重程度不同，可与妊娠晚期其他疾病同时存在，因此需与以下疾病相鉴别：

（1）子痫前期：此病发病率约为5%，起病相对较慢，无进行性黄疸，且凝血功能是高凝状态。主要临床表现为高血压、蛋白尿。部分AFLP患者有子痫前期的症状。

（2）血栓性血小板减少性紫癜（thrombotic thrombocytopenic purpura，TTP）：TTP多可发生于10~40岁女性，多发生于妊娠早、中期，以发热、血小板减少、肾功能损害、微血管溶血性贫血及中枢神经系统五联征为主要表现，但无肝酶升高。AFLP的患者一般无溶血表现。

（3）妊娠期急性重症肝炎：此病可发生于妊娠任何时期，实验室检查病毒标志物阳性，肝酶明显升高，病理提示肝细胞大量坏死，而肾衰出现较晚，AFLP患者的AST、ALT多为轻中度升高，病毒标志物阴性。

（4）HEILP综合征：此病是以溶血、肝酶升高及血小板减少为特点的疾病，发病率为1%~6%。研究表明，AFLP是HELLP综合征的不同类型，患者的肝脏也可见脂肪浸润，但极少发生DIC和意识障碍，是妊娠期高血压疾病的严重并发症。

（5）妊娠期肝内胆汁淤积症（intrahepatic cholestasis of pregnancy，ICP）：此病发病率为0.2%~2%，多发生于妊娠中晚期，以瘙痒性黄疸为特征。实验室检查示，肝功能正常或肝酶轻度升高，凝血功能多正常。血清总胆汁酸升高明显，与AFLP不同的是本病无肾功能不全和凝血功能障碍，而瘙痒很少见于AFLP。

（三）相关探讨

1. AFLP产前诊断

目前资料显示AFLP与胎儿LCHAD缺乏有关。而该异常为隐性遗传。父母双方携带致病基因时，其子女1/4发病。LCHAD缺乏胎儿母亲妊娠期AFLP发病率为15%~25%。目前生物分子学研究证实AFLP患者可能有基因异常，且该病与子代脂肪酸代谢障碍有关，提示AFLP高危患者及子代进行基因检测及随访十分必要。故所有妊娠期曾患AFLP或亲代谱系中有患AFLP及LCHAD缺乏儿童的妇女均应行生物分子学诊断检测，包括绒毛标本DNA分子学诊断及羊水细胞酶系分析等，有助于产前诊断。新生儿也应进行基因筛查，帮助早期诊断治疗，预防因LCHAD缺乏所致的并发症发生。所有的LCHAD缺乏患者至少有LCHAD基因区域的一个E474Q等位基因突变。传统检测此基因突变的方法是通过PCR获得较大量的目的基因，再用

限制性核酸内切酶消化后通过凝胶电泳获得产物，再对该产物进行检测。McClaskey等报道一个更快更廉价的检测方法，PCR后直接差异性融化与荧光标记的寡脱氧核糖核苷酸探针杂交产物，使用核苷酸荧光熄灭分析法检测探针杂交情况，即可获知该基因片段有无异常。由于有些妊娠妇女尤其是妊娠双胎或多胎者有渐进的血小板减少和抗凝血酶活性增高，两者均提示肝酶升高风险，容易形成AFLP。因此妊娠期检测血小板计数和抗凝血酶活性对预测AFLP有一定临床价值。

2. AFLP筛查方案

早期发现和及时终止妊娠是改善AFLP不良预后的关键，因其发病急，病情凶险，通常需要多学科的协作。国内研究认为，妊娠34周开始，白细胞、肝功能联合凝血功能检测可作为一线筛查方案，消化道症状、肾功能联合腹部超声筛查可作为二线筛查方案，必要时可一线、二线联合筛查。

3. 血浆置换的原则

血浆置换是一种治疗妊娠期急性脂肪肝的新手段，是目前治疗AFLP最主要的替代疗法。由于AFLP患者肝功能受损，肝脏解毒能力下降，毒性代谢产物在体内蓄积，会进一步引起全身各个器官功能障碍。血浆置换虽然有不良反应，但对于妊娠期急性脂肪肝患者来说是安全的，不影响治疗的进行。有学者认为，血浆置换应遵循个体化原则，建议只有在疾病进展及出现相应并发症足够严重时，才选用血浆置换，且越早使用血浆置换，患者恢复得越快，需要置换的次数也越少。但它只是一种辅助治疗而非病因治疗，必须在终止妊娠的基础上结合使用才能取得较好的疗效。

4. AFLP的预后和再发

终止妊娠后，凝血功能、肝酶、肌酐等指标均逐渐趋于正常。Meng等术后的恢复时间与胆红素、血浆纤维蛋白原相关，这为我们提供了评估的指标。也有人基于国际标准化值（INR）和总胆红素两个变量预测妊娠期特异性肝脏疾病的死亡风险。Xiong等对25例AFLP患者进行随访，患者超声均未提示肝硬化或脂肪浸润。这表明AFLP患者的再发病风险与未患AFLP疾病的女性相同。

（滕红）

参考文献

1. Knight M，Nelson-Piercy C，Kurinczuk JJ，et al. A prospective national study of acute fatty liver of pregnancy in the UK. Gut,

2008,57(7):951-956

2. Goel A,Ramakrishna B,Zachariah U,et al. How accurate are the Swansea criteria to diagnose acute fatty liver of pregnancy in predicting hepatic microvesicular steatosis? Gut,2011,60 (1):138-139

3. Maier JT,Schalinski E,Haberlein C,et al. Acute fatty liver of pregnancy and its differentiation from other liver diseases in pregnancy. Geburtshilfe Frauenheilkd,2015,75(8):844-847

4. Geenes V,Williamson C. Intrahepatic cholestasis of pregnancy. World J Gastroenterol Wjg,2009,15(17):2049-2066

5. Varner M,Rinderknecht NK. Acute fatty metamorphosis of pregnancy. A maternal mortality and literature review. J Reprod Med,1980,24(4):177-180

6. Zhou G,Zhang X,Ge S. Retrospective analysis of acute fatty liver of pregnancy:twenty-eight cases and discussion of anesthesia. Gynecol Obstet Invest,2013,76(2):83-89

7. Jamerson PA.The association between acute fatty liver of pregnancy and fatty acid oxidation disorders. J Obstet Gynecol Neonatal Nurs,2005,34(1):87-92

8. McClaskry JH,Leman AR,Rothberg PG. Homogeneous amplification Nucleobase quenching assay to detect the E474Q LCHAD deficiency mutation. Genet Test,2005,9(1):

1-5

9. Minakami H,Yamada H,Suzuki S. Gestational thrombocytopenia and pregnancy-induced antithrombin deficiency:progenitors to the development of the HELLP syndrome and acute fatty liver of pregnancy. Semin Thromb Hemost,2002,28(6): 515-518

10. Geenes V,Williamson C. Intrahepatic cholestasis of pregnancy. World J Gastroenterol Wjg,2009,15(17):2049-2066

11. Meng J,Shan W,Gu Y,et al. Prenatal predictors in post-partum recovery for acute fatty liver of pregnancy: experiences at a tertiary referral center. Arch Gynecol Obstet,2016,293(6):1185-1191

12. Ringers J,Bloemenkamp K,Francisco N,et al. Auxiliary or orthotopic liver transplantation for acute fatty liver of pregnancy:case series and review of the literature. BJOG, 2016,123(8):1394-1398

13. Kamath PS,Wiesner RH,Malinchoc M,et al. A model to predict survival in patients with end-stage liver disease. Hepatol,2001,33(2):464-470

14. Zhang YP,Kong WQ,Zhou SP,et al. Acute fatty liver of pregnancy:a retrospective analysis of 56 cases. ChinMed J, 2016,129(10):1208-1214

第九章

血 异 常

第一节 贫 血

| 病例 | 妊娠期贫血

一、病例简述

患者林某某,女,38 岁

主　　诉　停经 9 月余,胎动 5 个月。

现 病 史　患者平素月经规律,7 日 /30 日型,LMP:2011-4-27,EDC:2012-2-3。停经 2 月余超声检查提示宫内早孕。停经早期恶心呕吐症状不明显,无发热感冒,无阴道流血流液,无有毒有害物质接触史,无口服药物史,孕 4 个月自觉胎动活跃至今。孕期经过顺利,唐氏筛查未做。孕 20 周发现贫血,Hb 95g/L,门诊检查诊断缺铁性贫血,医师建议口服铁剂,患者拒绝,要求通过饮食补铁。孕 24 周 OGTT 化验提示妊娠期糖尿病(空腹血糖 6.2mmol/L,1 小时血糖 11.2mmol/L,2 小时血糖 8.3mmol/L),饮食运动疗法。孕 30 周 Hb 85g/L,医师再次建议口服铁剂,患者拒绝;妊娠 39^{+3} 周因 Hb 73.1g/L,进行性下降明显,胎心监护无反应收入院。无头晕乏力,无明显心慌气短,无腹痛,胎动正常。无阴道流血流液。近期无发冷发热,饮食睡眠好。

孕 产 史　孕 3 产 0,2007 年孕 7 周余无诱因自然流产 1 次,2010 年孕 10 周余因胚胎停止发育行人工流产 1 次。

既 往 史　否认心脏病、糖尿病及高血压病史,否认癫痫病史;2004 年行颈部淋巴结手术(良性)。

入院查体　一般查体:T:36.8℃,P:88 次 / 分,BP:110/80mmHg,R:18 次 / 分。神清语明,重度贫血貌。心肺听诊未闻及异常,腹软,全腹无肌紧张、压痛及反跳痛,妊娠足月纵产式腹型,肝脾肋下未触及,脊柱呈正常生理弯曲,四肢活动自如,水肿 Ⅰ°。

产科查体:宫高 31cm,腹围 100cm,LOA,未触及宫缩,胎心率 136 次 / 分。

消毒内诊:宫颈未消,宫口未开,先露头,S^{-3},骨软产道未及明显异常。

辅助检查　血　常　规:WBC10.48×10^9/L RBC2.9×10^{12}/L HCT21.86% MCV75.1fL MCHC334g/L,Hb73.1g/L,

PLT 244×10^9/L。血型:O 型。

凝血功能:APTT29.6 秒,PT10.5 秒,TT17.70 秒,Fbg2.052g/L。

尿常规:未见明显异常。

肝功:TP63.5g/L ALB34.1g/L ALT19IU/L AST24IU/L。

入院时空腹血糖:5.3mmol/L。

OGTT(24 周):空腹 6.2mmol/L 1 小时 11.2mmol/L 2 小时 8.3mmol/L。

超声(39^{+3}周):双顶径约 9.49cm,腹围约 34cm,股骨长约 7.3cm。胎心率约 132 次/分。胎盘前壁,Ⅰ 级+。羊水指数 10cm。脐动脉 S/D:2.6。

入院时胎心监护:无反应型(胎动 2 次,加速不够)。

心电图:窦性心律。

入院诊断
1. 缺铁性贫血(中度)
2. 妊娠期糖尿病
3. 孕 3 产 0,妊娠 39^{+3} 周,LOA
4. 高龄初产

诊疗经过　入院后复查胎心监护 NST 反应型。产科检查无剖宫产指征,建议自然分娩;给予蔗糖铁 200mg 静脉注射 1 次快速纠正贫血;并控制饮食,适当活动,监测空腹及三餐后 2 小时血糖等对症治疗,密切注意病情变化。患者要求择日手术。

术前一天(40 周)复查血常规回报:Hb62g/L,PLT430×10^9/L。血红蛋白呈进行性下降,输注红细胞悬液 800ml,无输血反应。

输血后 24 小时复查血常规:Hb85g/L,PLT198×10^9/L。联合阻滞麻醉下行子宫下段剖宫产术,以枕左前位剖娩一男活婴,体重 3900g,Apgar 评分,1 分钟 8 分,5 分钟 9 分;脐带绕颈一周,胎盘胎膜娩出后,子宫收缩欠佳,给予按摩、静脉推注及宫体肌注缩宫素、宫腔填塞压迫止血等对症治疗后子宫收缩良好。术中出血量约 1000ml。术后立即急检血常规回报:Hb59g/L,PLT115×10^9/L。术后输注红细胞悬液 800ml,血浆 600ml,无不良反应。术中血压正常稳定,脉搏 72 次/分,血氧饱和度 95%。

术后第 1 天,子宫收缩良好。血常规回报:Hb100g/L,RBC3.73×10^{12}/L,HCT30.9%,WBC18.92×10^9/L,NEU%83.2%,PLT156×10^9/L。因患者为孕妇、贫血、GDM、手术、反复输血等,属于易栓高危患者,故术后 24 小时给予低分子肝素每天一次皮下注射预防 VTE 的发生。术后 3 天出院。

出院诊断
1. 产后出血
2. 重度贫血(缺铁性贫血)
3. 孕 3 产 1,妊娠 40^{+1} 周,LOA,剖宫产一活婴
4. 妊娠期糖尿病

二、病例解析

(一)诊治关键

1. 缺铁性贫血(iron deficiency anemia,IDA)**的诊断要点——铁缺乏的小细胞低色素性贫血**

2012~2017 年多个妇产及血液学术机构包括英国血液学标准委员会(British committee for Standards in Haematology,BCSH)、中华医学会围产医学分会等分别制定了妊娠期缺铁性贫血相关指南,目前已基本达成共识:孕妇外周血血红蛋白 <110g/L 为妊娠期贫血,其中铁缺乏引起的小细胞低色素性贫血为妊娠期缺铁性贫血。妊娠期贫血常见于缺铁性贫血、巨幼细胞贫血、再生障碍性贫血等,其中缺铁性贫血占妊娠期贫血的 95%。由于各种原因所致的贫血的临床表现缺乏特异性,因此缺铁性贫血的诊断仍依赖于相关实验室检查。IDA 满足如下条件:

(1)铁缺乏(iron deficiency,ID):目前尚无统一的诊断标准。根据中华医学会围产医学分会 2014 年发布的《妊娠期铁缺乏和缺铁性贫血诊治指南》,血清铁蛋白浓度 <20μg/L 诊断铁缺乏。

1)铁减少期:体内储存铁下降。血清铁蛋白

<20μg/L,转铁蛋白饱和度及血红蛋白(Hb)正常。

2)缺铁性红细胞生成期:红细胞摄入铁降低。血清铁蛋白<20μg/L,转铁蛋白饱和度<15%,Hb水平正常。

3)IDA 期:红细胞内 Hb 明显减少。血清铁蛋白<20μg/L,转铁蛋白饱和度<15%,Hb<110g/L。

(2)小细胞低色素性贫血:血红蛋白<110g/L、红细胞 <3.5×10^{12}/L,血细胞比容<0.33,平均红细胞体积(mean corpuscular volume,MCV)<80fl、平均红细胞血红蛋白浓度(meancorpuscularhemoglobinconcentration,MCHC)<32%。

(3)白细胞计数及血小板计数均在正常范围。

(4)网织红细胞 Hb 含量下降、计数减少。

(5)血清锌原卟啉(zinc protoporphyrin,ZnPP)升高。

(6)可溶性转铁蛋白受体(soluble transferringreceptor,sTfR):铁储存耗尽 sTfR 浓度增加。

(7)骨髓象:红系造血呈轻度或中度增生活跃,以中、晚幼红细胞增生为主;骨髓铁染色可见细胞内外铁均减少,尤以细胞外铁减少明显。骨髓铁是评估铁储存量的金标准。该方法为有创性检查,仅适用于难以诊断贫血原因的复杂案例。

(8)叶酸、维生素 B$_{12}$:混合性贫血时在铁缺乏的同时伴有叶酸或维生素 B$_{12}$ 的缺乏。

2. 诊断缺铁性贫血需要注意的若干问题

(1)病史要点:IDA 是妊娠期最常见的并发症,尤其在妊娠的后半期。由于孕期母儿的需要量均增加,故孕妇摄入不足或者摄入足量但吸收不良是导致 IDA 的两个主要的原因,除了实验室检查的硬性指标之外,详尽的病史询问是发现孕期 IDA 原发病的主要途径,为个体化治疗提供依据。包括但不限于:

1)孕前有无慢性腹泻等胃肠道功能紊乱、影响铁吸收的疾病。

2)孕前有无慢性失血性病史,如月经过多、痔疮出血、牙龈及鼻出血;寄生虫病(钩虫病多见)、消化道、呼吸道慢性出血等病史。

3)孕前有无慢性肝肾疾病影响机体对铁的利用及储备。

4)有无长期偏食。

5)有无妊娠剧吐或持续的妊娠呕吐反应病史。

(2)体格检查要点

1)皮肤黏膜、口唇黏膜、睑结膜苍白。

2)指甲薄脆,或呈扁平甲、反甲或匙状甲。

3)舌乳头萎缩,严重时呈光滑舌。

4)贫血性心脏病表现。

(3)辅助检查要点

1)符合妊娠期贫血的诊断。

2)符合小细胞低色素贫血的诊断。

3)符合铁缺乏。

3. 缺铁性贫血治疗的关键——规范治疗,纠正贫血,改善母儿预后

(1)口服铁剂

1)根据中华医学会围产医学分会 2014 年发布的《妊娠期铁缺乏和缺铁性贫血诊治指南》,铁缺乏和轻、中度贫血患者以口服铁剂治疗为主,并改善饮食,进食富含铁的食物。

2)目前常用的铁剂主要有两大类,二价铁剂和多糖铁复合物。多糖铁复合物在十二指肠中吸收,对肠道无腐蚀作用,不影响胎儿的生长发育,适宜孕妇及哺乳期妇女服用。

3)用法用量:①口服铁剂 100~200mg/d。口服铁剂有效者血象首先表现为外周血网织红细胞的上升,7~10 天左右达到高峰,2 周后血红蛋白浓度明显上升,6~8 周后可达正常水平。通常治疗 2 周后复查 Hb 评估疗效,2 周后 Hb 水平增加 10g/L,3~4 周后增加 20g/L。治疗 2 周后如 Hb 增加量≥10g/L,表明治疗效果良好,可继续口服铁剂治疗。②当 Hb恢复正常后,继续口服铁剂 3~6 个月或至产后 3 个月。③Hb 正常孕妇如果血清铁蛋白<30μg/L,应摄入元素铁 60mg/d,治疗 8 周后评估疗效。

4)注意事项:服药时间与吸收率;应重视饮食因素对铁吸收利用的影响如与维生素 C 同时服用增加吸收率;副作用明显者从小剂量开始或换药。

(2)注射铁剂

1)适应证:口服铁剂治疗无效;不能耐受口服铁剂或有不良反应;严重贫血;拒绝输血;距离分娩或手术时间短。

2)禁忌证:① 妊娠前 3 个月;②非缺铁性贫血、铁过量、铁利用障碍;③已知对单糖或二糖铁复合物过敏者;④急慢性感染和慢性肝病。

3)用法用量:根据中华医学会围产医学分会2014 年发布的《妊娠期铁缺乏和缺铁性贫血诊治指南》建议如下:

Ⅰ. 给药前计算补充铁剂总量:总注射铁剂量(mg)= 体重(kg)×(Hb 目标值 –Hb 实际值)(g/L)×0.24+ 储存铁量(mg);储存铁量 =500mg;Hb 目标值(Hb 达到 110g/L)。

Ⅱ. 单次注射铁剂剂量 100~200mg,总注射铁剂量超过 200mg,则分次给药。2~3 次 / 周。

　　Ⅲ. 注射铁剂种类:蔗糖铁、低分子右旋糖酐铁、葡萄糖酸铁、麦芽糖酸铁等,蔗糖铁最安全。

　　Ⅳ. 注射铁剂每 150~200mg 约可提高 Hb10g/L,给药后 1~2 周贫血参数无变化则考虑诊断问题。

　　Ⅴ. 使用方法:静脉滴注或静脉缓慢直接推注。静脉滴注加入生理盐水中,按照 1ml 本品稀释到 20ml 0.9% 盐水中(10ml 本品 =200mg);稀释后立即使用;100mg 铁至少滴注 15 分钟、200mg 至少滴注 1.5 小时。

　　4) 不良反应:注射部位疼痛、头痛和头晕等症状,偶有致命性过敏反应。

　　5) 注意事项:监测血清铁蛋白水平,以免铁过量;在妊娠中、晚期应用较安全。

　　(3) 输血治疗

　　1) 适应证:①静脉注射铁剂无效;②Hb<70g/L 时建议输血,200 毫升 / 次;③Hb 在 70~100g/L 之间,根据患者手术与否和心脏功能等因素决定 是否需要输血。

　　2) 不良反应:输血反应、感染等。

　　3) 注意事项:①少量多次输血;②有出血高危因素的孕妇,应在产前备血;③贫血孕妇对失血耐受性低,如产时出现明显失血应尽早输血;④所有输血均应获得书面知情同意。

　　(4) 其他:临床上除了单纯缺铁性贫血外,可能存在混合性贫血,如缺铁同时存在叶酸、维生素 B_{12} 缺乏等,应加以补充叶酸或维生素 B_{12}。

　　4. 孕产期处理

　　(1) 妊娠期:规范产检,及时诊断,全程治疗,避免母儿并发症。

　　(2) 分娩期:尽量缩短第二产程,避免产道裂伤及失血;胎儿娩出后及时应用子宫收缩药物减少产后失血。

　　(3) 产褥期:产后 48 小时复查 Hb;产后 Hb<100g/L,口服元素铁 100~200mg,至少 3 个月,复查 Hb 和血清铁蛋白正常停药。

　　(二) 误诊误治防范

　　1. 孕妇贫血不应盲目补铁

　　妊娠期贫血包括缺铁性贫血、巨幼红细胞性贫血、急性失血致贫血、地中海贫血(地贫)及再生障碍性贫血等。应进行全面的排查,对症治疗。

　　(1) 缺铁性贫血(IDA):是妊娠期最常见的贫血,属于小细胞低色素性贫血。无特异性表现。小细胞低色素性贫血需要与铁粒幼细胞性贫血、海洋性贫血、慢性病贫血进行鉴别诊断(表 9-1)。

　　(2) 巨幼红细胞性贫血:属于营养缺乏性贫血,发病率仅次于 IDA。高发于山西、陕西、河南等。是由于叶酸及维生素 B_{12} 缺乏引起脱氧核糖核酸合成障碍而发生的一组贫血,其中 95% 是由叶酸缺乏引起。实验室检查叶酸及维生素 B_{12} 含量有助于诊断。

　　(3) 地中海贫血(thalassemia):地中海贫血即珠蛋白生成障碍性贫血,是一组性质相似的遗传性疾病。主要表现为贫血、肝脾大、黄疸等。需要进行血常规、血涂片、红细胞渗透脆性试验、骨髓象、血红蛋白电泳检查等。一般孕前有明确的地中海贫血的病史,易于诊断。妊娠期地中海贫血多为 β- 珠蛋白生成障碍性贫血的轻型患者,对妊娠多无影响。妊娠期对于轻微的地中海贫血没有特异的治疗方法。

　　(4) 再生障碍性贫血:因骨髓造血干细胞数量减少和质的缺陷导致造血障碍,引起外周全血细胞(红细胞、白细胞、血小板)减少为主要表现的一组综合征。妊娠期前或妊娠后新近发现的以全血细胞减少为主(中性粒细胞计数 <1.2×10⁹/L,血小板计数 <70×10⁹/L;网织红细胞计数 <60×10⁹/L;骨髓细胞数量减少,增生低下)一般抗贫血治疗无效、即可诊断为妊娠合并再障。再障纠正贫血最主要的方法是成

表 9-1　常见小细胞低色素性贫血的鉴别诊断

	缺铁性贫血	铁粒幼细胞性贫血	海洋性贫血	慢性病贫血
血象	小细胞低色素性贫血	小细胞低色素性贫血	小细胞低色素性贫血	大部分为正细胞正色素性贫血,小部分为小细胞低色素性贫血
血清铁	降低	增高	不低且常增高	降低
血清铁蛋白	降低	增高	不低且常增高	增高
转铁蛋白饱和度	降低	增高	不低且常增高	降低
总铁结合力	增高	不低	—	降低
骨髓铁粒幼细胞	降低	增高	—	—

分输血治疗。

（5）本例患者诊断 IDA 依据不充分

1）血常规符合小细胞低色素性贫血；白系和血小板未见异常。IDA 可能性大。

2）鉴别诊断不足：未做外周血涂片及血清铁蛋白等铁缺乏检测、缺乏必要的 MDT 会诊等。

3）贫血出现的时间较早（20 周发现），且进行性下降，是否存在原发病？

4）缺乏铁治疗有效的依据：整个孕期患者拒绝口服铁剂治疗，孕足月入院后只给予一次注射铁剂治疗，Hb 不升反而下降。是否治疗有效依据不足。

2. 妊娠期贫血的管理

根据所在地区不同，一个孕妇在孕期要经历若干个产检单位和不同的产检医师，故在临床思维上存在差异，在治疗上存在连续性中断等问题，影响了疾病的诊治效果。

（1）孕前管理：主要是去除原发病；选择合适的妊娠时机。

（2）孕早中期：及时发现贫血及鉴别诊断导致贫血的病因，对症治疗。

（3）孕晚期：详细阅读接诊前相关病史，及时纠正诊断与治疗上的不足。

（4）分娩期：充分评估贫血可能对母儿的影响，做好产时产后的干预准备。

（5）各期管理要有连续性。

本例患者在孕产期贫血的管理上不系统、不规范：

（1）孕前及孕早期是否存在贫血不清楚，病史询问不详细。

（2）孕期各个阶段都没有完善贫血的鉴别诊断。

（3）在未充分确定铁缺乏原因导致贫血的情况下给予注射铁剂治疗，风险很大。

（4）患者妊娠期 Hb 进行性下降拒绝治疗，与医师对贫血的风险告知不足有关。

（5）孕妇产时出血与贫血、GDM、手术、高龄等有关。孕期贫血及 GDM 处理得当，会减少并发症的发生。

3. 补铁治疗效果不佳的常见原因

常规补铁时间足够后 Hb 不提高，可能存在下列问题：

（1）IDA 诊断明确者。

（2）药量不足；药物含铁量不足；吸收不良；患者依从性差。

（3）原发病未去除：胃肠道疾病，继续失血等。

（4）诊断不正确。

（三）相关探讨

1. 妊娠期是否应该预防性补铁

（1）人体没有将体内过量的铁排出体外的调节机制，若补铁过量，过多的铁在机体内蓄积易导致机体铁过载。

（2）预防性补铁在增加体内铁储备的同时，也增加了发生妊娠期糖尿病、妊娠期高血压疾病及代谢综合征的风险。

（3）胎盘是富含线粒体的器官，是氧化应激反应的重要来源，妊娠期大量补铁可使过量的铁沉积于胎盘，产生大量自由基，加重应激损伤。特别是在胚胎发育的关键时期可能产生致畸作用，因而不提倡妊娠期过早大剂量给予铁剂，铁剂治疗一般应在妊娠中后期进行。

（4）预防性补铁的时机

1）中华医学会围产医学分会 2014 年发布的《妊娠期铁缺乏和缺铁性贫血诊治指南》中指出，由于各地区妊娠期铁缺乏及缺铁性贫血的发病率差别较大很难提出统一的补铁规范，建议铁蛋白 <30μg/L 的孕妇进行口服补铁。

2）英国血液学标准委员会制订的《妊娠期铁缺乏管理指南》建议妊娠期妇女出现储存铁缺乏后给予铁剂的补充。

3）第 8 版《妇产科学》建议从妊娠 16 周开始预防性补充铁剂。

综上所述，妊娠期预防性补铁的相关问题仍然有待进一步研究。目前预防妊娠期缺铁的关键，应该从孕前开始，关口前移，及时纠正原发病；孕期规范产检，治疗上从铁缺乏开始干预而不是从 Hb 下降才开始治疗。

（刘伟 陈梦鸽）

参考文献

1. 中华医学会围产医学分会.妊娠期铁缺乏和缺铁性贫血诊治指南.中华围产医学杂志,2014,17(7):451-454

2. 唐宇平,应豪.妊娠期贫血及其规范管理.中国实用妇科与产科杂志,2014,30(6):431-434

3. 陈洪琴,周容.妊娠期与产褥期贫血临床处理.实用妇产科杂志,2016,32(9):645-647

4. 刘兴会,漆洪波.难产.北京:人民卫生出版社,2015:488-495

5. Pavord S,Myers B,Robinson S,et al. UK guidelines on the management of iron deficiency in pregnancy. Br J Haematol, 2012,156:588-600

第二节　白　血　病

| 病例 |　**停经8个月余,发现血小板进行性减少2个月**

一、病例简述

患者陈某某,女,35岁

主　　诉　停经8个月余,发现血小板进行性减少2个月。

现 病 史　患者平素月经规律,LMP:2012-05-04,EDC:2013-02-11,孕期在医院进行定期产检,历次超声检查显示胎儿发育符合孕周,无异常。唐氏筛查低风险,OGTT检查未见异常。

患者于2个月前(妊娠28周)产检时发现血小板减少(具体数值不详),考虑与妊娠相关,未予特殊处置。血小板呈进行性下降,妊娠36^{+2}周降至16×10^9/L。完善血液科会诊,怀疑妊娠合并白血病,建议骨穿并尽快终止妊娠,患者当天收入产科。

患者自诉整个孕期无发热,无咳嗽、咳痰,无鼻腔出血,无皮肤紫癜及骨关节疼痛,无头晕头疼、胸闷憋喘等其他不适。孕期饮食睡眠可,二便正常。

孕 产 史　孕1产0

既 往 史　否认手术史及输血史。否认血液系统疾病史,否认既往异常出血史。
否认心脏病、糖尿病及高血压病史。

入院查体　一般查体:T:36.6℃,P:80次/分,BP:120/75mmHg,R:16次/分。神清语明,无贫血貌,未触及全身浅表淋巴结肿大。无皮肤瘀点、瘀斑。无牙龈出血,无鼻腔出血。心肺听诊未闻及异常。腹膨隆,腹部无压痛及反跳痛,未触及肝脾大。

产科查体:宫高33cm,腹围105cm,无宫缩,胎心率150次/分,LOA,未入盆。

消毒内诊:外阴发育正常,阴道畅,宫颈未消,宫口未开,先露头,S^{-3}。骨及软产道未见明显异常。

辅助检查　入院当天:
血常规:WBC:6.4×10^9/L,Hb:105g/L,血小板:16×10^9/L。
外周血涂片:幼稚细胞百分比为22%。
彩超:胎儿双顶径约8.9cm,腹围30cm,股骨长约6.6cm。胎儿心率约146次/分。胎盘厚度约3.2cm。羊水指数8cm。脐动脉S/D:2.8。胎盘附着在子宫前壁,成熟度Ⅱ级。胎盘下缘距宫颈内口大于7.0cm。
电子胎心监护:NST反应型。

入院诊断　1. 妊娠合并重度血小板减少
2. 孕1产0,妊娠36^{+2}周,LOA
3. 贫血(轻度)
4. 妊娠合并白血病?

诊疗经过　入院当天向患者交待病情,在患者及家属签署知情同意下行骨穿。产科医师建议患者尽快终止妊娠。关于分娩方式的选择,建议剖宫产终止妊娠。并签署剖宫产手术知情同意书。术前讨论并做好抢救的充分准备,术前预防性输注1个单位单采血小板。

入院后第3天,全麻下行子宫下段剖宫产术,剖娩一男活婴,体重2790g,Apgar评分1分钟10分,5分钟10分。立即给予20U缩宫素及欣母沛(卡前列素氨丁三醇注射液)250μg子宫壁注射,子宫收缩良好,出血不多。常规缝合子宫,术中于腹腔内、筋膜下各留置引流管一枚,出血约 400ml。

术中留取脐带血查胎儿血常规。回报:WBC:10.1×10^9/L,Hb:164g/L,血小板:171×10^9/L。胎儿血小板正常。请新生儿内科会诊:建议予新生儿完善血常规、CRP、DIC 检查及白血病相关抗原检查,若结果无异常,可予患儿注射疫苗。

术后第 1 天,孕妇骨髓穿刺回报:急性髓细胞白血病 M2a;血液科会诊意见:①积极治疗产科疾病,对症支持治疗;②复查血常规,必要时复查骨髓穿刺;③待产科治疗结束、患者手术创口愈合后,如患者及家属积极治疗可联系转入血液科继续治疗。

术后第 2 天复查血常规:WBC:5.0×10^9/L,淋巴细胞百分比:35.0%,红细胞计数:1.89×10^{12}/L,Hb:65g/L,血小板:39×10^9/L。输红细胞悬液 4U。

术后第 3 天,复查血常规:WBC:2.67×10^9/L,Hb:85g/L,血细胞比容:26.70%,血小板:35×10^9/L;幼稚细胞百分比:17.0%。

术后第 4 天恢复良好出院。

产妇于术后第 10 天,入住血液科行白血病规范化疗。

出院诊断　1. 妊娠合并急性髓性白血病 M2a

2. 中度贫血

3. 孕 1 产 1,妊娠 36^{+4} 周 LOA,剖娩一活婴

二、病例解析

(一)诊治关键

1. 孕期产检时发现血象异常的处理——当产检发现血象异常时要考虑是否合并血液病

(1)妊娠合并白血病容易被产科医师忽视原因

1)妊娠期血液系统的生理性变化与白血病类似。

2)白细胞计数会有一定程度的升高;血小板计数略减少;血红蛋白会有一定程度的降低。

3)妊娠合并白血病缺乏特异性临床表现。

(2)血常规三系任何一项异常都可能是白血病

1)单纯的白细胞总数 $>15\times10^9$/L 或 $<4\times10^9$/L 时,无论是否合并有贫血和(或)血小板异常,也可能是妊娠合并白血病。

2)有报道,10% 的白血病患者仅表现为轻度贫血和(或)中度的血小板减少,而白细胞计数正常,外周血涂片中无原始细胞。对于此类患者,应注意与引起贫血和血小板减少的其他血液疾病进行鉴别,并动态监测血常规及外周血涂片,必要时需行骨髓穿刺来明确诊断。

此患者妊娠期唯一的表现是血小板进行性减少,通过骨穿确诊急性髓细胞白血病。

2. 骨髓穿刺是妊娠合并白血病的确诊手段

(1)国际专家小组 2010 年制定的《成人急性粒细胞白血病的诊断和治疗》推荐,对于临床上可疑的白血病患者,可以先行外周血细胞形态学检查,如发现原始幼稚细胞,可进一步行骨髓穿刺检查明确诊断。

(2)孕期进行骨髓穿刺检查是安全的:国外研究已证实孕期进行骨髓穿刺是安全的,并且建议在血象及临床表现疑诊白血病时进行骨髓穿刺明确诊断。但大多数内科医师对于孕期有创操作仍存在一定顾虑,需要产科医师、血液科医师共同权衡,并在孕妇知情同意下做出决定。

本例患者在签署知情同意后于妊娠 36 周行骨髓穿刺术,术中及术后母儿均很安全。

3. 妊娠合并白血病妊娠期的处理策略——在患者意愿的基础上结合实际孕周及病情综合决策

(1)妊娠合并急性白血病妊娠期处理所面临的问题:化疗药物的应用时限是难点:妊娠早期应用化疗药物有致畸作用;妊娠中晚期化疗药物致胎儿畸形的风险下降,但化疗药物可导致胎儿心脏、肾功能的损伤。

疾病本身和化疗对胎儿结局的影响:胎儿宫内生长受限、低出生体重儿、早产、死胎等。

妊娠期的处理应当以患者及家属的意愿为基石,充分考虑病情和孕周,结合指南推荐综合决策。

(2)妊娠合并急性白血病妊娠期处理:由于妊娠合并急性白血病发病率较低,国内外相关指南较少。2015 年,英国血液学标准委员会(British Committee for Standards in Haematology,BCSH)发布

《妊娠合并急性髓性白血病诊治指南》;同年欧洲妇科肿瘤学会(The European Society of Gynaecological Oncology,ESGO)发布国际会议共识《妊娠血液恶性肿瘤:来源于国际会议共识的管理指南》。对于妊娠合并白血病的孕期管理和治疗仍需进一步的研究。

指南推荐:

1) 妊娠早期诊断的急性白血病,建议及时终止妊娠后开始规范专科治疗。

2) 妊娠中晚期诊断的急性白血病,在患者及家属知情同意的前提下,给予规范化疗,待病情缓解后根据产科指征终止妊娠。

3) 对于妊娠达到或超过36周诊断的急性白血病,应先终止妊娠,分娩后开始规范化疗。

我国相关文献报道:

1) 早期妊娠患者多在确诊白血病后选择流产终止妊娠。

2) 中晚期妊娠患者多数选择分娩后开始正规化疗。

3) 部分患者担心疾病和化疗对胎儿的影响放弃继续妊娠选择化疗。

本例患者确诊妊娠合并白血病时孕周已达 36^{+2} 周,根据就诊医院新生儿救治水平,选择分娩后规范化疗,效果良好。

4. 围分娩期的处理——应在考虑产科指征、实际病情及本院新生儿救治水平的基础上选择终止妊娠的时机及方式

(1) 学科团队综合管理:不同于非孕时,妊娠合并白血病患者在围分娩期应激状况下将面临更大的风险,尤其是在化疗后骨髓处于严重抑制状态下,包括产时、产后出血、贫血、产褥期感染等。建议在做好充分的准备和良好的医患沟通的基础上,由妇产科、血液内科、输血科、ICU 等多学科团队综合管理。

(2) 分娩时机的选择:英国血液学标准委员会发布的《妊娠合并急性髓性白血病诊治指南》推荐:

1) 通过择期计划分娩终止妊娠。

2) 妊娠 24~35 周时,如果 1 周内能够分娩,建议给予地塞米松或倍他米松预防早产相关并发症。

3) 为了降低分娩并发症和对新生儿的骨髓抑制,一般选择在两次化疗的间歇期或治疗后 2~3 周终止妊娠,以利于骨髓造血功能的恢复。

4) 若临近分娩才诊断急性白血病,可分娩后再化疗,不建议母乳喂养,分娩后立即开始规范化疗。

(3) 分娩方式的选择:英国血液学标准委员会发布的《妊娠合并急性髓性白血病诊治指南》推荐:

1) 妊娠合并白血病不是剖宫产指征。

2) 无剖宫产指征时推荐择期引产终止妊娠。

3) 考虑到剖宫产术后出血、感染、切口愈合不良等问题,尤其是手术对白血病患者预后的影响,因此,仅当存在剖宫产科指征时可剖宫产终止妊娠。

4) 阴道分娩时要认真检查软产道,特别注意有无软产道裂伤及会阴血肿形成,及时处理。

5) 考虑到血肿形成或感染的风险,当孕妇血小板计数 $<80\times10^9$/L 时,无论阴道分娩或剖宫产终止妊娠,均应避免应用硬膜外分娩镇痛或麻醉,推荐选用全麻下行剖宫产术。

6) 产后积极应用宫缩剂预防和控制产后出血,应用广谱抗生素预防产褥期感染。

本例患者妊娠 36^{+2} 周骨髓穿刺确诊急性髓性白血病,鉴于当地医院有新生儿救治能力,决定尽快终止妊娠。关于终止妊娠的方式,由于患者血小板重度减少 16×10^9/L,为避免产后出血及新生儿颅内出血,与家属充分知情同意后选择全麻下剖宫产终止妊娠。

(二)误诊误治防范

1. 产检时血象异常应引起足够的重视

本病例中患者于妊娠 28 周产检时发现血小板减少,但无其他临床表现,基层医院的产科医师认为是妊娠引起的血小板生理性变化,未给予特殊处置。孕 28~36 周,血小板进行性下降,血小板最低时达 16×10^9/L,就诊于上级医院,产科、血液科会诊,进一步检查血涂片发现外周血幼稚细胞百分比 22%,孕期骨穿确诊妊娠合并急性髓性白血病,立即终止妊娠后规范化疗,母儿才取得了良好的结局。

该患者在妊娠中期发现血小板减少时,应该立即行外周血涂片检查,进行血液病病因诊断的初筛。如有异常,进一步行骨髓穿刺明确诊断。医师仅仅根据临床表现简单的考虑为妊娠期血小板减少,误诊漏诊,以至于造成了最后确诊的延误。

2. 误诊漏诊原因

(1) 妊娠本身对血液系统的生理性影响。

(2) 妊娠合并白血病发病率特别低,因而容易忽略。

(3) 医师对白血病的认知不足。

白血病血象多表现为白细胞的异常伴有贫血或血小板异常。因而忽略了将近有 10% 左右的患者仅表现为血小板减少和(或)贫血,而无血象中其他项目的异常。

（4）缺乏血象异常的鉴别诊断意识。

发现血象异常时，动态复查血常规，进一步行外周血涂片、必要时骨穿。

（三）相关探讨

1. 妊娠前诊断的白血病患者能否妊娠

明确白血病疗效的基本概念：

（1）完全缓解（complete remission，CR）：指白血病的症状和体征消失，外周血中性粒细胞绝对值 $\geq 1.5 \times 10^9$/L，PLT$\geq 100 \times 10^9$/L，白细胞分类中无白血病细胞；骨髓原粒细胞（原单＋幼单核细胞或原淋＋幼淋巴细胞）$\leq$5%。理想的 CR 状态，白血病免疫学、细胞遗传学和分子生物学异常均消失。

（2）白血病持续完全缓解：从治疗后完全缓解之日起计算，期间无白血病复发达 3~5 年者称为白血病持续缓解状态。

（3）临床治愈：停止化疗 5 年或是无病生存达 10 年者可视为临床治愈。

国内外专家认为：①对于急性白血病，经过足疗程化疗疾病完全缓解后，可以妊娠，甚至足月分娩，但仍有较高的疾病复发率和母体死亡率；②经过规范化疗达到临床治愈后白血病本身复发率极小，这类患者如有生育要求，待疾病缓解后再妊娠更为安全；③如孕前急性白血病病情控制不良，不建议妊娠，以免影响患者疾病结局；④对于慢性髓性白血病，目前主流观点认为一般可顺利度过妊娠期。

2. 妊娠对白血病进程的影响

（1）国内外大多数研究认为，妊娠本身对白血病的发生、发展、化疗效果以及预后并无明显影响。

（2）妊娠可能促进白血病进程的观点：妊娠状态下胎盘分泌多种生长因子，激素水平改变，同时免疫功能处于抑制状态，可能刺激休眠的白细胞，导致完全缓解的白血病患者再次复发。

（3）妊娠可能缓解白血病进程的观点：妊娠时机体产生大量的具有一定抗白血病作用的 17- 羟皮质酮及孕酮，可使患者的病情得到暂时的缓解。

由于国内外研究报道较少，妊娠本身对白血病病程及结局产生怎样的影响，目前尚无定论。

（刘伟 杨作峰）

参考文献

1. Döhner H，Estey EH，Amadori S，et al. Diagnosis and management of acute myeloid leukemia in adults：recommendations from an international expertpanel，on behalf of the European LeukemiaNet. Blood，2010，115（3）：453-474
2. Ali S，Jones GL，Culligan DJ，et al.Guidelines for the diagnosisand management of acute myeloid leukaemia in Pregnancy. British Journal of Haematology，2015，doi：10.1111/bjh.13554
3. Lishner M，Avivi I，Apperley JF，et al. Hematologic malignancies in pregnancy：management guidelines from an international consensus meeting. Journal of Clinical Oncology，2015 DOI：10.1200/JCO.2015.62.4445
4. 张红梅，漆洪波 . 妊娠合并白血病 . 实用妇产科杂志，2016，32（9）：652-655.
5. Larfors G，Hglund M，Cnattingius S.Pregnancy and risk of acute myeloidleukemia-aease control study.Eur J Haematol，2011，87（2）：169-171

第三节 血小板减少

| 病例 | 妊娠期相关性血小板减少症

一、病例简述

张某，女，28 岁

主 诉 停经 9 个月余，发现血小板减少 2 周余，羊水过少 3 小时。

现病史 患者平素月经规律，LMP：2015-4-20，EDC：2016-1-27，孕期定期产检，未发现异常。唐氏筛查低风险，OGTT 检查未见异常。孕期无头晕头痛，无胸闷喘憋，无视物不清，双下肢无水肿。

无牙龈及皮肤出血。妊娠中期血小板 $130×10^9$/L,妊娠 38 周复查血小板 $95×10^9$/L,凝血时间正常,未给予干预治疗。妊娠 39 周血小板 $86×10^9$/L,凝血功能正常,无刷牙出血、无周身皮肤出血,无其他不适。今日产检发现羊水过少,无发热,无腹痛,胎动正常,无阴道流血流液。孕期饮食睡眠良,二便正常。

孕产史 孕 3 产 0,流产 2 次(均原因不明、2010 年妊娠 2 个月自然流产;2012 年妊娠 3 个月胚胎停止发育行人工流产)。

既往史 否认孕前血小板减少病史及家族史。否认心脏病、肝肾病史;否认糖尿病及高血压病、甲状腺疾病等病史。

入院查体 生命体征:T:36.4℃,P:80 次 / 分,BP:120/70mmHg。
一般查体:神清语明,无巩膜黄染,无结膜苍白、无皮肤黏膜出血。心肺听诊未闻及异常,腹膨隆,腹软,无手术瘢痕,无压痛、反跳痛。
产科查体:孕足月纵产式,宫高 30cm,腹围 100cm,无宫缩。胎心率 142 次 / 分,LOA,未入盆。
消毒内诊:外阴发育正常,阴道畅,宫颈未消,宫口未开,先露头,S^{-3}。骨软产道未见明显异常。

辅助检查 入院即时检查:
血常规:WBC $9.0×10^9$/L,RBC $4.18×10^{12}$/L,PLT $70×10^9$/L,Hb133g/L。
尿常规:未见明显异常。
凝血功能:PT10.9 秒,APTT29.7 秒,FIB:2.11g/L,D- 二聚体 4.07mg/L。
肝肾功能未见异常。
胎心监护:有反应型,无宫缩波。
胎儿超声:BDP9.2cm,FL7.0cm。腹围 32.6cm,羊水指数 3.3cm。胎盘成熟程度 Ⅱ 级 +,胎盘后壁。S/D:2.0。胎动有,胎心 145 次 / 分。脐带绕颈 2 周。

入院诊断 1. 妊娠期血小板减少症
2. 孕 3 产 0,妊娠 40^{+1} 周,LOA
3. 胎儿脐带绕颈 2 周

诊治经过 孕妇妊娠末期出现血小板进行性减少,最低值 $70×10^9$/L,没有任何出血表现,凝血功能检测正常。既往无血小板减少病史,此次无发热、无血压增高等,诊断妊娠期血小板减少症。
因患者入院当天产检时发现羊水指数 3.3cm,向患者及家属知情同意,选择在联合阻滞麻醉下行剖宫产术。切开子宫见羊水量约 200ml,色清,以枕左前位娩出一女活婴,体重 3200g,Apgar 评分 9/10 分,脐带绕颈 2 周。胎儿娩出后子宫肌层注射缩宫素 10U。胎盘自然娩出后,子宫不收缩,全子宫软、囊状。子宫腔弥漫性出血,凶猛。当时患者无呼吸困难等自觉症状。血压、血氧、心率正常。初步诊断子宫收缩乏力,产后出血。
抢救经过:立即建立两路静脉通路,补液,给氧。缩宫素 20U 加入 500ml 生理盐水中静滴,按摩子宫,通知血库和检验科做好准备。向家属交代病情。宫颈内口止血带捆绑暂时阻断子宫动静脉血流。子宫仍收缩不良,宫体注射卡前列氨丁三醇 250μg。胎儿娩出后 10 分钟,出血约 1000ml。胎盘着床部位出血明显,予以全层局部捆绑缝合,同时给予宫腔填塞 9 块纱布紧实压迫止血。胎儿娩出后 20 分钟,估计出血约 2500ml,患者自诉恶心、气短,BP85/55mmHg,脉搏 116 次 / 分,血氧 98%,尿量 100ml。诊断失血性休克。术中血常规及凝血功能监测,血红蛋白 73g/L,血小板 $50×10^9$/L,PT14.5 秒,ATPP56.6 秒,FIB 1.02g/L,D- 二聚体 26mg/L。抗休克同时,取红细胞悬液 8U、新鲜冰冻血浆 1000ml、冷沉淀 20U 输注。胎儿娩出后 30 分钟,子宫收缩明显好转,出血明显减少,患者意识清楚。子宫仍质软,再次宫体注射欣母沛 250μg。经过上述抢救,BP 110/65mmHg,脉搏 108 次 / 分,血氧 99%。探查宫腔无明显活动性出血,子宫收缩尚可,暂时保守治疗,常规缝合子宫,术中探查子宫切口无延裂、无血肿,腹腔放置引流管一枚,顺次关腹。术后按压宫底时出现血尿,取出阴道积血 300ml,暗红色不凝血。再次化验回报:血红蛋白 65g/L,血小板 $40×10^9$/L,PT16.8 秒,ATPP83.3 秒,FIB0.87g/L,D-

二聚体 40mg/L。共出血 3500ml。因凝血功能障碍，再次知情同意后，行全子宫切除术。再次输注红细胞悬液 8U，新鲜冰冻血浆 800ml，冷沉淀 10 单位。盆腔大盐水纱布压迫 20 分钟，无明显渗血，腹腔放置引流管 2 枚、腹直肌前鞘后一枚，关腹。术后 BP117/87mmHg，脉搏 115 次 / 分，血氧 98%。术后一期愈合出院。

出院诊断　　1. DIC

2. 失血性休克

3. 产后出血、子宫收缩乏力

4. 继发性贫血

5. 全子宫切除术后

6. 妊娠期血小板减少症

7. 羊水过少

8. 孕 3 产 1，妊娠 40 周，LOA，剖宫产分娩一女活婴

二、病例解析

(一) 诊治关键

1. **妊娠合并血小板减少的病因学分类**——妊娠合并血小板减少（pregancy with thrombocytopenia，PT）的病因复杂，涉及血液、免疫、遗传等众多因素。

（1）与妊娠有关的血小板减少：妊娠期血小板减少症、重度子痫前期和 HELLP 综合征伴血小板减少、妊娠期急性脂肪肝等。

（2）与妊娠无关的血小板减少：包括先天性和获得性。先天性血小板减少常见于遗传性血小板减少症，血管性血友病综合征 2B 型；获得性血小板减少，包括免疫性和非免疫性血小板减少。免疫性常见于特发性血小板减少性紫癜，系统性红斑狼疮，抗磷脂综合征，药物诱导性血小板减少，血栓性血小板减少性紫癜，溶血性尿毒综合征等；非免疫性主要包括感染继发性血小板减少，急性白血病，脾功能亢进、叶酸或维生素 B_{12} 缺乏等。

（3）日本血液学会 2014 年发布的《妊娠合并特发性血小板减少性紫癜诊疗共识》：妊娠期血小板减少的病因主要为妊娠期血小板减少症，约占 70%；其次为妊娠期高血压疾病（重度子痫前期和 HELLP 综合征）引起的血小板减少，约占 20%；特发性血小板减少性紫癜引起的血小板减少不足 10%。

2. **妊娠合并血小板减少常见疾病的特点**

（1）妊娠期血小板减少症（gestational thrombocytopenia，GT）

1）属于良性自限性疾病。

2）孕前无血小板减少病史。

3）无其他相关妊娠合并症：无妊娠期急性脂肪肝、子痫前期重度、HELLP 综合征等妊娠并发症。

4）PLT 计数下降常于妊娠中晚期首发；一般不低于 70×10^9/L。

5）一般无出血、脾脏不大。

6）血涂片正常，肝肾功能及凝血功能正常，抗血小板抗体阴性，抗心磷脂抗体及狼疮抗凝物阴性。

7）骨髓细胞学检查提示巨核细胞形态及数量无异常。

8）与产后出血及胎儿血小板减少无关。

9）产后自行恢复，约 1~6 周可恢复至孕前水平。

10）如再次妊娠可复发。

（2）妊娠期高血压疾病、HELLP 综合征

1）妊娠并发高血压疾病。

2）实验室检查除了血小板降低之外，可见尿蛋白，溶血、肝酶升高。

（3）（妊娠特发性血小板减少性紫癜（idiopathicthrombocytopenic purpura，ITP）：中华医学会血液学分会血栓与止血学组《成人原发免疫性血小板减少症诊断与治疗中国专家共识（2016 年版）》将 ITP 又称原发免疫性血小板减少症。ITP 是临床排除性诊断，是原发性免疫性疾病。

1）孕前可以有 ITP 病史。

2）任何时期都可发生血小板减少且进行性加重。

3）可伴有出血、贫血。

4）血细胞形态无异常；脾脏正常或轻度增大；骨髓检查巨核细胞增多或正常，有成熟障碍。

5）具备以下任何一项确诊：血小板相关抗体增多，脾脏切除有效，激素治疗有效，血小板寿命缩短。

3. 妊娠合并血小板减少的治疗要点
——针对病因采取多学科综合决策

单纯的 GT 一般不需要特殊干预,随诊观察,定期复查血常规、血涂片、凝血功能等相关指标;子痫前期重度及 HELLP 综合征、妊娠期急性脂肪肝终止妊娠是根本的治疗手段;其他原因导致的血小板减少采取多学科合作、对因治疗的同时兼顾产科。

(1)处理时机(孕期常见 ITP 为例)

1)美国妇产科医师学会 2016 年发布的《实践简报 No.166:妊娠合并血小板减少》推荐 ITP 治疗时机:同非孕期 ITP 的处理,治疗通常在出现典型出血症状、血小板计数 <30×10⁹/L 或者在特定操作前。

2)中华医学会血液学分会止血与血栓学组发布的《成人原发免疫性血小板减少症诊断与治疗中国专家共识 2016 版》推荐:若患者有出血症状,无论血小板减少数量如何都应积极治疗;临产时血小板计数应该达到如下指标:自然分娩≥50×10⁹/L,剖宫产≥80×10⁹/L(安全域值)。

3)日本血液学会 2014 年发布的《妊娠合并特发性血小板减少性紫癜诊疗共识》建议,为达到临产时血小板计数安全阈值,需要预产期前 2 个月时开始干预。

4)治疗时机都以有无出血症状、血小板降低阈值 30×10⁹/L 为标准;侵袭性操作如手术、分娩或麻醉时血小板水平要达到安全阈值;针对性干预治疗(肾上腺皮质激素、免疫球蛋白、血小板制剂、脾切除及其他支持疗法)。

(2)针对性干预手段

1)肾上腺皮质激素:①首选的一线治疗手段;②泼尼松比地塞米松相比较少透过胎盘屏障,故首选;③常用剂量 0.25~0.50mg/(kg·d)(分次或顿服),2~14 天起效,4~28 天疗效达高峰后逐步减量至 5~10mg/d,维持 PLT>50×10⁹/L 水平;④泼尼松治疗 4 周仍无反应,提示治疗无效,应迅速减量至停用;⑤通常认为短疗程、低剂量泼尼松对妊娠合并 ITP 患者是安全的,但需注意其特有的不良反应(妊娠期糖尿病、高血压、早产、胎盘早剥、胎儿先天性唇腭裂等);⑥长期大剂量应用糖皮质激素需注意对胎儿肾上腺功能的抑制作用。

2)免疫球蛋白(IVIG):①当糖皮质激素治疗无效或孕妇不能耐受其不良反应以及需快速提升血小板水平时,可考虑给予 IVIG。应用 IVIG 400mg/(kg·d),连续 3~5 天。②应用 IVIG 后 6~72 小时内血小板计数即可增加,有效率 70% 左右,但通常需

要反复治疗。

3)输注血小板:美国妇产科医师学会 2016 年发布的《实践简报 No.166:妊娠合并血小板减少》推荐:①血小板输注仅作为暂时措施控制危及生命的大出血或手术前准备;②病情危急需要立即提升血小板水平时给予血小板输注;③血小板小于 10×10⁹/L 伴有活动性出血;④紧急手术需要提升血小板到 50×10⁹/L;⑤输注血小板时应注意以下事项:A. 选择分娩前或剖宫产前 1 小时内一次性静脉输注,对预防产后出血的效果最佳;不能反复输注。B. 血栓性血小板减少性紫癜患者禁忌血小板输注。

4)脾切除:①现有的指南和共识不常规推荐妊娠期进行脾切除;②糖皮质激素和丙球治疗后血小板计数仍 <10×10⁹/L、且存在出血倾向的难治性患者可以考虑脾切除;③脾切除在妊娠中期进行较为安全,开腹或腹腔镜切除。

4. 分娩时机及方式

结合血小板数目、是否伴有产科并发症、胎儿宫内情况、药物治疗的有效性、医院母儿综合救治能力等多方面因素综合评估。

(1)患者对标准治疗无效,血小板计数呈进行性下降或存在出血倾向时计划分娩:不足 34 周者保守治疗,延长孕周;妊娠 34 周后,则考虑终止妊娠。

(2)血小板计数≥50×10⁹/L 且不伴有出血及母儿手术指征者可等待自然临产;如果超过预产期、具有产科引产指征可考虑人工引产。

(3)血小板计数 <50×10⁹/L 者剖宫产比自然分娩对母儿相对安全,预防阴道分娩可能造成的产妇和新生儿颅内出血。

(4)计划分娩有剖宫产指征者选择剖宫产终止妊娠。

5. 麻醉

(1)血小板计数≥80×10⁹/L 可行椎管内麻醉。

(2)血小板计数为(50~80)×10⁹/L,全麻较为安全。

(二)误诊误治防范

PT 的病因复杂,鉴别诊断对于产科专科医师来说是容易混淆的难题;临床实践中常常忽略非妊娠相关的血小板减少的病因排查诊断,造成误诊误治,影响母儿结局。

1. 病史、血常规(全血细胞及白细胞分类计数)、外周血涂片是病因诊断的重要线索。

(1)详尽的病史询问非常重要,尤其是孕产史、既往史、现病史等。

（2）通过血常规首先发现血液三系是否异常。

（3）外周血涂片检查为诊断提供关键性的线索。

大体积的血小板为先天性血小板减少症；存在幼稚有核红细胞可能由原发性骨髓性疾病所致；红细胞形态学异常，常是血栓性微血管病、弥散性血管内凝血、自身免疫性溶血性贫血的特征；有较多淋巴细胞、非典型性淋巴或中性粒细胞增加时常是感染所致；当血小板形态无异常时，应进行 GT、ITP、药物等所致的血小板减少症鉴别。

（4）血常规、外周血涂片发现异常，及时请血液科、风湿免疫科等多学科会诊，避免误诊误治。

2. 常规辅助检查项目

（1）血常规、外周血涂片。

（2）凝血功能。

（3）尿常规（蛋白、潜血、沉渣）。

（4）肝、肾功能、甲状腺功能检查。

（5）HBV、HCV、HIV。

（6）CRP、降钙素原。

（7）血栓弹力图。

（8）肝脏、脾脏超声等。

3. 必要时筛查项目

（1）抗血小板抗体：阳性有助于 ITP 的诊断，鉴别免疫性与非免疫性血小板减少。

（2）狼疮抗凝物、抗磷脂抗体。

（3）血小板生成素：鉴别 ITP 与不典型再生障碍性贫血或低增生性骨髓增生异常综合征。血小板生成减少（TPO 水平升高）和血小板破坏增加（TPO 水平正常）。

（4）骨穿。

4. ITP 和 GT 有时难以鉴别

（1）GT 发生时间较晚；血小板计数常轻度下降；既往无血小板减少病史；不伴有母婴不良事件。属于排他性诊断。

（2）妊娠合并 ITP 可在妊娠期任何时间发病；血小板计数下降明显；既往可有 ITP 或血小板减少的病史；血小板抗体阳性有助于 ITP 的诊断；可伴有母儿出血等不良事件的发生。属于排他性诊断。

（3）ACOG 第 166 号指南推荐：血小板计数小于 100×10^9/L 更可能是免疫性血小板减少（ITP），血小板计数低于 50×10^9/L 几乎肯定是由于特发性血小板减少性紫癜。

（4）轻度 ITP 和 GT 区别是很困难的。因此发现血小板减少，就要立即进行病因排查且动态观察

出血及血小板数量。

（5）诊断 GT 者，如果血小板进行性下降明显，则按照 ITP 处理较为安全。

5. 病例经验

（1）此病例分娩过程中发生了严重的子宫收缩乏力性产后出血，抢救及时。

（2）病史符合 GT 诊断，但缺乏血涂片进行排除性鉴别诊断。

（3）妊娠末期出现进行性的血小板减少，除外先兆子痫、血栓性血小板减少性紫癜 / 溶血性尿毒综合征、急性脂肪肝或弥散性血管内凝血，不除外 ITP 可能。宜行抗血小板抗体检测对 GT 与免疫性、继发性 ITP 鉴别诊断有帮助。

（4）患者既往流产 2 次，一次妊娠 2 个月自然流产，一次妊娠 3 个月胚胎停育。应进行抗磷脂抗体和狼疮凝物的检测，除外自身免疫性疾病可能。

（5）麻醉方式的选择，术前 70×10^9/L，选择全麻较为安全，即使凝血功能正常。

（6）该患者术中出血，血小板减少可能是加重产后出血的间接原因。

（三）相关探讨

1. 关于血小板输注的标准

（1）美国妇产科医师学会 2016 年发布的《实践简报 No.166：妊娠合并血小板减少》推荐：

1）对血小板 $<10\times10^9$/L 的病人输注血小板。

2）而对于需要进行中到大型手术的病人，血小板应 $>50\times10^9$/L。

3）妊娠期血小板减少一般不需要输注血小板。

（2）英国皇家妇产科医师学会 2015 年发布的《产科输血指南》在产后出血中血小板输注推荐：

1）急性出血患者，以维持其 PLT$>50\times10^9$/L。

2）为保证产妇安全，建议血小板输注阈值 75×10^9/L。

3）输注的血小板的红细胞血型最好与受血者血型相容，RhD 阴性女性产妇宜输注 RhD 阴性血小板。

（3）因血小板输注显著增加会加重血栓的形成，故 TTP 患者禁忌血小板输注。

（4）子痫前期相关血小板减少手术部位的渗血比较常见，在血小板 $<50\times10^9$/L 或者可疑存在 DIC 的孕妇，通常需要输注血小板来改善凝血功能。

2. 血小板输注不再是一个简单的数值问题，还要看血小板功能。

（1）妊娠合并血小板减少有无出血与血小板数

量不一定相关。

临床实践中可以看到低于 50×10^9/L 甚至低于 30×10^9/L 的患者分娩时没有出血,而 $(50\sim70)\times10^9$/L 却可能发生出血,可能与病因不同或血小板功能有关。单纯的 GT 患者即使血小板数量显著降低,发生出血的可能性也很小。

(2) 血栓弹力图(thromboela-stogram,TEG)在指导血小板输注中应用:传统凝血功能 APTT、PT 等指标仅仅反映血液凝固阶段的启动段,不能反映凝血系统的动态变化,且这些指标无法全面反映整个凝血过程。目前,TEG 检查可完美解决这些不足。TEG 是反映血液凝固动态变化的指标,可准确评估产后出血患者的纤维蛋白原、凝血因子水平、血小板凝聚功能和纤维蛋白溶解情况。对指导成分输血有重要意义。

(3) 通过 TEG 看血小板功能,是 PT 患者术前评估是否备输血小板的重要辅助手段。临产前孕妇备血,已经是产科医师的常规,但是血小板不是常规备血内容。没有准备,紧急输注需要时间,往往来不及。血小板在 $(50\sim100)\times10^9$/L 时是否应该备血小板、备几个单位是产科医师常常纠结的问题。我们可以通过 TEG 的检测来加以客观指导,如果功能低下,根据临床表现等综合评估进行个体化应用。

1) 安全阈值:剖宫产血小板纠正到 80×10^9/L;阴道分娩血小板纠正到 50×10^9/L;严重出血时需要维持 PLT>50×10^9/L。

2) 孕妇 TEG 提示血小板功能不良时,有条件者临产后或剖宫产前 24 小时备血小板 $(50\sim100)\times10^9$/L,备 1 个单位单采血小板;<50×10^9/L,备 2 个单位单采血小板。

(刘伟 沈晓桐)

参考文献

1. Practice Bulletin No. 166:Thrombocytopenia in Pregnancy. Obstetrics & Gynecology,2016,128(3):43-53
2. 中华医学会血液学分会止血与血栓学组 . 成人原发免疫性血小板减少症诊断与治疗中国专家共识(2016 年版). 中华血液学杂志,2016,37(2):89-93
3. 徐雪,梁梅英,郭天元 .2014 年日本“妊娠合并特发性血小板减少性紫癜诊疗共识”解读 . 中华围产医学杂志,2015,18(4):246-251
4. Royal College of Obstetricians and Gynaecologists. Blood Transfusion in Obstetrics(Green-top Guideline No. 47). (2015-5-29)
5. Kasai J,Aoki S,Kamiya N,et al. Clinical features of gestational thrombocytopenia difficult to differentiate from immune thrombocytopenia diagnosed during pregnancy. Obstet Gynaecol Res,2015,41(1):44-49
6. 邢准,王秋实,杨巧妮,等 . 产后出血临床大量用血方案的应用 . 中国输血杂志,2015,28(11):1381-1384
7. 石中华 . 丁虹娟 . 妊娠合并血小板减少的病因及诊疗策 . 实用妇产科杂志,2016,32(9):649-652
8. Hill JS,Devenie G,Powell M. Point-of-care testing of coagulation and Fibrinolytic status during postpartum haemorrhage:developing a thromb elastography(R)-guided transfusion algorithm. Anaesth Intensive Care,2012,40(6):1007-1015
9. 余琳 . 妊娠合并血小板减少诊断及处理 . 中国实用妇科与产科杂志,2014,30(6):406-410
10. 侯明 . 妊娠合并原发免疫性血小板减少症的诊治概要 . 中华血液学杂志,2015,36(1):85-86

第十章

尿 异 常

第一节 肾 肿 瘤

| 病例 | **停经 5 月余,右侧腰痛 1 个月,加重 2 小时**

一、病例简述

患者刘某某,女,28 岁

主 诉 停经 5 月余,右侧腰痛 1 个月,加重 2 小时。

现 病 史 平素月经规律,末次月经为 2016-12-02,孕期定期产检,未见明显异常。患者自述 1 个月前无明显诱因出现一次右侧腰部疼痛,疼痛剧烈持续 2 小时,伴干呕,后缓解。无头晕头迷。腰痛前 1 天出现淡红色肉眼血尿。腰痛后 2 天再次出现肉眼血尿。后至今未见明显血尿。2017-5-10 于外院行肾脏 MRI:右肾上极巨大占位病变,双肾盂肾盏轻度扩张。本院院影像科会诊提示:右肾巨大占位(错构瘤?)。为进一步诊治入我院产科。患者病来精神状况可,饮食睡眠可,二便正常,近期体重无明显改变。

孕 产 史 孕 1 产 0

既 往 史 无特殊疾病史,及药物过敏史。

入院查体 一般查体:T:37.2℃,BP:114/67mmHg,神清语明,步入病房,查体合作,全身皮肤及巩膜无黄染,未见紫癜及出血点,浅表淋巴结未触及肿大,无贫血貌,肝颈静脉回流症(−)。胸廓对称,双肺呼吸音清,未闻及干湿啰音,无胸膜摩擦音,心音钝,律齐,未闻及病理性杂音,腹部无压痛,无反跳痛及肌紧张,肝、脾未触及,移动性浊音(−),肠鸣音正常约 4 次/分。双下肢无水肿。

专科检查:双肾未触及,双肾区无叩击痛,双输尿管行径无压痛,膀胱无压痛。

产科查体:宫底脐耻之间,胎心 141bpm,未触及宫缩。

辅助检查 2017-5-10 外院行肾脏 MRI:右肾上极巨大占位病变,双肾盂肾盏轻度扩张。

本院肾脏 MR 会诊:右肾上极圆形长 T1、长 T2 混杂信号,直径约 11.0cm,边界清晰。下腹部前方圆形中等信号。会诊意见:①右肾巨大占位(错构瘤?);②妊娠状态。

入院诊断　　1. 右肾占位(错构瘤?)
　　　　　　　　2. 孕 1 产 0,妊娠 23^{+4} 周,LOA

诊疗经过　　患者入院完善相关检查,明确诊断为"右肾巨大占位,中期妊娠",胎儿常规超声提示胎儿发育大小符合孕周。因患者肾巨大占位病变,且合并妊娠,术前完善产科、泌尿外科及麻醉科等相关科室会诊,并行充分的术前风险评估与告知,于 2017-6-1 全麻下行经腰部行肾根治性切除术,手术顺利。现患者恢复良好。术后病理回报为"肾嗜酸细胞腺瘤"。患者术后宫内胎儿状态良好,胎心及胎动正常。嘱出院后定期产检,适时入院分娩。

出院诊断:　　1. 右肾肾嗜酸细胞腺瘤
　　　　　　　　2. 孕 1 产 0,妊娠 26^{+4} 周,LOA

患者随访　　患者术后恢复良好,孕期定期产检,于孕 37^{+6} 周时自然发动宫缩,入住本院产科病房待产,入院后产科查体无阴式分娩禁忌,于 2017-8-24 19:11 侧切分娩一活婴,产程顺利,新生儿体重 2870g,身长 48cm,头围/胸围:32/32cm,Apgar 评分 1 分钟 10 分,5 分钟 10 分。羊水色清,胎盘、胎膜完整娩出,产后恢复良好顺利出院。

二、病例解析

(一)诊断与治疗要点

1. 肾肿瘤的诊断

肾肿瘤目前诊断主要依靠影像学检查,B 超、CT 和 MRI 在术前诊断中起着重要的作用,而术前确诊仍需依靠组织学诊断。肾嗜酸细胞腺瘤是一种集合系统上皮细胞来源肿瘤,倾向于良性表现。因其发病率低、临床症状及影像学表现不典型,术前诊断较为困难,临床上常被误诊为肾恶性肿瘤。肾细胞癌含嗜酸细胞成分等特殊类型、穿刺活检可能引起恶性肿瘤沿针道种植转移及穿刺后出血等问题,临床上普遍不推荐将其作为肾肿瘤的常规诊断方法。有学者报道肾嗜酸细胞腺瘤在 MRI 上多表现为单发类圆形肿块,边界清楚。随肿瘤增大,中心瘢痕出现率明显增高,典型表现为中心部位向周边的边缘锐利的星芒状影,一般无肾门区及腹膜后淋巴结转移,无静脉瘤栓形成。

2. 肾肿瘤的治疗方式

妊娠合并肾肿瘤临床表现通常很隐蔽,且大多数患者认为不适症状来源于妊娠,仅有少数患者会出现发热、腰痛及肉眼血尿等症状后就诊。妊娠合并肾良性肿瘤的治疗方案目前无临床指南,以本次病例为例:

(1)保守治疗:对于影像学提示良性肿瘤且孕周较小的患者,可以在严密监测下行保守观察,在肿瘤大小不影响妊娠的前提下,尽量延长孕周以确保胎儿成熟和新生儿娩出安全。

(2)手术治疗:对于肿瘤生长速度较快影响继续妊娠,或有恶性倾向的患者,可考虑积极手术治疗,治疗手段包括根治性肾切除、肾部分切除、射频消融、冷冻消融等。但由于术前常误诊为恶性肿瘤,根治性肾切除手术常导致过度治疗。可在手术过程中行冷冻病理检查,根据病理结果决定手术方案,避免根治性手术带来的过度治疗。本例患者肿瘤巨大,影响继续妊娠而且不能排除恶性肿瘤,故在充分评估及告知下行根治性肾切除术。术后妊娠得以继续,并至足月分娩。

(3)妊娠合并肾肿瘤的术式选择,因受妊娠限制,在孕早期及孕中期要尽量选择对胎儿损伤小,尽量避免早产及流产的术式。而对于孕晚期的患者,受增大子宫的影响,手术的范围也受到了相应的限制。手术方式应根据瘤体大小、部位和出血情况决定。若瘤体局限于肾一极或背侧,宜采取肿瘤切除术或部分肾切除术。对于肿瘤瘤体较小的患者,可选择应用腹腔镜根治性肾切除术或腹腔镜部分肾切除术,具有创伤小、术后恢复快等优点。若大出血危及生命或者出血难以控制、全身情况不允许及肾盂、肾盏已被侵犯破坏者应行肾切除术,切除患肾前必须明确对侧肾是否正常。

3. 分娩方式的选择

目前尚无证据显示肾肿瘤作为剖宫产的指征,也尚无数据表明阴式分娩能导致肿瘤破裂出血等。国外学者仍主张依据产科指征,选择分娩时机和方式,但分娩期要密切监测。

(1)孕早期及孕中期出现瘤体增长迅速或疑有恶变倾向者,可考虑手术治疗,同时结合患者意愿考虑是否终止妊娠或继续妊娠。继续妊娠者要严密观察宫内胎儿状况,孕早期的患者要注意同时补充黄体酮,孕中期的患者可适当使用抑制宫缩的药物,避免流产或早产的发生。

（2）短期保守治疗有效，或瘤体不大，增长缓慢且接近预产期者，也可严密观察下等待自然分娩，若出急腹症等并发症，或出现胎儿宫内窘迫等紧急状况，可考虑剖宫产终止妊娠。在该病例中，患者于孕中期行手术切除肿瘤，后继续妊娠直至足月自然分娩一健康婴儿。

（二）误诊误治防范

（1）肿瘤性质的诊断：肾嗜酸细胞腺瘤的影像学表现不典型，与其他肾肿瘤鉴别困难，CT 影像易与肾恶性肿瘤及肾错构瘤混淆。近年的研究发现 MRI 在诊断肾嗜酸细胞瘤方面有独特价值，即中心区星状瘢痕较 CT 更为清晰和典型。MRI 检查可显示肿瘤包膜完整、中央星状瘢痕、T1、T2 期的强化等而提示诊断。如果仔细观察肾脏 MRI 形态学特点和特异的信号特征，并结合其他辅助影像检查和病史，对绝大多数肾嗜酸细胞腺瘤及其他肾脏肿块，MRI 能作出正确诊断并指导治疗。

（2）并发症的鉴别诊断：当肿瘤破裂出血或扭转时，患者可突然出现腹部剧痛、血压下降甚至休克。鉴别诊断主要有：前置胎盘、胎盘早剥、异位妊娠破裂出血和子宫破裂。超声、CT 或 MRI 是确诊的主要手段。

（夏亚军）

参考文献

1. Haifler M,Copel L,Sandbank J,et al. Renal oncocytoma are there sufficient grounds to consider surveillance following prenephrectomy histologic diagnosis FJ3. Urol Oncol,2012, 30（4）:362-368

2. 王冬彪,陈忠,王涛,等.肾嗜酸细胞腺瘤的诊疗分析并文献复习.现代泌尿生殖肿瘤杂志,2014,6（6）:362-367

3. Benatiya MA,Rais G,Tahri M,et al.Renal oncocytoma: experience of Clinical Urology A,Urology Department,CHU Ibn Sina,Rabat,Morocco and literature review. Pan Afr Med J,2012,12:84

4. Ahmad S,Manecksha R,Hayes BD,et al. Case report of a symptomatic giant renal oncocytoma. Int J Surg Case Rep, 2011,2（6）:83- 85

5. 黄剑文,杨旭峰,李雪华,等.肾嗜酸细胞腺瘤的CT征象分析.中华腔镜泌尿外科杂志(电子版),2013,7（3）:58-60

第二节　肾　结　石

> **｜病例｜　停经 9 月余，胎动 5 月余，下腹痛 5 天**

一、病例简述

患者孙某某，女，36 岁

主　诉	停经 9 月余，胎动 5 月余，下腹痛 5 天。
现病史	患者平素月经规律，7 日 /30 日型。孕 6 周时于当地医院行超声检查提示宫内妊娠。孕近 4 个月始自觉胎动，活跃至今。孕期定期产检。2 天前突然出现左下腹及左侧肾区持续性疼痛，疼痛向左侧腰部放散，伴恶心未呕吐，于急诊就诊，超声检查提示：左肾集合系统分离，宽约 1.3cm，左肾集合系统近输尿管端可见 0.4cm×0.5cm 强回声光点，右肾集合系统内可见点状强回声。提示：左肾轻度积水、左肾小结石、右肾泥沙样结石。诊断为：双侧肾结石，收入院治疗。
孕产史	孕 1 产 0
既往史	2004 年因甲状腺瘤在当地医院行甲状腺瘤摘除术、2007 年因阑尾炎在当地医院行阑尾切除术。
入院查体	T 37.6℃，P90 次 / 分，BP:134/80mmHg，神清语明，未见贫血貌，心肺听诊未闻及异常，腹膨隆，左侧腹部有深压痛，无反跳痛及肌紧张，左侧肾区有叩击痛，肠鸣音正常。双下肢无水肿，四

肢活动自如。产科检查:呈纵产式腹型,未扪及宫缩,宫高 30cm,腹围 103cm,胎心率 143 次/分。消毒内诊:外阴发育正常,阴道通畅,宫颈居中,消退 50%,宫口未开。

辅助检查　入院 NST:有反应型。胎儿急诊超声检查提示:双顶径约 9.5cm,头围约 33.1cm,腹围约 34.6cm,股骨长约 7.2cm。胎儿心率约 140 次/分。脐动脉 S/D:2.3。羊水深度约 2.3cm,羊水指数 5。胎盘附着在子宫宫底,厚约 3.5cm,成熟度 Ⅱ 级。尿常规提示血尿。尿常规:潜血 2+,红细胞(高倍视野):164.71/HP。

入院诊断　1. 双肾结石,肾绞痛?
　　　　　　2. 羊水过少
　　　　　　3. 孕 1 产 0,妊娠 36^{+4} 周,LOA

诊疗经过　诊治经过:入院后完善入院常规检查,入院当天于泌尿外科行膀胱镜下左侧输尿管双 J 管置入术,但疼痛无缓解。左侧肾区疼痛持续性加重,并出现血尿,考虑为泌尿系结石导致的绞痛。因妊娠本身增大子宫压迫,不利于结石的治疗,加之孕妇妊娠已经足月,患者及家属强烈要求手术,故随后行剖宫产终止妊娠,剖娩一男性活婴,体重 3510g,身长 48cm,头/胸围 33/32cm,Apgar 评分 1 分钟 7 分(呼吸、肌张力、皮色各减 1 分),5 分钟 9 分(呼吸减 1 分),脐带长 50cm,羊水色清,量 300ml,术毕。术后安返病房。孕妇经麻醉并手术后疼痛明显减轻,术后无发热。尿管畅,尿色淡血性。术后予抗炎、促宫缩等对症治疗,术后第二天拔出尿管,孕妇自行排尿顺利,恢复良好,未再出现绞痛症状,术后 4 天出院,出院医嘱继续与泌尿科看诊复查。因患者结石较小,且无明显肾区叩痛症状,于术后 1 个月取出输尿管支架,取出后无不适主诉。

出院诊断　1. 双肾结石;输尿管支架植入术后
　　　　　　2. 孕 1 产 0,妊娠 36^{+4} 周,剖娩一活婴
　　　　　　3. 羊水过少

二、病例解析

(一)诊治关键

1. 肾结石的原因

妊娠合并肾结石较其他产科并发症少见,人群中的发病率为 1/(200~2000)。由于妊娠期解剖生理上的改变以及胎儿因素的影响,妊娠期妇女肾积水发生率较正常人高,妊娠期胎盘分泌大量雌激素、孕激素,使输尿管、肾盂、肾盏及膀胱的肌层增生、肥厚,平滑肌松弛,蠕动减弱,加之妊娠中期子宫增大和右旋压迫输尿管,尤其是右侧输尿管,造成尿路迂曲扩张、蠕动减慢、尿路疲滞等均为尿路感染及输尿管结石的诱因。膨大的子宫以及孕晚期胎头压迫输尿管形成机械性梗阻。以上原因也为结石形成创造良好环境。另外,妊娠期尿素、肌酐、柠檬酸、镁离子等亦随之排出增加,而妊娠期胎盘分泌 1,25- 二羟基骨化醇和甲状旁腺激素生成减少,造成妊娠期一过性的高钙尿。尿液中的这些物质相互结合,加之尿路的梗阻,导致尿液中晶体在引流较差的部位沉积,从而形成结石。

2. 妊娠合并肾结石的临床表现

妊娠合并尿路结石的临床表现与非孕期基本相同。

(1)疼痛:肾结石可引起肾区疼痛伴肋脊角叩击痛。随结石形成的部位、形状、结石大小、是否合并梗阻或感染而异。

(2)血尿:通常为镜下血尿,少数病人可见肉眼血尿,有时活动后出现镜下血尿是肾结石的唯一临床表现。

(3)恶心、呕吐:由于输尿管与肠有共同的神经支配而导致恶心、呕吐,常与肾绞痛并发。

(4)膀胱刺激症状:结石伴感染或输尿管膀胱壁段结石时,可有尿频、尿急、尿痛。

妊娠期妇女因子宫增大常常会有尿频、尿急症状,患者对此现象不重视,甚至为了减少排尿而少饮水,从而延误早期尿路感染的诊治。

3. 肾结石的诊断

由于妊娠期为保障患者及胎儿安全,临床检查手段受到一定限制。B 超能有效发现肾结石及肾积水,但输尿管中下段结石由于骨盆及血管干扰,难以分辨,对肾积水原因及尿路梗阻的部位难以确定。因 B 超对胎儿无害且可重复进行,仍是孕期首选检查方法。我们采用的诊断标准为:除患侧腰腹剧烈

疼痛发作外：

（1）B超发现输尿管结石。

（2）B超发现患侧输尿管扩张或患侧肾积水。

（3）B超无阳性发现但患者疼痛部位典型伴患侧肾区叩击痛阳性。

（4）排除急性阑尾炎、异位妊娠、胎盘早剥等情况。

（5）因妊娠期患者可出现镜下血尿，故不能依据尿常规镜下血尿与否来判定是否存在上尿路结石等致病原因。

4. 肾结石的治疗

（1）保守治疗：对于初次发作肾绞痛的妊娠期患者若B超未能发现泌尿系结石或结石直径≤0.5cm，因输尿管结石致病其输尿管结石通常体积较小，且初次发作疼痛说明梗阻时间不长，与输尿管粘膜嵌顿的可能性小，经积极解痉治疗后容易排出，从而避免因采取外科手段治疗可能造成的创伤及痛苦。妊娠期肾绞痛的治疗以改善症状，保护孕妇及胎儿安全为原则。

（2）手术治疗：对于非初次发作肾绞痛或B超提示结石直径>0.5cm的患者，建议尽快采取外科手段治疗，因为反复发作的肾绞痛有可能诱发流产或早产，体积较大的结石通常难以排出，输尿管梗阻若不及时解除，有导致严重尿路感染、肾功能损害进行性加重危及孕妇和胎儿安全等风险。

（3）对非初次发作肾绞痛或保守治疗24小时效果不佳或B超提示结石直径>0.5cm且孕周<28周的患者，建议采用输尿管镜技术明确病因并进行治疗；可选择经皮肾镜气压弹道碎石或经尿道输尿管镜下激光碎石术，妊娠合并肾结石或输尿管上段结石孕周<28周的患者，若选择双J管置入成功虽可缓解疼痛症状，但其致病原因尚未去除，体内双J管留置时间长，发生双J管不良反应的概率增加。

（4）对于保守治疗24小时效果不佳或非初次发作肾绞痛且孕周≥28周者首选行双J管置入治疗，理由在于晚期妊娠患者距离分娩时间短，置入双J管后带管时间短，发生尿路感染、形成管壁结石的概率低。

本例病例中，患者为妊娠晚期，首次发作肾绞痛2天，病程较短。入院后超声提示左侧肾区检0.4cm×0.5cm的结石影，辅助检查尿常规镜下血尿。在筛查出双肾结石后首选双侧J管置入对症治疗后，但患者肾区绞痛不缓解并持续性加重，加之孕晚期子宫增大，对泌尿系统的压迫不利于排石解除梗阻，固决定先手术终止妊娠。手术中麻醉及一些镇痛药物的应用，有缓解输尿管痉挛的作用，固术后患者疼痛消失直至平稳出院。

（二）相关探讨

目前尚无证据显示肾结石作为剖宫产的指征，也尚无数据表明阴式分娩能导致肾积水或急性肾盂肾炎的发生或加重。目前仍主张依据产科指征选择分娩时机和方式。但分娩期要密切监测，若孕晚期因肾结石治疗效果不佳，或患者合并严重发热，恶心呕吐等症状，建议在尽早终止妊娠，避免胎儿宫内感染、胎膜早破及胎盘早剥等严重并发症的发生。短期保守或手术治疗有效且接近预产期者，也可严密观察下自然分娩，可适当应用抗生素及解痉药物控制感染及因结石带来的疼痛。对于孕早期及孕中期的患者，无论保守治疗或是手术治疗，建议可适当应用黄体酮或硫酸镁等保胎治疗。目前并无证据表明孕期行双J管置入术会增加剖宫产率。

（夏亚军）

参考文献

1. Fontaine-Poitrineau C，Branchereau J，Rigaud J，et al. Renal colic in pregnancy：series of 103 cases. Prog Urol，2014，24（5）：294-300

2. Masselli G，Weston M，Spencer J. The role of imaging in the diagnosis and management of renal stone disease in pregnancy. Clin Radiol，2015，70（12）：1462-1471

3. Nash Z，Mascarenhas L. Renal calculi in pregnancy？The role of ultralow- dose CT. BMJ Case Rep，2013-009021：1-3

4. Masselli G，Brunelli R，Monti R，et al. Imaging for acute pelvic pain inpregnancy. Insights Imaging，2014，5（2）：165-181

5. 蒋杰宏、姚聪、徐乐. 妊娠期输尿管结石的治疗分析. 广西医学，2013，35（8）：1052-1054

第三节　肾病综合征

| 病例 | 停经 9 个月,外阴水肿 3 天,不规律下腹痛 5 小时

一、病例简述

患者王某某,女,年龄 28 岁

主　　诉　停经 9 个月,外阴水肿 3 天,不规律下腹痛 5 小时。

现 病 史　患者平素月经规律,LMP:2017-2-2,EDC:2017-11-9,孕期于外院定期产检,历次超声检查显示胎儿发育符合孕周,无异常。唐氏筛查低风险,OGTT 未见异常。1 个月前开始出现双下肢浮肿,逐渐加重,未予特殊处置,3 天前无明显诱因出现外阴水肿,迅速加重,5 小时前开始出现不规律下腹痛,遂就诊本院。自诉胎动正常,无阴道流血流液。饮食睡眠可,二便正常。

孕 产 史　孕 1 产 0

既 往 史　否认肾病、高血压、糖尿病等慢性病病史,否认传染病史,否认家族遗传病史,否认药物过敏史,无手术史。

入院查体　一般查体:T:36.3℃,P:90 次 / 分,BP:127/88mmHg,R:20 次 / 分。神清语明,无贫血貌。心肺听诊未闻及异常,腹膨隆,腹软,双下肢凹陷性水肿,外阴极度水肿,皮肤薄亮。产科查体:宫高 31cm,腹围 97cm,胎心率:145 次 / 分,先露儿头。消毒内诊:外阴发育正常,阴道畅,宫颈质韧,居中,未消未开,先露 S^{-3}。骨软产道未及明显异常。

辅助检查　尿常规:潜血 ++,蛋白 ++++,镜检可见红细胞 0~6 个 /HP,白细胞偶见 /HP,细胞管型 0~3 个 /HP。总蛋白 37.8g/L,白蛋白 15.2g/L,总胆固醇 8.27mmol/L,甘油三酯 2.76mmol/L,肌酐 100.1mmol/L。胎心监护:有反应型,20 分钟可见 5 个宫缩波,均达平台。本院彩超:双顶径 9.1cm,头围 32.1cm,腹围 32.4cm,股骨长 7.4cm,胎儿心率 143 次 / 分。胎盘厚度 3.2cm,羊水深度 3.5cm,羊水指数 10。脐动脉 S/D:2.1。胎盘附着在子宫前壁,成熟度 Ⅱ 级。胎盘下缘距宫颈内口大于 7cm。单胎臀位。

入院诊断　1. 肾病综合征

2. 孕 1 产 0,妊娠 37^{+1} 周,LSA

3. 分娩先兆

诊疗经过　入院后因妊娠足月、臀位、分娩先兆行急诊子宫下段剖宫产术,剖娩一男活婴,体重 3250g,Apgar 评分 10/10 分。术后患者转入肾内科病房予预防感染、促宫缩等治疗,同时予输注白蛋白及血浆治疗,并使用激素、免疫球蛋白等相关对症治疗。一个月后患者水肿完全消失,各项检查指标均正常,痊愈出院,并继续口服药物巩固治疗,定期复查。

出院诊断　1. 肾病综合征

2. 孕 1 产 0,妊娠 37^{+1} 周,LSA,剖娩一活婴

二、病例解析

(一)诊断及治疗关键

1. 妊娠合并肾病综合征的诊断

肾病综合征是由多种病因引起的多种肾脏疾病。分为原发性和继发性两类,由多种不同病理类型的肾小球疾病引起。其临床特征为大量蛋白尿、低蛋白血症、高血脂及水肿。

肾病综合征的诊断标准:尿蛋白 >3.5g/d;血浆白蛋白低于 30g/L;水肿;血脂升高。其中前两项为

诊断所必需。

原发性肾病综合征的诊断包括三个方面:①明确是否为肾病综合征;②除外继发性病因和遗传性疾病,最好进行肾活检以作出病理诊断;③判定有无并发症。

2. 妊娠合并肾脏病与妊娠期高血压疾病

任何肾脏病都可以在妊娠期出现或者加重。妊娠期肾血流量、肾小球率过滤一般较怀孕前增加50%,这种生理性改变在受孕后一个月出现,并持续到产后三个月才回到基线水平,这种改变通常可使尿微量白蛋白排泄率增加,甚至出现短暂的蛋白尿,但一般 <0.5g/d,慢性肾脏病和妊娠期高血压疾病患者都可以出现大量蛋白尿,约 30% 可出现肾病综合征。如何鉴别妊娠期慢性肾脏病和子痫前期是临床医生经常遇到的问题。子痫前期通常出现在妊娠20 周以后,并且在产后 12 周内恢复正常,所以如果妊娠 20 周以前出现蛋白尿,或产后 12 周以后仍然有蛋白尿者,应警惕慢性肾脏病的存在。

3. 妊娠合并肾病综合征的治疗

尽量找出病因,针对病因治疗。对于病因不明者,可采取综合治疗,使用肾上腺皮质激素有一定效果。不要盲目使用利尿剂,过度利尿可致血容量降低,血液浓缩,加重病情。产后严密观察,早期活动,预防血栓形成。对于病因不明者可产后行肾活组织检查。

(二) 相关探讨

1. 肾病综合征的母儿预后

当妊娠合并肾病综合征时,母儿的预后取决于诱发的病因和肾脏损伤的程度。因此应该尽可能明确病因和评估肾功能,原因不明时,经皮肾穿刺活检极有价值。

2. 肾病综合征对母儿的影响

肾病综合征易并发妊娠期高血压疾病、胎儿生长受限、早产、胎死宫内或低出生体重儿。但影响程度取决于致病原因及肾功不全的程度。

3. 妊娠对肾病综合征的影响

妊娠期肾脏血流量增加,肾静脉压力增高可导致尿蛋白排出量增多,使病情加重;另外,孕妇及胎儿代谢产物增加也可加重肾脏负担,导致肾功能损伤进一步加重,同时,血液浓缩、血流迟缓等增加了血栓形成的机会,一旦发生血栓将使肾功能进一步恶化。

4. 分娩方式和分娩时机

肾功能正常或轻度受损者可达足月分娩,但不应超过预产期,如无产科指征可行阴式分娩,试产过程中需加强监护。如肾功能持续恶化、血压控制不满意或胎儿窘迫则随时终止妊娠。

(夏亚军)

参考文献

1. Cunningham FG,Leveno KJ,Bloom SL,et al. Williams Obstetrics. 24th ed. New York:Mc Graw Hill education, 2014:1059-1060
2. 曹泽毅.中华妇产科学.第 3 版.北京:人民卫生出版社, 2014:607-608
3. 沈平雁,任红,张文,等.妊娠并发肾病综合征的临床研究.中华肾脏病杂志,2010,1:20-24
4. 张新洋,黄醒华.妊娠肾病综合征 11 例临床分析.中华妇产科杂志,2000,35(6):360-361

第四节　盆底功能障碍、产后尿潴留

| 病例 1 | 侧切分娩后尿失禁

一、病例简述

患者姜某,女,35 岁

主　诉　侧切分娩后 45 天,咳嗽、喷嚏后漏尿。

现病史　患者平素月经规律,妊娠 37^{+5} 周于当地医院侧切分娩一男活婴,新生儿体重 3600g,分娩过程顺利,第二产程时间为 42 分钟,患者自述产后不久即出现咳嗽、喷嚏后漏尿情况,平日需佩戴卫生巾,孕前及孕期无漏尿情况,患者为高龄初产,现产后 45 天,产后常规复查入我院,现无发热,无腹痛腹泻,无尿频、尿急、尿痛症状,偶有尿不尽感,无排尿困难,患者便秘 5 年,饮食睡眠正常。

孕 产 史	孕 1 产 0,2017 年 05 月 25 日于当地医院侧切分娩一活婴。
既 往 史	否认心脏病、糖尿病及高血压病史。否认食物及药物过敏史。
	否认肝炎、梅毒等传染病史。否认手术、外伤、输血史。
入院查体	一般查体:T:36.4℃,P:78 次 / 分,BP:121/75mmHg,R:18 次 / 分。神清语明,无贫血貌。心肺听诊未闻及异常,腹膨隆,腹软,无压痛、反跳痛及肌紧张,四肢活动良。
	妇科查体:压力试验阳性,阴道前壁轻度膨出。
辅助检查	尿常规:未见明显白细胞及细菌。
	盆底肌力检测:Ⅰ类肌纤维肌力:2 级　　Ⅰ类肌纤维疲劳度:-0
	Ⅱ类肌纤维肌力:2 级　　Ⅱ类肌纤维疲劳度:-0
	阴道动态压力 65cmH$_2$O
	盆底张力检测:盆底肌静态张力:195g/cm^2;盆底肌动态张力:345g/cm^2
入院诊断	产后压力性尿失禁
诊疗经过	入院后结合患者咳嗽、大笑后漏尿的病史及压力试验阳性的结果,尿常规正常除外泌尿系感染,以及盆底肌肉功能检测结果,诊断为产后压力性尿失禁。诊断明确后给予患者电刺激及生物反馈联合治疗,嘱患者每 2~3 天治疗一次,每次 25 分钟(15 分钟生物反馈 +10 分钟电刺激),治疗过程中指导患者进行盆底肌肉锻炼,治疗一个疗程(15 次)结束后重新评估患者盆底肌肉功能,盆底肌力及张力基本恢复正常,患者自述漏尿情况基本改善,偶尔在提重物时有少量漏尿,遂进一步指导患者改为阴道哑铃家用康复器进行锻炼,每天至少 2 次,每次 15~20 分钟,2 个月后患者返院复查,盆底肌肉功能恢复正常,漏尿症状消失。
出院诊断	产后压力性尿失禁

二、病例解析

(一)诊治关键

1. 临床表现

产后尿失禁多由于分娩时胎先露对盆底韧带及肌肉的过度扩张,特别是使支持膀胱底及上 2/3 尿道的组织松弛所致,主要为压力性尿失禁(SUI),比例高达 30.5%,是产科常见并发症。

(1)症状:症状表现为咳嗽、喷嚏、大笑等腹压增加时不自主漏尿。

(2)体征:体征是增加腹压时,能观测到尿液不自主地从尿道漏出。

(3)尿流动力学检查:尿动力学检查表现为充盈性膀胱测压时,在腹压增加而逼尿肌稳定性良好的情况下出现不随意漏尿。

2. 低频脉冲电疗仪治疗产后尿失禁作用机制

(1)电刺激是通过刺激尿道外括约肌收缩,通过神经回路进一步增强括约肌收缩,加强控尿。电刺激通过松弛盆底肌来缓解肌痉挛引起的疼痛,直接诱导治疗性的反应或调节下尿路功能的异常。

(2)低频电刺激可唤醒、激活盆底肌肉,加快盆底肌张力和弹性的恢复,并且可减轻产后会阴伤口疼痛。

(3)对于轻、中度 SUI,电刺激时,尿道外括约肌收缩,加强控尿能力。且其能兴奋交感通路并抑制副交感通路,从而抑制膀胱逼尿肌收缩,增加膀胱容量,增强储尿功能。

盆底肌肉受电刺激的影响有可能和以下几个方面有关:

(1)减轻肌重丢失,延缓肌肉萎缩进程。

(2)缩短自发性肌肉收缩活动出现的时间和肌肉运动单位电活动。

(3)神经轴突再生速度的加快,肌肉失神支配时间的缩短。

(4)运动肌肉功能恢复的质量的改进。

(5)萎缩肌肉的被动性收缩或者电刺激诱发损伤心理安慰对患者来说是良好的。

盆底肌肉锻炼电刺激应遵循个体化原则,根据产后尿失禁程度、肌电图的改变、治疗需求设定电刺激参数包括:不同电刺激类型、不同波形、低频频率、脉宽、强调、时间等方面。

3. 生物反馈治疗

生物反馈把人们身体不容易意识到的生物信号,如脑电、肌电、血压皮温等转变为可以被人容易感知的信号,如听觉以及视觉信号,从而可调控内脏器官的活动,治疗相关疾病,常作为身心疾病治疗常规的有机组成部分。

4. 联合康复治疗的重要性

将不同的针对盆底肌训练的方法有机的、选择性的结合起来进行治疗,效果明显高于单纯使用任何一种康复治疗方法。目前临床当中常常将盆底肌肉训练结合上其他的训练方法,包括结合电刺激治疗、生物反馈治疗、阴道哑铃家用康复训练等。联合康复治疗能产生协同效应,提高疗效。

(二)误诊误治防范

1. 产后尿失禁需与以下疾病相鉴别

(1)逼尿肌运动失调:逼尿肌运动失调症状与压力性尿失禁很相似。但逼尿肌运动失调是逼尿肌异常收缩,尿道外括约肌功能减退所引起尿失禁;膀胱颈抬高试验阴性;膀胱尿道造影示膀胱尿道后角正常膀胱颈位置正常;咳嗽时逼尿肌压力升高。

(2)膀胱膨出:有尿失禁的病史,但有下腹及会阴部坠感,测膀胱残余尿量多,用力时阴道前壁膨出。膀胱尿道造影的 X 线征象是尿道后角及尿道倾斜角均在正常范围内;膀胱膨出行阴道前壁修补后症状改善,但压力性尿失禁症状如故,甚至会加重。

(3)泌尿系感染或肿瘤:急性膀胱炎好发于孕龄期女性及老年女性,且起病急,排尿时尿道有烧灼痛、尿频、尿急等典型症状,部分患者可伴有尿失禁症状,尿检显微镜下可查到脓细胞或大量白细胞,严重时伴有全身感染中毒症状。尿路感染治愈后,尿失禁症状随即消失。泌尿系肿瘤常伴有尿痛甚至血尿,可出现排尿困难、排尿等待、排尿时间延长、尿失禁等症状,影响学检查有助于鉴别诊断。

2. 尿失禁根据发病原因分四类

(1)急迫性尿失禁:有强烈尿意,又不能由意志控制而尿液经尿道流出。

(2)充溢性尿失禁:膀胱过度膨胀,内压升高,超过尿道压,尿液不自主流出。

(3)压力性尿失禁:在腹压增加时出现不自主的尿液流出称为压力性尿失禁,如咳嗽、大笑、打喷嚏、举重物时,骤然增加腹内压,造成尿液不自主溢出,多见于经产妇女,绝经后妇女。本病例患者有明显腹压增加后漏尿症状,属于压力性尿失禁。

(4)真性尿失禁:尿道括约肌损伤,尿液从尿道持续流出。

(三)相关探讨

1. 产后尿失禁相关名词和定义

在阅读文献中我们会遇到以下与产后尿失禁有关的相关名词和定义。

(1)产后整体康复:是指在健康理念的指导下,借助现代科技手段,针对产妇产后特殊实际的生理变化及心理变化等实施系统的康复训练指导,通过专业的康复训练,促使产后机体尽快恢复,避免日后留下后遗症等。

(2)压力试验:在患者自觉膀胱充盈时检查,患者取膀胱截石位,嘱患者连续用力咳嗽数次,观察尿道口有无漏尿现象。

(3)指压实验:即膀胱颈抬高实验,实验前,嘱患者咳嗽并可见漏尿,勿将两指压在尿道上。实验时,以中指及示指伸入阴道,分开两指置于后尿道两侧,观察患者咳嗽是否漏尿,漏尿为阴性,否则为阳性,阳性说明为压力性尿失禁。

(4)棉签实验:测定尿道轴向及活动度。取膀胱截石位,将一消毒棉签插入尿道,使棉签前端处于膀胱与尿道交界处。测定患者在 Valsalva 动作前后棉签与水平面夹角的变化。小于 $15°$,解剖支持良好;大于 $30°$,支持结构薄弱;$15°\sim30°$ 之间,不能确定解剖支持程度。

2. 产后整体康复理念在产后盆底功能障碍中的应用

(1)近年来,医学技术的高速发展,为盆底功能障碍性疾病的治疗提供了重要的作用。诸多学者不断加强研究力度,开始关注妊娠和分娩导致的女性盆腹动力学改变,从而研究提出了产后整体康复的理念。在妊娠和分娩过程中,因产妇体型的改变,对盆底组织带来了损伤。表现在:

1)腹部症状:即产妇腹部出现妊娠纹,肌肉逐渐松弛,脂肪堆积,血循环不良、手术创伤等。

2)脊柱、骨盆症状:腰椎前突,出现骨盆倾斜度改变,腰背疼痛,尾骨错位或骨折等。

3)其他方面的症状:产后肠胀气、产后尿潴留、乳房肿胀、子宫收缩不良都有可能酿成盆底功能障碍性疾病。

（2）产后整体康复，主要是在健康理念的指导下，借助现代科技手段，针对产妇产后这一特殊实际的生理变化及心理变化等实施系统的康复训练指导，通过专业的康复训练，促使产后机体尽快恢复，避免日后留下后遗症等。产后整体康复的关键在于，综合评估产妇的情况，并进行全面的检查，从而制定针对性治疗和干预计划。

1）如果患者盆底功能出现症状反应，可采用电刺激、生物反馈训练方法，加强盆底肌肉力量，改善局部神经血管的营养状态，最终达到预防盆底功能障碍性疾病发生的目的。康复训练时间，可依据患者的症状严重程度进行，保证方案的可行和安全性。

2）如果患者存在腹直肌分离情况，可采用电刺激腹部肌肉，增强肌肉力量，从而改善症状。此方法一般每周进行两次，但治疗过程中需要注意的是，盆底肌肉力量要达到 3 级以上，避免加重对患者盆底肌肉的损伤程度。

3）如果患者存在骨盆症状或脊柱症状，可采用耻骨联合分离方法，即产后 24 小时内进行电刺激治疗，达到镇痛和放松内收肌的目的。但为增进疗效，治疗时，需根据患者耐受情况调节电流强度，每次30 分钟，每天 1 次。

4）如果患者存在尾骨错位或骨折情况，可采用手法复位进行治疗，具体按摩骶尾骨附着韧带，来减轻对韧带的牵拉，尽快恢复错位的尾骨，还可以才用电刺激方法，纠正错位，缓解疼痛。

3. 如何对产后尿失禁进行预防及护理

（1）健康教育

1）疾病知识：护理人员要详细询问患者病史，对患者心理、生理状态进行严密观察、评估，对患者进行针对性地疾病知识及产后保健宣教指导，提高患者对疾病的认识。

2）物理治疗：向患者详尽的解释盆底物理康复治疗的作用，治疗时间及注意事项。告知患者盆底肌肉解剖与功能关系、电生理图中各参数的临床意义，治疗有效时哪些参数发生什么变化，调动患者的主观能动性，提高治疗效果。

3）药物治疗：指导患者严格按照医嘱服用药物，如有不适及时就诊。

4）手术治疗：向患者介绍盆底手术相关知识，指导患者完善术前各项检查，告知患者此类手术具有创伤小、范围小、恢复快、复发率低并可保留器官等优点，让患者安心住院，配合手术。

（2）心理疏导：产后尿失禁可能增加产后抑郁的风险，因此对产后尿失禁患者进行心理疏导尤为重要。护理人员应给与患者树立成功康复的信心，减轻患者心理压力。

（3）盆底肌训练指导：指导患者认识盆底肌群，在不增加腹压的情况下正确的收缩盆底肌，而后采取个体化原则，指导患者做盆底肌训练，一般肌肉收缩持续 2~10 秒，取决于每个患者锻炼时的能力，可以从开始的 1~2 秒逐渐延长收缩时间至 10 秒，然后按照 1∶1 或 1∶2 比例的放松时间进行放松。对于急迫性尿失禁患者需训练其有急迫症状时，不要马上跑去洗手间而应该努力放松停顿下来，然后不断收缩盆底肌肉来抵消急迫感，抑制逼尿肌收缩，防止漏尿。向患者解释盆底肌训练需要持之以恒，必要时也可使用阴道康复器即阴道哑铃来加强盆底肌的训练。

（4）膀胱训练：指导患者进行膀胱训练，即起床后排空膀胱，然后根据要求的间隔去排尿，清醒时必须在固定的时间间隔至厕所排尽尿液，晚上睡眠时不需训练，如果在指定时间前有强烈尿意，需转移注意力，可做深呼吸，然后强力收缩盆底肌两次，可以想想轻松愉悦的事情，听轻松的音乐等。如果到指定时间仍无尿意，也要努力排空膀胱，无论尿量多少。与此同时需准确记录排尿日记，并记录尿急时的感受、活动以及是否有漏尿等。嘱患者每周至门诊复查。

（5）排便训练：便秘和粪便压迫为尿失禁的影响因素，因此要指导患者进行排便训练，保证患者正常的水分及膳食纤维的摄入，保持正常的粪便硬度和规律性肠道运动。

（6）手术护理：产后尿失禁需手术患者，要给予充分的心理疏导，术后给予饮食指导，预防下肢静脉血栓形成，预防肺部感染及术区感染，预防便秘，指导患者进行盆底肌功能锻炼和膀胱训练，以重新建立排尿机制。

（7）出院指导：指导患者出院后，保持外阴清洁干燥，防止感染。避免感冒、咳嗽、重体力劳动及长时间蹲、坐、立等增加腹压动作，多食富含纤维素食物、新鲜蔬菜和水果，保持大便通畅。肥胖患者尽可能减轻体重减小尿失禁复发率。3 个月内禁止性生活及盆浴，3 个月后门诊复查，如有阴道出血及异常分泌物及时来院就诊。

（夏志军）

一、病例简述

患者白某,女,28 岁

主　　诉	侧切分娩后一周排尿困难。
现 病 史	患者平素月经规律,一周前于当地医院侧切分娩一活婴,新生儿体重 3300g,患者自诉产后 6 小时有明显尿意,但多次尝试排尿,无尿液排出,有时仅有少量排出,产后 8 小时左右,下腹部胀痛难忍,当地医院予患者导尿,导出尿液近 2000ml,遂予患者留置尿管,留置尿管 3 天及 5 天时尝试拔除尿管失败,现患者产后 1 周,为求进一步诊治入我院,患者无发热,无腹痛腹泻,大便正常,排尿困难,饮食睡眠尚可,体重未见明显减轻,患者现留置尿管中。
孕 产 史	孕 1 产 0,2016 年 11 月 25 日于当地医院侧切分娩一活婴。
既 往 史	否认心脏病、糖尿病及高血压病史。否认食物及药物过敏史。 否认肝炎、梅毒等传染病史。否认手术、外伤、输血史。
入院查体	一般查体:T:36.5℃,P:84 次 / 分,BP:115/72mmHg,R:18 次 / 分。神清语明,无贫血貌。心肺听诊未闻及异常,腹膨隆,腹软,无压痛、反跳痛及肌紧张,四肢活动良。 妇科查体:产后时间短,暂未查。
辅助检查	中下腹 CT(2017-12-02,盛京医院):膀胱充盈不佳,其内见导管影及气体影,子宫体积明显增大,最大横截面约 9.9cm×9.7cm,腔内见稍高密度影,宫颈饱满,左附件区见类圆形软组织密度影,大小约 3.3cm×3.0cm,CT 值约 56HU,盆腔见少量渗出影,双侧腹股沟见多发稍大淋巴结影,肠管管壁未见明显增厚。
入院诊断	产后尿潴留
诊疗经过	患者入院诊断明确为产后尿潴留,因患者现留置尿管中,尝试拔出尿管失败,向患者充分交代尿潴留相关危害后,嘱患者于我院妇科盆底中心行低频脉冲电疗仪治疗,治疗方法为在低频脉冲电疗仪治疗片上涂抹耦合剂,分别放在腹正中耻骨联合处及骶尾部,给予频率为 35Hz,脉宽为 200US 的电流电刺激,每次 20 分钟,每天一次,治疗期间指导患者盆底功能锻炼,连续治疗 3 天后,膀胱容量测定仪下测定残余尿量为 400ml,予患者再次留置尿管;继续治疗,治疗期间残余尿量逐渐减少,治疗第 7 天时,测定残余尿量为 48ml,予患者拔除尿管,观察患者可自行排尿,排尿畅,但有尿频、尿不尽症状;嘱患者继续电刺激治疗巩固疗效,治疗改为隔日一次;患者共经过 10 次电刺激治疗(时间约 2 周),排尿困难症状基本消失,排尿基本恢复正常。
出院诊断	产后尿潴留

二、病例解析

(一)诊治关键

1. 临床表现

(1)产妇有明显尿意,但试图排尿失败。

产妇潜意识里已建立平时的排尿习惯,排尿体位和姿势的改变,使产妇不习惯于床上排尿而影响排尿;另外,产妇在大病房中尤其是在缺乏隐蔽的环境中,会产生许多压力,也影响正常的排尿。这类尿潴留,产妇通常会有尿意,也曾努力尝试排尿,但效果不尽如人意,产妇因而紧张和焦虑,加重了尿潴留。产程延长使胎头压迫膀胱时间过长,引起膀胱黏膜水肿、充血,如涉及膀胱三角区时,可阻塞尿道,引起尿潴留。表现为产妇有尿意,但不能自行排出。

本病例患者产后有明显尿意,但多次尝试排尿无尿液排出,有时仅有少量尿液排出,属于此种类型。

(2)产妇无尿意,但膀胱充盈明显。

产妇因妊娠腹壁松弛,膀胱容量增加而肌张力差,腹压下降,膀胱壁上的牵张感受器功能受到抑制,不能及时发出排尿冲动。表现为产妇可能无尿意,但检查可发现膀胱充盈,按摩膀胱时产妇可有轻微尿意,由于膀胱过度充盈,使膀胱收缩无力。排尿时,腹肌、膈肌的收缩有助于尿液的排出。而此类尿潴留最大的原因是腹肌松弛,腹压下降。故按摩腹壁,可刺激腹肌收缩,增加腹内压;按摩膀胱可使膀胱收缩,内压升高,使牵张感受器功能恢复。另外,应用较大剂量解痉镇静药时,由于药物对排尿中枢的抑制作用,使膀胱张力降低,牵张感受器不敏感,表现为产妇无尿意,膀胱充盈度高。此时采用热敷、按摩、条件反射刺激等方法处理的效果常常不甚满意,应采用无菌导尿术、肌肉注射新斯的明等方法,尽早解除尿潴留。

(3)产妇有尿意,不敢排尿或仅排出少许尿液,膀胱仍充盈。

分娩中会阴及尿道口的创伤疼痛反射性引起尿道括约肌痉挛;产妇因外阴创伤惧怕疼痛而不敢用力排尿。表现为产妇有尿意,也有排尿动作,但排不出尿液,或仅排出少许尿液,膀胱仍充盈。

2. 低频脉冲电疗仪治疗作用机制

电刺激能提高神经肌肉的兴奋性,唤醒部分受压而功能暂停的神经细胞,促进神经细胞功能的恢复,对骶神经的刺激能兴奋膀胱逼尿肌的收缩,促进排尿。

盆底肌肉锻炼电刺激应遵循个体化原则,根据产后尿潴留程度、肌电图的改变、治疗需求设定电刺激参数包括:不同电刺激类型、不同波形、低频频率、脉宽、强调、时间等方面。当盆底电刺激有效时患者会感到盆底肌肉收缩,但不会感到盆底肌肉部位疼痛;无效电刺激则相反,患者无盆底肌肉收缩感觉,但有肌肉部位疼痛感觉。故低频电刺激能够促进盆底神经的修复,增强盆底功能恢复,有效治疗产后尿潴留。其操作方法简单、安全、可重复性,病人无痛苦,可以临床推广应用。

3. 产后尿潴留电刺激治疗过程中的监测

患者经过治疗自行排尿后,通过膀胱容量测定仪检测残余尿量,判断治疗效果。若残余尿<50ml,提示膀胱充分排空,若残余尿1200ml,提示膀胱内尿液排空不充分。

(二)误诊误治防范

产后尿潴留需与以下疾病相鉴别

(1)子宫复旧不良:产后尿潴留对产后子宫收缩的影响很大,增加了产后出血的风险;而子宫复旧不良也可以进一步加重产后尿潴留,故临床上两者需要鉴别,子宫复旧不良最突出的临床表现是血性恶露持续时间延长,从正常时仅持续3天左右延长至7~10天,有时也表现为晚期产后出血。如果为胎盘残留所导致,则血性恶露持续时间更长,而且量也明显增多,恶露浑浊或伴有臭味,有时能见到坏死的残留胎盘组织和胎膜组织随恶露一块排出。双合诊检查常发现宫颈较软,宫颈外口多数至少能通过一指,子宫较同期正常产褥子宫稍大且软,多数子宫呈后屈后倾位,并有轻微压痛。B型超声有助于鉴别。

(2)盆腔血肿:盆腔血肿是妇产科手术后比较常见的一种并发症,由于血肿压迫神经和内脏可以引起泌尿系统功能紊乱,当出现排尿困难等症状时需要与产后尿潴留相鉴别。盆腔血肿的患者可有休克症状和体征,腹膜后血肿未渗入腹腔者,可仅有腹部压痛而无明显肌紧张及反跳痛,若血液渗入腹腔后可出现腹肌紧张、压痛和反跳痛,加重肠麻痹。较大血肿时,侧腹部可表现饱满、肿胀,有时出现皮下瘀斑,偶可触及压痛性包块。盆腔腹膜后较大血肿时,患者可有直肠刺激症状。体检触诊侧腹部可表现饱满、肿胀,叩诊有时可发现腰部或背部有不随体位而改变位置的浊音区。盆腔腹膜后血肿,直肠指检可以触及肿块。产后尿潴留不会出现皮下瘀斑,直肠指诊不会触及肿块,且常表现为下腹正中饱满、肿胀,B型超声可以明确诊断。

(3)膀胱炎:急性膀胱炎好发于孕龄期女性及老年女性,且起病急,排尿时尿道有烧灼痛、尿频、尿急等典型症状,部分患者可伴有排尿不畅,如伴有尿潴留时,痛感多为持续性钝痛,可有下腹膀胱区压痛,全身倦怠。尿常规常表现为脓尿、血尿、尿液浑浊,尿中亚硝酸盐及白细胞脂酶阳性可以明确诊断。

(4)普通尿潴留:女性普通尿潴留常由于各种器质性病变造成尿道或膀胱出口的机械性梗阻造成,如异物、结石、肿瘤、损伤、狭窄以及先天性尿道畸形等均可导致女性尿潴留。急性尿潴留发病突然,胀痛难忍,辗转不安,有时从尿道溢出部分尿液,但不能减轻下腹部疼痛,而慢性尿潴留多表现为排尿不畅,尿频,常有尿不尽感,少数病人虽无明显慢性尿潴留梗阻症状,但往往已有明显上尿路扩张、肾积水、甚至出现尿毒症症状。B型超声可以明确有无泌尿系梗阻,协助鉴别。

(三) 相关探讨

1. 产后尿潴留相关名词和定义

在阅读文献中我们会遇到以下与产后尿潴留的相关的名词和定义。

(1) 产后尿潴留(postpartum urinary retention,PUR)是指阴道分娩后6小时内子宫下段剖宫产术拔除尿管后无法自行排尿或出现急性尿潴留的症状,或尽管有排尿但发现膀胱残余尿量仍超过150ml。

(2) 间歇性导尿术(intermittent catheterization,IC)指定期经尿道腹壁窦道插入导尿管以帮助不能自主排尿的患者排空膀胱或储尿囊的治疗方法。

(3) 子宫复旧不全(subinvolution of uterus):产后子宫复旧不全也称产后子宫复旧不良,是指产后6周子宫仍未能恢复到非孕状态。子宫复旧不全是产后较常见的并发症。在正常情况下,分娩后,由于子宫体肌纤维收缩及缩复作用,肌层内的血管管腔狭窄甚至栓塞,使局部血液供应明显减少,子宫肌细胞缺血发生自溶而逐渐缩小,胞质减少,因而子宫体积明显缩小,子宫腔内的胎盘剥离面随着子宫的逐渐缩小而相应缩小,加之子宫内膜的再生使剥离面得以修复,子宫通常在产后5~6周时恢复到接近非孕时状态,这个过程称为子宫复旧(involution of uterus)。当上述复旧功能受到阻碍时,即发生子宫复旧不全(subinvolution of uterus)。

2. 间歇性导尿在产后尿潴留中的应用

(1) 间歇性导尿术(intermittent catheterization,IC)指定期经尿道或腹壁窦道插入导尿管以帮助不能自主排尿的患者排空膀胱或储尿囊的治疗方法,间歇性导尿术因其简洁、方便、经济和有效,被公认为是目前科学的尿路管理方法。其不仅适应于神经源性膀胱的管理,同样也适应于非神经源性膀胱的管理。

(2) 产后长期的留置尿管可以使膀胱括约肌和尿道口处于松弛状态,排尿功能、排尿反射较前明显减弱留置尿管夹闭间歇性开放放尿,可以在膀胱充盈、放尿的过程中,提高膀胱张力,可以使膀胱括约肌、尿道口以及膀胱功能得到一定的锻炼和恢复,提高自主排尿成功率,减少排尿困难、尿潴留等并发症的发生。留置尿管持续开放的患者其膀胱括约肌、尿道口长时间的处于松弛状态,膀胱储尿功能得不到有效的锻炼,导致患者在拔除尿管后无自主排尿反射及排尿功能。

(3) 越来越多的研究证明留置尿管夹闭间歇性开放放尿较持续性放尿的产妇其排尿功能在拔除尿管后可明显改善,排尿功能可在短期内恢复正常。产后患者选择间歇性导尿术,可以减少患者泌尿道感染的机会,促进产妇恢复,有利于提高产科质量。

3. 如何对产后尿潴留进行预防及护理

(1) 做好产程管理:科学合理的产程管理,严密地观察产程,避免产程过长、避免胎儿先露部压迫膀胱尿道时间过久,能有效降低产妇发生产后尿潴留的概率。同时在观察产程过程中,特别注意观察产妇的膀胱充盈状况,督促、协助产妇及时排尿,避免膀胱过度充盈导致尿潴留;严格掌握器械助产适应证,减少不必要的阴道检查,注意保护会阴,操作时动作轻柔,均可减少对软产道的损伤及减少膀胱黏膜充血、水肿及逼尿肌的损伤。产程中尽量少用易诱发尿潴留的药物,尽量缩短第二产程的时间,可有效预防产后尿潴留的发生。

(2) 第二产程导尿:妊娠末期由于内分泌改变及子宫的压迫,膀胱和尿道均有不同程度的水肿,分娩过程中胎先露的压迫及阴道检查,更使之充血水肿加重,其产程延长者更甚,加之屏气时腹压骤增,膀胱内压明显上升,可致膀胱感觉张力均有所减退,逼尿肌收缩力下降;产妇由于对分娩缺乏正确认识,导致精神过度紧张,引起排尿困难;第二产程频繁的宫缩痛,产妇由于剧痛忽略了排尿;正常孕妇在住院前不会在床上小便,第二产程在床上卧位屏气,由于没有接受过卧位排尿的训练,不习惯此体位排尿;由于以上原因的存在,增加了第二产程中及产后尿潴留的发生率,因此导尿对于第二产程中的孕妇很重要,它既有利于胎先露的下降,又避免膀胱持续充盈引起膀胱肌的麻痹,预防第二产程中及产后尿潴留的发生。

(3) 健康教育:护理人员针对产妇缺乏产后康复相关知识的问题,询问产妇病史时要详细,对产妇心理、生理状态进行严密观察、评估,然后对产妇进行针对性地宣传教育分娩知识及产后保健,讲解分娩中有可能出现的情况,尤其是分娩后及时排尿的重要性和必要性,提高产妇自身保健的意识,尤其对有产后尿潴留高危因素的产妇进行重点教育,纠正错误的观念,避免产后不愿及时排尿的现象。

(4) 心理疏导:护理人员加强对产后排尿的观察,缩短产后首次排尿时间,鼓励产妇及时自行排尿,给予相应的指导和监督,以促使排尿功能恢复。针对产妇紧张、害怕切口痛、担心会阴切口感染裂开等不良心理进行心理疏导,讲明产程中配合的重要性以及产后可能出现的相关症状,同时通过亲人鼓励及支持,帮助产妇消除紧张、恐惧心理,使产妇保持有良好的心理状态,能够主动及时地排尿,对于预防产妇因情绪因素引起的产后尿潴留是非常有效的。如果产妇在产后4~6小时没有不适症状,护士应鼓励、协助产妇下床适当活动并尽早排尿,避免膀胱过度充盈导致产后尿潴留,如产妇有头晕等不适症状,护士可指导产妇在床上排尿。

(5)饮食和环境干预:护士及时给产妇在产后饮食方面指导,鼓励产妇产后进清淡、易消化、营养丰富的流食或半流质饮食,尽量多饮用淡盐水或红糖水,可有助于产妇增加尿量,增加尿意感、提高排尿量;同时产后合理的饮食可促进身体尽快恢复,以高蛋白质、维生素丰富、低脂肪、清淡的食物为宜。为产妇提供安静、良好排尿环境,保护产妇隐私。有条件者可先行床上排尿训练,以适应产后床上排尿,预防因环境因素造成产后尿潴留的发生。

(6)出院前评估:有研究表明,无论是阴式分娩还是剖宫产分娩,出院前予患者测定膀胱残余尿量,能够及时发现无症状产后尿潴留,并及早治疗,提高疗效。

(7)盆底肌训练:据周燕莉等报道,采取一对一指导模式实施讲解及训练。训练方法:指导产妇取舒适的体位,嘱产妇吸气与收缩肛门、呼气与放松肛门同时进行,即产妇吸气的同时收缩肛门约3~5秒,于呼气的同时放松肛门,这样经过反复练习直到产妇完全掌握为止。产妇训练最佳时间在分娩后2小时开始,采取循序渐进方法,逐渐增加训练次数,并逐渐延长每次肛门收缩持续的时间,直至每次肛门收缩持续的时间达到8~10秒,每次进行训练时间为10~15分钟。通过盆底肌训练,使产妇正确、有节奏性、有意识的收缩盆底肌,帮助产后恢复盆底肌张力、增加盆底肌收缩能力,达到有效地恢复盆底肌的控尿功能。同时通过盆底肌训练,可以增强产妇的尿道口、阴道、肛门四周肌肉的收缩,促进产妇会阴部血液、淋巴液的循环,帮助尿道及膀胱消肿,达到自主排尿的目的。

(夏志军)

参考文献

1. Morkved S, Bo K. Effect of pelvic floor muscle training during pregnancy and after childbirth on prevention and treatment of urinary incontinence: a systematic review. Br J Sports Med, 2014, 48 (4): 299-310

2. Boyle R, Hay-Smith EJC, Cody JD, et al. Pelvic floor muscle training for prevention and treatment of urinary and fecal incontinence in antenatal and postnatal women: a short version Cochrane review. Neurourology and Urodynamics, 2014, 33 (3): 269-276

3. Handa VL, Blomquist, MC Dermott Kc, et al. Pelvic floor disorders after childbirth: efrect of episiotomy, perineal laceration, and operative birth. Obstet Gynecol, 2012, 19 (2): 233-239

4. Ahlund S, Nordgren B, Wilander EL, et al. Is home - based pelvic floor muscle training effective in treatment of urinary incontinence after birth in primiparous women? A randomized controlled trial. Acta Obstet Gynecol Scand, 2013, 92 (8): 909-915

5. Segal S, Morse A, Sangal P, et al. Efficacy of FemiScan pelvic floor therapy for the treatment of urinary incontinence. Female Pelvic Med Reconstr Surg, 2016, 22 (6): 433-437

6. Shelly B. Pelvic muscle exercises using a home trainer for pelvic muscle dysfunction: a case report. Urol Nurs, 2016, 36 (2): 82-87.

7. Walker GJ, Gunasekera P. Pelvic organ prolapse and incontinence in developing countries: review of prevalence and risk factors. Int Urogynecol J, 2011, 22 (2): 127-135

8. Rodrí guez, Mias NL, Martí nez, Franco E, Aguado J, et al. Pelvic organ prolapse and stress urinary incontinence, do they share the same risk factors? Eur J Obstet Gynecol Reprod Biol, 2015, 190: 52-57

9. Boyle R, Hay-Smith EJ, Cody JD, et al. Pelvic floor muscle training for prevention and treatment of urinary and faecal incontinence in antenatal and postnatal women: a short version Cochrane review. Neurourol Urodyn, 2014, 33 (3): 269-276.

10. Rodrí guez- Mias NL, Martí nez-Franco E, Aguado J, et al. Pelvic organ prolapse and stress urinary incontinence, do they share the same risk factors? Eur J Obstet Gynecol Reprod Biol, 2015, 190: 52-57

11. Scarpa KP, Herrmann V. Palma PC, et.al. Prevalence and correlates of stress urlnary incontinence during pregnancy: a survey at UNICAMP Medical School, StO Paulo, Brazil. Int Urogynecol J Pelvic Floor Dysfunct. 2006 May; 17 (3): 219-23.

12. Dolan LM, Walsh D, Hamilton S, et al. A study of quality of life in primigravidae with urinary incontinence. Int Urogynecol J Pelvic Floor Dyauna, 2004, 15: 160-164

13. Lipcsey A, Matanyi S, Szule E, et al. Statistics of urinary incontinence of woman in Hungary. Orv Heft, 2004, Oct 31; 145 (44): 2237-2240

14. Grodstein F, Fretts R, Lifford K, et al. Association of age, race, and obetetric history with urinary symptoms among women in the Nurses' Health Study. Am J Obsta Gynecol, 2003, 189: 428-434

15. Uustal Fomell E, Wingren C, Kjolhede P. Factors associated

with pelvic floor dysfunction with emphasis On urinary and fecal incontinence and genital prolapse:an epidemiological study. Acta Obstet Gynecol Stand,2004,83:383-389

16. Ugboma HA,Okpani AO,Anya SE. Genital prolapse in Port Hatcourt. Nigeria. Niger J Med,2004,13:124-129

17. King RB,Carlson CE,Mervine J,et al. Clean and sterile in—termittent catheterization methods in hospitalized patient with spinal cord injury. Arch Phys Med Rehabil,1992,73:

798-802

18. Philippe G,Benoit N,Sandfine R,et al. Influence of urinary management on urologic complications in a spinal cord injury patients. Arch Phy Med Rehabil,1998,79:1206-1209

19. Woodbury MG,Hayes KC,Askes HK. Intermittent carlaeterization practices following spinal cordinjury:a national survey. Can J Urol,2008,15(3):4065-4071

第十一章

抽搐、昏迷

第一节 子 痫

| 病例 | 停经36周,水肿两个月,头痛三天,抽搐一次

一、病例简述

患者李某某,女,42岁

主　　诉	停经36周,水肿2个月,头痛3天,抽搐一次。
现 病 史	患者平素月经规律,LMP:2016-05-03,EDC:2017-02-10,孕期在外院进行定期产检,一周前超声检查显示胎儿发育相当于孕32周,外观无异常。无创DNA检查低风险,OGTT检查未见异常。2月前开始双下肢水肿,休息后无缓解,水肿逐渐加重。3天前无诱因出现头晕头痛,偶有胸闷憋喘、视物不清。入院1小时前无诱因突发抽搐一次,意识不清伴尿失禁,抽搐持续2分钟自行缓解。无阴道流血流液,胎动少。孕期饮食睡眠可,二便正常。
孕 产 史	孕2产0,2014年因早孕胚胎停止发育行人工流产1次。
既 往 史	否认心脏病、糖尿病及高血压病史。 2013年行右卵巢巧克力囊肿剥除术。
入院查体	体格查体:T:36.8℃,P:110次/分,BP:174/120mmHg,R:18次/分。神志不清,轻度贫血貌。心肺听诊未闻及异常,腹膨隆,腹软,下腹部可见纵行手术瘢痕,长约10cm,愈合良,未触及宫缩。 产科查体:宫高30cm,腹围96cm,胎心率156次/分,先露儿头,高浮。 消毒内诊:外阴发育正常,阴道畅,宫颈质硬,居中,未消,宫口未开。骨及软产道未见明显异常。
辅助检查	胎心监护:无反应型,偶有宫缩波,未达平台。 彩超(2017-01-13):双顶径约8.2cm,头围约30.4cm,腹围约29.4cm,股骨长约6.3cm。胎儿心率约125次/分。胎盘厚度不均约2.8~5.1cm。羊水深度约3.5cm,羊水指数12。脐动脉S/D:

3.6。胎盘附着在子宫前壁,成熟度Ⅱ级。胎盘下缘距宫颈内口大于7.0cm。

入院诊断
1. 子痫
2. 胎儿宫内窘迫
3. 孕2产0,妊娠36周,LOA
4. 先兆早产
5. 高龄妊娠

诊疗经过　入院后吸氧,密切监测生命体征,留置尿管,建立静脉通路,给予硫酸镁静滴,预防子痫发作。综合评估后向孕妇家属交代病情,建议急诊行剖宫产终止妊娠。告知围术期相关风险并签署《知情同意书》,进行剖宫产术前准备。

紧急进行腹腔彩超检查,提示腹腔积液。紧急进行双侧胸腔彩超检查,提示双侧胸腔积液。紧急进行心脏彩超检查,提示心包少量积液,左室收缩功能降低;急请内科会诊,建议心肌酶谱、肌钙蛋白、脑钠肽及肺CT检查。

术中开腹探查见大量腹水,子宫前壁紫蓝色瘀斑,胎盘剥离面见陈旧性凝血块,隐性早剥面积约1/4。新生儿男性,体重1900g,身长44cm,头/胸围30cm/28cm,Apgar评分1分钟8分,5分钟8分。术中因子宫收缩乏力行子宫加压缝合术和宫腔填纱术,术后第7天恢复良好,出院。

出院诊断
1. 子痫
2. 胎儿宫内窘迫
3. 孕2产0,妊娠36周,LOA剖娩一活婴
4. 高龄妊娠
5. 早产儿

二、病例解析

(一)诊治关键

1. 子痫的处理

子痫发作时的紧急处理包括一般急诊处理,控制抽搐,控制血压,预防子痫复发以及适时终止妊娠等。子痫诊治过程中,要注意与其他强直性-痉挛性抽搐疾病(如癔症、癫痫、颅脑病变等)进行鉴别。同时,应监测心、肝、肾、中枢神经系统等重要脏器的功能、凝血功能和水电解质酸碱平衡。

(1)一般急诊处理:子痫发作时须保持气道通畅,维持呼吸、循环功能稳定,密切观察生命体征、尿量(应留置导尿管监测)等。避免声、光等刺激。预防坠地外伤、唇舌咬伤。

(2)控制抽搐:硫酸镁是治疗子痫及预防复发的首选药物。当患者存在硫酸镁应用禁忌证或硫酸镁治疗无效时,可考虑应用地西泮、苯巴比妥冬眠合剂控制抽搐。子痫患者产后需继续应用硫酸镁24~48小时,至少住院密切观察4天。

用药方案:①25%硫酸镁20ml加于25%葡萄糖液20ml静脉推注(>5分钟),继之用以2~3g/h静脉滴注维持,维持血液浓度,同时应用有效镇静药物,控制抽搐;②20%甘露醇250ml快速静脉滴注降低颅压。

(3)控制血压:脑血管意外是子痫患者死亡的最常见原因。当收缩压持续≥160mmHg,舒张压≥110mmHg时要积极降压以预防心脑血管并发症。

(4)适时终止妊娠:子痫患者抽搐控制2小时后可考虑终止妊娠。

2. 预防子痫发作

硫酸镁是子痫治疗的一线药物,也是重度子痫前期预防子痫发作的预防用药。负荷剂量2.5~5.0g,溶于10%葡萄糖溶液20ml静脉推注(15~20分钟),或5%葡萄糖溶液100ml快速静脉滴注,继而1~2g/h静脉滴注维持。

用药指征:
(1)控制子痫抽搐及预防再抽搐。
(2)预防重度子痫前期发展成为子痫。
(3)子痫前期临产前用药预防抽搐。

作用机制:
(1)镁离子抑制运动神经末梢释放乙酰胆碱,阻断神经肌肉接头间的信息传导,使骨骼肌松弛。
(2)镁离子刺激血管内皮细胞合成前列环素,抑制内皮素合成,降低机体对血管紧张素Ⅱ的反应,从而缓解血管痉挛状态。
(3)镁离子通过阻断谷氨酸通道阻止钙离子内

流,解除血管痉挛、减少血管内皮损伤。

（4）镁离子可提高孕妇和胎儿血红蛋白的亲和力,改善氧代谢。

注意事项:

血清镁离子有效治疗浓度为 1.8~3.0mmol/L,超过 3.5mmol/L 即可出现中毒症状。使用硫酸镁的必备条件:

（1）膝腱反射存在。

（2）呼吸≥16 次 / 分。

（3）尿量≥25ml/h（即≥600ml/d）。

（4）备有 10% 葡萄糖酸钙 10ml。

如患者同时合并肾功能不全、心肌病、重症肌无力等,则硫酸镁应慎用或减量使用。条件许可,用药期间可监测血清镁离子浓度。

3. 产后处理

重度子痫前期患者产后应继续使用硫酸镁24~48 小时预防产后子痫。

子痫前期患者产后 3~6 天是产褥期血压高峰期,高血压、蛋白尿等症状仍可能反复出现甚至加重,因此,此期间仍应每天监测血压及尿蛋白。如血压≥160/110mmHg 应继续给予降压治疗。哺乳期可继续应用产前使用的降压药物,禁用 ACEI 和 ARB 类（卡托普利、依那普利除外）。

注意监测及记录产后出血量。患者在重要脏器功能恢复正常后方可出院。

（二）误诊误治防范

1. 分娩时机和方式

子痫前期患者经积极治疗母胎状况无改善或病情持续进展的情况下,终止妊娠是唯一有效的治疗措施。

（1）终止妊娠时机:①妊娠期高血压、轻度子痫前期的孕妇可期待至 37 周以后。②重度子痫前期患者:<孕 26 周经治疗病情不稳定者建议终止妊娠。孕 26~28 周根据母胎情况及当地母儿诊治能力决定是否可以行期待治疗。孕 28~34 周,如病情不稳定,经积极治疗 24~48 小时病情仍加重,应终止妊娠;如病情稳定,可以考虑期待治疗,并建议转至具备早产儿救治能力的医疗机构。>34 周患者,胎儿成熟后可考虑终止妊娠。孕 37 周后的重度子痫前期患者可考虑终止妊娠。③子痫:控制 2 小时后可考虑终止妊娠。

（2）终止妊娠的方式:妊娠期高血压疾病患者,如无产科剖宫产指征,原则上考虑阴道试产。但如果不能短时间内阴道分娩、病情有可能加重,可考虑

放宽剖宫产的指征。

（3）分娩期间的注意事项:①注意观察自觉症状变化;②监测血压并应继续降压治疗,应将血压控制在≤160/110mmHg;③监测胎心变化;④积极预防产后出血;⑤产时不可使用任何麦角新碱类药物。

（4）早发型重度子痫前期期待治疗:妊娠 34 周之前发病者称为早发型（early onset）;妊娠 34 周之后发病者为晚发型（late onset）。早发型重度子痫前期期待治疗的指征为:①孕龄不足 32 周经治疗症状好转,无器官功能障碍或胎儿情况恶化,可考虑延长孕周;②孕龄 32~34 周,24 小时尿蛋白定量 <5g;轻度胎儿生长受限、胎儿监测指标良好;彩色多普勒超声测量显示无舒张期脐动脉血反流;经治疗后血压下降;无症状、仅有实验室检查提示胎儿缺氧经治疗后好转者。

2. 鉴别诊断

子痫前期应与慢性肾炎合并妊娠相鉴别,子痫应与癫痫、脑炎、脑膜炎、脑肿瘤、脑血管畸形破裂出血、糖尿病高渗性昏迷、低血糖昏迷相鉴别。本病例中患者在入院进行询问病史,家属否认相关病史,但必要时需要神经内科、内分泌科专科会诊,行 CT、MRI 等必要的检查以排除其他疾病。

子痫发作典型者表现为患者首先出现眼球固定,瞳孔放大,瞬即头向一侧扭转,牙关咬紧,继而口角与面部肌肉颤动,全身及四肢肌肉强直性收缩（背侧强于腹侧）,双手紧握,双臂伸直,迅速发生强烈抽动。抽搐时呼吸暂停,面色青紫,持续约 1 分钟左右抽搐强度渐减,全身肌肉松弛,随即深长吸气,发出鼾声而恢复呼吸。抽搐临发作前及抽搐期间患者神志丧失,轻者抽搐后渐苏醒,抽搐间隔期长,发作少;重者则抽搐发作频繁且持续时间长,患者可陷入深昏迷状态。

患者可出现各种严重并发症:如胎盘早剥、吸入性肺炎、肺水肿、急性肾衰、脑出血、失明或视力下降,甚至孕产妇死亡;在抽搐过程中还容易发生各种创伤:如唇舌咬伤,摔伤,呕吐误吸等。

3. 管理

（1）健康教育和管理是妊娠期高血压疾病防治的重要内容。通过教育提高公众对于本病的认识,强化医务人员培训,制定重度子痫前期和子痫孕产妇抢救预案,建立急救绿色通道,完善危重孕产妇救治体系。

（2）危重患者转诊:重度子痫前期和子痫患者转诊前应在积极治疗的同时联系上级医疗机构,在

保证转运安全的情况下转诊。如未与转诊医疗机构联系妥当,或患者生命体征不稳定,或估计短期内产程有变化等,则应就地积极抢救。

(3) 转出机构应有医护人员护送,必须做好病情资料的交接。

(4) 接受转诊的医疗机构需设有抢救绿色通道,重症抢救室人员、设备和物品配备合理、齐全。

(5) 远期随访(产后 6 周后):患者产后 6 周血压仍未恢复正常时应于产后 12 周再次复查血压排除慢性高血压。建议内科会诊。

(6) 妊娠期高血压疾病特别是重度子痫前期患者,远期罹患高血压、肾病、血栓形成的风险增加。计划再生育者,如距本次妊娠间隔时间 <2 年或 >10 年,子痫前期复发的风险增加。应充分告知患者上述风险,加强筛查与自我健康管理。建议进行如下检查:尿液分析、血电解质、血肌酐、空腹血糖、血脂检测及标准 12 导联心电图。

(7) 鼓励健康的饮食和生活习惯,如规律体育锻炼、控制食盐摄入(<6g/d)、戒烟等。鼓励超重患者控制体质量[体质指数(BMI):18.5~25.0kg/m^2,腹围 <80cm],以减少再次妊娠时的发病风险并利于长期健康。

(三) 相关探讨

1. 子痫的发病机制

子痫前期的发病机制复杂,目前,临床对子痫前期及子痫的发病机制的研究有许多方面,其研究各有优势,但多数研究只能从某一方面对子痫的发病进行解释,无法确定其分子产生、调控机制,而针对某一方面的研究,也可能存在相反的结果,因而应考虑,子痫前期可能是由于多种因素协同作用的结果。除此之外,目前仍没有一种理想的动物模型可有效复制子痫前期的发生、发展的病理、生理状态,这也是制约子痫前期研究的因素。总之,相信未来,随着对资源的整合及研究技术的进步,对于子痫前期及子痫的发病机制会有更深入的认识,并对其治疗提供更有力的参考。

在阅读文献中我们会遇到以下与子痫相关的名词和定义。

(1) 子痫(eclampsia):子痫前期基础上发生不能用其他原因解释的抽搐。

(2) 子痫前期(preeclampsia):妊娠 20 周以后,出现血压升高和蛋白尿,并可出现其他多脏器功能损害等症状。

(3) 产前子痫(antepartumpreeclampsia):子痫发生于妊娠晚期或临产前。

(4) 产时子痫(intrapartumpreeclampsia):子痫发生于分娩过程中。

(5) 产后子痫(postpartumpreeclampsia):子痫发生于产后 24 小时内。

2. 子痫并发胎盘早剥

对于重度子痫前期并发胎盘早剥的诊断及预防主要在于早期发现、早期诊断、早期处理。提倡孕妇确定妊娠后,在正规医院进行定期的产前检查,做到出现妊娠并发症时可以早期发现,定期监护,及时处理。超声检查不是胎盘早剥诊断的敏感手段,准确率在 25% 左右。超声检查无异常发现也不能排除胎盘早剥,但超声检查提示胎盘增厚、胎盘结构异常、胎盘厚薄不均,要注意防范隐性胎盘早剥。

(孙敬霞)

参考文献

1. Pauli JM, Repke JT. Preeclampsia: short-term and long-term implications. Obstet Gynecol Clin North Am, 2015, 42(2): 299-313

2. Snydal S. Major changes in diagnosis and management of preeclampsia. J Midwifery Womens Health, 2014, 59(6): 596-605

3. Brown CM, Garovic VD. Drug treatment of hypertension in pregnancy. Drugs, 2014, 74(3): 283-296

4. Stocks G. Preeclampsia: pathophysiology, old and new strategies for management. Eur J Anaesthesiol, 2014, 31(4): 183-189

5. 杨孜, 张为远. 妊娠期高血压疾病诊治指南. 中华妇产科杂志, 2015, 50(3): 721-728

第二节 癫 痫

| 病例 | 停经 39 周，一小时前出现意识不清一次

一、病例简述

患者李某某，女，33 岁

主 诉	停经 39 周，一小时前出现意识不清一次。
现 病 史	患者平素月经规律，LMP：2015-3-6，EDC：2015-12-13，孕期在外院进行定期产检，历次超声检查显示胎儿发育符合孕周，无异常。唐氏筛查低风险，OGTT 检查未见异常。孕期无头晕头疼，无胸闷憋喘，无视物不清，双下肢无水肿。患者 2006 年出现癫痫首次发作，孕前及孕期规律口服拉莫三嗪治疗（每天一次，每次 50mg），患者一小时前出现意识不清、流涎、牙关紧闭，持续一分钟后转醒。孕期饮食睡眠可，二便正常。今患者为待产入院。
孕 产 史	G2P0，2015 年自然流产一次。
既 往 史	2006 年出现癫痫首次发作，不规律口服卡马西平治疗，孕前 3 年改为规律口服拉莫三嗪治疗。否认心脏病、糖尿病及高血压病史。
入院查体	体格查体：T：36.8℃，P：110 次 / 分，BP：124/76mmHg，R：18 次 / 分。神清语明，无贫血貌。心肺听诊未闻及异常，腹膨隆，腹软，无宫缩，无阴道流血及流液。 产科查体：宫高 30cm，腹围 98cm，胎心率 150 次 / 分，先露头，跨耻征阴性。 消毒内诊：外阴发育正常，阴道畅，宫颈质中，居中，未消，宫口未开，S^{-3}。骨及软产道未见明显异常。
辅助检查	胎心监护：胎心率 140 次 / 分，有反应型。 产科彩超：妊娠足月，单活胎，胎儿心率约 125 次 / 分。胎盘厚度约 3.3cm。羊水最大深径约 3.5cm，羊水指数 9cm。脐动脉 S/D：2.6。胎盘附着在子宫前壁，成熟度Ⅱ级。胎盘下缘距宫颈内口大于 7.0cm。
入院诊断	1. 癫痫 2. 孕 2 产 0，妊娠 39 周，LOA
诊疗经过	入院后密切观察生命体征，留置导尿，神经内科会诊。综合评估后向患者及家属交代待产阴道分娩相关风险并签署知情同意书，准备进行阴道试产。入院 3 小时后癫痫再次发作，考虑癫痫反复发作，再次向孕妇及家属交代待产阴道分娩及剖宫产可能发生的情况，孕妇及其家属坚决要求剖宫产终止妊娠，交代手术的相关风险并签署知情同意书，急诊行剖宫产终止妊娠，术后第三天恢复良好，出院。
出院诊断	1. 癫痫 2. 孕 2 产 1，妊娠 39 周，LOA，剖娩一活婴

二、病例解析

（一）诊治关键

1. 癫痫对妊娠的影响

癫痫是一组反复发作的神经元异常放电所致的暂时性中枢神经系统功能失常的慢性疾病。表现为运动、感觉、意识、行为、自主神经等不同障碍或兼有之。每次发作或每种发作称为痫性发作（seizure）。妊娠女性患有癫痫会影响到整个分娩的进程及胎儿的发育，而且妊娠也会加重癫痫。因此孕期及产后

癫痫患者的治疗涉及两方面的问题,既要最大限度地减少抗癫痫药对患者及后代的影响,又要良好地控制癫痫发作。

癫痫发作及抗癫痫药物可能干扰下丘脑-垂体-性腺轴,导致患者月经周期紊乱、无排卵性月经周期以及性激素分泌异常等。在妊娠期还可以导致胎盘早剥,引起子宫大出血,胎膜早破,宫内感染等,此外孕妇发生妊娠期高血压疾病的比率也可能升高。应该尽力避免非计划怀孕。另外育龄女性癫痫患者也存在抑郁和生活质量的改变。患者精神状态的改变是否会对妊娠以及后代产生不利影响还有待研究。

2. 妊娠对癫痫发作频率的影响

妊娠期癫痫频率可能发生改变,这可能与性激素水平、药物代谢改变等有关。抗癫痫药物治疗期间需监测血药浓度,根据血药浓度及癫痫控制情况调整药物剂量。另外,妊娠期患者生理和心理因素的改变以及服药依从性差也可能与此有关。在分娩或分娩后24小时内只有1%~2%的患者有癫痫发作,产褥期压力和劳累等增加发作的风险性,因此患者及家属应该尽力避免这些情形。

3. 抗癫痫药物对妊娠胎儿的影响

(1) 抗癫痫药物的致畸性:在所有的孕妇中大约有1%是癫痫患者,孕期服用抗癫痫药物可以使发生畸形的风险性明显增高。最常见的畸形主要有唇或腭裂,心脏缺陷,神经管发育缺陷,及泌尿生殖系统缺陷等。

(2) 抗癫痫药物对后代精神智能发育的影响:近几年人们注意到抗癫痫药物不仅和胎儿出生缺陷相关,还可能影响胎儿出生后的精神运动性发育。近来一个回顾性问卷调查显示孕期接受丙戊酸钠治疗的患者比接受卡马西平的患者后代更容易发生学习障碍。目前这方面研究还不多,因此有待于进一步的研究证实。

(3) 妊娠期癫痫的治疗策略

1) 孕前咨询:相对普通人群,女性癫痫患者后代先天畸形以及后天发育障碍的风险较高,因此孕前咨询是很重要的,而且咨询最好是在神经科、儿科及妇产科医师的联合下进行。对于年轻女性,特别是不久打算怀孕的,我们应该重新评估其诊断,明确诊断后根据其发作类型及所选药物对怀孕的影响等,选择最佳药物治疗。如果患者经过治疗后有一段时间没有发作,可以考虑停药后妊娠。如果治疗是必须的,最佳目标是单药治疗控制癫痫发作。应

用缓释制剂或者分次口服以减低血浆药物浓度峰值也是值得推荐的。此外患者应该接受日常生活的健康教育,知道在怀孕的不同时期进行什么相关检查等。因而孕前咨询的意义在于根据目前的证据,选择最佳的治疗方案,使患者最大受益。

2) 孕期抗癫痫药物的应用及剂量的调整 尽管抗癫痫药物有致畸风险性,但孕期停药并不是现实的选择。应该尽力避免癫痫大发作尤其是在妊娠晚期,因为其能致胎儿缺氧及酸中毒甚至流产等。目前的治疗策略即基于这样的论断,癫痫发作尤其是大发作给母亲和胎儿带来的损害要大于药物。因此药物的应用是很重要的问题。目前的原则是:①孕前达到最佳治疗;②如果需要服用药物,应单药治疗;③根据发作类型或综合征选择最佳药物;④用最低有效剂量,大部分指南也建议孕期监测血药浓度。应该根据病人选择合适的药物,给患者针对性的建议。应注意尽管丙戊酸钠致畸性较大,但如果患者需要丙戊酸钠控制癫痫发作,尤其是在孕期,应该防止贸然停药或换药,我们应该时刻记住控制癫痫发作对患者和胎儿的重要性。另外目前发现卡马西平和丙戊酸钠与神经管发育缺陷明显相关,这也提示有神经管缺陷家族史的患者应避免使用这两种药物。

3) 产前检查:妊娠癫痫患者都应该接受产前检查,以发现胎儿严重的畸形。在孕期15~22周查患者血清α-胎蛋白和18~22周行超声检查可以使神经管发育缺陷的发现率达95%,若通过羊水穿刺检测α-胎蛋白和乙酰胆碱酯酶,可以使敏感性高达99%。在孕期18~22周行超声心动图检查可以发现胎儿心脏的异常,而同期仔细的影像检查也可能发现唇裂等。因此如果孕妇体重等出现异常,应行超声等检查评价胎儿形体和羊水有无异常。

4) 新生儿出血的预防:一些抗癫痫药物与新生儿出血风险增高相关,可能是因为药物导致维生素 K 缺乏进而致使维生素 K 依赖的凝血因子减少。有研究认为新生儿维生素 K 的缺乏与服用卡马西平、苯巴比妥等药物患者新生儿体内的 PIVKAs(proteins induced by vitamin K absence)缺乏有关。这种缺乏可以通过母亲口服补充维生素 K 来纠正,因此美国神经学会建议孕妇在怀孕的最后一个月口服维生素 K_1 10mg/d。

5) 母乳喂养:大多数健康组织建议母乳喂养,因为这样可以增进母婴关系,减少婴儿感染及以后免疫性疾病的发生,而且大部分母乳喂养的婴儿也

未发现相关副作用。

6) 叶酸的补充:叶酸是红细胞及白细胞发育和中枢神经系统功能正常所必需的辅酶。一部分抗癫痫药物如卡马西平等能干扰叶酸的吸收,而丙戊酸钠可以抑制甲硫氨酸合成酶,该酶促进同型半胱氨酸转化为甲硫氨酸,而该转化过程需要叶酸作为辅助因子。而高同型半胱氨酸血症也与 NTDs 发生相关。补充叶酸能否减少癫痫患者后代的先天异常发生率目前还不确定,报道不一,但在普通人群,补充叶酸降低发生神经管发育缺陷的风险是很明确的。

(二) 误诊误治防范

1. 妊娠期抽搐的鉴别诊断

妊娠期间首次出现的抽搐需要进行很多鉴别诊断,包括中枢神经系统感染或肿瘤、脑外伤、脑出血、颅内静脉窦血栓、血糖、钙代谢紊乱、肝性脑病、乙醇或毒物戒断症状以及精神性非癫痫性抽搐等,子痫和癫痫是最常见的病因。首次出现的抽搐首先要排除子痫,需要进行病史采集、神经系统查体、代谢指标及尿蛋白检查,必要时行脑电图、头颅 CT 检查。因为子痫前期对母儿危害很大,所以在病因诊断之前都要进行解痉治疗,硫酸镁是最肯定的治疗方法。仅在围产期癫痫发作的患者一般不需要药物治疗,但要警惕潜在的血管病变或肿瘤。注意癫痫应有神经内科医师进行诊断。癫痫诊断主要根据既往史,发作史,目击者对发作过程提供可靠的详细描述,辅以脑电图痫性放电证据即可确诊。注意既往有无癫痫病史,对于有癫痫病史的孕妇,应对既往治疗经过、发作次数、用药情况、癫痫发作类型及癫痫诱发因素等多方面进行询问。注意了解用药情况,包括既往应用抗癫痫药物种类、剂量、是否有效。对于既往无癫痫病史患者,注意询问有无颅脑外伤、脑炎、家族史、高热惊厥、脑部肿瘤或脑血管异常、酗酒戒断情况等。注意区分癫痫发作类型的重要性。癫痫可分全面强直 - 阵挛发作(大发作)、单纯部分发作、复杂部分发作、失神发作(小发作)。全面强直 - 阵挛发作(大发作)是最有可能导致突发癫痫死亡的发作类型,同时也是妊娠期癫痫患者死亡的主要原因。若患者为惊厥入院,注意患者此次惊厥发作的持续时间、严重程度、有无意识障碍。发作间歇患者是否持续昏迷。

2. 发作时紧急处理

癫痫发作有自限性,多数患者不需特殊处理。强直阵挛性发作时需注意防止外伤和并发症。扶持患者平卧或侧卧,防止舌咬伤,保持呼吸通畅。抽搐发生时,不可强压患者的肢体,以免引起骨折和脱臼。惊厥停止后,可将患者头部转向一侧让分泌物流出,防止窒息。首选安定静脉缓推至抽搐停止,然后静脉滴注维持,保持利尿脱水减轻脑水肿。同时注意进行胎儿的监护,依据孕周和母胎情况决定终止妊娠的时机和方式。惊厥患者未确诊癫痫之前,按子痫惊厥给予一般处理及硫酸镁。

(三) 相关探讨

1. 孕前咨询

合并癫痫的女性进行孕前咨询,可降低癫痫本身和 AEDs 治疗的风险。应该在有效地控制癫痫后计划妊娠,孕前调控 AEDs 使用,尽可能服用单一、最低有效剂量的 AEDs,并强调孕期坚持服药、随诊监测血药浓度的重要性。因为大多数 AEDs 会影响叶酸代谢,有报道接受 AEDs 治疗的患者血清叶酸水平会下降 90%,所以建议服用 AEDs 的女性在妊娠之前的 3 个月和妊娠的前 3 个月每天补充叶酸 0.4~5mg。

告知妊娠和分娩过程可能发作的危险性,癫痫本身和 AEDs 均可能增加发生出生缺陷的风险,严重和轻微的出生缺陷发生率分别为 4%~8% 和 10%~30%,还有各种心理或认知功能障碍,以及儿童癫痫遗传的可能性。

2. 孕期严格管理

由于妊娠期血浆中 AEDs 浓度降低,孕妇情绪紧张,睡眠不足,以及妊娠后对 AEDs 有顾虑,不依从治疗自行停药,癫痫的发作频率和持续时间在妊娠期可能会增加。若妊娠期频繁发作甚至出现反复大发作,则建议终止妊娠。孕妇不依从治疗占孕期癫痫发作原因的 20%。孕期要维持适当的 AEDs 血药浓度,为维持有效药物活性可低剂量缓慢增加剂量。服用诱导肝酶类 AEDs 孕妇的新生儿发生出血的风险增加,与孕妇维生素 K_1 缺乏有关,所以建议在孕期最后一个月每天给予维生素 K_1 10mg。

3. 产时及产后处理

控制稳定的癫痫女性都可阴道分娩,要注意在产程中镇痛支持。剖宫产仅限于产科指征,也包括孕妇意识不清无法配合者、妊娠后期癫痫反复发作者。绝大多数患者病情控制稳定、无其他剖宫产指征,可以耐受产程经阴道分娩;但疼痛、压力、情绪过度紧张、睡眠不足、过度换气等因素均可增加分娩期癫痫发作的危险,建议患者到有条件的医院生产。如孕晚期多次发作,或有癫痫持续发作状态,可选择剖宫产分娩;如符合阴道分娩,产程中出现难以控制的癫痫发作或癫痫持续状态,也应剖宫产尽快结束分娩。因癫痫反复发作或长时间持续状态可导致胎儿宫内缺氧。由于医患双方对癫痫患者分娩均持谨慎态度,可适当放宽剖宫产指征。麻醉方式无限制。

一些AEDs与新生儿出血风险增高相关,新生儿出生后肌注维生素 K_1 10mg。由于母乳中AEDs浓度较血清中低,故服用AEDs期间可以母乳喂养。产后宜使用工具或宫内节育器避孕,同时教育患者不要单独护理新生儿。

总之,患有癫痫的妇女应行孕前咨询,规范化使用抗癫痫药物以稳定症状,孕期密切监测血药浓度及时调整用药。不依从抗癫痫药物治疗是癫痫发作的主要原因,产时加强监护,预防癫痫发作,产后可以母乳喂养。对于妊娠期初次发作的抽搐要注意鉴别诊断,并进行解痉治疗。妊娠合并癫痫患者的围产期处理需要产科、神经科、麻醉科多科协作、共同管理。

(孙敬霞)

参考文献

1. Tomson T,Battino D. Teratogenic effects of antiepileptic drugs. Lancet Neurol,2012,11(9):803-813

2. Valera-Gran D,García de la Hera M,Navarrete-Muñoz EM, et al. Folic acid supplements during pregnancy and child psychomotor development after the first year of life. JAMA Pediatr,2014,168(11):e142611

3. Harden CL,Pennell PB,Koppel BS,et al. Practice parameter update:management issues for women with epilepsy-focus on pregnancy(an evidence-based review):vitamin K,folic acid, blood levels,and breastfeeding:report of the Quality Standards Subcommittee and Therapeutics and Technology Assessment Subcommittee of the American Academy of Neurology and American Epilepsy Society. Neurology,2009,73(2):142-149

4. Meador KJ,Baker GA,Browning N,et al. Fetal antiepileptic drug exposure and cognitive outcomes at age 6 years(NEAD study):a prospective observational study. Lancet Neurol, 2013,12(3):244-252

5. Jentink J,Dolk H,Loane Ma,et al. Intrauterine exposure to carbamazepine and specific congenital malformations: systematic review and case-control study. BMJ,2010,341 (12):6581-6582

6. Queenan JT,Hobbins JC,Spong CY. Protocols for high-risk pregnancies. 5th ed. Hongkong:Blackwell Publishing,2010: 258-263

7. Choulika S,Grabowski E,Holmes LB,et al. Isantenatal vitamin K prophylaxis needed for pregnant women taking anticonvulsants. Am J Obstet Gynecol,2004,190(4):882-883

第三节　糖尿病酮症酸中毒

> **│ 病例 │** 停经8个月伴多饮多食多尿1个月,失眠、精神差3天,神志不清7小时

一、病例简述

患者远某某,女,30岁

主　　诉	停经8个月伴多饮多食多尿1个月,失眠、精神差3天,神志不清7小时。
现 病 史	月经不规律,末次月经不详,停经约8个月,孕期未行产检,入院前一月开始出现多饮多食多尿,食欲缺乏、失眠、精神差3天,神志不清7小时,急诊前往当地医院就诊,腹部B超提示胎死宫内,相当于33周。未经治疗,由外院转至我院。
孕 产 史	G2P1,3年前剖宫产一次。
既 往 史	无冠心病、脂肪肝、高血压等病史,否认手术、外伤史,无药物过敏史,无吸烟、饮酒史。
入院查体	体格检查:T 37.0℃,P140次/分,R30次/分,BP118/93mmHg,神志浅昏迷,深大呼吸,双瞳孔等大等圆,未见吸气三凹征,眼眶凹陷,口唇红而干燥,皮肤干燥弹性差,未见出血点及瘀斑,闻及烂苹果味。双肺呼吸音清晰,未闻及干湿性啰音,心律140次/分,律齐,心音有力,各瓣

膜听诊区未闻及杂音,腹软,膨隆,未见明显压痛及反跳痛,肝脾肋下未及。四肢冰冷,肌张力稍低,双下肢无水肿。生理反射存在,病理反射未引出。

产科查体:宫高 28cm,腹围 90cm,未触及宫缩,未闻及胎心。

消毒内诊:阴道畅,宫颈未消,宫口未开。

辅助检查 血常规:WBC27.89×10⁹/L、N%88.04%、L%8.24%、HGB l69g/L、HCT 0.54。

尿常规:pro++、尿糖 ++++、尿酮体 +++、尿比重 1.020。

肾功能:尿酸 896mmol/L、尿素氮 14mmol/L、肌酐 167μmol/L、CO_2 结合力 3.2mmol/L、血浆渗透压 368.32mmol/L。

随机血糖:67.52mmol/L。

血气分析:pH 7.07、$PCO_2$22mmHg、$PO_2$56mmHg、BE –25mmol/L。

肝功能、凝血四项、电解质三项、黄疸常规、心肌酶谱未见明显异常。

肝胆脾胰双肾 B 超未见异常。

本院产科彩超提示胎死宫内,相当于 33 周。

入院诊断 1. 糖尿病酮症酸中毒

2. 高渗性昏迷

3. 孕 2 产 1,妊娠 33 周,LOA

4. 胎死宫内

5. 瘢痕子宫(一次剖宫产术后)。

诊疗经过 入院后予以持续静脉输注胰岛素降血糖,监测血糖,开放静脉通道,扩容补液,以补充生理盐水及林格液为主,纠正酮症酸中毒,记 24 小时出入量,同时予以补钾纠正电解质紊乱。患者入院当天出现规律宫缩考虑临产转入产房,顺产娩出一死胎。入院第二天,患者神志转为昏睡状,有对答反应,生命体征恢复正常 P95 次 / 分,R23 次 / 分,BP110/65mmHg,颜面和球结膜水肿,双肺呼吸音粗糙,未闻及干湿性啰音,子宫收缩好,尿量恢复 >50ml/h,尿比重 1.015、尿糖(+++)、尿酮体阴性,HGB749/L,HCT0.23,PLT48×10⁹/L,TP33g/L,ALB21g/L,血清血糖 10.92mmol/L,K⁺4.1mmol/L,Na⁺141mmol/L,Cl⁻107mmol/L。至此,患者酮症酸中毒、电解质紊乱已得到纠正,血糖降至较安全范围,病情得到控制。入院第三天开始予生物合成人胰岛素注射液(诺和灵)三餐前皮下注射控制血糖,并根据血糖变化调整生物合成人胰岛素注射液用量。出院天血糖情况如下:早餐前 5.2mmol/L、早餐后 2 小时 6.3mmol/L、午餐前 4.1mmol/L、午餐后 2 小时 13.9mmol/L、晚餐前 5.2mmol/L、晚餐后 2 小时 10.8mmol/L、晚睡前 7.5mmol/L。控制血糖在较理想范围,共住院 18 天,康复出院。

出院诊断 1. 糖尿病酮症酸中毒

2. 高渗性昏迷

3. 孕 2 产 1,妊娠 33 周,LOA,顺娩一死婴

4. 瘢痕子宫(一次剖宫产术后)

二、病例解析

(一)诊治关键

1. 糖尿病酮症酸中毒(diabetic ketoacidosis,DKA)的诊断

妊娠中晚期时,孕妇体内拮抗胰岛素样物质增加,如肿瘤坏死因子、瘦素、胎盘生乳素、雌激素、孕酮、皮质醇等使孕妇对胰岛素的敏感性随孕周增加而下降,胰岛素需求量也相应增加。对于胰岛素分泌受限的孕妇不能代偿则会使原有的糖尿病加重或出现妊娠期糖尿病。妊娠合并糖尿病患者体内糖代谢紊乱加重,脂肪分解加速,经过肝脏氧化形成酮体,在血中积聚而发生代谢性酸中毒即酮症酸中毒。妊娠合并糖尿病并发酮症酸中毒(diabetic ketoacidosis,DKA)是一种严重的产科并发症,一旦出现则可能危及孕妇及胎儿生命安全。常见诱发妊娠糖尿病合并酮症酸中毒的因素有:孕前确诊为糖尿病,但胰岛素治疗量不足或未能及时调整胰岛素

用量,甚至入院前未进行治疗;发生急性感染;胃肠疾病;未能进行孕期产检或产检不规律;摄入食物过多等。

基于 2014 年中华医学会妇产科学分会产科学组修订并出台的《妊娠合并糖尿病诊治指南(2014)》细则:

(1) 糖尿病合并妊娠(pregestational diabetes mellitus,PGDM)诊断标准符合以下两项中任意一项者,可确诊为 PGDM。

1) 妊娠前已确诊为糖尿病的患者。

2) 妊娠前未进行过血糖检查的孕妇,尤其存在糖尿病高危因素者,首次产前检查时需明确是否存在糖尿病,妊娠期血糖升高达到以下任何一项标准应诊断为 PGDM:①空腹血浆葡萄糖(fasting plasma glucose,FPG)≥7.0mmol/L(126mg/dl);②75g 口服葡萄糖耐量试验(oral glucose tolerance test,OGTT)服糖后 2 小时血糖≥11.1mmol/L(200mg/dl);③伴有典型的高血糖症状或高血糖危象,同时任意血糖≥11.1mmol/L(200mg/dl);④糖化血红蛋白(glycohemoglobin,HbA1c)≥6.5%〔采用美国国家糖化血红蛋白标准化项目(national glycohemoglobin standardization program,NGSP)/糖尿病控制与并发症试验(diabetes control and complication trial,DCCT)标化的方法〕,但不推荐妊娠期常规用 HbA1c 进行糖尿病筛查。

(2) GDM 诊断标准

1) 推荐医疗机构,应对所有尚未被诊断为糖尿病的孕妇,在妊娠 24~28 周以及 28 周后首次就诊者,进行 75gOGTT。

75gOGTT 的诊断标准:FPG 及服糖后 1~2 小时的血糖值分别为 5.1mmol/L、10.0mmol/L、8.5mmol/L(92mg/dl、180mg/dl、153mg/dl)。任何一点血糖值达到或超过上述标准即诊断为 GDM。

2) 孕妇具有 GDM 高危因素或者医疗资源缺乏地区,建议妊娠 24~28 周首先检查 FPG。FPG≥5.1mmol/L,可以直接诊断为 GDM,不必再做 75gOGTT;FPG<4.4mmol/L,发生 GDM 可能性极小,可以暂时不做 75gOGTT。当 4.4mmol/L≤FPG<5.1mmol/L 者,应尽早做 75gOGTT。

3) 孕妇具有 GDM 高危因素,首次 OGTT 结果正常者,必要时可在孕晚期重复 OGTT。

4) 随孕周增加,早孕期 FPG 逐渐下降,因而,早孕期 FPG 不能作为 GDM 诊断依据。未定期检查者,如果首次就诊时间在孕 28 周以后,建议初次就诊时进行 75gOGTT 或 FPG。

DKA 的诊断并不困难。对昏迷、酸中毒、失水、休克的患者,要想到 DKA 的可能,并作相关检查。有糖尿病病史的患者发生以上情况更容易做出诊断。如血糖 >13.9mmol/L、血酮体 >3.0mmol/L 或尿糖和酮体阳性伴血糖升高,血 pH<7.3,HCO₃⁻<18mmol/L,无论有无糖尿病病史,都可诊断为 DKA。

2. 糖尿病酮症酸中毒(DKA)的治疗

妊娠合并糖尿病酮症酸中毒一旦诊断明确应立即治疗。包括去除 DKA 的诱因,针对性给予胰岛素降低血糖,补液纠正低血容量、纠正酸中毒和电解质紊乱,同时进行胎儿监护,了解胎儿宫内状况。

(1) 胰岛素 DKA 发病的主要原因是胰岛素严重缺乏,因此及时合理地补充胰岛素是治疗的关键。一般采用小剂量胰岛素治疗方案,既能有效抑制酮体生成,又可避免血糖、血钾和血浆渗透压下降过快带来的各种风险。最常采用短效胰岛素持续静脉滴注。开始以 0.1U/(kg·h)胰岛素加入生理盐水中持续静脉滴注,通常血糖以 2.8~4.2mmol/(L·h)的速度下降,同时监测血糖,根据血糖下降情况调整胰岛素用量。如果血糖过高,也可以加用首次负荷量,静脉注射短效胰岛素 10~20U。当血糖降至 13.9mmol/L 时,转为第二阶段治疗:将 0.9% 氯化钠注射液改为 5% 葡萄糖液或葡萄糖盐水,按比例加入胰岛素,直至血糖降至安全范围内、尿酮体阴性、并可平稳过渡到餐前皮下注射治疗时停止补液。

(2) 纠正水电质平衡紊乱:①补液:抢救 DKA 首要的、关键的措施。只有在有效组织灌注改善、恢复后,胰岛素的生物效应才能充分发挥。基本原则是"先快后慢,先盐后糖"。可按照体重 10% 的液体量补充,开始时可选择等张液体如 0.9% 氯化钠溶液和林格液,血糖下降至 13.9mmol/L 时可以补充 5% 葡萄糖液或葡萄糖盐水。补液期间可进食者,应鼓励饮水,适当减少输液量。但需要注意的是补液速度过快,可能会导致肺水肿及左心功能衰竭,所以后期应注意控制补液速度。②补钾由于酸中毒可使钾离子向细胞外转移,DKA 的孕妇血钾通常正常或偏高。但需要注意的是,经过补液和胰岛素治疗后,血钾水平常急剧下降,所以即使初期化验结果显示血钾在 4.0mmol/L 的患者,常在纠酮治疗后 1~4 小时出现低钾情况,此时需要积极补钾。开始时血钾在 4.5~5.5mmol/L 的患者,可暂不予补钾,但需严密监测血钾情况,一旦低于 4.0mmol/L 即需补钾治疗。③补碱 DKA 的患者酸中毒主要由酮体中酸性代谢产物引起,经输液和胰岛素治疗后,酮体水平下降,酸中毒自行纠正,一般不必补碱。补碱指征为血pH<7.1、HCO₃<5mmol/L 的患者。

(3) 处理诱发病和防治并发症　在诊治过程中应重视防治重要并发症,特别是脑水肿、肾衰竭和胎儿宫内窘迫等。

(二) 误诊误治防范

1. 酸碱平衡失调的处理关键

应严格掌握补碱的时机,补碱过多过快,可产生不利影响,包括脑脊液反常性酸中毒加重、组织缺氧加重、血钾下降和反跳性碱中毒等。

2. 纠正电解质失调

DKA 患者不同程度失钾。治疗前的血钾水平不能真实反映体内缺钾程度,补钾应根据血钾和尿量:治疗前血钾低于正常,在开始胰岛素和补液治疗的同时立即开始补钾;血钾正常,尿量 >40ml/h,也立即开始补钾;血钾正常,尿量 <30ml/h,暂缓补钾,待尿量增加后开始补钾;血钾高于正常,暂缓补钾。病情恢复后还应口服钾盐数日,治疗过程中定期监测血钾和尿量,调节补钾量和速度。

3. 心力衰竭和心律失常

孕妇,尤其是中晚期的孕妇由于负荷过大,补液过多可导致心力衰竭和肺水肿,应注意预防。可根据血压、心率、中心静脉压、尿量等调整输液量和速度。血钾应积极监测,血钾过低和过高均可引起严重心律失常,应进行心电监护,及时治疗。

(三) 相关探讨

1. 关注母体和胎儿的安全——监测和治疗

妊娠期 DKA 严重影响孕妇身体健康甚至生命,严重脱水引起低血压,酸中毒可引起器官功能障碍,电解质紊乱引起心律失常甚至心脏骤停均可导致孕妇死亡,是妊娠期糖尿病孕、产妇死亡的主要原因。早孕期发生酮症酸中毒,由于酮体有胚胎毒性作用,因而畸形的发生率增加。中晚期发生酮症酸中毒,由于孕妇脱水、酸中毒等因素可加剧胎儿宫内缺氧,胎儿也会相应发生酸中毒及电解质紊乱,也可导致胎儿宫内死亡。另外,酮体还会影响胎儿的神经系统发育。胎儿死亡的发生率与病情轻重及是否及时有效的治疗有密切相关系。

为减少糖尿病患者的不良妊娠结局,建议所有计划妊娠的糖尿病、糖耐量受损(impaired glucose intolerance,IGT) 或空腹血糖受损(impaired fasting glucose,IFG) 的妇女进行妊娠前咨询。糖尿病患者若已并发严重心血管病变、肾功能减退或眼底增生性视网膜病变者应避孕,若已妊娠应尽早终止。准备妊娠的糖尿病患者,应在孕前将血糖调至正常水平,HbAlc 在 8% 以上建议积极控制血糖暂不妊娠。孕妇血糖监测方法:包括自我血糖监测和连续动态血糖监测。自我血糖监测适用于高血糖孕妇治疗过程中血糖的监测并指导孕期胰岛素用量。连续动态血糖监测主要用于血糖控制不理想的 PGDM 或血糖明显异常而需要家用胰岛素 GDM 孕妇。妊娠期血糖控制标准:PGDM 患者:FPG、餐前及夜间血糖宜在 3.3~5.6mmol/L,餐后峰值血糖 5.6~7.1mmol/L,HbA1c<6.0%。GDM 患者:空腹及餐后 2 小时血糖值分别 ≤5.3mmol/L、6.7mmol/L;夜间血糖不低于3.3mmol/L;妊娠期 HbA1c 宜 <5.5%,且全天无低血糖表现。尿酮体的监测:有助于及时发现孕妇碳水化合物或能量摄入的不足,是早期糖尿病酮症酸中毒(diabetic ketoacidosis,DKA)的一项敏感指标。孕妇并发症的监测:主要包括妊娠期高血压疾病、羊水过多、DKA、感染、甲状腺功能及肾功能的监测。胎儿的监测:妊娠中期检查排除胎儿中枢神经系统和心脏等系统发育异常。妊娠晚期注意监测胎儿腹围和羊水量的变化。需要应用胰岛素或口服降糖药物者,孕 32 周起,每周行 1 次无应激试验(non-stress test,NST),以预防死胎。

2. 适当选择分娩方式和时机

早孕期合并 DKA,尤其是长时间未得到纠正者,有引起胎儿畸形的可能。建议在酮症酸中毒得到纠正后,终止妊娠;中晚孕期合并 DKA,一般不会导致胎儿畸形,但长时间未予纠正可影响胎儿脑神经系统发育。因此,应积极治疗,尽快缓解病情,以减少对胎儿的影响。积极治疗母体 DKA 的同时必须持续监测并评估胎儿情况。一般经过吸氧、左侧卧位,纠正高血糖与酸中毒后,能够改善胎儿缺氧状况。孕妇病情稳定后,胎儿窘迫即明显好转。灭酮纠酸后,若胎儿窘迫持续存在,应尽早结束妊娠,以防胎死宫内。胎心监测无反应或反复的晚期减速可能提示胎儿有某种程度的危险,但并非立即分娩的指征。急诊剖宫产虽然可能对胎儿有益,但可引起母体病情进一步加重。研究发现,一旦高血糖和酸中毒逆转,母体病情稳定,胎儿的危险性也明显降低。如果发生早产,可选用口服钙离子阻滞剂硝苯地平或静脉滴注硫酸镁进行保胎,应尽量避免使用β₂ 受体激动剂,以免影响血糖。

分娩时机及分娩方式原则上尽量期待至妊娠38~39 周终止妊娠。血糖控制不满意,伴发血管病变,并发妊娠期高血压疾病重度子痫前期、严重感染、胎儿窘迫,促胎肺成熟治疗后应立即终止妊娠。分娩方式视病情决定,必要时适当放宽剖宫产指征。分娩期注意休息、镇静,给予适当饮食,严密控制血糖、尿糖及酮体变化,及时调整胰岛素用量,加强胎儿监护。

死胎确诊之后,尽快进行引产终止妊娠,避免死胎留在子宫内,对母体产生更大的影响和危害,预防产后出血及感染。以最大限度降低孕妇创伤为原则,对于巨大死胎,特别注意肩难产的识别和处理,必要时需要行毁胎术。

妊娠合并 DKA 对母儿均有一定的病死率,预防是至关重要的。应做到将 GDM 筛查列为常规,合理控制饮食,积极预防各种感染,对胰岛素的用量要根据具体情况及时调整,一旦尿中出现了酮体应及时治疗,预防糖尿病酮症酸中毒的发生。总之,早期预防、早期识别、积极处理是诊治妊娠合并 DKA 的关键。

(孙敬霞)

参考文献

1. 徐玉善,张文华,李红 . 糖尿病酮症酸中毒的诊治 . 中华内科杂志,2017,56(4):305-306
2. Parker JA,Conway DL. Diabetes ketoacidosis in pregnancy. Obstet Gynecol Clin North Am,2007,34:533-543
3. 黄诗韵,范玲,丁新 . 妊娠合并糖尿病孕妇产程中血糖管理的研究进展 . 中国妇产科临床杂志,2017,2:187-189
4. 陈海霞,李兆生,卢澄钰,等 . 妊娠合并糖尿病酮症酸中毒 12 例临床分析 . 实用妇产科杂志,2017,33(2):148-153

第四节　呼吸心跳骤停

| 病例 | 妊娠合并呼吸心搏骤停

一、病例简述

患者肖某,女,15 岁

主 诉	妊娠足月,下腹痛 9 小时。
现 病 史	患者平素月经不详,末次月经时间不详,预产期不详。患者自诉妊娠史不详,停经期间未行任何产前检查,产科超声等辅助检查及实验室检查,停经期间无任何不适。同学代述病史如下:患者在校期间自觉九小时前不规律腹痛,四小时前出现腹痛加重、阴道少量流血,由同学拨打 120 送至我院急诊,急诊给予监测生命体征、胎心、内诊检查,以"妊娠足月 1 孕 0 产 头位 第二产程"收入院。
既 往 史	少年女性,平素身体状况不详,既往疾病史、手术外伤史、食物药物过敏史、输血史、乙肝结核等传染病史不详。
入院查体	一般查体:神志尚清,视物不清,血压 140/89mmHg,瞳孔双侧等大、等圆,结膜无苍白,皮肤、巩膜无黄染,浅表淋巴结未触及肿大;颈部对称,气管居中,腹型膨隆。
	产科查体:宫高 36cm,腹围 108cm,胎心率 136 次/分,规律宫缩,无阴道流血,少量阴道流液,色清亮,双下肢无水肿。消毒内诊:胎头 S^{+3},宫口开全,少量阴道流液。
辅助检查	入院后胎心监护:胎心基线 135 次/分,有反应型。
入院诊断	1. 孕 1 产 0,妊娠足月,LOA
	2. 第二产程
诊疗经过	患者入院即送入分娩室待产。入院时生命体征:血压 140/89mmHg,心率 86 次/分。患者分娩前家属未到,患者于 15:11 办理入院,于 15:40 自然分娩。胎盘于 5 分钟后娩出,检查胎

盘、胎膜完整,胎盘娩出后出血较多,检查软产道无裂伤,宫颈完整,子宫收缩差,急予肌注卡前列素氨丁三醇、静滴缩宫素、补液、对症治疗、紧急备血,宫缩略好转,遂予宫腔球囊压迫止血,出血量明显减少,期间共出血约1500ml。患者产后于15:49突发神志丧失、昏迷、瞳孔散大、面色青紫、颈动脉搏动消失、血压测不出、心搏停止。诊断为呼吸心搏骤停,立刻给予持续胸外心脏按压,清理呼吸道,吸氧,人工按压,心肺复苏,予以地塞米松10mg静推、肾上腺素1mg静推、碳酸氢钠200ml静滴。1分钟后经抢救患者自主呼吸、脉搏、主动脉波动恢复,血压156/100mmHg,心率120次/分,瞳孔等大、等圆,急转ICU继续治疗。转出时患者意识已恢复。

患者转入ICU后查体:血压:93/50mmHg,血氧:93%,心率:167次/分,qSOFA:3分。患者意识浅昏迷,一般状态差,球结膜水肿,瞳孔左比右为4.0:4.0mm,光反射迟钝,呼吸急促,口唇无发绀,双侧胸廓对称,听诊双肺呼吸音粗,可闻及湿啰音,心音低钝,心律齐,腹部软,未及肌紧张,宫底脐上一指,四肢可动,肢端无水肿,双下肢病理征(−)。患者转入ICU后再次发生抽搐,急行气管插管及呼吸机辅助呼吸治疗。请心内、神经内、神经外科会诊。

2017-10-20 19:56查体:一般状态差,血压213/105mmHg,心率125次/分,宫底脐上一指,宫腔引流液色暗红,约100ml,宫缩尚可,留置尿管畅,尿量约400ml。22:55复查头CT提示左颞蛛网膜囊肿。

2017-10-20患者产后出血,目前有出血倾向,血气分析:Hb 92g/L,血红蛋白较前下降,为改善患者凝血功能不佳及纠正贫血,给予患者输4U红细胞、400ml血浆、20IU冷沉淀。

2017-10-21 14:23查体:一般状态尚可,意识清,呼吸机辅助呼吸,血压150/90mmHg,结膜无苍白,皮肤巩膜无黄染。双肺呼吸音清,未闻及干湿啰音,心律齐,无病理性杂音及额外心音。腹软,子宫收缩尚可,宫底脐下一指,阴道少许血性恶露,无异味。留置尿管畅,色清。宫腔引流液100ml,胃管引流液300ml。请心内科会诊,建议药物降压治疗,动态监测血气分析,神内科建议行脑电图,头MRI+DWI+MRA+MRV。脑外科目前无特殊处置。

2017-10-22 14:29取出宫腔压迫球囊。

2017-10-23转回产科继续治疗。查体:血压:134/85mmHg;硝普钠应用中,血氧:99%;心率:100次/分,患者意识清,一般状态尚可,球结膜水肿,自主呼吸平稳,双侧胸廓对称,听诊双肺呼吸音粗,可闻及湿啰音,心音低钝,心律齐,腹部软,未及肌紧张,四肢可动,肢端无水肿,双下肢病理征(−)。腹软,子宫收缩尚可,宫底脐下三指,阴道少许血性恶露,无异味。头MRI提示:考虑右枕缺血改变。经对症治疗,两日后出院。

出院诊断　　1. 呼吸心搏骤停

2. 产后出血(宫缩乏力)

3. 妊娠期高血压疾病

4. 孕1产1,妊娠足月,LOA娩一活婴

5. 左颞蛛网膜囊肿

二、病例解析

(一)诊治关键

1. 妊娠期心搏骤停的病因

美国心脏协会(American Heart Association,AHA)总结孕产妇心脏骤停的常见原因为BEAUCHOPS:

B:Bleeding。出血。

E:Embolism,血栓或羊水栓塞。

A:Anesthetic complication,麻醉并发症。

U:Uterine atony,子宫收缩异常。

C:Cardiac disease,心脏疾病。

H:Hypertension,高血压。

O:Other,其他疾病。

P:Placental abruption/previa,胎盘早剥。

S:Sepsis,感染。

导致妊娠期心搏骤停的原因既有产科因素,又有非产科因素。在妊娠20周以后,增大的子宫会压迫下腔静脉和主动脉,阻碍静脉回流,影响心排出量。特别是仰卧位状态下,下腔静脉回流受阻可导致低血压或休克,病情危重的患者在不同地点随时

可能出现心搏骤停。

本例为少年女性，未婚先孕的在校高中生，9小时的宫缩阵痛，病人进食、进水受到严重限制和干扰，病人呈现严重的能量虚脱及脱水基础，可能已处于轻度休克状态；对分娩过程和产后出血的恐惧，机体处于长时间、高度紧张的高应激反应中；患者体型偏瘦，短时间内迅速失血 1500ml，导致回心血量明显减少引起血管 - 迷走反射（在左心室壁，存在压力感受器，当左心室内容量降低时兴奋，通过 Bezold-Jarisch 反射，使心率减慢，以增加左室充盈时间，增加心搏量），诱发该反射过度的反应而导致心搏骤停。

鉴别诊断：该患者有呼吸心搏骤停的典型临床表现，突发神志丧失、昏迷、瞳孔散大、面色青紫、颈动脉搏动消失、血压测不出、心跳停止。但应与下列疾病相鉴别。

（1）脑血管病变：有突然昏迷、意识丧失、语言障碍、偏瘫等，但心音与脉搏存在。

（2）单纯性晕厥：①发作前多有诱因；②有头晕、恶心、上腹不适等前驱症状；③发作时血压下降，心率减慢或心音微弱；④常发生于立位或坐位，很少发生于卧位；⑤年轻体弱女性多见。

（3）癫痫：①有癫痫发作史；②发作时心音、脉搏存在，血压可测到；③易在夜间入睡后发作。

（4）失血性休克：①有血压下降，摸不到脉搏或脉搏微弱；②心音可测到。

2. 妊娠期心肺复苏的流程

产科心肺复苏包括基础生命支持（basic life support，BLS）与高级生命支持（advanced cardiovascular life support，ACLS），亦可称为Ⅰ期与Ⅱ期心肺复苏，前者主要用徒手急救，后者用器械、药物等进行急救。

判断呼吸心搏骤停并呼救：目击者最好在 15 秒内作出判断并呼救。通过观察孕产妇的皮肤颜色、呼吸状态、意识反应以及监测到的 SpO_2、ECG、CVP、BP 等判断是否发生呼吸心搏骤停。一旦确定心搏骤停，需要：①启动心肺复苏 CABD 程序；②立即记录心搏骤停发生时间；③发出通知请求产科、新生儿科、麻醉科援助、除颤仪的准备、建立静脉通道和高级气道、评估及准备紧急剖宫产方案。如果现场只有一个抢救者，应该立即实施 CAB1~2 分钟后，再请求援助。

心肺复苏的基础生命支持 CABD 程序：

（1）C：circulation：把孕产妇放在坚硬表面上，解除子宫对腹腔血管压迫后立即以胸外按压维持循环

及部分呼吸功能，其要点包括：

1）解除子宫对血管的压迫：子宫对血管的压迫可能是某些合并心脏疾病的孕妇发生呼吸心搏骤停的直接原因，也可能影响心肺复苏的效果，因此孕妇心肺复苏时需要立即行子宫左侧移位（LUD）解除压迫。LUD 时将停搏产妇以仰卧位放置于坚固背板上，最好在患者左侧进行 LUD，可考虑从患者右侧进行，用单手或双手向上提拉子宫。虽然患者向左倾斜 30°（如骨盆倾斜）也可能实现 LUD，但这个姿势可能影响胸外按压的效果。

2）胸外按压部位：未妊娠患者为胸骨中下 1/3，对妊娠晚期患者，美国心脏协会（AHA）推荐按压部位比未妊娠患者提高 2~3cm，通常胎龄 20 周以上的孕妇，在胸骨中点稍高处按压。

3）按压频率至少 100 次 / 分。

4）按压至胸骨下陷深度至少 5cm。

5）按压后保证胸骨完全回弹，按压：放松 =1：1。

6）胸外按压应尽可能持续，最大限度地减少中断，每次中断按压的时间少于 5 秒。

7）每 2 分钟换人按压，尽可能减少因疲劳导致的按压无效。

（2）A：airway。无气道管理经验的施救者在实施胸外按压同时应力求以简单操作维持气道通畅，要点：

1）清理呼吸道内的异物及呕吐物等。

2）保持气道通畅可暂时使患者头后仰，并推举下颌使咽腔开放，避免舌根堵塞声门。如怀疑有颈椎损伤，则保持患者头部平卧，双手推举下颌至反颌位（下门齿向前超过上门齿，俗称地包天）。

3）对妊娠患者，口咽通气道优于鼻咽通气道，因为后者可能导致鼻出血。

4）避免反复操作引起气道损伤，同时也要避免心脏按压中断。

5）单人复苏时 2 次 500~700ml 潮气量的呼吸与 30 次按压交替进行，双人复苏则可按照按压：呼吸 =15：1 进行。

（3）B：breath。口对口人工呼吸的技术要领包括：

1）患者仰头抬颌，施救者捏闭其鼻孔或嘴唇，然后深吸气后用力向患者开放的口腔或鼻腔吹气。

2）看见患者胸廓稍膨起即停止吹气（约 500~700ml，避免过多吹气导致胃胀气和反流），然后放松鼻孔或嘴唇，患者即被动呼气。每次吹气的时间超过 1 秒，每 5 秒钟重复一次呼吸。

3）应尽快建立人工气道，防止困难气道应首选直接喉镜或可视喉镜插管，如经过两次尝试不成功，应立即面罩通气以改善氧合，然后按照困难气道流程插入喉罩。如喉罩及面罩通气失败，则应行环甲膜切开建立有创气道。确认气道通畅以后，以适当的潮气量和频率实施有效通气。值得强调的是，气道管理的首要目标是有效通气，而不是完成某种特定的气道建立技术。

（4）D:defibrillation。心脏除颤对心脏停搏孕妇腹中的胎儿是安全的，心脏除颤所需能量与非妊娠妇女相似。体外自动除颤器（automated external defibrillator，AED）为基础生命支持所用，而使用其他除颤器属高级生命支持范围。心搏骤停前4分钟内，90%的患者为室颤或无脉室速，所以尽早除颤可明显提高心肺复苏的成功率。

1）AED除颤应在15秒钟内完成。

2）电击的能量选择:双向波选择120~200J、单向波选择360J。

3）除颤后不要立即检查心律，应继续实施2分钟5个周期的CPR，再检查心律，CPR中断时间不超过5秒。

4）对孕妇心肺复苏时，胎儿监护不是必需的，更不能因为胎儿监护延误孕妇心肺复苏和胎儿分娩。除颤时如果胎儿正在接受头皮电极监测心率，应断开监测电源;如果胎儿接受的体外胎儿监护，则应在除颤时和剖宫产前停用。

5）尽可能选择除颤电极片而不是除颤电极板，除颤电极片能够连续显示心肌的电活动。

CABD的及时性和有效性决定了初级生命支持的质量，也直接影响高级生命支持的效果。人工气道的建立以及提供给药途径的静脉通道的建立，标志着高级生命支持的启动。

心肺复苏的高级生命支持:

（1）开放静脉、心电监测及药物复苏:开放静脉首选膈肌以上的外周静脉（如肘前静脉或颈外静脉）以缩短复苏药物的显效时间，产科患者更不宜选用下肢和股静脉，因子宫的压迫可能降低药物的有效性。通过外周静脉给药时，将药物推进静脉，最好再用20ml液体冲击推注以确保药物进入中心循环和心脏。如经过除颤和外周静脉给药，仍然未恢复自主循环的患者，如条件允许，可放置中心静脉导管，但应权衡其利弊。

（2）监测及心电分析:高级生命支持过程中建立连续实时监测，是提高复苏成功率的重要措施。

建立气道以后监测呼气末CO_2不仅有助于判断导管的位置，而且有利于判断心肺复苏的效果，并指导呼吸机参数的设置。在复苏期间，DBP<20mmHg或呼气末PCO_2<10mmHg则提示心肺复苏效果不满意。如果呼气末PCO_2高于10mmHg或随着复苏而逐渐增高均提示胸外按压有效，能够预测可能恢复自主循环。但连续的呼气末二氧化碳监测不能在所有医院手术室外常备，呼气末二氧化碳监测选择不能影响围死亡期分娩的准备。SpO_2以及血压的监测都有利于判断治疗效果，有创动脉压力监测提供连续实时血压监测，也为血液标本采集提供途径。

（3）药物复苏

1）肾上腺素:推荐用标准剂量每次1mg，稀释在生理盐水10ml静脉注射，再继续推注生理盐水20ml，如果只能经下肢静脉给药则给药后抬高下肢10~20秒。每3~5分钟1次重复给药，或首次给药以后持续滴注其稀释液，滴注的药物浓度初始为1/10万（1mg稀释在100ml盐水中），必要时增加药物浓度。如标准剂量无效，亦可选用递增剂量（1、3、5mg）、中间剂量（每次5mg）、大剂量（0.1mg/kg）。大剂量对恢复自主循环优于标准量，但两组生存率相当，且复苏后并发症多，故不予推荐。

2）血管加压素:推荐剂量为40U静脉滴注1次，观察3~10分钟无效后，再给1次，然后不再增加。

3）碳酸氢钠:在呼吸心搏骤停的瞬间，主要是呼吸性酸中毒，随时间延长代谢性酸中毒逐渐加重。呼吸性酸中毒可通过适当的过度通气纠正。输注碳酸氢钠纠正代谢性酸中毒时机体可能快速生成大量CO_2，因此应该在有效通气前提下合理使用。

4）血管活性药物:在心跳恢复后，应按照休克复苏原则给予容量和血管活性药物治疗。

5）阿托品:不再建议在治疗无脉搏性心电活动或心搏停止时常规使用阿托品。

3. 心肺复苏的终止

（1）心肺复苏有效可触摸到颈动脉搏动、面色转红润、出现自主呼吸、瞳孔由大变小、意识逐渐恢复或出现反射挣扎表明复苏有效。但可能仍然需要转移到具有重症监护治疗条件的科室或医院并交接后，方可终止复苏。

（2）确定患者死亡经过30分钟以上的心肺复苏，仍然无心跳脉搏等生命体征，而且具有脑死亡的证据，应终止复苏。

（二）误诊误治防范

妊娠期心搏骤停的预防:对有心脏病的育龄妇

女,一定要求做到孕前咨询,明确心脏病类型、程度和心功能分级,并确定能否妊娠,允许妊娠者必须从孕早期开始定期进行检查。对剖宫产术后、肥胖、下肢静脉曲张的孕产妇,促进静脉血液回流、避免静脉内膜损伤、平衡膳食以防血液高凝状态,预防血栓形成。积极预防胎膜早破、手术感染和产褥感染。对异位妊娠破裂、前置胎盘、胎盘早剥、子宫破裂的孕妇要积极补充血容量,预防失血性休克并尽早手术。当出现胎膜早破、宫缩过强、前置胎盘等,要谨防羊水栓塞的发生。尽管羊水栓塞引起的病死率很高,但很多报道表明,经积极有效的救治,许多患者可存活,对羊水栓塞的早期诊断是改善预后的最佳途径。做好预防工作,可降低妊娠期高血压疾病的发病率,建立三级妇幼保健体系,加强健康教育,指导孕产妇合理饮食与休息,酌情给予钙剂可预防妊娠高血压的发生。国外尚有报道显示,在死亡的孕产妇中年龄超过 35 岁的占 30% 以上,故需严密监测高龄孕产妇。

(三)相关探讨

1. 妊娠期心肺复苏的特点和时机

妊娠妇女子宫增大,胎盘循环建立,代谢率增高,再加上内分泌系统的变化,导致母体对氧和循环血量的要求大大增加,并引起血容量与血流动力学等方面的变化。这些生理改变使孕产妇心肺复苏不同于一般患者。孕产妇气道和胸部解剖学及呼吸生理改变,导致插管通气困难,且误吸的危险性增加。由于孕妇的血容量增加了 50%,心排血量增加 40%,后负荷降低及心脏增大,故徒手心肺复苏术(cardiopulmonary resuscitation,CPR)的最佳效果只能维持正常心排血量的 30%。一般认为心搏骤停发生后的 4 分钟以内是心肺复苏的黄金时期。早期的、有效的心肺复苏不仅可能挽救患者生命,还可避免或减轻患者的神经系统后遗症。

2. 产妇心搏骤停决定做紧急剖宫产时应考虑母亲和胎儿的几个因素

(1)胎龄:为增加母亲的存活几率,孕龄 >20 周的孕妇,心搏骤停后经 4 分钟心肺复苏未恢复自主循环,果断快速实施剖宫产。在发达国家,胎龄达到 24 周及以上,剖宫产可能使胎儿存活,并增加母亲存活率;如果胎龄为 20~23 周,剖宫产成功可能增加母亲复苏成功率,但胎儿难以存活;如果胎龄 <20 周,不考虑紧急剖宫产,因为此时子宫不会明显影响母亲心排出量。超声检查有助于确定胎龄和胎位,但超声检查不能延误剖宫产手术。

(2)有助婴儿存活的心搏骤停特点

1)母亲心搏骤停至新生儿娩出的时间短。

2)母亲无持续低氧血症。

3)母亲心搏骤停前胎儿极少或无窘迫征象。

4)母亲得到了积极和有效的复苏。

(3)考虑专业人员情况

1)有产科医师与麻醉医师立即监护分娩的母亲吗?

2)术者的经验和技术能做紧急剖宫产吗?

3)有适当的设备和器械吗?

4)有适合早产儿的新生儿和儿童医师监护婴儿吗?

3. 妊娠期心搏骤停的治疗进展

对妊娠期心搏骤停的产妇尽快施行 PMCS:PMCS 即 perimortem cesarean section,定义为心肺复苏后开始的剖宫产术,亦有国内学者将其译为围死亡期剖宫产术。近年来围死亡期剖宫产作为母体心搏骤停后一种积极抢救措施,可增加母儿存活率。要求有得力的抢救队伍(妇产科、麻醉科、内科等)及新生儿专家,共同协作,分秒必争,抢救母儿生命。孕产妇心搏骤停后施行剖宫产术的病例报道表明:只有当子宫排空之后,自主循环才能够恢复,母体的血流动力学才能够改善。2015 年 10 月 6 日美国心脏协会(AHA)推出关于孕产妇心搏骤停处置的相关指南认为:孕 20 周以内发生心搏骤停的孕妇无需行 PMCS,孕 20~24 周行 PMCS 的目的是抢救孕妇,而孕 24 周以上行 PMCS 则对抢救孕妇和胎儿均有好处,有时甚至需要同时行紧急子宫切除术。施行 PMCS 的时间越快越好。在妊娠 24~25 周,孕妇心搏骤停 5 分钟之内分娩,婴儿存活率最高。通常,这需要术者在心搏骤停 4 分钟内施行剖宫产术。国外有报道,在妊娠 >30 周时,孕妇心搏骤停 5 分钟之后分娩,婴儿仍然能够存活。此外,国外有报道胎儿窒息 10 分钟仍可能在宫内存活,对于心肺复苏后脑死亡的孕妇,如果经评估胎儿正常,可以继续妊娠。对于孕产妇心搏骤停,在初级复苏成功后,应进一步行高级心肺脑复苏措施,包括针对性地治疗原发病。

心搏骤停对于孕产妇而言是罕见的灾难性事件,当妊娠合并失血性休克、重度子痫前期及子痫、羊水栓塞、血栓性栓塞、感染性休克和心脏病时易诱发心搏骤停,因此在临床工作中需要严密监测和预防妊娠并发症的发生。在孕产妇发生心搏骤停时,要充分考虑孕产妇特殊的生理特点,兼顾母儿双方安全,多学科协作,积极实施复苏处理和 PMCS,以降低孕产妇及围生儿死亡率,改善母儿预后。

(孙敬霞)

参考文献

1. Truhlár̆ A,Dreakin CD,Soar J,et al. European Resuscitation Council Guidelines for Resuscitation 2015:Section 4. Cardiac arrest in special circumstances . Resuscitation,2015,95:148-201

2. Cobb B,Lipman S. Cardiac Arrest:Obstetric CPR/ACLS. Clin Obstet Gynecol,2017,60(2):425-430

3. Jeejeebhoy FM,Morrison LJ. Maternal cardiac arrest:a practical and comprehensive review. Emerg Med Int,2013,2013:274814

4. 颜雪梅,金明华,刘智昱.孕产妇心脏骤停的临床研究.中国现代医学杂志,2015,25(14):63-66

5. Katz VL. Perimortem cesarean delivery:its role in maternal mortality. Semin Perinatol,2012,36(1):68-72

6. Einav S,Kaufman N,Sela HY. Maternal cardiac arrest and perimortem caesarean delivery:evidence or expert -based? Resuscitation,2012,83(10):1191-1200

第十二章

发　热

第一节　免疫系统疾病

| 病例 | 孕期不明原因发热伴血小板减少及呼吸困难

一、病例简述

患者周某某,女,32岁

主　　诉　停经7月余,发热伴皮疹1个月。

现 病 史　患者平素月经规律,呈13岁,5日/30日型,量色正常,LMP:2014-6-28,EDC:2015-04-05。患者2014-09-24(妊娠12⁺⁴周)因间断发热伴皮疹经产科、内科检查,诊断为妊娠结缔组织病,予患者泼尼松片10mg每天3次口服,硫酸羟氯喹片0.2g每天1次口服,患者症状缓解。近1月来患者再次出现发热,体温39℃,有间断咳嗽,无痰。予患者物理降温后体温可降至37.5℃,于2015-02-09患者为求进一步治疗入院。孕6⁺个月开始出现活动后心慌、胸闷,休息后可缓解,未就诊。无光过敏,无反复口腔溃疡,无关节疼痛,无口干、眼干,无头晕头迷,腹痛腹泻,二便正常,饮食睡眠可,近期体重未有明显改变。

孕 产 史　孕2产0,2年前孕2个月自然流产一次。

既 往 史　否认高血压、糖尿病病史,否认肝炎、结核等传染病病史,否认手术、外伤及输血史;否认牛羊接触史。

入院查体　一般查体:T:39℃,P:100次/分,R:18次/分,BP:120/70mmHg,神志清楚,步入病房,查体合作,结膜无充血,巩膜无黄染,咽不赤,浅表淋巴结未触及肿大,胸廓对称,双肺呼吸音稍粗,未闻及明显干湿啰音,心音纯,律齐,各瓣膜听诊区未闻及病理性杂音及附加音,妊娠腹型,无压痛及反跳痛,肝脾肋下未及,双肾区无叩痛。双下肢水肿。膝反射正常。

产科查体:腹围92cm,宫高28cm,无宫缩,胎心率142次/分。

辅助检查　血常规:白细胞5.0×10⁹/L;中性粒细胞百分比86.2%。

尿常规:1+0.5g/L;尿胆原1+34μmol/L;酮体+-;白细胞28.9/μl;细菌548/μl;白细胞(高倍视

野）5.2/HP。

降钙素原检测（发光法）：降钙素原 0.815ng/ml。

肝功能：门冬氨酸氨基转移酶 38U/L；丙氨酸氨基转移酶 47U/L；γ- 谷氨酰基转移酶 133U/L；碱性磷酸酶 193.9U/L；G- 脂多糖（血液）0.14pg/L。

淋巴细胞绝对计数：总 T 细胞 48.6%；总 T 细胞绝对计数 136；T 抑制毒细胞绝对计数 91；T 辅助细胞绝对计数 36；铁蛋白：379.6ng/ml；CRP：39.1mg/L；D- 二聚体：1936µg/L。

胎儿超声：晚期妊娠，单胎，头位。

胎心监护：基线 160 次 / 分，基线变异好，有反应型；退热后复查胎心监护，基线 140 次 / 分，有反应型。

入院诊断　1. 孕 2 产 0，妊娠 32^{+1} 周，LOA

2. 发热原因待查

诊疗经过　患者入院给予监测母儿情况，给予抗感染治疗，继续完善相关检查，相关检查回报：尿蛋白 6.08g/24h；直接抗人球蛋白试验（+）；抗 IgG（±）；抗 C3（+）；血沉 85mm/h；补体 C3、C4 下降；抗核抗体（ANA）1：1280；抗 U1 核糖核蛋白抗体（抗 U1RNP）（+）；抗干燥综合征 A 抗体（抗 SSA）52 ku（+）；抗干燥综合征 B 抗体（抗 SSB）（+）；抗核小体抗体（+）；抗心磷脂抗体（ACL）（-）；抗双链 DNA 抗体（anti-ds）（-）；乳酸脱氢酶 >450。多科室会诊考虑系统性红斑狼疮。

增加患者激素用量，泼尼松 20mg 每天 3 次，硫酸羟氯喹片 0.2g 每天 2 次。入院 5 天后患者仍有发热，提示患者病情现处于活动期，并出现呼吸困难，血氧饱和度下降，考虑病情加重不适宜继续妊娠，给予全麻下行剖宫产术后，术后转入重症监护病房治疗。给予呼吸机辅助通气，床旁 CRRT，输注白蛋白、洗涤红细胞等治疗。术后 2 天血氧饱和度下降，肺 CT 检查结果回报：双肺散在大片状高密度影，双肺可见磨玻璃样渗出。请呼吸科会诊，结合患者 CRP 指标高于正常，考虑结缔组织病合并肺炎。给予亚胺培南西司他丁钠，司沃抗感染治疗，体外膜肺，甲泼尼龙 40mg 每天 1 次静点冲击治疗。3 天后患者体温下降，继续给予泼尼松口服，低分子量肝素钙改善循环，继续抗炎治疗，转出 ICU，入风湿免疫科继续治疗。7 周后病情好转，一般状态好，出院。风湿免疫定期随诊。

出院诊断　1. 孕 2 产 0，妊娠孕 33^{+1} 周，LOA 剖娩一活婴

2. 系统性红斑狼疮合并肺炎

二、病例解析

（一）诊治关键

1. 妊娠合并系统性红斑狼疮的诊断

按 1997 年美国风湿病学会（american rheumatism association，ACR）分类标准诊断：①颊部红斑；②盘状红斑；③光过敏；④口腔溃疡；⑤关节炎；⑥浆膜炎、胸膜炎或心包炎；⑦肾脏病变尿蛋白 >0.5g/24h 或 +++，或管型；⑧神经病变；⑨血液学病变；⑩免疫学异常抗 dsDNA 抗体阳性，或抗 Sm 抗体阳性，或抗磷脂抗体阳性；抗核抗体阳性。该诊断标准的 11 项中，符合 4 项或 4 项以上者，在除外上述感染、肿瘤和其他结缔组织病后，可诊断系统性红斑狼疮。

2. 系统性红斑狼疮合并发热的诊治思路

发热是 SLE 的常见症状。妊娠期发热的病人，鉴别诊断常规思路应该是首先考虑常见病，再考虑

少见病，针对上呼吸道感染、肺炎、泌尿系感染、宫内感染等进行全面检查的同时，针对风湿免疫性疾病进行相关检查。本着这个思路，我们要从以下几方面来甄别发热的原因：

（1）要注意观察患者的体温、热型和一般情况。SLE 患者病情活动体温正常，一般情况尚可，而感染导致的发热全身中毒症状相对较重。

（2）要进行各种常规化验、血培养、尿培养、寄生虫等有关病原微生物检查。进行免疫学相关指标的检查、炎症指标检查。胸片或 CT 等肺影像学检查排除肺炎及结核感染。SLE 患者常易发生肺部感染、泌尿道感染等，因此还要分析是单纯 SLE？还是 SLE 并发感染？

（3）如果患者病程较长，激素剂量偏大，患者除发热外没有明显血液、肾脏、关节等其他器官受累的表现，SLEDAI 评分低于 4 分要首先考虑 SLE 合并

感染的发热。

（4）排除以上因素后，尤其是对于年龄较大的发热患者，要检测肿瘤标志物等，排外合并恶性肿瘤。此外，对于 SLE 合并发热的患者，要和风湿热、类风湿性关节等疾病鉴别。

3. SLE 病情活动判断标准

当前国际上通用的几个 SLE 活动性判断标准包括：SLE 疾病活动指数（systemic lupuserythematosus disease activity index，SLEDAI），SLE 活动测定标准（systemic lupus activity measure，SLAM），英国狼疮小组评估标准（BritishIsles Assessent Group）等。其中以 SLEDAI 最为常用，其将判断病情的各项指标按照受累程度分为 2~3 个等级积分，理论总积分为 105 分，但实际上大多数患者的积分均小于 45 分，活动积分在 20 分以上者则提示病情有明显活动。在实际的临床工作中常用以下的 SLEDAI 计分等级划分来判断 SLE 病情：0~4 分为基本无活动；5~9 分为轻度活动；10~14 分为中度活动；≥15 分为重度

活动。

4. SLE 病情轻重程度的评估

（1）轻型 SLE：疾病已诊断明确或为高度怀疑者，但临床病情稳定，所累及的心脏、肾脏、消化系统、血液系统和中枢神经系统等靶器官均功能正常或稳定，其病变皆为非致命性。

（2）重型 SLE 患者重要脏器受累且其功能受到严重影响，包括：①心脏：冠状动脉血管受累，Libman-Sacks 心内膜炎，心肌炎，心包填塞，恶性高血压；②肺脏：肺动脉高压，肺炎，肺出血，肺梗死，肺间质纤维化；③消化系统：肠系膜血管炎，急性胰腺炎；④血液系统：溶血性贫血，粒细胞及血小板减少，动静脉血栓形成；⑤肾脏：肾小球肾炎持续不缓解，急进性肾小球肾炎，肾病综合征；⑥神经系统：急性意识障碍，抽搐，昏迷，脑卒中等；⑦弥漫性严重皮损、溃疡、大疱，肌炎，血管炎。

（3）狼疮危象：狼疮危象系指急性的危及生命的重症 SLE。包括急进性狼疮肾炎、严重的中枢神

系统性红斑狼疮疾病活动度评分（SLEDAI）

积分	临床表现
8	癫痫发作：最近开始发作的，除外代谢、感染、药物所致
8	精神症状：严重紊乱干扰正常活动。除外尿毒症、药物影响
8	器质性脑病：智力的改变伴定向力、记忆力或其他智力功能的损害并出现反复不定的临床症状，至少同时有以下两项：感觉紊乱、不连贯的松散语言、失眠或白天瞌睡、精神活动增多或减少。除外代谢、感染、药物所致
8	视觉受损：SLE 视网膜病变，除外高血压、感染、药物所致
8	颅神经异常：累及颅神经的新出现的感觉、运动神经病变
8	狼疮性头痛：严重持续性头痛，麻醉性止痛药无效
8	脑血管意外：新出现的脑血管意外。应除外动脉硬化
8	脉管炎：溃疡、坏疽、有触痛的手指小结节、甲周碎片状梗死、出血或经活检、血管造影证实
4	关节炎：2 个以上关节痛和炎性体征（压痛、肿胀、渗出）
4	肌炎：近端肌痛或无力伴 CPK/ 醛缩酶升高，或肌电图改变或活检证实
4	管型尿：颗粒管型或红细胞管型
4	血尿：>5 个红细胞 / 高倍视野，除外结石、感染和其他原因
4	蛋白尿：>0.5g/24h，新出现或近期增加
4	脓尿：>5 个白细胞 / 高倍视野，除外感染
2	脱发：新出现或复发的异常斑片状或弥散性脱发
2	新出现皮疹：新出现或复发的炎症性皮疹
2	黏膜溃疡：新出现或复发的口腔或鼻黏膜溃疡
2	胸膜炎：胸膜炎性胸痛伴胸膜摩擦音、渗出或胸膜肥厚
1	发热：>38℃，需除外感染因素
1	血小板降低 $<100\times10^9$/L
1	白细胞减少 $<3\times10^9$/L，需除外药物因素

经系统损害、严重的溶血性贫血、血小板减少性紫癜、粒细胞缺乏症、严重心脏损害、严重狼疮性肺炎、严重狼疮性肝炎以及严重的血管炎等。

（二）误诊误治的防范

发热是 SLE 患者常见的症状，在 SLE 病程中约有 80% 的患者出现发热。疾病本身的遗传缺陷、免疫混乱及大剂量激素及免疫抑制剂的应用都增加了感染的发生概率。尤其需注意患者的机会性感染，如巨细胞病毒感染、卡氏肺囊虫肺炎及结核感染等等。合并感染是 SLE 导致死亡的重要原因。国内外大量文献报道，在鉴别狼疮活动与合并感染中，CRP 起重要作用，大部分研究结果显示 SLE 合并感染时大部分患者的 CRP 明显升高，在狼疮活动时 CRP 大多正常或略高，因此 CRP 对于鉴别狼疮活动与合并感染有重要的临床应用价值。感染与 SLE 活动有关，感染可以诱发或加重 SLE 活动，而疾病活动需激素与免疫抑制剂的治疗，易使机体发生感染。例如 EB 病毒、微小病毒 B19、腺病毒、沙门菌等感染可能与 SLE 发病相关。

目前临床上常用于鉴别 SLE 患者活动性发热和感染性发热主要的血清学指标有 WBC、红细胞沉降率（ESR）、补体 C3、C4、CRP、血清降钙素原（PCT）等。另外，患者的年龄、D-二聚体、免疫球蛋白水平、抗双链 DNA（dsDNA）抗体、抗核抗体（ANA）滴度、SLEDAI 评分等也可以作为两者鉴别的参考指标。国外文献报道循环中未成熟粒细胞百分数的指标（delta neutrophil index，DNI）亦可以作为 SLE 感染的指标，且指出 DNI 比 CRP 及 PCT 更有优越性。此外，脑脊液和影像学的检查是鉴别 SLE 合并中枢神经系统（CNS）感染与狼疮脑病的重要方法。它们在鉴别 SLE 患者活动性发热和感染性发热中的意义如下：

（1）WBC 水平：3/4 的 SLE 患者血清中可有补体依赖性抗白细胞抗体，其存在与 SLE 活动有关，从而导致患者体内 WBC 减少，一般低于 4×10^9/L，以淋巴细胞减少为主。对于 SLE 患者感染的患者来说，除了病毒性感染，一般的感染易导致 WBC 升高。大量研究提示 SLE 活动组与感染组比较 WBC 有显著差异。但由于 SLE 患者激素的使用，不伴感染的 SLE 患者也可能引起 WBC 的升高。

（2）ESR：细菌性急性炎症及 SLE 所致的高球蛋白血症时，都可以引起患者血沉加快。文献报道，ESR 在 SLE 合并感染与非感染间差异无统计学意义，但在未合并感染的 SLE 患者中 ESR 可以作为反映 SLE 活动的参考指标，但 ESR 的特异性较差，易受贫血、感染等影响。

（3）补体水平：在 SLE 活动期，大量免疫复合物在体内形成，血清中的补体系统被过度激活，大量消耗而使血清中的补体水平降低。SLE 患者提示 SLE 伴发热活动组 C3、C4 较感染组低，对二者的鉴别有一定的参考意义。

（4）CRP：CRP 是一种急性期蛋白，在一般炎症情况下是升高的，但在 SLE 患者体内的变化却不一定。目前，多数学者认为 CRP 在 SLE 患者体内水平较低，因为体内存在抗 CRP 抗体，但在 SLE 合并感染时大部分患者 CRP 明显升高。因此，CRP 对于鉴别狼疮活动与合并感染有重要的临床价值。但在不合并感染的 SLE 患者中，存在浆膜腔积液的 SLE 患者也可出现 CRP 升高。

（5）PCT：在健康人体内含量极低，而细菌、真菌感染时明显升高，可作为细菌、真菌感染诊断和评估预后的工具。Schuetz 等认为，PCT 在 0.25~0.5ng/ml 提示可能有细菌感染，而大于 0.5ng/ml 提示有细菌感染。有研究报道 PCT 与狼疮的病情活动度无明显关系，但 SLE 合并感染时 PCT 水平则明显升高。刘海俊等的研究提示 PCT 与 CRP 联合检测的敏感性及特异性显著高于单独检测 CRP（86.9%、92.9%vs 56.5%、64.3%），与单独检测 PCT 相比，敏感性无统计学差异，但特异性明显提高（86.9%、92.9%vs 69.6%、71.4%）。因此，两者联合用于鉴别 SLE 患者活动性发热与感染性发热更有意义。

（6）未成熟粒细胞（immature granulocytes，IG）：包括晚幼粒细胞、中幼粒细胞和早幼粒细胞，其在外周血中出现是骨髓造血功能增强、髓血屏障的破坏或出现髓外造血的重要信息，是临床对炎症、血液病、成人和婴幼儿感染性疾病和败血症等疾病进行诊断、治疗监测和提示预后的重要参数。为此，有学者提出了 DNI 的概念，是一项旨在反应未成熟粒细胞水平指标。有研究提示当 DNI 高于 2.8% 时可以作为预测发热的 SLE 患者合并感染的独立因素，其敏感性为 54.3%，特异性为 87.7%，并可从常规的全血计数实验中自动计数。但是，由于它的敏感性不是很高，和其他的指标如 CPR、PCT 等联合来鉴别 SLE 患者活动性发热和感染性发热具有更大的临床意义。

（7）SLE 疾病活动指数：SLEDAI 是 SLE 的疾病活动性指数，由于其包括了补体 C3、C4、WBC、发热等指标变化，因此其得分的高低对感染与活动的鉴别有一定的借鉴意义。

（8）脑脊液检查：目前脑脊液检查仍是确诊 CNS

感染的主要手段。研究报道伴有 CNS 感染的 SLE 患者脑脊液细胞数、糖、蛋白水平存在异常,脑脊液细胞数增高和糖量降低是区分 CNS 感染与狼疮活动最敏感的指标。此外,头部影像学检查往往也是必要的,可了解有无脑实质病变、脑积水等异常。

(三)相关探讨

1. SLE 患者的妊娠时机和条件

妊娠生育曾被列为 SLE 的禁忌证,而今大多数有生育要求的 SLE 患者在疾病控制后可以安全的妊娠及分娩。有研究认为,妊娠前 SLE 的稳定对妊娠有保护作用,妊娠前及妊娠初期疾病控制者,在妊娠期间 SLE 的发作率显著降低。这提示 SLE 患者妊娠必须选择恰当的时机,方能获得良好的围产结局。通过对文献及临床病例进行总结可归纳出 SLE 患者妊娠的时机和条件如下:

(1)经正规治疗,病情缓解 1 年或 1 年以上,也有学者认为发病 2 年内不宜怀孕。

(2)维持激素剂量较小(泼尼松 <15mg/d),无糖皮质激素所致的严重不良反应。

(3)未用细胞毒免疫抑制剂(如环磷酰胺、甲氨蝶呤、雷公藤等)或至少已停用半年以上。

(4)临床上无 SLE 活动的表现,无心脏、肺、中枢神经系统等重要器官的损害。

(5)伴有狼疮性肾炎者血肌酐小于 140μmol/L,24 小时尿蛋白小于 3g,血压正常。

(6)原抗磷脂抗体阳性者,最好待抗体阴转后 3 个月以上在妊娠,免疫系统检查抗 ds-DNA 抗体阴性,补体 C3、C4 在正常范围或增高。

2. SLE 患者终止妊娠时机

现在多数学者认为 SLE 病情恶化多发生在妊娠早期及产褥期,既对孕妇本人造成危害也会引起胎儿的死亡,在妊娠过程中需定期进行严密的风湿免疫学及产科监护,当出现严重并发症威胁到母亲安全,同时胎儿在宫内有危险信号时,应及时终止妊娠。出现以下情况应终止妊娠:

(1)病情严重,例如出现严重并发症,包括高血压脑病、心功能衰竭、重度子痫前期、广泛肺间质炎症合并呼吸衰竭、肾衰竭、血肌酐 >150μmol/L、24 小时尿蛋白 >5g,经积极治疗无好转者,不论孕周大小,都应及时终止妊娠。

(2)免疫学检查异常,如抗心磷脂抗体异常及低补体血症影响胎盘功能,各项辅助检查提示胎盘功能降低,而胎儿已成熟者。

(3)胎儿有缺氧表现,或出现 FGR,经治疗未见好转。

(4)足月妊娠者不宜超过预产期。

(杜鹃)

参考文献

1. Pyo JY, Park JS, Park YB, et al. Delta neutrophil index as a marker for differential diagnosis between flare and infection in febrile systemic lupus erythematosus patients. Lupus, 2013, 22:1102-1109

2. 黎静,罗漫灵,钟梅. 妊娠合并系统性红斑狼疮的围孕期管理. 中国实用妇科与产科杂志,2016:10934-10939

3. 刘海俊,戴冽,谢敏妍,等. C-反应蛋白联合降钙素原检测在鉴别系统性红斑狼疮合并发热的临床意义. 中华临床医师杂志,2013,7(20):9368-9371

4. 罗雯,邓丹琪. 系统性红斑狼疮与发热. 实用医院临床杂志,2015,2(12):13-16

第二节 产褥感染

| 病例 1 | 剖宫产术后发热伴呼吸困难

病例简述

患者王某,女,30 岁

主　诉　剖宫产术后 11 天,发热 2 天。

现 病 史	患者平素月经规律,呈 13 岁,5 日 /30 日型,经量正常,偶有痛经,LMP:2016-12-3,EDC:2017-09-09。患者一个月前无明显诱因出现阴道流血,超声提示凶险性前置胎盘于我院保胎治疗。11 天前于我科行剖宫产术,术中输血 400ml,术程顺利,术后输血 400ml,术后给予抗炎、促宫缩等对症治疗,术后恢复良好后出院。患者一天前开始出现发热,最高达 38.5℃,伴乏力,今日就诊于就近医院,行血常规提示白细胞及中性粒细胞明显升高,超声提示宫腔及盆腔积液。遂入我院急诊进一步检查,为求进一步治疗收入产科病房。现仍有低热,无咳嗽、咳痰,无胸闷气短,无明显涨奶,自诉尿痛,无尿频尿急,下腹轻度胀痛,排气正常,四肢活动良,恶露少量血性,稍有异味,双下肢无水肿,四肢活动良。
孕 产 史	孕 3 产 2,4 年前于我院剖娩一女活婴;11 天前于我院剖娩一女活婴,自然流产 1 次。
既 往 史	2008 年曾患"溃疡性结肠炎",因重度贫血曾输血治疗;否认食物及其他药物过敏史,否认肝炎结核梅毒艾滋等传染病史,否认家族遗传病史及传染病史,否认其他手术史、外伤及输血史。
入院查体	T:37.9℃,P:128 次 / 分,BP:117/71mmHg,R:18 次 / 分。神清,贫血貌,心肺听诊未闻及异常。腹软,无压痛、反跳痛及肌紧张,耻骨联合上三横指可见长约 10cm 横行手术瘢痕,无红肿及硬结。四肢活动良,双下肢无水肿。消毒内诊:外阴发育正常,阴道畅,阴道内少量血性恶露,稍有异味。宫颈常大、光滑、居中,子宫收缩可,宫底脐下 2 指,体部轻微压痛,双附件区未及明显异常及增厚。
辅助检查	血常规(2017-08-25):白细胞:29.90×10⁹/L;中性粒细胞百分比:92.9%;CRP:178.00mg/L。子宫附件彩超 (2017-08-25):子宫前倾位,大小约 12.3cm×9.5cm×7.6cm,子宫内膜显示不清。宫腔内可见数个强回声团,较大者约 0.9cm。子宫前壁颈峡部可见 2.4cm×0.9cm 囊性包块,形态不规整,突向膀胱。双卵巢受肠气干扰显示不清。双附件区未见明显占位性病变。盆腔可见深约 2.3cm 游离液体。
入院诊断	剖宫产术后发热待查
诊疗经过	患者主因我院剖宫产术后 11 天,发热 2 天为主诉入院,入院后查血象明显高于正常,查看切口愈合良好,患者排气排尿畅,无咳嗽等呼吸道症状,彩超提示宫腔内可见数个强回声团,较大者约 0.9cm。在进一步排除泌尿系感染、上呼吸道感染、乳腺炎、腹部切口感染、下肢血栓性静脉炎的同时,高度怀疑产褥感染。静脉应用广谱抗生素盐酸莫西沙星氯化钠注射液,缩宫素肌内注射,甲庆栓肛入局部抗炎。外阴阴道局部消毒,为促进恶露顺利排除,于分娩室行谨慎清宫,宫内排出多量脓血性有异味的宫内容物。次日患者体温正常,复查血象明显好转,3 日后出院,做好出院交代,准予出院。
出院诊断	剖宫产术后,产褥感染

| 病例 2 | 剖宫产术后发热

病例简述

孙某,女,24 岁

主 诉	外院剖宫产术后发热 11 天。
现 病 史	患者平素月经规律,呈 13 岁,7 日 /27 日型,经量正常,无痛经。患者 12 天前因产程中因胎心不良宫口开大 9cm 行剖宫产术。诉外院术中见羊水三度浑浊,术后当日起至今日反复发热,体温最高达 39.6℃,外院应用五水头孢唑啉钠治疗 2 天,加用奥硝唑 1 天,因高热改用盐酸莫西沙星氯化钠注射液治疗 5 天,再次改用亚胺培南西司他丁钠间隔 6 小时用药治疗 3 天,自述近 2 天体温波动于 36.8~38.7℃。现患者为求进一步诊治入我院我科。患者自述现无头晕头痛,无疲劳乏力,无心慌气短,无咳嗽咳痰,无腹痛腹胀,无恶心呕吐,双下肢轻度水肿,阴道

血性恶露少量,饮食睡眠可,二便正常。

孕 产 史	孕 1 产 1。
既 往 史	17 年前因外伤行肠修补术及阑尾切除术,术中输血 1 次。既往青霉素批号过敏史。否认其他食物及药物过敏史,否认肝炎结核等传染病史,否认高血压、糖尿病、心脏病等家族遗传病史。否认其他手术史。
入院查体	T38.0℃,P80 次 / 分,R17 次 / 分,BP:117/67mmHg,神清,贫血貌,心肺听诊无异常,腹膨隆,下腹可见横行剖宫产瘢痕,右中腹可见长约 14cm 纵行手术瘢痕。腹部无压痛、反跳痛及肌紧张,双下肢轻度水肿。
辅助检查	血常规:WBC 11.44 10^9/L;中性粒百分比 84.8%;Hb 84g/L。 降钙素原 0.164ng/ml,CRP 108g/L,DD 4429μg/L。 急诊经腹超声检查:子宫前倾位,增大,大小约 13.4cm×8.6cm×6.3cm,子宫内膜厚约 0.6cm,回声不均。子宫前壁剖宫产切口处回声不连续,回声中断约 0.8cm。子宫前方可见游离气体影像。宫腔内、子宫前壁剖宫产切口处可见气体样强回声。左卵巢大小约 2.9cm×2.1cm,右卵巢大小约 2.6cm×1.7cm。双附件区未见明显占位性病变。子宫周围可见积液,范围约 11.1cm×4.6cm,内伴条絮状回声。超声诊断:①子宫前壁剖宫产切口处回声不连续;②子宫前方游离气体;③盆腔包裹性积液;④子宫内膜回声不均。 全腹 CT:剖宫产术后改变,宫腔下段腔内、前壁及前方多发积气,子宫周围积液。盆、腹腔多发渗出、积液。双侧肾盂及输尿管中上段扩张、积液。腹腔小肠多发扩张、积气积液。不均匀脂肪肝。肝左内叶、右前叶及局部腹壁软组织多发高密度灶,请结合临床。
入院诊断	1. 剖宫产术后发热待查,产褥感染? 2. 中度贫血
诊疗经过	入院后完善相关检查,进一步排除泌尿系感染、上呼吸道感染、乳腺炎、腹部切口感染、下肢血栓性静脉炎。予以广谱抗生素、预防血栓、改善血液循环、改善贫血和支持疗法治疗。加强外阴、阴道局部护理,鼓励患者下床活动,促进子宫收缩、促进恶露排除。入院后体温逐渐下降,3 日后体温恢复正常,平稳 2 天后出院。
出院诊断	1. 剖宫产术后 2. 产褥感染 3. 中度贫血

病例解析

诊治关键

1. 泌乳热和产褥感染的区别

产后体温大多在正常范围,部分人产后 24 小时内略升高,一般不超过 38℃。产后 3~4 天可能会出现乳房充血影响血液,淋巴回流,乳房胀大,体温升高,称为泌乳热,一般不超过 38℃,持续 4~16 小时,不属病态。产褥感染时体温常超过 38℃以上,伴有白细胞增高,特别是中性粒细胞增高。其他感染指标,如 C 反应蛋白等也有相应增高。常伴有腹痛、腹胀、腹部下坠感、子宫收缩不佳、恶露排除不畅、恶露异味等。

2. 产褥期发热的鉴别诊断

(1)细菌性乳腺炎:当持续性发热同时伴有乳腺组织肿胀,持续性疼痛,泌乳不畅,查体单(双)侧乳腺组织红肿,质硬,伴有压痛时考虑细菌性乳腺炎。

(2)呼吸道疾病:上呼吸道感染多数在发热的同时伴有咽痛、咳嗽、咳痰、鼻塞、呼吸困难等症状。尤其在剖宫产分娩的产妇,可能出现肺不张,吸入性肺炎或细菌性肺炎。查体可能有患侧肺部的湿啰音,但也有产妇症状隐匿,需要胸部 X 线摄片排除。

(3)泌尿系感染:顺产产妇尿潴留发生率高,剖宫产术的留置尿管,都增加了产褥期泌尿系感染的发生率。典型病例在发热时有腰痛、肾区叩击痛、尿频尿急尿痛等症状。产后的恶露存在增加了尿液检查的困难,一定要留取中段尿进行相关检查。如果尿常规细菌超标,尿中白细胞、红细胞明显升高,应积极进行中段尿细菌培养,有助于得到细菌学证据支持。

（4）血栓性静脉炎：当下肢浅（深）静脉血栓同时伴有感染，形成血栓性静脉炎，可能出现腿部疼痛、肿胀，常有腓肠肌压痛等。

（5）产褥感染：产褥期发热的患者，如果排除了上述感染的可能性，同时伴有腹痛、腹胀、腹部下坠感、子宫收缩不佳、恶露排除不畅、恶露异味等局部症状，则应首先考虑产褥期感染的诊断。

3. 产褥感染治疗关键

支持对症治疗、应用广谱抗生素、改善循环是产褥感染的第一要务。但因感染多位于生殖道，治疗重中之重在于促进宫缩、鼓励产妇多下地活动、促进恶露的排除、必要时尽快阴道消毒甚至清出宫内感染物，有助于产褥感染的尽快恢复。

（1）产褥感染的常见诱因及途径：产褥感染的常见诱因为产妇体质虚弱、营养不良、孕期贫血、孕期卫生不良、胎膜早破、羊膜腔感染、慢性疾病、产科手术、产程延长、产前产后出血过多、多次宫颈检查、产后卧床少动致宫内容物排除不畅等。病原体（β- 溶血性链球菌最常见）通过外源性、内源性途径感染机体。

1）内源性感染：正常孕妇生殖道或其他部位寄存的病原体，多数不致病，当抵抗力降低感染诱因出现时可致病。

2）外源性感染：被污染的用具和器械等造成

（金黄色葡萄球菌、表皮葡萄球菌、β- 溶血链球菌）

（2）产褥感染的并发症

1）坏死性筋膜炎：可以发生于剖宫产切口、会阴切开切口、会阴撕裂处，有很高的病死率，常伴有很明显的组织坏死。感染多为混合细菌。

2）腹膜炎：因妊娠导致腹壁松弛，往往疼痛剧烈，但肌紧张不明显。如果由于子宫感染扩散而来，通常药物可以治疗。如果源自肠道损伤或子宫切口坏死，盆腔脓肿破裂，常伴发败血症休克，需要使用抗生素同时手术。

3）脓毒血症及败血症（感染细菌的血行播散）：若细菌大量进入血液循环并繁殖造成败血症。表现为寒战、高热、脉速、气促、重者昏迷、抽搐。如不及时抢救可发生感染中毒性休克而危及生命。

（杜鹃）

参考文献

1. Jeroen van Dillen，Joost Zwart，Joke Schutte，et al. Maternal sepsis：epidemiology，etiology and outcome. Curr Opin Infect Dis. 2010，23（3）：249-254
2. 吴水妹，高玲娟，胡芝仙．产褥感染的相关因素分析及预防措施．中华医院感染学杂志，2014，24（12）：3062-3063
3. 曹秀贞，易为．产褥感染病原菌分布、耐药性及危险因素分析．中国妇幼保健，2014，13：2017-2018

第三节　剖宫产术后血肿

| 病例 1 | 剖宫产术后腹胀伴呼吸困难

病例简述

患者杨某，女，35 岁

主　　诉	剖宫产术后 1 天，呼吸困难 1 天。
现 病 史	患者平素月经规律，呈 12 岁，5 日 /26 日型，经量正常，偶尔痛经。患者 1 天前因孕足月瘢痕子宫于外院行剖宫产术，术后 4 小时自觉呼吸困难伴心悸，查体提示心率 120 次 / 分，血红蛋白 78g/L，超声提示腹腔积液，不除外腹腔内出血遂急诊转入我院。患者略有呼吸困难，腹略胀，无腹痛，无阴道异常流液流血。
孕 产 史	孕 2 产 1，2010 年于外院剖娩一男活婴。
既 往 史	否认心脏病、糖尿病及高血压病史。否认食物及药物过敏史，既往乙肝大三阳；否认其他结核

等传染病史,否认家族遗传病史,否认外伤及输血史。

入院查体 一般查体:T:36.5℃,P:120 次/分,BP:132/85mmHg,SpO₂100%,中度贫血貌,周身轻度黄染,一般状态可,神志清楚,对答如流。腹胀,轻压痛,无反跳痛及肌紧张,宫缩良好,宫底脐下 1 指,下腹可见一 10cm 横行手术切口,敷料清洁,切口周围无渗血,无红肿及硬节,阴道流血少量。查体:血氧 100%(吸氧时),腹略胀,轻压痛,无反跳痛及肌紧张,宫底脐下一横指,阴道流血量小于月经量。

窥器视诊:外阴发育正常,阴道畅,宫颈光滑,宫口处见少量暗红色血,无腥臭味。

辅助检查 血红蛋白 64g/L。

腹部超声:腹腔内积液深 6.2cm,内伴细小点状回声。

全腹 CT:腹盆腔大量积液渗出,腹腔右侧及盆腔散在高密度影,积血? 胆囊内高密度影,造影剂残留? 双侧胸腔少许积液,心腔密度减低,注意贫血。

入院诊断 1. 腹腔积液(腹腔内出血?)

2. 中度贫血

3. 剖宫产术后

4. 乙肝病毒携带

诊疗经过 患者入院后完善相关化验检查,血红蛋白持续下降,初步考虑腹腔内活动性出血可能性大,向患者及家属交代:可先予对症保守治疗同时行介入治疗,必要时不排除再次开腹可能,但费用高,预后不确定,若患者拒绝介入要求开腹治疗,创伤大,预后不确定,患者及家属拒绝开腹手术,要求保守,要求行介入治疗,2017-09-12 于局麻下行经皮腹腔动脉造影及栓塞术。手术顺利,术后安返病房。给予监护、吸氧、抗炎、促宫缩、输血等对症治疗,术后 7 天,患者无发热、咳嗽、咳痰、呼吸困难等主诉,生命体征平稳。复查 CT 盆腹腔积液明显减少,血红蛋白 93g/L。患者及家属要求出院,预约出院。

出院诊断 1. 腹腔积液(腹腔内出血?)

2. 轻度贫血

3. 剖宫产术后

4. 乙肝病毒携带

| 病例 2 | 剖宫产术后发热

病例简述

李某,女,36 岁

主 诉 剖宫产术后 10 天,发热 3 天。

现 病 史 患者平素月经规律,呈 13 岁 3~5 日 /28~30 日型,经量正常,无痛经。患者 10 天前因孕足月、高龄初产,子宫肌瘤(子宫前壁 8cm)于我院行剖宫产术,术后 3 天患者恢复良好,顺利出院,术后 1 周开始出现发热,最高 38.5℃,自行口服抗生素未见明显好转,遂入院。患者现咳嗽咳痰,无呼吸困难,无阴道异常流液流血,二便正常。

孕 产 史 孕 1 产 1,10 天前于我院剖娩一男活婴。

既 往 史 否认心脏病、糖尿病及高血压病史。否认食物及药物过敏史,否认肝炎结核等传染病史,否认家族遗传病史,否认外伤及输血史。

入院查体 一般查体:T:37.5℃,P:110 次/分,BP:130/75mmHg,SpO₂100%,无贫血貌,周身无黄染,一般状态可,神志清楚,对答如流。双乳房不胀,腹稍胀,轻压痛,无反跳痛及肌紧张,宫缩良好,下腹可见一10cm横行手术切口,敷料清洁,切口周围无渗血,无红肿及硬节,阴道流血少量。窥器视诊:外阴发育正常,阴道畅,宫颈光滑,宫口处见少量暗红色血,无腥臭味。

辅助检查 血常规:白细胞$14.2×10^9$/L,血红蛋白104g/L,CRP 61mg/L。

腹部超声:子宫前壁可见直径6.4cm大小包块,形态不规整,内呈中低混合回声,其内未检出确切血流信号。

入院诊断　1. 剖宫产术后发热原因待查(血肿?)

　　　　　　2. 轻度贫血

诊疗经过　患者入院后完善相关化验检查,给予抗炎、促宫缩等对症治疗病情未见明显好转,遂介入下穿刺引流术,共引出陈旧血约20ml,留置引流1枚,术后给予监护、吸氧、抗炎、促宫缩等对症治疗,术后5天,患者无发热、呼吸困难等主诉,生命体征平稳。复查彩超未见明显异常,患者及家属要求出院,预约出院。

出院诊断　1. 剖宫产术后发热

　　　　　　2. 血肿

病例解析

(一) 诊断与治疗要点

1. 是否存在血肿的早期判断和识别

剖宫产术后血肿病情隐蔽,轻微早期的剖宫产术后血肿多没有明显症状,或只有低中度发热,容易误认为产褥感染,随诊血肿的增大可能出现低血压、休克、血红蛋白持续下降等症状,如伴随感染可能出现高热、感染性休克等。因此,出现发热,腹部不适等早期症状时要及早完善检查排除血肿的存在,尽早发现尽早处理是剖宫产术后血肿诊治的关键。

2. 剖宫产术后血肿的位置

由于不同部位血肿临床转归及治疗方法不同,借助超声、CT等辅助检查明确血肿部位非常重要。根据治疗方案和超声影像的不同,血肿分为皮下血肿、腹直肌及周围血肿、子宫切口血肿、阔韧带血肿或合并腹膜后血肿。

3. 是否有活动性出血

患者是否存在活动性出血是治疗的关键,因此要动态监测患者生命体征、血常规、凝血,并动态复查彩超监测血肿大小。

(二) 误诊误治防范

1. 剖宫产术后血肿的防范

虽然近年来剖宫产的安全性大大提高,但仍存在很多近期及远期的并发症,如果术中切口位置选择不当、胎头过高或过低、手法不当都可引起切口向两侧延裂,可延伸到阔韧带,向下至宫颈、累及宫旁、子宫血管,发生难以控制的出血,另外血管一旦断裂受损的血管回缩未缝扎确实,会引发阔韧带及后腹膜血肿,危及患者生命,因此要术前仔细评估患者病情,严格掌握手术指征。

2. 剖宫产术后呼吸困难的鉴别诊断

剖宫产术后呼吸困难多数由于贫血、低蛋白引起的胸腔积液引起,同时要排除患者存在的心肺疾病,常见肺部疾病有:肺栓塞、肺梗、肺不张、肺炎、肺水肿等,常见的心脏疾病有:风湿性心脏病、先天性心脏病、心内膜炎、心肌炎、围产期心肌病及心脏病术后(如:瓣膜分离术、人工瓣膜等)。

(三) 相关探讨

1. 对于腹腔内血肿开腹手术还是保守治疗的选择

腹腔内出血患者是选择积极的开腹手术还是保守治疗是患者治疗成功的关键,也是治疗的难点。对于没有活动性出血、没有继发感染且患者生命体征平稳的患者可以选择保守治疗或先行介入观察,但要严密监测患者生命体征,动态复查血常规及彩超,并充分向患者及家属交代好病情,征得患者及家属的认可,一旦出现病情加重或保守治疗无效及时开腹探查。

2. 阔韧带血肿的治疗

如血肿不大,且无继续增大趋势,可加强抗炎、止血、物理治疗,期待血肿吸收,如血肿很大致明显贫血或继续增大,需行剖腹探查,切开阔韧带,清除血肿,缝合止血或置引流管引流,对于并发DIC,创面渗血广泛的可行油纱压迫,术后抗炎止血治疗。

(杜鹃)

参考文献

1. 张爱青,刘朝晖,孟颖. 剖宫产术后不同部位血肿超声表现及临床分析. 中华医学超声杂志:电子版,2012,11:17-

21

2. 杨孜. 剖宫产术中术后大出血的防范和处理. 中国实用妇科与产科杂志, 2008, 10 (24): 740

3. 杨朝霞, 倪妍, 李晓琴. 剖宫产术后盆腔脓肿保守治疗 8

例分析. 中国妇产科临床杂志, 2015, 1: 73-74

4. 杨忠诚, 尹桂, 吴良娟. 剖宫产术后血肿、脓肿的超声评估与介入性超声治疗的临床价值. 微创医学, 2017, 12 (5): 631-633

第四节　乳　腺　炎

| 病例 |　哺乳期乳腺炎

一、病例简述

患者王某某, 女, 28 岁

主　　诉	左乳房胀痛 5 天, 发热 2 天。
现 病 史	该患在我院正常分娩, 孕期孕检未见异常, 现产后 23 天, 5 天前无明显诱因出现左侧乳房胀痛, 自述有一肿块, 经自主按摩后未见好转, 肿块略有增大, 并出现局部皮肤温度略增高, 2 天前出现发热, 最高温度 38.6℃, 口服退热药后体温降至正常。孕期饮食睡眠可, 二便正常。
孕 产 史	G1P0, 2017-02-11 在我院正常分娩一女活婴。
既 往 史	否认心脏病、糖尿病及高血压病史。 否认传染病及乳腺炎病史。
入院查体	一般查体: T: 36.8℃, P: 90 次 / 分, BP: 120/70mmHg, R: 18 次 / 分。神清语明, 现无发热。心肺听诊未闻及异常。 乳房查体: 左侧乳腺外上象限可触及 3cm×2cm 大小肿块, 质硬, 皮温略高, 乳头无皲裂, 乳房皮肤表面无红斑及破溃, 乳汁未见异常。 产科查体: 外阴发育正常, 阴道畅, 阴道分泌物无异味, 宫颈恢复良好, 阴道裂伤恢复良好。
辅助检查	血常规: 白细胞总数: $12.5×10^9$/L, 中性粒细胞百分比: 80.3%。 乳腺彩超: 双乳符合哺乳期声像图改变, 双侧乳腺层次清晰, 腺体略增厚, 腺管扩张, 分布规则。左乳 2~3 点腺体结构紊乱, 其内可见片状低回声, 范围约 3.7cm×2.1cm, CDFI: 未见明显血流信号。超声印象诊断: 双乳符合哺乳期声像图改编, 左乳异常回声, 急性炎症? 建议隔期复查。
入院诊断	哺乳期左侧乳腺炎
诊疗经过	给予停止哺乳、温毛巾热敷, 后手法排乳, 物理治疗早晚各一次, 每次 30 分钟, 加用头孢曲松钠 12 小时内静点完毕。告知患者保持乳房清洁, 排空乳汁, 减少淤积。选择宽松内衣, 保持良好心情。经治疗 5 天后, 症状消失。

二、病例解析

(一) 诊治关键

1. 哺乳期乳腺炎的分类及治疗

根据 2000 年 WHO 出版的《乳腺炎的病因和管理》对哺乳期乳腺炎诊断分为 3 种类型: 乳汁淤积型乳腺炎、感染型乳腺炎、非感染型乳腺炎。但在临床工作中, 感染型和非感染型乳腺炎临床症状极为相似, 需要进行实验室的菌落计数来评定, 由于菌落培养耗时较长, 对疾病治疗基本无指导意义, 故可将两者归为急性炎症期乳腺炎。根据临床症状严重程度来分类, 除淤积型、急性炎症型以外还有一种是乳房包块已形成实性肿块的脓肿难治型乳腺炎。

哺乳期乳腺炎多因乳汁淤积和细菌感染所引起,而细菌感染致病菌多为金黄色葡萄球菌,故血常规有异常显示细菌感染可加入抗生素治疗,如单纯乳汁淤积型乳腺炎,无其他全身症状,就解除引起乳汁淤积原因来治疗,排空乳房是治疗关键,淤积原因通常为奶水淤积、奶水量过多、乳房异常挤压、孕妇先天乳头凹陷等。如乳房包块发展为脓肿则需乳腺专科行切开引流治疗。

2. 乳腺炎的预防

哺乳期如果不注意乳房的护理很容易出现乳腺炎及复发,故平时的乳房护理也同样重要,教会患者排乳的方法及排乳的技巧,引导患者正确处理乳头凹陷、乳头皲裂,了解患者需求,个体化指导,从而降低乳腺炎的发生率。

(二)误诊误治防范

哺乳期乳腺炎为良性疾病,与之相似的炎性乳癌则为恶性病变,并且恶性程度高,局部症状与乳腺炎相似,但没有全身炎性反应,如畏寒、发热等,乳房皮肤表面颜色呈紫色,橘皮样改变,红肿面积边界清楚,也会有淋巴结肿大,抗感染治疗无效。国内学者吕亚萍等认为其钼靶表现为毛刺或分叶状肿块伴有或不伴有恶性钙化。超声:可见扩张的淋巴管迂曲走行,成鹅卵石样改变。故如遇见抗感染治疗无效病例应及时就诊于乳腺专科治疗,避免延误病情。

(滕红)

参考文献

1. 王晓洁.哺乳期乳腺炎临床分型及治疗方法探讨.世界最新医学信息文摘,2016,16(88):179
2. 王慧斌,肖华,江飞.哺乳期乳腺炎的临床研究.实用妇科内分泌杂志,2017,4(1):57-59
3. 吕亚萍,毛勤香,杨兴华,等.48例乳腺癌的影像特征分析.重庆医学,2010,39(1):50-52.
4. 赵昆昆,陈德滇.A炎性乳癌的临床研究进展.吉林医学,2013,34(5):925

第五节 菌血症和败血症

| 病例 1 | 剖宫产术后持续发热脓毒症 1 例

病例简述

患者某某,女,34 岁

主　　诉　剖宫产术后 10 天,发热 9 天。

现 病 史　患者 10 天前因"孕 4 产 1,孕 36⁺³ 周、先兆早产、瘢痕子宫、先心病修补术后"入院行剖宫产术。术后第 1 天起出现间断发热,无咳嗽咳痰,体温最高达 40℃,给予抗生素治疗无明显好转,反复复查血常规见白细胞增高,现术后 10 天。

既 往 史　孕 4 产 2,2006 年行剖宫产一女活婴,2017 年 2 月 9 日剖宫产一活男婴。均体健。人工流产两次,否认家族遗传病史。

否认高血压、糖尿病、心脏病史,否认溃疡病及青光眼病史,否认肝炎、结核等传染病及其接触史。否认献血、输血史。无外伤史。否认食物,头孢替唑试敏阳性,无其他药物过敏史。未到过疟疾、肺吸虫、血吸虫病等流行区,无特殊毒物接触史。否认性病及冶游史。25 岁结婚,配偶健康。平素月经规律,月经初潮 14 岁,5 日 /27 日型,经量中等,血块(+),痛经(+)。

2011 年行先心病修补术。

入院查体　一般查体:T:36.8℃,P:78 次 / 分,BP:104/64mmHg,R:20 次 / 分。

发育正常,营养中等,表情自然,自动体位,神志清楚,查体合作。皮肤色泽正常,无皮疹及皮下出血,无肝掌及蜘蛛痣。全身检查无异常。

产科查体:腹对称、膨隆,下腹正中见一纵切口瘢痕长约 10cm,切口皮肤愈合尚可,可触及硬结,无红肿及渗出,无皮温增高。外阴发育正常,阴道畅通,黏膜润软,浆液性恶露少许,色淡红,无异味,宫颈尚光滑,子宫略大,活动好,无压痛,双侧附件区未触及异常。

辅助检查　血常规 2017-2-19 我院,白细胞 $19.3×10^9$/L,中性粒细胞百分比 88.6%,血红蛋白 88g/L,血小板 $336.0×10^9$/L,血白蛋白 23.9g/L。

同一天做细菌培养取样,培养三天后无细菌生长。

超声提示皮下脂肪层与肌层间见类似梭形低回声光团,范围约 10.0cm×1.6cm×2.3cm,界限尚清,形态欠规则,中央部似可见低至无回声区,未见明显血流信号,该光团后方回声尚连续,未见明显与腹腔想通处。局部可见脓性液体量约 25ml。

入院诊断
1. 腹壁下脓肿
2. 脓毒症
3. 低蛋白血症
4. 剖宫产术后
5. 先心病修补术后

诊疗经过　该患者因剖宫产术后 10 天,发热 9 天入院,术后第 1 日起出现间断发热,无咳嗽咳痰,体温最高达 40℃,给予抗生素治疗无明显好转,反复复查血常规见白细胞增高现术后 10 天。根据病史、体征及现有辅助检查初步诊断:剖宫产术后、瘢痕子宫、盆腹腔积液、腹壁下脓肿、产褥病率、轻度贫血、低蛋白血症、先心病修补术后、可疑感染性心内膜炎

根据初步诊断做检查项目:急检血常规、尿常规、肝功、肾功、血糖、离子、出凝血时间、血型、免疫常规、床头心电图,脓性液体送检细菌培养。同时给予抗炎、补液、营养支持等对症治疗,并与家属及患者交代住院期间可能发生的意外,住院期间仍可能继续发热,可能出现重症脓毒症,多功能脏器衰竭,必要时手术治疗,患者、家属表示知情理解。

患者入院 1 小时查房,主诉偶有恶心、无呕吐,已排气排便,偶有腹胀。结合检查及发热病史,目前患者腹壁下有脓肿,考虑到继续保守治疗的风险大于益处,会诊决定建议立即行剖腹探查术、脓肿清创术,与家属及患者交代病情及风险告知,患者及家属表示知情理解,并同意当天麻醉下行剖腹探查术、脓肿清创术。签订手术知情同意书。做手术准备。

行剖腹探查术,术中见:腹直肌后缘沿切口走向有一血肿腔约 1.0cm×1.5cm×4.0cm 大小,清除积血块及清创周围组织,与患者家属沟通后,需探查腹腔内情况,遂打开腹膜,见腹腔内脓性液体流出,量约 200ml,予吸尽。并取样送检细菌培养。探查见子宫略大,复旧尚可,宫体及宫底表面光滑,子宫下段缝合线可见,子宫切口愈合尚可,两侧髂窝处可见散在脓苔样附着物,双侧附件区未见明显异常,大网膜及肠管未见异常,上腹部腹膜较光滑。清拭脓苔表面,生理盐水、甲硝唑冲洗腹腔。于膀胱子宫反折膜处及直肠子宫陷凹处各留置引流管一枚,与腹直肌鞘前腹壁脂肪层后留置胶条引流一枚后,7 号丝线间断缝合各层组织,逐层关腹。术中经过顺利,麻醉满意。术后安返病房。术后血压 110/65mmHg,留置尿管引流通畅。术后给予抗感染、补液等对症支持治疗。术后嘱患者 6 小时内禁食水,按摩下肢防止下肢静脉血栓。注意观察阴道流血及引流情况。

修正一临床诊断:腹壁下血肿。

诊断依据:术中探查见,腹直肌后缘沿切口走向有一血肿腔约 1.0cm×1.5cm×4.0cm 大小。治疗原则:已行手术清除血肿,继续观察对症治疗。

术后两小时心血管内科医师会诊:患者自觉呼吸后出现左侧肋部疼痛,呈瞬间感,与呼吸有关,无持续性心前区疼痛,自觉气短,无明显呼吸困难,无咳嗽咳痰。血压 116/60mmHg,心率 69 次/分,律整无杂音,双下肢无水肿。复查心电图:窦性心律,不正常心电图,T 波低平。

18:32 体检血常规、BNP。当日根据检验结果输血,20:00 开始输入异体 O 型 RH 阳性普通血

浆 350ml,23:25 输血完毕,输血中及输血后无不良输血反应。

术后第一天,一般体征平稳,腹部切口轻微疼痛,未排气。阴道少量血性恶露,色淡红无异味。引出淡黄色尿液 1200ml,两处引流管均引出淡红色引流液约 30ml。床头胸片:两肺纹理增强,两上肺野可见模糊高密度影,心影稍大,左侧肺膈肌角变钝。影像诊断:心脏术后改变。两肺斑片影。当天 13:50~17:00 输入异体 O 型 RH 阳性普通血浆 400ml。无输血不良反应。当天 18:40 开始患者有咳嗽、咳痰,痰不易咳出。继续抗感染治疗,止咳治疗。体检肝功。

术后第 2 天,一般体征平稳,偶有咳嗽、咳痰,未排气,阴道少量血性恶露,色淡红无异味,膀胱子宫反折膜处引流管引出淡红色引流液约 10ml,直肠子宫陷凹处引流管引出淡红色引流液约 20ml。继续抗炎、止咳、补充白蛋白等对症治疗。21:36 体检血常规。

术后第 3 天,一般体征平稳,已排气,咳嗽、咳痰症状好转。阴道少量血性恶露,色淡红无异味。膀胱子宫反折膜处引流管已无引流液引出,今日拔除。直肠子宫陷凹处引流管引出淡红色引流液约 10ml。

术后第 4 天,一般体征平稳,脓液三天细菌培养无细菌检出。07:35 体检肝功、尿常规、血常规。阴道少量血性恶露,色淡红无异味。直肠子宫陷凹处引流管引出淡红色引流液约 10ml。心脏彩超、CDFI、腹部彩超,患者双侧胸腔积液,考虑低蛋白血症所致。根据目前患者症状体征,考虑感染性心内膜炎可能性不大。

术后第 5 天,一般体征平稳,阴道少量血性恶露,色淡红无异味。直肠子宫陷凹处引流管无引流液流出,今日拔除。继续补充白蛋白。14:57 体检便常规、潜血。隐血阳性。调节肠道菌群,抗感染、止泻及对症治疗。

术后第 6 天,一般体征平稳,便前腹痛,便后缓解。子宫复旧良好,阴道少量血性恶露,色淡红无异味。继续补充白蛋白。

术后第 7 天,一般体征平稳,便前腹痛,便后缓解。子宫复旧良好,阴道少量血性恶露,色淡红无异味。17:27 体检血常规、肝功。

术后第 9 天,一般体征平稳,阴道少量血性恶露,色淡红无异味。今天将腹部缝合线全部拆除。

期间患者无不适主诉,饮食睡眠好,一般生命体征平稳,子宫复旧良好,阴道少量血性恶露,色淡红无异味。术后第 15 天 20:51 体检血常规、肝功。

术后第 17 天,胸腔积液检查,双侧胸腔均未探及明确液性暗区。彩超肝、胆、胰、脾、肾、输尿管、膀胱未见明显异常。心脏彩超:二尖瓣成形术后,房间隔缺损术后,房水平分流消失。全腹 CT 平扫:子宫改变,结合临床。盆腔少量积液。

期间患者无不适主诉,饮食睡眠好,一般生命体征平稳,子宫复旧良好,阴道少量血性恶露,色淡红无异味。术后第 22 天,换药见甲级愈合,无红肿及渗出密切注意阴道流血及子宫复旧情况。现患者恢复良好,经医疗小组讨论后,嘱其院外注意事项,准予出院。

出院诊断

1. 瘢痕子宫
2. 先心病术后
3. 脓毒症
4. 盆腹腔积液
5. 腹壁下血肿
6. 产褥病率
7. 轻度贫血
8. 低蛋白血症
9. 剖宫产术后
10. 感染性心内膜炎?

| 病例2 | 菌血症1例

病例简述

患者某某,女,28岁

主　　诉　停经29⁺⁵周,间断性阴道流液12小时,不规律下腹痛2小时。

现 病 史　患者平素月经规律。LMP:2015-5-20,EDC:2016-2-27。停经1个月余行早孕试纸检测得知怀孕,停经40天于当地医院行超声检查提示"宫内妊娠"。孕早期无明显恶心、呕吐等早孕反应。停经4个月自觉胎动,活跃至今。孕期定期行产前检查无异常。12小时前患者无明显诱因出现阴道流液,无阴道流血,遂就诊于当地医院,建议转入上级医院,遂来我院。2小时前出现不规律下腹痛,门诊以"晚期妊娠"收入院。

孕 产 史　孕1产0。

既 往 史　否认手术及外伤史,否认心脏病、肾病、糖尿病病史;否认肝炎、结核等传染病病史;否认青霉素等药物过敏史。

入院查体　一般状态尚可,体温36.5℃,脉搏82次/分,呼吸20次/分,血压121/78mmHg,心肺听诊未闻及异常。

产科情况:宫高26cm,腹围96cm,腹部膨隆,孕晚期腹型,偶可触及宫缩。骨盆外测量均在正常范围。

内诊:宫颈管消退30%,宫口未开。阴道pH试纸呈蓝色。

辅助检查　床旁B超(入院时):胎位头位,双顶径7.2cm,股骨长5.0cm,胎盘位于左侧壁,Ⅱ级。羊水最大液深3.0cm,可见胎心、胎动。

胎心监护:胎心率基线140次/分,NST反应型。

入院查血常规(急):白细胞(WBC)7.23×10⁹/L,中性粒细胞百分比(NE%)0.78,红细胞(RBC)3.46×10¹²/L,血红蛋白(HGB)90g/L,血小板(PLT)194×10⁹/L。

入院诊断　1. 先兆早产

2. 胎膜早破

3. 轻度贫血

4. 孕1产0,孕29⁺⁵周,LOA

诊疗经过　(1) 14日17:15收入院。根据现病史、既往史、体格检查、辅助检查做出入院诊断:孕1产0,孕29⁺⁵周,头位,先兆早产;胎膜早破。向患者及家属交待病情,其表示知情,要求暂待产。完善相关检查,密切监测胎心、胎动。治疗原则:密切观察患者病情变化,给予抗感染,抑制宫缩等保胎对症支持治疗。

(2) 15日8:42. 主治医师查房,查体、产科情况、内诊同时入院。继续给予抗感染,抑制宫缩等保胎对症支持治疗。15日13:40复查超声,继续目前治疗。

(3) 15日15:22,胎心监护提示胎心持续在160~170次/分,无宫缩。无腹痛及阴道流血。考虑可能存在胎儿窘迫。给予葡萄糖+维生素C静滴,吸氧。向患者及其家属交代病情,患者家属签字告之清楚,要求继续保胎,认可胎死宫内风险。

(4) 16日03:22,患者于凌晨2:00自述发热,全身发冷,测体温37.9℃,予以物理降温。2:30复测体温38.6℃,心率98次/分,血压100/70mmHg,无腹痛,给予阿司匹林赖氨酸盐、物理降温、补液、采血培养对症治疗。凌晨4:30分测体温38.5℃,电话请感染科会诊后,建议口服对乙酰氨基酚及布洛芬混悬液对症治疗,告知患者及家属后,患者及家属表示知情同意。

(5) 16日06:56,查房。患者一般状态尚可,无腹痛,胎心率基线150次/分,6:00测体温

39.5℃,血压 100/70mmHg,心率 100 次/分,继续给予降温、抗生素、对症治疗,抗生素升级为头孢西丁。请示上级医生后指示:复查离子,监测生命体征,密切观察患者病情变化。

(6) 16 日 08:25,查体:腹部膨隆,偶可触及宫缩。宫体无压痛。内诊:宫颈管消退 50%,宫颈口未开。全科会诊该患者,科室主任指示:监测血常规、超敏 C 反应蛋白等,明确患者发热原因,如因胎膜早破有宫内感染风险,应尽早终止妊娠。如排除宫内感染,明确发热原因,请相关科室会诊,积极对症支持治疗,密切观察患者病情变化。

(7) 16 日 08:50,患者一般状态尚可,护士交班行多普勒听胎心微弱。行床旁超声提示胎心消失。补充临床诊断:死胎。持续多功能监护血压波动在 90/60mmHg 左右,心率 120 次/分左右,吸氧下监测血氧 95% 左右。与患者及家属交待病情,患者不除外感染,已胎死宫内,需尽快终止妊娠,因患者胎膜早破,拟行缩宫素引产,因患者爱人未在场未签字。急检离子结果回报:钾 2.94mmol/L,钠 133.6mmol/L,氯 106.9mmol/L,钙 1.88mmol/L,二氧化碳结合力 15.3mmol/L。给予补液大袋中加入氯化钾注射液 20ml。密切监测患者生命体征。

(8) 16 日 09:00,患者自诉胸闷,呼吸困难,不能平卧,有不规律下腹痛。腹部膨隆,无压痛,可触及不规律宫缩。持续多功能监护血压波动在 90/60mmHg 左右,心率波动在 120 次/分左右,改面罩吸氧下监测血氧 95% 左右。行 BNP、D 二聚体等化验检查,行床头心脏彩超。积极联系心血管科、呼吸科、感染科等科室会诊。因患者一般状态欠佳,病情危重,且患者有不规律下腹痛,产程已发动,暂取消缩宫素引产,密切监测患者病情变化。

(9) 16 日 09:35,会诊,今日复查血常规(急)结果回报:白细胞(WBC)1.86×10^9/L,中性粒细胞百分比(NE%)0.66,红细胞(RBC)3.11×10^{12}/L,血红蛋白(HGB)79g/L,血小板(PLT)149×10^9/L,血小板比容(PCT)0.160%。

血液肿瘤科会诊意见:患者白细胞、红细胞明显降低,不排除与死胎有关,建议行骨髓穿刺、活检,染色体等检查,排除血液病可能。因白细胞较低,可给予抗炎治疗,必要时升白、输血治疗。

床旁、术中彩色多普勒超声检查影像诊断:静息状态下心内结构、功能未见异常。

心血管内科会诊意见:

查体:一般状态差,血压 70/40mmHg,血氧饱和度 94%。

辅助检查,床头心脏彩超提示心功能大致正常。

印诊:休克(低血容量性可能性大)

建议:①补液,扩容,纠正休克;②随诊。

感染科会诊建议:

1. 患者发热,入院时中性粒细胞偏高,今晨复查白细胞明显下降,伴 CRP 升高,考虑不除外感染所致,建议抗生素升级为美罗培南。

2. 提检血尿培养,PCT,阴道分泌物培养,血气分析,监测血常规,尿常规,CRP,血气变化。

3. 积极补液支持,吸氧,纠正电解质紊乱,如呼吸困难加重可给予少量激素。

4. 请 ICU 科会诊。

5. 随诊

(10) 16 日 10:50,患者自诉呼吸困难、胸闷症状略缓解,持续多功能监护血压波动在 88/56mmHg 左右,心率波动在 130 次/分左右,罩吸氧下监测血氧 95% 左右。指示:遵会诊意见执行,抗生素升级、继续给予抗感染、扩容等对症支持治疗。密切观察患者病情变化。

(11) 16 日 11:30,患者再次出现呼吸困难、胸闷,难以平卧,自述偶有不规律下腹部胀痛,伴胃区不适。腹痛时胸闷、呼吸困难症状加重。多功能监护显示血压波动在 88/56mmHg 左右,心率波动在 130 次/分左右,面罩吸氧下监测血氧 95% 左右。急请 ICU 科前来会诊,考虑患者病情危重,建议转入 ICU 病房继续观察对症支持治疗,遂行转科至 ICU。

(12) 16 日 12:20,患者转至 ICU,ICU 初步诊断:感染性休克,酸碱平衡紊乱-代谢性酸中毒、乳酸酸中毒,贫血,电解质紊乱-低钠、低钙、低钾血症。13:50 行深静脉置管术。ICU 积极抗感染抗休克对症处理,但病情继续恶化。14:18 患者一般状态差,血压测不出,心率 170 次/分左右。腹部膨隆,偶可触及宫缩。内诊:宫颈管完全消退,宫颈口开大 2cm。继续抢救病情仍继续恶化,14:50 瞳孔散大,直径 6mm,对光反射消失。15:50 心率迅速降至 40 次/分,呈室性逸搏,紧急行心肺复苏术,持续胸外心脏按压,间断静推去甲肾上腺素、多巴胺等抢救药物,患者呼吸、心跳无恢复,瞳孔散大固定,对光反射消失,于 17 时 05 分心电图呈一直线,宣布临床死亡,给予尸体料理。

补充临床诊断:多器官功能障碍综合征(肺、肾、肝、心脏),弥散性血管内凝血,双肺肺炎,低蛋白血症。

(13) 16 日 19:30,两份血培养阳性报警提示阴性杆菌。12 月 18 日结果回报:(16 日 2 时)血培养及鉴定:大肠埃希菌。(16 日 13 时)血培养及鉴定:大肠埃希菌。

出院诊断

1. 早产临产
2. 胎膜早破
3. 胎死宫内
4. 临床死亡、感染性休克、感染性休克,酸碱平衡紊乱 - 代谢性酸中毒、乳酸酸中毒,贫血,电解质紊乱 - 低钠、低钙、低钾血症、多器官功能障碍综合征(肺、肾、肝、心脏)
5. 弥散性血管内凝血
6. 双肺肺炎
7. 低蛋白血症
8. 孕 1 产 0,孕 30 周,LOA

病例解析

(一) 诊治关键

1. 了解菌血症/脓毒症的病原学特征

由于广谱抗生素的大量应用,导致耐药菌越来越多,难治性感染增多。免疫抑制剂的应用,也使得条件致病菌感染上升。以及侵入性诊疗操作和恶性肿瘤的高发,增大了各种感染的风险。导致菌血症/脓毒症在临床上十分常见,并有不断上升的趋势。有资料显示,入院患者约 1% 存在菌血症,住院患者约 10% 存在脓毒症。临床报告的菌血症/脓毒症约 60% 来自住院患者。由于许多病例未获明确诊断,且存在不坚持上报的因素,临床的实际发生率可能更高。菌血症/脓毒症的病原种类及严重程度因环境与个体差异不同。常见感染部位为皮肤、黏膜及软组织、肺部、血液、腹部、肠道、泌尿生殖道等。有统计显示产科感染中以呼吸道感染和切口感染最高。

引起菌血症/脓毒症的常见病原菌有:

(1) 葡萄球菌:金黄色葡萄球菌引起的菌血症/脓毒症最常见。原发感染部位可来自皮肤或鼻咽部以及侵入性诊疗操作。近半数为社区获得性感染,由于金葡菌的热程可长达数月,感染成潜隐性,延误诊治,易造成流产早产。金葡菌某些毒株带有杀白细胞素基因,使脓毒症的发生更早更重,严重威胁母儿健康。耐甲氧西林金葡菌在不少国家地区已占金葡菌菌血症/脓毒症的半数以上,耐万古霉素金葡菌感染也不少见。目前有女性孕前使用阴道内卫生栓,易导致金葡菌大量繁殖并分泌中毒性休克综合征毒素引发症状。

凝固酶阴性葡萄球菌包括数十种,是深静脉置管、腹膜透析、人工心脏瓣膜等常见的医源性感染菌。其中的耐甲氧西林表皮葡萄球菌感染占菌血症/脓毒症总数的 10%~15%。

(2) 链球菌:肺炎链球菌占链球菌菌血症/脓毒症的半数以上,所致脓毒症病死率达 20% 以上。原发感染主要来自肺部,也可来自产褥期感染和腹膜炎。A 族链球菌感染占链球菌感染的 90% 以上,其菌血症/脓毒症大多继发于皮肤软组织感染。

(3) 肠杆菌、肠球菌及其他革兰阴性菌

大肠埃希菌菌血症/脓毒症约占革兰阴性菌菌血症的一半,占所有菌血症的 25%,原发感染通常为泌尿道定植或感染,也可来自肠道、胰腺胆管等疾病等。肠杆菌属和沙雷菌属菌血症/脓毒症在 ICU 及免疫抑制患者常见。变形杆菌属、摩根菌属、普罗威登斯菌属、柠檬酸杆菌属可源自泌尿生殖道疾病、盆腔疾病或侵入性操作。肠球菌包括粪肠球菌、屎肠球菌等,是仅次于金黄色葡萄球菌的医院感染病原菌。沙门属中的伤寒杆菌和副伤寒杆菌一般通过粪口途径感染。

(4)厌氧菌:所致菌血症/脓毒症的厌氧菌主要有有脆弱类杆菌、梭状芽孢杆菌属、厌氧性消化链球菌、拟杆菌、产气荚膜杆菌等。多为医院获得性感染,常见于老年患者、外科手术后、疲劳或免疫抑制患者。

(5)真菌:以白色假丝酵母菌所致为主,热带假丝酵母菌、光滑假丝酵母菌、毛霉菌等也可引起菌血症/脓毒症。肝脏、肾脏等器官移植或恶性肿瘤可引发曲霉脓毒症。

(6)其他细菌:单核细胞增多性李斯特菌、聚团肠杆菌等致病力低的细菌所致菌血症/脓毒症也有报道。炭疽杆菌、红斑丹毒丝菌等也可引发感染。在 AIDS 或长期使用免疫抑制剂者,偶可发生分枝杆菌或无毒白喉棒状杆菌菌血症/脓毒症。

2. 了解菌血症/脓毒症发病机制

病原菌经多种途径入侵机体血液循环,形成暂时性、自限性菌血症,之后能否发展为脓毒症主要取决于人体的免疫功能和细菌种类、数量、繁殖速度、持续时间及产生毒素的性质和数量等多种因素。石岩文章指出,最近的观点认为脓毒症是由微生物及其产物广泛激活机体防御机制引起的综合反应,包括细胞因子释放,免疫细胞激活、内皮细胞活化及血浆蛋白级联系统激活等,同时多种信号传导机制及神经内分泌网络调控上述过程。

(1)人体因素:健康机体病原菌入侵血流后,仅表现为短暂菌血症,细菌可被自身防御系统消灭。防御功能缺陷或降低是发生败血症的高危因素。

物理屏障破坏。皮肤外伤、针刺、搔抓、蚊虫叮咬、动物咬伤等导致皮肤物理屏障破坏是革兰阳性细菌菌血症/脓毒症的主要诱因。肝脏移植、肾脏移植以及重要器官大手术,气管插管、气管切开,静脉导管,内镜检查,插管造影等均可破坏机械防御屏障,有利于病原菌入侵。

恶性肿瘤或局部化脓性病灶的细菌可通过肉芽创面进入血液循环发生脓毒症。细胞毒药物、放射治疗、广谱抗菌药物、肾上腺皮质激素的广泛应用,可导致全身免疫防御功能破坏或菌群失调而诱发脓毒症。在严重外伤、大面积烧伤、糖尿病、结缔组织病、肝硬化、尿毒症、慢性阻塞性肺部疾病等基础上发生脓毒症也十分常见。多种因素并存使脓毒

症发生率显著提高。

(2)病原菌因素

1)内毒素:主要由革兰阴性杆菌、螺旋体、立克次体等所产生。内毒素的主要活性成分是脂多糖(LPS),是激发机体免疫反应的主要物质,在细菌死亡崩解后从菌体细胞壁释放入血液,形成内毒素血症。LPS 与结合蛋白形成复合物,刺激单核-吞噬细胞、中性粒细胞、血管内皮细胞、补体、激肽、凝血、纤溶、交感-肾上腺髓质系统,产生炎性细胞和炎性介质,引起发热、微循环障碍、低血压、心肌损伤、酸中毒、全身组织器官出血坏死(Shwartzman 反应)、弥散性血管内凝血(DIC)、MODS 等脓毒症表现,甚至出现脓毒性休克和 MOF。

2)外毒素:成分多为蛋白质,一般在活菌体内合成后再分泌至菌体外,对机体靶细胞产生毒性作用。外毒素主要由金葡菌、链球菌等革兰阳性菌产生,不同病原菌产生的外毒素不同。痢疾志贺菌、肠产毒型大肠埃希菌、铜绿假单胞菌等少数革兰阴性菌也可产生外毒素。

外毒素均可诱生多种炎性细胞和炎性介质参与脓毒症的发生与发展。其 TSST1 和 SPE 等外毒素可充当超抗原,能在经典抗原结合位点不同部位与单核-吞噬细胞等抗原呈递细胞结合,导致单核-吞噬细胞活化、T 细胞多发性激活,大量释放白细胞介素-1(IL-1)、肿瘤坏死因子(TNF-α、TNF-β)、干扰素(IFN-γ)、IL-6、IL-8 等炎性细胞因子,引起剧烈的全身炎症反应。

(二)误诊误治防范

1. 菌血症/脓毒症的诊断

临床诊断中尽管多项符合定义要求,仍常因细菌培养阴性而漏诊。

菌血症一般症状较轻微或不易察觉,由于其暂时性和自限性的特点,或者对症治疗的措施起效容易忽视进一步治疗。菌血症感染在血液细菌培养大多检测不到细菌。脓毒症的诊断较明确,即在感染的基础上,符合全身炎症反应综合征(SIRS)2 条或以上指标(Sepsis 1.0,2001 年)。

SIRS 的临床诊断标准有 4 条:

(1)体温 >38℃或 <36℃。

(2)心率 >90 次/分。

(3)呼吸急促,呼吸频率 >20 次/分;或通气过度,$PaCO_2$<4.27kPa(32mmHg)。

(4)外周血白细胞计数 >$12×10^9$/L 或 <$4×10^9$/L;或白细胞总数虽然正常,但中性杆状核粒细胞(未

成熟中性粒细胞)>10%。

Sepsis 1.0 的缺点是局限于过于简单的炎性反应,SIRS 标准缺乏特异性且灵敏度低。

Sepsis 2.0 版(2012 年)定义为符合两项或以上的参数。参数包括炎症反应参数(Sepsis 1.0 所列)、血流动力学参数、器官功能障碍、组织灌流参数。其缺点诊断指标过于繁杂,临床应用困难,依从性差,对患者预后的预测价值不高。Sepsis 2.0 版脓毒症指南包括:初始复苏、感染诊断、抗菌药物治疗、感染源控制、感染的预防、液体治疗、缩血管药治疗、正性肌力药治疗、皮质醇激素治疗、血液制品应用、免疫球蛋白、镇静镇痛和肌松剂应用、ARDS 的机械通气、碳酸氢钠应用、血糖控制、肾脏替代治疗、深静脉血栓的预防、营养。

Sepsis 3.0(2014 年)的最新定义为由于宿主对机体感染作出应答导致的危及生命的器官功能障碍,器官功能障碍由 SOFA 评分总分升高 ≥2 分表示。SOFA 评分的优势在于被广泛认可,并且与死亡率之间存在良好的相关性。其目的是以生物学指标和病理生理学机制定义脓毒症。快速 SOFA(qSOFA)评分可利用简单的床旁数据对可疑感染并有明显临床恶化风险的成年患者进行评估。适用于院前、急诊室和普通病房。参考指标为:呼吸次数 ≥22 次 / 分,精神状态的变化(GCS),收缩压 ≤100mmHg。此次修订并给出了脓毒症休克的定义:在脓毒症基础上经充分液体复苏后仍需使用升压药物治疗,和(或)发生低血压(MAP ≥65mmHg)和(或)高乳酸血症(乳酸值 >2mmol/L)。但 Sepsis 3.0 在学术界争议较大。

考虑到 Sepsis 2.0 与 Sepsis 3.0 的定义更侧重对严重脓毒症和脓毒症休克的描述,以及本书有关于休克的重点讲解,本节采用 Sepsis 1.0 的定义,同时参看 qSOFA 评分。

2. 易误诊疾病

(1)由于菌血症 / 脓毒症是一大类疾病的统称,需要相互间鉴别。

1)革兰阳性细菌脓毒症以金葡菌为代表。病前身体状况常较好,多见于严重痈、急性蜂窝织炎、骨与关节化脓症,以及大面积烧伤时。主要表现为发病急、寒战、高热,呈弛张热或稽留热型;多形性皮疹,脓点常见,也可有脓疱疹。约 1/4 病例伴有大关节红肿、疼痛,迁徙性感染病灶常见于腰部、背部、四肢,肺脓肿或肺部炎症,以及肝脓肿、骨髓炎等;有心脏瓣膜病或其他基础病和静脉药瘾者易并发感染性心内膜炎,感染性休克较少见。

2)革兰阴性杆菌脓毒症病前一般情况常较差,多有严重的糖尿病或肝胆疾病、恶性肿瘤等原发基础疾病,或使用免疫抑制药物。致病菌常为大肠埃希菌、铜绿假单胞菌、肺炎克雷伯菌等。原发感染灶包括肺部炎症、泌尿道感染、腹膜炎及胆道感染等。中毒症状较明显,可出现心动过速、血管阻力下降、管壁通透性增加而发生感染性休克。休克发生率达 20%~60%,且发生早、持续时间长、纠正较困难;临床常以寒战开始,间歇发热,可以高热持续不退,也可体温不升或低于正常。

3)厌氧菌脓毒症 80% 以上由脆弱类杆菌引起,其次为厌氧链球菌、产气荚膜杆菌等。入侵途径以胃肠道以及女性生殖道为主,其次为压疮溃疡与坏疽。常表现为发热,体温高于 38℃;约 30% 发生感染性休克或 DIC;可出现黄疸;易出现感染性血栓性静脉炎以及胸腹腔、心脏、肺部等处转移性化脓感染;局部分泌物常有特殊腐败臭味;病灶常有气体形成,以产气荚膜杆菌为明显;病情轻重不一,部分出现溶血性贫血或 MOF 等。

4)真菌脓毒症多见于有基础重病者,症状与革兰阴性菌脓毒症类似,且多与细菌类脓毒症并发,常被掩盖或漏诊,病死率高达 20%~40%。致病真菌以白色假丝酵母菌及热带假丝酵母菌等为主。常累及肺部、脾脏、心内膜等。

(2)结核病:全球约有 33% 的人群感染过结核菌。肺外结核远较肺内结合多,且可波及全身各处。在一些病例中,发热可能是最初的唯一临床表现,结核菌素试验为阴性,肺部形成粟粒阴影需几周时间,故只有在发热后每 2~4 周的肺部 X 线复查时才能发现,或多次仔细的眼底检查可发现脉络膜的结核结节有助于粟粒性结合的早期诊断。肝结核患者中发热占 80%~98%,常因无特异性症状与体征而误诊。肾结核的诊断亦较困难。

(3)感染性心内膜炎:是发热中的常见病因,近年来其临床特点发生了很大变化:欧氏结节、Janeway 结节、Roth 点较少见,心脏无杂音、血培养阴性越来越多,其表现复杂,较难鉴别。持久不明原因发热及复发性栓塞提示本病可能。超声心动图能探测到赘生物所在部位、大小、数目、形态,颇具诊断价值。

病例 1 根据超声提示及结合病史可确诊脓毒症合并感染性心内膜炎。该病例若无腹壁下脓肿,即不能定义脓毒症。

（4）腹腔内感染或脓肿：腹腔感染是长期发热的最常见病因，以肝脓肿和膈下脓肿常见、其次为盆腔脓肿。但患者血清 ALP 大多升高，血清白、球蛋白比例下降，甚至倒置，肝脏 CT、MRI、肝动脉造影均可有助于早期诊断。膈下脓肿早期可仅有畏寒、发热、白细胞升高等，而无局部症状。肺、肝联合扫描是早期诊断的方法。盆腔脓肿可无局部表现，仅为发热，早期也较难鉴别。上述疾病临床上单纯化学药物效果甚微，应及早明确诊断，手术引流。

常与菌血症脓毒症伴发，病例 1 即存在腹壁下脓肿。

（5）胆道疾病：包括上升性胆管炎、胆囊炎、胆石症、胆囊脓肿，常有畏寒、寒战、间歇性高热，部分病人可无病变部位疼痛，外周血白细胞计数增高，肝功大多正常但 ALP 明显增高，B 超等有助于诊断。该类疾病主诉多以急腹症为主，结合超声及体格检查可鉴别。

（6）慢性尿路感染：可缺少尿道刺激症状，尿常规可正常（慢性尿路感染可间歇性排脓尿），但尿培养阳性可诊断。

（三）小结

菌血症 / 脓毒症临床上较多的是与其他疾病相伴而生，可单独发病或互为因果，同时又相互影响疾病的病理过程，为临床的诊断带来困难。但只要了解菌血症脓毒症的病原学特点及发病机制，通关相关检查以鉴别易误诊疾病，能够做出准确判断。

（滕红）

参考文献

1. 李兰娟，王宇明. 感染病学. 第 3 版. 北京：人民卫生出版社，2015:368-378
2. 王宇明. 感染病学. 第 2 版. 北京：人民卫生出版社，2010:92-110
3. 石岩. 严重脓毒症发病机制新认识. 中国实用外科杂志，2012,32(11):956-958
4. 俞森洋. SIRS、sepsis、严重 sepsis 和 MODS 的诊断标准. 临床肺科杂志，2009,14(1):1-2
5. 施光峰. 发热性感染病与不明原因发热 // 王宇明. 感染病学. 第 2 版. 北京：人民卫生出版社，2010:111-136
6. 华克勤，丰有吉. 实用妇产科学. 第 3 版. 北京：人民卫生出版社，2013

第十三章

难 产

第一节 头 位 难 产

| 病例 1 | 产钳助产术

一、病例简述

患者秦某,女,30 岁

主　诉	停经 10 月余,胎动 4 月余。
现病史	平素月经规律,孕期定期产检,血压无异常,唐氏筛查低风险,75gOGTT 无异常。孕晚期无发热,无头晕头疼,无眼花,无双下肢水肿。患者因孕周已达到 41 周,收入院待产。目前患者无腹痛,无活动性阴道流血、流液,胎动良。孕期饮食睡眠良,二便正常。
既往史	2016 年因子宫内膜息肉行宫腔镜手术治疗。否认心脏病、孕前糖尿病及高血压病史,否认外伤、输血史。
孕产史	孕 2 产 0,人流 1 次。
入院查体	一般查体:T:36.3℃,P:86 次 / 分,BP:107/60mmHg,R:18 次 / 分,神清语明,无贫血貌,心肺听诊未闻及异常,腹膨隆,无压痛、反跳痛,四肢活动良,无双下肢水肿。 产科检查:呈纵产式腹型,宫高 35cm,腹围 111cm,头位,未破膜,胎头已入盆,跨耻征阴性。 消毒内诊:外阴发育正常,阴道畅,宫颈消退 30%,质中,居后,宫口未开,先露儿头 S^{-2}。
辅助检查	胎心监护:有反应型。 胎儿彩超:胎儿胎头轮廓完整,脑中线居中,双顶径约 10.0cm,头围约 35.6cm。胎儿心率约 149 次 / 分。腹壁回声连续,腹围 37.0cm。胎儿部分肢体可见,股骨长约 7.2cm。根据骨性标志估计胎儿体重约 4035g±500g。LOA。胎儿颈部见 "U" 形压迹。胎盘附着在子宫后壁,成熟度Ⅱ级,厚约 4.1cm。羊水深度 2.7cm,羊水指数 6。脐动脉 S/D:1.92,PI:0.64。
入院诊断	1. 孕 2 产 0,妊娠 41 周,LOA 2. 巨大儿

3. 脐带绕颈一周

诊疗经过 孕妇入院后完善相关检查,超声提示可疑巨大儿,若阴式分娩,不排除肩难产及试产失败转为产程中剖宫产的可能,患者及家属表示接受风险,要求阴式分娩。因孕周已达到41周,宫颈 Bishop 评分2分,给予阴道穹隆留置前列腺素 E_2 栓(普贝生)一枚促宫颈成熟。产妇第一产程顺利,进入第二产程近3小时,间断胎心听诊提示胎心快,持续性电子胎心监护显示胎心基线为160~170bpm,消毒内诊提示宫口开全,先露儿头 S^{+3},右枕前位。因考虑胎儿窘迫,且第二产程时间较长,决定行产钳助产。向产妇家属交代产钳助产术风险,征得患方知情同意。产妇取截石位,常规消毒,铺无菌单,予双侧会阴部神经阻滞麻醉,行会阴侧切口,旋转胎头至正枕前位。产钳润滑后,助手固定胎头,术者先后置入产钳左右叶,扣合顺利,右手再次检查胎头位置及产钳位置。助手保护会阴同时,于宫缩期沿骨盆轴方向牵拉产钳,胎头枕骨达耻骨联合处时取下产钳,胎头及胎体顺势娩出,后羊水色清。断脐后由新生儿科医师行新生儿处理,新生儿体重:4450g,身长:55cm,头围/胸围:36/38cm,Apgar 评分1分钟9分,5分钟10分。胎盘胎膜娩出完整,再次消毒后会阴侧切缝合。术程顺利,患者无不适主诉,宫缩欠佳,出血约400ml,给予卡贝缩宫素侧管促进宫缩,后阴道流血少量。产后给予促宫缩治疗,患者产后第二天恢复良好,宫缩良,宫底脐下两指,阴道流血少于月经量,准予出院。

出院诊断
1. 胎儿窘迫
2. 巨大儿
3. 脐带绕颈一周
4. 孕2产0,妊娠 41^{+2} 周,ROA 侧切产钳分娩一活婴

二、病例解析

(一)诊治关键

1. 难产的诊断

难产,顾名思义,困难的分娩,泛指在分娩过程中由于某些原因导致胎儿分娩困难,需要助产或剖宫产结束分娩的情况。临床上的表现是分娩过程缓慢,甚至停止。该病例为初产妇,产前的腹部查体以及胎儿超声都已经提示胎儿体重较大,巨大儿可能性大,此时就应该警惕难产的发生。虽然第一产程很顺利,但是第二产程接近3小时,而胎头仍位于 S^{+3},尚未拨露,说明存在第二产程延长和胎头下降延缓。最后出现的胎儿窘迫,不除外是第二产程较长,母亲状态不佳,出现酸碱状态失衡,从而导致的胎儿状态异常。此时应尽快终止妊娠以挽救胎儿。那么选择剖宫产、胎头吸引术还是产钳助产术,则需要当时的负责医师根据母儿情况、自己的技术经验和习惯来决定。该病例选择了产钳助产术,母儿结局良好,是一个助产成功的病例。

2. 产钳助产术

产钳助产术是阴道助产术的一种,是指使用产钳牵引胎头帮助胎儿娩出的手术。

根据胎头在盆腔内位置的高低分为高位、中位及低位产钳术。高位产钳术是指胎头未衔接时进行产钳术,危险性大,已被剖宫产代替。如果胎头已衔接,但未达到骨盆底,胎头颅骨最低点位于 S0 在 S^{+2} 之间,称中位产钳术,因母儿损伤发生率高,目前也很少使用。当胎头颅骨最低点降至骨盆底、双顶径已达到坐骨棘平面以下时,为低位产钳术,较为安全,目前被应用的最多。其中,胎头颅骨最低点已经达到阴道口时的产钳术为出口产钳术,最容易掌握,是初学者的入门操作。

根据产钳器械的不同,目前多分为 Simpson 产钳、Kielland 产钳、剖宫产产钳和单叶产钳。目前最常用的是 Simpson 产钳,主要用于低位和出口产钳术。Kielland 产钳多用于中位产钳术和胎头倾势不均的情况。剖宫产产钳主要用于剖宫产术中取头困难的情况,钳颈较短易于牵拉,钳匙较宽对胎儿损伤小。单叶产钳较双叶产钳安全性高,但牵拉力不够大,易于失败,多用于出口产钳术。

产钳助产术技术水平要求较高,熟练掌握有难度,操作不当会造成母儿的严重损伤,因此很多产科工作者及孕产妇对此有恐惧感,限制了产钳术的传承与推广。与另一种手术助产术胎头吸引术相比,产钳术的适应证更加宽广,成功率更高,发挥的作用更大,一旦失传弊大于利。因此,产科工作者还是要努力地学习钻研并改良产钳术,争取将产钳术演变成一种易于掌握风险更小的技术,为产程中的母亲

和胎儿造福。

产钳术的适应证包括：①因宫缩乏力或者产力不足所致的第二产程延长；②因产科合并症或并发症，需要尽快结束第二产程；③出现胎儿窘迫表现，需要尽快结束分娩者；④瘢痕子宫分娩时不宜用力，如上次剖宫产史、宫体手术史等。产钳术的禁忌证包括：①胎儿不能阴道分娩者，如严重头盆不称、产道阻塞、尿瘘修补术后等；②宫口未开全或胎膜未破者；③胎头先露位置高，未达阴道口者；④除头顶先露以外的其他异常头位。

想要尽快熟练掌握产钳术，使其同时又有效又安全，是可以做到的。一是要在实际操作前反复在模型上练习，熟练最简单的操作，二是要完全理解并掌握每一个步骤的关键点。下面我们就以 Simpson 为例来一一讲述。

（1）做好术前准备，包括：产妇及家属知情同意；开放静脉通路；确定宫口开全和胎膜已破；估计胎头颅骨高度判断产钳分类，是中位产钳、低位产钳还是出口产钳；胎方位在正枕位或者接近正枕位。如果不是，争取将胎头旋转到正枕位，或者选用 Kielland 产钳进行操作；排空膀胱，会阴麻醉满意；产钳器械能够正常使用；通知新生儿医师到场；持续电子胎心监护。

（2）准备产钳器械。把产钳涂上肥皂液，盆弯朝上，左右叶分开，放在容易取到的位置。左叶离自己近些。

（3）摆正胎位，放置产钳。将胎头旋转至正枕前位。先放置左叶产钳。左手执笔式握住左叶产钳的钳柄，垂直向下从胎头与阴道后壁之间徐徐向胎头左侧滑行，注意左手不用力，右手手指将钳匙向前推动。当钳叶在胎头左侧位于水平位置时停止，助手固定。同法置入右叶产钳，与左钳对应。

（4）扣合钳锁。扣合左右两叶的钳锁。如两叶产钳位置适当，钳锁容易扣合，钳柄可顺利靠拢。如扣合困难，提示产钳位置不当，可调整钳匙位置后再扣合。如扣合仍有困难，应取出产钳，再次检查胎方位后重新放置。胎头存在倾势不均时，需要用产钳调整胎头位置为均倾位，才能将两叶扣合。

（5）检查产钳位置是否正确。检查要点：确定产钳与胎头之间无软组织或脐带；矢状缝位于产钳正中；小囟在钳柄平面上 1cm；产钳窗缝隙约为一指尖。产钳窗缝隙可以用来判断产钳放置的深度。如果触摸不到产钳窗，说明产钳放置过深，容易造成胎儿副损伤。如果产钳窗缝隙过宽，说明产钳放置过

浅，牵拉时容易滑脱。

（6）试牵引。产钳位置检查无误后，于宫缩间期进行试牵引，目的是防止正式牵引时产钳滑脱。在没有把握的情况下，可进行试验性产钳操作，即在保持会阴完整的前提下放置产钳，扣合顺利再行会阴切开术。牵拉过程中，不要求双侧钳叶完全扣紧，可以留有空隙，只要牵拉时不滑脱即可，可以防止钳夹过紧压力过大导致的头面部损伤。

（7）正式牵拉产钳。试牵引没有问题后，于宫缩期正式牵拉产钳。如遇紧急情况，上好产钳后可立即牵引，不必等待宫缩。非主力手置于钳颈上向下施力，主力手勾住钳柄上的突起沿水平方向向外牵拉，二力合一，使产钳随骨盆轴的"J"形走向，向下向外牵拉胎头。当胎头枕骨结节位于耻骨弓下方时，将钳柄缓慢上提，使胎头仰伸。胎头双顶径即将娩出时，会阴开始膨隆，此时减慢牵拉速度，同时助手开始保护会阴。

（8）撤除产钳。双顶径娩出时可以撤除产钳。撤产钳时，应将钳柄向斜上方倾斜取出，不可与产道平行抽出，以防损伤。撤钳较早，胎头娩出困难。撤钳较晚，增加胎头径线，导致会阴软组织裂伤。对于有经验的术者，可以在双顶径即将娩出时开始撤钳，撤钳的过程中抽取产钳的力量仍然可以向外牵拉胎头，当产钳完全撤除的时候胎头双顶径已经娩出。

如果掌握熟练，产钳术成功率几乎可达 100%，失败的情况包括钳叶无法扣合、产钳滑脱或者牵拉困难，原因主要包括：①胎头塑型明显，产钳放置过浅，引起滑脱；②胎位判断错误，或者没发现胎头倾势不均，产钳放置后双叶无法扣合；③胎头尚未入盆，高位产钳术被当做中位产钳术来操作，牵引力过大，导致牵拉困难。

胎头吸引术的并发症主要包括胎儿头面部损伤、母亲会阴裂伤和肩难产，其原因主要为：①牵拉过程中上下摇晃，引起面部软组织擦伤；②胎位判断错误导致产钳位置放置错误，引起面部眼、鼻等器官损伤；③暴力牵拉，牵引力过大或速度过快，导致胎儿颅骨损伤和母亲会阴部损伤；④手术助产刺激胎头导致胎肩外展，此外之前的胎位不正虽然通过手转胎位将胎头纠正至正常位置，但胎体仍来不及旋转，接产时如果没有充分的等待，会导致肩难产的发生。

如何减少甚至避免并发症的出现？一定要摸清前后囟和矢状缝（矢状缝要位于或者接近产钳中

线上,不要超过 30°)、两侧钳柄不要完全闭合、产钳放置深度合适、减轻产钳对胎头的压迫(尽量配合宫缩牵拉,宫缩间期放开钳叶,双侧会阴神经阻滞麻醉减小阻力),这些都可以减少对胎儿的损伤。而撤钳不要过晚、避免胎头下降过快,则可以减少母亲会阴损伤的风险。增加产钳术成功率的话,产钳扣合顺利、试验性产钳操作是非常关键的两点。

(二)误诊误治防范

1. 胎头的位置及胎位的判断

在胎头没有变形的情况下,胎头的高度及胎方位很容易确定。但是产程末期,通常会出现胎头塑型明显,产瘤或头皮血肿较大,貌似胎头位置较低甚至已经出现胎头拨露,实际上胎头的骨质部分位置很高,经验不足的医师和助产士往往判断错误。而且胎头塑型严重时,前后囟门及矢状缝很难判断准确,尤其是对于胎头倾势不均的情况,而胎方位不正是引起产钳术失败的主要原因,也是相对禁忌证之一。因此,在胎头塑型明显时如果需要行产钳术,需要多名医师和助产士共同判断胎头位置和胎方位,或者由最有经验的医师及助产士来判断,同时结合产程初期中期所了解的相关情况来验证,确保符合产钳术的适应证,增加助产的成功率,真正做到在最短时间收到最大的效益。

2. 胎头倾势不均

胎头倾势不均是胎位异常的一种情况,简单地说,就是胎头的矢状缝、或者前后囟的连线没有通过骨盆的中心,例如当后囟位于 11 点时,前囟位于 7 点处是胎头均倾位,如果不在 7 点位置则属于胎头倾势不均。胎头倾势不均很容易引起胎头下降缓慢或者停滞,从而导致难产出现。胎头倾势不均不仅是难产的原因,往往也是顺产失败或者手术助产术失败的原因。有些产妇已经出现胎头拨露,但是拨露时间超过半小时,或者胎头仍然是偏枕前位,此时要高度警惕胎头倾势不均的可能性。行产钳术时,因为胎头倾势不均,放置后的钳叶会出现角度和长度的偏差,导致双叶无法顺利扣合,需要调整其中的一侧钳叶,直至能够扣合。这个调整过程就是将胎位纠正为均倾位的过程。轻微的倾势不均很容易调整过来,严重的倾势不均只能转至剖宫产终止妊娠。

3. 阴道手术助产的器械选择

胎头吸引器和产钳比较,各有优缺点:

(1)胎头吸引器牵引力小,产钳牵引力大且多能 1 次成功。紧急情况下需要较快娩出胎儿时,以产钳助产为宜。

(2)产钳可以解决异常先露如臀位后出头困难。

(3)胎头吸引器失败后可改用产钳助产。

(4)产钳助产操作相对复杂,手术技巧要求高,而胎头吸引器操作相对简单,较易掌握。

(5)产钳助产导致 III~IV 度会阴裂伤、胎头和胎儿面部损伤的风险高于胎头吸引器。

(6)孕周 <34 周不推荐使用胎头吸引器,而产钳助产几乎可用于所有孕周。

因此,阴道手术助产器械的选择应个体化,产科医师应基于分娩时的情况选择,同时应选择熟悉的助产器械。

4. 适时放弃阴道手术助产

在阴道手术助产过程中需要反复评估。当 1 次牵引失败,是否继续行阴道手术助产需由术者根据情况不断评估。当助产器械应用困难、牵引后胎头下降困难、胎儿未能在推荐时间(15~20 分钟)内娩出、评估继续器械助产有高风险时,应果断放弃并迅速实施紧急剖宫产结束分娩。推荐,器械牵引 2 次后,胎头下降无进展,应放弃阴道手术助产。但如果器械牵引 2 次后胎头下降,且分娩在即,则可以在 2 次牵引后继续使用器械助产。

(三)相关探讨

从 1569 年产钳及产钳术问世以来,产钳术已经有 400 多年的历史。然而随着产科麻醉和剖宫产术的技术的日趋完善,剖宫产手术越来越普及,大部分的难产都可以通过剖宫产得以解决。而产钳术也因为操作复杂和并发症多这两大缺点,目前能够操作的产科工作者已经越来越少。即便如此,在第二产程出现的一些紧急或者非紧急的难产情况,手术助产术的完美演绎还是能给母儿带来更大的收益。如何能将产钳术的技术描述变得更直白、更简单,同时大幅度提高产钳术的安全性,让产钳术能够被更多的产科工作者所掌握,能够被广大孕产妇了解并接受,需要靠我们这些已经熟练掌握产钳术的医师来努力。而初学者也不要急于进行实际操作,应该充分了解产钳器械的形状特点,熟记每一个步骤并在模型上多次演练,争取在第一次实际操作时就能成功,才能增加继续学习的信心。因此,笔者总结了一些自己在临床工作中积累的经验,希望能够有所帮助:

1. 术前明确胎头位置、胎方位、胎头倾斜度和胎头塑形程度是手术成功的关键。

2. 根据产钳钳柄的长度和产钳窗来判断产钳深度。

3. 在没有把握的情况下,可进行试验性产钳操作,即在保持会阴完整的前提下放置产钳,扣合顺利再行会阴切开术,不顺利的话切不可暴力操作,及时改为剖宫产。

4. 产钳扣合后,只要试牵引不滑脱,两侧钳柄不要求完全闭合,即使位置不正,也不会造成严重的胎儿损伤

5. 产钳扣合及牵拉对胎儿头骨和颅内的压力较大,最好配合宫缩牵拉以减轻胎头压迫,宫缩间歇期可放松钳锁,待下次宫缩再轻轻扣合钳锁牵引;如遇紧急情况,上好产钳后可立即牵引,不必等待宫缩。

6. 牵引产钳时用力要均匀、适当,速度不宜过快,也不能将钳柄上下左右摇晃。

7. 牵引有困难(即胎头不见下降)时,切勿用强力牵引,要查找原因并纠正。

8. 如牵引 3 次,胎先露仍不下降,应适时改为剖宫产。

9. 为避免软产道损伤,不要撤钳过晚。

(李秋玲)

| 病例 2 | 胎头吸引

一、病例简述

患者陈某,女,27 岁

主　　诉	停经 9 个月余,自觉胎动 4 个月。
现 病 史	平素月经规律,孕期定期产检,血压无异常,唐氏筛查低风险,75gOGTT 提示未见异常。孕期饮食睡眠良,二便正常。孕晚期无发热,无头晕头疼,无眼花,双下肢轻微水肿。近 3 小时出现不规律腹部紧缩感,呈 10~20s/5~10min,无阴道流血流液,胎动良。
既 往 史	否认心脏病、糖尿病及高血压病史。 否认外伤、输血史手术史。
孕 产 史	孕 3 产 0,人流 2 次。
入院查体	一般查体:T:36.5℃,P:84 次 / 分,BP:119/75mmHg,R:18 次 / 分,神清语明,无贫血貌,心肺听诊未闻及异常,腹膨隆,无压痛,四肢活动良,双下肢轻微水肿。 产科检查:呈纵产式腹型,宫高 35cm,腹围 108cm,LOA,未破膜,跨耻征阴性。 消毒内诊:外阴发育正常,阴道畅,宫颈消 50%,质中,居中,宫口微开,先露儿头,S^{-3}。Bishop 评分:4 分。
辅助检查	胎心监护:有反应型,偶有宫缩波。 胎儿彩超:胎儿胎头轮廓完整,脑中线居中,双顶径约 9.7cm,头围约 33.3cm。胎儿心率约 130 次 / 分。腹壁回声连续,腹围 34.3cm。胎儿部分肢体可见,股骨长约 7.4cm。胎盘附着在子宫左侧壁,成熟度 Ⅱ 级。羊水深度 3.0cm,羊水指数 8。脐动脉 S/D:3.0。胎盘下缘距宫颈内口大于 7cm。
入院诊断	孕 3 产 0,妊娠 38^{+4} 周,LOA
诊疗经过	入院后孕妇及家属要求阴式分娩,综合评估后向患者及家属交代向患者及家属交代分娩方式注意事项及风险,并签署知情同意书,进行阴道试产,密切观察宫缩情况及产程进展,连续胎心电子监测、注意胎动。 次日产妇开始规律腹痛,呈 1min/3min 型,程度中,自诉胎动如常。查体:可扪及宫缩,胎心率 140 次 / 分。消毒内诊:宫颈质软,居中,宫颈全消,宫口开大 3cm,胎头 S^{-2},ROP。于早 8:50 送入分娩室,中午 12:10 宫口开全,12:45 因持续性枕后位给予手转胎位,由右枕后位转至右枕前位。13:05 开始胎头拨露,13:52 时因胎头拨露超过半小时,产妇产力不足,行会阴侧切

术及胎头吸引术。13:55 时胎儿娩出,体重:3395g,身长:52cm,头围 / 胸围:33/33cm,Apgar 评分 1 分钟:10 分,5 分钟:10 分。产后检查胎盘胎膜娩出完整。侧切口对合整齐,可吸收线埋缝。产后安返病房。

患者产后恢复较好,产后第二天予以出院。

出院诊断　1. 孕 3 产 0,妊娠 38^{+5} 周,ROA,胎吸侧切分娩一活婴

2. 持续性枕后位

二、病例解析

(一)诊治关键

1. 难产的诊断

难产的定义在之前已经阐述过。该病例虽然第一产程时限正常,但是存在持续性枕后位,最后通过手法转位由右枕后位转为右枕前位。最主要的问题出现在第二产程。胎位纠正后,胎头拨露超过半小时,仍无法着冠,此时产妇由于用力时间过长出现产力不足,最终行胎头吸引术将胎儿娩出。

2. 胎头吸引术

胎头吸引术是利用负压的原理,把胎头吸引器置于胎头上,形成一定负压后,进行牵引或旋转,协助胎儿娩出的阴道助产术。

胎头吸引术作为一项助产技术,恰当应用有益于母亲和胎儿,但对母儿仍存在一定的风险,错误使用有害无益,因此要严格掌握适应证和禁忌证。胎吸术的适应证和禁忌证与产钳术基本相同,其适应证包括:①因宫缩乏力或者产力不足所致的第二产程延长;②因产科合并症或并发症,需要尽快结束第二产程;③出现胎儿窘迫表现,需要尽快结束分娩者;④瘢痕子宫分娩时不宜用力,如上次剖宫产史、宫体手术史等。胎吸术的禁忌证包括:①胎儿不能阴道分娩者,如严重头盆不称、产道阻塞、尿瘘修补术后等;②宫口未开全或胎膜未破者;③胎头先露位置高,未达阴道口者;④除头顶先露以外的其他异常头位;⑤极早产儿,胎儿凝血功能异常者。

胎头吸引术的操作相对简单,易于掌握,适合推广。但是如果操作不当,失败率很高,既有可能对母儿造成损伤,在紧急情况下也耽误了抢救时机。因此,在每一步的操作中都要抓住关键点:

(1)做好术前准备,包括:产妇及家属知情同意;确定宫口开全和胎膜已破;估计胎头骨质部分高度适中(依据个人经验);胎方位在正枕位或者接近正枕位;排空膀胱,会阴麻醉满意;吸引器设备能够正常使用;通知新生儿医师到场;持续电子胎心监护。

(2)找到俯屈点,放置吸引杯:再次明确胎方位,通过大小囟连线明确矢状缝的位置,在矢状缝上找到俯屈点,即胎头小囟前 3cm 处。将吸引杯涂以润滑剂,送入阴道内,与胎头顶部贴合,通过调整将吸引杯的中心放在矢状缝的俯屈点上。放置好后,手指沿吸引杯边缘触摸,了解是否有阴道壁、脐带或宫颈组织夹入吸引杯与胎头之间。此步骤的关键点是,在胎头倾势不均的情况下,俯屈点不是胎头最低点,也不在骨盆的正中间,胎头吸引器的放置位置会有些偏斜。

(3)抽吸负压:术者用左手向胎头方向按压吸引杯保持吸引器的正确位置,在宫缩刚开始时即开启负压泵或用注射器抽气,并持续保持杯内负压,维持 10 多秒后胎头顶部能够形成产瘤。负压过小增加失败几率,负压过大增加胎儿脑出血的几率。此步骤的关键点是,形成产瘤和选择合适的负压。

(4)牵拉吸引杯:再次检查吸引杯与胎头间无软组织夹入后,先将吸引杯向一侧进行牵拉纠正胎头倾势不均,然后配合宫缩及产妇屏气,顺应骨盆轴的"J"形走向进行牵拉。此步骤的关键点是,①胎头吸引术的牵引时间仅限于 5~10 分钟,不宜超过 15 分钟,不超过 3~5 个宫缩。如果滑脱两次,就必须改用产钳或者剖宫产;②先调整胎头倾势不均至均倾位;③必须配合宫缩及产妇屏气才能牵拉;④若一次宫缩胎头未娩出,在宫缩间期需停止牵拉并减少负压,待下次宫缩时再加压继续牵拉;⑤牵拉过程中努力将胎头倾势不均位调成均倾位。

胎头吸引术使用正确,成功率可达 90% 以上,失败的原因主要包括:①负压不足或牵引过早,产瘤尚未形成;②牵引力过大或牵引方向不当;③骨盆狭窄、胎方位不正、会阴不够松弛、先露部过高或产力不足等;④吸引杯放置位置不理想;⑤没有配合宫缩及产妇屏气进行牵拉。

胎头吸引术的并发症主要包括胎儿头部损伤、母亲会阴裂伤和肩难产,其原因主要为:①负压形成过快或者负压过高,牵引力过大或牵引时间过

长,会引起胎儿头部损伤;②暴力牵拉导致胎头下降过快,会阴扩张不充分会导致母亲不同程度的会阴裂伤;③手术助产刺激胎头导致胎肩外展,此外之前的胎位不正虽然通过手转胎位将胎头纠正至正常位置,但胎体仍来不及旋转,会导致肩难产的发生。

如何能避免或者减少并发症的发生?对于减少胎儿损伤来说,吸引杯不要覆盖囟门、负压不要过大、操作时间和次数不要过长过多。对于减轻母体损伤来说,避免胎头下降过快是关键。如何能增加胎头吸引术的成功率?最主要的是两点:①压力掌握适中;②吸引杯放置正确,尤其是在胎头倾势不均的情况。

(二)误诊误治防范

1. 胎头的位置及胎位的判断

在胎头没有变形的情况下,胎头的高度及胎方位很容易确定。但是产程末期,通常会出现胎头塑型明显,头皮血肿较大,貌似胎头位置较低甚至已经出现胎头拨露,实际上胎头的骨质部分位置很高,经验不足的医师和助产士往往判断错误。而且胎头塑型严重时,前后囟门及矢状缝很难判断准确,尤其是对于胎头倾势不均的情况,而胎方位不正是引起胎头吸引术失败的主要原因,也是相对禁忌证之一。因此,在胎头塑型明显时如果需要行胎头吸引术,需要多名医师和助产士共同判断胎头位置和胎方位,或者由最有经验的医师及助产士来判断,同时结合产程初期中期所了解的相关情况来验证,确保符合胎头吸引术的适应证,增加助产的成功率,真正做到在最短时间收到最大的效益。

2. 胎头倾势不均

胎头倾势不均是胎位异常的一种情况,简单地说,就是胎头的矢状缝、或者前后囟的连线没有通过骨盆的中心,例如当后囟位于 11 点时,前囟位于 7 点处是胎头均倾位,如果不在 7 点位置则属于胎头倾势不均。胎头倾势不均很容易引起胎头下降缓慢或者停滞,从而导致难产出现。胎头倾势不均不仅是难产的原因,往往也是顺产失败或者手术助产术失败的原因。有些产妇已经出现胎头拨露,但是拨露时间超过半小时,或者胎头仍然是偏枕前位,此时要高度警惕胎头倾势不均的可能性。行胎头吸引术时,吸引杯的位置一定要放在俯屈点而不是胎头的最低点,牵拉时要先向矢状缝偏斜侧的对侧牵拉,将倾势不均位调整成均倾位后再进行骨盆轴方向的牵拉。

(三)相关探讨

目前,随着产科麻醉和剖宫产术的技术的日趋完善,剖宫产手术越来越普及,大部分的难产都可以通过剖宫产得以解决。即便如此,在第二产程出现的一些紧急或者非紧急的难产情况,手术助产术的完美演绎还是能给母儿带来更大的收益。如何提高胎头吸引术的安全性和成功率,让胎头吸引术能够被广大产科工作者所掌握,能够被广大孕产妇了解并接受,是我们一直需要努力的工作目标。

(李秋玲)

参考文献

1. American College of Obstetricians and Gynecologists. ACOG practice bulletin no.115: vaginal birth after previous cesarean delivery. Obstet Gynecol, 2010, 116: 450-463

2. Cunningham FG, Bangdiwala SI, Brown SS, et al. NIH consensus development conference draft statement on vaginal birth after cesarean: new insights. NIH Consens State Sci Statements, 2010, 27(3): 498-503

3. National Institute for Health and Clinical Excellence. Caesarean section. NICE clinical guideline 132. Manchester: NICE, 2011

4. Royal College of Obstetricians and Gynaecologists. Birth after previous caesarean birth. Green-top guideline no.45. Royal Coll. Obstet Gynecol, 2015, 32: 1-31

5. 时春艳,李博雅. 新产程标准及处理的专家共识(2014). 中华妇产科杂志, 2014, doi: 10.3760/cma.j.issn.0529-567x. 2014.07.002

6. Obstetric care consensus no. 1: Safe prevention of the primary cesarean delivery. Obstetrics and Gynecology. Journal of the American College of Obstetricians and Gynecologists, 2014, 3(3).

7. 中华医学会妇产科学分会产科学组. 阴道手术助产指南(2016). 中华妇产科杂志, 2016, 51(8): 565-567

8. 李莉,石凯. 54 例胎头倾势不均的分析及处理. 宁夏医学杂志, 2008, 30(12): 1161

第二节 臀 位

| 病例 | 臀位外倒转术

一、病例简述

患者孙某,女,36岁

主 诉	停经36⁺⁶周,产检超声提示臀位3周。
现 病 史	平素月经规律,孕早期出现恶心呕吐等早孕反应,自行好转。孕期定期产检。无创DNA筛查提示低风险,孕14周时于我院因宫颈技能不全行宫颈环扎术。孕4个月余初感胎动,活跃至今。OGTT检查结果示正常。孕期有头晕无头疼,无视物不清,双下肢轻度水肿。3周前行超声检查发现胎儿臀位,因要求行臀位外倒转术入我院产科。现偶有腹部紧缩感,无发热,无腹痛,胎动良,孕期饮食睡眠可,二便正常。
既 往 史	2014年4月及2016年12月于我院行宫颈环扎术。1997年于外院行阑尾炎切除术。否认食物药物过敏史。否认肝炎结核等传染病病史,否认心脏病、糖尿病及高血压病史,否认外伤及输血史。28岁结婚。
孕 产 史	孕3产1,2012年孕26周自然流产一次,2014年于我院自然分娩一女活婴。
入院查体	一般查体:T:36.6℃,P:80次/分,BP:98/69mmHg,R:18次/分。神清语明,无贫血貌。心肺听诊未闻及异常,腹膨隆,腹软,无压痛,未及宫缩。双下肢水肿(+),四肢活动良。
	消毒内诊:外阴发育正常,阴道畅,宫颈质中,居后,未消,宫口未开,S⁻³。骨及软产道未见明显异常。
	产科检查:呈纵产式腹型,宫高34cm,腹围103cm,胎心率148次/分,先露儿臀,未入盆。
辅助检查	胎心监护:有反应型,无明显宫缩。
	胎儿彩超:胎儿超声测量值:双顶径约9.3cm,头围约33.6cm,腹围约35.7cm。股骨长约7.3cm。胎儿心率约158次/分。胎盘厚度约3.3cm。羊水深度约3.6cm,羊水指数9。脐动脉S/D:1.9。胎儿颅骨呈类圆形环状回声。脊柱受胎儿体位影响显示不清。胎盘附着在子宫后壁,成熟度Ⅱ级。胎盘下缘受胎头遮挡显示不清。超声提示:晚期妊娠,单胎,臀位。
入院诊断	1. 孕3产1,妊娠36⁺⁶周,LSA
	2. 宫颈机能不全(宫颈环扎术后)
诊疗经过	患者入院后完善相关检查,向产妇及家属交待椎管内麻醉下臀位外倒转术相关风险及注意事项,患者及家属知情签字。于CSEA下行宫颈环扎线拆除术+臀位外倒转术。患者麻醉满意后,取截石位,常规术区消毒,阴道置入窥器,再次消毒宫颈及阴道,完整拆除宫颈环扎线。改平卧位,再次超声检查确定胎位LSA,上推胎臀,于超声监测下逆时针逐步旋转胎儿至头位,固定。超声下见胎方位为LOA,胎心胎动正常,胎盘位置正常,未见胎盘早剥。术中胎心率为115~175次/分。术后孕妇生命体征平稳,胎心155次/分,安返病房。臀位外倒转术后4小时复查超声提示胎位LOA,胎儿生物物理评分正常,胎盘、羊水未见异常,脐血流未见异常。继续观察胎动、腹痛及阴道流血情况。术后第1天,无发热,头痛头晕,无腹痛,无阴道流血流液,无恶心呕吐,饮食睡眠正常。请示上级医师后准予出院,嘱其出院后注意观察阴道流血、胎动及腹痛情况,若有异常随时返院治疗。

出院诊断　1. 孕 3 产 1,妊娠 37^{+2} 周,LOA
　　　　　　2. 宫颈机能不全
　　　　　　3. 臀位外倒转术后

二、病例解析

(一) 诊治关键

1. 臀位的危害

臀位约占分娩总数的 3%~4%。臀位顺产的胎儿早产、胎膜早破及脐带脱垂的发生率高,易致新生儿窒息和产伤。经阴道分娩的围生儿死亡率约为头位顺产的 10 倍。而臀位剖宫产引起的手术并发症对母儿的危害也很多,比如产伤、新生儿窒息、出血及感染。故应积极降低臀位发生率,合理选择分娩方式,并提高接产技术。

孕 30 周时发现的臀位,超过半数的病例能自转为头位,多发生在 34 周前。如果孕 36 周还没有自然回转,有经验的产科工作者可以考虑采用外倒转术来纠正胎位。虽然外倒转术有一定的危险性,偶见早产、胎膜早破、胎盘早剥和胎死宫内情况的发生,但是相对于臀位顺产和臀位剖宫产来说,绝对是利大于弊。

2. 臀位外倒转术

外倒转术是指经腹壁用手转动胎儿,使不利于分娩的胎位(臀位、横位)转成有利于分娩的胎位(头位或横位转成臀位)的手术。臀位外倒转术专指由臀位转变成头位的手术。

(1) 适应证:①胎儿正常,且为单胎;②胎膜未破,有适量羊水;③子宫无畸形。

(2) 禁忌证:①可能危及胎儿的情况,如先兆早产、胎儿窘迫、产前出血、宫内发育迟缓及过期妊娠等;②可能危及母体或引起胎盘早剥的情况,如心脏病,子痫前期,糖尿病,慢性肾炎,慢性高血压及出血倾向等;③影响外倒转术效果,并易引起并发症的情况,如羊水过少、脐带缠绕、胎头仰伸、子宫畸形及子宫前壁胎盘等;④不需要外倒转的情况,如绝对头盆不称和前置胎盘;⑤子宫畸形、瘢痕子宫或多次人工流产史;⑥双胎及胎膜已破。先露部已入盆为相对禁忌证。

(3) 手术时机:孕 36~37 周时行外倒转术的成功率高,并发症少。而且,这个孕周的胎儿已经成熟,一旦发生胎盘早剥或脐带缠绕等问题时可即行剖宫产。太早行外倒转术易致早产或者再次回转,太晚进行会因为胎儿过大羊水不充足而增加失败率。

(4) 成功率:臀位外倒转术的成功率约为 50%,

如果首次臀位外倒转术失败,只有少数胎儿在日后能自行由臀位旋转至头位。而即使首次臀位外倒转术成功,胎儿也有一定概率自行转回臀位。但是若臀位外倒转术成功且能维持至分娩,则可降低产妇剖宫产率。

(5) 臀位外倒转术的风险:比较常见的风险包括胎盘早剥、胎儿窘迫、胎膜早破,罕见胎死宫内情况发生。产妇应被告知,只要术中足够警惕,臀位外倒转术发生并发症的风险很低。

(6) 预后:和自发性的头位相比,臀位外倒转术后产妇的剖宫产率及手术助产率相对稍高。

(7) 双合倒转术:胎臀已进入骨盆入口,可由助手行消毒后阴道操作,经阴道穹隆向上顶起先露部分,上下配合,促使儿臀移至骨盆入口以上,再行外倒转术。

(二) 误诊误治防范

臀位外倒转术在剖宫产术不是很普及的年代比较常用,目前由于剖宫产术的普及,已经几近失传。其实,只要掌握好适应证和禁忌证,注意操作细节,该技术具有较高的安全性和成功率。

1. 抑制宫缩药物

如 β- 受体激动剂可提高臀位外倒转术成功率。

2. 不推荐腰麻和硬膜外联合麻醉的常规使用,但对于初次操作的医师、需要反复尝试的产妇或产妇痛阈低的情况也可使用。

3. 手术配备

应该在监护及接产设施齐全的场所进行,比如手术室。如果术中出现胎儿窘迫、胎盘早剥等情况,可以立即剖宫产终止妊娠。

4. 术后固定及复查

术后要先观察胎儿半小时,若无异常,用多头腹带包裹腹部,胎头两侧塞入折叠的洗脸毛巾固定,再继续观察 1 小时。以后每周复查 1 次,待胎头半固定或全固定后,才能撤去腹带。

(三) 相关探讨

随着剖宫产术及相关麻醉技术的完善和日趋普及,臀位外倒转术和阴道助产术一样面临失传的境遇。其实正所谓"会者不难,难者不会",这些技术的推广绝对是利大于弊。目前的问题是我们能不能将这些技术化繁为简,大幅度提高操作的简单性和安全性,只有这样,才能保证它们会比剖宫产手术更加能被产科工作者和孕产妇所接受。

(李秋玲)

参考文献

1. External Cephalic Version and Reducing the Incidence of Term Breech Presentation:Green-top Guideline. BJOG,2017,20

2. 邓新琼,覃晓慧,廖滔,等.臀位妊娠矫正方法的研究进展.广西医学,2017,39(8):1219-1221

3. 邓新琼,覃晓慧,廖滔,等.足月单胎臀位外倒转术的可行性及影响因素分析.中国妇幼保健,2017,32(11):2476-2479

第三节 产程异常

│病例│ 第二产程延长,产钳助产术

一、病例简述

患者张某某,女,26岁

主 诉	停经9月余,胎动4月余,规律腹痛3小时。
现病史	患者平素月经规律,LMP:2016-4-16,EDC:2017-01-21,孕期进行定期产检,经过顺利,历次超声检查显示胎儿发育符合孕周,无异常。唐氏筛查低风险,OGTT检查未见异常。孕期无头晕头疼,无胸闷憋喘,无视物不清,双下肢无水肿。入院3小时前出现规律下腹痛,呈30~40s/4~5min,无阴道流血流液,胎动良。孕期饮食睡眠可,二便正常。
既往史	G3P0,人流2次。否认心脏病、糖尿病及高血压病史,否认外伤及手术史。
入院查体	一般查体:T:36.3℃,P:102次/分,BP:120/70mmHg,R:17次/分。神清语明,无贫血貌。心肺听诊未闻及异常,纵产式腹型可触及宫缩,强度可)。 产科查体:宫高34cm,腹围103cm,胎心率153次/分,先露儿头,跨耻征阴性。 消毒内诊:外阴发育正常,阴道畅,宫颈质中,居中,全消,宫口开大2cm,S^{-3}。骨及软产道未见明显异常。
辅助检查	胎心监护:有反应型,可见4个宫缩波,均达平台。 彩超(2017-01-21):双顶径约9.5cm,头围约34.1cm,腹围约35cm,股骨长约7.2cm。胎儿心率约135次/分。胎盘厚度约3.5cm。羊水深度约3.9cm,羊水指数10。脐动脉S/D:2.6。胎盘附着在子宫前壁,成熟度Ⅱ级。胎盘下缘距宫颈内口大于7.0cm。
入院诊断	孕3产0妊娠40周,LOA,分娩Ⅰ期。
诊疗经过	入院后查看患者无头盆不称,骨软产道未及异常,胎心监护良好,向孕妇及家属交代阴式分娩相关事项,密切观察宫缩情况及产程进展,并检测胎儿宫内情况。 入院后10小时患者宫口开大3cm,送入分娩室。 入分娩室后4小时宫口仍开大3cm,宫缩强度差,予以人工破膜。 人工破膜后1小时,宫缩无明显改善,予以2.5U催产素+500mlNS,8滴/分开始静滴。 静滴催产素后患者宫缩好转,1小时后宫口开大4cm,但宫颈水肿严重,予以地西泮10mg静推软化宫颈。查内诊为枕后位。 地西泮给予2小时患者宫口开全,宫口开全2.5小时,阴道检查仍为枕后位,行手转胎位枕

前位。

宫口开全 3 小时 9 分钟,胎心监护提示频发变异减速,检查 S^{+3},行产钳助产术,新生儿体重 3500g,1 分钟及 5 分钟阿普加评分均为 10 分。

胎儿娩出后立即给予 10 单位催产素静滴,并按摩子宫,试牵脐带,半小时后胎盘仍未娩出,导尿排空膀胱,行手取胎盘术。

产后给予宫缩药进一步促宫缩预防产后出血,并予抗生素预防产褥感染。

出院诊断　1. 孕 3 产 1,妊娠 40 周,LOA,产钳助产分娩一活婴
　　　　　　2. 第二产程延长
　　　　　　3. 第三产程延长

二、病例解析

(一)诊治关键

1. 产前做好预判

影响分娩的四要素为产力、产道、胎儿及精神心理因素,若各因素均正常并能相互适应,胎儿才能顺利经阴道分娩,若其中任何一个或多个因素发生异常或不能相互适应,则会出现产程受阻。产道及胎儿大小的因素是产程中无法改变的,因此产前即应充分评估产道及胎儿大小情况,判断有无绝对头盆不称,适时剖宫产终止妊娠。

2. 产程异常原因寻找

出现产程异常时,首先需寻找原因,针对原因适时处理。无论哪种产程异常,均应从产力、产道、胎儿大小及胎方位、头盆是否相称等方面寻找原因,针对性处理。

(1) 若存在相对头盆不称,可继续试产 2~4 小时,若产程无进展,则剖宫产;绝对头盆不称,则行剖宫产。

(2) 若存在前不均倾、高直后位、额先露异常胎位等选择剖宫产。持续性枕后位或枕横位,手转胎头至枕前位分娩。

(3) 存在宫缩异常时,若宫缩协调者,在潜伏期,胎头已衔接时,可选择人工破膜,破膜后仍宫缩差,可静滴催产素加强宫缩;已破膜者,静滴催产素加强宫缩。不协调性宫缩乏力,哌替啶协调宫缩,若胎儿 4 小时内分娩,需用纳诺酮拮抗。

(4) 第二产程嘱产妇合理用力,整个产程中嘱咐高热量饮食,必要时补液治疗。产妇疲劳可酌情镇静休息。

(5) 存在宫颈异常,如宫颈坚韧、水肿者,可地西泮软化宫颈或利多卡因多点封闭。

(6) 是否存在胎心率的异常:

1) 出现频繁的变异减速或晚期减速,第一产程,则剖宫产。

2) 第二产程,胎头骨质达 S^{+3} 以下,则产钳或胎吸助产;若胎头骨质未达 S^{+3},则剖宫产。

(7) 胎盘娩出困难时,要寻找原因,可予试牵脐带、按摩子宫,胎儿娩出后立即予促宫缩药物等处理,必要时手取胎盘。存在胎盘粘连或可疑胎盘植入等情况,可等产后再次处理。

3. 恰当的处理方法,减少不必要干预

分娩过程中,需要医护均耐心,认真观察宫缩情况、宫口扩张情况及胎先露下降情况、胎心变化,切忌急躁,而予产程过多干预,反而增加了母儿的不良预后。

4. 关注患者的精神心理因素

产妇的精神心理因素是决定分娩的四大因素之一,并越来越受到重视,因此产程中要重视患者的心理疏导,给予患者信心,语言温和有爱。可给予患者导乐,轻音乐,镇静药物休息或麻醉镇痛分娩,以减轻患者紧张、恐惧心理,让其轻松度过分娩过程。

5. 适时终止妊娠

尽早做好判断,对于存在胎儿窘迫征象,头盆不称,或前不均倾、高直后位等胎位异常时,尽早剖宫产终止妊娠。

6. 充分向患者及家属告知

在产程存在异常情况下,需充分向患者及家属告知签字,写好分娩记录,每一步有理有据。当不合适继续待产需要剖宫产或者助产时,患者及家属有了充分心理准备后,就比较容易接受。

7. 新生儿做好抢救准备

产程时间长或胎儿出现窘迫情况下,必要时需请新生儿医师提前于产房协助处理新生儿。提前准备好新生儿复苏的相关器械。

8. 产后出血的预防

助产情况或急产情况下,注意软产道的检查。存在第二产程延长或宫缩乏力时,胎儿娩出后要及

时给予促宫缩药物,防止产后出血的发生。

(二)误诊误治防范

1. 头盆不称的判断

对于母体糖尿病或孕期体重增长过多以及经产妇等,警惕巨大儿的存在。尤其母体合并糖尿病,彩超胎儿的长骨并没有提示巨大儿的倾向,但是往往胎儿肥胖,胎肩较宽而发生第二产程异常或甚至肩难产可能。对于母体身高较高或肥胖的患者,有时估计胎儿大小也不容易。这些情况均可能存在头盆不称,而未能及时被发现。

2. 胎位的判断

对于活跃期晚期或者第二产程时,由于胎头受到挤压,颅缝重叠,有时判断胎位并不容易,如果在产房中配备一个彩超就可以解决这一问题。对于不均倾位或高直位,有时不好判断。

3. 过多的干预产程

我们在临床上,往往由于一些原因,而急于让患者尽快分娩,在无指征情况给予催产素或人工破膜,反而增加了剖宫产率及母儿的不良预后。

4. 对患者的精神心理因素关注不够

精神心理因素是影响产程进展的一个重要原因,无论是医师、助产士及家属在产妇分娩中均需要给产妇足够的信心及关爱。

5. 患者产程中能量的管理疏忽

产程中需鼓励产妇的进食,必要时补液治疗。

6. 限制患者的体位,尽早嘱患者用力

现主张产妇在分娩过程中要自由体位,避免早早让患者于产床上待产。在胎头未充分下降或宫口未开全时,过早嘱患者用力,可能导致宫颈水肿、产妇过多的体力消耗等情况。

7. 胎儿窘迫的判断

产程中胎心监护早期减速或仅仅表现为胎心率基线时,即判断为胎儿窘迫,未给予患者充分试产的机会,而增加了剖宫产率。或者仅表现为羊水性状的异常,而未出现胎心率的改变,即定为胎儿窘迫。

8. 过早让患者住院待产及过早的引产干预

一些患者由于担心或者床位的因素,早早入院待产,住院时间产后,患者对分娩的恐惧增加、信心降低,而影响了产程的进展。另外,现主张在没有特殊情况下,41周需住院引产,如果过早的引产,产妇宫颈未成熟,而导致引产失败。

(三)相关探讨

1. 目前,针对分娩人群年龄增高,胎儿体重增加,镇痛分娩增多等特点,我们沿用多年的 Friedman

产程曲线中一些产程处理的观念已经不适合用于产程的观察及处理的依据。

近年来,很多的产科研究发现了许多与以往不一样的产程时限问题。Zhang 等对美国 19 所医院中 62 415 例单胎、头位、自然临产并阴道分娩,且新生儿结局正常产妇的产程进行了回顾性研究,结果发现:无论初产妇还是经产妇,在宫口扩张 6cm 以前基本一致,比较缓慢,在此之后,产程进展明显加快。由此可见,即使产程进展比较缓慢,最终仍然可以顺利经阴道分娩。

2014 年,中华医学会妇产科分会产科学组制定的新产程标准及处理的专家共识指出:

(1)潜伏期延长定为:初产妇 >20 小时,经产妇 >14 小时,不作为剖宫产指征。

(2)活跃期停滞定为:宫口停止扩张≥6 小时,且活跃期以宫口扩张 6cm 为标志。

(3)第二产程延长定为:初产妇大于 3 小时,麻醉镇痛情况下大于 4 小时;经产妇大于 2 小时,麻醉镇痛情况下大于 3 小时。

(4)引产失败:破膜后且至少给予催产素 12~18 小时,方可诊断。

2. 关于镇痛分娩问题

(1)2016 中国最新分娩镇痛专家共识指出,目前已有大量临床数据表明,潜伏期分娩镇痛并不影响第一产程进展及增加剖宫产率,因此不再以宫口开大情况定为分娩镇痛的时机,只要是患者有规律宫缩有阵痛需求并无其他禁忌证,均可实施镇痛分娩。

(2)自从开展硬膜外分娩镇痛以来,有关它的安全性及对产程和母婴的影响就一直受到关注。大量的资料表明,分娩镇痛可使孕妇对宫缩的感觉减弱甚至消失,腹肌收缩无力,所以施行分娩镇痛的孕妇催产素的使用增加已成为共识。但第二产程时间是否延长仍有争议。因此镇痛分娩对产程的影响及新生儿预后的影响说法不一。

3. 倡导绿色自然分娩

美国妇产科学协会指南以及中华医学会产科学组制定的新产程指南中,均提倡绿色自然分娩,尽量减少不必要的人为干预。

(张丽娟)

参考文献

1. Zhang J,Landy HJ,Branch DW,et al. Contemporary patterns

of spontaneous labor with normal neonatal outcome. Obstet Gybecol,2010,116:1281-1287

2. 中华医学会妇产科分会产科学组.新产程标准及处理的专家共识(2014版).中华妇产科学杂志,2014,49(7):486-487

3. 中华医学会麻醉学分会产科学组.分娩镇痛专家共识(2016版).临床麻醉学杂志,2016,32(8):816-818

4. Spong CY,Berghella V,Wenstrom KD,et al. Preventing the first cesarean delivery:summary of a joint Euince Kennedy Shriver National Institute of Child Health and Human Development,Society for Maternal-Fetal Medicine,and American College of Obstetricians and Gynecologists Workshop. Obstet Gynecol,2012,120:181-183

第四节 肩 难 产

| 病例 | 肩难产

一、病例简述

患者谭某,女,35岁

主 诉	停经9个月余,不规律腹痛3小时。
现 病 史	平素月经规律,2016-12-15移植胚胎一枚。孕期定期产检,血压无异常,无创DNA低风险,于孕14~16周行宫颈环扎术及保胎治疗。75g OGTT提示空腹血糖5.4mmol/L;1小时10mmol/L;2小时8mmol/L,行胰岛素治疗,自述控制欠佳。孕期饮食睡眠良,二便正常。孕晚期无发热,无头晕头疼,无眼花,双下肢无水肿。患者3小时前出现不规律腹痛,遂要求入院待产。目前患者不规律宫缩及腹痛,少量阴道流液,胎动良。
既 往 史	平素体健,因宫颈机能不全,否认其他食物及药物过敏史,否认心脏病、孕前糖尿病及高血压病史,否认青光眼哮喘病史,否认甲亢甲减病史。否认外伤、输血史。
孕 产 史	孕2产0,曾因宫颈机能不全自然流产1次。
入院查体	一般查体:T:36.8℃,P:88次/分,BP:110/70mmHg,R:18次/分,神清语明,无贫血貌,心肺听诊未闻及异常,腹膨隆,无压痛,四肢活动良,无双下肢水肿。 消毒内诊:外阴发育正常,阴道畅,未触及条索状物,宫颈消90%,质中,居中,宫口开4cm,先露儿头,S⁻³,跨耻征阴性。Bishop评分:7分。pH试纸变蓝。 产科检查:呈纵产式腹型,宫高35cm,腹围112cm,头位,已破膜。
辅助检查	胎心监护:有反应型。 胎儿彩超:胎儿胎头轮廓完整,脑中线居中,双顶径约9.7cm,头围约34.4cm。胎儿心率约136次/分。腹壁回声连续,腹围35.8cm。胎儿部分肢体可见,股骨长约7.6cm。胎盘附着在子宫前壁,成熟度Ⅱ~Ⅲ级,厚约3.9cm。羊水深度4.8cm,羊水指数9。脐动脉S/D:2.7。母体宫颈长约1.2cm,宫颈外口宽约0.7cm,宫颈内口宽约0.9cm。
入院诊断	1. 孕2产0,妊娠38⁺⁶周,LOA 2. 巨大儿? 3. 胎膜早破 4. 妊娠期糖尿病 5. 宫颈机能不全 6. IVF-ET术后
诊疗经过	患者入院后完善血尿常规、肝肾功、胎心监护、心电图、彩超等入院相关检查,妊娠37周已拆

除环扎线,患者妊娠期糖尿病,超声提示可疑巨大儿,孕足月,已破膜并出现不规律宫缩,向患者及家属交代妊娠期糖尿病及肩难产相关风险,患者及家属要求试产。555 时宫口开大 6cm 进入分娩室,7:03 时病人疑似巨大儿,产力不足,立即启动肩难产应急预案,并请新生儿医师会诊,给予侧切。7:05 胎儿胎头娩出,胎肩不能自行娩出,医师指示给予屈大腿,耻骨联合上方轻加压以松动前肩。7:06 胎儿娩出,新生儿吸痰,吸氧,体重:3915g,身长:52cm,头围/胸围:35/37cm,Apgar 评分 1 分钟:7 分,5 分钟:10 分。新生儿查体,未发现臂丛神经损伤及锁骨骨折体征。产后检查胎盘胎膜完整,产后安返病房。产后予促宫缩治疗,产后一日患者恢复良好,要求出院,嘱患者出院后继续口服促宫缩药,予以出院。

出院诊断　1. 孕 2 产 0,妊娠 38^{+6} 周,LOA 侧切分娩一活婴

2. IVF-ET 术后

3. 肩难产

4. 妊娠期糖尿病

5. 胎膜早破

6. 宫颈机能不全

二、病例解析

(一)诊治关键

1. 肩难产的预测

(1)产前高危因素:巨大胎儿;既往肩难产病史;妊娠期糖尿病;过期妊娠;孕妇骨盆结构异常。

(2)产时需要警惕的因素:第一产程末期延长;第二产程延长伴"乌龟征"(胎头娩出后未发生外旋转又缩回产道);使用胎头吸引器或产钳助产;持续性胎位异常。

需要注意的是,肩难产是不可预测和预防的产科急症,孕妇和胎儿有受伤的危险。此外,孕前、产前或产时危险因素对预测肩难产具有极低的预测价值。

2. 肩难产的预防

(1)孕期胎儿体重的控制和孕妇血糖的控制。

(2)等待自然娩肩,避免医源性肩难产发生。

(3)权衡利弊,适当放宽剖宫产指征,避免严重的肩难产并发症的出现。

3. 肩难产的处理要点

(1)要牢记肩难产助产术的操作步骤。在平时就要组织多次演练,一旦遇到真正的肩难产,就不会过于恐慌。

(2)如果出现与肩难产相关的产程异常,一定要警惕肩难产的发生,在接产前就要安排好人员和各自的角色。即使最后肩难产没有发生,这样的有备无患的准备工作也是非常有价值的。

(3)如果出现第一产程末期和第二产程异常,一定要考虑肩难产发生的可能性,不要轻易使用缩宫素加速产程。对于没有把握处理好肩难产的产科工作者,适当放宽剖宫产指征是非常必要的。

4. 肩难产的并发症及早期恢复

(1)产妇并发症:①产后出血和会阴裂伤最常见,会阴裂伤主要指切开延裂或会阴Ⅲ度及Ⅳ度裂伤;②其他并发症包括阴道裂伤、宫颈裂伤、膀胱麻痹、子宫破裂、生殖道瘘和产褥感染等严重并发症。

(2)新生儿并发症:①臂丛神经损伤最常见,其中 2/3 为 Duchenne-Erb 麻痹,由第 5、6 颈神经根受损引起。多数为一过性损伤。肩难产时产妇的内在力量对胎儿不匀称的推力可能是造成臂丛神经损伤的主要原因,而非由助产造成。②其他并发症还包括锁骨骨折、股骨骨折、胎儿窘迫、新生儿窒息,严重时可导致颅内出血、神经系统异常,甚至死亡。

(二)误诊误治防范

1. 肩难产无法准确预测

尽管有很多已知的肩难产危险因素,但是仍旧不能预测或预防肩难产。临床医师应该了解肩难产的危险因素以便预测肩难产的高危人群,并做好准备应对分娩过程中的并发症。巨大儿、妊娠期糖尿病与肩难产的发生率增高有关,其他的产科危险因素(包括产妇体重增加过度、阴道手术分娩、催产素的使用、多胎、硬膜外麻醉、急产以及第二产程延长)对预测肩难产具有极低的价值。肩难产的产妇在再次妊娠时发生肩难产的风险增加。

2. 分娩异常与肩难产的关系

分娩异常本身并不能高度预测肩难产,但是第二产程延长以及干预与肩难产风险增加有关。

3. 肩难产病史与再发的概率

肩难产病史是再次妊娠肩难产复发的危险因素。报告显示肩难产的复发率 1%~16.7% 不等,然而,真正的复发率并不可知,因为临床医师以及产妇在肩难产史后一般不选择阴道分娩。因大部分的再次妊娠并不会并发肩难产,并不建议有肩难产史的产妇常规行剖宫产分娩。有肩难产史的产妇,应评估胎儿体重、孕周、产妇糖耐量以及新生儿损伤的严重程度。根据临床信息、未来妊娠计划以及产妇要求决定分娩计划。

(三) 相关探讨

研究显示,对可疑巨大儿的糖尿病或非糖尿病孕妇在孕 39 周前引产,可降低肩难产发生率,且不影响剖宫产率。鉴于目前证据有限,美国妇产科医师学会不鼓励在任何孕周仅因"可疑巨大儿"引产。大多数巨大儿在分娩时并不发生肩难产,因此对所有可疑巨大儿实施选择性剖宫产也不符合成本效益原则。研究显示,在估计胎儿体重 ≥4500g 的孕妇中,为避免 1 例永久性损伤需进行 3695 例剖宫产,耗资约 870 万美元。因此,目前仅建议对估计胎儿体重 ≥5000g 的非糖尿病孕妇,及估计胎儿体重 ≥4500g 的糖尿病孕妇行选择性剖宫产。在我国,推荐胎儿体重 ≥4500g,GDM 孕妇胎儿体重 ≥4000g 者考虑剖宫产终止妊娠。

(李秋玲)

参考文献

1. Committee on Practice Bulletins—Obstetrics. Practice Bulletin No178：Shoulder Dystocia. Obstet Gynecol,2017,129(5)：e123-e133

2. Cluver CA,Hofmeyr GJ. Posterior axilla sling traction for shoulder dystocia：case review and a new method of shoulder rotation with the sling. Am J Obstet Gynecol,2015,212：784.1-7

3. Inglis SR,Feier N,Chetiyaar JB,et al. Effects of shoulder dystocia training on the incidence of brachial plexus injury. Am J Obstet Gynecol,2011,204：322.1-6

4. O'Shaughnessy MJ. Hysterotomy facilitation of the vaginal delivery of the posterior arm in a case of severe shoulder dystocia. Obstet Gynecol,1998,92：693-695

5. Zuckerwise LC,Hustedt MM,Lipkind HS,et al. Effect of implementing a standardized shoulder dystocia documentation form on quality of delivery notes. J Patient Saf,2016

第十四章

宫高腹围异常

第一节　妊娠期糖尿病

| 病例 | 妊娠期糖尿病

一、病例简述

患者张某某,女,38 岁

主　　诉	停经 9 月余,胎动 5 月余。
现 病 史	患者平时月经不规律,呈 16 岁,5 日 /40~50 日型,经量中等,有轻度痛经。LMP:2016-12-29,EDC:2017-10-5。患者于停经 30 余天测尿妊娠试验阳性,后行彩超检查提示宫内妊娠。无明显恶心呕吐等早孕反应。孕早期无药物、毒物、放射线接触史。无创 DNA 筛查低危,孕 24 周 OGTT 检查空腹 6.1mmol/L,2 小时血糖为 10.0mmol/L。患者现不规律胰岛素皮下注射,空腹血糖维持在 6mmol/L,2 小时 10mmol/L。孕期监测血压正常,现孕足月,入我院待产,孕期无发热,无头晕头疼,无视物不清,无下肢肿胀,饮食睡眠良好,二便正常。
孕 产 史	孕 1 产 0。
既 往 史	否认心脏病、糖尿病及高血压病史。否认其他手术史。
入院查体	一般查体:T 36.5℃,P86 次 / 分,BP:121/84mmHg,神清语明,未见贫血貌,心肺听诊未闻及异常,腹膨隆,腹部无压痛、反跳痛及肌紧张感,双下肢轻度水肿,四肢活动良。
	产科查体:呈纵产式腹型,宫高 38cm,腹围 110cm,胎心率 144 次 / 分,未破膜。
	消毒内诊:外阴发育正常,阴道畅,宫颈质软,居后,未消,宫口未开,胎头高浮,跨耻征阳性。
辅助检查	胎儿彩超:双顶径约 9.9cm,头围约 35.0cm,腹围约 38.0cm,股骨长约 7.8cm,肱骨长约 6.6cm。胎儿心率约 158 次 / 分。脐动脉 S/D:1.8。胎盘附着在子宫前壁,成熟度Ⅱ级,厚约 3.8cm,胎盘下缘距宫颈内口大于 7cm。羊水深度约 8.0cm,羊水指数 26。提示:晚期妊娠,单胎,头位。
	胎心监护:反应型,20 分钟未见明显宫缩波。
入院诊断	1. 妊娠期糖尿病

2. 可疑巨大儿

3. 羊水过多

4. 高龄初产

5. 孕 2 产 1，妊娠 38^{+3} 周，LOA

诊疗经过 入院后完善糖化血红蛋白，糖化白蛋白等相关检查，完善内分泌科会诊。待结果回报后，向患者及家属充分交待病情，患者现孕足月，妊娠期糖尿病，可疑巨大儿，胎儿腹围较大，分娩过程中有肩难产可能，患者及家属要求手术，无明显手术禁忌，择期手术终止妊娠。

入院检查结果及会诊已完善，入院第 4 天于 CSEA 下行子宫下段剖宫产术终止妊娠。头位剖娩一活婴，体重 4500g，Apgar 评分 1 分钟 10 分，5 分钟 10 分。术中可见羊水清，量 2200ml，胎盘胎膜完整娩出，双侧附件未见明显异常，术中出血 200ml，常规冲洗消毒切口，关腹，术毕安返病房。留置尿管通畅，尿色清，尿量 200ml。

术后第 3 天，患者病情平稳，出院。

出院诊断 妊娠期糖尿病

巨大儿

羊水过多

高龄初产

孕 2 产 1，妊娠 38^{+6} 周 LOA 剖娩一活婴

二、病例解析

（一）诊治关键

1. 病史要点

妊娠期糖尿病（GDM）的高危因素：①孕妇因素：年龄≥35 岁、妊娠前超重或肥胖，糖耐量异常、多囊卵巢综合征；②家族史：糖尿病家族史；③妊娠分娩史：不明原因的死胎、死产、流产史、巨大儿分娩史、胎儿畸形和羊水过多、GDM 史；④本次妊娠因素：妊娠期发现胎儿大于孕周、羊水过多；反复外阴阴道假丝酵母菌的患者。

该病例中，孕妇 38 岁，根据超声提示怀疑巨大儿，羊水过多，存在 GDM 的高危因素。

2. 查体要点

该病例中，腹部明显膨隆，宫高大于 35cm，触诊胎体大，先露部高浮，胎头跨耻征阳性，听诊时胎心清晰，但位置较高。

3. 辅助检查要点

孕前糖尿病：

（1）妊娠前已确诊为糖尿病。

（2）首次产前检查血糖达到 4 项中任何一项：①FPG≥7.0mmol/L；②75g OGTT2 小时血糖≥11.1mmol/L；③伴有典型的高血糖症状或高血糖危象，同时随机血糖≥11.1mmol/L；④HbA1C≥6.5%。GDM：妊娠 24~28 周以及 28 周后血糖值满足下述任意一条或多条：①FPG≥5.1mmol/L；②75g OGTT 1 小时血糖≥10.0mmol/L；③2 小时血糖≥8.5mmol/L 即可诊断 GDM。该患者 OGTT 空腹 6.1mmol/L，2 小时血糖 10.0mmol/L，符合 GDM 诊断。

4. 围术期的治疗

（1）手术前后非正常饮食期间应停用所有皮下注射胰岛素，改用胰岛素静脉滴注，以避免出现高血糖或低血糖。应给孕产妇提供足够的葡萄糖，以满足基础代谢需要和应激状态下的能量消耗；供给胰岛素，防止 DKA 的发生、控制高血糖、利于葡萄糖的利用；保持适当血容量和电解质代谢平衡。

（2）应给孕产妇提供足够的葡萄糖，以满足基础代谢需要和应激状态下的能量消耗；供给胰岛素，防止 DKA 的发生、控制高血糖、利于葡萄糖的利用；保持适当血容量和电解质代谢平衡。

（3）手术前的检查：必须检测血糖、尿酮体水平。择期手术还需检查电解质、血气分析和肝肾功能。

（4）胰岛素使用方法：每 1~2 小时监测 1 次血糖，根据血糖值维持小剂量胰岛素静脉滴注。妊娠期应用胰岛素控制血糖者计划分娩时，引产前 1 天睡前正常使用中效胰岛素；引产当天停用早餐前胰岛素，并给予 0.9% 氯化钠注射液静脉内滴注；正式临产或血糖水平 <3.9mmol/L 时，将静脉滴注的 0.9% 氯化钠注射液改为 5% 葡萄糖 / 乳酸林格液，并以 100~150ml/h 的速度滴注，以维持血糖水平在 5.6mmol/L；如血糖水平 >5.6mmol/L，则采用 5% 葡萄糖液加短效胰岛素，按 1~4U/h 的速度静脉滴注。

血糖水平采用快速血糖仪每小时监测1次,用于调整胰岛素或葡萄糖输液的速度。

5. 分娩方式的选择

我国《妊娠合并糖尿病诊治指南(2014)》指出,糖尿病本身不是剖宫产指征。决定阴道分娩者,应制定分娩计划,产程中密切监测孕妇的血糖、宫缩、胎心率变化,避免产程过长。择期剖宫产的手术指征为糖尿病伴严重微血管病变,或其他产科指征。妊娠期血糖控制不好、胎儿偏大(尤其估计胎儿体质量≥4250g者)或既往有死胎、死产史者,应适当放宽剖宫产指征。本例患者怀疑巨大儿,妊娠期血糖控制不好,完善会诊后决定择期剖宫产终止妊娠。

6. 风险评估、告知及知情同意

妊娠期糖尿病,如孕期血糖控制欠佳、病情严重,母体可发生感染,甚至败血症,也容易并发妊娠期高血压及子痫前期、子痫、严重血管病变、重要脏器缺血缺氧性改变、酮症酸中毒、高渗性昏迷等并发症,危及母儿生命。使用胰岛素治疗期间可能出现低血糖昏迷。在胎儿及附属物方面则易发生羊水过多、胎盘功能减退、胎盘早剥,可发生巨大儿、胎儿畸形、胎儿生长受限、胎儿窘迫甚至胎死宫内。胎儿肺发育成熟相对较晚,新生儿出生后容易出现呼吸窘迫综合征及低血糖。向患者及家属交代病情,反复沟通,告知风险。

7. 产后的处理及预防

产后血糖控制目标以及胰岛素应用,参照非妊娠期血糖控制标准。妊娠期应用胰岛素的产妇剖宫产术后禁食或未能恢复正常饮食期间,予静脉输液,胰岛素与葡萄糖比例为1:(4~6),同时监测血糖水平及尿酮体,根据监测结果决定是否应用并调整胰岛素用量。妊娠期应用胰岛素者,一旦恢复正常饮食,应及时行血糖监测,血糖水平显著异常者,应用胰岛素皮下注射,根据血糖水平调整剂量,所需胰岛素的剂量一般较妊娠期明显减少。妊娠期无需胰岛素治疗的GDM产妇,产后可恢复正常饮食,但应避免高糖及高脂饮食。产后6~12周行OGTT检查,若仍异常,可能为产前漏诊的糖尿病患者,建议转内分泌专科治疗。鼓励母乳喂养;产后母乳喂养可减少产妇胰岛素的应用,且子代发生糖尿病的风险下降。

8. 产后随访

产后随访时应向产妇讲解产后随访的意义;指导其改变生活方式、合理饮食及适当运动,鼓励母乳喂养。随访时建议进行身高、体质量、体质指数、腰围及臀围的测定,同时了解产后血糖的恢复情况,建议所有GDM妇女产后行OGTT,测定空腹及服糖后2小时血糖水平,并按照2014年ADA的标准明确有无糖代谢异常及其种类。有条件者建议检测血脂及胰岛素水平,至少每3年进行1次随访。建议对糖尿病患者的子代进行随访以及健康生活方式的指导,可进行身长、体质量、头围、腹围的测定,必要时检测血压及血糖。

9. 孕前预防

有GDM史者再次妊娠时发生GDM的可能性为30%~50%,因此,产后1年以上计划妊娠者,最好在计划妊娠前行OGTT,或至少在妊娠早期行OGTT。如血糖正常,也仍需在妊娠24~28周再行OGTT。糖尿病患者应了解妊娠可能对病情的影响。妊娠前及妊娠期需积极控制血糖,除高血糖外,早孕反应(如晨起恶心)引起的摄食异常也可能增加低血糖的发生风险。糖尿病患者需在计划妊娠前评价是否存在并发症,如糖尿病视网膜病变、糖尿病肾病、神经病变和心血管疾病等。已存在糖尿病慢性并发症者,妊娠期症状可能加重,需在妊娠期检查时重新评价。

(二)误诊误治防范

1. 妊娠期监测血糖的必要性

自我血糖监测:采用微量血糖仪自行测定毛细血管全血血糖水平。新诊断的高血糖孕妇、血糖控制不良或不稳定者以及妊娠期应用胰岛素治疗者,应每天监测血糖7次,包括三餐前30分钟、三餐后2小时和夜间血糖;血糖控制稳定者,每周应至少行血糖轮廓试验1次,根据血糖监测结果及时调整胰岛素用量;不需要胰岛素治疗的GDM孕妇,在随诊时建议每周至少监测1次全天血糖,包括末梢空腹血糖及三餐后2小时末梢血糖共4次。

连续动态血糖监测:可用于血糖控制不理想的PGDM或血糖明显异常而需要加用胰岛素的GDM孕妇。大多数GDM孕妇并不需要连续动态血糖监测,不主张将其作为临床常规监测糖尿病孕妇血糖的手段。

妊娠期血糖控制目标:GDM患者妊娠期血糖应控制在餐前及餐后2小时血糖值分别≤5.3、6.7mmol/L,特殊情况下可测餐后1h血糖≤7.8mmol/L;夜间血糖不低于3.3mmol/L;妊娠期糖化血红蛋白宜<5.5%。PGDM患者妊娠期血糖控制应达到下述目标:妊娠早期血糖控制勿过于严格,以防低血糖发生;妊娠期餐前、夜间血糖及FPG宜控制在3.3~5.6mmol/L,餐后峰值血糖5.6~7.1mmol/L,糖化血红蛋白<6.0%。无论GDM或PGDM,经过饮食和运动管理,妊娠期

血糖达不到上述标准时,应及时加用胰岛素或口服降糖药物进一步控制血糖。

2. 孕妇并发症监测的重要性

妊娠期高血压疾病的监测每次妊娠期检查时应监测孕妇的血压及尿蛋白,一旦发现并发子痫前期,按子痫前期原则处理。羊水过多及其并发症的监测:注意孕妇的宫高曲线及子宫张力,如宫高增长过快,或子宫张力增大,及时行 B 超检查,了解羊水量。酮症酸中毒症状的监测:妊娠期出现不明原因恶心、呕吐、乏力、头痛甚至昏迷者,注意检查血糖和尿酮体水平,必要时行血气分析,明确诊断。感染的监测:注意孕妇有无白带增多、外阴瘙痒、尿急、尿频、尿痛等表现,定期行尿常规检测。甲状腺功能监测:必要时行甲状腺功能检测,了解孕妇的甲状腺功能。其他并发症的监测:糖尿病伴有微血管病变合并妊娠者应在妊娠早、中、晚期 3 个阶段分别进行肾功能、眼底检查和血脂的检测。

3. 妊娠合并酮症酸中毒的处理

(1) 妊娠合并 DKA 的临床表现及诊断:恶心、呕吐、乏力、口渴、多饮、多尿,少数伴有腹痛;皮肤黏膜干燥、眼球下陷、呼气有酮臭味,病情严重者出现意识障碍或昏迷;实验室检查显示高血糖 >13.9mmol/L、尿酮体阳性、血 pH<7.35、二氧化碳结合力 <13.8mmol/L、血酮体 >5mmol/L、电解质紊乱。

(2) 发病诱因:妊娠期间漏诊、未及时诊断或治疗的糖尿病;胰岛素治疗不规范;饮食控制不合理;产程中和手术前后应激状态;合并感染;使用糖皮质激素等。

(3) 治疗原则:给予胰岛素降低血糖、纠正代谢和电解质紊乱、改善循环、去除诱因。

(4) 治疗具体步骤及注意事项:①血糖过高者(>16.6mmol/L),先予胰岛素 0.2~0.4U/kg 一次性静脉注射。②胰岛素持续静脉滴注:0.9% 氯化钠注射液 + 胰岛素,按胰岛素 0.1U/(kg·h)或 4~6U/h 的速度输入。③监测血糖:从使用胰岛素开始每小时监测 1 次血糖,根据血糖下降情况进行调整,要求平均每小时血糖下降 3.9~5.6mmol/L 或超过静脉滴注前血糖水平的 30%。达不到此标准者,可能存在胰岛素抵抗,应将胰岛素用量加倍。④当血糖降至13.9mmol/L 时,将 0.9% 氯化钠注射液改为 5% 葡萄糖液或葡萄糖盐水,每 2~4g 葡萄糖加入 1U 胰岛素,直至血糖降至 11.1mmol/L 下、尿酮体阴性、并可平稳过渡到餐前皮下注射治疗时停止补液。⑤注意事项:补液原则先快后慢、先盐后糖;注意出入量平

衡。开始静脉胰岛素治疗且患者有尿后要及时补钾,避免出现严重低血钾。当 pH<7.1、二氧化碳结合力 <10mmol/L、碳酸氢根 <10mmol/L 时可补碱,一般用5% 碳酸氢钠 100ml+ 注射用水 400ml,以 200ml/h的速度静脉滴注,至 pH≥7.2 或二氧化碳结合力 >15mmol/L 时停止补碱。

(三)相关探讨

1. 口服降糖药在 GDM 孕妇中的应用

FIGO(The International Federation of Gynecology and Obstetrics)指出营养治疗和体育运动不足以维持正常血糖水平时,需启动药物治疗,二甲双胍(metformin)、格列苯脲(glibenclamide)同胰岛素一样在 GDM 患者妊娠中晚期是安全有效的治疗手段,但也提出缺乏口服降糖药物长期安全性的证据。目前二甲双胍、格列苯脲尚未纳入中国妊娠期治疗糖尿病的注册适应证,在患者知情同意基础上,部分孕妇可谨慎使用。

格列本脲:是临床应用最广泛的治疗 GDM 的口服降糖药,作用靶器官为胰腺,99% 以蛋白结合形式存在,极少通过胎盘屏障。目前临床研究显示,妊娠中、晚期 GDM 孕妇应用格列本脲与胰岛素治疗相比,疗效一致,但前者使用方便,且价格便宜。但用药后发生子痫前期和新生儿黄疸需光疗的风险升高,少部分孕妇有恶心、头痛及低血糖反应。

二甲双胍:可增加胰岛素的敏感性,目前的资料显示,妊娠早期应用对胎儿无致畸性,在多囊卵巢综合征的治疗过程中对早期妊娠的维持有重要作用。由于该药可以透过胎盘屏障,妊娠中晚期应用对胎儿的远期安全性尚有待证实。FIGO "妊娠期糖尿病诊治指南(2015)"中提出,有下列情况之一者,口服降糖药物治疗失败风险高,应首选胰岛素治疗:诊断糖尿病的孕周 <20 周;孕 30 周后需药物治疗;空腹血糖 >6.1mmol/L;餐后 1 小时血糖 >7.8mmol/L;孕期体重增加 >12kg。

2. GDM 孕妇远期发病的风险

妊娠期间首次发现高血糖者应在产后 6~12 周行 OGTT 评估代谢状态,即使产后评估血糖正常,该类人群未来发展为糖尿病及心血管疾病等的风险仍然较高。目前关于产后长期血糖监测方案和监测频率尚无明确临床证据提供确切方案,临床医生可根据当地指南和建议进行长期随访观察。

3. 促胎儿肺成熟药物应用方法

主要药物是倍他米松和地塞米松,两者效果相当。根据我国《早产临床诊断与治疗指南(2014)》,

所有妊娠 28~34⁺6 的先兆早产应当给予 1 个疗程的糖皮质激素。倍他米松 12mg 肌内注射,24 小时重复 1 次,共 2 次;地塞米松 6mg 肌内注射,12 小时重复 1 次,共 4 次。若早产临产,来不及完成完整疗程者,也应给药。我国《妊娠合并糖尿病诊治指南(2014)》指出,妊娠期血糖控制不满意以及需要提前终止妊娠者,应在计划终止妊娠前 48 小时,促胎儿肺成熟。有条件者行羊膜腔穿刺术抽取羊水了解胎儿肺成熟度,同时羊膜腔内注射地塞米松 10mg,或采取肌内注射方式,但后者使用后应监测孕妇血糖变化。

（金镇　孙磊）

参考文献

1. 中华医学会妇产科学分会产科学组,中华医学会围产医学分会妊娠合并糖尿病协作组.妊娠合并糖尿病诊治指南(2014).中华妇产科杂志,2014,49(8):561-569

2. Hod M,Kapur A,Sacks DA,et al. The International Federation of Gynecology and Obstetrics(FIGO)Initiative on gestational diabetes mellitus:a pragmatic guide for diagnosis,management,and care. Int J Gynaecol Obstet,2015,131 Suppl 3:173-211

3. 胡娅莉.早产临床诊断与治疗指南(2014).中华妇产科杂志,2014,7:481-485

4. 谢幸,苟文丽.妇产科学.第 8 版.北京:人民卫生出版社,2013:75-79

5. 曹泽毅.中华妇产科学.第 3 版.北京:人民卫生出版社,2014:564-577

6. Kleinwechter H,Schafer-Graf U,Buhrer C,et al. Gestational diabetes mellitus(GDM)diagnosis,therapy and follow-up care:Practice Guideline of the German Diabetes Association(DDG)and the German Association for Gynaecology and Obstetrics(DGGG). Exp Clin Endocrinol Diabetes,2014,122(7):395-405

第二节　胎儿生长受限

病例 │ 停经 8 月余,发现舒张期血流消失 1 天

一、病例简述

患者赵某,女,35 岁

主　诉	停经 8 月余,发现舒张期血流消失 1 天。
现病史	平素月经规律,呈 14 岁,7 日 /25 日型,经量中,经期偶有腹痛。LMP:2017-1-04,EDC:无明显早孕反应,孕期无药物、放射线及毒物接触史。孕 4 个月始自觉胎动,活跃至今,患者孕 16 周于当地医院检查发现血压升高,最高达 180/120mmHg,于当地医院解痉降压治疗,血压控制在 140/90mmHg,孕期 OGTT 未见异常,无创 DNA 未见异常。患者今日于当地医院产检时发现舒张期脐血流消失,现为求进一步诊治,来我院门急诊,复查急诊彩超提示:舒张期脐血流消失,胎儿发育小于孕周,收入我科,怀孕以来患者无发热,偶有头晕头疼,无视物不清,双下肢轻度水肿。饮食睡眠如常,排尿排便通畅。
孕产史	孕 1 产 0。
既往史	否认心脏病等慢性病病史,否认食物及药物过敏史,无外伤史及输血史。
入院查体	查体:T:36.8℃,P:88 次 / 分,BP:152/94mmHg,R:18 次 / 分。神清语明,无贫血貌,心肺听诊未闻及异常,腹膨隆,软,查时无宫缩,双下肢无水肿,四肢活动良,腹软,无压痛。 产科检查:呈纵产式腹型,宫高:31cm,腹围:99cm,胎心 144bpm,未触及宫缩。 消毒内诊:外阴发育正常,阴道畅,宫颈质软,居后,未消,宫口未开,S⁻³,骨产道未见明显异常。
辅助检查	入院急诊胎儿彩超(2017-08-21):胎儿超声测量值:头径约 7.2cm,头围约 26.1cm,腹围约

22.0cm，股骨长约5.4cm。胎儿心率约152次/分。脐动脉舒张期血流消失。羊水深度约4.6cm，羊水指数15。胎儿颅骨呈类圆形环状回声。胎儿颈部可见"U"形压迹。胎盘附着在子宫后壁，厚约3.1cm，成熟度Ⅰ级。胎盘下缘距宫颈内口大于7cm。提示：①晚期妊娠，单胎，头位；②胎儿脐带绕颈；③胎儿脐动脉舒张期血流消失；④胎儿各径线测量值小于孕妇自述孕周。尿常规（2017-08-21急诊）：尿蛋白+；NST：可疑无反应型；24小时尿蛋白定量：2.13g/d。

入院诊断
1. 子痫前期重度
2. 胎儿窘迫
3. 胎儿生长受限
4. 脐动脉舒张期血流消失
5. 孕1产0，妊娠33周，LOA

诊疗经过　患者孕期子痫前期重度，定期产检发现舒张期脐血流消失急诊入院，入院后予以降压、解痉等治疗，反复行NST：提示可疑无反应型，考虑胎儿宫内窘迫，胎儿宫内生长受限，建议行手术治疗，患者及家属要求手术，无明显手术禁忌，入院后于CSEA下行子宫下段剖宫产术，剖娩一活婴，体重1164g，身长38cm，头/胸围29/29cm，Apgar评分1分钟5分（呼吸、心跳、肌张力、喉反射、皮色各1分），5分钟9分（肌张力1分）。术中请新生儿科保胎会诊，新生儿送儿科住院，术中羊水清，胎盘完整娩出，胎膜完整。双附件未见异常。术程顺利，术中出血约200ml，未输血，术毕安返病房。术后继续给予降压、抗炎、补液等治疗后，术后恢复良好，于术后第3天顺利出院。

新生儿情况：以"早产，生后呼吸困难10分钟"为主诉入NICU。查体：T：36.0℃，P：145次/分，R：65次/分，BW：1164g，未吸氧下经皮血氧饱和度85%。早产儿貌，神清，状态反应差，周身肤色略苍白，前囟平坦，大小约1.0cm×1.0cm，颈软，双肺听诊呼吸音清，未闻及干湿啰音，心音有力，律齐，心率：145次/分，未闻及杂音，脐带结扎完好，腹软不胀，无胃肠型及蠕动波，肝肋下1cm，质软，脾不大，四肢肌张力正常，未见水肿，肢端末梢温，CRT2秒，原始反射引出不完全。胎龄评估：27+1+1+1+2=32周。

新生儿入院诊断：极低出生体重儿（1000~1249g）。

呼吸困难原因待查：RDS可能性大。

新生儿窒息（轻度）。

早产儿小于胎龄儿。

患儿出生体重1164g，生后Apgar评分1分钟5分，5分钟9分。入院后无创呼吸机辅助通气（FIO2 0.25），咖啡因兴奋呼吸，完善胸片提示：双肺纹理稍增强，请结合临床。呼吸困难缓解，2天后撤机改为低流量吸氧。1天后停氧。现患儿住院52天，纠正胎龄40+1周，体重2000g，身长48cm，头围32cm，自行吃奶奶量50ml/次，喂养耐受，无呼吸暂停及周期样呼吸，未吸氧下经皮血氧饱和度90%以上，体温平稳，监测血糖3.8mmol/L，准予出院。

新生儿出院诊断：极低出生体重儿（1000~1249g）

早产儿小于胎龄儿

新生儿窒息

出院诊断
1. 子痫前期重度
2. 胎儿生长受限
3. 脐动脉舒张期血流消失
4. 孕1产0，妊娠33周，LOA剖娩一活婴
5. 早产儿

二、病例解析

胎儿生长受限（fetal growth restriction，FGR）是指经超声评估的胎儿体重低于相应孕周应有胎儿体重的第10百分位数，低于第3百分位数属于严重FGR。FGR可致死胎、早产、低出生体重、胎儿缺氧、新生儿窒息、胎粪吸入综合征、新生儿红细胞增多症等，远期将影响神经行为发育，并增加代谢综合征的

发生风险。

（一）诊治关键

1. FGR 的病因

危险因素：FGR 的危险因素涉及孕母、胎儿及胎盘脐带 3 方面。

FGR 的孕母危险因素有：高龄、合并慢性疾病（高血压、糖尿病、肾病、甲状腺功能亢进症、自身免疫性疾病、发绀型心脏病和抗磷脂综合征等）、营养不良或低体重、药物暴露与滥用（苯妥英钠、丙戊酸、华法林、烟草、酒精、可卡因、毒品等）。FGR 的胎儿危险因素有：多胎妊娠、宫内感染（风疹、巨细胞病毒、弓形虫、疟疾、梅毒等）、先天畸形与染色体异常。FGR 的胎盘脐带危险因素有：单脐动脉、帆状胎盘、轮廓状胎盘、副叶胎盘、小胎盘、胎盘嵌合体等。此外，一些严重的妊娠并发症（如不明原因的产前出血和胎盘早剥）也是 FGR 的危险因素。因此，首次产前检查时即应当评估 FGR 的危险因素，妊娠 20~24 周时须再次根据唐氏综合征母血清学筛查结果和胎儿系统超声指标等再次评估。一旦诊断 FGR，应再次详细询问孕母病史，筛查 FGR 的危险因素，复习血清学筛查的结果，检查胎儿有无先天性感染的表现（如颅内或肝内钙化灶、巨脑室）。

结合本病例中患者病史，考虑造成 FGR 的原因与患者的基础疾病妊娠期高血压疾病有关，妊娠期高血压疾病孕期胎盘血流及脐血流异常，从而导致 FGR 的发生，但本例患者为高龄孕妇，孕期未行染色体检查，亦不除外因染色体畸形等畸形造成。

2. FGR 的诊断方法

（1）核实孕周：FGR 的诊断基于准确的孕周计算，核实孕周包括核实孕母月经史、辅助生育技术的信息以及妊娠早、中期的超声检查。

（2）宫底高度：妊娠 24 周之后每次产前检查时应测量宫底高度，通过腹部触诊来预测 FGR，其敏感性为 35%~86%（假阴性率高），但特异性可高达 96%（假阳性率低）。若胎儿体重 <2500g、孕妇体重指数 >35、妊娠合并子宫肌瘤较大或羊水过多，宫底高度测量不准确，评估准确度远低于超声，对可疑 FGR 者应采用超声评估胎儿大小。虽然宫底高度的诊断价值有限，但对于正常体重的孕妇仍然是可靠的临床监测工具，国际上一般建议绘制宫底高度定制图表（customized fetal growth curves）。如果在妊娠 26 周后发现宫底高度低于孕周对应标准 3cm 以上，或与之前相比无增加，须进行超声检查，评估胎儿体重、羊水量或羊水深度、生物物理评分和脐动脉

血流阻力。宫底高度低于相应孕周平均值 4cm 以上，应高度怀疑 FGR。

（3）超声检查：超声检查评估胎儿体重小于第 10 百分位数和胎儿腹围小于第 5 百分位数，是目前较为认可的诊断 FGR 的指标。采用上述两个指标评估胎儿大小，并且至少间隔 3 周复查 1 次，可以有效降低 FGR 诊断的假阳性率。若超声评估诊断为 FGR 或胎儿生长缓慢，则须进一步超声检查，区分 FGR 是均称型还是非均称型。动态超声监测，包括系统超声筛查（有无胎儿畸形）、胎盘形态、胎儿大小及脐动脉血流阻力、羊水量等，有助于明确潜在病因。超声的其他评估内容还应包括胎儿生物物理评分。

3. FGR 的监测

（1）脐动脉多普勒：脐动脉多普勒是 FGR 最重要的监测方法，监测指标包括最大峰值血流速度／舒张末期血流速度、阻力指数和搏动指数。正常妊娠状态下，随着孕周增长，胎儿—胎盘循环的日臻完善，三级绒毛干成熟，血管的总横截面积增加，舒张末期的血流流速逐渐增加，胎盘循环阻力逐渐下降，脐动脉 S/D 逐渐下降，但在 FGR 胎儿中，上述指标均会不同程度地升高。目前证据认为，对于高危妊娠而言，脐动脉多普勒超声监测可降低围产儿病死率，但对于低危、正常发育的胎儿，不能降低围产儿病死率。因此，不推荐正常妊娠孕妇常规行脐动脉血流监测。脐动脉多普勒结果正常时，需每 1~2 周复查，但对严重的 FGR 需适当增加监测频率。脐动脉血流指数异常（如搏动指数或阻力指数 > 孕龄平均值 2 个标准差）时，若舒张末期血流存在，每周监测 2 次；若舒张末期血流消失或反向，需每天监测。

（2）大脑中动脉多普勒：监测大脑中动脉（middle cerebral artery，MCA）的搏动指数或阻力指数／脐动脉搏动指数（大脑 - 胎盘血流比）。若 MCA 舒张期血流速度增加，则该值降低，反映了 FGR 中的"大脑保护效应"，是 FGR 胎儿宫内缺氧的征兆。脐动脉多普勒正常的足月 FGR 胎儿，MCA 多普勒异常（搏动指数 < 第 5 百分位数），提示酸中毒可能，应及时终止妊娠。此外，MCA 多普勒也可用于评估胎儿贫血。

（3）静脉导管多普勒：静脉导管是连接腹腔内脐静脉和下腔静脉的一支小静脉，通常有三相血流特征，直接反映胎儿右心房的压力。大部分 FGR 胎儿中，静脉导管多普勒的恶化发生在生物物理评分恶化之前。若 FGR 胎儿静脉导管多普勒在心房收

缩时血流速度消失或反向,1 周内胎死宫内的风险显著增加,预测 1 周后胎死宫内的敏感性和特异性分别高达 100% 和 80%,围产结局更差。

(4) 羊水量监测:超声可通过最大羊水池深度或羊水指数评价羊水量,但两者均与实际羊水量有所差异。超声测量羊水量有助于 FGR 的鉴别诊断及发现胎盘血流灌注不足。

(5) 胎儿电子监护:目前尚无明确证据证实产前胎儿电子监护可降低 FGR 的围产儿病死率。因此,虽然无应激试验可以反映胎儿健康状况,但不应该作为监测 FGR 胎儿宫内状况的唯一手段。

(6) 生物物理评分:生物物理评分正常,则 1 周内胎死宫内的发生率较低,但生物物理评分对于预测妊娠 <32 周、胎儿体重 <1000g 的 FGR 的效果并不理想。

FGR 一经确诊,应立即开始严密监测。目前较为理想的 FGR 监测方案是联合评估,即综合多普勒超声、羊水量、生物物理评分、胎儿电子监护和胎儿生长情况。

FGR 的具体监测方案为:每周 2 次无应激试验和羊水测定或基于胎龄的生物物理评分测定,每周检测脐动脉血流,每 2~3 周超声评估胎儿生长发育情况,间隔时间太短易导致假阳性。在此期间注意监测孕妇有无子痫前期,并且依据孕妇病情程度增加监测频率,甚至建议住院或制订分娩计划。如果脐动脉多普勒血流异常,应该进一步检查 MCA 和静脉导管多普勒。若脐动脉舒张末期血流消失或反向,提示需要及时干预,应当住院观察甚至终止妊娠。住院观察期间胎心监护应至少每 8 小时 1 次,生物物理评分应至少每天 1 次。

4. FGR 终止妊娠的时机

本例患者 FGR 同时合并脐血流消失,不除外胎儿宫内窘迫可能,因随时有发生胎死宫内可能,加之为早产儿,遂选择急诊剖宫产手术。

FGR 终止妊娠时机,必须综合考虑 FGR 的病因、监测指标异常情况、孕周和当地新生儿重症监护的技术水平。妊娠 34 周前终止妊娠者,需要糖皮质激素促胎肺成熟治疗;基层医院需要考虑当地新生儿重症监护的技术能力,必要时考虑宫内转院。FGR 的多普勒监测结果和其他产前监测结果均异常,考虑到胎儿宫内缺氧严重,应及时终止妊娠。但对于 FGR 来说,单次多普勒异常结果并不足以决策分娩。FGR 的胎儿监测无明显异常,仅出现脐动脉舒张末期血流反向可期待至 ≥32 周终止妊娠,仅出

现脐动脉舒张末期血流消失可期待至 ≥34 周终止妊娠,仅出现脐动脉最大峰值血流速度 / 舒张末期血流速度升高或 MCA 多普勒异常可期待至 ≥37 周终止妊娠。期待治疗期间,需要加强胎心监护。

(1) 孕 32 周前:如果 FGR 在妊娠 32 周之前出现脐动脉舒张末期血流消失或反向且合并静脉导管多普勒异常,当胎儿可以存活并完成糖皮质激素治疗后,应建议终止妊娠,但必须慎重决定分娩方式。

(2) 孕 32 周后:如果 FGR 在妊娠 32 周之前出现生长缓慢或停滞,应当住院,行多普勒血流监测和其他产前监测。如果 FGR 出现生长发育停滞 >2 周或者产前监测出现明显异常(生物物理评分 <6 分、胎心监护频繁异常),可考虑终止妊娠。

5. FGR 的分娩方式

(1) 剖宫产:单纯的 FGR 并不是剖宫产的绝对指征。对于孕周大于 32 周的,若 FGR 伴有脐动脉舒张末期血流消失或反向,须行剖宫产尽快终止妊娠。

(2) 阴道分娩:FGR 的孕妇自然临产后,应尽快入院,行持续胎儿电子监护。FGR 若脐动脉多普勒正常,或搏动指数异常但舒张末期血流存在,仍可以考虑引产,但剖宫产率明显升高。若 FGR 已足月,引产与否主要取决于分娩时的监测情况而定,而剖宫产与否也应主要根据产科指征而定。

(二)误诊误治防范

孕周是否准确;是否行产前诊断(无其他合并症者);结合病例:不知脐血流消失时间是何时出现的,如无合并症无需急诊处理者应完善染色体检查,定期监测血流,本例胎儿因脐血流消失随时有发生胎死宫内可能,分娩后,可选择胎盘脐带送病理检查。

(三)相关探讨

FGR 是现代产科常见且复杂的临床问题,在现在产科中 FGR 检出率低,预防和治疗手段有限,与多种疾病发病率相关,有增加围产期死亡率的可能性,且出生时低体重及智力发育障碍,成年期高血压及肥胖疾病等有关。因此如何在高危人群中积极预防是关键:

1. 阿司匹林 对于有胎盘血流灌注不足疾病史(如 FGR、子痫前期、抗磷脂综合征)的孕妇,可以从妊娠 12~16 周开始服用小剂量阿司匹林至 36 周。存在 1 项高危因素的孕妇,也建议于妊娠早期开始服用小剂量阿司匹林进行预防,其中高危因素包括:肥胖、年龄 >40 岁、孕前高血压、孕前糖尿病(1 型或 2 型)、辅助生殖技术受孕病史、胎盘早剥病史、胎盘

梗死病史等。

2. 戒烟　妊娠期应停止吸烟。

3. 低分子肝素　抗凝治疗能改善胎盘功能障碍疾病（如子痫前期、FGR、死产史等）的预后，对于高危孕妇预防 FGR 应该具有一定疗效，但目前缺乏有关不良反应及新生儿长期预后方面的证据支持，亦没有充分证据支持其预防应用。

4. 吸氧　虽然有研究发现吸氧可以增加胎儿体重，降低围产期病死率，但目前仍缺乏充分证据支持孕妇常规吸氧来治疗 FGR。

5. 增加饮食、补充孕激素或静脉补充营养无法治疗或预防 FGR。

（金镇　孙倩）

参考文献

1. Royal College of Obstetricians and Gynaecologists. RCOG Green Top Guideline Number 31:The investigation and management of the small—for gestational—Age fetus.(2013-3-22)

2. American College of Obstetricians and Gynecologists ACOG Practice bulletin no.134:fetal growth restriction. Obstet Gynecol,2013,121(5):1122-1133

3. Copel JA,Bahtiyar MO. A practical approach to fetal growth restriction. Obstet Gynecol,2014,123(5):1057-1069

4. The Society of Obstetricians and Gynaecologists of Canada. SOGCC 1inical practice guideline. Intrauterine growth retardation:screening,diagnosis,and management.(2013-08)〔2015-03-01〕

5. Harlev A,LevyA,Zaulan Y,et a1. Idiopathic bleeding during the second Half of pregnancy as a risk factor for adverse perinatal outcome. J Matern Fetal Neonatal Med,2008,21(5):331-335

6. Tikkanen M. Placental abruption:epidemiology,risk factors and consequences. Acta Obstet Gynecol Scand,2011,90(2):140-149

7. Say L,GOlmezoglu AM,Hofmeyr GJ. Maternal oxygen administration for suspected impaired fetal growth. Cochrane Database Syst Rev,2003,1:CD000137

8. 林建华,梁阿娟,林其德,等. 正常妊娠和妊娠期高血压疾病孕妇子宫动脉及其胎儿脐动脉血流动态变化规律的多中心研究. 中华妇产科杂志,2010,45(8):583-587

第十五章

产科重症管理

第一节　出血性休克疾病管理

| 病例 | **妊娠合并子宫肌瘤产后出血**

一、病例简述

患者赵某,女,32 岁

主　　诉	停经 9 月余,发现子宫肌瘤 7 个月,阴道流液 3 小时。
现 病 史	患者平素月经规律,13 岁,3~4 日 /35 日型,经量中等,无痛经。LMP:2016-9-11,停经 30 多日自测尿妊娠试验(+),停经 2 个月行 B 超检查提示宫内妊娠,并根据早期超声推算孕产期 EDC:2017-6-26,同时发现子宫前壁肌瘤结节,直径约 4cm。孕期无明显恶心、呕吐等早孕反应。孕期否认药物、毒物及放射线接触史。孕 4 个月始初觉胎动,活跃至今。孕期定期产检,唐氏筛查低危,糖尿病筛查未见异常。孕晚期无头晕头痛,无视物不清,无心悸气短,四肢活动良,四肢轻度水肿。患者 3 小时前无明显诱因出现阴道流液,色清,未就诊,现仍有少量阴道流液,色清,伴不规律下腹紧缩感,自觉胎动正常,为求待产入院。
孕 产 史	孕 3 产 1,11 年前顺娩一女婴,人流 1 次。
既 往 史	2005 年于东陵区医院行阑尾切除术,术后恢复良好。既往体健,否认药物及食物过敏史,否认高血压、糖尿病、冠心病病史,否认肝炎、结核病史,否认外伤及输血史。
入院查体	T36.5℃,P84 次 / 分,R18 次 / 分,BP:118/73mmHg,神清语明,无贫血貌。心肺听诊未闻及异常,腹膨隆,腹软,无压痛,双下肢轻度水肿,四肢活动良。 产科检查:呈纵式腹型,宫高 35cm,腹围 105cm,胎心率 145 次 / 分,先露儿头已衔接,跨耻征阴性。 消毒内诊:外阴发育正常,阴道畅,骨产道未见明显异常,阴道流液,pH 试纸测试呈蓝色,宫颈质软,居中,消 80%,宫口开大 1.5cm,先露儿头 S^{-3},未触及脐带。
辅助检查	入院 NST:有反应型。 胎儿三维超声(2017-6-27):双顶径约 10.0cm,头围约 36.3cm,腹围约 33.0cm,股骨长约 7.6cm。

胎儿心率约 146 次 / 分。胎盘厚度约 3.4cm。羊水深度约 4.4cm,羊水指数:11。胎盘附着在子宫后壁,成熟度Ⅱ级,脐动脉 S/D:1.8,母体子宫右前壁见 10.6cm×9.6cm 低回声团,边界清。

入院诊断　1. 胎膜早破

　　　　　　2. 妊娠合并子宫肌瘤

　　　　　　3. 孕 3 产 1,妊娠 40^{+1} 周,LOA,分娩先兆

诊疗经过　入院后 12 小时,患者经侧切分娩一约 3100g 活婴,查体示 BP:108/60mmHg,SpO$_2$:98%,P:120 次 / 分。贫血貌,球结膜苍白。腹软,子宫收缩良,宫底平脐,会阴无红肿及渗出。产后阴道流血量不多,生命体征平稳,于病房观察子宫复旧情况。1 小时后出现阴道流血量增多约 500ml,呈暗红色,伴血压下降,病人自觉呼吸费力,乏力,疲惫。查体示 BP:70/50mmHg,SpO$_2$:98%,P:120 次 / 分。消毒内诊:宫颈完整,未及血肿,子宫下段软。腹部超声:子宫肌瘤,宫底见 8mcm×6cm 不均质回声。化验回报:血红蛋白 111g/L,DIC 常规示 PT 11.5 秒,APTT 27 秒,FIB 3.5g/L,DD 3423μg/L,FDP 31.9mg/L,考虑病人为产后出血,休克。给予病人监测生命体征,急检血常规、凝血、血气分析等指标,并予扩容,补充血容量,备滤白红细胞及血浆,给予宫颈注射卡前列素氨丁三醇(欣母沛)促进宫缩并行诊断性清宫术。消毒探查见阴道内壁未见血肿及破裂,宫颈完整,宫口有活动性出血,暗红色。超声检测下给予清宫,清出暗红色积血块 200ml,术后患者 BP:70/50mmHg,P:130 次 / 分,SpO$_2$:98%。继续抗休克及促进宫缩治疗。术后阴道流血少量。查体:子宫复旧可,贫血貌。BP:100/70mmHg,P:110 次 / 分,SpO$_2$:98%。产后 4 小时,病人再次出现阴道流血增多,面色苍白、烦躁、心慌、大汗,立即给予晶体液 500ml 静滴,缩宫素 20U 静滴,监护示 BP:51/37mmHg,SpO$_2$:97%,P120 次 / 分。贫血貌,球结膜苍白。消毒内诊检查:子宫复旧差,给予按摩子宫,清除阴道积血约 800ml。考虑患者妊娠合并子宫肌瘤,由于子宫肌瘤影响子宫收缩,出现宫缩乏力性产后出血,且已出现失血性休克,入手术室行开腹探查术。术中探查见子宫收缩差,子宫后壁近宫底肌壁间 10cm×9cm 子宫肌瘤,予以完整剔除送病理,术后子宫收缩差,给予卡贝缩宫素 100μg 侧管,按摩子宫后略有好转,行双侧子宫动脉上行支结扎术及 B-Lynch 缝合术,查无活动性出血,探查双附件无异常,留置腹腔引流一枚,术后转入 ICU 病房继续予输血、补液、器官功能支持等对症治疗,4 天后患者痊愈出院。

出院诊断　1. 产后出血

　　　　　　2. 失血性休克

　　　　　　3. 妊娠合并子宫肌瘤

　　　　　　4. 子宫肌瘤剔除术 +B-Lynch 缝合 + 双侧子宫动脉上行支结扎术后

　　　　　　5. 胎膜早破

　　　　　　6. 孕 3 产 1,妊娠 40^{+1} 周,LOA,侧切分娩一活婴

二、病例解析

(一)诊治关键

1. 产科失血性休克诊断要点

(1) 定义:失血性休克是指短时间内大量失血引起的有效循环血量与心排血量减少、组织灌注不足、细胞代谢紊乱和功能受损的病理生理过程。按休克的血流动力学分类属于低血容量性休克。

(2) 产科失血性休克常见病因:主要是产后出血,是我国目前孕产妇死亡的首位原因。

产后出血常见病因有子宫收缩乏力、产道损伤、胎盘因素和凝血功能障碍等。绝大多数产科出血所导致的孕产妇死亡是可避免或创造条件可避免的,其关键在于早期诊断和正确处理。本病例产妇危险因素为子宫右前壁见 10.6cm×9.6cm 子宫肌瘤,可能导致子宫收缩乏力,造成产后出血。另外产妇侧切分娩,经检查已排除产道损伤的可能。未见胎盘异常及凝血功能异常。

(3) 早期诊断

1) 失血量的测量和评估:失血性休克的发生与否及其程度,取决于机体血容量丢失的量和速度。可以根据休克指数来估计出血量。休克指数 = 心率 ÷

收缩压。病人产后一小时出现阴道流血增加,心率增快,血压下降。计算休克指数为 120÷70=1.71。根据表 15-1 评估出血量在 1500ml 以上。

表 15-1 休克指数与出血量评估

休克指数	估计出血量(ml)	出血量占血容量的比例(%)
<0.9	<500	<20
1.0	1000	20
1.5	1500	30
2.0	≥2500	≥50

2)常用的早期诊断要点:①病因和病史,可能为子宫收缩乏力。②精神状态改变。病人出现乏力,疲惫,精神淡漠。③皮肤湿冷。④收缩压下降为 70mmHg。⑤心率为 120 次/分,尿量低于 0.5ml/(kg·h)。⑥中心静脉压 4mmHg。⑦血乳酸升高至 6.3mmol/L,碱缺失为 -9.7mmol/L。

考虑病人处于组织低灌注的休克状态,结合病人病史及临床表现,考虑为失血性休克。

(4)失血性休克的临床监测

1)一般临床监测:①皮温与色泽、心率、血压、尿量和精神状态等;②皮温下降、皮肤苍白、皮下静脉塌陷的严重程度取决于休克的严重程度;③心率加快通常是休克的早期诊断指标之一;④血压的变化需要严密地动态监测,维持平均动脉压(MAP)在 60~80mmHg;⑤尿量是反映肾灌注较好的指标,当尿量低于 0.5ml/(kg·h)时,应继续进行液体复苏;⑥当中心体温 <34℃时,可导致严重的凝血功能障碍;⑦病人存在面色苍白、烦躁、心慌、大汗等情况,同时出现心率增快,血压下降,引流增加,少尿等,考虑失血性休克。

2)有创血流动力学监测:①出血性休克的病人需要严密的血流动力学监测并动态观察其变化。②平均动脉压(MAP)监测:持续低血压状态时,无创动脉测压难以准确反映实际大动脉压力,而有创测压(IBP)较为可靠,可保证连续观察血压和即时变化。另外 IBP 还可以提供动脉采血。③中心静脉压(CVP)监测:是最常用的、易于获得的监测指标,用于监测前负荷容量状态和指导补液,有助于了解机体对液体复苏的反应性,及时调整补液方案。④如有条件亦可行心输出量,每搏输出量,每搏量变异率及血管外肺水等监测。

3)实验室监测:①血常规监测:动态观察红细胞计数、血红蛋白(Hb)及血细胞比容(Hct)的数值变化。②凝血功能监测:常规凝血功能监测包括血小板计数、凝血酶原时间、活化部分凝血活酶时间、国际标准化比值、D-二聚体和血栓弹力图等。特别是血栓弹力图(TEG),是对血液凝固以及纤溶过程的动态监测,能够完整表达凝血过程中各部分之间的作用及相互联系,应常规监测。该病人的凝血功能显示凝血指标基本处于正常范围,考虑出血原因可能是血管因素导致。③动脉血气分析:动态观察酸碱变化,持续动态的动脉血乳酸以及乳酸清除率监测对休克的早期诊断、判定组织缺氧情况、指导液体复苏及预后评估具有重要意义。当休克导致组织供血不足时碱缺失下降,提示乳酸血症的存在,碱缺失与动脉血乳酸结合是判断休克组织灌注较好的方法。④电解质和肝肾功能监测。

2. 治疗要点

(1)病因治疗

1)休克所导致的组织器官损害的程度与容量丢失量和休克持续时间直接相关。如果休克持续存在、组织缺氧不能缓解,休克的病理生理状态将进一步加重。所以,尽快纠正病因并止血是治疗失血性休克的基本措施。

2)对于出血部位明确,存在活动性失血的休克病人应早期进行手术或者介入止血。

3)对于存在失血性休克又无法确定出血部位的病人,需要反复的评估,包括超声,CT 等影像学检查、必要时可采用侵入性检查,甚至手术探查。

4)病人出现出血性休克立即明确出血部位,首先行诊断性清宫术,术后血压一过性上升。但随后阴道流血增多,面色苍白,烦躁,心慌,大汗,血压下降,考虑为子宫收缩乏力出血,遂行开腹探查止血。确切止血后转入 ICU。

5)对于存在活动性出血的情况,必须立即积极寻找出血部位,因为产后出血的大部分原因均为子宫及血管因素导致。凝血功能障碍导致的产后出血不足 10%,因此均应早期诊断早期处理,必要时尽早行开腹及手术治疗。

(2)液体复苏:液体复苏是另一项至关重要的治疗措施,及时有效的液体复苏可以改善组织灌注,纠正血流动力学紊乱,改善预后,失血性休克进行液体复苏刻不容缓。

1)液体复苏时液体的选择:①晶体液:液体复苏治疗常用的晶体液为生理盐水和乳酸林格液。在一般情况下,输注晶体液后会进行血管内外再分布,约有 25% 存留在血管内,而其余 75% 则分布于血管外间隙。因此,低血容量休克时若以大量晶体液进行复苏,可以引起血浆蛋白的稀释以及胶体渗透压的下降,同时出现组织水肿。另外,生理盐水的特点是等渗但含氯,大量输注可引起高氯性代谢性酸中毒。乳酸林格液的特点在于电解质组成接近生理,含有少量的乳酸。大量输注乳酸林格液应该考虑到其对血乳酸水平的影响。②胶体液:主要包括人工胶体和天然胶体。目前临床应用的人工胶体主要包括明胶和右旋糖酐。羟乙基淀粉目前不被推荐使用于休克的液体复苏。

天然胶体主要指白蛋白人血白蛋白制剂有4%、5%、10%、20% 和25% 几种浓度。作为天然胶体,白蛋白构成正常血浆中维持容量与胶体渗透压的主要成分,因此在容量复苏过程中常被选择用于液体复苏,但白蛋白价格昂贵,并有传播血源性疾病的潜在风险。

2)复苏液体的输注途径:失血性休克时进行液体复苏刻不容缓,输液的速度应快到足以迅速补充丢失液体,以改善组织灌注。因此,在紧急容量复苏时必须迅速建立有效的静脉通路。可尽早留置中心静脉导管。

失血性休克病人可补充大量晶体液,失血量大的情况下会丢失大量蛋白,应注意补充白蛋白。此病人选择以晶体液及白蛋白为主的液体复苏方式。

(3)血管活性药物:在积极进行容量复苏状况下,对于存在持续性低血压的失血性休克病人,可选择使用血管活性药物。

1)去甲肾上腺素:主要效应是增加外周阻力来提高血压,同时也不同程度地收缩冠状动脉,有可能加重心肌缺血。

2)多巴胺:血管多巴胺受体、心脏 β 受体和血管 α 受体。$1\sim3\mu g/(kg\cdot min)$ 时主要作用于脑、肾、和肠系膜血管,使血管扩张,增加尿量;$2\sim10\mu g/(kg\cdot min)$ 时主要作用于 β 受体,通过增强心肌收缩能力而增加心输出量,同时也增加心肌氧耗;$>10\mu g/(kg\cdot min)$ 时以血管 α 受体兴奋为主,收缩血管。

3)多巴酚丁胺:巴酚丁胺作为 $β_1$、$β_2$ 受体激动剂可使心肌收缩力增强,同时产生血管扩张和减少后负荷。

(4)输血治疗:失血性休克时,丧失的主要是血液。但是,在补充血液、容量的同时,并非需要全部补充血细胞成分,也应考虑到凝血因子,血小板及纤维蛋白原的补充。

1)红细胞:血红蛋白降至70g/L时应考虑输血,

但对于有活动性出血的病人、老年人以及有心肌梗死风险者,血红蛋白保持在较高水平。无活动性出血的病人每输注 1 单位(200ml 全血)的红细胞其血红蛋白升高约 10g/L,血细胞压积升高约 3%。

2)新鲜冰冻血浆:大量失血时应注意凝血因子的补充。新鲜冰冻血浆含有纤维蛋白原与其他凝血因子。

3)血小板:血小板计数低于 $50\times10^9/L$,或确定血小板功能低下伴有出血倾向时,可考虑输注血小板。

4)冷沉淀:对大量输血后并发凝血异常的病人及时输注冷沉淀可提高血循环中凝血因,子及纤维蛋白原等凝血物质的含量,缩短凝血时间、纠正凝血异常。联合输注血小板和冷沉淀可显著改善止血效果。

5)纤维蛋白原:为凝血过程中的 I 因子,大量失血可能造成纤维蛋白原缺乏,如纤维蛋白原含量较低可补充纤维蛋白原。

血红蛋白降至 70g/L 时应输血,对于有活动性出血的病人,应注意将血红蛋白水平维持在较高水平,同时应按照 1∶1 的比例输注新鲜冰冻血浆,同时注意补充冷沉淀和血小板。

此病人输注红细胞的同时,安装 1∶1 的比例输注新鲜冰冻血浆并输注冷沉淀。如病人出现了血小板数量或功能降低,需及早输注血小板。并密切注意纤维蛋白原含量。

(5)纠正酸中毒:对于失血性休克病人还需及时纠正离子紊乱和酸碱失衡,维持内环境相对稳态。代谢性酸中毒可能引起严重的低血压、心律失常和死亡。其处理应着眼于病因处理、容量复苏等干预治疗,在组织灌注恢复过程中酸中毒状态可逐步纠正。过度的血液碱化使氧解离曲线左移,不利于组织供氧,碳酸氢盐的治疗只用于紧急情况或 pH 低于 7.20 时。

(6)保持体温:顽固性低体温、严重酸中毒、凝血障碍被称为死亡三联症。失血性休克合并低体温是一种疾病严重的临床征象。对于低体温的病人应及时复温,维持体温正常。

(7)复苏终点及预后评估

1)临床指标:常见的指标包括神志改善、心率减慢、血压升高和尿量增加等。这些指标对于指导休克治疗有一定的临床意义,但是不能作为复苏的终点目标。

2)血乳酸及乳酸清除率:乳酸的水平、持续时间与低血容量休克病人的预后密切相关,持续高水平的血乳酸(>4mmol/L)预示病人的预后不佳。血乳酸清除率比单纯的血乳酸值能更好地反映病人的预后。应以达到血乳酸浓度正常(≤2mmol/L)为标准,以乳酸清除率正常化作为复苏终点。

(8)未控制出血的失血性休克的复苏:未控制出血的失血性休克是低血容量休克的一种特殊类型。对此类休克病人,早期应采用控制性复苏,收缩压维持在80~90mmHg,以保证重要脏器的基本灌注,并尽快止血;出血控制后再进行积极容量复苏。

(9)抗凝:病人如活动性出血已经得到控制,并且凝血指标恢复的情况下,应早期抗凝。常规可选用物理预防:抗血栓弹力袜,抗血栓弹力泵等;药物预防可应用低分子肝素,普通肝素及其他抗凝药物。

(10)妊娠合并子宫肌瘤的处理:巨大肌瘤会影响子宫收缩,产后一旦出现,需立即处理。首先加强子宫收缩,如未奏效,应尽快处理肌瘤。妊娠合并子宫肌瘤处理方式为常规行子宫下段剖宫产,待胎儿、胎盘娩出后,根据肌瘤大小、生长部位及生长方式来选择切口及手术方式:①子宫前壁下方肌瘤,可直接从切口缘处剥离瘤体;②宫底、后壁肌瘤可在缝合子宫切口后,将子宫娩出腹部切口外,将肌瘤剔除。上述两种情况,胎儿、胎盘娩出后,于宫体及肌瘤外缘注射卡前列素氨丁三醇(欣母沛)、卡贝缩宫素促进宫缩,再行肌瘤剥除,此法可有效减少术中出血,资料显示经上述处理后术中出血800~1000ml;③若为黏膜下或巨大宫颈肌瘤,因手术难度大,风险高,故不主张剖宫产同时行肌瘤剥除。

(二)误诊误治防范

产后出血所致失血性休克临床常需与如下几种疾病相鉴别:

1. 羊水栓塞

羊水栓塞是指羊水进入母体血循环引起的急性肺栓塞、过敏性休克、弥散性血管内凝血(DIC)、多器官功能衰竭或突然死亡的一系列严重症状的综合征,可发生于足月分娩,也可以发生于中期妊娠流产。羊水栓塞临床症状多种多样,轻者仅有轻度呼吸困难、严重者可发生猝死。如以产后出血为主要表现的羊水栓塞,其特征是全身状态差出现较早。典型症候群有过敏性休克、肺栓塞、DIC、急性肾衰竭。羊水栓塞的发病特点为:顽固性休克,肺动脉高压,DIC。羊水栓塞实验室诊断主要依靠在母体外周血液中寻找胎儿成分,如Sialy-Tn(STN)、粪卟啉锌(ZnCP-1)检测,以及羊水栓塞病理变化,如C3、

C4补体因子、纤维蛋白溶酶(s-tryptase)检测等,但上述实验室检查虽对羊水栓塞诊断有一定帮助,但仍耗时而不能快速诊断。

2. 过敏性休克

过敏性休克是IgE介导的对变应原的全身性反应。本症突然起病,迅速进展。过敏性休克多见于静脉用药,特别是抗生素。但肌内注射及口服用药亦可发生。50%发生于用药后5分钟内;90%发生在30分钟内。可发生于皮试阴性者,亦可发生于连续用药的过程中。用药与发病间期愈短(1~2分钟),病情愈危重,可瞬间呼吸心搏骤停。最常见症状是胸闷气短、面色苍白、呼吸困难及四肢厥冷;其次是口唇发绀、大汗淋漓、烦躁不安、头晕、意识丧失、恶心、呕吐。在用药过程中或用药后短时间内出现上述典型症状,一般诊断并不困难。如有过敏反应特征性表现,突然出现哮鸣音、皮疹或荨麻疹,更有助于诊断。如用药过程中打喷嚏、口周或手指发麻,要高度怀疑变态反应,因为一些致死性过敏性休克,曾先出现上述表现。如不能肯定的病例可用肾上腺素0.3mg,如症状迅速缓解,则可证实,而且此剂量亦是安全的。

3. 心源性休克

心源性休克是由于急性心脏泵功能衰竭或严重心律紊乱(心室纤维颤动等)而导致的休克。心源性休克可由心脏收缩功能降低、舒张功能障碍(包括顺应性下降)、心律失常等原因引起,常见原因如急性心肌梗死、心肌病、酸中毒、负性肌力药物的使用、心肌肥厚、心脏压塞、右室梗死等。近年来随着二胎政策的开放,高龄产妇逐渐增加,这类患者往往存在妊娠期高血压或合并高血压,孕晚期心力衰竭的发生率明显增加,此类患者在分娩过程中或分娩后出现的呼吸困难、血压下降,需警惕心源性休克的可能。心输出量、心肌做功指数、左心室射血分数、左心室舒张末期压力及容积等均是反映心脏泵功能的重要指标,监测这些指标有助于明确泵功能衰竭的原因。

(三)相关探讨

限制性液体复苏在失血性休克中的应用

对于失血性休克,传统观念和临床措施是努力尽早、尽快地充分进行液体复苏,恢复有效血容量,使血压恢复至正常水平,以保证器官和组织的灌注,阻止休克的进一步进展,这被称为充分液体复苏或积极液体复苏。随后,Copone等人根据动物实验和临床观察结果,提出了限制性液体复苏的概念。他们认为,在有活动性出血的情况下:①开放的血管

口的出血量与主动脉根部和此部位的压力差明显相关；②在血压恢复后，小血管内已形成的栓塞被冲掉，使已停止的出血重新开始；③随着血压的回升，保护性血管痉挛解除，使血管扩张；④输入的液体降低了备注的黏稠度，增加了出血量。在随后的二十几年中，人们进行大量的动物实验和临床实验，对这两种复苏方法进行了比较，发现限制性液体复苏确实降低了死亡率，减少了并发症，但是关于限制性液体复苏的具体实施仍然存在着争议，比如限制性液体复苏时血压维持在多少尚无一致性结论。失血性休克是一个复杂的病理变化过程，患者基础状况不同，输液量、输液速度以及低血压控制时间的选择就应不同。因此，在具体的工作中，仍需根据患者基础状态、出血速度的快慢、采取手术治疗的时机等决定患者液体复苏的输液量、液体种类等，以保证患者心、脑、肾等重要器官的灌注。

（吉凯强　臧彬）

参考文献

1. 中华医学会重症医学分会. 低血容量休克复苏指南. 中国危重病急救医学, 2008, 20(3):129-134
2. 蔡建强, 陈凛. 失血性休克液体治疗推荐方案. 中国实用外科杂志, 2011, 31(7):628-630
3. 吴健锋, 管向东, 等. 早期乳酸清除率评估与失血性低血容量休克预后的研究. 中华普通外科学文献, 2010, 4(4):332-335
4. 管向东, 刘紫锰. 低血容量休克复苏临床评估. 中国实用外科杂志, 2007, 27(8):597-599
5. 邱海波. ICU主治医师手册. 南京:江苏科学技术出版社, 2013:25-83
6. 中华医学会妇产科学分会产科学组. 产后出血预防与处理指南. 中华妇产科杂志, 2014, 49(9):641-646
7. 陈敦金, 张春芳, 陈艳红, 等. 羊水栓塞的防治. 实用妇产科杂志, 2010, 26(1):7-9
8. 楼滨城. 过敏性休克的急救. 医药导报, 2011, 30(1):1-4

第二节　心脏疾病管理

| 病例 | 妊娠合并灾难性抗心磷脂综合征

一、病例简述

患者张某，女，34岁

主　诉　停经8月余，胎动个4月，发现胎儿宫内窘迫1天

现病史　患者平素月经规律，呈14岁，5日/28日型。根据超声及停经周期推算EDC:2017-11-20。患者停经30余天自测尿妊娠试验阳性，2017-04-05于当地医院行超声检查见宫腔内2个妊娠囊，可见胎心、胎芽，确诊为宫内早孕，双胎。孕早期有轻度恶心、呕吐等早孕反应，孕早期未行绒毛膜性检查。孕期否认药物及放射线接触史。孕4月余自觉胎动，无创DNA检查提示低危，未行唐氏筛查及羊水穿刺检查，糖尿病筛查结果未见异常。患者于2017-07-12行胎儿超声检查提示一胎儿臀部下方可见肿物，大小约3.5cm×3.8cm×3.2cm，于2017-10-12复查彩超提示胎儿臀部肿物，大小约14.4cm×9.1cm×8.3cm，较3月前明显增大。患者孕晚期出现活动后心慌、气短；双下肢水肿，尿量约1000ml/d，无头晕、头痛及视物不清。患者近一周出现腹部胀满感，平卧时加重，夜间睡眠尚可，无夜内憋醒史。患者现无发热，无腹痛，偶有腹部紧缩感，无阴道流血、流液。二便正常。1天前胎心监护发现胎心170次/分，考虑胎儿可能存在宫内窘迫，急诊收入院。

孕产史　孕2产0，胚停一次（未查原因）。

既往史　患者既往体健，否认其他药物与食物过敏史。否认输血史及外伤史，否认糖尿病、心脏病及高血压病史，否认肝炎结核等传染病史。

入院查体　一般查体:T:36.5℃,P:84 次 / 分,BP127/76mmHg,R:18 次 / 分,神清语明,无贫血,无颈静脉怒张,双肺呼吸音清楚,未闻及干湿啰音,心音有力,律整,各瓣膜听诊区未闻及杂音,腹膨隆,未及宫缩,双下肢水肿,四肢活动良好。

产科查体:呈纵产式腹型,宫高 39cm,腹围 109cm,头位胎心率 135~162 次 / 分,臀位胎心率 170~190 次 / 分。

消毒内诊:未查。

辅助检查　入院 NST:反应型。

化验回报:抗心磷脂抗体阳性,甲状腺功能、心肌酶谱、HIV、肝炎病毒等各项化验未见异常。

入院诊断　1. 胎儿窘迫

2. 孕 2 产 0,妊娠 35^{+2} 周,双胎(LOA,RSA)

3. 头位胎儿骶尾部肿物

4. 臀位胎儿脐带绕颈 1 周

诊疗经过　入院后完善相关检查,因胎心监护提示胎儿心率增快,最高达 190 次 / 分,考虑存在胎儿宫内窘迫,于 2017-10-16 日 21 时急诊行剖宫产术,术中剖娩 2 名活婴,同时切除骶尾部肿物(病理证实为畸胎瘤),手术过程顺利,术后安返病房。术后患者低热一次,体温 37.7℃予头孢呋辛酯及甲硝唑抗感染治疗,术后第 3 天患者开始出现高热,体温达 39℃以上,无咽痛、咳嗽、咳痰,无呼吸困难。化验回报:WBC10.73×10⁹/L,NE77.3%,Hb69g/L,PLT321×10⁹/L,CRP 48.6mg/L,降钙素原 1.66ng/ml,支原体及衣原体抗体阴性,先后予头孢哌酮 / 舒巴坦及厄他培南抗感染治疗,复查降钙素原下降至 0.86ng/ml,但患者仍持续高热,体温达 39℃以上,但无寒战及胸腹痛,阴道分泌物为暗红色液体,10~20ml/d。术后第 6 天,患者逐渐出现心慌、呼吸困难,不能平卧,血压下降,血氧饱和度(SpO₂)下降至 85%~90%,神志逐渐丧失,心率上升至 170 余次 / 分,监护示频发室性期前收缩,化验回报:WBC16.9×10⁹/L,NE 76%,Hb 84g/L,PLT 80×10⁹/L,肝功:ALT 206U/L,AST 720U/L,CK 1265U/L,CKMB36U/L,肌钙蛋 I 25.42μg/L,BNP 4267.7pg/ml,NT-proBNP>35 000pg/ml,PT19.1 秒,APTT 47 秒,D-dimer 42445μg/L,FDP 235.8mg/L,Na⁺ 155mmol/L,Cl⁻122.6mmol/L,K⁺4.21mmol/L,肌酐 157.5μmol/L;抗心磷脂抗体(+),多次血细菌培养(–)。结合患者不明原因流产史,抗心磷脂抗体(+),发热、凝血功能较差,APTT 时间延长,D- 二聚体明显升高,血小板明显下降以及心、肺、肝、肾等多器官功能受累,考虑患者灾难性心磷脂综合征(catastrophic antiphospholipid syndrome,CAPS)可能性大,转入 ICU 治疗。转入时患者神志不清,BP70/40mmHg,无尿,经补液扩容后血压仍无法维持,予去甲肾上腺素 3μg/(kg·min),肾上腺素 1μg/(kg·min),多巴胺 15μg/(kg·min)维持血压;呼吸机辅助通气、CRRT 等治疗,PiCCO 提示患者心指数明显降低,最低 1.72L/(min·m²),床旁彩超见心脏明显扩大,左房内径 42mm,右室内径 31mm,左室舒末内径 59mm,室壁运动明显减弱,LVEF 值 15%,加用多巴酚丁胺强心;并予氢化可的松 100mg Q8h 治疗;经上述治疗后患者病情仍无好转,血压不能维持,产后第 7 天血压下降至 40/20mmHg,紧急行 V-A ECMO 治疗。ECMO 治疗后患者血流动力学明显改善,逐渐减量去甲肾上腺素、肾上腺素,多巴胺及多巴酚丁胺,心肌酶及肌钙蛋白显著下降,产后第 10 天即 ECMO 运行第 3 天,患者神志转清,并停用所有血管活性药物,尿量增多,患者血流动力学稳定,但出现肌张力减低,四肢肌力减弱。ECMO 运行第 8 天即产后第 15 天,患者病情稳定,予 ECMO 成功撤机。患者仍有间断发热,WBC 及降钙素原等感染学指标基本恢复正常。再次评估该患者,考虑既往有不明原因流产病史,入院时抗磷脂抗体阳性,且患者凝血功能较差,APTT 时间延长,D- 二聚体明显升高,剖宫产后出现明显心功能不全,暴发性心肌炎样表现,诊断为灾难性抗磷脂综合征,心脏受累,结合患者 ECMO 期间应用激素后效果明显,继续给予患者氢化可的松 100mg Q8h,iv,联合低分子肝素 0.4ml bid 抗凝治疗。之后患者体温逐渐恢复正常,停用抗生素,神志好转,但遗留四肢瘫,双上肢肌力约Ⅱ级,双下肢肌力 0 级,行头 MRI 检查示正常,四肢肌电图检查示周围神经损害,予维生素 B₁ 及维生素 B₁₂ 等对症治疗。产后第 21 天,患者成功脱离呼吸机,心脏彩超示心室腔恢复正常,左房内径 27mm,右室内径 19mm,左室舒末内径 42mm,

室壁运动明显好转,LVEF 值 66%,转入康复科进一步治疗康复治疗。

出院诊断　　1. 灾难性抗心磷脂综合征

2. 心功能不全、心源性休克

3. ADRS

4. 肝功能不全

5. 肾功能不全

6. MODS

7. 神经肌肉损伤

8. 孕 2 产 0,妊娠 35^{+2} 周,剖娩两活婴

9. 早产

10. 新生儿骶尾部畸胎瘤

二、病例解析

抗磷脂综合征(antiphospholipid syndrome,APS)是一种非炎症性自身免疫病,临床上表现为动脉或静脉血栓、习惯性流产和血小板减少等症状为特点,血清中存在抗磷脂抗体(antiphospholipidantibody,APL),上述表现可以单独或继发于系统性红斑狼疮等其他自身免疫病,临床上大约有 1% 左右的 APS 可发展为 CAPS,而 CAPS 的诊断标准为:①至少有≥3 个器官或组织受累的证据;②1 周内出现的临床症状;③至少有≥1 个器官组织的小血管栓塞;④实验室:抗磷脂抗体(LA 或 aCL 或 β2-GP1)阳性。可能诊断:①虽有以上 4 项,但累及的器官或组织仅 2 个;②虽有以上 4 项,但因患者死亡早,未能隔 6 周再次检测抗磷脂抗体,以前也未检测过;③仅有第 1、2、4 项;④仅有第 1、3 和 4 项,不管抗凝情况如何,1 周 ~1 个月内出现第三项。而感染、手术、妊娠、创伤、恶性肿瘤和狼疮活动均是 CAPS 的诱因。本例病例既往有不明原因流产病史,此次妊娠、剖宫产术后一周内先后出现发热、C- 反应蛋白增加、血小板快速下降、凝血功能异常、D- 二聚体明显升高;进展性心脏、肺脏、肝脏、肾脏功能不全,尤以心脏为重,有快速进展性的心慌、气短,不能平卧等左心功能不全表现,同时有心肌酶学的明显升高,提示有心肌损伤,心脏超声提示有心脏扩大,室壁运动明显减弱,心肌收缩无力,LVEF 值 15%,伴有血压下降,呈心源性休克样表现,同时有抗磷脂抗体阳性,虽然没有病理证实的血管栓塞,但临床可以诊断为可疑性灾难性抗磷脂综合征。

(一)治疗关键

一旦诊断为 CAPS,应给予激素和肝素抗凝治疗,重症患者可以行血浆置换和丙种球蛋白治疗。

但该患主要问题是多脏器功能严重障碍,特别是心功能衰竭以及心功能衰竭所致的心源性休克。针对心源性休克,我们在补液保证循环容量充足的前提下给予多巴酚丁胺强心,以求改善心脏功能。在上述治疗无效时,我们被迫应用去甲肾上腺素、肾上腺素、多巴胺维持血压,此时,患者病情持续恶化,我们选择给予 ECMO 治疗。V-A ECMO 是心源性休克的适应证,特别是暴发性心肌炎等可逆性心脏疾病所致的心源性休克的强适应证,ECMO 作为体外生命支持系统,它的作用机制是将静脉血引流到体外,经过氧合器体外氧合,排出体内的二氧化碳,转换为动脉血输回体内,达到部分替代心脏,让衰竭心脏充分休息,等待心脏功能恢复的目的。本例患者通过 7 天的 ECMO 治疗,心脏得到休息,超声心动图证实心功能得到一定程度的恢复,撤掉 ECMO 后,给予 ACEI 的常规抗心衰治疗,同时继续予以激素和肝素抗凝治疗,心脏和肺、肾、肝脏功能逐渐恢复,病情好转。

(二)误诊误治防范

该病人的鉴别诊断要考虑:

1. 感染性休克所致的循环衰竭

感染性休克表现为发热、寒战、血压下降,白细胞升高,C- 反应蛋白、降钙素升高,可以有肺脏、肝脏、肾脏、肠道受累,但心脏受累相对较轻;同时感染性休克表现为高排低阻性休克,心脏室壁运动正常,LVEF 及心肌收缩力不应该下降。

2. 暴发性心肌炎所致的循环衰竭

暴发性心肌炎患者一般在发病前 1~4 周内有病毒感染的病史,临床表现为与体温升高不符的心率增加,ECG 可以有窦性心动过速和各种心律失常,可以有心肌酶学的升高及心脏扩大、心力衰竭;但其他脏器衰竭会晚于心脏衰竭。该患表现为同时出现

多脏器衰竭。同时不应该有抗磷脂抗体阳性。

（贾佳 臧彬）

参考文献

1. 中华医学会妇产科学分会产科学组.妊娠合并心脏病的诊治专家共识(2016).中华妇产科杂志,2016,51(6):401-409
2. 中华医学会心血管病学分会,中国心力衰竭诊断和治疗指南 2014.中华心血管病杂志,2014,42(2):98-122
3. 中华医学会妇产科学分会妊娠期高血压疾病学组.妊娠期高血压疾病诊治指南(2015).中华妇产科杂志,2015,50(10):721-727
4. American College of Obstetricians and Gynecologists; Task Force on Hypertension in Pregnancy. Hypertension in pregnancy. Report of the American College of Obstetricians and Gynecologists' Task Force on Hypertension in Pregnancy. Obstet Gynecol, 2013, 122(5):1122-1131
5. 2015 The Royal Australian and New Zealand College of Obstetricians and Gynaecologists. SOMANZ guidelines for the management of hypertensive disorders of pregnancy 2014.Australian and New Zealand Journal of Obstetrics and Gynaecology, 2015, 55(5):1-29
6. Ponikowski P, Voors AA, Anker SD, et al. 2016 ESC guidelines for the diagnosis and treatment of acute and chronic heart failure : the task force for the diagnosis and treatment of acute and chronic heart failure of the European Society of Cardiology (ESC). Eurpean Journal of Heart Failure, 2016, 18(8):891-975
7. Bianca I, Geraci G, Gulizia MM, et al. Consensus Document of the Italian Association of Hospital Cardiologists (ANMCO), Italian Society of Pediatric Cardiology (SICP), and Italian Society of Gynaecologists and Obstetrics (SIGO): pregnancy and congenital heart diseases. European Heart Journal Supplements, 2017, 19(suppl D):256-292

第三节　呼吸系统疾病管理

| 病例 |　产后大出血 20 小时,呼吸费力 1 小时

一、病例简述

患者万某,女,25 岁

主　　诉	产后大出血 20 小时,呼吸费力 1 小时
现 病 史	患者平素月经规律,LMP:2015-4-6,EDC:2016-01-11,孕期在外院进行定期产检,历次超声检查显示胎儿发育符合孕周,无异常。唐氏筛查低风险,OGTT 检查未见异常。孕期无头晕头疼,无胸闷憋喘,无视物不清,双下肢无水肿。入院前 20 小时于外院自然分娩一女婴后出现阴道大量流血,估计总出血量在 3000ml 左右,予输血补液治疗,共输注红细胞 12 单位,血浆 2600ml,血小板 2 个治疗量,冷沉淀 20 单位。患者逐渐出现呼吸费力 1 小时,考虑病情危重,转入我院。患者未进食,尿少约 300ml。
孕 产 史	孕 1 产 0
既 往 史	否认心脏病、糖尿病及高血压病史。否认肝炎、结核等传染病病史。否认食物及药物过敏史,否认外伤及输血史。
入院查体	一般查体:T:37.5℃,P:140 次 / 分,BP:90/60mmHg,R:35 次 / 分,血氧饱和度 85%(面罩吸氧 5L/min)。神清语明,烦躁,贫血貌。双肺呼吸音清,未闻及干湿啰音,心律齐,率快,各瓣膜区无杂音。腹膨隆,腹软,肝脾肋下未触及。 产科查体:宫底脐下 1 横指。子宫收缩差。 消毒内诊:软产道未见明显异常,阴道流血超过月经量
辅助检查	血常规:白细胞 $12.3×10^9$/L,中性粒细胞百分比 81%,血红蛋白 53g/L,血小板 $110×10^9$/L,

DIC 常规（急诊）：凝血酶原时间 14.3 秒，凝血酶原时间活动度 65%；凝血酶原标准化比值 1.3；凝血酶原比率 1.3；活化部分凝血活酶时间 38 秒；纤维蛋白原含量 2.0g/L；凝血酶凝结时间 19.8 秒；D- 二聚体 5482μg/L；纤维蛋白原降解产物 14.9mg/L。

肝功能：白蛋白 19g/L。

血气分析：酸碱度 7.45，氧分压 55mmHg，二氧化碳分压 33mmHg，实际碳酸氢盐 22mmol/L，A-aDO$_2$ 205mmHg。

脑钠肽：45.2pg/ml。

超声心动图：心内结构正常。左室整体收缩功能正常。

入院诊断
1. 产后出血
2. 失血性休克
3. ARDS
4. 失血性贫血
5. 孕 1 产 0，足月娩一活婴

诊疗经过　急诊入院后考虑患者病情危重，予患者直接转入 ICU 抢救治疗。

患者存在呼吸费力，呼吸急促（呼吸频率 40 次 / 分左右），经面罩高流量吸氧，患者血氧仍难以维持，再次复查血气分析显示：酸碱度 7.36，氧分压 45mmHg，二氧化碳分压 18mmHg，实际碳酸氢盐 18mmol/L，A-aDO$_2$ 301mmHg，考虑患者急性失血及输注大量血制品，存在 ARDS。立即予患者气管插管，呼吸机支持通气治疗。患者气道峰压高，予小潮气量 350~400ml，适当的 PEEP 8~10cmH$_2$O，改善患者氧合。上机后 1 小时，呼吸机支持参数为 SIMV 模式，FiO$_2$ 50%，PEEP 9cmH$_2$O，潮气量 400ml，复查血气显示：酸碱度 7.39，氧分压 87mmHg，二氧化碳分压 35mmHg，A-aDO$_2$ 265mmHg；针对患者呼吸功能情况，给予患者镇静镇痛治疗，保证人机配合。

产科考虑患者为宫缩乏力导致产后大出血，综合评估病情后向患者及家属交代先采取保守治疗方案。产科予患者子宫壁注射卡贝缩宫素、按摩子宫。同时予输注血浆、凝血因子，补充红细胞等治疗。并予患者第 2 代头孢菌素预防感染治疗。

入 ICU 第 12 小时患者宫缩良好，阴道出血量逐渐减少，血红蛋白趋于稳定。在输血补液同时，监测患者出入液体量平衡情况，保证血压的前提下，予脱水利尿治疗，强化容量负平衡，减轻患者肺水肿。

入 ICU48 小时后，患者呼吸状态较前好转，呼吸频率降至 25 次 / 分左右，呼吸机支持参数由 SIMV 模式改为 PSV 模式（FiO$_2$ 40%，PEEP 8cmH$_2$O），患者自主潮气量在 400ml 左右。患者血常规：白细胞 14.6×10^9/L，中性粒细胞百分比 88.7%，血红蛋白 73g/L，血小板 179×10^9/L；血气分析：酸碱度 7.39，氧分压 142mmHg，二氧化碳分压 35mmHg，实际碳酸氢盐 23mmol/L，A-aDO$_2$ 125mmHg；继续缩宫素促进宫缩，抗炎，镇痛镇静，呼吸机支持通气，脱水治疗。

入 ICU 72 小时后，呼吸状态较前进一步好转，呼吸机参数下降至 FiO$_2$ 40%，PEEP 6cmH$_2$O，患者呼吸平稳，予脱机试验成功，停用镇静并拔除气管插管，面罩吸氧 5L/min，复查血气：酸碱度 7.43，氧分压 106mmHg，二氧化碳分压 41mmHg，实际碳酸氢盐 25mmol/L，A-aDO$_2$ 54mmHg；血常规：白细胞 10.3×10^9/L，中性粒细胞百分比 78.7%，血红蛋白 76g/L，血小板 264×10^9/L。

再次观察 24 小时，患者神志清楚，生命体征稳定，无呼吸费力，阴道流血少于月经量，转回产科。2 天后出院。

出院诊断
1. 产后出血
2. 失血性休克
3. ARDS
4. 失血性贫血
5. 孕 1 产 1，足月娩一活婴

二、病例解析

(一) 诊治关键

1. 急性呼吸窘迫综合征(acute respiratory distress syndrome,ARDS)的诊断

在严重感染、休克、创伤及烧伤等非心源性疾病过程中,肺毛细血管内皮细胞和肺泡上皮细胞损伤造成弥漫性肺间质及肺泡水肿,导致的急性、进行性低氧性呼吸功能不全或衰竭。急性呼吸窘迫综合征是以呼吸窘迫、顽固性低氧血症和非心源性肺水肿为特征的一种急性进行性呼吸困难,采取常规吸氧治疗难以纠正其低氧血症。是临床常见的危重症之一,死亡率高。

ARDS为一动态发病过程,其早期和病情较轻的阶段为急性肺损伤(acute lung injury,ALI),后期病情较严重的阶段即ARDS。55%的ALI在3天内会进展成为ARDS。2012年发表在JAMA上的ARDS柏林定义取消了ALI相当于现在的轻症ARDS。

易导致急性呼吸窘迫综合征的危险因素包括直接因素(肺内ARDS)和间接因素(肺外ARDS)。直接因素包括:肺或胸部挫伤、误吸、淹溺、严重肺部感染、吸入有毒气体、氧中毒、脂肪栓塞、肺移植再灌注损伤;间接因素包括:脓毒症、严重的非胸部创伤、休克、大量输血(输液)、重症胰腺炎、药物过量、体外循环、DIC等。

ARDS的病理呈现弥漫性肺泡损伤,主要表现为肺广泛性充血水肿和肺泡内透明膜形成,并伴有肺间质纤维化。病理过程分为三个阶段,但常重叠。渗出期:充血水肿,透明膜形成,Ⅰ型肺泡上皮受损;增生期:Ⅱ型肺泡上皮、成纤维细胞增生和胶原沉积;纤维化期:肺泡间隔的胶原结缔组织增生致弥漫性不规则纤维化。

临床表现上,ARDS为起病后72小时内发生,几乎不超过7天。在原发病基础上出现的进行性呼吸困难、发绀、烦躁、焦虑、出汗,常规吸氧不能缓解,且不能用原发病(气胸、肺气肿、肺不张、肺炎、心衰)解释。疾病早期,无体征或仅有少许细啰音。后期有肺实变体征。存在水泡音或管状呼吸音。

2. 影像及实验室检查

(1) X线胸片:肺水肿,快速多变。早期:无异常或轻度间质改变(边缘模糊文理增多);继之:斑片影、大片磨玻璃影或实变浸润影("白肺");后期:可肺间质纤维化。

(2) 动脉血气:典型的改变:PaO_2和$PaCO_2$降低,pH升高。$PaCO_2$早期降低<35mmHg,晚期发生通气不足,致$PaCO_2$增高。肺泡—动脉氧分压差($PA-aO_2$)、肺内分流(Q_s/Q_T)均增加。氧合指数(PaO_2/FiO_2)降低≤300mmHg(呼吸支持时PEEP/CPAP不低于$5cmH_2O$),pH早期过度通气呼碱,高于正常,后期如出现呼吸肌疲劳或合并代酸,可低于正常。

(二) ARDS的治疗

怀疑ARDS,尽早转入ICU治疗。

1. 原发病

积极治疗原发病是ARDS的首要原则和基础。控制感染:感染是最常见的病因,也是首位高危因素。患ARDS后易并发感染。

2. 呼吸技术支持

(1) 氧疗:纠正ARDS病人低氧血症的基本手段。早期、轻症患者可用面罩给氧,一般需吸高浓度的氧,使PaO_2≥60mmHg。

(2) 机械通气:常规的氧疗多难以奏效,机械通气是ARDS最常用和最有效的呼吸支持技术手段。如FiO_2>50%,而PaO_2<60mmHg是施行机械通气的绝对指征。自呼吸机应用于ARDS后,使其死亡率由最初的90%降至70%左右。辅以其他治疗措施可使死亡率降至50%以下。

A 无创性通气:轻度或早期ARDS患者,如神志清楚,能主动配合,气道分泌物不多,血流动力学稳定可试用无创性通气。

B 气管插管或气管切开:严重缺氧或者气体交换情况无改善,神志状态显著恶化趋势即应及早选择保护性肺通气策略。

ARDS机械通气的关键:复张萎陷的肺泡并使其维持开放状态,以增加肺容积,改善氧合,同时避免肺泡过度扩张和反复开闭导致的损伤。推荐采取保护性肺通气策略,包括合适水平的PEEP和小潮气量。

(3) ECMO是体外膜肺氧合(extracorporeal membrane oxygenation)。是走出心脏手术室的体外循环技术。原理是将体内的静脉血引出体外,经过特殊材质人工心肺旁路氧合后注入病人动脉或静脉系统,起到部分心肺替代作用,维持人体脏器组织氧血供。ECMO为严重肺衰竭及心脏泵衰竭的病人提供了一种不可缺少的救治手段。

3. 液体管理

尽量保证容量的负平衡。可使用利尿治疗必要时CRRT治疗保证出入液量负平衡。仔细观察患者循环和血压、尿量、动脉血pH及精神状态来评估补液量。

4. 俯卧位通气

针对 ARDS 患者实施俯卧位通气的 RCT 研究数据，俯卧位通气可以降低重度 ARDS（PaO_2/FiO_2<100mmHg）患者 28 天病死率。重症 ARDS 患者如无禁忌可实行俯卧位通气治疗，但需注意的是，气管插管堵塞或脱落是最常见的并发症，实施俯卧位时应加强监护。

（三）误诊误治防范

ARDS 临床常需与如下几种疾病相鉴别：

1. 急性肺栓塞

肺栓塞（PE）是静脉血栓栓塞症（VTE）的一种表现形式，是指深静脉血行形成（DVT）后脱落，堵塞肺动脉造成的一系列临床综合征。妊娠是 VTE 的一种诱发因素，是发达国家妊娠期女性首位的死亡原因。

肺栓塞分为伴有休克或低血压的疑似高危病例和不伴有休克或低血压的疑似肺栓塞两种分型。

（1）伴有休克或低血压的疑似高危病例：已经发现，立刻给予溶栓再灌注治疗，首选重组组织型纤溶酶原激活剂（rt-PA），剂量为 50mg，静脉 2 小时泵入。替代品为链激酶或者尿激酶，但应用导致出血的风险增加。在溶栓的基础上，联用如下辅助治疗：

1）吸氧，首选鼻导管或面罩吸氧，无效时可考虑无创或有创机械通气，但机械通气可能进一步增加右室负荷，使血流动力学不稳定进一步恶化。

2）血流动力学支持，避免大量补液，但可以小量补液（500ml 左右）提高灌注压。可应用去甲肾上腺素改善低血压。

3）抗凝治疗：溶栓结束后开始，至少维持 3 个月，孕妇首选低分子肝素，不推荐应用华法林和普通肝素。

（2）不伴有休克或低血压的肺栓塞：通常无需溶栓，仅给予基础治疗即可。基础治疗包括：

1）吸氧。

2）抗凝治疗，首选低分子肝素，因其不能透过胎盘和乳汁。华法林可能引起胎儿畸形和流产，其他抗凝剂缺乏孕期安全性研究，不建议应用。

3）腔静脉滤器植入，可降低死亡率，但也有增加深静脉血栓的风险，可应用于有抗凝禁忌或者反复发作的肺栓塞合并下肢静脉血栓形成。

2. 心源性肺水肿

在某些病理状态时，如回心血量及右心排出量急剧增多或左心排出量突然严重减少，造成大量血液积聚在肺循环中，使得肺毛细血管静脉压急剧上升。当升高至超过肺毛细血管内胶体渗透压时，一方面毛细血管内血流动力学发生变化，另一方面肺循环淤血，肺毛细血管壁渗透性增高，液体通过毛细血管壁滤出，形成肺水肿。临床上由于高血压性心脏病、冠心病及风湿性心脏瓣膜病所引起的急性肺水肿，占心源性肺水肿的绝大部分。心肌炎、心肌病、先天性心脏病及严重的快速心律失常等也可引起。

治疗上，采取吸氧，消除病人焦虑紧张情绪等治疗，多数病人可以找到一个或数个诱因，如高血压者采用降压，容量过多者，采取利尿治疗，肺水肿伴有快速心房颤动或室上性心动过速，给予洋地黄。

3. 妊娠合并哮喘诊断

支气管哮喘是妊娠常见合并症之一，是指在妊娠过程中出现的一种以气道高反应性增加为特征的慢性炎症性疾患。既往存在哮喘的患者，可能会因妊娠导致的激素水平变化、膈肌水平抬高、胎儿或胎盘引起的易感物质水平升高等因素，导致原控制良好的病情出现了恶化，加剧了急性症状的出现。妊娠合并哮喘患者约占 2003 年美国孕妇总数的 4%~8%，其中约 1/3 在妊娠期期间有过哮喘急性发作史。

典型哮喘的临床症状和体征：发作喘息、气急，伴或不伴胸闷或咳嗽，夜间为重。常与接触变应原、冷空气、刺激气体以及感染、运动等有关。双肺可闻及散在或弥漫性哮鸣音，呼气相延长上述症状和体征可经治疗缓解或自行缓解。客观检查包括支气管舒张试验阳性或支气管激发试验阳性。

治疗上，主要通过吸入和口服途径给糖皮质激素。此外，还可使用 β_2 受体激动剂和茶碱。

（吴兴茂　栾婷）

参考文献

1. The ARDS Definition Task Force：Acute respiratory distress syndrome：the Berlin definition. JAMA，2012，307：2526-2533
2. 中华医学会呼吸病学分会呼吸危重症医学学组. 急性呼吸窘迫综合征患者机械通气指南（试行）（2016）. 中华医学杂志，2016，96（6）：404-424
3. 中华医学会呼吸病学分会哮喘学组. 支气管哮喘防治指南（2016 年版）. 中华结核和呼吸杂志，2016，39（9）：675-697
4. Konstantinides SV，Torbicki A，Perrier A，et al. 2014 ESC Guidelines on the diagnosis and management of acute pulmonary embolism. Eur Heart J，2014，35：3033-3073
5. Raghavendran K，Napolitano LM. Definition of ALI /ARDS. CritCare Clin，2011，27：429-437
6. 杜斌. 急性呼吸窘迫综合征的柏林定义：究竟改变了什么？首都医科大学学报，2013，3（2）：201-203

第四节　消化系统疾病管理

| 病例 |　妊娠期急性脂肪肝伴胎死宫内

一、病例简述

患者张某,女,30 岁

主　　诉　胚胎移植 6 个月,阴道流血 7 小时,自觉胎动消失 2 小时。

现 病 史　患者平素月经规律,推测 LMP:2014-5-18,EDC:2015-02-02。患者于 2014-06-01 日移植两枚鲜胚,移植后 8 天,测血 HCG 提示阳性,移植后 9 天彩超提示宫内妊娠,三枚胎囊,其内均可见胎心胎芽。其后单胎存活。孕早期轻微恶心、呕吐,孕 18 周始觉胎动,唐氏筛查及无创 DNA 低风险,NT 未提示异常,孕期未行 OGTT 检查。孕 26 周行超声检查提示羊水少,胎儿下腹动脉宽约 0.85cm,患者于 10 天前无明显诱因出现剧烈呕吐,遂就诊于当地医院,予以患者抗炎补液治疗未见明显好转。患者今晨无明显诱因出现阴道流血,少于月经量,色鲜红,伴不规律宫缩,2 小时前自觉胎动消失,遂于 2015-1-4 16:00 就诊于我院急诊。

既 往 史　结婚年龄 24 岁,孕 1 产 0。1 年前曾行腹腔镜下双侧输卵管粘连松解术。否认糖尿病、心脏病及高血压病史,否认肝炎、结核等传染病病史。患者自述头孢过敏史,否认其他食物及药物过敏史,否认外伤及输血史。

入院查体　T:36.8℃,P:130 次 / 分,BP104/60mmHg,R:18 次 / 分。神清,未见贫血貌,巩膜轻度黄染,心肺听诊未闻及异常,腹略膨隆,无阴道流血流液,四肢活动良,皮肤黏膜轻度黄染。产科查体:宫高 30cm,腹围 98cm,胎心率 150 次 / 分,先露儿头,跨耻征阴性。腹部可触及宫缩,宫高:35cm,腹围:104cm。外阴发育正常,阴道畅,宫颈消 100%,宫口开大 3cm,S^{-3}。

辅助检查　胎儿超声测量值:双顶径约 8.5cm,头围约 31.2cm,腹围约 31.5cm,股骨长约 6.6cm。未见明显胎心搏动。胎盘厚度约 3.7cm。羊水深度约 4.6cm,羊水指数 17。胎儿胸腔可见积液,深约 0.9cm。胎儿颅骨呈类圆形环状回声。脊柱颈胸段未见明显中断,腰骶部显示不清。胎盘附着在子宫前壁,成熟度 Ⅱ 级。胎盘下缘距宫颈内口 >7.0cm。

入院诊断　孕 1 产 0,妊娠 33 周,单胎,头位,胎死宫内
妊娠期急性脂肪肝?

诊疗经过　立即将患者送入分娩室监护并完善相关检查。急检化验回报总蛋白 49.1g/L;白蛋白 23.7g/L;丙氨酸氨基转移酶 149U/L;门冬氨酸氨基转移酶 139U/L;总胆红素 75.4μmol/L;结合胆红素 70.3μmol/L;非结合胆红素 5.1μmol/L;尿素 5.19mmol/L;肌酐 216.9μmol/L;凝血酶原时间 20.3 秒;活化部分凝血活酶时间 43 秒;纤维蛋白原含量 0.8g/L;凝血酶凝结时间 22.0 秒;D- 二聚体 7018μg/L。腹部超声提示:肝脏大小、形态正常,肝表面光滑,肝实质回声细腻增强,胆囊及脾未见异常,胰腺受肠气干扰显示不清。结合上述检查结果及当前临床表现,考虑患者妊娠期急性脂肪肝可能性大,向家属交待后于超声监视下行急诊碎胎术,碎胎分娩一死婴,胎盘胎膜娩出完整。术后子宫收缩不良,出血量大,予宫腔球囊压迫,转入 ICU 继续治疗。在 ICU 内患者接受保肝降黄药物治疗,输血浆及冷沉淀改善凝血功能,并于 2015-1-5 及 1-6 行血浆置换治疗两次,后患者肝功及凝血功能改善,阴道流血停止。2015-1-7 各项化验恢复正常,总蛋白 67.8g/L,白蛋白 37.1g/L,门冬氨酸氨基转移酶 14U/L,丙氨酸氨基转移酶 19U/L,总胆红素 18.7μmol/L,结合胆红

素 10.7μmol/L,非结合胆红素 8.0μmol/L,生命体征平稳,转回产科病房,并于 2015-1-10 顺利出院。

出院诊断　　1. 胎死宫内
　　　　　　　2. 妊娠期急性脂肪肝
　　　　　　　3. 孕 1 产 0,妊娠 33 周,单胎头位

二、病例解析

(一)诊治关键

1. 妊娠期急性脂肪肝的诊断

妊娠期急性脂肪肝(acute fatty liver of pregnancy,AFLP)又称妊娠特发性脂肪肝或妊娠期肝脏脂肪变性,多见于妊娠 35 周左右的初产妇,临床上表现类似暴发性肝炎,往往起病急骤、进展迅速,可危及生命,是妊娠晚期特有的疾病。其诊断需结合病史、临床表现及辅助检查,确诊依赖于肝脏组织病理学。

AFLP 起病初期可表现为持续性上腹痛,多局限于右上腹,疼痛程度不一(本例患者早期腹痛不明显),可伴有恶心、呕吐、乏力、头痛等非特异症状。数天至 1 周后孕妇出现黄疸,呈进行性加深,常无瘙痒,如不分娩病情继续进展,可出现急性肝功能不全表现,如凝血功能障碍导致的皮肤瘀点、瘀斑、消化道出血、齿龈出血等,低血糖,肝性脑病和急性肾功能不全,进展迅速者可于短期内死亡。

AFLP 患者的实验室检查多提示外周血白细胞计数升高、血小板计数减少;血清总胆红素中度或重度升高,以结合胆红素为主;血转氨酶轻度或中度升高,肝功能衰竭者可有酶 - 胆分离现象;血碱性磷酸酶明显升高;血清白蛋白偏低;血糖可明显降低;血氨升高,出现肝性脑病时可高达正常值的 10 倍;凝血功能显著异常,凝血酶原时间和部分凝血活酶时间延长,纤维蛋白原降低;血尿酸、肌酐和尿素氮均可升高;尿蛋白阳性,尿胆红素阴性。

B 超是 AFLP 重要的影像学检查手段,肝区超声可见弥漫性高密度区,回声强弱不均,有典型的脂肪肝表现。CT 及 MRI 检查可显示肝内脂肪浸润,肝脏呈均匀一致的密度减低。

肝脏的组织病理学检查是确诊 AFLP 的唯一手段,病理改变主要是肝细胞急性脂肪变性,临床可通过超声指导下的肝脏穿刺取得病理标本。

2. 妊娠期急性脂肪肝的治疗

AFLP 的病因不明,诊治的及时与否与本病的预后密切相关。由于 AFLP 发生于妊娠晚期,保守治疗母婴死亡率极高,只有终止妊娠才有痊愈的希望,故一经诊断或临床高度怀疑,应尽早终止妊娠并给与其他积极治疗,主要包括:

(1)一般治疗:充分卧床休息,给予低脂肪、低蛋白、高碳水化合物饮食,保证能量供给,纠正低血糖,注意水电解质平衡,纠正酸中毒。

(2)保肝治疗:可给予维生素 C、支链氨基酸、ATP、保肝药物,同时避免使用损害肝功能的药物。

(3)血液灌流和血浆置换:血液灌流可替代一部分肝脏功能,清除血液内的炎症因子及代谢产物;血浆置换在此基础上还可补充体内缺乏的凝血因子,减少血小板聚集,促进血管内皮修复等,效果显著。

(4)成分输血:输注大量冰冻新鲜血浆治疗可获得类似于血浆置换的效果,也可根据临床情况补充红细胞、血小板、人血白蛋白等血液成分。

(5)其他:对于肾衰竭者或内环境严重紊乱者可用肾替代治疗;对于合并感染的患者应使用对肝功能影响小的抗生素治疗。

(二)误诊误治防范

AFLP 临床常需与如下几种疾病相鉴别:

1. 急性重症病毒性肝炎

肝脏衰竭是急性重症病毒性肝炎的主要表现,临床上与 AFLP 极为相似,应特别注意鉴别。急性重症病毒性肝炎的血清免疫学检查往往阳性(包括肝炎病毒的抗原和抗体检测);转氨酶极度升高,往往 >1000U/L;尿三胆阳性。血尿酸升高不明显,白细胞计数正常,肾功能异常出现较晚。外周血涂片无幼红细胞及点彩细胞。肝组织学检查见肝细胞广泛、大片状坏死,肝小叶结构破坏。

2. 妊娠期肝内胆汁淤积

妊娠期肝内胆汁淤积症表现为瘙痒、转氨酶升高、黄疸、胆汁酸升高。而 AFLP 无瘙痒和胆汁酸的升高。妊娠期胆汁淤积症的组织学改变主要是肝小叶中央毛细胆管中胆汁淤积,胎盘组织亦有胆汁沉积;而 AFLP 的肝细胞主要是脂肪小滴浸润,胎盘无明显改变。AFLP 一经终止妊娠,好转迅速。

3. 妊娠期高血压疾病肝损伤和 HELLP 综合征

AFLP 的肾曲小管上皮细胞有游离脂肪酸沉积,肾曲小管重吸收障碍导致水钠潴留,出现恶心、呕吐、高血压、蛋白尿、水肿等类似于妊娠期高血压疾病的表现。同时重症妊娠期高血压疾病亦可出现肝

功能、肾功能和凝血功能的障碍。当进一步发展，出现 HELLP 综合征时，其临床表现和实验室检查与 AFLP 十分相似。两者之间的鉴别一定要引起临床重视。妊娠期高血压疾病先兆子痫和 HELLP 综合征有血压增高史，极少出现低血糖和高血氨，这不仅是重要的鉴别要点，而且是 AFLP 病情严重程度的标致，预示肝脏衰竭和预后不良。肝区超声和 CT 检查对鉴别诊断有帮助，但明确诊断只能依靠肝组织活检。妊高征先兆子痫很少出现肝功能衰竭和肝性脑病，肝脏组织学检查示门脉周围出血、肝血窦中纤维蛋白沉积、肝细胞坏死；肝组织可见炎性细胞浸润，肝组织的免疫组化检查，肿瘤坏死因子(TNF)和嗜中性弹性蛋白酶的染色十分明显。有时两者的临床表现十分类似，且两者可能同时存在，临床鉴别十分困难。由于两者的产科处理一致，均为加强监测和及早终止妊娠，因此临床鉴别不是主要矛盾。

(三) 相关探讨

血浆置换在妊娠期急性脂肪肝治疗中的价值

AFLP 病因不明，病情进展迅速，预后较差，在未及时终止妊娠的病例中母婴死亡率极高，其主要的病理改变是急性肝细胞脂肪变性，病理生理改变

是肝功能障碍乃至衰竭。AFLP 患者由于肝功能损害，可出现严重的高胆红素血症、低蛋白血症、低糖血症、凝血功能障碍、代谢物中毒、肝性脑病等复杂的临床综合征。而血浆置换治疗是将患者的血液引出体外，经过膜式血浆分离方法将患者的血浆从全血中分离出来弃去，然后补充等量的新鲜冷冻血浆或人血白蛋白等置换液，这样便可以清除患者体内的各种代谢毒素和炎症因子，并补充血浆蛋白、凝血因子等物质，从而达到治疗肝功能障碍的目的，此外尚可起到一定的纠正电解质紊乱和酸碱失衡的作用。国内外大量研究已证实了血浆置换可以明显改善 AFLP 的预后，在 AFLP 的治疗中具有确切、可靠的临床价值。

(吴兴茂　仲书白)

参考文献

1. Morton A.Acute Fatty Liver of Pregnancy-Differential Diagnosis.. Am J Gastroenterol. 2017 Aug;112(8):1342
2. Hartwell L,Ma T. Acute fatty liver of pregnancy treated with plasma exchange. Dig Dis Sci. 2014 Sep;59(9):2076-2080.

第五节 泌尿系统疾病管理

> ### | 病例 | 产后出血合并急性肾功能不全

一、病例简述

患者王某，女，38 岁

主　诉　二次剖宫产术后 13 小时，阴道大量流血 12 小时。

现病史　患者平素月经规律，末次月经 2013-6-30，孕期顺利，定期产检。2014-3-30 于当地医院因孕足月，凶险性前置胎盘，可疑巨大儿于 CSEA 下行子宫下段剖宫产术，于 11:15 剖娩一活婴，(体重 5200g)，术中见胎盘情况描述，子宫下段收缩欠佳，同时结扎双侧子宫动脉，术中出血 800ml，见子宫收缩良好，关腹。

12:00 发现阴道大量流血，约 500ml，BP 90/70mmHg，P 118 次/分，给予患者卡前列素氨丁三醇注射液(欣母沛)2 支侧管，同时输注 200ml 血浆，4 单位滤白红细胞，向家属交代病情后全麻下再次开腹，行子宫捆绑术，子宫下段缝合，术中再次输注 8 单位滤白红细胞、400ml 血浆、10 单位冷沉淀，于子宫后留置腹引一枚，关腹。

16:30 测中心静脉压 6cmH$_2$O，pH7.1，血压 68/32mmHg，心率 140 次/分，再次输注 400ml 血浆、10 单位冷沉淀、8 单位滤白红细胞、10 单位血小板，同时给予碳酸氢钠纠酸、呋塞米、多巴胺升压、呼吸机辅助通气等对症治疗。

23:00 因抢救不见明显好转,联系转上级医院。

孕产史　孕4产2,2006年于当地医院行剖宫产,人流2次。

既往史　否认心脏病、糖尿病、高血压等慢性病病史,自诉乙肝"小三阳",否认结核等传染病史,否认药物过敏史。

入院查体　T:36.6℃,P:160次/分,血氧100%,BP:87/27mmHg(去甲肾上腺素7mg/h静脉泵入)。重度贫血貌,呼之不应答,宫底触不清,腹部切口敷料清洁,腹部引流通畅,血性液体400ml,阴道无明显流血,尿管畅、尿色清,尿量800ml。

辅助检查　血常规:白细胞23.4×10⁹/L,中性粒细胞百分比:80.5%,血红蛋白76g/L,血小板76×10⁹/L。

DIC常规:PT:25.7秒,PTA:31%,APTT:49秒,FIB:0.9g/L,FDP:235.9mg/L。

肝肾功能:ALT:196U/L,AST:334U/L,白蛋白:18.7g/L,肌酐:81.7μmol/L,BUN:8.51mg/L。

血气分析:pH:7.284,氧分压:408mmHg,二氧化碳分压31.8mmHg,HCO₃⁻:15.7mmol/L。

血乳酸:16.7mmol/L。

离子:钾:4.79mmol/L,钠:145mmol/L,离子钙:0.618mmol/L。

入院诊断
1. 产后出血,失血性休克
2. 贫血,DIC
3. 代谢性酸中毒
4. 急性肾损伤
5. 低钙血症
6. 完全性前置胎盘
7. 二次剖宫产术后
8. 乙肝病毒携带者(乙肝小三阳)
9. 巨大儿

诊疗经过　转入ICU后,予机械通气改善氧合、限制性液体复苏、去甲肾上腺素维持血压,保证重要脏器灌注;患者代谢性酸中毒,经输血补液后无明显改善,行血液净化治疗(CRRT)持续静脉—静脉血液滤过调节内环境;由于患者失血多,提升抗生素级别为哌拉西林钠/三唑巴坦钠预防性抗感染治疗。入ICU后予输红细胞8U、血浆800ml,患者血红蛋白仍继续下降(65g/L→60g/L),凝血指标恶化,去甲肾上腺素量逐渐增加[2μg/(kg·min)→5μg/(kg·min)],尿量逐渐减少(100ml/h→10ml/h),考虑仍存在活动性出血,床旁彩超提示腹腔内血肿可能性大,联系产科医生行剖腹探查术,术中见筋膜下大量凝血块,腹直肌被血块渗透,水肿,颜色为暗红色,见腹膜广泛渗血水肿,进入腹腔探查可见大量凝血块及血液,子宫下段被血块渗透,肿胀膨隆,并渗入至膀胱肌层,双侧阔韧带可见广泛血块浸润,盆腔各组织失去正常形态及解剖层次。切除子宫后探查盆腔,见膀胱壁充血水肿严重,膀胱壁可见3cm破口,请泌尿外科缝合膀胱。术中输红细胞8U,血浆600ml,冷沉淀16U,无输血反应。

术后返回ICU继续治疗,予输红细胞改善贫血,输新鲜冰冻血浆补充凝血因子,后患者血红蛋白升至95g/L,凝血指标改善(PT:13.4秒、APTT:39秒、FIB:1.4g/L)。

3日后患者神志转清,血流动力学稳定,停升压药物静脉泵入,呼吸机条件降低,但仍无尿,行CRRT,血肌酐在210μmol/L左右,2日后撤离机械通气,肾功能仍未恢复,转至肾内科继续治疗。

出院诊断
1. 急性肾损伤
2. 产后出血,失血性休克
3. 贫血,DIC
4. 代谢性酸中毒
5. 低钙血症
6. 二次剖宫产术后
7. 完全性前置胎盘
8. 乙肝病毒携带者(乙肝小三阳)
9. 巨大儿

二、病例解析

(一) 诊治关键

1. 病因的识别和干预

本病例病因相对明确,完全性前置胎盘,二次剖宫产术后,产后出血。前置胎盘术中出血主要原因是胎盘下段粘连、胎盘植入或子宫收缩乏力。本例患者术中见子宫下段收缩欠佳,同时结扎双侧子宫动脉,术中失血共约 800ml。但术后短时间内再次出现出血,说明关腹前的评估不到位,二次开腹行子宫捆绑术,子宫下段缝合。虽然经积极处置,但因两次失血过多导致大量凝血因子的丢失和微血管血栓形成,即产科迟发性 DIC。

对于多次人工流产及清宫、子宫肌瘤核除、剖宫产术等情况常伴有胎盘植入,应视为"凶险性前置胎盘"。剖宫产术前可行孕妇双侧髂内动脉球囊阻塞导管置管术,胎儿娩出后,将球囊扩张,完全阻断髂内动脉(子宫动脉)血流,视情况处理胎盘。可有效避免大量失血。

由于正常孕妇在妊娠期血容量增加,血液高凝状态以及肾盂肾盏扩张,使得围产期肾储备功能下降,肾功能不全发生率较非孕产妇升高。产后大出血导致肾前性容量不足,出血导致低血压,肾灌注压降低,失血的氧化应激反应导致肾小管内皮损伤,失血后保护性凝血机制启动形成微血管内血栓,以上因素共同造成和加重了急性肾损伤。

因此,对于本病例,积极处置出血,纠正休克是治疗和防止肾功能不全加重的基础。

经验教训:对于凶险性前置胎盘患者应转到具有救治能力的三级医院就诊。

对于凶险性前置胎盘患者围术期管理措施不够规范。

2. 急性肾功能不全的分级

急性肾功能不全目前常用的分级标准包括 2002 年的 RIFLE 标准(表 15-2)、2005 年的 AKIN 标准(表 15-3)和 2012 年的 KDIGO 分级(表 15-4)。

表 15-2　急性透析质量倡议(ADQI)2002 年 RIFLE 标准

急性肾衰竭的分期	基于基础 SCr/GFR 的标准	基于尿量的标准
危险期	与基线值相比,SCr 增加 1.5 倍或 GFR 下降 >25%	尿量 <0.5ml/(kg·h)×6h
损伤期	与基线值相比,SCr 增加 2 倍或 GFR 下降 >50%	尿量 <0.5ml/(kg·h)×12h
衰竭期	与基线值相比,SCr 增加 3 倍或绝对值≥354μmol/L 且急性升高 ≥44.2μmol/L 或 GFR 下降 >75%	尿量 <0.3ml/(kg·h)×24h 或无尿×12h
丧失期	肾衰竭 >4 周	
终末期	肾衰竭 >3 个月	

表 15-3　急性肾损伤网络工作组(AKIN)2005 年 AKI 的分期标准

分期	SCr 标准	尿量标准
1 期	SCr 增加≥26.4μmol/L 或增至基线的 150%~200%	<0.5ml/(kg·h),时间超过 6 小时
2 期	SCr 增至基线的 200%~300%(2~3 倍)	<0.5ml/(kg·h),时间超过 12 小时
3 期	SCr 增至基线的 300% 以上(>3 倍)或绝对值≥354μmol/L 且急性增高≥44.2μmol/L	<0.3ml/(kg·h),时间超过 24 小时或无尿 12 小时

表 15-4　2012 年 3 月 KDIGO 诊断标准

分期	肌酐标准	尿量标准
1 期	升高达基础值的 1.5~1.9 倍;或升高值≥26.5μmol/L	<0.5ml/(kg·h),持续 6~12 小时
2 期	升高达基础值的 2.0~2.9 倍	<0.5ml/(kg·h),持续≥12 小时
3 期	升高达基础值的 3.0 倍;或升高值≥353.6μmol/L,或开始肾脏替代治疗法;或 <8 岁的病人,eGFR 下降至 <35ml/(min·1.73m²)	<0.3ml/(kg·h),持续时间≥24 小时;或无尿≥12 小时

本病例的急性肾损伤分级为 RIFLE 标准的肾衰竭期、AKIN 标准的 3 期和 KIDGO 标准的 3 期。

3. 治疗急性肾功能不全的一般原则

（1）治疗原发病：本病例应积极控制产后大出血，纠正休克，治疗 DIC。

（2）调节体内水的平衡：本病例在出血过程中存在容量不足，低血容量休克，应积极补足血容量，但患者存在活动性出血，过度的容量复苏和过高的血压可能影响血管收缩反应，使形成的血栓移位，造成出血增加，并导致稀释性凝血障碍和组织氧供下降，造成或加重代谢性酸中毒，因此，在持续存在失血的低容量状态的复苏过程中，主张限制性的液体复苏原则，即通过限制输注液体输入的速度，使血压维持在一个能维持组织灌注的相对较低水平，直至出血停止。限制性液体复苏的目的在于既改善组织灌注，又避免过多的干扰体内代偿机制的病理生理过程。

（3）利尿剂的应用：急性肾功能不全早期可用呋塞米激发试验（FST）判定肾损伤状态，并指导是否需要血液净化治疗。若前负荷充足的条件下：呋塞米 1~1.5mg/kg 静脉推注后，观察两小时尿量，若 2 小时尿量大于 200ml，可以给呋塞米观察，暂时不行 CRRT；若 2 小时尿量小于 200ml，应考虑 CRRT。本病例患者予呋塞米后无反应，遂行 CRRT。

（4）纠正电解质紊乱和酸碱平衡失调。

（5）肾脏替代治疗的指征：治疗性透析治疗的指征：①药物不能控制的电解质紊乱，尤其是高血钾（血清钾≥6.5mmol/L 或心电图提示高钾）；②药物不能控制的严重水潴留、少尿、无尿、高度水肿伴有心衰、肺水肿和脑水肿等；③药物不能控制的高血压；④药物不能纠正的代谢性酸中毒（pH<7.2）；⑤并发严重尿毒症性心包炎、消化道出血、中枢神经系统症状如神志恍惚、嗜睡、昏迷、抽搐、精神症；⑥血游离血红蛋白≥800mg/L；⑦有少尿或无尿 2 天以上，肌酐≥442μmol/L，尿素氮≥21.4mmol/L，肌酐清除率≤10ml/（min·1.73m^2）。

透析有腹膜透析、间歇性血液透析（IHD）、连续性肾脏替代治疗（CRRT）3 种。目前提倡将 CRRT 作为急性肾衰竭的治疗首选。

CRRT 适应证：①急性肾衰竭少尿期或液体负荷过多者；②需静脉抗感染、补液、补充营养者；③急性肾衰竭伴多脏器功能衰竭者；④心脏手术术后；⑤严重感染、脓毒症者；⑥严重的电解质紊乱及酸碱平衡失调；⑦药物毒物中毒者；⑧不宜做 IHD 或腹透的患者，血压低或心功能不全者。

CRRT 较 IHD 有以下优点：①血流动力学状态稳定；②溶质及水分缓慢清除，故极少发生低血压及由之引起的肾血流灌注量减少，故可缩短少尿期，较 IHD 治疗利于肾功能恢复；③持续缓慢滤过较少引发平衡失调综合征，患者易耐受；④可清除大、中分子毒物及细胞因子，减少并发症。

（二）误诊误治防范

1. 产后出血病人动态复查血常规及超声的必要性

本病例中患者在入院后输血过程中复查血常规不升反降，完善腹腔内超声提示腹腔内积液及血肿可能，最终考虑腹腔内出血，行剖腹探查术，见腹腔内大量积血块，如动态、多次腹腔超声，提早手术，可能减少出血及休克严重程度，减轻肾损伤。

2. 术前对凶险性前置胎盘患者的风险需要全面评估，建议转至有救治能力的上级医院。

（三）相关探讨

CRRT 开始的时机

关于急性肾功能不全 CRRT 开始的时机，一直存在争议。2012 年 KIDGO 指南说明，目前尚没有随机对照研究明确 CRRT 开始的时机，对伴有严重高钾血症、严重酸中毒、肺水肿和尿毒症并发症的患者应该行急诊透析治疗。不要仅用尿素氮和肌酐的阈值来决定是否开始 CRRT，而需要考虑更广泛的临床背景，如是否存在可以通过 CRRT 改善的疾病状态，以及实验室检查的变化趋势共同制定决策。目前的一些小样本的研究提示，早开始 CRRT 对住院时间、CRRT 时间、肾功能恢复无明显改善，但可以缩短住院时间，并且开始 CRRT 的时间可能是患者预后的独立危险因素。

但早开始 CRRT 的时机，何为早，也存在争议。一部分研究将少尿作为开始 CRRT 的指标，将尿量<30ml/h 连续 3 小时开始 CRRT 确定为早期 CRRT，而尿量<20ml/h 连续 2 小时开始 CRRT 确定为晚期 CRRT，此时发现早期 CRRT 可改善患者生存率；也有研究将 Urea>28.6mmol/L 再开始 CRRT 为晚期 CRRT，发现以尿素为标准的早期 CRRT 能改善患者预后；在脓毒症患者的研究中，以 Urea=35.7mmol/L 为界定早晚的标准，得到相似结果；对心脏术后病人的研究，将 Cr>400μmol/L，血钾>5.5mmol/L 开始 CRRT 为早期 CRRT，发生少尿后开始 CRRT 为晚期 CRRT，早期 CRRT 组住院日和生存率均得到改善。所以，尿量、肌酐、尿素氮如何界定早期 CRRT 和晚期 CRRT 及其界值的定义目前仍无统一的结论。另外有研究提示：根据 RIFLE 标准的肾损伤分级作为 CRRT 的依据，在 0-R 期开始 CRRT 为早期 CRRT，I-F 期为晚期 CRRT，早期 CRRT 可改善患者预后。

综上，目前较一致的结论是早期 CRRT 可以改善患者预后，但对早期的指征把握，需要进一步的大规模、高质量的临床研究去验证。

（李国福　龚晓莹）

参考文献

1. Bagshaw SM, Uchino Shigehiko, Bellomo Rinaldo, et al. Timing of renal replacement therapy and clinical outcomes in critically ill patients with severe acute kidney injury. J Crit Care, 2009, 24 (1): 129-140
2. Karvellas Constantine J, Farhat Maha R, Sajjad Imran, et al. A comparison of early versus late initiation of renal replacement therapy in critically ill patients with acute kidney injury: a systematic review and meta-analysis. Crit Care, 2011, 15 (1): R72
3. Demirkiliç Ufuk, Kuralay Erkan, Yenicesu Müjdat, et al. Timing of replacement therapy for acute renal failure after cardiac surgery. J Card Surg, 2004, 19 (1): 17-20
4. Chen Haiyan, Wu Buyun, Gong Dehua, et al. Fluid overload at start of continuous renal replacement therapy is associated with poorer clinical condition and outcome: a prospective observational study on the combined use of bioimpedance vector analysis and serum N-terminal pro-B-type natriuretic peptide measurement. Crit Care, 2015, 19: 135
5. Shiao Chih-Chung, Wu Vin-Cent, Li Wen-Yi, et al. Late initiation of renal replacement therapy is associated with worse outcomes in acute kidney injury after major abdominal surgery. Crit Care, 2009, 13 (5): 171
6. Bell Max, Liljestam Eva, Granath Fredrik, et al. Optimal follow-up time after continuous renal replacement therapy in actual renal failure patients stratified with the RIFLE criteria. Nephrol Dial Transplant, 2005, 20 (2): 354-360
7. Cunningham FG, Bangdiwala SI, Brown SS, et al. NIH consensus development conference statement on vaginal birth after cesarean: new insights. NIH Consens State Sci Statements, 2010, 27 (3): 1-42

第六节　神经系统疾病管理

| 病例 | 妊娠合并脑出血

一、病例简述

患者杜某，女，23 岁

主　　诉	停经 9 月余，头痛 3 小时，神志不清 30 分钟。
现 病 史	患者平素月经规律，LMP：2015-1-1，EDC：2015-10-7，孕期未定期产检，孕期无头晕头疼，无胸闷憋喘，无视物不清，双下肢无水肿。入院 3 小时前出现头痛，查血压升高，最高 200/120mmHg，休息后觉稍缓解，30 分钟前无明显诱因出现神志不清，抽搐，伴尿便失禁，数分钟后缓解，伴有呕吐，呕吐物为胃内容物，急诊来院。患者孕期无阴道流血流液，胎动良。饮食睡眠可。
孕 产 史	孕 1 产 0
既 往 史	否认心脏病、糖尿病及高血压病史。2013 年行阑尾切除术。
入院查体	一般查体：T：36.8℃，P：130 次 / 分，BP：184/96mmHg，R：30 次 / 分。神志不清，颈强直，瞳孔左 = 右 =3mm，对光反射迟钝，无贫血貌。胸廓对称，心肺听诊未闻及异常，腹膨隆，腹软，无压痛，肝脾肋下未触及，无肝区叩痛，肾区无叩痛，宫体无压痛。脊柱呈生理弯曲，双下肢无凹陷性水肿，克氏征阴性，四肢肌力 IV 级，肌张力对称，右侧巴氏征阳性，左侧阴性，膝腱反射未做。 产科查体：宫高 31cm，腹围 98cm，胎心率 158 次 / 分，先露儿头，跨耻征阴性。 消毒内诊：外阴发育正常，阴道畅，宫颈质中，居中，未消，宫口未开，S^{-3}。骨及软产道未见明显

异常。

辅助检查　胎心监护：有反应型，未及宫缩波，未达平台。

彩超（2015-09-09）：双顶径约9.3cm，头围约34.2cm，腹围约32.4cm，股骨长约7.1cm。胎儿心率约158次/分。胎盘厚度约3.3cm。羊水深度约3.4cm，羊水指数9。脐动脉S/D：2.6。胎盘附着在子宫前壁，成熟度Ⅱ级。胎盘下缘距宫颈内口大于7.0cm。

头CT：蛛网膜下腔出血。

头MRA：脑血管狭窄，前交通支动脉瘤。

心电图：窦性心动过速，非特异性ST-T改变。

肌钙蛋白：0.04μg/ml。

血常规：白细胞：23×10^9/L，中性粒细胞百分比89%，血红蛋白：120g/L，血小板123×10^9/L。

血气分析：pH：7.41，氧分压78mmHg，二氧化碳分压32mmHg，HCO_3^- 24.5mmol/L。

入院诊断
1. 蛛网膜下腔出血
2. 前交通动脉瘤
3. 妊娠期高血压疾病
4. 窦性心动过速
5. 孕1产0，妊娠36⁺⁶周，LOA

诊疗经过　入院后予控制血压、降颅压治疗，患者一般状态有所好转，但考虑颅内出血可能进一步加重，危及母胎安全，与家属沟通后，决定行全麻下子宫下段剖宫产术，剖娩一女活婴，送入新生儿病房，患者术后入ICU。

术后患者神志逐渐转清，予控制性降压，降低颅内压、改善脑内动脉痉挛、保证脑灌注压等治疗，予调整容量状态，于2015年9月13日撤离机械通气，拔除气管导管。

转入神经介入病房。

转入神经科病房后继续改善动脉痉挛、改善脑代谢、镇静、营养支持等治疗，2015年9月20日行DSA及前交通动脉瘤介入栓塞术，手术过程顺利，术后头CT检查未见明显出血，予对症支持治疗1周后出院。

出院诊断
1. 蛛网膜下腔出血
2. 前交通动脉瘤
3. 妊娠期高血压疾病
4. 孕1产0，妊娠36⁺⁶周，LOA，剖娩一活婴
5. 窦性心动过速
6. 早产儿

二、病例解析

（一）诊治关键

1. 适时终止妊娠

患者入院后MRA诊断动脉瘤破裂出血，孕36周，胎儿已成熟，而母体神志不清，有颅内压增高表现及继续出血风险，遂行子宫下段剖宫产术终止妊娠，待患者一般状态稳定后行DSA明确出血位置及动脉瘤大小，行介入栓塞术，术后恢复顺利，最终出院。

对于任何孕周，只要合并脑血管意外，应根据母胎状态权衡利弊，并应树立整体观念，终止妊娠时机进行个体化分析及决策，胎儿成熟度不是终止妊娠的唯一权衡指标。

2. 预防再出血、防治血管痉挛

动脉瘤后蛛网膜下腔出血（SAH）首要治疗目标是预防再出血。再出血是蛛网膜下腔出血的致命并发症。最初24小时之内，再出血风险为4%，1个月以上则升至10%~20%。

脑动脉痉挛可导致迟发性脑缺血，迟发性脑缺血一般发生在SAH后的2~14天，一旦发生，将极大程度上恶化神经功能，需引起重视。

（二）误诊误治防范

颅内出血与静脉窦血栓形成（CVST）、子痫的鉴

别诊断。

子痫、妊娠合并 CVST 患者的临床表现复杂多变,缺乏特异性,头痛、恶心、呕吐、高热、间断抽搐、肢体麻木、意识障碍等都有可能是其首发症状。与SAH 有时从症状上难以鉴别。对妊娠合并上述神经系统表现的患者,除尽快完善相关检查外,还应注意危险因素的问诊。所幸,这两个疾病均需尽快终止妊娠。

CVST 的高危因素包括易栓状态、蛋白 C 缺乏、蛋白 S 缺乏、活化蛋白 C 抵抗、抗凝血酶Ⅲ缺乏、抗磷脂抗体阳性及抗磷脂综合征、高同型半胱氨酸血症、妊娠和产褥期、口服避孕药、肿瘤等。子痫发生的危险因素可能与年龄、孕期体重增加、高血压、糖尿病、吸烟等因素有关。SAH 平素可缺乏特异性症状,少数患者偶有头痛及脑血管畸形、动脉瘤病史或家族史。

由于治疗以上疾病需采用完全不同的治疗策略,必须早期诊断。CT 对出血性疾病敏感性更高,可作为基础的筛查手段。MRI 有助于鉴别子痫和动脉瘤出血;MRA 可明确是否有动脉瘤出血,以及瘤体的大小、位置等;MRV 可明确是否存在静脉系统血栓及栓塞,尤其是静脉系统栓塞引起的蛛网膜下腔出血,治疗上与动脉瘤出血完全不同,需特殊鉴别。

（三）相关探讨

1. 终止妊娠时机的选择

脑内动脉瘤破裂出血的一般原则是:对于 HUNT-HESS 评分(表 15-5)低于Ⅲ级、一般状态良好的孕妇,如手术相对容易,可早期手术,如手术困难可行栓塞治疗。如 SAH 发生在妊娠晚期,胎儿已成熟,可先行急诊剖宫产,后手术治疗;如胎儿未成熟,可术后继续妊娠,如孕妇无明显并发症,分娩方式选择上主张自然分娩。

表 15-5　蛛网膜下腔出血的 HUNT-HESS 分级

标准	级别
动脉瘤未破裂	0 级
无症状,或轻度头痛	Ⅰ级
中等至重度头痛、脑膜刺激征、脑神经麻痹	Ⅱ级
嗜睡、意识混乱,轻度局灶性神经体征	Ⅲ级
昏迷,中或重度偏瘫、有早期去脑强直或自主神经功能紊乱	Ⅳ级
深昏迷,去大脑强直,濒死表现	Ⅴ级

对于任何孕周,只要合并脑血管意外,应根据母胎状态权衡利弊,并应树立整体观念,终止妊娠时机进行个体化分析及决策,胎儿成熟度不是终止妊娠的唯一权衡指标。

对于既往有蛛网膜下腔出血、脑血管畸形、或先天性动脉瘤患者,临产时更易发生脑血管意外,应特别注意。

2. 重症监护要点

一般处理和对症治疗(主要部分):维持生命体征稳定,保持呼吸道通畅,降低颅内压,纠正水、电解质紊乱,镇静、镇痛,并防止再出血。同时需注意防治脑动脉痉挛和脑缺血,并防止脑水肿。

预防再出血:动脉瘤修复前应尽早开始短程抗纤溶治疗,延迟(症状发作后 48 小时后)或延长(治疗时间超过 3 天)抗纤溶治疗可能会增加不良预后。动脉瘤未处理前,处置过度升高的血压。既往高血压患者应将患者平时的基础血压作为控制目标,避免低血压。

监测和改善神经功能:由于脑积水、脑水肿、抽搐、离子紊乱,易发生迟发性神经功能损害。而孕产妇多年轻,对神经功能恢复的预期值较高,因此需特别关注神经功能。神经功能的临床监测包括多次的、动态的神经系统评估、以确定由于缺血或梗死导致的神经功能损伤。但对已经昏迷的患者,临床评估可能并不可靠。影像学监测包括 CT、DSA、MRI,DSA 是诊断的金标准,但不能评估脑灌注,CTA 的应用因特异性高已减少了 DSA 的应用,CTP(CT 灌注成像)可以监测脑组织灌注情况。生理学监测指标包括经颅多普勒(TCD)、脑组织氧监测和脑微透析监测。TCD 目前应用比较广泛,但由于敏感性和特异性的不同对脑血管痉挛的诊断准确率差异很大。脑组织氧监测和脑微透析监测科直接反映组织代谢,可以与影像学信息互补,完善诊断架构。

治疗并发症:SAH 后由于交感神经活性增高,儿茶酚胺释放增加,而妊娠妇女尤其是妊娠晚期,血容量增加,心脏前负荷增加,易出现心肌损伤。对于 SAH 合并心肌损伤者,需监测心脏功能。对于血流动力学不稳定或心肌功能障碍患者监测心输出量并及早治疗可能对患者有益。对于心功能不全的处理,同标准化的心衰处理。但同时应注意兼顾脑灌注压和平均动脉压,维持适当的神经系统的稳定。

（李国福　龚晓莹）

参考文献

1. Bateman BT, Olbrecht VA, Berman MF, et al. Peripartum subarachoid hemorrhage: natiowide data and institutional experience. Anesthesiology, 2012, 116 (2): 324-333
2. Ng J, Kitchen N. Neurosurgery and pregnancy. J Neurosury Psychiatry, 2008, 79 (7): 745-752
3. Nelson Lindsey A. Ruptured cerebral aneurysm in the pregnant patient. Int Anesthesiol Clin, 2005, 43 (4): 81-97
4. Saposnik G, Barinagarrementeria F, Brown RD Jr, et al. Diagnosis and management of cerebral venous thrombosis a statement for healhcare professionals from the American Heart Association/American Stroke Association. Stroke, 2011, 42: 1158-1192
5. Einhäupl K, Stam J, Bousser MG, et al. EFNS guideline on the treatment of cerebral venous and sinus thrombosis. Eur J Neurol, 2006, 13: 553-559
6. Ferro J M, Lopes M G, Rosas M J, et al. Long term prognosis of cerebral vein and dural sinus thrombosis: results of the VENOPORT study. Cerebrovasc Dis, 2002, 13: 272-278
7. Martinelli Ida, Bucciarelli Paolo, Passamonti Serena M, et al. Long-term evaluation of the risk of recurrence after cerebral sinus. Venous thrombosis. Circulation, 2010, 121: 2740-2746

第十六章

产科危重症麻醉

第一节　休克、出血、DIC

休克是指机体不能将足够氧气运输到组织器官,从而引起细胞氧利用障碍,并伴乳酸水平升高,是急性循环衰竭的临床表现,常常导致多器官功能衰竭。

| 病例 | 剖宫产后失血性休克

一、病例简述

患者女,28 岁

主　　诉　停经 9 月余,阴道流血 2 小时。

现 病 史　患者 2 周前因阴道流血入院治疗,单胎妊娠,头位,脐带绕颈,完全性前置胎盘,胎盘植入可能大。2 小时前开始出现阴道流血,少于月经量。病来无发热,无头晕头迷,无胸闷心慌气短,无腹痛无阴道流液。双下肢无水肿。孕期饮食睡眠尚可,二便正常。

既 往 史　孕 3 产 1,药流 1 次,2011 年于当地医院行剖官产术。否认药物过敏史。否认肝炎结核等传染病病史,否认糖尿病、高血压、心脏病病史。否认外伤及输血史。

入院查体　T:36.8℃,P:88 次 / 分,BP:115/75mmHg,RR:18 次 / 分。神清语明,无贫血貌,心肺听诊未闻及异常,腹膨隆,软,下腹部耻骨联合上 3cm 处可见一长约 12cm 横行手术瘢痕,愈合良,无压痛,查时无宫缩,双下肢无水肿,四肢活动良。产科检查:腹软,未及明显宫缩,宫高:40cm,腹围:106cm,胎心:131 次 / 分。消毒内诊:暂未查。

辅助检查　既往超声检查:
胎盘附着在子官前壁及后壁,成熟度Ⅱ级早,厚约 3.9cm。完全覆盖宫颈内口;羊水深度约3.1cm,羊水指数 9。
入院检查:
1. 心电图:正常心电图窦性心律 78 次 / 分
2. 血常规:HB 128g/L,PLT 217×10^9/L

3. 凝血五项：D-dimer 289μg/L，FIB 5.2g/L

（以下辅助检查为剖宫产后）

4. 影像学检查：床旁彩超见腹腔积液较前明显增多，最深处 7.1cm

5. 实验室检查：见表 16-1

入院诊断　孕 4 产 1 妊娠 36⁺¹ 周，单胎，头位；完全型前置胎盘（胎盘植入不除外）；脐带绕颈 1 周；瘢痕子宫妊娠（一次剖宫产术后）

诊疗经过　患者因完全性前置胎盘急诊行全麻剖宫产手术，术中出血约 3000ml，血红蛋白、DIC 常规均测不出，考虑失血性休克、DIC，行全子宫切除 + 双侧子宫动脉结扎术，输晶体 2000ml、胶体 500ml、红细胞 4U、血浆 800ml 后，转入 ICU 病房。于 ICU 病房继续行输血补液等对症治疗，并行相关检查，发现患者存在血红蛋白进行性下降，且腹腔积液增多。与产科医师沟通后，拟急诊行剖腹探查。静脉泵注去甲肾上腺素 0.3μg/(kg·min) 入手术室，气管插管通气。入室后，连接呼吸机，常规监测，HR 160 次/分，BP 70/30mmHg，SpO₂ 96%，中心静脉压力 1cmH₂O。全身麻醉后，外周两路静脉通道分别输入乳酸钠林格液及琥珀酰明胶注射液（佳乐施），行动脉血气分析，示：HB 49g/L，Hct：14%，BE–3.5mmol/L，急取冷沉淀、血浆及滤白红细胞。术中清除腹腔凝血块共约 2500ml，出血约 1000ml，术中共输红细胞 4U、血浆 800ml，冷沉淀 20U，代血浆 1000ml，LR 2500ml。心率由 160 次/分降至 120 次/分左右，血压维持于 80~100/40~60mmHg 之间。手术时间约 1.5 小时，术中清理积血及血块后未见明显活动性出血，尿量每小时约 50ml，术毕带管回 ICU 病房。于 ICU 内继续抽血检查，完善 DIC 常规及血栓弹力图监测，并根据监测结果行对症治疗（术后变化见表 16-1）。患者于第二次术后第 4 天转回普通病房。

出院诊断　孕 4 产 1，妊娠 36⁺⁴ 周，单胎，头位，剖娩一活婴；完全型前置胎盘；胎盘植入；脐带绕颈 1 周；瘢痕子宫妊娠（一次剖宫产术后）；失血性休克；DIC

表 16-1　术后 DIC 常规及血红蛋白、血小板变化

日期	PT(S)	APTT(S)	FIB(g/L)	D- 二聚体(μg/L)	Hb(g/L)	PLT(10⁹/L)
第一次术后 3 小时	18.9	52	0.5	28 689	52	45
第一次术后 6 小时	14.8	45	1.4	1471	48	48
第一次术后 8 小时	14.5	47	1.6	1184	44	50
第二次术后 3 小时	15.4	54	1.6	680	52	51
第二次术后 5 小时	13.7	39	2.2	646	58	56
第二次术后 7 小时	12.7	37	2.4	1268	62	60
第二次术后 10 小时	12.1	34	2.5	2428	70	62
第二次术后 24 小时	11	31	3.6	6729	92	82
第二次术后 48 小时	11.2	30	3.8	3383	99	90
第二次术后 72 小时	10.8	30	3.5	1424	98	105

* 与正常值相比：加粗为上升，斜体为下降，未变化为正常

二、病例解析

（一）诊治关键

1. 患者入室后，首先应先确定休克的类型

休克有多种分类方法，根据始动环节分类可分为以下几类：

（1）低血容量休克：低血容量休克在临床十分常见，是指各种原因引起的外源性和（或）内源性容量丢失而导致的有效循环血量减少、组织灌注不足、细胞代谢紊乱和功能受损。主要包括大出血、严重创伤、严重烧伤、严重呕吐腹泻失液等原因引起的休克。低血容量的发生，主要取决于循环血液丧失量和速度，以及机体代偿的能力。对于急诊急性出血患者来说，出血导致心率 >110 次/分，或收缩压

<90mmHg 就可称为大出血。

临床主要表现为中心静脉压、肺动脉楔压降低,由于回心血量减少、心排血量下降所造成的低血压,以及通过神经体液调节引起外周血管收缩、血管阻力增加和心率加快以维持血压和保证组织灌注,血流动力学表现为"低排高阻"的低动力型循环。

(2) 分布性休克:分布性休克的基本机制是由于血管收缩舒张调节功能异常,容量血管扩张,循环血容量相对不足导致的组织低灌注。主要包括感染性、神经源性、过敏性休克。

(3) 心源性休克:心源性休克的基本机制为泵功能衰竭,心排血量下降导致的组织低灌注。常见于心肌梗死、心律失常等。临床上常有低血压、低心脏指数、高中心静脉压力、周围血管阻力增高等表现。若有左心衰竭时,可存在呼吸困难、端坐呼吸、夜间呼吸困难等,合并右心衰时,常出现肺水肿、严重低氧血症、下肢水肿、颈静脉怒张、少尿或无尿。

(4) 梗阻性休克:梗阻性休克的基本机制为血流的主要通道受阻,可由胸腔内压力升高(如:张力性气胸)或腔静脉梗阻、心包缩窄或填塞、心瓣膜狭窄、肺动脉栓塞及主动脉夹层等引起,使心脏内外流出道的梗阻引起心排量减少。引起血压的骤降、心动过速、发绀、颈静脉怒张、呼吸困难等。

此患者第一次手术时,根据以往的手术麻醉经验,可以预计可能出现失血性休克,所以在进行直接动脉压力监测、中心静脉穿刺等操作后,直接采用全身麻醉。第二次手术时,患者已经处于休克状态,按照休克患者进行麻醉。

2. 辨别患者现处于休克的哪个分期

休克最根本的病理生理改变是微循环的功能障碍。根据发展过程,分为三期,分别为:休克早期、休克期、休克晚期;休克晚期有时可并发弥散性血管内凝血(DIC)。

(1) 休克早期:又称为微循环缺血性缺氧期,为代偿期。在此期,在交感 - 肾上腺轴、肾素 - 血管紧张素系统作用下,外周血管收缩。因此,此阶段微循环血流特点是"少灌少流"。临床表现为黏膜、面色苍白,四肢厥冷,冷汗,脉细速,脉压小,尿少,可有烦躁不安。在此阶段,如能及时去除病因、积极复苏,休克可较容易被纠正。

(2) 休克期:又称为微循环淤血性缺氧期,为可逆性代偿期。此期毛细血管前括约肌出现明显扩张,

但毛细血管后阻力显著增加,因此产生毛细血管血液淤滞,形成"多灌少流"的特点,使回心血量和心排血量进一步下降,加剧了组织细胞缺血缺氧,产生酸中毒、代谢产物增加等。临床主要表现是,血压进行性下降,意识淡漠、模糊或昏迷,皮肤发凉加重,可出现花纹,少尿或无尿。如果休克仍得不到纠正,则上述损害不但进一步加剧,而且变成不可逆。

(3) 休克晚期:又称为微循环衰竭期。此期微血管发生麻痹性扩张,毛细血管大量开放,微循环中可有微血栓形成,血流停止,出现"不灌不流"状态,组织几乎完全不能进行物质交换。血管反应性进行性下降。临床上可出现循环衰竭,即出现性顽固性低血压,升压药难以恢复;脉搏细弱而频速;静脉塌陷,CVP 下降。

休克晚期,有时伴有 DIC 发生。大量促凝物质进入循环血液,引起凝血系统异常激活,继而导致各器官、组织微血管内广泛微血栓的形成。DIC 的患者可有自发性、多部位的出血,或出现不能用原发病解释的不易纠正的休克、呼吸衰竭、意识障碍、多器官功能不全等。实验室可以进行凝血功能检测、血浆鱼精蛋白副凝固试验(3P 试验),也可行血栓弹力图检查。

此患者在第一次手术时,发生大出血后,血常规、DIC 常规均测不出,根据《弥散性血管内凝血诊断中国专家共识 2017 版》推荐的中国弥散性血管内凝血诊断积分系统(CDSS)(表 16-2),本例患者:

(1) 存在导致 DIC 的原发病(产科手术)——2 分。

(2) 实验室指标中:①PLT <80×10⁹/L——2 分;②D- 二聚体 >9mg/L——3 分;③PT 延长 ≥6 秒——2 分;④纤维蛋白原 <1.0g/L——1 分;综合评分 10 分。

在 CDSS 中,对于非恶性血液病,≥7 分时即可诊断为 DIC。

因此,此患者在第一次手术时,已出现了 DIC。但在第二次手术时,患者的 CDSS 评分已降至 5 分,根据 CDSS,已不属于 DIC 状态(①存在导致 DIC 的原发病(产科手术)——2 分;②存在不能用原发病解释的严重或多发出血倾向(在采用切除子宫等止血方式后,于 ICU 血红蛋白继续下降但再次手术并未见明显出血点)——1 分;③实验室指标中:PLT <80×10⁹/L——2 分;D- 二聚体 <5mg/L——0 分;PT 延长 <3 秒且 APTT 延长 <10 秒——0 分;纤维蛋白原 ≥1.0g/L——0 分),但仍处于休克晚期状态(CVP 低,血管反应下降,出现顽固性低血压)。

表 16-2　中国弥散性血管内凝血诊断积分系统（CDSS）

积分项	分数
存在导致 DIC 的原发病	2
临床表现	
不能用原发病解释的严重或多发出血倾向	1
不能用原发病解释的微循环障碍或休克	1
广泛性皮肤、黏膜栓塞，灶性缺血性坏死、脱落及溃疡形成，不明原因的肺、肾、脑等脏器功能衰竭	1
实验室指标	
血小板计数	
非恶性血液病	
$\geqslant 100 \times 10^9/L$	0
$80\sim 100 \times 10^9/L$	1
$<80 \times 10^9/L$	2
24 小时内下降 $\geqslant 50\%$	1
恶性血液病	
$<50 \times 10^9/L$	1
24 小时内下降 $\geqslant 50\%$	1
D- 二聚体	
$<5mg/L$	0
$5\sim 9mg/L$	2
$\geqslant 9mg/L$	3
PT 及 APTT 延长	
PT 延长 <3 秒且 ATPP 延长 <10 秒	0
PT 延长 $\geqslant 3$ 秒或 ATPP 延长 $\geqslant 10$ 秒	1
PT 延长 $\geqslant 6$ 秒	2
纤维蛋白原	
$\geqslant 1.0g/L$	0
$<1.0g/L$	1

注：非恶性血液病：每天计分 1 次，$\geqslant 7$ 分时可诊断为 DIC；恶性血液病：临床表现第一项不参与评分，每日计分 1 次，$\geqslant 6$ 分时可诊断为 DIC。PT：凝血酶原时间；APTT：部分激活的凝血活酶时间

3. 休克的评估及监测指标

（1）分析休克的原因及评估其严重程度：休克的诊断流程为：①病因初步评估；②是否存在组织低灌注临床表现（意识改变、尿量减少、皮肤温度色泽改变或毛细血管充盈时间 > 2 秒）；③动脉压及血乳酸。如果动脉压降低，首先考虑是否存在基础血压低或其他引起低血压的原因如利尿剂、β 受体阻滞剂或体位改变等，如有这些原因，且血乳酸值正常，暂不考虑急性循环衰竭。如果动脉压正常，血乳酸升高，且乳酸增高是由组织缺氧引起，则诊断为

休克。

（2）监测指标

1）血流动力学相关指标：①血压：低血压并不是诊断休克的必备条件，血压正常不能排除休克；②心率：是最简便的监测手段，休克时常常伴有心率的增加；③中心静脉压：可以反映心脏充盈压；④肺动脉楔压：更准确地反映左房舒张压；⑤可通过心脏超声、PICCO 等手段监测心搏量（SV）、心输出量（CO）、心脏指数（CI）、左室舒张末期容积（LEDV）、左室收缩末期容积（LESV）、射血分数（EF）及 E/A 峰比值等。

2）尿量：观察每小时尿量是简单但有意义的措施。尿量可以间接反映组织灌注量。

3）动脉血气分析：能够反映机体通气、氧合及酸碱平衡状态，有助于评价患者的呼吸和循环功能。指标包括 pH、PaO_2、$PaCO_2$、BE 等。

4）动脉血乳酸：能直接反应无氧代谢，作为机体低灌注的指标，乳酸水平增高提示组织缺氧，无氧酵解增加，可用来判断休克的严重程度。正常值为 1mmol/L，正常值上限为 1.5mmol/L，危重患者允许达到 2.0mmol/L。血乳酸水平与休克病情的严重程度有密切的相关性。持续动态的动脉血乳酸以及乳酸清除率监测对休克的早期诊断、指导治疗及预后评估具有重要意义。

4. 休克的治疗

（1）紧急复苏，病因治疗：对于在产科手术中常见的大出血，则应紧急止血，行血管缝合等处理。

（2）改善通气，提高组织供氧。

（3）液体复苏：休克病人均存在“有效血容量”不足，除心源性休克外，补充血容量仍为抗休克的最基本措施之一。迅速建立可靠有效的静脉通路，可首选中心静脉，有利于快速液体复苏，且可监测中心静脉压力。无条件或患者病情不允许时，可选择表浅静脉如颈外静脉、肘正中静脉等比较粗大的静脉。万分紧急时，也可考虑骨髓腔输液。晶体液可作为首选，必要时加用胶体，补液顺序先晶体后胶体。

1）晶体溶液：常用的为生理盐水和乳酸钠 - 林格液。晶体液扩容可使血液稀释，减低黏稠度，有利于降低周围血管阻力，改善微循环及增加心排血量，使血压快速提升。但是在血管中存留时间不长，不易持久维持血压，且容易转移至“第三间隙”，形成组织水肿。

2）胶体溶液：胶体溶液可增加血容量，维持血

浆胶体渗透压,并使血液稀释。但使用过多可能影响凝血机制。

3) 血液制品:可以进行成分输血,如红细胞(RBC)、新鲜冰冻血浆(FFP)、纤维蛋白原等。

① 红细胞 RBC:2015 年英国皇家妇产科医师学会发布的《产科输血指南》认为,当 Hb<60g/L 时,几乎总是需要输血;2016 年发布的《欧洲创伤性严重出血和凝血病管理指南(第 4 版)》中建议将目标 Hb 维持在(70~90g/L)。

② 血浆 FFP:2015 年英国《大出血患者血液管理指南》认为,FFP 宜作为大出血初期液体复苏的一部分,在获得凝血试验结果之前,建议输注 FFP 与 RBC 的比例至少为 1∶2。一旦出血已经得到控制,建议以实验室检测结果指导 FFP 输注,输注阈值为 PT 和(或)APTT>1.5 倍正常值,FFP 的标准输注剂量为(15~20)ml/kg;如果没有止血功能实验室结果,患者继续出血,则应按 FFP∶RBC 至少 1∶2 继续输注;在《产科输血指南》中,在产妇大出血期间,每输注 6U 红细胞宜输注 FFP(12~15)ml/kg,随后,如果能及时获得凝血检验结果,宜以其指导 FFP 输注,目标是将 PT/APTT 比例维持在 <1.5 倍正常值。

③ 血小板 PLT:《大出血患者血液管理指南》提出宜维持大出血患者 PLT>50×10⁹/L,如果持续出血,且 PLT<100×10⁹/L,建议申请输注血小板;《产科输血指南》中,在急性出血患者,宜维持 PLT>50×10⁹/L,为保证产妇安全,建议血小板输注阈值为 PLT 75×10⁹/L。但在我国,因为血小板比较珍贵,因此输注血小板需要提前预约,在突发的失血性休克中,即使血小板很低,也很少能及时输注血小板。

④ 纤维蛋白原:《大出血患者血液管理指南》指出,如果纤维蛋白原 <1.5g/L,宜予补充;产科患者宜严密监测患者的纤维蛋白原水平,当纤维蛋白原水平 <2.0g/L 并存在持续出血时,宜考虑早期输注纤维蛋白原;在《产科输血指南》中,在产妇大出血期间,宜尽早输注冷沉淀,标准计量为 10U,随后,宜以纤维蛋白原测定结果为指导,目标是维持纤维蛋白水平 >1.5g/L;与冷沉淀比较,纤维蛋白原浓缩剂的主要优点是配置快、易用、无需融化或者 ABO 相容。英国尚未批准将纤维蛋白原制剂用于治疗获得性出血疾病,但在《欧洲创伤性严重出血和凝血病管理指南(第 4 版)》中建议初次补充纤维蛋白原 3~4g。

(4) 药物治疗

1) 止血药物:氨甲环酸(TXA):为抗纤溶药物,《大出血患者血液管理指南》及《欧洲创伤性严重出血和凝血病管理指南(第 4 版)》中,出血或者存在出血风险的成人创伤患者,只要没有抗纤溶的禁忌证,宜在创伤发生后尽早给予氨甲环酸,首次剂量 1g,静脉注入 >10 分钟,以后维持剂量为每 8h 静脉滴注 1g(欧洲创伤);《产科输血指南》也推荐 TXA 作为产科治疗大出血药物,但未给出具体药量。

2) 正性变力药及血管收缩药:前负荷良好而心输出量仍不足时可考虑给予正性变力药物,首选多巴酚丁胺,起始剂量 2~3μg/(kg·min),静脉滴注速度根据症状、尿量等调整。在充分液体复苏的基础上,可以应用血管收缩药,但对于威胁生命的极度低血压,或经短时间大量液体复苏不能纠正的低血压,可在液体复苏的同时使用血管活性药物,以尽快提升平均动脉压并恢复全身血流。首选去甲肾上腺素,去甲肾上腺素常用剂量为 0.1~2.0μg/(kg·min)。正性变力药可增加心肌耗氧,血管收缩药可进一步加剧微循环障碍,所以虽有时非用不可,但仍应尽快解除休克原因,及早终止给药。

3) 抗酸药:休克的低血流量灌注引起无氧代谢,必然造成不同程度的代谢性酸中毒。酸中毒的情况下,心肌可被抑制,血管肾上腺素能受体对儿茶酚胺类药物的敏感性下降。当酸中毒低血压危及生命时,应静脉分次滴入碳酸氢钠,同时须有血气监测,勿引起碱血症及严重低钾血症,尽量维持 pH 在稍酸水平,以利于组织供氧。

4) 利尿剂:休克时肾血管痉挛容易导致急性肾衰竭,所以抗休克治疗中应尽量保护肾功能,及早恢复有效血容量及血压,以保证肾血流。如需要血管活性药维持时,可选用多巴胺,若每小时尿量仍低于 25ml,可使用呋塞米静注。

5. 休克病人的麻醉

休克患者的麻醉是非常危险的,因为好多的休克患者,其循环代偿功能多已处于边缘,有的休克患者,即使术前已行对症处理,血压恢复,但若心率仍偏高,实际上仍有可能处于代偿阶段,这样的患者,可能难以耐受麻醉药物的心肌抑制或对交感神经代偿的干扰作用,使休克状态加剧。

(1) 休克对于麻醉药物的影响

1) 吸入麻醉药:休克的病人在给予过度通气时,因为增加了每分钟通气量,所以可以使肺泡内浓度迅速取得平衡。因为心排血量减少,肺血流从肺泡中运走麻醉气体的速度减慢,也可以快速增加肺泡气浓度。同时,心排血量进入脑血管内血流的比例增高,可使脑内麻醉药物增加。所以,休克病人对吸入麻醉药的需要浓度减低,摄取率却较正常人为快。

2)静脉麻醉药:在使用相同剂量下,休克病人较正常患者更容易产生心肌抑制。循环血容量减少,使注入药物产生较高浓度,且因灌注减少,使血流再分配速度减慢、代谢降低,使麻醉药物在循环中存留时间较长。

3)椎管内麻醉:椎管内麻醉阻滞了交感神经,可使血容量不足的患者产生严重低血压,少量的局麻药物即可使阻滞平面变广,可能影响呼吸

4)局部浸润麻醉:局部麻醉很少加剧休克的发展,适用于对于简单的操作,如较小伤口的处理。

(2)休克病人麻醉的原则

1)采用小剂量、低浓度,在休克的情况下一般可取得较快、较深及时间较长的麻醉效果。即使局部麻醉,也应采用低浓度、小剂量浸润,以免发生局麻药物中毒。

2)保持气道通畅及充分给氧:急诊病人,一般无法满足空腹要求。可使用清醒插管或快速诱导按压环状软骨方法,以防止反流误吸。可预先给予高浓度氧气吸入,提高血氧含量。

3)尽量选用对心肌抑制较少的麻醉药物复合麻醉。

4)尽量不使用椎管内麻醉。

(二)误诊误治防范

根据临床表现、检验结果等可较清楚地判断休克类型并给予相应处理,但有时可能有多种休克并存(如:失血性休克合并过敏性休克),需仔细辨别。

(三)DIC治疗的争论

1. DIC重要的是处理原发病

在此病例中,患者已进行子宫切除及双侧子宫动脉结扎术,这是终止DIC病理过程的最关键和最根本的措施。在行此处理后,患者的实验室检查结果均表明,患者凝血状态已得到改善(表16-1)。

2. 肝素的使用

DIC的本质是内外源凝血系统的激活及血小板聚集而引起微血管内广泛血栓形成。肝素作为抗凝药物,与抗凝血酶Ⅲ(AT-Ⅲ)首先结合,使AT-Ⅲ构型改变,活性增加,从而达到抗凝目的。

临床工作中,许多医师在DIC初期小剂量使用肝素,减少了出血。但在《2012年弥散性血管内凝血诊断与治疗专家共识》中将"手术后或损伤创面未经良好止血者"列为抗凝的禁忌证。

因此,DIC时要不要使用肝素、肝素的使用剂量等,仍是需要进行讨论的问题。

(张鑫 吴秀英)

参考文献

1. Maurizio Cecconi, Daniel De Backer, Massimo Antonelli, et al. Consensus on circulatory shock and hemodynamic monitoring . Task force of the European Society of Intensive Care Medicine. Intensive Care Med, 2014, 40: 1795-1815

2. 李桂源 . 病理生理学 . 第3版 . 北京: 人民卫生出版社, 2015

3. Hunt BJ, Allard S, Keeling D, et al. A practical guideline for the haematological management of major haemorrhage. British Journal of Haematology, 2015, 170(6): 788-803

4. 中华医学会血液学分会血栓与止血学组 . 弥散性血管内凝血诊断中国专家共识(2017年版). 中华血液学杂志, 2017, 38(5): 361-363

5. 于学忠, 陆一鸣, 王仲, 等 . 急性循环衰竭中国急诊临床实践专家共识 . 中华急诊医学杂志, 2016, 25(2): 146-152

6. Jansen TC, van Bommel J, Schoonderbeek FJ, et al. Early lactate-guided therapy in intensive care unit patients: a multicenter, open-label, randomized controlled trial. Am J Respir Crit Med, 2010, 183(6): 752-761

7. Royal College of Obstetricians and Gynaecologists. Blood transfusions in obstetrics. (Green-top Guideline No.47)

8. Rossaint R, Bouillon B, Cerny V, et al. The European guideline on management of major bleeding and coagulopathy following trauma: fourth edition. Critical Care, 2016, 20(1): 100

9. Hunt BJ, Allard S, Keeling D, et al. A practical guideline for the haematological management of major haemorrhage. Br J Haematol, 2015, 170(6): 788-803

10. Vincent JL, De Backer D. Circulatory shock. New England Journal of Medicine, 2013, 369(18): 1726-1734

11. 盛卓人, 王俊科 . 实用临床麻醉学 . 第4版 . 北京: 科学出版社, 2009

12. 中华医学会血液学分会血栓与止血学组 . 弥散性血管内凝血诊断中国专家共识(2012年版). 中华血液学杂志, 2012, 33(11): 978-979

第二节　心衰及心脏疾病

| 病例 1 | 妊娠伴肺动脉高压

一、病例简述

患者女,33 岁

主　诉　停经近 8 个月,血压增高伴头晕、气促 1 天。

现 病 史　昨日出现血压增高伴头晕、气促,今晨 1 点自觉不规律下腹痛,伴腹部紧缩感,现为进一步治疗入院。无头痛,心悸、眼花、视物不清等症,无阴道流血、流液,无发热,饮食睡眠可,二便正常。

既 往 史　头孢类、青霉素药物过敏,无食物过敏史,否认肝炎、结核等传染病史,否认其他手术外伤史,否认输血史。间断服用阿司匹林。

入院查体　查体:T 36.5℃,P 80 次 / 分,BP:133/86mmHg,口唇无发绀,颈静脉无怒张。两肺呼吸音清,未闻及干湿啰音,心脏听诊区未闻及杂音。

辅助检查　1. 影像学检查

(1) 心电图提示:窦性心率,QRS 波低电压。

(2) 心脏超声:EF 62%;间接估测肺动脉收缩压 53mmHg。

2. 实验室检查

(1) 血常规:WBC $9.76×10^9$/L;RBC $3.1×10^{12}$/L;HB 104g/L;Hct 29.5%;Plt $112×10^9$/L。

(2) 24 小时尿蛋白定量 4.85g/d;白蛋白 27.4g/L;镁 1.63mmol/L;尿蛋白(+3)6.0g/L。

(3) 血气离子分析:pH 7.334;$PaCO_2$ 31.6mmHg;PaO_2 102mmHg;HCO_3^- 17.9mmol/L;BE −8.1mmol/L;K^+ 4.8mmol/L;SaO_2 97.4%。

(4) 血糖(空腹) 6.16mmol/L。

(5) NT-pro 970.5pg/ml;BNP 392.1pg/ml;CKMB 及 CTnI 正常。

入院诊断　1. 子痫前期重度

2. 先兆早产

3. 左侧胎儿脐带绕颈一周

4. 心功能不全

5. 低蛋白血症

6. IVF-ET 术后

7. 肺动脉高压

8. 三尖瓣反流

9. 胸腔积液

10. 心包积液

11. 孕 2 产 0,妊娠 31^{+6} 周,双胎,LOA/LcSA

诊疗经过　患者端坐位,泵注佩尔 0.6μg/(kg·min)入手术室,常规监测,SpO_2 83%,吸氧后提升至最高 90%,BP 146/102mmHg,HR 113 次 / 分,RR 20 次 / 分,采用全身麻醉,术中 HR 维持 100 次 / 分左右,BP 维持 120/80mmHg 左右。术中子宫收缩较差,予以缩宫素 10 单位子宫肌壁注射、术程顺利,术后直接转入 ICU 病房。于 ICU 进行对症治疗 5 天后好转出院。

出院诊断　1. 子痫前期重度

2. 先兆早产

3. 左侧胎儿脐带绕颈一周

4. 心功能不全

5. 低蛋白血症

6. IVF-ET 术后

7. 肺动脉高压

8. 三尖瓣反流

9. 胸腔积液

10. 心包积液

11. 孕 2 产 0, 妊娠 31^{+6} 周, 双胎, LOA/LcSA

二、病例解析

妊娠时循环系统发生变化以满足子宫和胎儿发育的血供需要和身体其他器官适应妊娠的需要。如果孕妇有心血管疾病, 母子均可能处于危险之中, 只有对妊娠时循环系统的生理和病理变化应有足够的了解, 才能作出正确的诊断和处理。

从妊娠、分娩及产褥期对心脏的影响来看, 妊娠 32~34 周、分娩期及产褥期的最初 3 天内, 心脏负担最重, 是患有心脏病孕妇最危险的时期, 极易发生心力衰竭。

(一) 诊治关键

1. 肺高压定义

肺高血压(PH)是指肺内循环系统发生高血压, 包括肺动脉高压、肺静脉高压和混合型肺高血压。

肺高压是一种血流动力学和病理生理学状态, 其定义为海平面条件下, 静息状态下右心导管测定的平均肺动脉压≥25mmHg。正常人静息状态下的平均肺动脉压为(14±3)mmHg, 正常上限为20mmHg, 介于20~25mmHg之间为临界肺动脉高压。

2. 肺高压分类

肺高压可按血流动力学分类(表 16-3)。

3. 肺动脉高压病理生理

肺动脉高压是一个毛细血管前肺高压(PAPm≥25mmHg, PAWP≤15mmHg)以及肺血管阻力>3Wood为特点的临床状态。可增加右心室后负荷, 导致右心室肥大, 最终发展为右心衰竭和全心衰竭。正常妊娠期间孕妇的血流动力学改变均可加重肺动脉高压患者的右心负担及低氧血症, 从而进一步导致肺血管收缩, 加速右心衰竭及全心衰竭的发生。

4. 心脏病肺动脉高压的分类

PAH-CHD 临床分为 ES、PAH 合并体 - 肺分流、PAH 合并小型 CHD 和术后 PAH 四类。(表 16-4)

表 16-3　肺高压按血流动力学分类

定义	特点	临床分类
肺高压	PAPm≥25mmHg	所有
毛细血管前肺高压	PAPm≥25mmHg PAWP≤15mmHg	1. 肺动脉高压(PAH) 2. 肺部疾病相关肺高压 3. 慢性血栓栓塞性肺高压 4. 不明机制和(或)多种因素所致肺高压
毛细血管后肺高压	PAPm≥25mmHg PAWP>15mmHg	1. 左心疾病所致肺高压 2. 不明机制和(或)多种因素所致肺高压
单纯性毛细血管后肺高压	DPG<7mmHg 和(或) PVR≤3WU DPG≥7mmHg 和(或)	
毛细血管前、后混合型肺高压	PVR>3WU	

* PAPm:平均肺动脉压;PAWP:肺动脉楔压;PVR:肺血管阻力

表 16-4　心脏病肺动脉高压分类

分类	临床表现
艾森曼格综合征(ES)	包括所有因肺血管阻力升高导致双相分流或右向左分流,从而出现发绀、红细胞增多和多器官受累
肺动脉高压合并体—肺分流(PAH 合并体 - 肺分流)	肺血管阻力增高,存在左向右分流,静息状态下无发绀
肺动脉高压合并小型先心病(PAH 合并小型 CHD)	心脏缺损较小(通常室间隔缺损 <1cm,房间隔缺损 <2cm),但肺血管阻力显著升高
肺动脉高压术后(术后 PAH)	先天性心血管畸形已手术矫正,无显著残余分流,但术后即刻数月或数年再次出现 PAH

5. 妊娠对心脏病肺动脉高压的影响

孕妇血容量及心排量的变化,可使肺动脉高压进一步恶化,使无症状的心脏病肺动脉高压患者出现症状,使症状逐渐加重,甚至发生心衰。妊娠 32~34 周、分娩期、产后 3 天是孕产妇血容量和血流动力学变化最为剧烈的时期,是妊娠合并肺动脉高压最易发生心衰、严重心律失常和猝死的危险时段。

6. 肺动脉高压的临床表现

早期轻度肺动脉高压可无症状。随病情发展可有活动后呼吸困难、胸痛及头晕等,也可能存在咯血、声音嘶哑等。肺动脉高压达中度以上才会出现阳性体征,如发绀、颈静脉充盈、胸骨左下缘抬举性搏动、肺动脉瓣区第 2 心音亢进和分裂等。

7. 肺动脉高压危象

是指在肺动脉高压基础上发生肺血管痉挛性收缩,肺循环阻力升高右心排血受阻,导致突发肺动脉高压和低心输出量的危象状态,可产生顽固的低氧。患者可有烦躁不安、心率增快、血压下降等表现,个别患者有濒死感。任何微小刺激(如缺氧、酸中毒、气管吸引等)均可诱发急性肺高压危象。

8. 妊娠伴肺动脉高压患者麻醉

(1)麻醉面临的主要问题:①右向左分流;②右心衰竭和全心衰竭。

(2)麻醉方法:椎管内麻醉和全身麻醉均可选择,这要根据病人的具体情况。椎管内麻醉可以降低外周阻力,减轻心脏负荷,对于功能状态分级较好的患者是良好的选择。如患者心功能状态差或情况紧急,应采用全麻,迅速而且更有利于维持机体的氧供,但插管反应可加重肺动脉高压。

(3)麻醉管理要点:避免肺血管阻力进一步增高、避免静脉回流增加、避免周围血管阻力明显降低和避免心脏功能抑制。

1)缺氧可导致缺氧性肺血管收缩,因此对于肺高压的患者,应保证足够的氧供。

2)要使病人避免情绪紧张,以免加重体循环阻力,使肺动脉压力增高。

3)避免使用可增加肺动脉压的药物,如氯氨酮,充分吸氧保证氧合正常,避免发生高碳酸血症。

4)麻醉中仅适宜使用通过静脉和吸入给药的降低肺动脉压的药物。

5)麻醉中监测:包括:心电图、血氧、中心静脉压、有创动脉压等。在可以使用无创手段监测心输出量(如:FLO TRAC)时,不推荐常规使用肺动脉导管。

6)注意缩宫素的使用。可降低外周血管阻力,同时收缩肺血管使肺循环阻力增加,也会加重肺动脉高压,故术中应严格控制缩宫素用量。缩宫素 5~10U 子宫体注射即可取得较好效果。

7)胎儿取出后,腹压降低可能导致循环的剧烈变化,可即刻用腹部沙袋加压。可持续泵注少量多巴胺、多巴酚丁胺等强心药来维护心功能。体循环压力降低时,可给予少量去氧肾上腺素或去甲肾上腺素,以维持体循环压力,避免发生右向左分流。

8)应注意,许多肺动脉高压的患者会接受抗凝治疗,应注意抗凝治疗的用药和时间,排除是否有硬膜外麻醉的禁忌证。

9. 病例分析

本病例中,患者术前未停用阿司匹林,因此选择全身麻醉。术中胎儿取出后,及时腹部加压,减少了血流动力学的波动。术中严格控制缩宫素的用量及用法,减少了对肺动脉压力的影响。

(二)误诊误治防范

肺动脉高压一般在术前已诊断明确,在术中,若出现患者烦躁、血氧下降等,应与以下情况进行鉴别。

1. 羊水栓塞

羊水栓塞(amniotic fluid embolism,AFE)是指分娩过程中羊水突然进入母体血循环引起急性肺栓塞、过敏性休克、弥散性血管内凝血、肾衰竭或猝死的严重分娩并发症。也有学者称为妊娠过敏反应综合征。

羊水栓塞发病迅猛,常来不及做多种实验室检查患者已经死亡。但如羊水侵入量极少,则症状较轻,有时可自行恢复。前驱症状:患者突然有烦躁不安、寒战、气急、发绀甚至呕吐等症状,以上症状在较强的宫缩时可被误认为心情紧张,疼痛所致,但羊水继续进入产妇循环时,将迅速出现其他症状。

2. 局麻药物中毒

局麻药物过量、单位时间内药物吸收过快、机体对局麻药物的耐受性降低等均可能导致局麻药物中毒。主要表现在中枢神经系统和心血管系统。轻度时一般表现为口唇麻木、头痛、头晕、视物模糊、烦躁多语、心率增快、血压增高等,严重时有面部痉挛、四肢抽搐、呼吸急促、惊厥等症状,可能导致意识消失、心搏骤停。

3. 仰卧位低血压

孕妇仰卧位时,由于回心血量减少,出现血压下降、呼吸困难、头晕、恶心、呕吐等症状,转为侧卧位或使用血管活性药物后上述症状可减轻或消失。

| 病例2 | 妊娠伴艾森曼格综合征

一、病例简述

患者女,24岁

主　　诉	先心病20余年,停经8月余,胎动4个月。
现病史	20余年前出现口唇发绀。5岁时因感冒于当地医院检查发现先天性心脏病。自诉妊娠后上楼费劲、不能从事重体力劳动,夜间无憋醒。既往有咯血情况。
既往史	患者先天性心脏病。否认药物与食物过敏史;否认手术、输血史及外伤史;否认糖尿病、高血压病史;否认肝炎结核等传染病史。孕1产0。
入院查体	查体:T 36.5℃,P 92次/分,BP:133/86mmHg,口唇发绀,杵状指。
辅助检查	1. 影像学检查 (1) ECG:窦性心律85次/分,中度右偏电轴。 (2) 我院心脏超声提示:共同动脉干;共同动脉瓣二叶式畸形伴轻度反流;肺动脉疑似发自左侧后壁;室间隔缺损;静息状态下左室收缩功能正常,EF:55%。 2. 实验室检查 (1) 血气分析:SaO_2 74.4%,PaO_2 39.0mmHg,$PaCO_2$ 33.7mmHg。 (2) 血常规:RBC 5.1×10^{12}/L;HB 170g/L;Hct 53.5%;PLT 92×10^9/L。 (3) 肌酸激酶26U/L。
入院诊断	1. 艾森曼格综合征合并妊娠 2. 母体先心病(共用动脉干) 3. 妊娠合并血小板减少 4. Ⅰ型呼吸衰竭 5. 心功能不全,心功能Ⅲ级 6. 孕1产0,妊娠34^{+3}周,LOA
诊疗经过	入室后,给予患者常规监测,$SpO_2$78%,BP 110/70mmHg,HR 102次/分,给予吸氧,SpO_2最高至86%,清醒状态下行桡动脉穿刺测压及中心静脉穿刺测压,采用硬膜外+局麻方式麻醉。测麻醉平面于T_6,左倾15°体位。切皮时,BP突然降至50/30mmHg,HR 100次/分,患者口唇发绀加重,出现眩晕及呼吸困难,立即给予去氧肾上腺素50μg,BP升至130/80mmHg,症状缓解。取出胎儿后,给予芬太尼0.05mg镇静。术中给予呋塞米10mg。术后送入ICU病房。术中总输液量800ml,出血量300ml,尿量200ml。入ICU后,给予镇痛、吸氧、减轻心脏负荷、改

善心功能、营养心肌等对症治疗。3天后,患者于排便后出现咳嗽、咳粉红泡沫痰且SpO₂进行性下降,最低达20%,周身发绀,呼吸费力加重,听诊双肺底水泡音,加大吸氧流量,予利尿剂及小剂量注射用盐酸地尔硫草(合贝爽)后缓解,SpO₂可升至60%~80%左右,肺底水泡音消失。患者于入院9天后病情好转出院。

出院诊断 　1. 艾森曼格综合征合并妊娠
　　　　　　2. 母体先心病(共用动脉干)
　　　　　　3. 妊娠合并血小板减少
　　　　　　4. Ⅰ型呼吸衰竭
　　　　　　5. 心功能不全,心功能Ⅲ级
　　　　　　6. 孕1产0,妊娠34^{+3}周,LOA

二、病例解析

(一)诊治关键

1. 艾森曼格综合征

艾森曼格综合征(Eisenmenger's syndrome,ES)是指由各种左向右分流性先天性心脏病逐渐发展而引起的包括肺动脉高压、双向分流或右向左分流、发绀等临床表现的综合征。

各种心内、心外畸形如房间隔缺损、室间隔缺损、动脉导管未闭等均有可能发展成艾森曼格综合征。临床表现常见轻至中度发绀、杵状指(趾)、活动受限等症状体征,严重者可发生右心衰竭。

2. 妊娠对艾森曼格综合征的影响

妊娠期间,受激素等因素影响,孕妇体循环阻力下降,血浆容量和红细胞数量增加导致血容量明显增加。由于血浆容量增加超过红细胞,正常产妇表现为生理性贫血,但在ES患者由于存在右向左分流,动脉血氧分压低,刺激造血系统生成大量红细胞,故在ES患者表现为高血红蛋白和高红细胞压积。

孕晚期孕妇心输出量增加,正常妊娠孕妇尚能耐受这些生理性变化,但由于心脏储备功能差,先心病患者往往不能耐受心脏负荷的增加而导致心血管不良事件发生。

3. 艾森曼格综合征患者剖宫产围术期的风险

(1) 肺动脉高压危象、心搏骤停、猝死。

(2) 心衰、缺氧、心律失常。

(3) 重要脏器如肺、脑栓塞和梗死。

(4) 咯血、肺部感染。

(5) 胎儿因宫内缺氧发育异常甚至不能存活。

4. 妊娠伴艾森曼格综合征患者的麻醉

(1) 麻醉面临的主要问题:重度肺动脉高压、循环呼吸功能不全、心脏右向左分流及猝死。

(2) 麻醉方法:同前。

(3) 麻醉管理要点:艾森曼格综合征患者妊娠为高危妊娠,麻醉和手术风险极大。任何降低体循环阻力的情况都可能使发绀加重,诱发肺高压危象,因此,麻醉及手术中须尽可能维持体循环阻力,降低肺循环阻力。

1) 氧合:充分的氧合对艾森曼格综合征患者至关重要。艾森曼格综合征患者往往存在缺氧,改善氧合既可以缓解缺氧症状,避免缺氧所致肺小动脉收缩造成肺动脉压进一步升高,同时可以改善胎儿状况。

2) 血流动力学的稳定:①体位:产妇平卧位可能发生仰卧位低血压综合征,需避免子宫压迫下腔静脉。②血压:胎儿取出后因腹压骤降,回心血量骤减,可能导致低血压,可给予腹部加压,也可小量泵注多巴胺和多巴酚丁胺维持血压,必要时可使用去甲肾上腺素或去氧肾上腺素。但同时,也不宜使体循环阻力过高,以免左向右分流增多而加重肺动脉高压。③限制液体量:子宫收缩引起回心血量增加,可能加重心脏负荷,对于艾森曼格综合征患者可能造成心功能失代偿,应严格限制患者液体入量,可给予强心利尿,防治心衰。

3) 肺血管阻力:肺血管阻力增加是艾森曼格综合征最主要的病理生理改变,降低肺动脉压力是改善此类患者症状和预后的重要措施,可使用前列环素类药物、一氧化氮、钙通道拮抗剂等药物。

4) 药物使用:避免使用可增加肺动脉压的药物,如氯氨酮,充分吸氧保证氧合正常,避免发生高碳酸血症。缩宫素可能降低外周血管阻力,并使肺小血管强烈收缩,从而加重肺动脉高压,艾森曼格综合征患者应慎用。麻醉中仅适宜使用通过静脉和吸入给药的降低肺动脉。

5) 肺栓塞:艾森曼格综合征患者存在红细胞增多症,血液黏稠,是血栓发生的危险因素。很多学者建议孕期就开始抗凝治疗。

6）麻醉中监测：包括：心电图、血氧、中心静脉压、有创动脉压等。可以使用无创手段监测心输出量（如：FLO TRAC）。

5. 病例分析

本病例中，患者在切皮时，血压突然降至50/30mmHg，口唇发绀加重，出现眩晕及呼吸困难，给予去氧肾上腺素50μg后，症状缓解。术前测麻醉平面固定于T₆，基本排除平面过高原因，因此产生上述症状可能是由于椎管内麻醉扩张外周血管及仰卧位低血压使体循环阻力下降，加重右向左分流。

给予血管活性药物后，体循环压力上升，减轻分流，使患者症状得到缓解。

患者排便后出现咳嗽、咳泡沫痰、血氧饱和度进行性下降，周身发绀，呼吸费力加重，可能是由于腹压的变化，诱发了肺动脉高压危象，导致心力衰竭。另外可考虑是否存在排便加压导致栓子脱落形成肺栓塞，但考虑到如果是小的栓子产生的栓塞，一般不会使血氧降至20%，如果是大的栓子，不能在吸氧后立即缓解，因此暂不考虑栓塞。

（二）误诊误治防范

需与先天性发绀型心脏病进行鉴别。

| 病例3 | 妊娠高血压性心脏病

一、病例简述

患者女，23岁

主　　诉	停经6月余，呼吸困难1周，发现血压增高3天。
现 病 史	患者1周前自觉上感后出现呼吸困难，3天前查血压150/100mmHg，现端坐呼吸，不能平卧。
既 往 史	头孢类、青霉素药物过敏史，无食物过敏史，否认肝炎、结核等传染病史，否认其他手术外伤史，否认输血史。既往剖宫产一次。
入院查体	查体：T 36.7℃，P 90次/分，BP：152/100mmHg，SpO₂ 94%，听诊双肺闻及水泡音。
辅助检查	1. 影像学检查 （1）心电图：窦性心律，T波低平。 （2）心脏超声：符合扩张型心肌病（继发性可能性大）左室壁运动略减弱伴不协调；二尖瓣反流（中度）心包积液（限局少量）左室整体收缩功能轻度减低，EF：52%。 2. 实验室检查 脑钠肽前体 2730ng/L；白蛋白32.3g/L；尿蛋白+4g/L。
入院诊断	1. 子痫前期重度 2. 围产期心肌病 3. 心功能不全 4. 瘢痕子宫妊娠（一次剖宫产术后） 5. 胎儿脐带绕颈 6. 孕2产1，妊娠25周，单胎
诊疗经过	入室后，常规监测，BP 163/80mmHg，HR 146次/分，RR 25次/分，SpO₂ 85%，端坐呼吸，双肺闻及少量水泡音。清醒状态行桡动脉穿刺测压。患者心功能较差，选用全身麻醉。诱导平顺，胎儿取出后，从气管导管中吸出粉红色泡沫痰。立即给予强心苷0.4mg强心，呋塞米20mg利尿，由于收缩压低于90mmHg，暂未使用扩张血管药物。术中入液300ml，失血量200ml，尿量100ml。术毕带管入ICU病房。于ICU行对症治疗3天后转回普通病房。心脏彩超：左心大二尖瓣反流（中度）心包积液（少量）左室舒张功能减低静息状态下左室整体收缩功能正常，EF 55%；尿常规：尿蛋白（+1）0.5g/L；BNP：207.2pg/ml。患者以呼吸困难，血压增高为主诉入院，尿蛋白（4+），心脏彩超提示扩张型心肌病改变，终止妊娠后尿蛋白下降至+，心脏彩超较前

好转,患者病情出现早,发展迅速,恢复快,产科医师修正诊断为;妊娠期高血压疾病性心脏病可能性大。

出院诊断　1. 子痫前期重度

2. 妊娠高血压性心脏病

3. 瘢痕子宫妊娠(一次剖宫产术后)

4. 孕 2 产 1,妊娠 25 周,剖娩一无生机儿

二、病例解析

(一) 诊治关键

1. 妊娠期高血压

妊娠 20 周后首次出现高血压,收缩压≥140mmHg 和(或)舒张压≥90mmHg,于产后 12 周内恢复正常;尿蛋白检测阴性。收缩压≥160mmHg 和(或)舒张压≥110mmHg 为重度妊娠期高血压。

2. 妊娠高血压性心脏病

是妊娠期特有的心脏病,患者孕前无心脏病史,在妊娠期高血压疾病的基础上出现乏力、心悸、胸闷,严重者出现气促、呼吸困难、咳粉红色泡沫痰、双肺大量湿啰音等以左心衰为主的心衰表现和体征,心电图可见心率加快或出现心律失常,部分患者心脏超声可有心脏扩大和射血分数下降。高血压性心脏病伴心衰是子痫前期重度的严重并发症之一。妊娠高血压时,全身小动脉痉挛,可使左心室后负荷增加,左室收缩力下降,出现低排高阻,导致急性左心衰。有的患者同时有肺小动脉痉挛,肺楔压升高,更易发生肺水肿。

3. 临床表现

有重度妊娠高血压疾病的患者,心衰的表现一般为轻度咳嗽或夜间呛咳,会误认为上呼吸道感染。有的患者可能出现体重急剧增加而下肢水肿很轻的隐性水肿。在出现肺动脉高压、急性肺水肿时,可出现如气急、发绀、端坐呼吸、咳嗽、咳粉红色泡沫痰等症状,有心率加快,听诊双肺湿啰音。

4. 治疗方式

发生急性心衰时,临床上一般采用"强心、利尿、扩血管"三种方式,首要目标是改善症状和稳定血流动力学状态。

(1) 一般治疗:①吸氧;②积极治疗原发病;③减少心脏前负荷;④安抚患者情绪,避免激动。

(2) 药物治疗

1) 正性变力药及血管加压药:血管加压药可发挥收缩血管作用,提高组织灌注,包括钙剂、去氧肾上腺素;正性变力血管加压药兼具增加心肌收缩力和收缩周围血管双重作用,包括多巴胺、肾上腺素、去甲肾上腺素。

2) 利尿剂:对于所有具有容量负荷症状 / 体征的急性心衰患者静脉使用袢利尿剂如呋塞米,对于新发急性心衰或未使用口服利尿剂的慢性失代偿心衰患者,呋塞米起始推荐剂量为 20~40mg,对于长期使用利尿剂的患者,静脉用药起始剂量至少应等于口服剂量。使用期间推荐常规监测症状、尿量、肾功能和电解质。

3) 血管舒张药:收缩压 >90mmHg(且无症状性低血压)的急性心衰患者可静脉使用血管舒张药缓解症状。扩血管药可以降低周围小动脉阻力,减轻右心负荷,增加心排血量,同时扩张小静脉,减少回心血量,降低心脏前负荷。临床上首选直接作用于血管平滑肌的硝酸甘油或硝普钠,轻微增加心率,不增加心肌耗氧量,且作用时间短,易于控制。但使用药物前需注意是否存在血容量不足。

5. 妊娠高血压性心脏病麻醉

(1) 麻醉主要问题:急性心衰;急性肺水肿。

(2) 麻醉方法:椎管内麻醉或全身麻醉均可。

(3) 麻醉注意事项:重度妊娠期高血压疾病合并心衰属于高危手术,麻醉风险较高。强心、利尿、扩血管,保持适当的容量。

1) 有妊娠期高血压疾病的患者,术前可能使用硫酸镁等药品,注意是否存在镁离子过高,使患者肌张力减弱。

2) 妊娠高血压性心脏病患者,降低心脏后负荷时,可使用扩张血管药物,如硝普钠等,但应注意患者当时血压。

3) 注意严格控制术中输液,以免加重心脏负荷,诱发急性肺水肿。

4) 椎管内麻醉应使用小剂量,防止阻滞平面过广。

5) 妊娠合并心衰孕妇平卧时肺部血容量较直立时增加,且巨大的子宫使横膈进一步抬高,从而加重呼吸困难。因此,端坐呼吸产妇可在坐位下行麻醉,不强求孕妇平卧。

6. 病例分析

急性肺水肿是急性左心衰最严重的表现，原因是肺充血的突然加剧与肺毛细血管压的增高。这种病变可因左心室流出阻力的显著增加、左心室或右心房血液流出的突然减少或静脉回心血量的迅速过度增加而激发。

急性肺水肿时，可出现气促、端坐呼吸、极度烦躁不安、口唇发绀、大汗、咳嗽、咯血、咳粉红色泡沫痰等，有时痰量极多可从口鼻涌出，需及时抢救。

本例中，胎儿取出后，从气管导管中吸出粉红色泡沫痰，说明发生了急性肺水肿。胎儿取出前，入液量只有约 50ml 左右，可以排除输液过多的原因；发生心衰时，患者的血压为 90/52mmHg，左室流出道阻力不高；所以，可能的原因应该为胎儿取出后，腹压骤降，子宫收缩，回心血量增加，加重了心脏负荷，导致急性肺水肿。采用强心利尿等治疗后，患者症状好转。

（二）误诊误治防范

围术期心肌病

既往无心脏病病史，于妊娠晚期至产后 6 个月之间首次发生的、以累及心肌为主的扩张型心肌病，以心功能下降、心脏扩大为主要特征，常伴有心律失常和附壁血栓形成。通过发病时间、病变特征及辅助检查确立诊断。

（张鑫 吴秀英）

参考文献

1. 谢幸，苟文丽.妇产科学.第 8 版，北京：人民卫生出版社，2016
2. Galie N，et al.2015 ESC/ERS Guidelines for diagnosis and treatment of pulmonary hypertension. Eur Heart J.2016 Jan 1：37（1）：67-119
3. 中华医学会妇产科学分会产科学组.妊娠合并心脏病的诊治专家共识 2016.中华妇产科杂志，2016，51（6）：401-409
4. 周玮，漆洪波.美国母胎医学会羊水栓塞指南（2016）要点解读.中国实用妇科与产科杂志，.2016，32（9）：864-867
5. Hjortshø CMS，et al.Past and current cause-specific mortality in Eisenmenger's syndrome. Eur Heart J. 2017 Jul 7；38（26）：2060-2067
6. 杨孜，张为远.妊娠期高血压疾病诊治指南（2015）.中华妇产科杂志，2015，50（10）：721-728
7. Yancy CW，Jessup M，Bozkurt B，2017 ACC/AHA/HFSA Focused Update of the 2013 ACCF/AHA Guideline for the Management of Heart Failure：A Report of the American College of Cardiology/American Heart Association Task Force on Clinical Practice Guidelines and the Heart Failure Society of America.J Am Coll Cardiol. 2017 Aug 8；70（6）：776-803

第三节 呼 吸 困 难

| 病例 1 | 妊娠合并胸廓畸形伴呼吸困难剖宫产麻醉

一、病例简述

患者袁某,女,24 岁

主　　诉　停经 9 月余,胎动 5 月余,头晕头痛 3 天,呼吸困难逐渐加重 2 天。

现 病 史　患者平素月经欠规律,14 岁,6 日 /20~40 日,经量中,无痛经,可忍受。自诉末次月经不详,根据彩超推算:2016-01-29,EDC:2016-11-04。停经 50 余天自测尿 hGG（+）,提示怀孕,停经 60 天超声检查确定宫内早孕,可见胎心、胎芽。孕 2 个月出现轻度恶心、呕吐等早孕反应,持续至孕 4 月自行消失。孕期无药物与放射线接触史。孕期行羊水穿刺未见异常,未行 OGTT 筛查。孕 4 个月余感胎动,活跃至今。患者 3 天前自觉头晕头痛,2 天前出现胸闷气短,逐渐加重,今天急诊就诊,测血压 150/120mmHg,尿常规（+++）,急诊收入院。患者轻度头晕、头痛症状,胸闷气短,无睡梦中憋醒,无视物不清,无腹胀、腹痛等其他不适,自觉胎动良好,无阴道流液流血,饮食睡眠尚可,双下肢水肿。

孕产史 孕1产0

既往史 类风湿20余年,长期服用激素,双侧股骨头坏死。

无药物及食物过敏史。否认手术史及输血史,否认糖尿病、心脏病及高血压病史,否认结核病等传染病史。

入院查体 一般查体:T:36.6℃,P:86次/分,BP:169/114mmHg,R:28次/分。神清语明,无贫血貌,颜面部水肿,身材矮小,漏斗胸,四肢畸形。心肺听诊未闻及异常,腹膨隆,软,无压痛,双下肢水肿(+),四肢活动可。

产科查体:呈纵产式腹型,宫高28cm,腹围98cm,胎心率145次/分。消毒内诊:外阴发育正常,阴道畅,宫颈质中,居中,未消未开。

辅助检查 入院胎心监护:有反应型。

三维彩超示(2016-10-20):胎儿超声测量值:双顶径约9.5cm,头围约34.5cm,腹围约32.4cm,股骨长约6.7cm。胎儿心率约141次/分。胎盘厚度约3.3cm。羊水深度约4.7cm,羊水指数11。脐动脉S/D:2.4。胎儿颅骨呈类圆形环状回声。胎儿颈部可见"U"形压迹。脊柱颈胸段未见明显中断,腰骶部显示不清。胎盘附着在子宫前壁,成熟度Ⅱ级。胎盘下缘距宫颈内口大于7cm。

肝胆脾超声(2016-10-20):肝脏大小属正常范围,肝缘锐利,肝实质回声均匀,肝区未见明显占位性病变。门静脉主干直径约1.0cm。CDFI:肝脏及门静脉血流信号未见明显异常。肝内外胆管未见扩张。餐后胆囊,大小约2.5cm×0.9cm。脾肋间厚约3.2cm。胰腺受肠气干扰显示不清。

双肾输尿管膀胱彩超(2016-10-20):双肾位置正常,左肾大小约11.2cm×5.1cm,右肾大小约11.0cm×4.4cm,形态规整,皮髓质界限清晰,集合系统未见分离。双肾区未见明显占位性病变。双侧输尿管未见扩张。膀胱充盈良好,未见明显占位性病变。

尿常规:尿蛋白+++。

入院诊断 1. 子痫前期重度

2. 胸廓畸形(漏斗胸)

3. 类风湿

4. 双侧股骨头坏死

5. 孕1产0,妊娠38周,LOA

6. 胎儿脐带绕颈1周

诊疗经过 患者入院后给予吸氧、硫酸镁解痉、降压等对症治疗,完善术前检查后拟行剖宫产术。因既往类风湿病史,全身骨骼严重变形,患者术中反复气管插管失败,后改为椎管内麻醉,常规椎管内麻醉失败后,后改为骶管内麻醉。骶管阻滞成功后,行子宫下段剖宫产术+宫腔球囊置入术,剖出一活婴,术后转入ICU病房。在ICU予面罩吸氧,佩尔降压,患者血压逐渐恢复至130/70mmHg,呼吸困难症状基本消失。2天后转回产科病房。继续对症治疗4天后患者出院。

出院诊断 1. 子痫前期重度

2. 胸廓畸形(漏斗胸)

3. 类风湿

4. 双侧股骨头坏死

5. 孕1产0,妊娠38周,LOA,剖娩一活婴

6. 胎儿脐带绕颈1周

二、病例解析

诊治关键

1. 麻醉方案

麻醉方案的制定要依据患者的诊断、拟施行的手术及患者状态而决定。

（1）麻醉前诊断：①子痫前期重度；②胸廓畸形（漏斗胸）；③类风湿；④双侧股骨头坏死；⑤孕1产0，妊娠38周，LOA；⑥胎儿脐带绕颈1周。

（2）拟施手术：子宫下段剖宫产术。

（3）麻醉前状态：患者入手术室时意识清楚，呼吸困难明显，面罩吸氧，口唇无明显发绀。硫酸镁持续静滴，佩尔泵入降压。监护显示血压180/120mmHg，心率110次/分，血氧饱和度96%，呼吸26次/分。患者体重约70kg，身高约150cm。术前禁食时间约7小时，禁水时间约5小时。

（4）麻醉相关病史及检查结果：患者无麻醉史，无镇痛药物过敏史，自诉睡眠时打鼾，近期偶有睡眠中憋醒经历。颈部影像学检查暂无。

（5）麻醉专科查体：气道风险评估：改良的Mallampati分级Ⅳ级；张口度3cm；牙齿无缺损，无义齿，门齿前突；甲颏距离5cm；颞颌关节活动度：不能使上下门齿对齐，无法用下门齿咬上唇；头颈部活动度：下巴不能接触胸骨，头后仰受限。脊柱评估：脊柱生理弯曲存在，胸曲后凸加重，腰曲前凸加重；腰椎棘突触诊不清，腰椎活动度差。背部皮肤无破损，无感染。

（6）麻醉经过：首先准备清醒插管后行全身麻醉。局麻下足背动脉穿刺置管，直接测压。氟芬合计半支侧管静点，备好吸引器及吸痰管。10分钟后患者处于镇静状态。无法经口置入喉镜，试行纤支镜引导气管插管，反复纤支镜插管失败。改为可视管芯插管，反复尝试后失败。改为经鼻盲探气管插管，予鼻腔内填塞含利多卡因及麻黄碱的棉球，5分钟后尝试经鼻插管，反复尝试后失败。患者自诉呼吸困难加重，请耳鼻喉科医师会诊，保台，向患者及家属交代后改尝试椎管内麻醉，L_{2-3} 及 L_{3-4} 间隙穿刺失败。改行骶管内麻醉，超声引导下骶裂孔置管成功，骶管内给予2%利多卡因5ml试验剂量，观察5分钟无脊麻表现，无局麻药中毒表现后，骶管内给予含1∶20万肾上腺素的2%利多卡因15ml。15分钟后测得麻醉平面为 T_{10}~S_5。手术开始，4分钟后剖出一女婴，行子宫下段剖宫产术+宫腔球囊置入术，手术过程顺利。手术结束后测得麻醉平面 T_{10}~S_5。术后转入ICU继续治疗。麻醉时间2小时，

手术时间30分钟。围术期出入液量：输入乳酸林格氏液600ml，失血量约200ml，尿量100ml。

（7）动脉血气分析结果：

胎儿娩出后：pH 7.23，PCO_2 47mmHg，PO_2 415mmHg，Hct 38%，Hb 118g/L，Na^+ 134mmol/L，K^+ 3.5mmol/L，Ca^{2+} 1.06mmol/L，GLU 6.3mmol/L，Lac 1.4mmol/L，HCO_3^- 19.7mmol/L，BE −7.7mmol/L。

手术结束后：pH 7.25，PCO_2 45mmHg，PO_2 98mmHg，Hct 34%，Hb 105g/L，Na^+ 133mmol/L，K^+ 4.1mmol/L，Ca^{2+} 1.06mmol/L，GLU 6.7mmol/L，Lac 1.1mmol/L，HCO_3^- 19.7mmol/L，BE −7.5mmol/L。

（8）离开手术室时状态：患者神志清醒，面罩吸氧，监护显示直接动脉压150/80mmHg，心率102bpm，血氧饱和度96%。

2. 困难气道处理流程

（1）困难气道定义：具有五年以上临床麻醉经验的麻醉医师在面罩通气时或气管插管时遇到困难的一种临床情况。根据麻醉前的气道评估情况将困难气道分为已预料的困难气道和未预料的困难气道。

产妇气道管理更加困难：产妇上呼吸道黏膜充血水肿，Mallampati分级随着孕程不断升高，先兆子痫病史、产程中输注缩宫素、静脉输液及Valsalva动作均会加重气道黏膜水肿，乳房增大可造成喉镜置入困难。产妇氧耗增多且功能残气量下降，耐受缺氧能力下降。孕酮降低食管下段括约肌张力，分娩及阿片类药物会延迟胃排空。

（2）困难气道的预测与评估：对所有孕妇麻醉前进行气道评估，判断是否存在气管插管困难、面罩通气困难、可视喉镜与声门上工具（SAD）置入困难及颈前紧急气道建立困难。

1）了解病史：详细询问气道方面的病史是气道管理的首要工作，如打鼾或睡眠呼吸暂停综合征史、气道手术史、头颈部放疗史等。

2）影像学检查：X线片、CT等影像学检查有助于评估困难气道的可能性，并可明确困难气道的特征与困难程度。

3）DMV危险因素：年龄大于55岁、打鼾病史、蓄络腮胡、无牙、肥胖（BMI>26kg/m²）是DMV的五项独立危险因素。

4）体检评估气道的方法：推荐以下六种最常用的方法，多个指标综合分析价值更大。①咽部结构分级：即改良的Mallampati分级，咽部结构分级愈高预示喉镜显露愈困难，Ⅲ~Ⅳ级提示困难气道。②张口度：即最大张口时上下门齿间距离，张

口度小于3cm或检查者两横指无法置入喉镜,导致喉镜显露困难。③甲颏距离:是头在完全伸展位时甲状软骨切迹上缘至下颚尖端的距离,甲颏距离小于6cm或小于检查者三横指的宽度,提示气管插管可能困难。④颞颌关节活动度:如果患者不能使上下门齿对齐,插管可能会困难。亦有研究者提出以"咬上唇试验"作为颞颌关节移动度的改良评估方法。⑤头颈部活动度:下巴不能接触胸骨或不能伸颈提示气管插管困难。⑥喉镜显露分级:Cormack和Lehane把喉镜显露声门的难易程度分为四级。

该喉镜显露分级为直接喉镜显露下的声门分级,Ⅲ~Ⅳ级提示插管困难。

其他提示困难气道的因素还包括:上门齿过长、上颚高度拱起变窄、下颚空间顺应性降低、小下颌或下颌巨大、颈短粗、病态肥胖、孕妇、烧伤、会厌炎、类风湿性关节炎、肢端肥大症以及咽喉部肿瘤等。

(3)困难气道处理流程(图16-1):困难气道处理流程是根据麻醉前对气道评估的结果判断气道的类型,再依据气道类型选择麻醉诱导方式;根据面罩通气分级和喉镜显露分级决定通气和建立气道的方

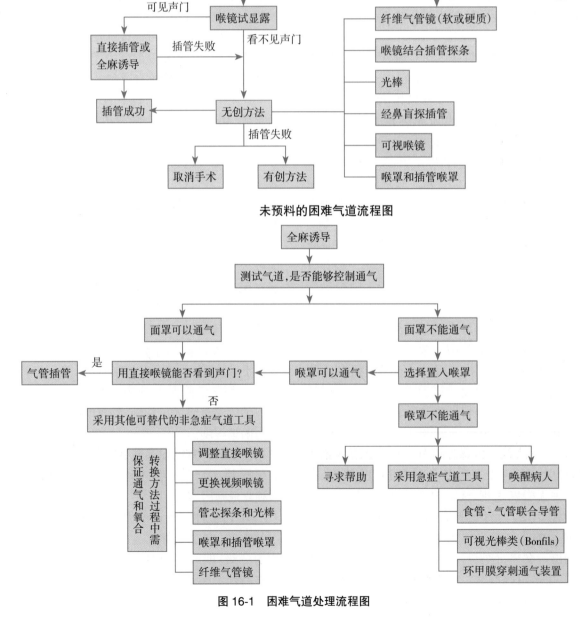

图16-1 困难气道处理流程图

法,无创方法优先;在处理过程中判断每步的效果并决定下一步方法,直到确保患者安全。

1)预充氧:患者在麻醉诱导前自主呼吸状态下,持续吸入纯氧几分钟可使功能残气量中氧气/氮气比例增加,显著延长呼吸暂停至出现低氧血症的时间,称之为"预充氧"或"给氧去氮"。

由于通气困难、插管困难的情况常常难以预计,所以对所有的患者都应该实施最大程度的预充氧,将呼出气氧浓度≥0.9作为预充氧良好的指标。将新鲜气体流量调至≥10L/min,扣紧面罩通气2分钟即可达到良好的预充氧效果。

2)诱导方式:诱导方式包括清醒镇静表面麻醉、保留自主呼吸的浅全麻和全麻诱导三种,依据气道类型而定。明确的困难气道选择清醒镇静表面麻醉,可疑的困难气道则根据操作者的技术水平与条件选择清醒镇静表面麻醉或保留自主呼吸浅全麻,"正常"气道患者选择全麻诱导。

清醒镇静表面麻醉包括患者准备、镇静和表面麻醉等几个环节。镇静的理想目标是使患者处于闭目安静、镇痛、降低恶心呕吐敏感性和遗忘,同时又能被随时唤醒、高度合作的状态。咪达唑仑、芬太尼、舒芬太尼和右美托咪啶右美托咪定是常用的药物。

保留自主呼吸浅全麻是介于清醒镇静表面麻醉和全麻诱导之间的一种诱导方式,在保留患者自主呼吸的前提下使患者意识消失。建议在表面麻醉的基础上实施,禁用肌松药。七氟醚和丙泊酚均可用于该诱导方式,诱导与苏醒迅速,对自主呼吸抑制较轻。

全麻诱导包括全麻常规诱导和全麻快速诱导。

快速顺序诱导:

优化插管体位:将子宫向左侧移位以减少仰卧位低血压综合征。头高位20°~30°可增加孕妇功能残气量,减小因产妇乳房增大造成的喉镜置入困难,改善直接喉镜显露,降低胃食管反流风险。对病态肥胖的产妇,推荐使用斜坡位。

环状软骨加压:指南推荐对产妇使用环状软骨加压技术,并规范具体操作流程。在产妇意识消失前对环状软骨施以压力。如果诱导过程中采用头高位,对环状软骨的压力稍小。

选择合适的诱导药物:推荐使用异丙酚进行麻醉诱导,肌松药选择氯化琥珀胆碱。若备有环糊精,建议使用大剂量罗库溴铵。氯化琥珀胆碱通过去极化作用增加氧耗,而罗库溴铵不会增加氧耗;使用氯化琥珀胆碱后需9分钟才能恢复自主呼吸,而环糊

精在3分钟内即可完全逆转罗库溴铵的肌松作用。

3)建立气道方法:经清醒镇静表面麻醉的明确的困难气道和可疑的困难气道患者可直接选择一种或几种熟悉的非紧急无创方法,条件不足时可试行常规喉镜显露声门,但注意动作轻柔且不可反复尝试。

经保留自主呼吸浅全麻的可疑的困难气道患者和经全麻诱导的"正常"气道患者根据喉镜显露分级结果选择建立气道方法。对于保留自主呼吸浅全麻的患者,喉镜显露分级Ⅰ~Ⅱ级者改行全麻诱导或直接气管插管,而Ⅲ~Ⅳ级者需待患者意识恢复后改行清醒镇静表面麻醉下气管插管。对于全麻诱导的患者,喉镜显露分级Ⅰ~Ⅱ级者可直接行气管插管,而Ⅲ~Ⅳ级者选择一种或几种熟悉的非紧急无创方法。

4)判断:气道成功建立后,需尽快对气道的有效性做出判断。可以采用呼气末二氧化碳($ETCO_2$)监测鉴别气管插管或喉罩通气等是否成功,肉眼、纤维气管镜下或可视喉镜下看见气管导管进入声门也可帮助确定。单一的判断方法有时并不可靠,需要几种方法联合判断。

5)拔除气管导管:指南建议拔管时产妇应处于完全清醒状态,能遵循指令,自主呼吸能够维持氧合良好,且潮气量足够。将体位调整为头高位,有助于开放气道、恢复呼吸功能和再次插管。如果预计再插管困难,可使用直接喉镜、纤支镜或套囊放气试验评估声门水肿,必要时术后带管入ICU。

3. 呼吸困难的原因

对于该患者,呼吸困难可能由多种原因造成,包括:限制性通气障碍、心功能不全、妊娠期呼吸系统的改变等。

(1)胸廓畸形、漏斗胸导致的限制性通气功能障碍:主要是由于类风湿性脊柱炎,脊髓灰质炎,脊柱后侧凸等致胸廓活动受限的疾患。

(2)心功能不全:该患者未出现典型的心衰表现,但对于妊娠期高血压疾病的孕晚期患者而言,心功能不全导致呼吸困难的可能性很大。

循环血容量于妊娠6周起开始增加,至妊娠32~34周达高峰,增加约30%~45%,平均增加约1500ml,维持此水平直至分娩。在妊娠32~34周、分娩期(尤其是第二产程)及产褥期最初3天之内,因心脏负荷较重,易发生心力衰竭。心排出量约自妊娠10周开始增加,至妊娠32~34周达高峰,维持此水平直至分娩,这主要是源于每搏量的增加(增加

了 30%~40%) 和心率的增快 (增加 15%)。

心源性呼吸困难可能由左心和 (或) 右心衰竭引起,两者发生机制不同,左心衰竭所致呼吸困难较为严重。

左心衰竭发生呼吸困难的主要原因是肺淤血和肺泡弹性降低。左心衰竭引起的呼吸困难特点是活动时出现或加重,休息时减轻或缓解,仰卧加重,坐位减轻。因活动时加重心脏负荷,机体耗氧量增加;坐位时下半身回心血量减少,减轻肺淤血的程度;同时坐位时膈位置降低,膈肌活动增大,肺活量可增加 10%~30%,因此,病情较重病人,常被迫采取半坐位或端坐体位呼吸。

急性左心衰竭时,常出现阵发性呼吸困难,多在夜间睡眠中发生,称夜间阵发性呼吸困难。其发生机制为:①睡眠时迷走神经兴奋性增高,冠状动脉收缩,心肌供血减少,心功能降低;②小支气管收缩,肺泡通气减少;③仰卧位时肺活量减少,下半身静脉回心血量增多,致肺淤血加重;④呼吸中枢敏感性降低,对肺淤血引起的轻度缺氧反应迟钝,当淤血程度加重、缺氧明显时,才刺激呼吸中枢作出应答反应。发作时,病人常于熟睡中突感胸闷、憋气惊醒,被迫坐起,惊恐不安,伴有咳嗽,轻者数分钟至数十分钟后症状逐渐减轻、缓解;重者高度气喘、面色青紫、大汗,呼吸有哮鸣声,咳浆液性粉红色泡沫样痰,两肺底部有较多湿啰音,心率增快,有奔马律。此种呼吸困难,又称心源性哮喘,常见于高血压性心脏病、冠状动脉性心脏病、风湿性心瓣膜病、心肌炎和心肌病等。

右心衰竭时呼吸困难的原因主要是体循环淤血所致。其发生机制为:①右心房与上腔静脉压升高,刺激压力感受器反射地兴奋呼吸中枢;②血氧含量减少,以及乳酸、丙酮酸等酸性代谢产物增多,刺激呼吸中枢;③淤血性肝大、腹水和胸水,使呼吸运动受限,肺受压气体交换面积减少。临床上主要见于慢性肺心病。

渗出性或缩窄性心包炎,无右心衰竭,其发生呼吸困难的主要机制是由于大量心包渗液致心包压塞或心包纤维性增厚、钙化、缩窄,使心脏舒张受限,引起体循环静脉淤血所致。

该患者妊娠 38 周,循环血容量达高峰,心脏负荷较重,故易发生心力衰竭。

(3) 气道水肿:雌激素水平升高,引起上呼吸道黏膜分泌增多,毛细血管充血,进而引起鼻腔、口咽、喉头及气管黏膜水肿,特别是在孕晚期。如果合并

由妊娠期高血压疾病或先兆子痫所致的液体负荷过重或组织水肿时,这些症状会更加明显。由于咽喉部水肿产生的解剖改变会使得孕妇的通气和气管插管更加困难,此外,黏膜毛细血管充血会使气道操作容易出血,Mallampati 气道评分增加。从怀孕第 12 周到第 38 周,4 级困难气道的发生率增加了 38%。伴随着孕妇体重的增加和乳腺组织的增大,气管插管的难度增加。该患者妊娠已 38 周,孕妇的通气和气管插管更加困难。

孕酮刺激呼吸中枢,增加化学感受器敏感性的同时降低了其阈值。在孕酮的作用下,自怀孕后早期开始每分钟通气量就进行性增加,在孕中期达高峰,较孕前增加 50%,其中潮气量增加约 40%,呼吸频率增加 15%(2~3 次 / 分)。由于孕期解剖死腔没有明显的改变,足月时肺泡通气量会增加 70%。从孕 20 周起,妊娠子宫改变形成的横膈上抬导致功能残气量、呼气储备量、残气量都出现下降,到足月时甚至会出现 20% 的最大下降,肺活量与产前水平相比并没有明显的改变。增加的分钟通气量使得动脉 $PaCO_2$ 降低到 30mmHg,但由于肾脏 HCO_3^- 的代偿性分泌增加,因此动脉 pH 没有改变。肺泡通气量增加和功能残气量减少导致孕妇对吸入麻醉药物的摄取和排泄加快。心输出量、代谢速率和氧耗增加的同时功能残气量降低会导致孕妇在呼吸暂停和呼吸道阻塞时更容易发生缺氧。

妊娠早期孕妇的胸廓即发生改变,主要表现为胸廓横径加宽,横膈上升,呼吸时膈肌活动幅度增加。孕妇有过度通气现象,有利于提供孕妇和胎儿所需的氧气。妊娠后期以胸式呼吸为主,气体交换保持不减。妊娠后期因横膈上升,平卧后有呼吸困难感。

三、相关探讨

超声在椎管内麻醉中的应用

超声可以实时动态地得到所观察组织部位的图像,对操作者和患者无辐射危害。超声能清楚地显示肌肉、韧带、血管、关节和实体器官等结构,但对骨性结构分辨差。脊柱结构不规则,同时存在椎间孔、椎板间隙、椎间关节等软组织覆盖的"窗口"。脊柱结构的这一特点,为超声用于显示脊柱相关的结构提供了绝佳的"条件"。临床上可以通过超声对脊柱骨性标志及椎管内部结构的辨识,确认相关组织结构的位置、距皮肤距离和角度等,方便进行脊柱相关的麻醉或镇痛技术的操作,提高了这些技术

的准确性和安全性。

目前临床上多采用低频曲面超声探头定位脊柱相关结构。低频探头有较好穿透性,但空间分辨率相对较差。根据操作类型的不同和治疗的需要,患者体位多为坐位、侧卧位、俯卧位等。超声探头扫描的平面分为横轴扫描和纵轴扫描(矢状面)。

(1) 骶管阻滞:骶尾骨由 8 个椎体融合形成(5 个骶椎和 3 个尾椎)。S_4 和 S_5 后正中的不完全融合导致了骶骨出现一个自然裂孔,成为骶管裂孔,其表面由骶尾韧带覆盖,底部为骶椎后侧面,两侧有骶岬。成年人骶管裂孔变异较大,给穿刺操作带来难度。超声的使用可以有力地提高骶管阻滞的成功率。由于骶管裂孔比较表浅,需要采用高频探头来显示骶管结构。两种方法可以用来扫描骶管结构。横轴扫描时超声探头与骶骨纵轴垂直放置,探头在骶管表面滑动至骶管裂孔处时可见特征性超声像。纵轴扫描时,超声探头与骶骨纵轴平行,同样在探头滑动至骶管裂孔处时可见特征线超声像。横轴扫描时采用平面外穿刺法,纵轴扫描时使用平面内穿刺法。

(2) 硬膜外阻滞:近年超声的发展为困难腰段硬膜外穿刺提供了有力的武器。腰段椎板间隙相对较宽,超声波可以通过椎板间隙进入椎管内,这一特点使超声能够辨识椎管内的部分结构。采用超声辨识腰段椎管内结构时,通常采用低频曲面探头,超声探头有三种扫描方式:正中横轴、正中纵轴和旁正中纵轴。正中横轴扫描时,探头与脊柱纵轴垂直,滑动超声探头,可在合适的位置避开棘突的阻挡,显示椎管内特征性结构。正中横轴扫描下,可清楚显示硬脊膜,在部分病人还可显示黄韧带、硬膜外间隙和马尾神经。正中纵轴扫描时,探头方向与脊柱纵轴一致,超声像上可见规律出现的棘突影以及相邻两棘突之间的韧带结构以及椎管内硬脊膜。正中纵轴扫描的优点是可以同时显示几个椎间隙及椎管内结构,缺点是部分病人棘突增生肥大挡住了超声波束使得该间隙的结构难以显示。旁正中扫描时,探头方向与脊柱纵轴一致,其放置位置在脊柱正中旁(类似侧入路硬膜外穿刺的部位),探头平面不完全垂直于腰部皮肤平面,略成一锐角,以便超声波束能进入椎管内。旁正中扫描下超声波可以避开棘突的阻挡,通过椎板间隙进入椎管内,从而显示椎管内部分结构,如硬膜囊、马尾神经和黄韧带等。目前尚没有报道能在超声下见到成人硬膜外置入的导管,但可以在超声下观察到经硬膜外导管给药后硬膜外后间隙空间扩大等间接影像。这可能与目前广为使用的硬膜外导管超声回声较差、直径较小有关。

(赵广翊　陈亮)

第四节　妊娠合并症、并发症

| 病例 | 妊娠合并重症胰腺炎剖宫产的麻醉 |

一、病例简述

患者谭某,女,32 岁

主　　诉	停经 8 个月,胎动 4 个月,剧烈腹痛一天。
现 病 史	平素月经规律,呈 15 岁,7 日 / 28 日型,量正常,无痛经,白带正常。LMP:2017-1-19,EDC:2017-10-26。停经 40 余天自行验尿妊娠试验(+)。停经 40 天余行超声检查,提示早孕。孕期无毒物与放射线接触史。孕早期无明显恶心呕吐等早孕反应。孕 3 个月初感胎动,活跃至今。孕期定期产检,孕 3 个月产检时提示血糖值高。唐氏筛查低危。孕期无头晕头疼,无视物不清,双下肢轻度水肿。患者于昨夜 2 点腹痛,现因腹痛加剧于急诊入院。自述上周二可见阴道分泌物,呈乳糜样。孕期饮食睡眠可,二便正常。现腹痛明显,有下腹紧缩感,无阴道流血流液,胎动良。
孕 产 史	孕 4 产 1,2007 年于当地妇幼保健院行剖宫产术。

既 往 史 糖尿病5个月,患者自诉乙肝携带者。否认孕前高血压、心脏病病史。否认结核等传染病史,否认外伤及输血史,否认家族遗传病史,否认食物药物过敏史。

入院查体 一般查体:T:36.8℃,P:120次/分,BP:128/75mmHg,R:18次/分。神清语明,无贫血貌。心肺听诊未闻及异常,腹膨隆,腹软,无压痛,未及宫缩。双下肢轻度水肿,四肢活动良。

产科查体:呈纵产式腹型,宫高37cm,腹围98cm,胎心率158次/分。

消毒内诊:外阴发育正常,阴道畅,宫颈质软,居中,未消未开。骨及软产道未见明显异常。

辅助检查 化验检查:丙氨酸氨基转移酶:126U/L;门冬氨酸氨基转移酶:63U/L;血淀粉酶:1291U/L;脂肪酶:3032.6U/L;血氨:21.2μmol/L。

胎心监护:无反应型。

彩超(2017-09-22):双顶径约9.1cm,头围约33.5cm,腹围约33.1cm,股骨长约7.0cm。胎儿心率约174次/分。羊水深度约6.8cm,羊水指数13。脐动脉S/D:2.3。胎盘附着在子宫后壁,胎盘厚度约3.4cm,成熟度Ⅰ~Ⅱ级。胎盘下缘显示不清。母体子宫前壁下段肌层较薄处约0.27cm。

肝胆脾胰腺急诊起声检查(2017-9-22):肝脏大小属正常范围,肝缘锐利,肝实质回声均匀,肝区未见明显占位性病变。门静脉主干直径约1.0cm。CDFI:肝脏及门静脉血流信号未见明显异常。肝内外胆管未见扩张。胆囊大小约7.5cm×3.4cm,壁厚约0.2cm。脾肋间厚约3.4cm。胰腺回声粗糙,头、体分别厚约0.3cm、0.2cm,胰尾显示不清。胰周可见深约0.8cm积液。肝周可见深约3.1cm积液,内伴点絮状回声。

入院诊断 1. 急性重症胰腺炎

2. 瘢痕子宫妊娠(一次剖宫产术后)

3. 糖尿病

4. 胎儿窘迫?

5. 孕4产1,妊娠35^{+1}周,LOA

诊疗经过 患者入院后完善相关检查,当天于全麻下行子宫下段剖宫产术,术中经过顺利,于18:48剖娩一女活婴,体重2240g,身长45cm,头/胸围33/33cm,Apgar评分1分钟8分,5分钟9分。术中胎盘胎膜完整娩出,探查见子宫双侧附件未见异常,留置肝周引流一枚(右侧),术后留置腹腔引流一枚(左侧),术中出血200ml,常规冲洗消毒切口,关腹。患者带气管插管送入ICU继续治疗。在ICU完善急诊相关化验,完善床旁超声,CT等影像学检查,给予患者气管插管呼吸机辅助通气,血液灌流及CRRT治疗,留置腹腔穿刺引流管一枚,留置空肠营养管,镇静镇痛,抗炎治疗,去甲肾上腺素维持血压,盐酸地尔硫䓬缓释胶囊(合贝爽)控制心率,给予肠内肠外营养,及其他对症治疗。术后第16天停止血滤,术后第19天拔除气管插管,改为鼻导管吸氧。术后第21天转入消化内科继续抑酸抑酶,抗炎治疗。在消化内科治疗9天后患者开始进食水,治疗17天后胰腺炎症状消失,各项检查指标基本正常,准许患者出院。

出院诊断 1. 急性重症胰腺炎

2. 瘢痕子宫妊娠(一次剖宫产术后)

3. 糖尿病

4. 孕4产1,妊娠35^{+1}周,LOA

5. 早产儿

二、病例解析

诊治关键

1. 麻醉方案

麻醉方案的制定要依据患者的诊断、拟施行的手术及患者的状态而决定

(1)麻醉前诊断:①急性重症胰腺炎;②瘢痕子宫妊娠(一次剖宫产术后);③糖尿病;④胎儿窘迫?⑤孕4产1,妊娠35^{+1}周,LOA。

(2)麻醉前状态:患者入手术室时神清宇

明,较紧张,呼吸急促,腹痛明显。监护显示血压140/92mmHg,心率133bpm,脉搏血氧饱和度92%,呼吸40bpm。体重约75kg,身高160cm。术前禁食时间约7小时,禁水时间约7小时。

(3)麻醉经过:局麻下超声引导下完成桡动脉穿刺置管,直接监测动脉压力,间断行动脉血气分析。消毒铺单完成后快速静脉诱导予依托咪酯20mg,琥珀胆碱100mg后行气管插管,ID7.0#普通导管,连接麻醉机械通气,呼吸参数设置为潮气量480ml,呼吸频率13bpm,PEEP 4cmH$_2$O,流量为100% O$_2$ 4L/min。予七氟烷3%吸入维持麻醉。手术开始3分钟后娩出一活男婴。断脐后予舒芬太尼15μg,顺式阿曲库铵10mg,调整流量为100% O$_2$ 2L/min。术中依据动脉血气分析结果予碳酸氢钠纠正酸中毒,补充糖酸钙。术后予舒芬太尼5μg,顺式阿曲库铵5mg,带气管导管入ICU继续治疗。麻醉时间1小时10分钟,手术时间50分钟,共计使用依托咪酯20mg,琥珀胆碱100mg,七氟烷20ml,顺式阿曲库铵15mg,舒芬太尼20μg。

患者动脉血静置后可见明显分层,乳糜血表现明显。

动脉血气分析结果见表16-5。

表16-5 动脉血气分析结果

血气时间	术前	10min	60min	胎儿脐血
pH	7.36	7.13	7.34	7.26
PaCO$_2$(mmHg)	17.8	36	41	52
PaO$_2$(mmHg)	108	347.6	400	20
BE(mmol/L)	-12.6	-13.6	-3.7	
Na$^+$(mmol/L)	135	138	140	137
K$^+$(mmol/L)	3.5	3.4	3.6	3.5
Ca^{2+}(mmol/L)	0.89	0.95	1.01	
Glu(mmol/L)	9.1	8.9	8.8	6.9
Lac(mmol/L)	3.9	4	4.6	
Hb(g/L)	光谱干扰	光谱干扰	光谱干扰	163
Hct(%)	47.6	49.2	44.8	45.9

(4)围术期出入液量:输入乳酸林格氏液1000ml,失血量约200ml,尿量50ml。

(5)离开手术室时状态:患者全麻未醒,气管插管呼吸机辅助通气,监护显示直接动脉压110/70mmHg,心率140bpm,SpO$_2$ 97%。

2. 妊娠合并重症胰腺炎的特点

(1)妊娠后期易并发胰腺炎:妇女易并发胆结石、高脂血症,该患者妊娠35周余,增大的子宫压迫胰腺等均能致胰液引流障碍、胰管内高压。

妊娠合并重症胰腺炎较为罕见,发病率在1/120 000到1/1000不等,两者相互影响,具有发病急,进展快,并发症多的特点。

多数学者认为胆道疾病是其最常见的致病因素,其次为高脂血症。此外,子痫前期、高钙血症、甲状旁腺功能亢进、妊娠期高血压疾病、产褥感染、妊娠剧吐、分娩等也是不可忽视的诱发因素。

并发症:低血容量性休克、急性呼吸窘迫综合征、肾功能不全、胃黏膜损害、电解质紊乱、高血糖、高脂血症、肺栓塞。

(2)重症胰腺炎临床表现:①腹痛;②恶心呕吐;③发热;④心动过速、低血压、休克;⑤肺不张、胸腔积液、呼吸衰竭——胸腔积液与胰腺炎严重度有关,提示预后不良;⑥少尿、急性肾衰竭;⑦耳鸣、复视、谵妄、语言障碍、肢体僵硬、昏迷等胰性脑病表现。

(3)重症胰腺炎体征:①压痛、腹膜刺激征、腹水、Grey-Turner征、Cullen征;②脾静脉栓塞引起门静脉高压、脾脏肿大;③横结肠坏死(罕见);④腹部肿块(因液体积聚、假性囊肿形成);⑤相应并发症所具有的体征。

(4)急性胰腺炎严重度的评估:①临床评估:呼吸、心血管、肾脏功能状态;②体重指数>30kg/m^{2}有一定危险性,>40kg/m^{2}危险性更高;③有否胸腔积液;④增强CT是否有30%以上胰腺组织供血不足;⑤APACHE2评分是否≥8;⑥是否存在器官衰竭。

3. 妊娠合并重症胰腺炎的麻醉

(1)麻醉方式的选择:患者以选择气管插管全身麻醉较为妥当,因病情危重,多伴有低血容量性休克和急性呼吸窘迫综合征,全麻有利于控制循环和呼吸,保障血流动力学的稳定和充分的氧合。

全麻诱导时应准备好负压吸引装置,并行快速诱导气管插管,因妊娠和大量腹水导致腹压增加,反流误吸可能性大。

麻醉维持以七氟醚吸入较合适,因患者已经存在严重的高脂血症,应避免再使用异丙酚等脂肪乳剂,以免进一步加重机体的脂肪负荷。

机械通气:PEEP能扩张萎陷的肺泡,纠正通气/血流比值失调,增加功能残气量和肺顺应性,有利于氧通过呼吸膜弥散,以改善通气效果。

常用PEEP水平为5~15cmH$_2$O,但不应超过20cmH$_2$O。

（2）监测：①术中应积极监测动脉血气，根据血气结果纠正水电解质酸碱失衡、血糖紊乱，维持内环境稳定；② CVP 监测，积极补液，适当应用血管活性药物，维持循环稳定；③尿量：注意保护肾功能，积极补充血容量，应用小剂量多巴胺和呋塞米，改善肾脏血流和减少肾小管的堵塞坏死；④由于血液严重乳糜，血液黏滞度极高，极易发生肺栓塞等并发症，因此术中应积极扩容、严密监控。

（3）术后：①术后应带管送 ICU 病房，呼吸机辅助治疗呼吸功能不全；②持续大量血液滤过，对控制炎症反应，调整内稳态，预防 MODS 起重要作用；③新生儿复苏：应积极做好新生儿复苏的准备。新生儿复苏的重点是呼吸复苏。对轻度窒息者清理呼吸道后吸入纯氧并给予轻度刺激；对重度窒息者经面罩正压通气未见好转应立即行气管插管正压通气。若 HR 减慢至 100 次 / 分以下行胸外心脏按压，心脏按压后 HR 未改善者，给予药物治疗。

（赵广翊　陈亮）

参考文献

1. 谢幸,苟文丽.妇产科学.第 8 版.北京:人民卫生出版社,2016
2. Galie N,Humbert M,Vachiery JL,et al. 2015 ESC/ERS Guidelines for diagnosis and treatment of pulmonary hypertension. Eur Heart J,2016,37(1):67-119
3. 中华医学会妇产科学分会产科学组.妊娠合并心脏病的诊治专家共识 2016.中华妇产科杂志,2016,51(6):401-409
4. 周玮,漆洪波.美国母胎医学会羊水栓塞指南(2016)要点解读.中国实用妇科与产科杂志,2016,32(9):864-867
5. Hjortshø CMS,et al. Past and current cause-specific mortality in Eisenmenger's syndrome. Eur Heart J,2017,38(26):2060-2067
6. 杨孜,张为远.妊娠期高血压疾病诊治指南(2015).中华妇产科杂志,2015,50(10):721-728
7. Yancy CW,Jessup M,Bozkurt B. 2017 ACC/AHA/HFSA Focused Update of the 2013 ACCF/AHA Guideline for the Management of Heart Failure:A Report of the American College of Cardiology/American Heart Association Task Force on Clinical Practice Guidelines and the Heart Failure Society of America. J Am Coll Cardiol,2017,70(6):776-803
8. 于布为,吴新民,左明章,等.困难气道管理指南.临床麻醉学杂志,2013,29(1):93-98
9. Obstetric Anaesthetists'Association and Difficult Airway Society guidelines for the management of difficult and failed tracheal intubation in obstetrics.Anaesthesia,2015,70(11):1286-1306
10. Difficult Airway Society 2015 guidelines for management of unanticipated difficult intubation in adults. Br J Anaesth,2015 Dec;115(6),827-848
11. 刘鲲鹏,宋洁,刘前进.ASA 2013 年困难气道管理指南解读.临床麻醉学杂志,2013,29(9):932-934
12. Practice Guidelines for Obstetric Anesthesia:An Updated Report by the American Society of Anesthesiologists Task Force on Obstetric Anesthesia and the Society for Obstetric Anesthesia and Perinatology. Anesthesiology,2016,Feb;124(2):270-300
13. 中华医学会麻醉学分会.超声引导下区域麻醉 / 镇痛的专家共识(2014).2014 版中国麻醉学指南与专家共识 / 中华医学会麻醉学分会编.北京:人民卫生出版社,2014
14. Ko CW,Beresford SA,Schulte SJ,et al. Incidence,natural history,and risk factors for biliary sludge and stones during pregnancy. Hepatology,2005,41(2):359-365
15. 中华医学会外科学分会胰腺外科学组.急性胰腺炎诊治指南(2014).中国实用外科杂志,2015,35(1):4-7
16. 中华医学会消化病分会(胰腺疾病学组),中华胰腺病杂志编委会,中华消化杂志编辑委员会.中国急性胰腺炎诊治指南(2013 年,上海).中华消化杂志,2013,33(4):217-222
17. 刘环菊,周秀姣.不同麻醉方式对重症胰腺炎手术麻醉的效果分析.现代消化及介入诊疗,2015,20(4):434-435

第五节　镇痛分娩

| 病例 | 镇痛分娩后头痛

一、病例简述

张某某,女,27 岁

主　诉　停经 9 月余,胎动 4 月余,规律腹痛 2 小时。

现 病 史	患者平素月经规律,LMP:2016-4-6,EDC:2017-01-11,孕期在外院进行定期产检,历次超声检查显示胎儿发育符合孕周,无异常。唐氏筛查低风险,OGTT检查未见异常。孕期无头晕头疼,无胸闷憋喘,无视物不清,双下肢无水肿。入院2小时前出现规律腹痛,呈30~40s/3~5min,无阴道流血流液,胎动良。孕期饮食睡眠可,二便正常。
孕 产 史	孕1产0
既 往 史	否认心脏病、糖尿病及高血压病史。无手术史,无食物及药物过敏史。
入院查体	T:36.6℃,P:90次/分,BP:120/75mmHg,R:16次/分。身高155cm,体重65kg,神清语明,无贫血貌。听诊双肺呼吸音清、对称,未闻及明显干、湿啰音,心脏听诊未闻及病理性杂音。 产科查体:宫高30cm,腹围98cm,胎心145次/分。 消毒内诊:阴道畅,宫颈全消,宫口开大2cm,骨产道无异常。
辅助检查	血常规Hb:113g/L,Hct:34%,Plt:270×10⁹/L,凝血功能、肝肾功及心电图均无明显异常。
术前诊断	孕1产0,妊娠40⁺²周,LOA,分娩一期。
麻醉经过	产妇因疼痛难忍要求行分娩镇痛。术前血常规、凝血功能、心电图均正常,平素无头痛头昏史。硬膜外穿刺点选择L_{2-3}间隙,16号穿刺针行硬膜外穿刺,穿刺时穿破硬脊膜,脑脊液流出约2ml,左手拇指堵住针口后注入生理盐水20ml,置入硬膜外导管,回抽无血及脑脊液,给予试验剂量2%利多卡因2ml,3分钟后测麻醉平面到L_1,再给2%利多卡因3ml,3分钟再次测麻醉平面到T_{12},患者未见任何不适。给0.125%盐酸罗哌卡因8ml,连接镇痛泵,配方:1%罗哌卡因8ml+生理盐水稀释至80ml,持续给药剂量8ml/h,冲击剂量2ml/次,锁定时间为15分钟。观察1小时后生命体征平稳,血压120/80mmHg,心率90次/分,SpO_2:98%,麻醉平面在T_{10}以下。5小时后顺利娩出一活男婴,拔除硬膜外导管。
诊疗经过	嘱产妇产后平卧,术后补液约2000~3000ml/d,产后24小时后患者出现轻度头痛,给予输液、止痛药、平卧等对症处理。三天后头额枕部仍然轻中度疼痛,行头颅CT提示:蛛网膜下腔少量积液、积血约3ml,观察并对症治疗。第四天测颅内压48cmH₂O,继续予补液、口服止痛药、平卧等处理。第七天请麻醉科会诊:建议行自体血填充。患者及其家属担心感染及人为的蛛网膜下腔注入血液形成血肿,神外专家和患者本人及家属未同意。核磁检查脑血管是否有畸形,结果提示:脑血管无明显畸形。同时,CT提示蛛网膜下腔积血及积液量较第三天时稍增加。继续观察和对症支持治疗,此后疼痛症状仍未缓解。术后十五天再次请麻醉科会诊,家属同意做液体填充。选择L_{2-3}间隙行硬膜外穿刺液体填充,注入低分子右旋糖酐20ml,填充后体位变化时疼痛明显缓解。4天后再次出现疼痛,头颅CT提示左额顶部硬膜下血肿明显增多,神经外科决定手术治疗,手术后当天下午CT提示:血肿明显减少。三天后康复出院。
诊 断	硬脊膜穿破后头痛。

二、病例解析

(一)诊治关键

硬脊膜穿破后头痛(PDPH)是椎管内麻醉最为常见的并发症,其发生率高达1%。硬膜外麻醉穿破硬膜后,有超过52%的患者会出现头痛。其发生的主要机制是脑脊液持续泄露引起的颅内脑脊液压力降低和继发于颅内压降低的代偿性脑血管扩张。

1. 临床表现

(1)症状延迟出现,最早1天,最晚7天,一般为12~48小时。70%患者在7天后症状缓解,90%

在6个月内症状完全缓解或恢复正常。

(2)头痛特点为体位性,即在坐起或站立15分钟内头痛加重,平卧后30分钟内头痛逐渐缓解或消失;症状严重者平卧时亦感到头痛,转动头颈部时疼痛加剧。

(3)头痛为双侧性,通常发生在额部和枕部或两者兼有,极少累及颞部。

(4)可能伴随有其他症状:前庭症状(恶心、呕吐、头晕)、耳蜗症状(听觉丧失、耳鸣)、视觉症状(畏光、闪光暗点、复视、调节困难)、骨骼肌症状(颈部强直、肩痛)。

(5)多见于低体重指数的年轻女性患者。

2. 危险因素

（1）患者因素：最重要的是年龄，其中年轻人发病率高。其他因素有：女性、妊娠、慢性双侧性张力性头痛病史、既往有意外穿破硬脊膜病史。有研究表明，低体重指数的年轻女性发生硬脊膜穿破后头痛的风险最大。

（2）操作因素：细针发病率低、锥形针尖较切割型针尖发病率低。其他因素有：穿刺针斜口与脊柱长轴方向平行发病率低、穿刺次数增加时发病率高。

3. 预防

（1）建议选用 25G~27G 非切割型蛛网膜下腔穿刺针。

（2）如使用切割型蛛网膜下腔穿刺针进行脊麻，则穿刺针斜口应与脊柱长轴平行方向进针。

（3）在硬膜外腔阻力消失实验中，使用不可压缩介质（通常是生理盐水）较使用空气意外穿破硬脊膜的发生率低。

（4）在意外穿破硬脊膜后，蛛网膜下腔留置导管 24 小时以上可以降低硬脊膜穿破后头痛的发生率。

4. 治疗

减少脑脊液泄漏，恢复正常脑脊液压力为治疗重点。

（1）轻至中度头痛的患者，应卧床休息、注意补液和口服镇痛药治疗，有些患者无须特殊处理，头痛能自行缓解。

（2）中至重度头痛等待自行缓解的病例，需给予药物治疗。

（3）硬膜外腔充填法：是治疗硬脊膜穿破后头痛最有效的方法，适用于症状严重且难以缓解的病例。

1）方法：患者取侧卧位，在硬膜穿破的节段或下一个节段穿刺。穿刺针到达硬膜外腔后，将拟充填液体以 1ml/3s 的速度缓慢注入硬膜外腔。注入充填液体时，患者述说腰背部发胀，两耳突然听觉灵敏和突然眼前一亮，均为颅内压恢复过程正常反应。拔针后可扶患者坐起并摇头，确认头痛症状消失，使患者建立进一步治疗的信心。

2）充填液体的选择：①无菌自体血 10~20ml。能获得立即恢复颅内压和解除头痛的效果，与注入中分子量人工胶体的效果相同，但有引起注射部位硬脊膜外腔粘连之虑。自体血充填不建议预防性应用；禁用于凝血疾病和有菌血症风险的发热患者。②6% 中分子量右旋糖酐溶液 15~20ml。与注入无

菌自体血的效果相同，人工胶体在硬膜外腔吸收缓慢，作用维持时间较长。③由粗针（如硬膜外腔穿刺针）引起的硬脊膜穿破后的头痛症状多较严重，持续时间长，往往需要进行多次硬膜外腔充填后症状方能逐渐缓解。

（4）可以配合针刺印堂、太阳、头维、丝足空及合谷穴治疗。

（二）误诊误治防范

自发性颅内低压

自发性颅内低压（SIH）是由 Schaltenbrand 在 1938 年首次提出的，主要是自发性脊髓脑脊液漏引起。主要症状为直立性头痛，平卧后症状逐渐消失。SIH 的症状与硬脊膜穿破后头痛（PDPH）相似，SIH 易被误诊为 PDPH，尤其是曾接受硬膜外麻醉或蛛网膜下腔麻醉的患者。神经影像学检查如脊柱 MRI 和计算机断层扫描可用于诊断 SIH。

主要治疗包括保守治疗，卧床休息，头低足高位，床脚抬高 20°~30°。鼓励患者多饮水，每天 3000~4000ml。适量加盐，最好是生理盐水。口服咖啡因。当保守治疗无效，可进行硬膜外血液补片治疗。

（三）相关探讨

替代硬膜外血补丁治疗产妇硬膜穿破后头痛的研究进展：

1. 传统疗法

当意外穿破硬脊膜时常用的保守疗法包括卧床休息和补液，这些疗法旨在降低脑脊液的流失和通过额外的液体摄入帮助恢复脑脊液压力。这些方法有简单、非侵入性、无任何严重不良反应的特点，然而对于产妇，产褥期间可能会增加深静脉血栓的风险。

2. 药物治疗

（1）非甾体类抗炎药、对乙酰氨基酚、巴比妥类及联合制剂、阿片类药物如羟考酮等常作为一线药物，但缺乏其有效性的相关数据。

（2）甲基黄嘌呤，即咖啡因和茶碱，用于缓解 PDPH 的药物中研究最多。这些药物通过两种机制改善 PDPH 症状：①通过干扰肌浆网摄取钙离子、阻断磷酸二酯酶、拮抗腺苷，使脑血管收缩；②通过刺激钠钾泵来增加脑脊液的生成。咖啡因几乎没有首过效应，口服生物利用度接近 100%，故口服或静注给药途径都是合适的。茶碱的作用机制类似于咖啡因，可口服也可以肌注，但茶碱的使用较咖啡因少。

尽管甲基黄嘌呤治疗 PDPH 有效性的证据有限，但因其有疗效、副作用较少、使用方便，目前仍然

是一个受欢迎的治疗方法。

（3）丘脑 - 垂体 - 肾上腺轴：药物、促肾上腺皮质激素和皮质醇，能够与丘脑 - 垂体 - 肾上腺轴相互作用而被作为推荐治疗方案。这些药物治疗PDPH的作用机制尚不清楚：可能通过释放醛固酮增加血容量脑膜水肿封闭硬膜孔，钠主动转运脑脊液生成增加或脑 β - 内啡肽增加。

（4）治疗头痛和神经源性疼痛的药物：舒马曲坦是高度选择性 5- 羟色胺受体（5-HT）激动剂，近期的 RCT 研究显示其对偏头痛治疗无效，这一结论和 Cochrane 的综述结论一致。服用常规剂量的舒马曲坦后，在母乳中测得的剂量微乎其微，并且药效在 8 小时后完全代谢。因此该药被认为可用于哺乳期的妇女。

麦角新碱、加巴喷丁、普瑞巴林都可以应用于PDPH，都有显著减轻头痛的作用。其中甲基麦角新碱能否用于治疗腰麻后头痛还需要进行大量的 RCT 临床试验。巴喷丁比麦角新碱和咖啡因对 PDPH 效果更好，疼痛评分显著降低。建议加巴喷丁可作为备选的治疗手段。值得注意的是该药代谢进入到母乳的量为 12%，不适宜哺乳期的妇女。普瑞巴林和加巴喷丁的作用机制相似，但目前没有足够的证据推荐其应用于 PDPH 患者，且普瑞巴林应用于哺乳期妇女的研究很少，对婴儿会产生何种影响我们现在还不得而知。

3. 有创治疗

还有一些情况，患者拒绝或者不能行 EBP，可根据需要行有创治疗。如无硬膜外穿刺禁忌，可以考虑硬膜外腔内注射药物或液体。患者拒绝或是不适宜行硬膜外注射，但要求口服或胃肠道以外的治疗方法时，可以考虑区域神经阻滞（如：枕骨神经阻滞、蝶腭神经节神经阻滞）或替代治疗（如：针灸）。另外还有一些研究尝试硬膜外腔给予胶体液（如：葡聚糖40 或羟乙基淀粉），胶体液被认为会增加硬膜外压力降低脑脊液渗漏，对于拒绝血补丁疗法和其禁忌证的患者硬膜外注射胶体液是一种有用的替代方法。

（1）硬膜外注射药物：研究显示硬膜外腔注射吗啡具有预防和治疗 PDPH 的作用，但其可能引起患者呼吸抑制，要求用药后 24 小时进行呼吸监测。

（2）针灸疗法：部分病例证实针灸治疗 PDPH 是有效的。针灸对三叉神经尾核有抑制作用（TNC），这对治疗 PDPH 可能有一定作用；也可能在髓质脊髓背角抑制痛觉过敏，对疼痛过程可能有整体的抑制作用。除了传统的针灸穴位，如攒竹穴（BL 2），

天柱穴（BL10），昆仑穴（BL60），申脉穴（BL62），风池穴（GB 20），合谷穴（L I4），太冲穴（LR 3），后溪穴（SI3）（头、手、脚），也可选择在耳神门（MA-TF1），胸椎（MA-AH9），皮质下（MA-AT1）双侧进行治疗。

（3）枕神经阻滞：过去枕大、枕小神经阻滞常用来治疗丛集性头痛、偏头痛以及枕神经痛，枕大神经由颈 2 和颈 3 脊椎发出的感觉神经纤维组成，它由半棘肌和斜方肌之间进颅。由于硬膜外置管后的头痛为硬膜的伸展刺激到三叉神经尾侧复合体导致的疼痛，这个疼痛来源的路径可以通过枕大神经阻滞来治疗。但治疗硬膜外穿破后头痛（PDPH）的数据资料很少。研究发现使用此方法，绝大多数 PDPH 患者疼痛治愈，少部分患者缓解。枕大神经阻滞的并发症有出血、感染以及误入血管。这些并发症的发生率可以通过使用无菌器械以及超声引导技术达到最小化。其他并发症主要由于药物注射引起，针剂内含有类固醇易致恶性脱发，反复注射还会引起皮肤萎缩。

（4）蝶腭神经节阻滞：蝶腭神经节是一位于翼腭窝的颅外神经，它有交感神经、副交感神经和躯体感觉神经纤维。根据 Monro-Kellie 学说或假设，大脑、脑脊液和脑室内血液总量保持为一个常数。这意味着如果一个成分的体积减少，另一个成分的体积将增加以保持平衡。在穿破硬脊膜后，脑脊液不断流失，在这种情况下，由于脑组织不可能膨胀以恢复正常体积，只能通过血管舒张来代偿，这种血管舒张即是硬脊膜穿破后头痛的原因。而这种血管舒张介导者之一就是蝶腭神经节中具有突触的神经元。蝶腭神经节的阻滞的操作相对简单，只需使用长棉签通过经鼻入路进行阻滞。有研究显示其对于 PDPH 具有一定的疗效，但其应用于临床尚需进一步的研究。

（董有静）

参考文献

1. Kwak KH. Postdural puncture headache. Korean J Anesthesiol, 2017, 70 (2): 136-143

2. Swati Singh. Immediate onset of postdural puncture headache after spinal anesthesia. J Anaesthesiol Clin Pharmacol, 2017, 33 (1): 134-135

3. Khraise WN, Allouh MZ, El-Radaideh KM, et al. Assessment of risk factors for postdural puncture headache in women undergoing cesarean delivery in Jordan: a retrospective analytical study. Local and Regional Anesthesia, 2017, 10 (1): 9-13

4. 吴新民，王俊科，庄心良，等，椎管内阻滞并发症防治专家

共识(快捷). 中国继续医学教育,2011,3(10):141-148

5. 姜平. 自发性颅内低. 国外医学(生理、病理科学与临床分册),2002,2:183-185

6. 周群,唐敏,席春华,等. 非靶向硬膜外自体静脉血补片疗法治疗自发性低颅压头痛的临床观察. 中华全科医学,2016,14(09):1483-1484

7. Katz Daniel,Beilin Yaakov. Review of the alternatives to epidural blood patch for treatment of postdural puncture headache in the parturient. Anesthesia Analgesia,2017,124(4):1219-1228

8. Shivakumar M. Channabasappa,Shonali Manjunath,et al. Transnasal sphenopalatine ganglion block for the treatment of postdural puncture headache following spinal anesthesia. Saudi J Anaesth,2017,11(3):362-363

9. Nair AS,Rayani BK. Sphenopalatine ganglion block for relieving postdural puncture headache:technique and mechanism of action of block with a narrative review of efficacy. Korean J Pain,2017,30(2):93-97

10. Jin-ping Lin,Shu-dong Zhang,Fei-fang He,et al. The status of diagnosis and treatment to intracranial hypotension,including SIH. J Headache Pain,2017,18(1):4

第六节　剖宫产手术

| 病例 | 剖宫产手术麻醉

一、病例简述

患者王某,女,28 岁

主　　诉	停经 9 月余,胎动 5 个月。
现 病 史	平素月经规律,呈 14 岁,5 日 /28 日型,月经量中,痛经可以忍受。LMP:2017-5-11,EDC:2018-2-15。停经 30 天验尿 HCG(+),停经 45 天行彩超检查提示宫内妊娠。孕早期无恶心呕吐。孕期无毒物药物及放射线接触史。孕 5 个月始觉胎动,活跃至今。孕期行唐氏筛查低风险,OGTT 检查未见异常。近期无头晕头痛,无视物不清,无双下肢水肿。现患者孕足月,收入我科待产。现患者无腹痛,无腹部紧缩感,无阴道流血流液,胎心胎动良,孕来饮食睡眠可,二便正常。
既 往 史	子宫肌瘤病史 4 年。否认手术、输血及重大外伤史,否认糖尿病、心脏病及高血压病史,否认肝炎、结核等传染病史,否认药物及食物过敏史。孕 2 产 0,胚胎停止发育 1 次。结婚年龄 27 岁,配偶体健。
入院查体	T:36.6℃,P:90 次 / 分,BP:130/75mmHg,R:16 次 / 分。身高 150cm,体重 65kg,神清语明,无贫血貌。听诊双肺呼吸音清、对称,未闻及明显干、湿啰音,心脏听诊未闻及病理性杂音。
辅助检查	血常规 Hb:149g/L,Hct:45%,Plt:209×10⁹/L,凝血功能、肝肾功及心电图均无明显异常。
术前诊断	孕 2 产 0,妊娠 40 周,LOA
麻醉经过	产妇入室后给予常规心电血压血氧检测,BP:130/80mmHg,P:96bpm,R:16 次 / 分,SpO₂:98%,开放静脉通路,输入乳酸林格氏液 500ml,吸氧 3L/min,监测胎心未见明显异常,拟行蛛网膜下腔与硬膜外腔联合麻醉,穿刺点选择 L₃₋₄,穿刺成功后,予 0.5% 布比卡因 1.2ml,留置硬膜外导管约 3cm,麻醉操作顺利,翻身平卧,测麻醉平面 T₈~S₅。 3 分钟后产妇自述恶心,监测显示 BP:60/30mmHg,P:120bpm,R:16 次 / 分,SpO₂:100%,双侧瞳孔无改变,对光反射灵敏。 迅速予产妇右侧臀部垫高,使子宫左倾,加快补液速度,静注去氧肾上腺素 50μg。 询问患者不适症状较前明显改善,BP:102/56mmHg,P:100bpm,R:16 次 / 分,SpO₂:100%。 手术过程顺利,术后产妇恢复良好。

二、病例解析

(一) 诊治关键

仰卧位低血压综合征不仅包括产妇围术期出现的仰卧位低血压综合征,广义上还包括腹腔巨大包块、纵隔占位、某些颈部大包块等在围术期甚至麻醉肌肉松弛后,患者仰卧位时相应组织器官被压迫后出现的一系列呼吸、循环等方面改变的综合征。

1. 仰卧位低血压的病理生理机制

(1) 妊娠晚期,子宫本身血流量增多,导致回心血流量减少。

(2) 仰卧时增大的子宫压迫下腔静脉,使盆腔和下腔静脉血液回流受阻,回心血量骤减,导致心输出量迅速下降,血压随之降低。

(3) 增大的子宫还会压迫横膈,引起迷走神经兴奋,使心跳减慢,血管扩张,血压进一步下降。

2. 仰卧位低血压的症状与体征

仰卧位低血压的症状与体征主要包括:恶心、呕吐、胸腹不适或疼痛、手脚麻木、视力障碍、耳鸣、头痛、头晕、烦躁、晕厥等。面色苍白或青紫、皮肤潮湿、出虚汗、肌肉纤颤、打哈欠、呼吸过度或困难、血压下降、心率增快或减慢等。严重者可出现大小便失禁、惊厥及意识丧失。

仰卧位低血压综合征对产妇及胎儿的影响:

(1) 胎盘早剥:孕妇仰卧位时,巨大子宫压迫下腔静脉,使回心血量及心排出量减少,出现低血压,静脉回流受阻,子宫静脉压升高,蜕膜层静脉淤血或破裂形成蜕膜层血肿,从而导致胎盘早剥。

(2) 胎儿窘迫:母体血压下降可导致子宫胎盘血流降低,胎儿缺血、缺氧,出现胎心率加快或减慢,发生胎儿窘迫,甚至新生儿窒息,不及时处理可导致胎死宫内的严重后果。此外,胎儿在缺氧时,需保证生命器官的血流供应,因此心脑血管扩张而其他血管收缩,肠系膜血管收缩引起胃肠道缺氧,以致肠蠕动增加和肛门括约肌松弛,使胎粪排入羊水中污染羊水;严重缺氧或缺氧时间较长时,胎儿酸碱平衡失调,内环境紊乱。

3. 仰卧位低血压综合征的防治

(1) 采用右侧臀部垫高,或平卧下用机械手将妊娠子宫推向左侧,使子宫左倾。

(2) 加快液体速度,增加循环血量。

(3) 可适当使用麻黄碱或去氧肾上腺素等升压药,收缩血管和兴奋中枢,使回心血量增加。

(4) 尽快将胎儿娩出以避免严重的休克或由此引发的胎盘早剥、胎儿窘迫等对母儿的影响,但要尽可能待血压恢复后取出胎儿,并作好母儿抢救准备。

(二) 误诊误治防范

仰卧位低血压的鉴别诊断

(1) 全脊髓麻醉:全脊髓麻醉多由硬膜外腔阻滞剂量的局麻药误入蛛网膜下腔所引起。由于硬膜外腔阻滞的局麻药用量远高于脊麻的用药量,注药后迅速出现广泛的感觉和运动神经阻滞。表现为注药后迅速出现意识不清、双瞳孔扩大固定、呼吸停止、肌无力、低血压、心动过缓,甚至出现室性心律失常或心搏骤停。

(2) 阻滞平面过广:交感神经阻滞可引起体循环血管阻力降低和回心血量减少,椎管内阻滞后血液再分布、心室充盈不足,引起副交感神经活动增强及交感神经活动减弱,导致椎管内阻滞后突发低血压、心动过缓,甚至心跳停搏。T_4 以上高平面阻滞可阻断心脏加速神经纤维(发自 T_1~T_4 水平),削弱心脏代偿功能,进一步加重血流动力学变化。

(三) 相关探讨

1. 预防性应用血管活性药物对仰卧位低血压的防治

产妇脊椎麻醉后广泛的交感神经阻滞使血管张力降低,加之仰卧位时增大的子宫对下腔静脉的压迫,引起回心血量减少,导致心输出量下降,从而易发生低血压。子宫胎盘血管系统没有自我调节功能,母体血压下降会降低胎盘血供,所以应用血管活性药物是维持母体血压稳定的重要方法。目前常用于产科腰麻和硬膜外联合麻醉中干预低血压的治疗药物主要为麻黄碱和去氧肾上腺素,这两种药物作用于不同的心血管受体,都可达到升高血压的目的。麻黄碱作为临床的一线升压药物,是一种 α、β 肾上腺素能受体激动药,其 α 受体作用仍有争议,目前主要认为其通过激动心脏 β 受体,增加心率和心输出量,从而升高血压,因此在升压的同时常引发心动过速。另外麻黄碱通过刺激心肌的交感神经末梢也具有收缩血管的作用。去氧肾上腺素为 α 肾上腺素受体激动药,是直接作用于受体的拟交感胺类药,但有时也间接通过促进去甲肾上腺素自贮存部位释放而生效。去氧肾上腺素对血管可起到直接收缩作用使血压水平升高。但使用去氧肾上腺素维持基础收缩压会反射性地引起平均心率降低,因此低血压产妇在使用去氧肾上腺素后极易出现心动过缓,有时可能需要使用阿托品进行调整。另外,有研究表明去氧肾上腺素对胎儿呼吸系统和代谢有益,有助于胎儿的氧供平衡。也有研究指出联合应用两种药物，既能避免使用去氧肾上腺素引起的反射性心动过缓和使用阿托品的不良反应，又能避免使用麻黄碱引起的心动过速、心肌耗氧量增加等不良反应，能够更好地维持循环系统的稳定性。

2. 体位改变对仰卧位低血压的防治

仰卧位低血压综合征是妊娠期妇女常见的临床症状，由于妊娠导致子宫膨大，向下压迫下腔静脉与髂总静脉，导致静脉回流不通畅，回心血量减少。同时，麻醉后可阻滞交感神经致使血管扩张。另外，麻醉使肌肉松弛，进一步加重子宫对回心静脉的压迫，进一步减少回心血量，导致血压降低。

体位干预是仰卧位低血压防治的重要手段，在麻醉成功后仰卧位固定状态下通过将手术床向左侧倾斜 15°~30° 或右侧臀下垫 5~10cm，能使产妇子宫重心左移，减轻子宫对下腔静脉和腹主动脉的压迫，改善减少的心输出量及回心血量，从而降低麻醉后仰卧位低血压的发生率，也有研究表明对腰麻剖宫产手术产妇麻醉后应用子宫托将子宫向左上托起并固定于手术床，能够使仰卧位低血压的发生率明显降低。

（董有静）

参考文献

1. Kim DR, Wang E. Prevention of supine hypotensive syndrome in pregnant women treated with transcranial magnetic stimulation. Psychiatry Res, 2014, 218 (1-2): 247-248

2. Kucur SK, Acar C, Temizkan O, et al. A huge ovarian mucinous cystadenoma causing virilization, preterm labor, and persistent supine hypotensive syndrome during pregnancy. Autops Case Rep, 2016, 6 (2): 39-43

3. Humphries A, Stone P, Mirjalili SA. The collateral venous system in late pregnancy: A systematic review of the literature. Clin Anat, 2017, 30 (8): 1087-1095

4. Paech MJ. Should we take a different angle in managing pregnant women at delivery? Attempting to avoid the 'supine hypotensive syndrome'. Anaesth Intensive Care, 2008, 36 (6): 775-777

5. Soetens FM, Meeuwis HC, Van der Donck AG, et al. Influence of maternal position during epidural labor analgesia. Int J Obstet Anesth, 2003, 2 (2): 98-101

6. 吴新民，王俊科，庄心良，等. 椎管内阻滞并发症防治专家共识 (快捷). 中国继续医学教育, 2011, 3 (10): 141-148

7. 顾亚红. 预注麻黄碱预防剖宫产腰 - 硬联合麻醉仰卧位低血压效果评价. 中国处方药, 2017, 15 (10): 54-55

8. 杨世科，陈杰，刘敏，等. 脊椎麻醉后低血压高危产妇预防性使用去氧肾上腺素效果的研究. 上海交通大学学报 (医学版), 2017, 37 (8): 1143-1146

9. 柳阳，董有静，李洋，等. 联合去氧肾上腺素和麻黄素在产科麻醉中的应用. 实用药物与临床, 2015, 18 (9): 1032-1036

10. 宋观忠. 体位干预对产科麻醉后仰卧位低血压综合征的临床疗效分析. 中国农村卫生, 2017, 4: 36

11. 褚慧贤，王艳丽，谢秋明，等. 不同体位对平均动脉压的影响及其与剖宫产仰卧位低血压综合征的关系. 中国医药导报, 2016, 13 (22): 81-84

2

第二篇
胎儿医学

第十七章

遗 传 咨 询

第一节 胎 死 宫 内

| 病例 | 胎死宫内及遗传咨询

一、病例简述

 病例1：患者刘某,女,29岁

主　　诉　停经5月余,发现胎死宫内2小时。

现 病 史　平素月经规律,呈15岁,7日/30日型,量中,偶有痛经,可忍受。LMP:2017-1-12。停经30天测尿hCG(+),停经40余天行超声检查确诊宫内孕,可见胎芽胎心。孕期无恶心呕吐等早孕反应,孕早期因宫腔积液行保胎2周,无毒物、药物、放射线接触史。孕期定期产检,唐氏筛查低危,OGTT正常,监测血压血糖正常。孕晚期无发热,无阴道流血流液,3天前因睡眠欠佳出现头晕,10分钟后缓解,无头痛,无视物不清,无双下肢水肿。于当地医院常规产检行超声检查提示未见胎心搏动,遂转入我院就诊,要求引产入院。现无腹痛,无腹部紧缩感,无阴道流血流液。孕期饮食睡眠可,二便如常。

孕 产 史　孕4产0。2013年早孕自然流产一次、2014年和2016年各有一次因早孕胚胎停止发育,后行人工流产术。分别发生于停经60余天和停经70余天。均行超声检查发现宫内妊娠,可见胎芽,未探及胎心搏动。

既 往 史　否认肝炎结核等传染病史,否认糖尿病、心脏病、肾病等慢性病病史,否认家族遗传病史,否认药物及食物过敏史,否认外伤、输血史及手术史。

家 族 史　否认近亲结婚。否认夫妇双方遗传代谢病家族史。否认夫妇双方及亲属畸形、智力低下、不孕不育史。

入院查体　一般查体:T:36.4℃,P:94次/分,BP:118/70mmHg,R:18次/分。神清语明,无贫血貌,心肺听诊未闻及异常,腹软,腹部无压痛、反跳痛、肌紧张,无阴道流血,无阴道流液,无双下肢及脚踝水肿,四肢活动良。

产科查体:呈纵产式腹型,宫底脐下一指,腹围95cm,未闻及胎心及脐血流。

消毒内诊:拒绝。

辅助检查　超声检查(2017-05-20):胎儿胎头形状略不规则,双顶径约4.4cm,颅内结构显示欠清。胎心搏动消失。脊柱折叠弯曲。胎头、腹部及肢体表面呈双层回声。股骨长度约2.4cm。胎盘位于子宫前壁,厚约3.2cm,内部回声欠均匀。羊水深度约2.4cm,其内可见较多细小光点反射。超声提示:注意胎死宫内,病情变化随访。

化验检查　血常规+血型:WBC:$12.76×10^9$/L↑;NE%:85.31%↑;HCT:36.7%↓;余未见异常;BG:O型;RH:阳性;凝血五项:PT:10.8秒;INR:0.8;APTT:27秒;FIB:3.8g/L;↑DD:136μg/L;CRP:6.37mg/L。微量元素:全血锌:90.49μmol/L;全血铜:16.28μmol/L;总25-羟基维生素D:24.710ng/ml(不足)。

尿常规:BLD:阴性;PRO:+/-(0.1g/L);RBC-M:2.07/HP;WBC-M:5.0/HP↑。

肝肾功、血脂、血糖Trig:2.49mmol/L↑;Chol:6.69mmol/L↑。余未见明显异常。

OGTT:Glu0:4.53mmol/L;Glu1:8.1mmol/L;Glu2:8.15mmol/L↑;HbA1c:5.6%。

甲状腺功能:正常

抗心磷脂抗体:阴性;狼疮抗凝物:阴性;抗β₂糖蛋白1抗体测定(IgG、IgA、IgM):阴性;抗核抗体测定(ANA):1:100弱阳性。

抗核抗体系列(15项):抗PM-Scl抗体IgG:弱阳性;余阴性;ANCA:pANCA:弱阳性;核周型(甲醛敏感pANCA):阴性;cANCA:阴性;抗髓过氧化物酶抗体:阴性;抗蛋白酶3抗体:阴性。

风湿三项:血清补体检测免疫球蛋白定量测定:C3:1.430g/L↑;余未见异常

血同型半胱氨酸:10.14μmol/L。

血小板聚集功能测定-花生四烯酸血小板聚集功能测定-ADP:ADP血小板最大聚集率:80.0%;A.A血小板最大聚集率:78.5%。

血栓弹力图试验(TEG):R:4.2分钟↓;K:1.1分钟;Angle:74.2分钟↑;MA:73.5分钟↑;CI:3.7↑;EPL:0.0%;LY30:0.0%;凝血功能:高凝;凝血因子水平:增高;纤维蛋白原功能:增高;血小板聚集功能:增高。

COX及TORCH-IgM抗体测定、肝炎病毒、艾滋病联合检测+梅毒螺旋体特异抗体测定:阴性。

BVˆ阴道分泌物检查:正常。

PCR UU+CT:UU:阳性! CT:阴性。

红细胞不规则抗体:阴性。

入院诊断　1. 胎死宫内

2. 孕4产0妊娠20⁺³周,单胎

3. 复发性流产

诊疗经过　入院后完善相关检查,予患者口服米非司酮50mg,每天2次共3天软化宫颈,后行羊膜腔穿刺引产术,于2017-04-08 19:20死胎接生一男死胎,体重380g,身长20cm,周身软化,头部变形。产程顺利,产后出血50ml。后患者恢复良好,阴道流血少量,顺利出院。

引产后,经知情同意取引产死胎大腿内侧肌肉组织送检NGS。同时,夫妇双方留外周血行常规染色体核型分析。

胎儿组织染色体微结构检测报告单:47,XY,+14。

刘某染色体核型结果:45,XX,-13,-14,+der(13;14)(q10;q10)。

丈夫染色体核型结果:46,XY。

出院诊断　1. 胎死宫内

2. 孕4产0,妊娠20⁺³周,引产一死胎

病例 2:患者于某某,女,36 岁

主　诉	停经 5 个半月余,发现胎死宫内 1 天。
现病史	患者平素月经规律,呈 14 岁,3 日 /28 日型,经量正常,无痛经,LMP:2016-10-15。停经 30 余天自测尿 hCG(+),停经 40 余天首次行 B 超确诊宫内早孕,可见妊娠囊。无明显早孕反应,停经 45 天出现阴道少量流血于当地住院保胎治疗 12 天,停经 3 个月再次因为阴道流血住院保胎治疗 2 天。一个月前患者初觉胎动,昨天患者感觉无明显胎动,急于就近医院就诊,行彩超提示未见胎心,今日要求引产来我院住院。孕期无药物及放射线接触史,定期产检,唐氏筛查结果未见异常,OGTT 未行。现无阴道流血,饮食二便正常。
孕产史	孕 2 产 0,人工流产 1 次。
既往史	青霉素批号过敏,否认食物及其他药物过敏史,否认肝炎结核等传染病史,否认家族遗传病史,否认外伤及输血史。
家族史	否认近亲结婚。否认夫妇双方遗传代谢病家族史。否认夫妇双方及亲属畸形、智力低下、不孕不育史。
入院查体	一般查体:T:36.8℃,P:88 次 / 分,BP:120/70mmHg,R:18 次 / 分。神清语明,无贫血貌,心肺听诊未闻及异常,腹软,腹部无压痛、反跳痛、肌紧张,无阴道流血,无阴道流液,无双下肢及脚踝水肿,四肢活动良。 产科查体:呈纵产式腹型,宫底脐上两指。 消毒内诊:阴道畅,宫颈常大光滑,宫口未开。
辅助检查	胎儿常规超声 (2017-4-3):双顶径 4.7cm,头位 16.9cm,腹围 20.3cm,股骨长 2.4cm。未检出胎心搏动。胎儿颈部见 8.4cm×4.5cm 囊性包块,内呈液性伴分隔。胎儿周身水肿。胎儿心脏结构显示不清。腹腔可见积液深约 0.4cm。胎盘附着子宫后壁,成熟度 0 级,厚约 1.9cm。羊水深度 4.0cm。超声提示:中期妊娠,单胎,胎死宫内;胎儿颈部囊性包块,注意淋巴管瘤;胎儿周身水肿。
化验结果	血常规 + 血型:WBC:12.96×10⁹/L↑;NE%:86.31%↑;HCT:35.7%↓;BG:O 型;RH:阳性;凝血五项:FIB:3.9g/L。↑CRP:5.37mg/L。 微量元素:正常 肝肾功、血脂、血糖:Trig:2.76mmol/L↑;Chol:7.69mmol/L↑。 OGTT/ 甲状腺功能:正常: 抗心磷脂抗体:阴性;狼疮抗凝物:阴性;抗 β₂ 糖蛋白 1 抗体测定 (IgG、IgA、IgM):阴性 抗核抗体测定 (ANA):1:100 弱阳性;抗核抗体系列 (15 项):抗 PM-Scl 抗体 IgG:弱阳性;余阴性;ANCA:pANCA:弱阳性;核周型 (甲醛敏感 pANCA):阴性;cANCA:阴性;抗髓过氧化物酶抗体:阴性;抗蛋白酶 3 抗体:阴性。 风湿三项血清补体检测免疫球蛋白定量测定:C3:1.430g/L↑;余未见异常。 血栓弹力图试验 (TEG):凝血功能:高凝;凝血因子水平:增高;纤维蛋白原功能:增高;血小板聚集功能:增高。 COX 及 TORCH-IgM 抗体测定、肝炎病毒、艾滋病联合检测 + 梅毒螺旋体特异抗体测定::阴性。 BV^ 阴道分泌物检查:正常。 PCR UU+CT:UU:阳性! CT:阴性。 红细胞不规则抗体:阴性。
入院诊断	1. 胎死宫内 2. 胎儿水肿 3. 胎儿颈部淋巴管瘤

4. 孕 2 产 0,妊娠 24 周

诊疗经过 入院后完善相关检查,予患者口服米非司酮 50mg,每天两次共三天软化宫颈,然后给予卡孕栓 1mg 肛入,于 2017-04-08 19:20 死胎接生一女死婴,体重 580g,身长 30cm,周身水肿,颈部囊性包块约 7cm×5cm,产程顺利,产后出血 50ml。后患者恢复良好,阴道流血少量,顺利出院。

引产后,经知情同意取引产死胎大腿内侧肌肉组织送检 NGS。同时,夫妇双方留外周血行常规染色体核型分析。

胎儿组织染色体微结构检测报告单:45,X

于某染色体核型结果:46,XX

丈夫染色体核型结果:46,XY

出院诊断 1. 孕 2 产 0,妊娠 24 周,引产一死胎

2. 胎儿水肿

3. 胎儿颈部囊肿

4. 胎儿染色体异常

 病例 3:患者李某某,女,32 岁

主　　诉 停经 8 个月余,胎动消失伴腹下坠 2 天。

现 病 史 平素月经规律,呈 11 岁,5 日/28 日型,量略多,无痛经,偶有血块。末次月经 2016-11-20,EDC:2017-8-27。停经 30 余天出现轻微恶心呕吐等早孕反应,未予治疗后自行好转。停经 40 余天超声检查,提示宫内妊娠,孕早期无放射线及药物接触史。孕期唐氏筛查低危,未行羊水穿刺及 OGTT 检查,孕 5 个月左右初感胎动,活跃至今。孕 6 个月余于三级医院行胎儿系统超声检查提示:①中期妊娠,单胎。②胎儿三尖瓣反流。③胎儿永存左上腔静脉。④单脐动脉。当天胎儿心脏超声提示:胎儿室壁运动普遍减弱右室收缩功能减弱三尖瓣反流(重度)永存左上腔静脉。当时患者未行诊治。10 天前自觉胎动略减少,于当地医院吸氧治疗好转,4 天前出现咽痛,无发烧,未用药,2 天前胎动消失伴小腹下坠感,遂于三级医院就诊,以"胎死宫内"为诊断收入院。患者现无发热,无阴道流血流液,无头晕头痛及视物不清,无双下肢水肿。

孕 产 史 孕 1 产 0。

既 往 史 先天性心脏病室间隔缺损,于沈阳市陆军总院检查示已经自愈,现病情平稳。18 岁行阑尾切除术。否认肝炎结核等传染病史,否认糖尿病、高血压、心脏病等病史,否认食物及药物过敏史。否认外伤及输血史。

家 族 史 否认近亲结婚。否认夫妇双方遗传代谢病家族史。否认夫妇双方及亲属畸形、智力低下、不孕不育史。

入院查体 一般查体:T:36.6℃,P:86 次/分,BP:122/79mmHg,R:18 次/分。神清语明,无贫血貌。眼睑及球结膜水肿,心肺听诊未闻及异常,腹膨隆,右下腹麦氏点可见斜向手术瘢痕长 6cm,愈合良,未及宫缩。脚踝部水肿,四肢活动良。

产科查体:呈纵产式腹型,宫高 30cm,腹围 109cm,未闻及胎心。

消毒内诊:阴道内可见陈旧血性分泌物。宫颈半消,宫口未开。

辅助检查 (1) 胎儿彩超 (2017-05-16) 胎儿超声测量值:双顶径约 6.3cm,头围约 23.2cm,腹围约 20.0cm,股骨长约 4.6cm,肱骨长约 4.3cm。胎儿胎心率约 142 次/分。胎儿胎头轮廓完整,脑中线居中,右侧侧脑室宽约 0.6cm,左侧侧脑室宽约 0.7cm。两侧丘脑及脉络丛可见。透明隔腔可见。小脑半球形态无明显异常,小脑延髓池无明显增大。脊柱双光带平行排列,整齐连续。四腔心切面可显示,右心增大,三尖瓣可探及反流信号,冠状静脉窦增宽,大小约 0.3cm×0.3cm,其

向上连接于左上腔静脉。腹壁回声连续。胃、双肾、膀胱可见,双侧肾盂无明显分离。胎儿上唇皮肤未见明显中断。双侧肱骨及尺、桡骨可见。双侧股骨及胫、腓骨可见。胎儿颜面部及部分肢体受胎儿体位影响显示不清。胎盘附着在子宫后壁,成熟度 0 级,厚约 2.0cm。胎盘下缘距宫颈内口约 5.5cm。羊水深度约 6.5cm。脐带内仅可见一条脐静脉和一条脐动脉。提示:①中期妊娠,单胎;②胎儿三尖瓣反流;③胎儿永存左上腔静脉;④单脐动脉(注:产前超声检查不能排除所有胎儿畸形)。

(2) 胎儿心脏彩超(2017-05-16)胎儿心脏:RV 15.2mm LV 10.5mm IVS 2.0mm RA 11.6mm LA 9.2mm FO 4.4mm AO 3.7mm PA 4.8mm 胎儿心尖指向胎儿左侧,心胸比例增大,胎儿右房、右室明显增大,室壁运动普遍减弱,房室连接正常,两组房室瓣活动正常。三尖瓣探及重度反流。两条大动脉关系正常,半月瓣活动良好,室间隔未见明显回声中断,动脉导管开放,房间隔卵圆瓣可见,卵圆孔开放。心包未见积液,胎儿心律规整,胎儿心率 141 次 / 分。胎儿冠状静脉窦增宽,其向上连接左上腔静脉。提示:胎儿室壁运动普遍减弱右室收缩功能减弱三尖瓣反流(重度)永存左上腔静脉注:产前超声检查不能排除所有胎儿心脏畸形。

(3) 胎儿彩超(2017-7-07)双顶径约 7.6cm,颅内结构显示不清。胎心搏动消失。股骨长度约 5.8cm。胎儿腹腔可见深约 2.1cm 积液影像。心包可见深约 0.6cm 液性暗区。胎盘位于子宫前壁,成熟度 II 级,厚约 2.7cm。羊水深度约 4.0cm,羊水指数:9。①晚期妊娠,单胎,头位;②胎死宫内;③羊水少。

化验检查 血常规 + 血型:WBC:12.76×10⁹/L↑;NE%:85.31%↑BG:O 型;RH:阳性。CRP:10.17↑。

凝血五项:FIB:3.8g/L↑DD:136μg/L。

微量元素:正常

尿常规:BLD:1+ (0.3mg/L);PRO:1+ (0.3g/L);KET:1+ (1mmol/L);RBC-M:10.6/HP↑;WBC-M:5.9/HP↑。

肝肾功、血脂、血糖:Trig:2.24mmol/L↑;Chol:5.18mmol/L。

OGTT/ 甲状腺功能:正常

抗心磷脂抗体:阴性;狼疮抗凝物:阴性;抗 β₂ 糖蛋白 1 抗体测定(IgG、IgA、IgM):阴性。抗核抗体测定(ANA):1:100 弱阳性。

COX 及 TORCH-IgM 抗体测定、肝炎病毒、艾滋病联合检测 + 梅毒螺旋体特异抗体测定:阴性。

BV^ 阴道分泌物检查:正常。

PCR UU+CT:UU:阳性! CT:阴性。

红细胞不规则抗体:阴性。

入院诊断 1. 胎死宫内

2. 胎儿腹腔积液、心包积液(考虑水肿儿)

3. 孕 1 产 0,妊娠 32⁺⁵ 周,LOA

诊疗经过 入院后完善相关检查,综合评估,患者现胎死宫内,时间过长易造成母体凝血功能异常。母体感染,菌血症,败血症等。建议尽早终止妊娠,予以普贝生引产,引产失败后予患者行水囊引产,于 2017 年 7 月 10 日 7:30 于分娩室穿颅水囊引产一男死婴,体重 2740g,胎盘胎膜娩出完整。会阴 I 度裂伤,予以可吸收线包埋缝合,产后无不适,宫缩良,出血约 200ml,软产道无损伤。产后安返病房。产后予以消炎缩宫治疗,恢复良。产后第 3 天顺利出院。

胎儿组织染色体微结构检测报告单:1p36.33-p36.31(820 000-6 420 000)×1,即 1 号染色体短臂存在大约 5.60Mb 的一拷贝缺失。17p13.3-p13.2(1-5 620 000)×3,即 17 号染色体短臂存在大小约 5.62Mb 的一拷贝数重复。

李某染色体核型结果:46,XX,inv(9)(p12q13)

李某染色体微结构检测报告:未见异常

丈夫染色体核型结果:46,XY

丈夫染色体微结构检测报告:未见异常

出院诊断　1. 胎死宫内

2. 胎儿胸腔积液心包积液(考虑水肿儿)

3. 孕 1 产 0,妊娠 32^{+5} 周,LOA,引产一死胎

二、病例解析

(一)胎死宫内的诊治关键

胎死宫内的诊断

胎死宫内的临床诊断并不困难,但要注意听诊器或者多普勒听诊未闻及胎心不能作为胎死宫内的确定诊断。必须进行超声检查,在超声下观察到胎儿心脏结构,以及胎心没有搏动才能确诊。临床诊断胎死宫内后重要的是做出病因诊断。

(1)病例 1 是一例复发性流产的患者,此次妊娠停经 5 个月常规产检发现胎死宫内。根据超声描述,胎儿颅骨形状不规则,颅内结构显示不清,提示胎死宫内发生已经是数天甚至数周前。文献报道胎死宫内 4 周内母体 DIC 发生约 10%,4 周以上则为 30%。此例患者的凝血指标及血栓弹力图试验提示未见 DIC 发生。

复发性流产常见原因是染色体异常和免疫因素。虽然该患自身抗体中的抗核抗体测定(ANA):1∶100 弱阳性;抗 PM-Scl 抗体 IgG:弱阳性;ANCA:pANCA:弱阳性。但是仍高度怀疑遗传因素导致胎死宫内。患者引产死胎送检 NGS,夫妇双方染色体进行了核型分析。NGS 结果显示死胎是 14 号染色体三体。虽然患者刘某孕期曾行唐氏综合征血清学筛查,但是唐筛是针对 13- 三体、18- 三体和 21- 三体,其他染色体异常不包含在内。而且通常其他染色体三体的胚胎多在早孕期间就停止发育而流产,此例 14- 三体直至 20 周才发生胎死宫内也属少见。NGS 虽然能检测出染色体三体,但却无法判断其形成机制夫妇双方染色体核型分析显示刘某是 13 号染色体和 14 号染色体罗伯逊易位的携带者。因此认为女方为罗伯逊易位携带者这一遗传因素是造成该患复发性流产及胎死宫内的主要原因。

(2)病例 2 是一例胎儿水肿伴胎儿颈部囊肿、胎死宫内的病例。根据中华医学会围产医学分会胎儿医学学组和中华医学会妇产科学分会产科学组《非免疫性胎儿水肿临床指南》,临床发现胎儿水肿后,首先要区分免疫性胎儿水肿还是非免疫性

胎儿水肿。此例患者血型为 O 型 RH 阳性,红细胞不规则抗体阴性。免疫性胎儿水肿证据不足。在胎儿非免疫性水肿最常见病因前三位包括:胎儿心血管系统异常、胎儿染色体异常和胎儿血液系统异常。患者孕期多次因为先兆流产保胎,入院超声提示胎儿水肿合并胎儿颈部囊肿,高度可疑胎儿染色体异常。胎儿组织 NGS 结果证实胎儿存在染色体异常,此引产之女性胎儿缺失一条 X 染色体,即核型为 45,X,也称 Turner 综合征。所以染色体异常是此例胎儿水肿、畸形、胎死宫内的病因。同时检查夫妇双方的染色体核型分析,双方的染色体检查结果都正常。考虑胎儿的染色体异常是新发生的,亦不除外母体为携带少量 45,X 的嵌合体(见下一部分曾生育 Turner 综合征患者的遗传咨询)。

(3)分析病例 3 的特点:患者 32 岁,初孕。既往先天性心脏病室间隔缺损自愈病史(具体不详)。孕中期系统超声检查发现胎儿右侧侧脑室宽约 0.6cm,左侧侧脑室宽约 0.7cm;右心增大,三尖瓣反流,冠状静脉窦增宽,永存左上腔静脉以及单脐动脉。同一天胎儿心脏彩超结果提示:胎儿室壁运动普遍减弱,右室收缩功能减弱,三尖瓣反流(重度),永存左上腔静脉。虽然双侧脑室扩张均在正常范围,但是单脐动脉、永存左上腔静脉、三尖瓣反流,冠状静脉窦增宽等都可视为"超声软指标",即明显增加胎儿染色体异常的风险。而心脏超声显示胎儿室壁运动普遍减弱,右室收缩功能减弱,三尖瓣反流(重度),则提示胎儿肺循环负荷增加,右心不堪重负,有心衰的迹象。根据该患者当时的超声结果,有推荐进行介入性产前诊断的指征,但是患者没有进一步检查和监测。发现胎死宫内时胎儿腹腔积液、心包积液,支持胎儿严重心衰至胎死宫内的可能。胎儿组织 NGS 检查显示 1 号染色体短臂的一段微缺失和 17 号染色体短臂的一段微重复。生物信息学分析显示:1 号染色体短臂的一拷贝缺失,与 1p36 microdeletion syndrome 有大部分重叠,该综合征主要临床表现为迟发性颅缝早闭,发育迟缓,智力障碍,肌张力减退,尖下巴,癫痫,先心病,唇腭裂

等;17 号染色体短臂的一拷贝数重复。DECIPHER 数据库收录多例患者携带小于此片段的变异,主要临床表现为整体发育迟缓,智力障碍,睑裂,面部不对称,肌肉无力,斜视等。综合上述信息,分析该患者胎死宫内的病因是胎儿染色体拷贝数目的微缺失和微重复,也称拷贝数目变异(copy number variants,CNVs)。虽然孕妇本人为 9 号染色体臂间倒位的携带者,但是夫妇双方染色体 NGS 结果显示均不携带 CNVs,考虑胎儿的 CNVs 属于新发突变。

（二）胎死宫内病例的遗传咨询

对胎死宫内病例明确了病因诊断,才能有针对性地进行遗传咨询。胎死宫内病因主要分三大类:胎盘及脐带因素;胎儿因素;母体因素。胎盘及脐带因素多属于偶然事件。母体的合并症及并发症若能积极治疗严格管理也能改善妊娠结局。一般仅在胎儿畸形或有遗传性疾病以及夫妇双方有遗传病或为携带者时才需要遗传咨询。

这里我们挑选了 3 例有代表性的病例,介绍胎儿或其父母存在染色体异常时如何遗传咨询。

1. 罗氏易位携带者的遗传咨询

(1) 罗氏易位携带者的遗传特点:病例 1 中孕妇刘某是 13 及 14 号染色体罗伯逊易位的携带者。罗伯逊易位是一种特殊的染色体结构异常,又称为着丝粒融合。主要发生在 D 和 G 组染色体之间。这两组染色体都是近端着丝粒染色体。它们在着丝粒或者附近断裂后相互融合成为一个染色体。这种易位保留两条染色体的长臂,缺失两条短臂。进行核型分析时,发现患者染色体的总数少量一条,但是多了一条由两个近端着丝粒染色体长臂融合的融合染色体。由于近端着丝粒染色体的短臂含有的遗传物质很少,因此罗伯逊易位也视为平衡易位的一种,即携带者一般表型正常。

罗伯逊易位携带者在配子形成过程中可以形成 4 种配子:①染色体正常的配子,这样的配子可产生正常后代;②具有一个 D/G 易位染色体的配子(即只有 12 条染色体,其中两条染色体融合成为一条易位染色体),与正常配子受精后形成 D/G 易位携带者,表型正常;③具有一个 D/G 易位染色体与一个正常 D 组或 G 组染色体的配子(即仍然是 13 条染色体,其中包括一条融合染色体),与正常配子结合形成具有三体的胎儿,往往容易流产或者胎死宫内,也可以存活,但为三体综合征的畸形儿;④缺失一条 D 组或者 G 组染色体的配子,这样的配子与正常配子受精后形成 D 组或者 G 组单体的胎儿,不能正常

发育,表现为流产或者胎死宫内。

因此罗氏易位携带者虽然表型正常,也可以正常受孕,但产生的配子大多不正常,容易流产。

(2) 如何指导罗氏易位携带者受孕:首先是自然受孕。根据前面介绍,罗氏易位携带者有 1/4 机会形成正常的配子,有 1/4 机会形成易位的配子,有 1/2 机会生育表型正常子代。同样,由于男性的选择性受精,男性倒位携带者生育正常子代的几率更高。所以在告知风险、知情同意的情况下可以选择自然受孕。自然受孕成功孕妇一定要取绒毛、羊水或者脐血进行产前诊断。由于常规 320~400 条带的 G 显带检测技术分辨率较低,对于 8Mb 以下大小片段染色体异常不能分辨,因此结合基因芯片技术或者全基因组测序技术可以检测出胎儿可能出现的更小的染色体缺失/重复等不平衡易位。

其次可以选择辅助生殖技术助孕。所谓第三代试管婴儿,即植入前遗传诊断技术(preimplantation genetic diagnosis,PGD)。在受精卵分裂至 8 细胞期后,从胚胎中取 1~2 个细胞进行遗传学检测,选择检测结果正常的胚胎进行宫腔内移植。针对 PGD 检测时样本量小的情况,一般需综合应用间期核 FISH、单细胞 DNA 扩增后基因芯片或全基因组测序、连锁分析等技术。还要告知进行 PGD 的孕妇一定还要进行产前诊断进行验证。

对于没有条件开展 PGD,或者 PGD 无法筛选出正常胚胎进行移植的情况,可以使用他/她人供精/卵,进行辅助生殖治疗。采用他/她人供精/卵的孕妇可以按照常规产检流程进行产前,无特殊医学指征,不需要进行产前诊断。

2. 曾生育 Turner 综合征患者的遗传咨询

(1) 曾生育 Turner 综合征患者的遗传特点:Turner 综合征多数是新发生的,再发风险低。Turner 综合征是由于双亲配子形成时在减数分裂过程中 X 染色体的同源染色体或姐妹染色单体不分离,导致其中部分配子缺失一条 X 染色体或 Y 染色体,与正常配子结合后形成核型为 45,X 的合子。70% 的性染色体不分离为父源性。此外,约 10% 的性染色体丢失是发生在合子后早期卵裂,从而形成嵌合体。

高龄增加 Turner 综合征的发生风险。对于曾生育过 Turner 综合征的夫妇,再次生育时,不论是否大于 35 周岁,都建议做产前诊断。此外夫妇双方,尤其是男方要远离各种诱发染色体畸变的因素,比如药物、辐射、化学物质等。

虽然核型为 45,X 的胚胎 99% 发生早期流产或者胎死宫内，但仍有部分患者可以存活。尤其是核型为嵌合体的个体，即这一个体的合子具有两种核型，一种正常核型 46,XX，一种为 45,X。根据嵌合比例的不同，个体的表型也可能不同。

（2）曾生育 Turner 综合征的患者计划再生育，如何指导产前诊断：曾生育 Turner 综合征的患者计划再次生育前，应对先证者及其双亲的遗传信息明确诊断。分析是新发生的突变，还是由嵌合型母亲遗传过来的。指导患者母亲怀孕期间适宜时期进行产前诊断。根据各个产前诊断机构的技术和实验室条件不同，产前诊断的最佳孕周稍有差异。一般建议在孕 11~14 周行绒毛组织穿刺取样；孕 16~24 周行羊水穿刺取样；孕 26 周以后行胎儿脐带血穿刺取样进行染色体核型分析。通过分析结果确定胎儿是否患有 Turner 综合征，如果检查后发现胎儿为嵌合体，则需根据嵌合种类及嵌合比例具体分析。

绒毛膜取样的标本由绒毛膜、中胚叶或胎血组成，但发现嵌合时可能是由于绒毛膜细胞嵌合或绒毛膜与胎儿组织细胞核型不一致所致。如果绒毛膜采样发现是嵌合体，应继续行羊膜穿刺术。

羊水中的细胞来源于羊膜、胎儿皮肤脱落细胞和胎儿尿路脱落细胞的混合物，主要来源于外胚层；胎儿脐血则来源于中胚层。因此，无论是羊水样本或是脐血样本的结果均只能反映胎儿部分胚层的细胞系种类及比例，其异常核型的百分数无法可靠地反映胎儿真实的嵌合体情况或表型严重性的关系。但一般而言，结果中正常核型细胞比例越低，胎儿出现相应染色体病的可能性越大，其表型也越严重。

如果羊膜穿刺术发现嵌合体，或者如果有绒毛膜采样发现的嵌合体在羊水中没有，但考虑在胎儿血液中可能有，则应该考虑做胎儿血样（脐血穿刺）检测。

（3）Turner 综合征的临床表现与诊断：Turner 综合征是较常见的性染色体异常疾病，占女性新生儿的 1/5000。典型患者临床表现为：身材矮小（比正常女性的平均身高低 20cm）、后发际低、颈蹼、胸平而宽、乳头间距增宽以及第二性征发育不良，但 10%~20% 的患者可有青春期发育。通常智力正常，但平均 IQ 比正常同龄人低 10~15 分。约 10% 需要特殊教育。大部分患者月经异常，主要表现为原发闭经，2%~5% 的患者能经历月经初潮或规律性月经。

妇科超声检查常提示卵巢及子宫发育不良。

性激素检查提示雌激素过低，促卵泡激素、黄体生成素过高，提示卵巢发育不良。也有部分患者，尤其是嵌合体患者身材、智力发育正常，而是以原发不孕为首发症状就诊的。

细胞遗传学是确诊的重要手段，也是进行产前诊断的必备条件。如果染色体核型分析发现可疑但无法确定时，可再选择基因芯片、拷贝数变异检测或染色体 FISH 检测。

3. 胎儿 CNV 的遗传咨询

（1）CNVs 的常见检测手段及局限性：常规染色体核型分析是将分裂中期细胞固定、染色、显带，来显示各个染色体的数目和结构是否正常的方法，是诊断染色体病的金标准，也是我们产前诊断不明原因胎儿异常的常用检测手段。

但是标准核型分析只能识别 5~10Mb 以上的染色体结构异常，对于较小片段的染色体缺失和重复则无法分辨。因此临床上经常有常规染色体核型分析不能解释的胎儿异常情况。拷贝数目变异（copy number variant，CNV）也称拷贝数多态（copy number polymorphism，CNP），是一种在人类基因组广泛分布的 DNA 片段的变异。近年来，以 CNV 为遗传标志进行检测的各种技术被不断开发和应用于高分辨率的全基因组筛查中。

染色体微阵列分析（chromosomal microarray analysis，CMA）技术，也叫分子核型分析技术（molecular karyotyping），代表所有以微阵列为技术基础的 CNV 分析技术，包括基于比较基因组杂交的微阵列（array comparative-genomic hybridization，aCGH）和基于单核苷酸多态性的微阵列（single nucleotide polymorphism array，SNP array）。这些技术均为高通量、高分辨率的基因组结构检测方法，适用于基因组未知微缺失 / 微重复的非靶向检测。CMA 技术进行 CNV 检测的局限性包括：无法检出染色体平衡易位、低水平嵌合和三倍体；无法鉴别基因不平衡性改变的染色体机制，即无法鉴别检测到的染色体三体来源于三体还是不平衡的罗氏易位；对于检测平台不包括区域的 CNV 或者低于检测水平的小 CNV，CMA 技术也无法检出；由于产后 CMA 平台分辨率高于产前 CMA 平台，所以产后 CMA 可以检出的 CNV 无法在产前被检出；另外 CMA 无法检查出单个基因的点突变。

高通量测序技术（high-throughput sequencing，

HTS,也称二代测序技术,next generation sequencing,NGS)主要包括全基因组测序(whole genome sequencing,WGS)技术与全外显子组测序(whole exome sequencing,WES)技术。NGS 技术能够高通量地检测基因的单碱基置换、小的缺失或(与)插入等累及较少碱基的变异。目前商品化试剂盒使 NGS 广泛应用于无创产前筛查中(non-invasive prenatal screening,NIPT)。随着测序技术发展和测序成本的降低,NGS 也被很多机构用于 CNV 的检测,并将在遗传病的诊断中发挥更大作用。同样与传统核型分析相比,NGS 用于 CNV 检测时无法检出染色体平衡易位、低水平嵌合和三倍体;无法提供基因不平衡性改变的染色体机制;NGS 能检测到 CNV 及大小受 NGS 测序深度和覆盖度的限制。

此外,荧光原位杂交技术(Fluorescence in situ hybridization,FISH)、多重连接依赖式探针扩增技术(Multiplex ligation-dependent probe amplification,MLPA)、实时定量 PCR 等手段也可用于检测 CNV。

(2)产前诊断发现 CNVs 如何咨询?

借助于 CMA 或者 NGS 技术,可以检测出低至 50-100Kb 的 CNV,CNV 检测比传统染色体核型分析相比检测周期短、不受标本新鲜与否限制、且分辨率高。但一个缺点就是常常无法解释发现 CNV 的临床意义。

CNV 被分为良性 CNV、有临床意义(病理性)CNV、临床意义不明确的 CNV(variant of uncertain significance,VOUS)三类。VUS 总体发生率约为 1%~2%。一项美国国立儿童健康和人类发育研究所发起的多中心研究报道,在核型正常的病例中,病理性 CNV 发生率为 0.9%,而 VOUS 发生率为 1.5%。因此临床上对于如何解释 VOUS 常常非常困惑,还有一些 CNV 与不同临床结局都有相关性,而无法准确预测其表型。

对胎儿组织检测出 CNV 进行评估的首要策略就是要判断 CNV 的来源,要进一步检测其父母一方是否具有和胎儿组织检测出的同样的 CNV。尽管新生的 CNV 更可能是生理性的,但是即使父母与胎儿拥有同样的 CNV 也不能完全排除胎儿异常的可能。需要检索数据库,寻找最新关于基因型 - 表型关联的信息。在解释 VOUS 的时候,对包含在该区域内的基因进行评估是有帮助的。一般的,相比小的缺失而言,小的重复具有临床意义的可能性更小。

致病 CNVs 多呈现常染色体显性遗传方式,多数为新发,先证者同胞的再发风险与群体发病率一致。部分 CNVs 遗传自表型正常的亲本,因其可能存在生殖细胞突变或低比例嵌合;亦有可能亲本为涉及胎儿 CNVs 部位的平衡 / 非平衡易位携带者。先证者致病 CNVs 可能来自亲本平衡易位染色体的异常分离。对于存在生殖细胞突变或低比例嵌合女性,其再次生育的再发风险取决于嵌合比例;若先证者父母为染色体易位携带者,其同胞再发概率为 1/18,另有 15/18 概率为其他类型染色体病或染色体微缺失 / 重复患儿,仅有 1/9 概率为表型正常儿(1/18 染色体核型完全正常、1/18 染色体易位携带)。

(3)病例 3 患者计划再次生育,如何产前诊断?

病例 3 李某染色体核型分析提示为 9 号染色体臂间倒位携带者,其丈夫核型正常,夫妇双方的染色体微结构检测均未见异常。一般认为 9 号染色体臂间倒位是一种多态,与不良妊娠结局关系不大(详见复发性流产病例遗传咨询部分)。李某生育携带致病 CNVs 患儿并胎死宫内,虽为新发,由于不能排除生殖细胞嵌合体,再生育建议做产前诊断,其产前诊断需要同时进行常规染色体核型分析和 CNV 的检测。

(王珺)

参考文献

1. 邬玲仟,张学 . 医学遗传学 . 北京:人民卫生出版社,2016
2. 中华医学会围产医学分会胎儿医学学组,中华医学会妇产科学分会产科学组 . 非免疫性胎儿水肿临床指南 . 中华围产医学杂志,2017,20(11):769-775
3. 谢幸,苟文丽 . 妇产科学 . 第 8 版 . 北京:人民卫生出版社,2013
4. 染色体微阵列分析技术在产前诊断中的应用协作组 . 染色体微阵列分析技术在产前诊断中的应用专家共识 . 中华妇产科杂志,2014,49(8):570-572
5. American College of Obstetricians and Gynecologists Committee on Genetics. Committee Opinion No. 581:the use of chromosomal microarray analysis in prenatal diagnosis. Obstet Gynecol,2013,122(6):1374-1377
6. Society for Maternal-Fetal Medicine(SMFM). The use of chromosomal microarray for prenatal diagnosis. Am J Obstet Gynecol,2016,215(4):2-9

第二节 复发性流产

| 病例 | 复发性流产及遗传咨询

一、病例简述

 病例1:患者王某某,女,34岁

主　诉　停经两月余,阴道少量流血1周。

现 病 史　患者平素月经欠规律,呈13岁,3日/40日型,经量正常,无痛经,LMP:2017-07-16,EDC:2018-04-22。停经30余天自测尿hCG(+),停经40余天首次行B超确诊宫内早孕,孕1月余出现轻微恶心呕吐,未予特殊处置,持续至今。1周前出现阴道流血,色暗红至咖啡色,呈点滴状,少于月经量,于当地医院就诊,以"先兆流产"为诊断,嘱卧床休息、口服"地屈孕酮片"及"黄体酮软胶囊"至今,现阴道仍有少量流血。就诊于我院门诊,孕妇现无发热,无腹痛无阴道流液。

孕 产 史　孕3产0,胚停2次。

2014年和2016年各有一次因早孕胚胎停止发育,后行人工流产术。分别发生于停经60余天和停经70余天。均行超声检查发现宫内妊娠,可见胎芽,未探及胎心搏动。

既 往 史　否认心脏病、糖尿病及高血压病史。否认肝炎结核等传染病病史。否认外伤、输血史。否认食物药物过敏史。

家 族 史　否认近亲结婚。否认夫妇双方遗传代谢病家族史。否认夫妇双方及亲属畸形、智力低下、不孕不育史。

超声检查　2017-9-18超声所见:

子宫前倾位,大小约9.5cm×6.7cm×5.3cm。宫腔内见3.6cm×1.9cm×1.7cm囊状结构,其内可见1.8cm×0.5cm中等回声团,未检出明显胎心搏动。宫区见少许低回声团,较大者位于后壁,大小约2.0cm×1.3cm,边界清楚。

左卵巢显示不清,大小约3.5cm×2.0cm,右卵巢大小约3.0cm×1.6cm。

双附件区未见明显占位性病变。

超声提示:①早孕胚胎停止发育;②子宫肌瘤。

化验检查　血常规+血型:WBC:8.95×10⁹/L;NE%:78.1%↑;HCT:36.3%↓;BG:B型;RH:阳性。

凝血五项:FIB:4.8g/L↑余正常。CRP:5.17。

总25羟基维生素D:17.190(缺乏)。

尿常规:BLD:1+(1.0mg/L);PRO:1+(0.5g/L);RBC-M:10.70/HP↑;WBC-M:76.60/HP↑。

肝肾功、血脂、血糖:Trig:2.78mmol/L↑;余正常

甲状腺功能:FT3:4.81 pmol/L;FT4:13.35 pmol/L;TSH:0.3857μIU/ml;甲状腺球蛋白抗体0.84IU/ml,甲状腺过氧化物酶Ab 3.24IU/ml。

抗心磷脂抗体:阴性;狼疮抗凝物:阴性;抗β₂糖蛋白1抗体测定(IgG、IgA、IgM):阴性。

抗核抗体测定(ANA):1:100弱阳性!;抗核抗体系列阴性。

同型半胱氨酸13.68μmol/L。

免疫球蛋白定量测定风湿三项:免疫球蛋白M1.81g/L升高;抗链球菌溶血素O<25IU/ml,类风湿因子<20IU/ml。

血黏度测定:卡松黏度 3.0 下降 mPa.s。

COX 及 TORCH-IgM 抗体测定、肝炎病毒、艾滋病联合检测 + 梅毒螺旋体特异抗体测定:阴性。

BV^ 阴道分泌物检查:正常;PCR UU+CT:UU:阳性! ;CT:阴性。

初步诊断　1. 孕 3 产 0,妊娠 7⁺² 周,早孕胚胎停止发育

1. 孕 3 产 0,妊娠 7^{+2} 周,早孕胚胎停止发育
2. 复发性流产
3. 母体子宫肌瘤

诊疗经过　行人工流产术,并取流产绒毛组织送检 NGS。同时夫妇双方取外周血行染色体核型分析。

绒毛组织染色体微结构检测报告单:2q36.2-q37.3(225 300 000-2 430 200 000)×3,即 2 号染色体存在大小约 17.72Mb 的一拷贝数重复。12q24.33(131 300 000-132500 000)×3,即 12 号染色体长臂存在 1.20Mb 的一拷贝数重复。

王某染色体核型结果:46,XX,inv(2)(p21q36)

丈夫染色体核型结果:46,XY

病例 2:患者徐某某,女,25 岁

主　诉　停经 51 天,阴道流血 2 天。

现 病 史　平素月经规律,呈 13 岁,7 日 /30 日型,量中,暗红色,偶有血块,中度痛经,偶尔需要口服止疼药物对症治疗。LMP:2017-01-19,停经 30 余天自测尿妊娠 hCG 阳性,停经 40 天于我院门诊彩超检查提示考虑早孕,宫颈左旁低回声团,大小约 5.6cm×4.0cm,建议除外浆膜下肌瘤。停经 48 天于我院行彩超确诊宫内孕,最近有恶性呕吐等早孕反应,未予治疗,孕来无毒物、药物接触史。近两天出现少许阴道流血,色暗红,无腹痛。

孕 产 史　孕 3 产 0,胚停 2 次。

2015 年和 2016 年各有一次因早孕胚胎停止发育,后行人工流产术。分别发生于停经 60 余天和停经 70 余天。均行超声检查发现宫内妊娠,可见胎芽,未探及胎心搏动。

既 往 史　否认心脏病、糖尿病及高血压病史。否认肝炎结核等传染病病史。否认外伤、输血史。否认食物药物过敏史。

2015 年因畸胎瘤于某三级医院行腹腔镜下左卵巢囊肿剔除术,术后病理良性(未见详单)。否认其他手术史。

家 族 史　否认近亲结婚。否认夫妇双方遗传代谢病家族史。否认夫妇双方及亲属畸形、智力低下、不孕不育史。

超声检查　2017-3-11 超声所见:

子宫前倾位,大小约 8.5cm×6.7cm×5.3cm。宫腔内见 2.6cm×1.9cm×1.6cm 囊状结构,其内可见 0.8cm×0.5cm 中等回声团,未检出明显胎心搏动。宫颈左旁低回声团,大小约 5.6cm×4.0cm,建议除外浆膜下肌瘤。

左卵巢显示不清,大小约 1.5cm×0.6cm,右卵巢大小约 3.0cm×1.6cm。

双附件区未见明显占位性病变。

超声提示:①早孕胚胎停止发育;②子宫肌瘤。

化验检查　血常规 + 血型:WBC:7.27×10⁹/L;NE%:70.7%↑;HCT:37.4%↓;余正常;BG:B 型;RH:阳性。

凝血五项:未见明显异常;CRP:5.49。

微量元素:Ca:mmol/L;Phos:1.42mmol/L;Mg:0.82mmol/L;Fe:10.2μmol/L;总 25 羟基维生素 D:23.5(不足)。

尿常规:PRO:+/-(0.1g/L);RBC-M:1.1/HP;WBC-M:0.9/HP。

肝肾功、血脂、血糖:Crea:37.4↓μmol/L;Glu(空腹):3.5mmol/L↓;Trig:3.81mmol/L↑;Chol:6.20mmol/L。

甲状腺功能:FT3:3.64 pmol/L;FT4:10.91 pmol/L;TSH:0.975μIU/ml;甲状腺球蛋白抗体

60.84IU/ml，甲状腺过氧化物酶 Ab 27.24IU/ml。

抗心磷脂抗体：阴性；狼疮抗凝物：阴性；抗 β_2 糖蛋白 1 抗体测定（IgG、IgA、IgM）：阴性

同型半胱氨酸 18.68μmol/L 升高。

抗核抗体阴性；免疫球蛋白定量测定风湿三项：免疫球蛋白 M1.81g/L 升高；抗链球菌溶血素 O<25IU/ml，类风湿因子 <20 IU/ml。

血黏度测定：卡松黏度 3.0 mPa.s 下降。

hCG：35 226 mIU/mL。

封闭抗体阴性；抗子宫内膜抗体阴性。

COX 及 TORCH-IgM 抗体测定、肝炎病毒、艾滋病联合检测 + 梅毒螺旋体特异抗体测定：阴性。

BV 阴道分泌物检查：正常。

PCR UU+CT：UU：阴性；CT：阴性。

初步诊断　1. 孕 3 产 0，妊娠 7^{+2} 周，早孕胚胎停止发育

2. 复发性流产

3. 母体子宫肌瘤

诊疗经过　行人工流产术，并取流产绒毛组织送检 NGS。同时夫妇双方取外周血行染色体核型分析。

绒毛组织染色体微结构检测报告单：2q36.2-q37.3（225 300 000-243 020 000）×3，即 2 号染色体长臂存在大小 17.72Mb 的一拷贝数重复。5q34-q35.3（16 0460 000-180 700 000）×1，即 5 号染色体长臂存在大小约 20.24Mb 的一拷贝数缺失。

徐某染色体核型结果：46，XX

丈夫染色体核型结果：46，XY，t(2;5)(q36;q34)

二、病例解析

（一）诊断与治疗要点

复发性流产的病因诊断（图 17-1）

复发性流产的病因诊断对于疾病治疗至关重要。12 周前的早期复发性流产常见病因的前三位是遗传因素、内分泌因素和生殖免疫功能紊乱。文献报道，约半数以上早期自然流产的胚胎存在染色体异常。流产发生越早，其胚胎染色体异常的发生率越高。因此，如果条件允许，应该对流产物进行染色体检查。中华医学会妇产科学分会产科学组的《复发性流产诊治的专家共识》建议对早期复发性流产患者进行血栓前状态、免疫功能异常、内分泌异常夫妇双方染色体等方面的检查。因此我们对此 2

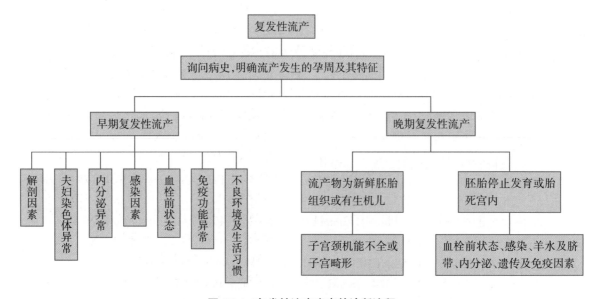

图 17-1　复发性流产患者的诊断流程

例早期复发性流产患者进行了全面筛查。

(1) 病例 1 与同一配偶三次妊娠都以早期胚胎停止发育失败。分析其化验检查结果。超声提示合并子宫肌瘤,但直径 1cm×1.3cm,且位于肌壁间,因此不考虑解剖因素导致早期复发性流产。凝血指标及同型半胱氨酸等正常,不考虑血栓前状态。虽然抗核抗体弱阳性,但是抗核抗体系列阴性,抗心磷脂抗体阴性,甲状腺抗体均正常,免疫因素导致复发性流产证据不足。阴道分泌物解脲脲原体阳性,但一般与早期流产关系不大。

患者第三次胚胎停育后进行了流产物的高通量测序分析,发现较大片段的染色体微重复。夫妇双方染色体核型分析发现患者王某是 2 号染色体臂间倒位携带者。臂间倒位是指染色体的长臂和短臂各发生一处断裂后,臂间形成倒位重接。也就是说王某的 2 号染色体短臂的 2p21 带和长臂的 2q36 带断裂后,颠倒位置重新接回 2 号染色体,重接部分的片段带序颠倒了。因此我们虽然没有对流产物进行染色体核型分析,但是 NGS 的结果提供了信息:较长片段的染色体 CNVs 是此次妊娠胚胎停止发育的原因。

(2) 病例 2 同样是一个早期复发性流产的病例。从化验检查结果来看,患者虽然甲状腺 T3,T4 以及 TSH 值均正常,但甲状腺过氧化物酶抗体和甲状腺球蛋白抗体均升高,存在自身免疫异常;同型半胱氨酸轻度升高,凝血功能异常导致流产因素亦不排除;合并大小 5.6cm×4.0cm 以上子宫肌瘤一枚,解剖因素导致流产亦有可能;患者曾行一侧卵巢囊肿核除术,虽然孕前月经周期规律,但也不完全排除黄体功能不全导致的习惯性流产。

当然对于早期复发性流产的患者,遗传因素必须排查。流产物 NGS 检测报告发现 2 号染色体长臂存在大小约 17.7Mb 的一拷贝数重复,5 号染色体长臂存在大小约 20.24Mb 的一拷贝数缺失。夫妇双方常规 G 显带染色体核型分析显示丈夫为 2 号染色体和 5 号染色体相互易位的携带者。因此,我们认为该患者复发性流产的主要病因是染色体结构异常。

(二)复发性流产的遗传咨询

1. 臂间倒位携带者的遗传咨询

(1) 臂间倒位携带者的遗传特点:臂间倒位携带者遗传物质没有丢失,所以表型正常。但在配子形成过程中,根据同源染色体节段相互配对的规律,臂间倒位染色体形成特有的倒位环,经过倒位环内

的交换,将形成 4 种不同配子:一种为正常染色体,一种为倒位染色体,另外两种由于倒位片段与另一正常染色体的相应片段发生交换,可形成两种均带有部分重复和部分缺失的重排染色体。这两种重排异常染色体都具备着丝粒,属于稳定的可以遗传给后代的畸变。因此,其遗传效应主要取决于重复和缺失片段的长短及其所含基因的致死效应。一般来说,倒位片段越短,重复和缺失的片段越长,形成的配子以及合子继续发育的可能性越小,临床上越可能表型为不孕不育、早期流产或者死胎。而如果倒位片段越长,则重复和缺失片段越短,形成的配子以及合子继续发育的可能性越大,娩出畸形胎儿的危险性相对较高。

(2) 如何指导臂间倒位携带者受孕:首先是自然受孕。根据前面介绍,臂间倒位携带者有 1/4 机会形成正常的配子,有 1/4 机会形成倒位的配子,有 1/2 机会生育表型正常子代。同样,由于男性的选择性受精,男性倒位携带者生育正常子代的几率更高。所以在告知风险、知情同意的情况下可以选择自然受孕。自然受孕成功孕妇一定要取绒毛、羊水或者脐血进行产前诊断。由于常规 320~400 条带的 G 显带检测技术分辨率较低,对于 5~10Mb 以下大小片段染色体异常不能分辨,因此结合基因芯片技术或者全基因组测序技术可以检测出胎儿可能出现的更小的染色体缺失 / 重复等不平衡易位。

其次可以选择辅助生殖技术助孕。所谓第三代试管婴儿,即植入前遗传诊断技术(preimplantation genetic diagnosis,PGD)。在受精卵分裂至 8 细胞期后,从胚胎中取 1~2 个细胞进行遗传学检测,选择检测结果正常的胚胎进行宫腔内移植。针对 PGD 检测时样本量小的情况,一般需综合应用间期核 FISH、单细胞 DNA 扩增后基因芯片或全基因组测序、连锁分析等技术。还要告知进行 PGD 的孕妇一定还要进行产前诊断进行验证。同样,产前诊断的方法除进行常规 G 显带染色体核型分析外,有条件的医院还建议同时进行 CMA 或者 NGS 检测染色体微缺失 / 微重复。

对于没有条件开展 PGD,或者 PGD 无法筛选出正常胚胎进行移植的情况,可以使用他 / 她人供精 / 卵,进行辅助生殖治疗。采用他 / 她人供精 / 卵的孕妇可以按照常规产检流程进行产前,无特殊医学指征,不需要进行产前诊断。

(3) 胎儿检查发现染色体臂间倒位如何遗传咨询?

对于产前诊断行 G 显带染色体核型分析时发现的胎儿臂间倒位时,要对其父母行染色体核型分析,协助判断胎儿染色体臂间倒位的来源:是从父、母亲传递下来的,还是新发生的。如果胎儿的染色体臂间倒位位置与父母一方携带的染色体臂间倒位位置完全一致,则胎儿很可能也是一个染色体臂间倒位的正常表型携带者。如果父母双方均未携带倒位染色体,则胎儿的臂间倒位染色体则很可能是新发生的。这意味着在形成臂间倒位染色体时,经历了新发生的染色体断裂和重接。这种情况下常规 G 显带技术不足以确保在染色体倒位发生同时是否伴有染色体小片段的缺失 / 重复。所以需要对胎儿续行 CMA 或者 NGS 等相关检查,如检查到已知致病染色体缺失 / 重复,应给出终止妊娠建议;如排除已知致病染色体缺失 / 重复,或者上述两项检查结果完全正常,因不能排除倒位断裂导致基因功能异常以及同源染色体上的隐性等位基因暴露,仍需孕妇夫妻双方决定是否继续妊娠。

2. 相互平衡易位携带者的遗传咨询

(1) 相互平衡易位携带者的遗传特点:染色体相互易位是指同一个体的两条染色体分别断裂,相互交换位置后,与另外一条染色体结合的情况,由于没有遗传物质丢失,相互易位携带者表型与正常人相同。但是在配子形成时,理论上可以形成 18 种类型配子,其中 1/18 为正常染色体,1/18 为染色体结构异常,但表型正常的平衡易位携带者,16/18 的配子存在染色体片段的缺失或者重复。后 16/18 的配子如果受精,则会造成流产、死胎或者胎儿畸形。虽然自然流产的夫妇双方都可能存在染色体异常,但是多数文献报道女性多于男性。如果平衡易位携带者为男性,那么生育染色体不平衡胎儿的风险相对较低,这是因为男性存在选择性受精,即男性的正常精子比异常精子更优先受精。而女性卵子数量有限,没有选择机会。

(2) 如何指导相互平衡易位携带者受孕:首先是自然受孕。根据前面介绍,相互平衡易位携带者有 1/18 的机会形成正常配子,1/18 的机会形成平衡易位配子,合计有 1/9 的机会生育表型正常子代。由于男性的选择性受精,男性平衡易位携带者生育正常子代的几率更高。所以在告知风险、知情同意的情况下可以选择自然受孕。自然受孕成功孕妇一定要取绒毛、羊水或者脐血进行产前诊断。由于常规 320~400 条带的 G 显带检测技术分辨率较低,对于 5~10Mb 以下大小片段染色体异常不能分辨,因

此结合基因芯片技术或者全基因组测序技术可以检测出胎儿可能出现的更小的染色体缺失 / 重复等不平衡易位。

其次可以选择辅助生殖技术助孕。所谓第三代试管婴儿,即植入前遗传诊断技术(preimplantation genetic diagnosis,PGD)。在受精卵分裂至 8 细胞期后,从胚胎中取 1~2 个细胞进行遗传学检测,选择检测结果正常的胚胎进行宫腔内移植。针对 PGD 检测时样本量小的情况,一般需综合应用间期核 FISH、单细胞 DNA 扩增后基因芯片或全基因组测序、连锁分析等技术。还要告知进行 PGD 的孕妇一定还要进行产前诊断进行验证。同样,产前诊断的方法除进行常规 G 显带染色体核型分析外,有条件的医院还建议同时进行基因芯片检测或者全基因组测序技术,检测染色体微缺失 / 微重复。

对于没有条件开展 PGD,或者 PGD 无法筛选出正常胚胎进行移植的情况,可以使用他 / 她人供精 / 卵,进行辅助生殖治疗。采用他 / 她人供精 / 卵的孕妇可以按照常规产检流程进行产前,无特殊医学指征,不需要进行产前诊断。

(三) 相关探讨

1. 9 号染色体臂间倒位和其他常见染色体多态

如上文所述,臂间倒位携带者易合并不孕不育、早期自然流产、死胎或者畸形胎等不良孕产史。人群中有一种很常见的染色体臂间倒位,即 9 号染色体的臂间倒位,其在人群中发生率约 1%。9 号染色体臂间倒位一般发生在(p11q12),该区域仅含着丝粒和着丝粒异染色质,倒位后很少形成异常染色体。很多遗传学家认为 inv(9) 是没有表型效应的正常变异,即属于染色体多态。虽然有研究表明在精神疾病、慢性粒细胞白血病、习惯性流产等患者中 inv(9) 的发生率较高,但并没有 inv(9) 导致重组异倍体的报道。因此,大部分 inv(9) 是没有危害的,而有些位点的 inv(9) 可能具有临床意义。但是单纯依靠 G 显带技术很难明确断裂点的定位及染色体缺失 / 重复信息,有必要结合基因芯片、全基因组测序等相关检查结果综合评估。

其他临床常见的染色体多态包括:①常染色体次缢痕增加(即异染色质区域长度的增加):如 1qh+、9qh+、16qh+ 等;②D/G 组染色体随体区变异:如 13pstk+/13pstk−、14pstk+、15pstk+/15pss 等;③Y 染色体变异:如 Yqh+/Yqh−,inv(Y)(p11q11),Yqspat 等。同样,关于这些染色体多态与不孕不育及流产

的关系也存在争议。

2. 高通量测序技术在复发性流产病例中的应用价值

早孕自然流产在育龄妇女的发病率约10%~15%。而自然流产的病因又非常复杂,给治疗带来极大困难。遗传因素占早孕自然流产的50%~60%,因此对自然流产的流产物进行遗传学检测显得非常必要。

由于污染或者自然流产绒毛组织多已经停止发育,所以常规绒毛培养染色体核型分析成功率低。其他染色体异常的检测手段如荧光原位杂交技术(fluorescence in situ hybridization,FISH)、多重探针扩增技术(multiplex ligation-dependent probe amplification,MLPA)、基因芯片法(array comparative genomic hybridization,array cGH、single nucleotide polymorphism array,SNP array)等技术虽能提高检出率,但只能检测到芯片探针覆盖的染色体区域,限制了发现新的染色体畸变。

高通量测序技术也称二代测序技术(next generation sequencing,NGS)主要包括全基因组测序(whole genome sequencing,WGS)技术与全外显子组测序(whole exome sequencing,WES)技术。临床应用较多的是WGS。随着测序技术发展、测序成本下降,NGS技术可以进行全基因组的均匀覆盖,因此能发现芯片平台未覆盖到的CNV,进而发现新的染色体疾病,且还能检出5%以上的嵌合体。但是要注意的是目前采用的高通量测序多数是单端测序,尚不能发现易位、倒位等染色体结构异常问题。此外,同其他方法一样,高通量测序也存在母体细胞污染的问题,最好能同时采集母血样本来验证结果。

高通量测序报告通常会对测序结果与生物信息库的已知CNVs进行比对,给出一个分析报告。在做遗传咨询的时候要正确解读检测报告,比如有些10Mb以下CNVs非致病CNVs,有些虽然致病,但与自然流产关系并不明显。

(王珺)

参考文献

1. 林其德. 自然流产. 北京:人民卫生出版社,2015
2. 邬玲仟,张学. 医学遗传学. 北京:人民卫生出版社,2016
3. 张建平. 流产基础与临床. 北京:人民卫生出版社,2012
4. 中华医学会妇产科学分会产科学组. 复发性流产诊治的专家共识. 中华妇产科杂志,2016,51(1):3-9
5. 付杰,陈亮,潘虹,等. 染色体多态性与不良孕产史关系的探讨. 中国性科学,2016,25(5):112-115
6. 李玉梅,刘冬娥,姚仲元,等. 染色体多态性对体外受精-胚胎移植患者临床结局的影响. 中华医学遗传学杂志,2016,33(6):849-853
7. Yu XW,Wei ZT,Jiang YT,et al. Y chromosome azoospermia factor region microdeletions and transmission characteristics in azoospermic and severe oligozoospermic patients. Int J Clin Exp Med,2015,8(9):14634-14646
8. Zhou Q,Wu SY,Amato K,et al. Spectrum of cytogenomic abnormalities revealed by array comparative genomic hybridization on products of conception culture failure and normal karyotype samples. J Genet Genomics,2016,43(3):121-131
9. Krausz C,Casamonti E. Spermatogenic failure and the Y chromosome. Hum Genet,2017,136(5):637-655
10. Sun L,Chen ZH,Yang L,et al. Chromosomal polymorphisms are independently associated with multinucleated embryo formation. J Assist Reprod Genet,2017,doi:10.1007/s10815-017-1037-9

第三节 染色体病、单基因病

| 病例 1 | 染色体病

一、病例简述

患者蒋某,女,33岁

主　诉　停经6月余,超声发现胎儿面部异常,胎儿大小小于正常孕周

现 病 史	患者平素月经规律,呈 4~5 日 /29 日型,经量正常,轻度痛经。末次月经:2017-9-20,患者停经 30 余天自测尿妊娠试验(+),停经 40 天余行超声检查确定宫内妊娠,可见胎心胎芽。早孕反应轻,无毒物药物接触史,无异常情况。孕期平稳,定期产检。孕期唐氏筛查未做,孕期 OGTT 未见异常。孕晚期无头晕头痛、视物不清,下肢轻度水肿。1 个月前外院胎儿超声提示胎儿发育迟缓。我院胎儿超声会诊提示胎儿下颌畸形,眼距宽,生长受限,3 周前于我院行羊水穿刺及核型分析,结果回报提示胎儿染色体无异常。现患者无下腹痛及下腹紧缩感,无阴道流血流液,胎动如常,要求引产入院。
孕 产 史	孕 2 产 1,第一胎因胎儿面部异常及生长受限,30 周引产,未进行染色体或基因检查。
既 往 史	既往体健,否认肝炎结核等传染病病史,否认心脏病、糖尿病及高血压病史,否认外伤及输血史,青霉素过敏,否认食物及其他药物过敏史。
入院查体	T:37℃,P:90 次 / 分,BP:122/79mmHg,R:20 次 / 分。神清语明,无贫血貌。心肺听诊未闻及异常,腹膨隆,软,无压痛,未及宫缩。双下肢未见水肿,四肢活动良。 产科检查:宫高 25cm,腹围 100cm,胎心 146 次 / 分。
辅助检查	胎儿羊水染色体核型分析结果:46,XN,夫妻染色体核型:未见异常 胎儿超声:胎儿双顶径约 4.5cm,股骨长约 3.5cm,下颌畸形,眼距宽,胎儿大小小于实际孕周。胎心率:138 次 / 分。胎盘附着于子宫后壁,成熟度 0 级,厚约 3.2cm。羊水深度约 4.6cm。胎儿颈部 "U" 形压迹。脐动脉 S/D:3.3,PI:1.1。
入院诊断	1. 胎儿生长受限 2. 胎儿发育异常(面部异常) 3. 孕 2 产 0,妊娠 24^{+4} 周,LOA
诊疗经过	入院后完善各项常规检查,患者及家属要求引产并开具引产证明,予米非司酮口服,行依沙吖啶羊膜腔内注射引产,尸检提示胎儿面部畸形,发育迟缓。产后病情平稳出院。经家属知情同意,取引产组织进一步检测染色体微缺失微重复。
出院诊断	1. 胎儿多发畸形 2. 胎儿生长受限 3. 孕 2 产 0,妊娠 24^{+6} 周,臀位引产一死婴
检查结果	胎儿组织高通量测序结果提示: 46,XN,dup(4p16.3).［GRCH37/hg19］(100 000-33 00 000)×3 数据库中记录该区域微重复致病,临床表型包括:下颌前突、睑裂上斜、轻度智力残疾、及全面发育迟缓等。

二、病例解析

(一)染色体病诊断要点

1. 染色体病产前诊断的指征一般包括夫妻之一有染色体畸变或染色体平衡易位;夫妻核型正常,但曾生育染色体病患儿;夫妻核型正常,但原因不明反复流产死胎;35 岁以上高龄孕妇;产前筛查或产前影像学检查提示出生缺陷高风险的孕妇。

2. 常染色体病通常临床表现为先天性非进行性智力障碍,生长发育迟缓,常伴有颅面部、五官、四肢、内脏等方面的畸形等。性染色体病通常的临床表现为:性发育不全或两性畸形,有的患者仅表现为生殖力下降、继发性闭经、智力稍差、行为异常等。

3. 染色体病的诊断依靠明确的胎儿临床表型。对于超声提示胎儿畸形并疑似染色体病的病例,应该由具有产前诊断资质的医院行胎儿医学超声会诊明确临床表型,不可根据一次超声诊断做出终止妊娠的决定。另外,胎儿畸形的明确诊断还需结合家族史及病史。

4. 遗传学诊断,如核型分析,FISH 等,是确诊染色体疾病的重要手段,但核型分析分辨率通常在 5~10Mb 以上,并不能检测更小的微缺失及微重复,需借助芯片或高通量测序的方法行进一步检测。如需进一步诊断,芯片及高通量测序结果需 FISH 验证。

(二)遗传咨询

1. 胎儿检测结果明确后,必须对父母染色体进行相应验证,以明确胎儿染色体异常片段来源。如变异为新发则致病可能性大,如为遗传自父母则可能性小,同时需要完善父母核型分析,以排除因父母平衡易位导致的后代染色体异常。

2. 染色体核型分析及微缺失微重复检测结果未见异常的胎儿畸形不能排除基因突变的可能。

3. 需给家属提供详细的再发风险评估。几乎所有的标准型三体综合征都属新发,与父母核型无关,多由于精卵形成期减数分裂过程中染色体不分离引起,其母亲生育再发风险约为1%。但对于染色体重排后染色体结构异常,如染色体易位、倒位、插入等,其后代染色体异常再发风险明显增高。例如,染色体相互易位携带者理论上可形成18种配子,1/18核型完全正常,1/18与携带者相同的结构异常而染色体拷贝数无异常,16/18染色体拷贝数异常。

4. 几乎所有的染色体病都严重致愚、致残、致死,目前仍缺乏有效的治疗手段,预防染色体病唯一有效的途径是通过产前筛查、胚胎植入前诊断、产前诊断等手段发现染色体异常胎儿,选择性终止妊娠。明确病因是进行准确产前诊断的前提。

(吕远)

参考文献

1. 染色体微阵列分析技术在产前诊断中的应用协作组.染色体微阵列分析技术在产前诊断中的应用专家共识.[J].中华妇产科杂志,2014,49(8):570-572.
2. 荧光原位杂交技术在产前诊断中的应用协作组.荧光原位杂交技术在产前诊断中应用的专家共识[J].中华妇产科杂志,2016,51(4):241-244
3. 邬玲仟,张学.医学遗传学.北京:人民卫生出版社,2016

| 病例 2 | 单基因病

一、病例简述

患者邓某,女,27岁

主　　诉	停经 7 月余,1 个月前发现胎儿双侧多囊肾,要求引产。
现 病 史	既往月经规律,经量中,无痛经。末次月经 2017-6-15。患者于停经 50 余天测尿试纸提示早孕,停经 60 余天超声检查,提示宫内妊娠,可见胎心胎芽,大小符合孕周。孕早期无明显早孕反应。无毒物、药物及放射线接触史。孕 4 月余自感胎动,胎动良。患者定期产检,OGTT 正常,无创低风险。孕 24 周我院超声提示胎儿双侧多囊肾。现患者无头晕头痛,无视物模糊,无恶性呕吐等不适,无发热,无腹痛及阴道流血流液,饮食睡眠可,二便正常。
孕 产 史	孕 1 产 0。
既 往 史	既往体健,否认药物过敏史,否认高血压、糖尿病、心脏病等慢性疾病病史,否认肝炎结核等传染病史。否认外伤史及输血史。
家 族 史	孕妇自述其母亲现年 50 岁,40 岁时出现肾功能不全,血尿,蛋白尿症状。孕妇本人肾脏尚未出现任何异常。
入院查体	T 36.5℃,P 85 次/分,BP:120/80mmHg,神清语明,未见贫血貌,心肺听诊未闻及异常,腹膨隆,腹部无压痛、反跳痛及肌紧张感,双下肢轻度水肿,四肢活动良。产科检查:呈纵产式腹型,宫高 23cm,腹围 90cm,胎心率 140 次/分。
辅助检查	胎儿超声:胎儿超声测量值:双顶径约 8.0cm,头围约 28.3cm,腹围约 30.3cm,股骨长约 6.0cm。胎儿心率约 140 次/分。脐动脉 S/D:2.4。羊水深度约 6.9cm,羊水指数 17。胎儿颅骨呈类圆形环状回声。胎儿颈部可见"U"形压迹。脊柱颈胸段未见明显中断,腰骶部显示不清。胎盘附着在子宫后壁,厚约 3.4cm,成熟度 I~II 级。胎盘下缘显示不清。 双肾泌尿系超声:双肾可见高回声团,考虑多囊肾改变。 肝胆脾超声:肝胆脾未见明显占位性病变 胎儿羊水基因检测结果提示:PKD1 基因 c.11017-10C>A,HGMDpro 数据库报道情况:此突变

位点报道为致病突变,导致成人型多囊肾。

入院诊断　1. 胎儿结构发育异常(双侧多囊肾)

2. 孕 1 产 0,孕 27^{+3} 周,单胎

3. 成人型多囊肾

诊疗经过　入院后完善各项常规检查,患者及家属要求引产并开具引产证明,予米非司酮口服,行依沙吖啶羊膜腔内注射引产,家属不同意尸检。产后病情平稳出院。

出院诊断　1. 胎儿双侧多囊肾

2. 胎儿 PKD1 基因突变 (c.11017-10C>A)

3. 孕 1 产 0,妊娠 27^{+6} 周,臀位引产一死婴

二、病例解析

(一) 基因病诊断要点

1. 遗传方式的确认。当家系中有两个及以上患者时,可以较容易地对遗传方式进行初步判断,因此需要详细地询问家族史。

2. 家系中患者的准确临床表型描述可以为家系致病基因检测提供重要的信息,尤其是唯一致病基因的单基因病。如双侧肾脏多发性囊肿是常染色体显性多囊肾病的特征性体征。

3. 在面对遗传异质性的单基因病时,致病基因的确定可以为疾病遗传方式提供确切信息。例如,对于 PKD1 或 PKD2 基因的突变检测是确诊多囊肾的重要手段。也是与常染色体隐性婴儿型多囊肾及单纯肾囊肿疾病区分的重要手段。

4. 对于临床症状表现为明显的已知单基因病时,首选推荐的检测方法通常为基因 panel 或全外显子测序(WES),但在检测结果为阴性的情况下,仍需补充检查染色体的变异,尤其是微结构的改变。例如,多囊肾通常为 PKD1 基因突变导致,但 17q12 区域微缺失可导致肾囊肿及肾发育不良等类似多囊肾的症状。

(二) 遗传咨询

1. 再发风险的评估。常染色体显性遗传病显性致病基因杂合子后代再发风险为 50%。正常个体后代无风险。常染色体隐性遗传病隐性致病基因纯合子后代再发风险取决于配偶是否携带同一致病基因的隐性致病突变,如携带,后代再发风险为 50%,

否则为 0。隐性致病基因杂合子后代再发风险亦取决于配偶是否携带相同致病基因,如携带,后代再发风险为 25%,否则为 0。X 连锁显性遗传病男性患者的女性后代再发风险为 100%,男性后代为 0;女性患者的后代再发风险无论男女均为 50%。X 连锁隐性遗传病男性患者的后代再发风险为 0,女性携带者的男性后代再发风险为 50%,女性后代再发风险为 0。

2. 产前诊断和植入前诊断是预防单基因病再发的有效途径,明确病因诊断是进行产前诊断和植入前诊断的前提。

3. 绝大多数基因病尚无有效的治疗方法,主要是对症治疗。但随着基因编辑和基因治疗技术的发展,越来越多的基因病将得到有效的治疗。

(吕远)

参考文献

1. 染色体微阵列分析技术在产前诊断中的应用协作组. 染色体微阵列分析技术在产前诊断中的应用专家共识. 中华妇产科杂志,2014,49(8):570-572

2. 荧光原位杂交技术在产前诊断中的应用协作组. 荧光原位杂交技术在产前诊断中应用的专家共识. 中华妇产科杂志,2016,51(4):241-244

3. 邬玲仟,张学. 医学遗传学. 北京:人民卫生出版社,2016

4. 陆国辉,徐湘民. 临床遗传咨询. 北京:北京大学医学出版社,2007

5. Firth HV,Hurst JA. Oxford Desk Reference Clinical genetics and genomics. 2nd ed. Oxford:Oxford university Press,2017

6. 邬玲仟,张学. 医学遗传学. 北京:人民卫生出版社,2016

第十八章

胎儿结构异常

第一节　神经系统异常

| 病例 | 胎儿侧脑室扩张

一、病例简述

患者张某某,女,32 岁

主　　诉	停经 6 月余,胎动 2 月余,外院检查发现胎儿脑室扩张 1 周
现 病 史	患者平素月经规律,LMP:2016-3-27,EDC:2017-01-01,停经 35 日自测尿妊娠试验阳性,确定早孕。轻微早孕反应,孕早期无药物、毒物及放射线接触史,孕早期 TORCH 病毒检查阴性,孕中期唐氏筛查低风险,孕期定期产检,孕 6 个月于当地县级医院超声检查提示胎儿发育符合孕周,胎儿左侧脑室扩张 15mm,为求进一步检查来我院门诊就诊。
孕 产 史	孕 2 产 0,人流 1 次。
既 往 史	否认过敏史、心脏病、糖尿病及高血压病史。否认近亲结婚史。否认手术史。
门诊查体	一般查体:T:36.5℃,P:100 次 / 分,BP:120/75mmHg,R:18 次 / 分。神清语明,无贫血貌。心肺听诊未闻及异常,腹膨隆,腹软,未触及宫缩,双下肢无水肿。 产科查体:宫高 24cm,腹围 88cm,胎心率 140 次 / 分,头位。
诊疗计划	考虑县级医院超声水平有限,建议于我院完善胎儿超声会诊,以及胎儿头部 MRI 检查,同时建议患者行羊水穿刺染色体检查(包括培养细胞的染色体分析以及染色体微阵列分析)。 完善 TORCH 以及微量元素(重点为叶酸,维生素 B_{12})等的检查。 待检查结果回报后再诊。
门诊初步 诊　　断	1. 胎儿左侧侧脑室扩张 2. 孕 2 产 0,妊娠 25^{+3} 周,LOA
检查结果	彩超(2016-9-14,我院):宫内中孕,胎儿大小符合孕周,胎儿小脑蚓部未显示,双侧侧脑室增

宽,Dandy-Walker 综合征可能性大。

胎儿头部 MRI(2016-9-17,我院):胎儿双侧侧脑室增宽,胎儿小脑蚓部缺如。

羊水穿刺染色体结果(2016-9-30,我院):染色体核型分析未见异常,染色体微阵列分析未见异常。TORCH 结果未见异常。

门诊确诊　1. 胎儿 Dandy-Walker 综合征

2. 孕 2 产 0,妊娠 27^{+3} 周,LOA

治疗经过　考虑胎儿 Dandy-Walker 综合征可能性大,向患者及家属交代病情后,要求终止妊娠,收入院后行羊膜腔穿刺注射乳酸依沙吖啶(利凡诺)引产,分娩一男死婴,外观未见明显畸形。患者及家属拒绝尸检。

出院诊断　1. 胎儿 Dandy-Walker 综合征

2. 孕 2 产 0,妊娠 27^{+5} 周,LOA 引产一死婴

二、病例解析

(一)诊治关键

1. 胎儿 Dandy-Walker 综合征的定义与分型

胎儿 Dandy-Walker 综合征(Dandy-Walker Syndrome,DWS)是以第四脑室和小脑发育障碍为特征的胎儿先天畸形,是胚胎时期脑部发育障碍所致的特殊类型的先天性疾病。发病率约为 1/35 000~1/25 000,表现为第四脑室、小脑延髓池及小脑蚓部的异常,部分患者存在侧脑室扩张,甚至伴有脑积水。

DWS 包括典型 DWS、变异型 DWS 和单纯小脑延髓池扩张。文献描述的 DWS 分型虽不完全相同,但都是以小脑蚓部的发育情况作为标准,基本上分为 Dandy-Walker 畸形(Dandy-Walker malformation,DWM,以小脑蚓部完全缺失或部分缺失为特征)、Dandy-Walker 变异(Dandy-Walker variant,DWV,小脑蚓部发育不良,多为下蚓部发育不良)和单纯颅后窝池增宽(megacisterna magna,MCM,小脑蚓部完整,第四脑室正常,小脑幕上结构无异常)三种。本病例因超声及 MRI 均提示胎儿小脑蚓部缺失,因此属于典型 DWS。

2. 胎儿 Dandy-Walker 综合征的病因

DWS 的病因是多样化以及非特异性的,在孕四周胚胎神经系统发育过程中神经元移行后期部分缺陷所致,常并发心脏、骨骼、泌尿生殖和胃肠等系统的畸形。本病起因归纳为胚胎期第四脑室出孔闭锁、小脑蚓部融合不良、神经管闭合不全,及以后的脑脊液动力学异常。本病属于多因子遗传性疾病,包括感染风疹病毒或巨细胞病毒、罹患弓形体病,长期应用华法林、饮酒及母体罹患糖尿病等,Nicole 等发现先天感染或致畸物如苄丙酮香豆素(一种抗凝血剂)

等亦可导致 DWS;15%~45% 的 DMS 患者与染色体缺陷有关,特别是 18- 三体、13- 三体和 21- 三体综合征。近年来国外报道部分 DWS 患者存在染色体异常。Temtamy 等在研究 5 例 9p 三体型胎儿时认为发生在 9p ter2q22 中的片段重复可能是 DWS 的病因。Grinberg 等定义了与 DWS 相关的关键区域 - 脑基因的 2 个邻近锌指结构 ZIC1 和 ZIC4。

3. 胎儿 Dandy-Walker 综合征的临床诊断

DMS 的临床诊断依靠影像学检查方法,主要为超声及 MRI。

(1)超声检查:产前超声检查是诊断 DWS 的首选影像学方法,具有经济、方便、可重复性等特点。胎儿小脑的发育在脑的发育过程中分化早,成熟晚,形态变化较大。在妊娠 18 周前胎儿小脑蚓部下方仍可能呈开放状态,故超声诊断小脑蚓部是否闭合应在妊娠 18 周以后。典型 DWS 的超声声像图表现:两侧小脑半球分开,中间无联系,蚓部完全缺失,颅后窝池明显增大,第四脑室扩张,两者相互连通。变异型 DWS 以小脑蚓部发育不全为特征,可伴或不伴有颅后窝池增大。而单纯颅后窝增大者小脑蚓部完整,第四脑室正常,小脑幕上结构无异常,仅见颅后窝增大。本病例超声表现为胎儿小脑蚓部未显示,双侧侧脑室增宽。故产前超声检查,特别是排畸超声对于筛查胎儿 DWS 极为重要。

(2)胎儿头颅 MRI:是诊断胎儿 DWS 的最佳影像学方法,MRI 矢状位薄层扫描显示更佳,比超声检查更加准确可靠。DWS 影像学表现以颅后窝明显增大,小脑延髓池及第四脑室增宽,可与扩大的第四脑室相通,小脑蚓部明显减小或下蚓部缺失为主要特征。如今,胎儿 MRI 检查十分普遍,对胎儿不产生任何不良作用。胎儿头颅 MRI 较超声视野更大,可多方位成像,对显示胎儿中枢神经系统的发育情

况比超声检查更有优势;而 MRI 软组织对比度高,可减轻孕妇肥胖或羊水的影响;MRI 空间分辨率高,可显示小脑蚓部的清晰结构,在妊娠 16 周时可分辨小脑蚓部和第四脑室的分界,能提前 1~1.5 周判断胎儿小脑蚓部的完整性。但胎儿 MRI 也有操作复杂费时、费用高、实时观察对比差、胎动频繁影响成像效果等缺点。因此,MRI 不能作为胎儿 DWS 的筛查方法,但可作为必要的补充检查方法以明确诊断。在超声检查不能确诊时,应积极建议患者结合胎儿头颅 MRI 明确诊断。

(二)误诊误治防范

1. 胎儿脑室扩张行 MRI 检查的必要性

胎儿侧脑室扩张可因多种原因所致,可以是单纯的脑室扩张,也可以为病理性扩张,如脑积水、胼胝体发育不全、脑发育障碍、脑损伤等。临床上,根据是否合并其他异常,可将胎儿侧脑室扩张分为孤立性与非孤立性;非孤立性侧脑室扩张在合并胎儿多系统或多部位异常的同时,更易潜在合并胎儿染色体异常等遗传学异常,因此预后较孤立性差。因此,鉴别胎儿脑室扩张是否合并其他异常对于临床的处理至关重要。超声虽然是产前诊断及胎儿畸形筛查的主要手段,但也有一定的局限性,相对于超声而言,MRI 比超声视野大且更加清晰,软组织分辨率高,不受孕妇体型、羊水量及骨骼等因素的影响,能够清晰显示胎儿内部结构,并可进行多方位、多参数成像,对胎儿组织定位精确。因为 MRI 能够清晰显示脑室形态,因此对于侧脑室扩张的评价有着重要意义。

2. 胎儿 Dandy-Walker 综合征的鉴别诊断

(1)正常变异:正常孕晚期,部分胎儿的小脑饱满,而蚓部相对较小,在横切面上会显示小脑下部分离,后颅窝池≥10mm。但正中矢状切面上小脑蚓部显示正常,后颅窝池也不与第四脑室相通,且脑室系统显示正常。

(2)后颅窝蛛网膜囊肿:有时极易于 DWM 混淆。在声像图上前者病灶可能略偏一侧,小脑蚓部多显示正常。但当较大的蛛网膜囊肿占据整个后颅窝,并压迫小脑,声像图酷似 DWM,两者不易做出鉴别诊断。

(3)交通性脑积水:交通性脑积水也会引起第四脑室及后颅窝池的扩张,但一般不会与 DWS 混淆。前者以侧脑室、第三脑室扩张为主,同时伴有基底池和蛛网膜下腔的扩大;后者以后颅窝池和第四脑室扩张为主。

(三)相关探讨

1. 胎儿染色体微阵列分析检查的必要性

有报道显示颅后窝畸形(包括 DWS 和小脑发育不良)的致病性拷贝数变异检测率(14.6%),在先天性神经系统畸形中是最高的。研究表明,先天畸形的胎儿当存在正常染色体核型时,CMA 检测可进一步发现额外的、有临床意义的细胞遗传学信息。近年发展起来的新技术——产前染色体微阵列分析(CMA)不仅可发现胎儿非整倍体染色体异常,还可检测拷贝数变异,包括微缺失与微重复,这在传统染色体核型分析中难以检测出来,且经常与胎儿智力发育障碍和异常相关。因此临床上的 CMA 检测非常有必要,本病例也进行了 CMA 的检测,但并未发现异常。

2. 胎儿 Dandy-Walker 综合征的临床处理与预后

DWS 常伴发其他先天性畸形,如胼胝体发育不全、枕骨部脑膜膨出以及心血管系统、颜面部、消化系统和泌尿生殖器畸形,临床上应该重视检查。

超声检查发现可疑胎儿 DWS 后,应及时对胎儿行动态超声监测,结合胎儿头颅 MRI 检查,尽早明确诊断,以免漏诊 DWS。

一旦诊断为胎儿 DWS,应充分向患者及家属交代 DWS 预后不良,进行知情同意,尽早终止妊娠,胎儿生后尸检协助明确诊断。本病例在患者及家属知情同意的情况下,选择了羊膜腔穿刺注射乳酸依沙吖啶(利凡诺)引产,但因患者及家属个人原因,并未行尸检。

(陈静)

参考文献

1. Patel S, Barkovich AJ. Analysis and classification of cerebellar malformations. Am J Neuroradiol, 2002, 23: 1074-1087

2. shaffer LG, Rosenfeld JA, Dabeull MP, et al. Detection rates of clinicaUy significant genomic alterations by microarray analysis for speccific anomalies detected by ultrasound. Prenat Diagn, 2012, 32(10): 986-995

3. Wong AM, Bilaniuk LT, Zimmerman RA, et al. Prenatal MR imaging of Dandy-Walker complex: midline sagittal area analysis. Eur J Radiol, 2012, 81(1): 26-30

4. Evangelidou P, sismani c, Ioannides M, et al. Clinical application of whole-genome array CGH during prenatal diagnosis: study of 25 selected pregnancies with abnormal ultrasound findings or apparently balanced structural aberrations. Mol Cytogenet, 2010(3): 24. DOI: lO.1186/1755-

8166-3-24

5. Coban D, Akin MA, Kurtoglu S, et al. Dandy-Walker malformation: a rare association with hypoparathyroidism. Pediatr Neurol, 2010,43:439-441

6. Nicole K, Josef W, Josef K, et al. Dandy-Walker malformation: prenatal diagnosis and outcome. Prenat Diagn, 2000,20:318-327

7. Temtamy SA, Kamel AK, Ismail S, et al. Phenotypic and cytogenetic spectrum of 9p trisomy. Genet Couns, 2007,18:

29-48

8. Grinberg I, Northrup H, Ardinger H, et al. Heterozygous deletion of the linked genes ZIC1 and ZIC4 is involved in Dandy Walker malformation. Nat Genet, 2004,36:1053-105

9. Bryann B, Allen SN, Susan P, et al. Closure of the cereballar vermis:evaluation with secondtrimester US. Radiology, 1994, 193(3):761-763

10. 李胜利. 胎儿畸形产前超声诊断学. 北京:人民军医出版社,2004:147-156

第二节　循环系统异常

| 病例 | 胎儿先心病

一、病例简述

 病例1:患者王某某,女,28岁

主　　诉　停经近9个月,阴道大量流液4小时。

现 病 史　患者平素月经规律,呈12岁,5日/30日型,经量中等,无下腹痛。LMP:2010-10-26,EDC:2011-08-02。停经40天测尿hCG(+),停经56天时行超声提示宫内妊娠,可见胎芽。孕期有恶心呕吐等早孕反应,持续3月余,体重减轻5kg,孕早期无放射线、毒物接触史,妊娠5个月始自觉胎动,活跃至今。胎儿系统彩超及胎儿心脏彩超均提示:胎儿先心病(法洛四联症),孕时定期产检,血压均正常,唐氏筛查正常,OGTT正常,未行介入性产前诊断,孕晚期无头晕头痛,双下肢轻度水肿,患者今天1:00出突然出现阴道大量流液,就诊于我院急诊,现不规律下腹痛,偶有下腹紧缩感,无阴道流血,阴道少量流液,双下肢轻度水肿,胎动良,饮食睡眠可,二便正常。

既 往 史　孕2产0,人流1次。
青霉素过敏,否认其他药物与食物过敏史。
否认输血史及外伤史,否认糖尿病、心脏病及高血压病史,否认肝炎结核等传染病史。提一句家族史。

入院查体　一般查体:T:36.7℃,P:95次/分,BP:114/75mmHg,R:18次/分。神清语明,无贫血貌。心肺听诊未闻及异常,腹膨隆,软,无压痛,未及宫缩。双下肢轻度水肿,四肢活动良。
产科查体:呈纵产式腹型,宫高35cm,腹围103cm,胎心134bpm。
消毒内诊:宫颈软,居中,消70%,宫口容1指,pH试纸变蓝色。阴道内未触及条索状物及搏动感。

辅助检查　胎心监护:反应型。
胎儿彩超:双顶径约9.1cm,头围约31.5cm,腹围约31.4cm。股骨长约6.9cm。胎儿心率约176次/分。胎盘厚度约2.7cm。羊水深度约2.2cm,羊水指数4。脐动脉S/D:1.9。胎儿颅骨呈类圆形环状回声。脊柱颈胸段未见明显中断,腰骶部显示不清。胎盘附着在子宫右侧壁,成熟度Ⅱ级。胎盘下缘显示不清。
胎儿心脏超声:RV:11.0mm LV:9.8mm IVS:1.8mm。
RA:11.0mm LA:9.8mm FO:4.8mm。

AO:5.6mm PA:5.3mm。

胎儿心尖指向胎儿左侧,心胸比例在正常范围内,胎儿左右心比例大概 1:1,室壁活动良好,房室连接正常,两组房室瓣活动正常,未见明显反流影像。室间隔上部回声中断宽约3.7mm,主动脉骑跨于中断的室间隔上,骑跨率约 20%~30%。肺动脉管径偏细,主动脉及左右肺动脉发育尚可,动脉导管开放,房间隔卵圆瓣可见,卵圆孔开放,心包未见积液,胎儿心律规整,胎儿心率 147 次 / 分。超声提示:胎儿先心病,室间隔缺损,主动脉骑跨,肺动脉管径偏细。

入院诊断
1. 胎膜早破
2. 孕 2 产 0,妊娠 38⁺³ 周,LOA,分娩先兆
3. 胎儿先心病(法洛四联症)

诊疗经过　患者入院后完善相关检查,于 2011-7-23 17:28 侧切分娩一活婴,体重 3250g,身长 47cm,头围 / 胸围:33/32cm,Apgar 评分 1 分钟 10 分,5 分钟 10 分。第一产程 5 小时 20 分钟,第二产程 18 分钟,第三产程 2 分钟,总产程 5 小时 40 分钟。产后检查胎盘胎膜娩出完整。分娩时新生儿科会诊,给予新生儿保温保湿清理呼吸道,转新生儿内科住院治疗。孕妇产后安返病房。产后查体:生命体征平稳,血压 120/70mmHg,神清,心肺听诊未及异常,腹软,子宫复旧良,宫底脐下 1 指,阴道流血小于月经量,外阴缝合良,无渗血,四肢活动自如。产后一天患者要求出院,向其交代出院注意事项,嘱患者加强营养,适当下床活动,促进双下肢血液循环,防止静脉血栓的形成。产后 42 天门诊复查,预约出院。

出院诊断
1. 胎膜早破
2. 孕 2 产 0,妊娠 38⁺⁴ 周,侧切分娩一活婴
3. 胎儿先心病(法洛四联症)

病例 2:患者张某某,女,33 岁

主　　诉　停经 9 月余,发现前置胎盘 3 个月。

现 病 史　患者平素月经规律,呈 14 岁,3 日 /28 日型,经量中等,无痛经。LMP:2013-07-06,EDC:2014-04-12。停经 30 天自行检测尿妊娠试验阳性,停经 7 周行超声检查确诊为宫内妊娠,见 1 个妊娠囊,1 个胎心胎芽。孕早期无明显恶心呕吐等早孕反应。孕早期否认药物及放射线接触史。停经 4 个月余始觉胎动,活跃至今。孕 4 月行超声检查提示宫内双胎妊娠(考虑单绒毛膜双羊膜囊可能性大),胎盘覆盖宫颈内口。孕期定期产检,行无创 DNA 检查未见异常,OGTT 检查未见异常。孕 4 月产检发现双胎之一室间隔缺损 0.3cm 伴胎儿水肿(腹腔积液),孕 6 个月检查提示胎儿单脐动脉,室间隔缺损,心包积液,行羊水穿刺检查未见染色体核型异常,定期监测未见明显加重。患者孕期未行胎儿心脏超声的检查。患者于 1 周前无明显诱因出现阴道少量流血,色鲜红,无腹痛及下腹紧缩感,未行处置自行缓解。现因双胎妊娠,35⁺⁶ 周,遂急诊入我院。患者现无发热,无胸闷气短,无下腹紧缩感,无腹痛,无阴道流血流液,胎动如常,饮食睡眠可,大小便正常。

既 往 史　孕 3 产 0,人流 1 次,孕 3 个月胚胎停止发育 1 次。
患者否认食物药物过敏史。
否认肝炎、结核等传染病史,否认糖尿病、高血压及心脏病史,否认外伤史及输血史,否认家族遗传病史。

入院查体　一般查体:T:36.7℃,P:96 次 / 分,BP:117/90mmHg,R:18 次 / 分;神清语明,无贫血貌,心肺听诊未闻及异常,腹膨隆,软,无压痛,双下肢无水肿,四肢活动自如。
产科查体:呈纵式产型,宫高 38cm,腹围 105cm,胎心率 146/136 次 / 分。
消毒内诊:暂未查。

辅助检查　胎心监护:反应型。

胎儿三维超声：

	胎儿 1	胎儿 2
BPD	8.7	8.7
AC	32.2	29.8
FL	6.5	6.4
膀胱	可见	可见
AF	2.4	3.1
EFW	2645	2249
脐血流		
S/D	1.8	2.3
PI	0.6	0.8
HB	143	130
胎盘位置		
	前壁	后壁
胎盘等级	I	I
脐带绕颈	无	无
胎盘厚度	3.1	3.0
胎位		
	左:头位	右:头位(先露)

后壁胎盘下缘完全覆盖宫颈内口,完全覆盖宫颈内口,成熟度Ⅱ级,宫口处胎盘约 3.1cm×4.4cm,厚约 3.1cm。彩超胎盘植入评分:3 分。

入院诊断　1. 前置胎盘(中央型)

2. 双胎之一胎儿先心病(室间隔缺损)

3. 孕 3 产 0,妊娠 35 周 +6,LOA /LOA(考虑单绒毛膜双羊膜囊可能性大)

诊疗经过　完善入院常规检查,患者 2014-3-20 因"孕 36^{+5} 周,中央性前置胎盘,偶有下腹紧缩感,要求手术,且无绝对手术禁忌证"于 CSEA 下行子宫下段剖宫产术,于 12:08 剖娩一大活婴,体重 2450g,身长 40cm,头 / 胸围 32 / 32cm,Apgar 评分 1 分钟 10 分,5 分钟 10 分,胎盘胎膜完整娩出,脐带长 50cm,羊水清,量 800ml;于 12:09 剖娩一小活婴,体重 2180g,身长 38cm,头 / 胸围 31 / 32cm,Apgar 评分 1 分钟 10 分,5 分钟 10 分,胎盘胎膜完整娩出,脐带长 50cm,羊水清,量 600ml,术中见胎盘覆盖宫颈内口,胎盘娩出后,子宫下段收缩差,出血较多,予以间断缝合浆肌层,卡前列素氨丁三醇 1 支宫壁注射,卡贝缩宫素 1 支侧管,缝合子宫。术中探查见子宫双附件无异常。术中出血约 300ml,术后安返病房。新生儿未住院。术后予补液、抗炎,促进宫缩治疗,术后恢复良好。现生命体征平稳,状态可,请示上级医师,可今天出院。

出院诊断　1. 前置胎盘(中央型)

2. 双胎之一胎儿先心病(室间隔缺损)

3. 早产儿

4. 孕 3 产 0,妊娠 36^{+5} 周,LOA /ROA,剖娩两活婴

二、病例解析

(一)诊治关键

1. 胎儿循环系统异常的高危因素

了解胎儿循环系统异常的高危因素,有助于下一步的诊治计划与诊疗流程。

(1)胎儿循环系统异常合并胎儿染色体或者基因异常,如 21- 三体、13- 三体、18- 三体等,建议终止妊娠。

(2)胎儿父母亲或父亲的兄弟姊妹有先心病,胎儿循环系统异常可能是家族史导致的,此时应告知孕妇及其家属详细病情。

（3）胎儿母亲合并某些疾病,如:代谢性疾病(糖尿病、未控制的苯丙酮尿症等)、结缔组织病(系统性红斑狼疮、干燥综合征、类风湿性关节炎等),胎儿常合并胎儿循环系统异常。此时,控制母亲并发症的同时,需密切观察胎儿宫内生长和循环系统异常的程度,在综合考虑母亲与胎儿的情况下,决定诊治方案,以期实现最好的妊娠结局与预后。

当然,有时候我们并不能认识到导致胎儿循环系统异常的高危因素,如:孕早期用药史或者放射线接触史、孕期感染。虽然这些因素是胎儿循环系统异常的高危因素,但我们并不能明确胎儿循环系统异常一定是由于这些因素导致的。可以依据胎儿循环系统异常严重程度,决定是否终止妊娠或者继续妊娠。

2. 孕期管理

（1）房间隔缺损:胎儿超声诊断为胎儿房间隔缺损的孕妇,应该进行更为细致的胎儿心脏超声检查来排除是否合并其他心脏畸形,同时也应行系统超声来排除胎儿是否存在心外畸形。部分较小的单纯性房间隔缺损病例,可能在出生后 1 年内自行闭合。随着心脏外科手术的发展,单纯的房间隔缺损通过介入或者外科手术治疗后大多数预后良好,因此孕期发现的单纯的房间隔缺损胎儿,不要轻易建议孕妇引产终止妊娠,可以在分娩后新生儿复查心脏超声来进一步确诊,因为房间隔缺损胎儿预后良好,况且产前超声诊断并不是完全可靠的。建议与小儿外科医师一起会诊,要向孕妇及家属充分交待病情,尊重其选择。如孕妇决定继续妊娠,应做好心理疏导,孕 28 周后要全面评估,建议 1~2 周行 1 次超声检查注意胎儿发育。除常规计数胎动外,妊娠 30 周起常规每周产检行胎心监护。孕足月制定分娩时间及方式,目前没有证据证明房间隔缺损胎儿需要人为干预其出生孕周及方式,但在出生方式选择上应尽量尊重孕妇及家属选择。

（2）室间隔缺损:单纯的室间隔缺损通过介入或者外科手术治疗后大多数预后良好,因此孕期发现的单纯的室间隔缺损胎儿,不要轻易建议孕妇引产终止妊娠,可以在分娩后新生儿复查心脏超声来进一步确诊,因为室间隔缺损胎儿预后良好,况且产前超声诊断并不是完全可靠的。建议与小儿外科医师一起会诊,要向孕妇及家属充分交待病情,尊重其选择。如孕妇决定继续妊娠,应做好心理疏导,孕 28 周后要全面评估,建议 1~2 周行 1 次超声检查注意胎儿发育。除常规计数胎动外,妊娠 30 周起常规每周产检行胎心监护。孕足月制定好分娩时间及方

式,目前没有证据证明室间隔缺损胎儿需要认为干预其出生孕周及方式,但在出生方式选择上应尽量尊重孕妇及家属选择。

例如病例 2,单绒毛膜双羊膜囊双胎,双胎之一室间隔缺损,孕妇孕期定期产检,动态监测,进行了胎儿羊水染色体检查,发现双胎染色体结果无异常,染色体核型分析意见均为:46,XN,t(3;4)(p21;q34)。胎儿出生后也进行了脐血培养细胞的染色体分析,结果与羊水检查结果一致。其染色体易位可能存在家族遗传史,其母亲的染色体核型分析结果为:46,XX,t(3;4)(p21;q32)。但是值得注意的是,此双胎在孕期未进行胎儿心脏超声的检查,虽然双胎出生后,状态良好,并未转入新生儿科治疗。但是常规上,我们还是建议怀疑胎儿循环系统异常的孕妇在孕期行胎儿超声心动图的检查,以进一步明确诊断,制定特定的个体化治疗方案,以期获得良好的围产期结局。

（3）法洛四联症:产前发现的法洛四联症,应仔细观察有无合并其他的心内或心外畸形。并且,应当做染色体检查。若在有生机儿前,可让孕妇及家属考虑终止妊娠。对考虑继续妊娠者,应确认染色体检查结果无异常。孕期适当增加产前检查的次数,并咨询心外科医师有关治疗及预后。分娩时应有儿科和心外科医师在场。

例如病例 1,孕期行系统超声发现胎儿法洛四联症,行胎儿心脏超声确诊胎儿法洛四联症,后定期产检,但未行胎儿染色体检查,无法确定胎儿循环系统异常是否是胎儿染色体非整倍体等其他因素导致的。因此建议当发现胎儿法洛四联症时,应建议介入性产前诊断进行胎儿染色体核型检查。幸运的是,本例患儿出生后,行脐血培养细胞的染色体分析结果为胎儿染色体核型正常。

（4）大动脉转位:在有生机儿前诊断完全性大动脉转位可考虑终止妊娠。对有生机儿后诊断的完全性大动脉转位或有要求继续妊娠的患者,应做更详细的超声检查以除外有无心脏或其他结构异常,必要时行染色体检查。除非合并肺动脉狭窄,一般大动脉转位不会发生宫内心衰。因此,产科无需特殊处理。分娩室需新生儿科医师在场。若宫内有心衰迹象如胎儿水肿及心脏增大等,则应提前分娩,但预后往往不好,新生儿死亡率高。

3. 胎儿健康评估和产前咨询

在已诊断为胎儿循环系统异常和其他畸形的基础上,妊娠晚期评估胎儿整体健康状况有利于指

导分娩处理和产前咨询。妊娠晚期胎动、胎心及宫缩监测、无应激试验,以及胎儿生物物理评分等可以判断胎儿缺氧和酸中毒的风险。基于超声影像的胎儿生物物理评分包括胎心率、胎动、胎儿肌张力、胎儿的呼吸运动和羊水量,评分较为全面,总分为10分,如小于6分,提示胎儿缺氧和酸中毒。产前咨询的目的是提供准确的胎儿畸形诊断,介绍清晰、真实的预后,描述胎儿治疗和处理的方法,帮助父母做出对他们和胎儿有益的选择。有关产前咨询的模式很多,其中很关键的一点是咨询者要有良好的沟通技巧和同情心,从胎儿父母的立场出发,分析和判断胎儿的预后,缓解父母的心理压力。

循环系统异常常合并胎儿染色体异常,因此,应对胎儿循环系统异常的孕产妇进行遗传咨询,行羊水穿刺或脐血穿刺以明确染色体诊断。

4. 胎儿循环系统异常的治疗

如果发现胎儿循环系统异常,应积极转诊至产前诊断中心、母胎医学中心或者胎儿医学中心进行进一步的诊治。胎儿心脏病的诊断和治疗处于多学科交叉地带,胎儿的处理是产科医师,产房新生儿的复苏主要是新生儿科医师,出生后心血管病患儿到门诊或重症监护室才能接触到儿科心脏病医师。有证据表明,新生儿的整体状况和手术结果通过多学科的合作可以得到明显改善。胎儿先心病产前诊断给胎儿的父母提供了时间去咨询和考虑,胎儿影像技术的进步可以使医务人员很好地理解胎儿宫内发育的过程和胎儿出生后循环生理的改变。针对不能适应胎儿循环向生后循环变化的复杂危重心脏病胎儿,需要制定特别分娩计划。

Tita的研究表明,延迟至39周分娩可以改善新生儿的结局。然而,超过42周结束妊娠不利于改善围产期结局。但是,Atz认为,产前诊断为单心室缺陷的胎儿,围产期结局并未随分娩孕周的增大而改变。因此,若胎儿合并不同的循环系统异常疾病,应慎重考虑胎儿和母体的情况及出生后的预后和产前的护理等方面,选择合适的分娩孕周和分娩方式。American Heart Association 在 *Diagnosis and Treatment of Fetal Cardiac Disease* 指南中指出:不推荐在39周之前引产胎儿循环系统异常胎儿,除非胎儿出生后无有效治疗方法或治疗预后差。

对于部分生后肺循环或体循环动脉导管和(或)房间隔缺损依赖的危重型循环系统异常,如肺动脉闭锁、室间隔完整的完全性大动脉转位、左心发育不良综合征、重度肺动脉瓣狭窄、主动脉弓中断、重度

主动脉瓣狭窄、重度主动脉缩窄合并心力衰竭、梗阻型的完全性肺静脉异位引流等,出生后需要急诊救治及早期手术干预。而极危重的循环系统异常胎儿分娩后即需要新生儿早期甚至产房内治疗。

对于大动脉转位:完全性大动脉转位一旦诊断明确,对青紫严重、体、肺循环间交通较小的新生儿应迅速进行球囊导管房间隔撕裂术,若操作失败,应进行外科手术人造房间隔缺损或行体、肺循环分流术。伴大型室间隔缺损、早期发生难治性心衰者可做肺动脉环扎术。但近年来多主张早期进行根治术,甚至在新生儿期行手术治疗。若扩大房间隔缺损后病情改善,根治术年龄可推迟到6~12月龄。

(二)误诊误治防范

1. 超声心动图使用指征

中华医学会超声医学分会超声心动图学组于2015年发布的《中国胎儿超声心动图检查规范》指出:建议有以下高危因素的孕产妇行胎儿超声心动图检查:

(1) 母体因素:①孕妇合并某些疾病:如代谢性疾病(糖尿病、未控制的苯丙酮尿症等)、结缔组织病(系统性红斑狼疮、干燥综合征、类风湿性关节炎等);②孕早期致畸物质的暴露:如避孕药、解热镇痛药、抗惊厥药、外源性雌激素及其类似物、糖皮质激素等;③母体感染:如TORCH等;④辅助生殖技术受孕。

(2) 胎儿因素:①产科超声筛查怀疑胎儿循环系统异常;②胎儿心率或心律异常;③胎儿存在循环系统以外的其他系统畸形;④已知的或怀疑的胎儿染色体异常;⑤胎儿非免疫性水肿;⑥胎儿颈项透明层(NT)增厚;⑦双胎或者以上的多胎妊娠,如单绒毛膜双胎;⑧脐带、胎盘或者羊水异常等。

(3) 家族因素:①孕妇既往有CHD胎儿或患儿妊娠史;②胎儿一级亲属(父亲、母亲或同胞)患有CHD;③某些遗传综合征家族史:结节性硬化症等。

但是对于不存在上述高危因素的孕产妇,并不是不需要进行胎儿超声心动图的检查,因为在低危人群中,也会发现胎儿循环系统的异常。因此,对于孕期是否行胎儿超声心动图检查,一方面要尊重孕妇及家属的意愿,一方面要综合考虑胎儿与母体目前的妊娠情况。谨慎选择。

2. 房间隔缺损

胎儿超声心动图对于房间隔缺损的诊断应十分谨慎,因为超声检查时容易把卵圆孔误诊为房间隔缺损,同时小的房间隔缺损在胎儿期通过胎儿心

脏超声诊断也十分困难。

正常胎儿房间隔呈线状中等回声,卵圆孔瓣位于左房侧呈半圆形,回声光滑,随心动周期在左房内摆动,存在房间隔缺损时表现为右心系统略大,房间隔连续中断,上下腔静脉血液进入右心房后,全部通过卵圆孔流入左心房,卵圆孔直径明显增大,多无卵圆孔瓣或卵圆孔瓣活动异常,二尖瓣、三尖瓣在心内膜垫附着点不在同一水平上。

根据房间隔缺损发生的部位,一般分为原发孔型房间隔缺损、继发孔型房间隔缺损(包括卵圆孔型、上腔型和下腔型)、冠状窦型和混合型。

3. 室间隔缺损

室间隔缺损的超声诊断有一定困难,小的室间隔在孕期超声容易漏诊。室间隔缺损表现为室间隔回声中断,断端回声增强。如果发现了室间隔缺损,应继续从不同的角度仔细检查。心尖四腔心切面在主动脉的下方常常看见室间隔缺损,但是这个是一种伪象。应用彩色多普勒,可能看见通过室间隔缺损的分流,分流可能是双向的,也可能完全没有分流。

Cooley 根据解剖学部位,将室间隔缺损分为室上嵴型缺损(上、下型)、膜部缺损和肌部缺损四型。

4. 法洛四联症

法洛四联症的超声特点如下:

(1)室间隔缺损:由于绝大部分患儿的室间隔缺损都靠近流出道的膜部,因此在四腔心平面上不易观察到室间隔缺损回声。此时,略倾斜探头使声束对向左室流出道,或者改用左心长轴切面进行寻找,即能发现室间隔连续线回声出现中断。室间隔缺损大小因人而异。

(2)主动脉骑跨:常见于主动脉骑跨与室间隔上,常同时与其他心脏发育异常并存。见胸骨旁主动脉短轴切面显示相当于11~12点钟方位呈楔形。

(3)肺动脉狭窄:主要表现为肺动脉管径明显小于主动脉管径。在肺动脉严重狭窄时,二维声像图不能找到肺动脉结构,尽在彩色血流图上显示极细的肺动脉血流,同时主动脉血流图有增宽改变。少数法洛四联症合并肺动脉闭锁胎儿可显示动脉导管反流信号。法洛四联症合并肺动脉瓣缺失者,声像图表现为肺动脉主干瘤样扩张。一般来讲,在胎儿期间不会出现右心室肥大改变。

5. 大动脉转位

超声声像图诊断大动脉转位的依据是大动脉失去正常截屏关系,即主动脉与肺动脉无互相交叉,

表现为两者平行而出。两条平行的大血管可在左右心室上方直行而上,也可一起弯向右前方然后再向左上方行走,呈两个紧靠的"C"形结构。继续向上跟踪大血管可发现从右室发出的血管其分支高而远,为主动脉弓的颈血管分支,而从左室发出的大血管其分支则低而近,即为肺动脉的左右分支。通常,心房与心室的连接正常。

当合并室间隔缺损时,在膜部、漏斗部或肌部可有室间隔缺损声像图表现。室间隔缺损的有无对产科处理有着重要临床意义。此时,超声还应注意心内心外有无其他异常改变。

6. 孕期动态监测的重要性

当疑似或者确诊为胎儿循环系统异常时,孕期应动态监测胎儿的生长发育情况和循环系统异常的严重程度。监测内容包括胎儿常规超声、超声心动图、胎心监护、正常产检等,必要时,可以行胎儿MRI以进一步明确诊断。通过孕期动态监测,可以提高产前诊断的准确性。

孕期动态监测,可以随时了解胎儿宫内生长发育的情况。若胎儿存在胎死宫内或者胎儿病情进一步恶化时,可以采取相应的措施,以期获得良好的围产期结局。

中华医学会儿科学分会心血管学组在《胎儿先天性心脏病诊断及围产期管理专家共识》中指出:房室瓣或半月瓣关闭不全,进展性的房室瓣或半月瓣梗阻,心脏梗阻或血流量减少引起进展性的房室瓣、心室、大动脉、肺动脉分支及主动脉弓等发育不良,动脉导管提前关闭,限制性卵圆孔或心房间交通等是有可能进展的胎儿先天性心脏病,临床实践中,应加强对此类先心病的管理,适当增加随访次数。

(三)相关探讨

1. 胎儿心脏评估的新技术

在《胎儿心脏病的诊断和治疗:AHA 科学声明》解读中,由于胎儿超声心动图设备性能有限、图像容易受胎儿的大小和位置以及孕妇腹壁脂肪的厚度等因素干扰,影响胎儿心脏评估的准确性。

目前,国外学者开展 3D 和 4D 超声心动图、胎儿心血管核磁共振、组织多普勒等新技术研究,努力提高胎儿心脏结构和功能评估的准确性。而胎儿心律失常可以通过胎儿心电图、胎儿心磁图进行分析。

目前,临床应用最广泛的技术仍是超声心动图,但发展起来的新技术可以在适当时候作为诊断的辅助手段,帮助明确诊断。

(1)3D 和 4D 超声心动图:三维和四维超声已

应用于胎儿心脏筛查、先心病的评估,以及心脏腔室大小和功能的定量及体积评估。三维和四维心脏体积的采集、显示和操纵需要专门的换能器、先进的算法和技术专长者。临床上,这些考虑以及分辨率问题已经减缓了3D/4D技术在胎儿心脏成像中的广泛应用。然而,这项技术的各种应用增强了对胎儿心腔容量和射血分数的定量测量。临床上,该技术有可能改善CHD低风险妊娠的筛查,特别是当与远程医疗和算法结合时可以自动提取来自3D/4D数据集的各种设置。

(2)胎儿心血管磁共振:虽然磁共振技术的进步已经扩大了MRI在儿童CHD患者中的临床作用,但是由于胎儿心脏结构的尺寸小、胎儿的随机运动以及在没有胎儿心电图的情况下找到快速跳动的胎儿心脏的挑战,MRI在胎儿心脏中的应用受到了限制。此外,与传统的超声波技术相比,MRI需要昂贵的、大型的、便携式的设备以及专门的专业知识来进行检查和解释所观察的结果。但是,MRI影像可以提供的检查视野远超过了产科超声。超声成像受到胎儿的位置、肋骨钙化、母亲肥胖和羊水过少的影像,特别是在孕晚期,此干扰作用更大。如果可以克服与运动和心脏门控有关的挑战,那么MRI有可能在多个平面上提供胎儿心脏的高分辨率成像,并且生成具有比用超声获得的分辨率更高的分辨率的体积数据集,从而提供潜在的强大的定量评估心脏功能和房室体积的可能,并且可以提供检查静脉和动脉解剖、心房位置和胸部影响胎儿心血管结构/功能的心外畸形的独特视角。

(3)组织多普勒:组织多普勒,二维散斑以及组织和特征追踪是最新的基于超声的技术之一,已被证明可以提供增强的、定量的、非侵入性的心室肌壁运动和力学评估,包括肌壁运动分析和心肌应变和应变计算率等。这些技术已被应用到胎儿的各种领域。

(4)胎儿心电图和胎儿心磁图:胎儿心磁图和胎儿心电图能够更精确地诊断胎儿心律失常和传导障碍,并可以确定心律失常诊断的细微差别,发现未知的心律失常,准确评估抗心律失常疗法的效果和毒性,并为发育性胎儿电生理提供见解。

尽管胎儿心电图已有数十年的历史,但由于某些原因,其在临床的应用已经逐渐减少。胎儿心电图ST段分析(ST analysis,STAN),这种算法测量QRS与T幅度的比值、ST段压低和T波变化可以预测胎儿脐带血代谢异常状态。用这种技术,T波幅度

增加认为是在窒息状态;这些变化被认为是糖酵解过程中心肌钾释放所致。虽然对于已知或疑似传导系统疾病的胎儿,心电图对于评估心脏传导和节律可能是可行的,但其用处尚未确定。

2. 分娩方式的选择

Peterson的研究表明,剖宫产结束妊娠并未比阴道分娩更有优势。因此,对于分娩方式的选择,目前尚存在争议。

国外已开展特殊分娩产房护理。主要针对胎儿大血管转位或持续性的心动过速伴心衰或水肿;对于左心发育不良综合征伴限制性房间隔、异常肺静脉引流、房室传导阻滞伴低室性心率和胎儿水肿,也可以进行分娩产房处理。法洛氏四联症合并肺动脉瓣缺如或Ebstein畸形,因为胎儿不能适应出生后的循环方式,因此也需要加大特殊产房的推荐。当然,胎儿心内分流、大部分动脉导管依赖型先心病、可控性心率异常无需妊娠期特殊分娩产房。

(1)出生后即刻超声心动图评价新生儿循环系统严重程度、心脏腔室发育、体肺血管及瓣膜病变、心脏节律及心脏功能等情况。

(2)对于体循环或肺循环动脉导管和(或)房间隔缺损依赖的危重循环系统异常,如肺动脉闭锁、室间隔完整的完全性大动脉转位、重度肺动脉瓣狭窄、主动脉弓中断、重度主动脉瓣狭窄、重度主动脉缩窄合并心力衰竭、梗阻型的完全性肺静脉异位引流等,出生后需早期给予重症监护及干预,禁吸氧,药物或支架维持动脉导管开放、球囊房隔造口术、球囊扩张肺或主动脉瓣等介入治疗或急诊外科手术治疗。

(3)综合评价新生儿期急诊心导管检查术、心脏介入手术(包括镶嵌手术)、心脏外科手术的风险利弊,选择最佳个体化干预的时机及方式。

3. 治疗新进展

目前国外多个医学中心对这部分进展性心血管畸形,如严重主动脉瓣狭窄、合并限制性心房间交通的左心发育不良综合征或室间隔完整型肺动脉闭锁或严重肺动脉瓣狭窄等尝试实施孕中、后期胎儿心脏主、肺动脉球囊成形术、卵圆孔扩大术,使胎儿出生后有机会接受进一步姑息治疗或建立双心室循环,以改善预后。目前国内尚未开展。

胎儿镜检查是用直径很细的光学纤维内镜经母体腹壁穿刺,经子宫壁进入羊膜腔,观察胎儿、抽取脐血、取胎儿组织活检及对胎儿进行宫腔内治疗的方法。胎儿循环系统应用胎儿镜行宫内治疗的主要目的是为畸形胎儿提供早期治疗,以纠正其病理

解剖或尽可能减少解剖和(或)生理学异常的继发性损害,并促使心血管结构正常发育。

目前,符合伦理学的宫内循环系统异常治疗应符合如下原则:

(1) 循环系统异常胎儿生后疗效差、病死率高。

(2) 宫内干预能纠正或阻止、减轻畸形发展,提高生后疗效。

(3) 循环系统病变尚未到无法有效治疗的程度。

(4) 宫内治疗技术必须可行。

(5) 必须将孕妇的安全、健康放在首要位置,还必须考虑到孕妇未来的生育能力。

(张志涛)

参考文献

1. Tita AT, Landon MB, Spong CY, et al. Timing of elective repeat cesarean delivery at term and neonatal outcomes. N Engl J Med, 2009, 360:111-120

2. Atz AM, Travison TG, Williams IA, et al. Prenatal diagnosis and risk factors for preoperative death in neonates with single right ventricle and systemic outflow obstruction: screening data from the Pediatric Heart Network Single Ventricle Reconstruction Trial. J Thorac Cardiovasc Surg, 2010, 140: 1245-1250

3. American Heart Association. Diagnosis and Treatment of Fetal Cardiac Disease: A Scientific Statement From the American Heart Association. Circulation, 2014, 129:2183-2242

4. 中华医学会超声医学分会超声心动图学组. 中国胎儿超声心动图检查规范. 中华超声影像学杂志, 2015, 24(11): 921-926

5. 中华医学会儿科学分会心血管学组. 胎儿先天性心脏病诊断及围产期管理专家共识. 中华儿科杂志, 2015, 53 (10):728-733

6. 周成斌,庄建.《胎儿心脏病的诊断和治疗:AHA 科学声明》解读. 中国循环杂志, 2015, 30:85-88

第三节 呼吸系统异常

| 病例 1 | 胎儿隔离肺

病例简述

患者郝某某,女,29 岁

主　　诉	停经 9 月余,发现胎儿隔离肺 4 月余
现 病 史	患者平素月经不规律,呈 13 岁,4 日 /20~30 日型,经量多,无痛经。LMP:2015-03-25,2015-06-09 外院超声提示头臀长约 6.9cm,根据超声推算 EDC:2015-12-30。停经 40 天自测尿妊娠试验(+),孕 2 月余行 B 超可见胎心胎囊胎芽,无明显早孕反应,否认毒物药物及放射线接触史。孕 5 月余自觉胎动,2015-8-23 于外院产检行彩超发现发左肺下叶高回声团,建议上级医院会诊。胎儿超声会诊(2015-8-31):左肺下叶见楔形稍高回声团,大小约 2.2cmn×2.3cm×1.9cm。超声提示:①中期妊娠,单胎;②左肺下叶稍高回声团,考虑隔离肺可能性大。羊水穿刺提示(2015-9-6)胎儿染色体数目未见异常,羊水核型分析(2015-9-18)提示:320~400 条带、G 显带水平分析核型为:46,XN,t(1;8)(q31;q21)。后患者夫妻双方行核型分析提示(2015-10-10):患者本人:46,XX,t(1;8)(q31;q21),患者丈夫之核型分析未见异常。患者未行 OGTT,自述静脉空腹血糖最高 5.4mmol/L。孕晚期无头晕头痛、无视物不清等不适主诉,双下肢无水肿。患者现孕足月,为求待产入院。患者现无发热,无腹痛,偶有腹部紧缩感,无阴道流血流液,胎动如常。
既 往 史	孕 1 产 0。否认药物与食物过敏史,否认肝炎结核等传染病史,否认糖尿病、心脏病及高血压病史,否认

手术、输血及外伤史。

入院查体 一般查体:T:36.5℃,P:100 次/分,BP118/68mmHg,R:18 次/分,神清语明,无贫血貌,心肺听诊未闻及异常,腹膨隆,可及宫缩,无压痛。四肢无水肿,四肢活动自如。

纵产式腹型,宫高 30cm,腹围 110cm,胎心率 145 次/分。

消毒内诊:外阴发育正常,阴道通畅,宫颈质软,位置居中,消 50%,容 1 指。

辅助检查 胎心监护:有反应型。

胎儿三维超声(2015-12-28,我院):胎儿胎头轮廓完整,脑中线居中,双顶径约 9.4cm,头围约 33.9cm。胎儿心率约 146 次/分。腹壁回声连续,腹围 34.0cm。胎儿部分肢体可见,股骨长约 7.4cm。根据骨性标志,胎儿体重估计为 3372g±500g。LOA 胎盘附着在子宫后壁,成熟度 Ⅱ 级,厚约 3.5cm。羊水深度约 3.4cm,羊水指数 9。脐动脉 S/D:2.54,PI:0.93。胎儿左肺下缘可见高回声团大小约 2.0cm×2.7cm。

入院诊断 1. 胎儿隔离肺

2. 妊娠期糖尿病

3. 孕 1 产 0,妊娠 39^{+5} 周,LOA

诊疗经过 完善各项入院常规检查,于 2016-1-2,21:49 侧切分娩一活婴,体重 3430g,身长 49cm,头围/胸围:35/34cm,Apgar 评分 1 分钟 10 分,5 分钟 10 分。入新生儿病房。第一产程 10 小时,第二产程 49 分钟,第三产程 6 分钟,总产程 10 小时 55 分钟。产后检查胎盘胎膜娩出完整,3 天后出院。

出院诊断 1. 胎儿隔离肺

2. 妊娠期糖尿病

3. 孕 1 产 0,妊娠 40^{+3} 周,LOA,侧切分娩一活婴

| 病例 2 | 胎儿肺囊腺瘤

病例简述

患者张某某,女,31 岁

主　诉 停经 9 月余,发现羊水少 2 天,阴道血性分泌物 5 小时。

现 病 史 平素月经不规律,呈 14 岁,5 日/30~60 日型,量中,无痛经。停经 40 余天于当地医院验尿 hCG(+),提示早孕。根据早孕超确定 LMP:2015-5-15,EDC:2016-2-19。早孕反应较轻,孕早期无毒物与放射线接触史。孕 20 周初感胎动,活跃至今。孕期定期产检。唐氏筛查低危,糖尿病筛查正常。2 个月前产检超声提示:胎儿右侧胸腔包块,考虑胎儿肺囊腺瘤。后定期随诊,包块大小未见明显变化。患者 2 天前检查发现羊水少,羊水指数 6,检查 NST 未见异常,5 小时前出现阴道少量血性分泌物,无阴道流液,无腹痛及腹部紧缩感,患者为求进一步诊治入我院。现无头晕头迷头痛,无胸闷心悸气短,无恶心呕吐,无腹痛及腹部紧缩感,无阴道流血流液,胎动良,无双下肢水肿,饮食睡眠可。

孕 产 史 孕 2 产 0。

既 往 史 结婚年龄 26 岁,

否认肝炎结核等传染病病史,否认心脏病、糖尿病及高血压病史,否认手术外伤及输血史,否认食物及药物过敏史。自述检查发现子宫纵隔。

入院查体 一般查体:T:37.0℃,P:84 次/分,BP:106/64mmHg,R:20 次/分。神清语明,无贫血貌。心肺听诊未闻及异常,腹略膨隆,软,无压痛,未及宫缩。双下肢水肿(−),四肢活动良。

产科检查:宫高 32cm,腹围 102cm,胎心率 148 次 / 分。

辅助检查 胎心监护:有反应型。

超声(2016-2-3):胎儿超声测量值:双顶径约 9.0cm,头围约 33.4cm,腹围约 34.7cm,股骨长约 7.0cm,肱骨长约 6.3cm。胎儿心率约 153 次 / 分。脐动脉 S/D:1.7。胎儿头轮廓完整,脑中线居中。双侧脑室未见明显扩张。两侧丘脑及脉络丛可见。透明隔腔可见。小脑半球形态无明显异常,小脑延髓池无明显增大。胎儿颈部可见"W"形压迹。脊柱双光带平行排列,整齐连续。右侧胸腔可见 3.3cm×3.1cm×3.2cm 包块,边界清,其内可见多个大小不等液性区,较大者约 0.9cm×0.8cm,可见肺动脉供血。心脏左移,心脏受体位影响显示不清。腹壁回声连续。胃、双肾、膀胱可见,双侧肾盂无明显分离。胎儿部分肢体可见。胎儿颜面部及部分肢体受胎儿体位影响显示不清。胎盘附着在子宫前壁,成熟度Ⅰ级,厚约 2.5cm。胎盘下缘距宫颈内口大于 7cm。羊水深度约 3.8cm,羊水指数 6。

入院诊断 1. 胎儿肺囊腺瘤

2. 胎儿脐带绕颈两周

3. 孕 2 产 0,妊娠 38 周,LSA,分娩先兆

诊疗经过 入院后完善产科超声、胎儿胸部 MRI 等检查,经产科、新生儿内科、新生儿外科、麻醉科综合会诊。于 2016-2-5 因"孕 2 产 0 妊娠 38 周,臀位,分娩先兆;脐带绕颈两周;子宫纵隔;胎儿右侧胸腔包块"行剖宫产终止妊娠,于 13:24 剖娩一男活婴,体重 2940g,身长 50cm,头 / 胸围 34/34cm,Apgar 评分 1 分钟 10 分,5 分钟 10 分,新生儿转儿科。胎盘胎膜完整娩出,术程顺利,术后安返病房。给予抗炎补液对症促宫缩治疗,术后恢复良好,术后第四天出院。

出院诊断 1. 胎儿肺囊腺瘤

2. 脐带绕颈两周

3. 孕 2 产 0,妊娠 38 周,LSA,剖娩一活婴

| 病例3 | 胎儿膈疝

病例简述

患者耿某,女,28 岁

主 诉 停经 9 月余,发现胎儿膈疝 13 周。

现 病 史 患者平素月经规律,呈 15 岁,3~5 日 /28 日型。LMP:2015-04-03,EDC:2016-01-08。停经 30 余天自测尿妊娠试验(+),停经近 50 天行 B 超可见胎心胎囊胎芽。否认恶心呕吐等早孕反应,否认毒物药物及放射线接触史。孕 4 月余自觉胎动,孕 25 周行大排畸超声提示胎儿左侧膈疝。羊水穿刺提示胎儿染色体未见异常。孕期定期产检,胎儿左侧胸腔可见较多肠管样回声。糖尿病筛查提示空腹血糖 5.11mmol/L,自述孕期经饮食运动,空腹血糖控制于 4.0mmol/L。孕晚期无头晕头痛、无视物不清,双下肢轻度水肿。胎儿胸部 MRI(2015-12-02,我院)提示:晚期妊娠,单胎,头位;胎儿左侧膈疝,胃及部分肠管疝入左侧胸腔,左肺体积小。因孕足月,胎儿左侧膈疝,要求入院待产。患者现无发热,无腹痛,偶有腹部紧缩感,无阴道流血流液,胎动如常。

孕产史 孕 2 产 1,2014 年 6 月因胎儿膈疝、心脏畸形且无羊水于 37 周于我院引产一死婴。

既 往 史 否认药物与食物过敏史。否认输血史及外伤史,否认糖尿病、心脏病及高血压病史,否认肝炎结核等传染病史。

入院查体 一般查体:T:36.5℃,P:74 次 / 分,BP125/77mmHg,R:18 次 / 分,神清语明,无贫血貌,心肺听

诊未闻及异常,腹膨隆,未及宫缩,无压痛。四肢无水肿,四肢活动自如。

产科查体:呈纵产式腹型,宫高37cm,腹围127cm,胎心率130次/分。

辅助检查 胎心监护:反应型。

胎儿三维超声(2015-12-21):胎儿双顶径约9.0cm,头围约31.62cm。胎心率约153次/分。腹壁回声连续,腹围28.8cm。胎儿部分肢体可见,股骨长约6.16cm。ROA。胎盘附着在子宫前壁,成熟度Ⅰ级,厚约4.88cm。羊水深度约4.1cm,羊水指数13。S/D:2.12,PI:0.76。胎儿胸腔内可见肠管影像。

入院诊断
1. 胎儿左侧膈疝
2. 孕2产1,妊娠38^{+3}周,ROA
3. 妊娠期糖尿病

诊疗经过 入院后完善产科超声、胎儿胸部MRI等检查,经产科、新生儿内科、新生儿外科、麻醉科综合会诊,提出"子宫下段剖宫产术＋产时胎儿处理＋转入新生儿科"治疗方案,并向患者及家属交代手术相关风险及患儿可能预后,患者及家属理解并同意上述治疗方案。患者于2015-12-30于CSEA下行"子宫下段剖宫产术＋EXIT",胎儿娩出双肩后,不断脐于手术台上行气管插管,于11:32剖娩一活婴,体重3020g,身长51cm,头/胸围34/34cm,Apgar评分1分钟8分(呼吸1分,皮色1分),5分钟9分(呼吸1分),新生儿转儿科。胎盘胎膜完整娩出,脐带长50cm,羊水清,量800ml,术中探查见子宫双附件无异常。术中出血约200ml,术后安返病房。术后予补液、抗炎、促进宫缩治疗,术后恢复良好,术后第四天出院。

出院诊断
1. 胎儿左侧膈疝
2. 孕2产1,妊娠38^{+5}周,ROA,剖娩一活婴
3. 妊娠期糖尿病

病例解析

(一) 诊治关键

1. 胎儿呼吸系统异常的诊断

(1) 超声诊断

1) 肺囊腺瘤:依据Sanders的病理分型标准进行超声分型:①Ⅰ型(大囊型):囊泡的直径2~10cm,影像学提示:囊肿形态不均匀,图像呈现较为清晰;②Ⅱ型(中囊型):囊泡的直径0.5~2cm,超声提示:可见多个小囊肿;③Ⅲ型(微囊型):囊泡的直径小于0.5cm,团块呈均匀的高回声,超声提示:回声较强,超声界面发生变化,即反射增加,未见囊肿。此型预后不良。

2) 隔离肺:选择性数字减影血管造影(DSA)是出生后肺隔离症诊断的金标准,但不适用于胎儿,而产前超声由于无创、操作简单、可反复动态观察、能同时显示隔离肺组织异常血供等特点,在胎儿肺隔离症诊断方面有至关重要的作用。①叶内型:临床上很少发生,指嵌入到正常的肺叶内,与所在肺叶位于同一脏层胸膜内,病变与正常支气管相通,可表现为反复发作的肺部感染、咳嗽、咯血咳痰甚至咯血,预后较差。②叶外型:临床上大多数为此类型,声像

图特征是胎儿胸腔内或腹腔内强回声或稍强回声团块,呈三角形或叶状,内部回声均匀,边界清。主要指回流到体循环无功能肺组织有单独的胸膜覆盖,与正常的肺叶分隔开,病变组织与正常支气管不相通,一般无明显症状及体征,但常常伴有心脏疾病、胃肠道疾病等先天畸形。

3) 膈疝:①影像学特点:胸腔内显示腹腔内脏器回声,包括胃、小肠、肝、脾、结肠、甚至肾等,这是最主要且直接的诊断依据。左侧膈疝以胃疝入胸腔常见,表现为心脏左侧出现胃泡回声与左房相邻,且腹腔内胃泡回声消失。右侧膈疝的疝内容物以肝为主,应注意胃的位置是否后移,同时彩色多普勒血流显像追踪门静脉是否位于膈上方。胸腔内肺、心脏及纵隔等脏器受压移位,这也是诊断CDH最初最明显的征象。②胎儿肺发育的评估:评估时间在孕32周前,最佳时间为孕24~28周,在四腔心平面下测量肺的面积或肺容积,计算肺头比(LHR),LHR实测值与预测值的比值(O/E LHR)或总肺体积实测值与预测值的比值(O/E FLV)。肺头比是先天性膈疝预后情况评估中所参考的有效指标。

根据肺头比或容积比所测数据做出FCDH轻、中、重度判断:当LHR≥1.4,FCDH为轻度,预测治

愈率可达 100%；当 1.0≤LHR<1.4，FCDH 为中度，预测治愈率可达 70%；当 LHR<1.0，FCDH 为重度，预测治愈率仅为 30%。当比值结果有矛盾时，主要以 O/E LHR 的结果作为参考指标。

（2）超声和 MRI 联合诊断可优势互补：产前超声是胎儿肺隔离症首选的影像检查方法，可根据显示的供血动脉起源不同鉴别肺隔离症与肺囊腺瘤样畸形等其他肺部疾病。但超声检查对仪器及操作者要求较高，且视野有限，不能直观显示肺叶，对回声差异小的病灶容易漏诊；且对肥胖孕妇、羊水过多或过少、双胎或多胎妊娠者难以清晰显示病灶图像。

MRI 视野大，软组织分辨率高，可直观显示肺隔离症病灶所在肺叶、范围及内部特征。MRI 可同时测量剩余正常肺组织体积、发育情况，以估计胎儿预后。但有时 MRI 在寻找病变供血动脉时存在困难，因此超声与 MRI 联合检查可优势互补，减少漏诊。

2. 胎儿肺部疾病的治疗

（1）宫内治疗

1）关于 CCAM 宫内治疗效果评价，显示在妊娠 20~30 周之间接受胸腔 - 羊膜腔分流手术病例有 66% 胎儿存活。但由于宫腔操作所引发的早产、胎膜早破等并发症也是目前遇到的棘手问题。有学者认为在妊娠 30 周之前，I 型 CCAM 如果存在胎儿水肿，则需宫内干预，30 周之后则可考虑终止妊娠后的手术治疗。

2）CDH 的宫内干预在不同时期逐渐演化，大致可以分为以下几类：剖宫膈肌缺损修补术；剖宫气管结扎和（或）气管夹闭术；胎儿镜气管夹闭和（或）气管封堵术。

（2）产时处理：分娩时的手术干预。

1）对于 CCAM 伴发水肿病例，有建议达妊娠 32 周以上应考虑终止妊娠，以减少胎死宫内的风险。目前在较为先进的分娩中心，有学者利用胎盘循环，在分娩时行肺叶切除（EXIT），取得了良好效果。对于出生后利用辅助呼吸仍存在呼吸窘迫的新生儿，急诊手术的目的主要为解除肿块压迫，但比起稍晚期的择期手术来说，仍有明显的气漏、积液、气胸与感染等术后并发症。

2）对于重度 CDH 患儿或呼吸窘迫时，可以迅速建立气管插管，断脐后再进行后续治疗。

（3）择期处理：生后择期手术和随访。

1）对于出生后无呼吸症状的 CCAM 患儿来说，肺内囊腔的存在无疑增加了感染和复发的机会，但

随着婴儿抵抗力的增加，生后择期手术不仅避免了并发症的发生，还可以利用 0~3 岁的肺发育的关键时间使剩余的肺得到良好的发育。有报道大约 1/3 CCAM 患儿因呼吸道症状需出生后手术，出生后 7~10 个月手术相对安全。

2）对于轻中度的 CDH 患儿，于新生儿病房内治疗 1~3 日，待肺发育及肺动脉压稳定后择期性膈肌修补术。

（二）误诊误治防范

1. 胎儿常见呼吸系统异常的鉴别诊断

（1）胎儿隔离肺与先天性肺囊腺瘤相鉴别：隔离肺和 CCAM 是最容易相混淆的病变，隔离肺的声像图表现也呈均匀一致的强回声，累及一侧肺或一叶肺，也可造成纵隔偏移。但是，病变主要出现在下叶肺，超声可显示胸主动脉分支进入病变肺组织内。与隔离肺不同，CCAM 与气管支气管树有交通，即使是微小的扭曲的通路。隔离肺的血供来自体循环，而 CCAM 从正常的肺循环里获得其动脉血供和静脉回流。

（2）胎儿膈疝与先天性肺囊腺瘤相鉴别：当肠管进入胸腔时，膈疝的声像图与 CCAM 相似，但仔细观察，膈疝的肠管回声能出现蠕动现象。但如果过 CCAM 同时合并膈疝，鉴别诊断就会相当困难。

（3）胎儿膈疝与隔离肺相鉴别：疝入胸腔的肝脏与隔离肺可通过彩色多普勒血流显示其供血动脉来鉴别。疝入胸腔的肝脏血供来源于门静脉。隔离肺的血供来源于体循环的降主动脉、胸主动脉或腹主动脉分支。

（三）相关探讨

1. 胎儿肺部疾病治疗的争议

（1）宫内干预及开放性手术在肺囊腺瘤治疗中的争议：国外已有宫内治疗 CCAM 的报道，放置引流管引流囊肿或分流囊液至羊水内，但因囊肿易复发，疗效尚不确定；也有采用类固醇激素治疗 CCAM 促进胎儿肺成熟而提高生存率的报道。无症状的 CCAM 也应在生后切除肿块，因肿块易继发感染、血肿及恶变，且 CCAM 病灶如不切除会影响正常肺的生长。手术切除时间至今仍无定论，但多数医疗机构选择在生后早期切除肿块。

（2）EXIT 在膈疝治疗中的争议：基于胎儿出生时的呼吸道管理，近年来有人提出了产时手术（EXIT）治疗胎儿膈疝的概念，但是纵观国外文献和我们的经验，EXIT 可以作为生后气道管理的一个措施，即产时发现胎儿呼吸窘迫或确诊为重症 FCDH 时，可以迅

速建立气管插管,断脐后再进行后续治疗。

国内有报道产时开放胎儿膈疝手术,其治疗和预后风险均显著高于新生儿手术,因为 FCDH 的已知风险是肺发育不良和肺动脉高压,产时手术治疗并不能降低 FCDH 的死亡率,相反增加了母亲及胎儿发生并发症的风险,建议慎重选择 EXIT。

2. 胎儿肺部疾病的预后

(1) 肺囊腺瘤的预后:CCAM 的预后目前认为肿块大小、纵隔移位程度、是否出现胎儿水肿和羊水过多是判定其预后和生长情况重要指标。

胎儿 CCAM Ⅰ 型及 Ⅱ 型占整个肺囊腺瘤样病变的 90%,当无合并胎儿水肿时,预后良好;胎儿 CCAM Ⅲ 型合并胎儿水肿时,预后差。Ⅰ 型和 Ⅱ 型在出生后可做整肺切除或肺叶切除术。

近来,利用 CCAM 体积(CV)和 CCAM 体积比(CVR)来预测水肿发生。张君等 2017 年的一项 74 例的肺囊腺瘤的研究,CVR≥1.6 是胎儿是否引起水肿的一个敏感指标,也是评价预后及出生后是否出现呼吸系统症状的一个有效指标。如果随妊娠的进展肿块逐渐缩小,则预后良好,但这种萎缩常在晚孕期才出现,因此胎儿 CCAM 者并非都要引产,有必要对先天性肺囊腺瘤畸形儿进行连续动态观察。

(2) 隔离肺预后:约 50%~70% 的隔离肺患儿包块随孕周的增加而部分或完全萎缩,此类患者可适当的期待治疗。

(3) 膈疝预后:膈疝的主要致死原因是肺发育不良,预后依赖于:

1) 产前诊断膈疝的时间,产前诊断越早,预后越差;诊断时间≥孕 25 周的预后明显改善。

2) 膈疝的类型、部位、大小。

3) 疝内容物及多少(胸内有无肝存在)。

4) 心脏的不对称。

5) 有无合并畸形的存在或染色体异常。

6) 双侧肺大小、肺受压程度、对肺组织发育不良程度的判断。右侧膈疝预后更差,双侧膈疝几乎均是致死性的,伴发羊水过多者,预后更差。

(张志涛　李雪)

参考文献

1. Curran PF, Jelin EB, Rand L, et al. Prenatal steroids formicro-Cysti ccongenital cystic adenomatoid malformations. J Pediatr Surg, 2010, 45:145-150

2. Hammond PJ, Devdas JM, Ray B, et al. The outcome of expectant management of congenital cystic adenomatoid malformations (CCAM) of the lung. Eur J Pediatr Surg, 2010, 20:145-149

3. Snoek KG, Reiss IKM, Greenough A, et al. Standardized postnatal management of infants with congenital diaphragmatic hernia in Europe:The CDH EURO Consortium Consensus — 2015 Update. Neonatology, 2016, 110(1):66 -74

4. Xia B, Yu G, Chen FX. Value of prenatal ultrasound and magnetic resonance imaging for assessing the prognosis of congenital diaphragmatic hernia. Chinese Journal of Perinatal Medicine, 2014, 17(12):836-839

5. Mahle WT, Rychik J, Tian ZY, et al. Echocardiographic evaluation of the fetus with congenital cystic adenomatoid malformation. Ultrasound Obstet Gynecol, 2000, 16(7):620-624

6. Cruz-Martinez R, Castanon M, Moreno-Alvarez O, et al. Usefulness of lung-to-head ratio and intrapulmonary arterial doppler in predicting neonatal morbidity in fetuses with congenital diaphragmatic hernia treated with fetoscopic tracheal occlusion. Ultrasound Obstet Gynecol, 2013, 41(1):59-65

7. Quintero RA, Kontopoulos EV, Quintero LF, et al. The observed vs. expected lung-to-head ratio does not correct for the effect of gestational age on the lung-to-head ratio. J Matern Fetal Neonatal Med, 2013, 26(6):552- 557

第四节　消化系统异常

| 病例 1 | 胎儿十二指肠闭锁

一、病例简述

患者敖某,女,33 岁

主　　诉　停经 7 月余,发现胎儿畸形 1 个月。

现 病 史 患者平素月经规律,呈 4~5 日 /30 日型,经量正常,轻度痛经。LMP:2017-6-20,患者停经 30 余天自测尿妊娠试验(+),停经 40 天余行超声检查确定宫内妊娠,可见胎心胎芽。孕期恶心呕吐等早孕反应轻,无毒物药物接触史,无异常情况。孕 20 周余始自觉胎动,活跃至今。孕期平稳,定期产检。孕期唐氏筛查未见明显异常,孕期 OGTT 未见异常。孕晚期无头晕头痛、视物不清,下肢轻度水肿。1 个月前外院胎儿超声提示双泡症,不除外十二指肠闭锁,我院胎儿超声会诊也提示双泡征,3 周前于我院行脐血穿刺,结果回报提示胎儿染色体异常。现患者无下腹痛及下腹紧缩感,无阴道流血流液,胎动如常,要求引产入院。

孕 产 史 孕 3 产 0,自然流产 2 次。

既 往 史 既往体健,否认肝炎结核等传染病病史,否认心脏病、糖尿病及高血压病史,否认外伤及输血史,青霉素过敏,否认食物及其他药物过敏史。

入院查体 T:36.7℃,P:88 次 / 分,BP:120/80mmHg,R:18 次 / 分。神清语明,无贫血貌。心肺听诊未闻及异常,腹膨隆,软,无压痛,未及宫缩。双下肢水肿(+),四肢活动良。

产科检查:宫高 26cm,腹围 99cm,胎心 142 次 / 分。

辅助检查 胎儿染色体:46,XN,der(21;21)(q10;q10),+21

胎儿超声:胎儿双顶径约 6.3cm,股骨长约 4.6cm,胎心率:138 次 / 分。胎盘附着在子宫后壁,成熟度 0 级,厚约 3.2cm。羊水深度约 4.6cm。脐动脉 S/D:3.3,PI:1.1。胎儿十二指肠闭锁或狭窄。

入院诊断 1. 胎儿十二指肠闭锁

2. 胎儿染色体异常(21 三体综合征)

3. 孕 3 产 0,妊娠 30^{+3} 周,LOA

诊疗经过 患者开具引产证明后入院行依沙吖啶羊膜腔内注射引产术,引产后胎儿尸检证实为十二指肠闭锁。引产后 2 天出院。

出院诊断 1. 胎儿十二指肠闭锁

2. 胎儿染色体异常(21- 三体综合征)

3. 孕 3 产 0,妊娠 30^{+3} 周,LOA 引产一死婴

二、病例解析

(一) 诊治关键

1. 诊断十二指肠梗阻

(1) 十二指肠梗阻在产前超声诊断上有典型的表现:胃及十二指肠近端明显扩张——"双泡征",其对十二指肠梗阻的诊断具有较高的敏感性及特异性,国内外文献报道检出率可达 87%~94%。

(2) "双泡征"的发生发展与胎儿吞咽、吮吸、胃部环形肌发育的成熟及胃蠕动功能有关,因此一般多于中孕晚期或晚孕期才会出现典型的"双泡征"征象,国内文献报道超声发现胎儿十二指肠梗阻的最小孕周为 22 周。

(3) 十二指肠梗阻约有 50% 伴有羊水过多,羊水过多出现的时间及严重程度与十二指肠梗阻的严重程度及是否伴有其他影响羊水量的畸形有关。如胎儿合并泌尿系统畸形,羊水量可正常甚至过少。

(4) 约 65% 的十二指肠梗阻胎儿合并染色体异常或(和)其他结构畸形,更有 30% 的十二指肠梗阻胎儿合并 21- 三体综合征,因此对于可疑或诊断胎儿十二指肠梗阻的患者,应行胎儿医学超声检查,观察是否合并复杂、致死性的结构畸形,并行介入性产前诊断胎儿染色体检查。

2. 导致十二指肠梗阻的常见疾病

常见疾病是十二指肠闭锁、十二指肠狭窄、环状胰腺及肠旋转不良等,也可两种疾病同时存在,通过产前超声诊断十二指肠梗阻的准确率很高,但很难直接诊断十二指肠梗阻的病因。

3. 产前超声诊断

十二指肠梗阻还应同以下情况进行鉴别:腹部囊性包块(包括肠源性囊肿、小网膜囊肿、胆总管囊状扩张、腹膜后囊性病变等)、胃与膀胱、胃与结肠等形成的假性"双泡征"。鉴别的方法主要是通过超声探头追踪两者的连续性,如果两个回声区不相通,则不是十二指肠梗阻形成的"双泡征"。

4. 先天性十二指肠梗阻的孕期处理

(1) 单纯的十二指肠梗阻是一种可治愈的先天畸形,因此孕期的处理取决于胎儿是否合并其他复杂、致死性畸形或(和)染色体异常。如胎儿合并复杂、致死性畸形或(和)染色体异常,可根据患者意愿终止妊娠。如为单纯的十二指肠梗阻,可在进行超声科、遗传科、产科、新生儿外科等多学科会诊后,与家属充分沟通,在超声动态监测下继续妊娠,并在分娩后使新生儿尽快得到救治。

(2) 对于外院超声可疑胎儿消化系统畸形的病例,应该由具有产前诊断资质的医院行胎儿医学超声会诊明确诊断,不可根据一次超声诊断做出终止妊娠的决定。

(3) 十二指肠梗阻常合并羊水过多,容易发生胎膜早破,导致早产、胎盘早剥、脐带脱垂、产后出血等危及母儿生命,应超声动态监测羊水量,必要时行羊膜腔穿刺羊水减量治疗。

(4) 手术是先天性十二指肠梗阻的唯一治疗方法,同时也可以明确诊断。一旦确诊,即使不能明确病因,均应尽早手术治疗,在全面探查的基础上,根据不同的病理类型选择不同的手术方式。

(二) 误诊误治防范

1. 产前超声出现"双泡征"要高度怀疑十二指肠梗阻,但引起十二指肠梗阻的病因除了十二指肠狭窄和闭锁外,还包括环状胰腺、肠旋转不良等,产后应对新生儿进一步检查,并尽早手术治疗。

2. 十二指肠闭锁的产前超声的特征表现为胃及十二指肠近端明显扩张(双泡征),但如果胎儿宫内呕吐可导致胃大小暂时正常,应注意鉴别。

3. 典型的"双泡征"多于中孕晚期及晚孕期出现,有文献报道最晚36周才明确诊断,应重视孕晚期羊水过多,即使孕中期胎儿畸形筛查未发现异常,也应动态监测羊水量,并完善胎儿医学超声,以免漏诊。而羊水量正常也不能完全排除胎儿消化系统畸形。

(三) 相关探讨

1. 虽然手术是先天性肠闭锁的唯一治疗方法,

术中才能最终明确诊断,但产前超声诊断该病对患儿的预后非常重要。

(1) 产前诊断先天性肠闭锁,通过胎儿医学超声了解有无并发畸形,行介入性产前诊断进行胎儿染色体核型分析甚至基因组高分辨率染色体微列阵分析,对预后不良的疾病进行早期干预,可以减少缺陷儿的出生。

(2) 经产前超声诊断先天性肠闭锁的患儿家属会进行包括超声科、遗传科、产科、新生儿外科在内的围产期咨询,了解患儿的孕期监测、生后治疗方案及预后,并选择有新生儿外科治疗技术的医院分娩,使患儿在出现水、电解质平衡紊乱等并发症前早期接受治疗,这些均有助于提高肠闭锁患儿的治疗效果,降低术后并发症发生率及病死率。

2. 国内文献总结了近年来对先天性肠闭锁病因的胚胎学、遗传学及免疫学研究方面取得的进展。

(1) 胚胎学因素包括肠空泡化不全、胚胎晚期肠系膜血运障碍、胚胎早期内胚层发育异常。肠空泡化不全可能导致肠闭锁、肠狭窄或肠隔膜样闭锁。胚胎晚期肠系膜血运障碍可能由宫内肠扭转、宫内肠套叠、脐膨出、腹裂、肠系膜血管栓塞导致。有研究表明,胚胎发育期母体应用血管收缩剂会增加肠闭锁和腹裂的发生风险。也有研究发现肠闭锁患儿中,凝血因子 V 基因 Leiden 突变和凝血因子 Ⅶ R353Q 基因发生等位基因突变的频率升高。

(2) 肠闭锁目前公认的遗传方式为常染色体隐性遗传,FGf10-Fgfr2b、维 A 酸以及 SHH 信号通路异常共同参与了十二指肠发育缺陷的形成。肠闭锁与基因突变之间存在必然的联系,Fgfr2、Fgfr2b、Raldh2、SHH、HNF1B 等基因突变均可能导致肠闭锁的发生。

(3) 多发性肠闭锁(MIA)常合并有轻度或重度的免疫缺陷(CID),有学者报道了 *TTC7A* 基因突变及敲除 *TTC7A* 基因均对免疫功能产生影响,导致免疫功能下降。

(谢芳)

| 病例 2 | 先天性空肠闭锁

一、病例简述

患者朱某,女,34 岁

主　诉　停经 8 月余,发现血压升高 1 天。

现 病 史　既往月经规律,呈 15 岁,3~4 日 /30 日型,经量中,无痛经。末次月经 2017-3-11。EDC:2017-12-16。患者于停经 50 余天测尿试纸提示早孕,停经 60 余天超声检查,提示宫内妊娠,可见胎心胎芽,大小符合孕周。孕早期无明显早孕反应,无毒物、药物及放射线接触史。孕 4 月余自感胎动,胎动良。患者定期产检,OGTT 正常,羊水穿刺未见明显异常。孕 32 周我院超声提示胎儿肠管扩张,约 0.9cm。孕 33 周复查超声提示胎儿肠管扩张至 2.3cm,儿外科门诊会诊,建议必要时新生儿手术治疗。今日产检发现血压 160/105mmHg,尿蛋白(+),遂入院治疗。现患者无头晕头痛,无视物模糊,双下肢轻度水肿,无恶性呕吐等不适,无发热,无腹痛及阴道流血流液,饮食睡眠可,二便正常。

孕 产 史　孕 2 产 1,2009 年于当地医院剖娩一活婴。

既 往 史　既往体健,否认药物过敏史,否认高血压、糖尿病、心脏病等慢性疾病病史,否认肝炎结核等传染病史。否认外伤史及输血史。

入院查体　T 36.3℃,P 84 次 / 分,BP:149/97mmHg,神清语明,未见贫血貌,心肺听诊未闻及异常,腹膨隆,腹部可见一剖宫产手术瘢痕,腹部无压痛、反跳痛及肌紧张感,双下肢轻度水肿,四肢活动良。
产科检查:呈纵产式腹型,宫高 25cm,腹围 97cm,胎心率 142 次 / 分。

辅助检查　胎儿超声:胎儿超声测量值:双顶径约 8.4cm,头围约 30.3cm,腹围约 34.3cm,股骨长约 6.4cm。胎儿心率约 127 次 / 分。脐动脉 S/D:2.4。羊水深度约 6.9cm,羊水指数 17。胎儿颅骨呈类圆形环状回声。胎儿颈部可见"U"形压迹。脊柱颈胸段未见明显中断,腰骶部显示不清。胎儿腹腔肠管较宽处约 2.3cm。胎盘附着在子宫后壁,厚约 3.4cm,成熟度 I~II 级。胎盘下缘显示不清。
双肾泌尿系超声:右肾高回声团,建议进一步除外错构瘤。
肝胆脾超声:肝胆脾未见明显占位性病变
NST:I 级,20 分钟内未见明显宫缩波。

入院诊断　1. 子痫前期重度
2. 胎儿肠管扩张
3. 孕 2 产 1,妊娠 34^{+2} 周,LOA
4. 瘢痕子宫妊娠(一次剖宫产术后)

诊疗经过　入院后完善相关检查,予解痉、降压、促胎肺成熟治疗,因血压控制不良行子宫下段剖宫产术终止妊娠,术后恢复良好出院。
新生儿收入儿外科进一步治疗,因"呕吐,无法进食,腹胀,危及生命"于生后第二日于全麻下行剖腹探查、空肠瓣膜切除、肠吻合术,术后胃肠减压,静脉营养治疗,恢复良好出院。

出院诊断　1. 子痫前期重度
2. 胎儿先天性空肠闭锁
3. 早产
4. 孕 2 产 1,妊娠 35^{+5} 周,LOA,剖娩一活婴
5. 瘢痕子宫妊娠(一次剖宫产术后)

二、病例解析

（一）诊治关键

1. 先天性小肠闭锁的诊断

（1）小肠闭锁的产前超声提示扩张的肠管位于胎儿中腹部，呈多个无回声区，但不能区分空肠或回肠梗阻，实时超声下肠蠕动明显增强，可清楚显示肠蠕动及逆蠕动，可有胎儿腹腔内钙化征象，可伴有胎儿腹水及羊水过多。

（2）一般认为产前超声小肠内径大于 7 毫米时，提示可能有小肠梗阻，应短期内复查超声，不能依赖一次超声筛查做出终止妊娠的决定，如多次超声检查，小肠直径进行性增大，则胎儿消化系统畸形可能性大。

（3）小肠及结肠梗阻的产前超声表现为肠管扩张，部分伴发羊水量异常，国内文献报道多数于妊娠中孕后期或晚孕期发现，梗阻位置越低，发现越晚，应该重视妊娠中晚期的超声异常发现，短期内复查，必要时行介入性产前诊断，不应认为妊娠中期的超声系统筛查未发现异常可以完全排除先天畸形。

2. 先天性小肠闭锁的孕期处理

（1）既往先天性肠闭锁患儿病死率较高，而且闭锁部位越高，患儿病死率越高。随着新生儿麻醉、新生儿外科、静脉营养支持及重症监护技术的快速发展，先天性肠闭锁的诊治水平不断提升，术后并发症发生率和病死率明显降低。

（2）目前治疗先天性肠闭锁的唯一有效方式为生后手术治疗，而孕期的处理同样取决于胎儿是否合并其他复杂、致死性畸形或（和）染色体异常。如胎儿合并复杂、致死性畸形或（和）染色体异常，可根据患者意愿终止妊娠。如为单纯的先天性肠闭锁，可在进行超声科、遗传科、产科、新生儿外科等多学科会诊后，与家属充分沟通，在超声动态监测下继续妊娠，并在分娩后使新生儿尽快得到救治。

（3）先天性小肠闭锁同样常合并羊水过多，容易发生胎膜早破，导致早产、胎盘早剥、脐带脱垂、产后出血等危及母儿生命，应超声动态监测羊水量，必要时行羊膜腔穿刺羊水减量治疗。

（二）误诊误治防范

1. 小肠闭锁扩张

应注意与大肠扩张、输尿管扩张及腹内囊肿相区别。

2. 巨膀胱 - 小结肠 - 小肠蠕动迟缓综合征

超声检查也可表现为小肠扩张，但实时超声下无胃蠕动及肠蠕动。

（三）相关探讨

见病例 1。

（谢芳）

参考文献

1. 孙晓丹, 马雄涛, 巨学明, 等. 产前超声在诊断胎儿十二指肠梗阻中的应用价值. 临床超声医学杂志, 2015, 17(12): 861-862
2. 孙宝娟, 赵艾娜, 朱延延, 等. 产前超声胎儿"双泡征"的随访结果分析. 临床超声医学杂志, 2013, 15(1): 66-67
3. 李胜利. 胎儿畸形产前超声诊断学. 北京: 人民军医出版社, 2004
4. 安晓霞, 汪吉梅, 戴家乐, 等. 消化道畸形的胎儿超声征象与临床特征的分析. 中国优生与遗传杂志, 2016, 24(5): 110-113
5. 申古修, 王子岩, 郝多多, 等. 产前超声筛查对胎儿消化系统畸形的诊断价值. 中国医药指南, 2015, 23(12): 157-158
6. 刘金蓉, 李姣玲, 王海玉, 等. 胎儿十二指肠梗阻的产前超声表现与手术结果对照. 新医学, 2017, 48(8): 560-565
7. 陈兰萍, 陈淑芸, 任红霞, 等. 十二指肠闭锁 13 例产前诊断及早期手术治疗. 中国药物与临床, 2013, 13(5): 634-635
8. 娄伟玲. 先天性十二指肠梗阻临床特点及治疗研究. 浙江临床医学, 2017, 19(5): 821-823
9. 秦川川, 张巍. 先天性肠闭锁产前超声诊断的价值及对预后的影响. 医学新知杂志, 2017, 27(3): 258-262
10. 张平锋. 产前诊断对先天性肠闭锁患儿预后影响的分析. 中国现代药物应用, 2015, 9(15): 69-70
11. 姚大为, 向丽. 先天性肠闭锁的病因研究进展. 山东医药, 2017, 57(35): 96-98
12. 李胜利. 胎儿畸形产前超声诊断学. 北京: 人民军医出版社, 2004
13. 刘金蓉, 李姣玲, 王海玉, 等. 胎儿十二指肠梗阻的产前超声表现与手术结果对照. 新医学, 2017, 48(8): 560-565
14. 秦川川, 张巍. 先天性肠闭锁产前超声诊断的价值及对预后的影响. 医学新知杂志, 2017, 27(3): 258-262
15. 张平锋. 产前诊断对先天性肠闭锁患儿预后影响的分析. 中国现代药物应用, 2015, 9(15): 69-70
16. 姚大为, 向丽. 先天性肠闭锁的病因研究进展. 山东医药, 2017, 57(35): 96-98

第五节 骨骼异常

| 病例 1 | 软骨发育不良

一、病例简述

孕妇苗某某,女,26 岁

主 诉 停经 6 月余,超声提示胎儿股骨及肱骨长度小于孕周。

现 病 史 患者平素月经规律,LMP:2016-4-10,EDC:2017-01-17,孕期在本院进行定期产检。NT 正常,无创 DNA 检测低风险。孕妇自身尚无异常或明显不适。

孕 产 史 孕 2 产 0,人流 1 次

既 往 史 否认心脏病、糖尿病及高血压病史。

辅助检查 超声(2016-12-19):胎儿超声测量值:双顶径约 6.5cm,头围约 23.2cm,腹围约 19.5cm,股骨长约 1.7cm,足长约 4.0cm,肱骨长约 1.6cm。胎儿心率约 140 次 / 分。脐动脉 S/D:3.7。胎儿超声结构测量描述:胎儿颅骨呈类圆形光环,脑中线居中,侧脑室未见明显扩张(正常值 <1.0cm)。两侧丘脑可见。透明隔可见。小脑半球形态无明显异常,小脑蚓部可见,小脑延髓池无明显增大。胎儿上唇皮肤未见明显中断,眼、鼻可见。脊柱受胎儿体位影响显示不清。胎儿胸廓狭小,四腔心切面可显示,左、右房室大小基本对称,左右心室流出道切面可显示,大动脉在心底交叉排列。腹壁回声未见明显连续性中断。肝、胃、双肾、膀胱可见,双侧肾盂无明显分离。胎儿双侧肱骨、尺骨、桡骨及双侧股骨、胫骨、腓骨短小,双侧肱骨及尺、桡骨可见,双手成半握拳状。双侧股骨及胫、腓骨可见,双足可见。脐带内可见 2 条脐动脉、1 条脐静脉、胎盘附着在子宫前壁,成熟度 0 级,厚度约 2.9cm。胎盘下缘距宫颈内口约 6.2cm。羊水最大深度约 6.2cm。

超声提示:

1. 中期妊娠,单胎。

2. 胎儿四肢短小,胸廓狭小,诊断为致死性骨发育不良。

入院诊断 1. 胎儿致死性骨发育不良

2. 孕 2 产 0,妊娠 24^{+4} 周,LOA

诊疗经过 完善入院常规检查,给予米非司酮 100mg,每天 2 次口服,2016-12-22 患者于分娩室 21:50 臀位娩出一死婴,体重 850g,身长 25cm,地塞米松 10mg 静脉推注,胎盘胎膜完整娩出,于在 B 超引导下行清宫术,再次消毒外阴阴道,铺无菌巾置窥器,暴露宫颈,宫颈钳夹宫颈,于 B 超引导下,持卵圆钳进入宫腔清出破碎组织及血块共约 30g,刮匙搔刮宫壁至有粗糙感,术中出血不多,子宫收缩良好,术毕,阴道流血少量,术后安返病房。现无发热,无头晕头迷,无胸闷气短。现恢复良好,可今天出院。

出院诊断 1. 胎儿发育异常:长骨短小,胸廓狭小,考虑致死性软骨发育不全

2. 孕 2 产 0,妊娠 24^{+1} 周,引产一死婴

二、病例解析

1. 软骨发育不良的诊断

(1)诊断时间:常规的超声检查最早可在停经第 16 周发现胎儿致死性软骨发育不良,此类畸形可由常规超声诊断。但对于单纯的并且缩短长度不严重的四肢短小,影像学检查通常不能确诊,因此诊断时间可至孕晚期。

（2）超声检查：软骨发育不良临床诊断主要以疾病特征性的骨骼系统体征和影像学检查确定，包括：身材矮小；头颅大且前额突出；四肢近端短缩并伴四肢皮肤多余皱褶；肘部关节伸展受限；三叉戟手（中指与环指不能并拢）；下肢弯曲呈弓形；胸腰椎后凸；腰椎前凸；面中部发育不良；尾椎弓根间距离狭窄；坐骨小切迹狭窄；干骺端呈波浪状。

因胎儿早期发育并不完全，很多鉴别症状并不能显现进而被超声观察到，所以当出现头颅大，四肢极度短小，胸廓狭窄且不合并其他器官畸形或异常时，首先考虑为致死性软骨发育不良；当仅出现头颅大及四肢短小提示时，首先考虑软骨发育不良。

（3）遗传学产前筛查：由于软骨发育不良为 *FGFR3* 基因突变导致，因此唐氏筛查、无创产前 DNA 检测及染色体检查均不适用于本病的诊断。

（4）产前诊断：对胎儿羊水或脐血的 *FGFR3* 基因检测是确诊软骨发育不良的最佳手段。染色体核型及拷贝数变异检测对本病无效。正常身高的孕妇常规围生期超声检出胎儿短四肢，这种情况下，胎儿有可能患软骨发育不良。如果进一步检查结果仍怀疑胎儿有骨骼异常，需做胎儿 *FGFR3* 基因突变筛查。

2. 软骨发育不良的孕期超声复查

在临床上应对早期发现四肢短小的胎儿进行复查，观测胎儿头围及长骨的尺寸及生长速度。

（1）监测方法：三维超声。

（2）监测指标：系统的精准的胎儿长骨尺寸形态，头围，胸廓，脊柱，手脚等。

（3）监测间隔：建议 2~4 周后复查超声检查。

3. 软骨发育不良的并发症及治疗

（1）并发症：

1）骨骼肌肉系统：①关节不稳定性；②椎管狭窄：麻木、放射性疼痛、四肢无力、步态不稳、大小便失禁。

2）神经系统：头颅过度生长、肌张力过低；嗜睡、易怒、不明原因的头疼及呕吐等。

3）丧失听力：2 岁以内软骨发育不良患者可能丧失听力。

4）阻塞性睡眠呼吸暂停或中枢神经性睡眠呼吸暂停：软骨发育不良患者在 1 岁之内或上学之前可能出现睡眠呼吸暂停，出现夜间肺通气不足。

5）肥胖：软骨发育不良患者可能出现肥胖，进一步加重下肢弓形。

（2）治疗

1）迄今无特异性治疗，只能对症和支持治疗。

2）针对身材矮小的治疗：①生长激素治疗：早期疗效显著，疗效随时间减弱；生长激素的疗效对成年软骨发育不良患者的疗效一般；②外科四肢增长术作为可选，但并不推荐。

3）呼吸系统症状治疗：出现通气障碍的患儿实施扁桃体或腺样体切除术来缓解症状；使用 CPAP（持续正压通气）面罩。

4）骨骼肌肉系统症状治疗：外科四肢增长术以矫正四肢短及改善腰椎前凸；膝内翻、椎管狭窄等骨骼异常进行适时外科治疗矫正。

5）肥胖：从儿童早期开始监控软骨发育不良患者体重，监控指标以专门针对软骨发育不良患者的标准体重和体重 - 身高表为准，不能使用正常人的 BMI 作为参考。

（3）遗传咨询

1）按常染色体显性遗传方式进行遗传咨询。

2）先证者父母风险评估：①大约 80% 软骨发育不良患者的父母都不是患者，患者的突变为新生突变；②新生突变通常与父亲年龄大（>35 岁）有关，因此新生突变基本都来源于父亲；③另外 20% 的软骨发育不良患者有至少一个患软骨发育不良的父（母）亲。

3）先证者同胞风险评估：①先证者的同胞是否患病取决于先证者的父母是否患病；②如果父母是正常身高，那么先证者的同胞患病的概率非常低。但不能排除父（母）可能为生殖腺嵌合情况，所以先证者同胞患病风险较群体发病率高；③当双亲之一患病，则先证者的同胞患病概率为 50%。

4）先证者后代风险评估：①软骨发育不良患者的每一次生育都有 50% 的可能性将突变传递给下一代；②软骨发育不良患者与正常身高的伴侣婚配，则后代有 50% 的可能性患软骨发育不良；③软骨发育不良患者可能与矮身材的有生育能力的伴侣婚配。如果双方均为软骨发育不良，则 50% 后代为杂合子软骨发育不良患者，25% 后代为纯合子软骨发育不良患者。纯合子患者比杂合子患者的症状严重得多。胸廓小及神经系统功能异常通常造成呼吸窘迫而致死。如果夫妻双方为两种不同的显性遗传的骨骼发育不良，则后代的患病风险为：25% 与妈妈患同样的遗传病；25% 与爸爸患同样的遗传病；25% 正常身高；25% 为复合杂合子，通常会出现累加的、更严重的临床表现。

（吕远）

| 病例 2 | 成骨发育不全

一、病例简述

孕妇苗某某,女,26 岁

主 诉	孕 4 月余,超声提示胎儿股骨及肱骨长度小于孕周,并弯曲成角。
现 病 史	患者平素月经规律,LMP:具体不详,孕期在本院进行定期产检。NT 正常,唐筛检测低风险。孕妇自身尚无异常或明显不适。
孕 产 史	孕 1 产 0
既 往 史	否认心脏病、糖尿病及高血压病史。
辅助检查	超声(2016-12-15)胎儿胎头轮廓完整,脑中线居中,双顶径约 4.2cm。脊柱呈双光带,未见明显中断。心率约 158 次 / 分。腹壁回声连续。双侧肱骨可见,双侧股骨可见。股骨长约 1.2cm,肱骨长约 1.0cm,尺骨长约 1.0cm,桡骨长约 0.7cm,胫骨长约 1.1cm,腓骨长约 0.8cm。双侧肱骨、尺桡骨、胫腓骨弯曲成角。 胎盘附着在子宫前壁,成熟度 0 级,厚约 2.1cm。胎盘下缘距宫颈内口约 3.3cm。 羊水深度约 3.8cm。胎儿颜面部及部分肢体因胎儿尚小显示不清。 超声提示: 1. 单胎妊娠。 2. 胎儿四肢短小,长骨骨折,诊断为成骨发育不全。
入院诊断	1. 胎儿成骨发育不全 2. 孕 1 产 0 妊娠 16^{+4} 周,LOA
诊疗经过	完善各项入院常规检查,因胎儿骨发育不良,引产证明已开立,于 2016-12-18 日行羊水穿刺及羊膜腔注射依沙吖啶引产术,2016-12-19 5:10 娩出一死婴,身长 15cm,体重 240g,胎盘基本完整,胎膜破碎,立即行清宫术,术程顺利,术后安返病房,给予抗炎、促宫缩、回奶等对症治疗。现患者恢复良好,上级医师指示可予以出院。
出院诊断	1. 胎儿骨发育不良,双侧尺桡骨、胫腓骨骨折,考虑成骨发育不全 2. 中期妊娠,单胎,引产一死婴

二、病例解析

1. 成骨发育不全的诊断

(1)诊断时间:常规的超声检查最早可在停经第 14~16 周发现胎儿严重的成骨发育不全,此类畸形可由常规超声诊断,典型的症状为胎儿长骨骨折或成角。但对于单纯的并且缩短长度不严重的四肢短小,影像学检查通常不能确诊。

(2)超声检查:胎儿期的成骨发育不全表现主要为超声下显示长骨骨折(成角),颅骨骨化度低下,脊柱和椎体变形,身材矮小。

(3)遗传学产前筛查:由于成骨发育不全为 *COL1A1* 或 *COL1A2* 基因突变导致,因此唐氏筛查、

无创产前 DNA 检测及染色体检查均不适用于本病的诊断。

(4)产前诊断:对胎儿羊水或脐血的 *COL1A1* 或 *COL1A2* 基因检测是确诊成骨发育不全的最佳手段。染色体核型及拷贝数变异检测不适用于本病的诊断。正常身高的孕妇常规围生期超声检出胎儿短四肢及成角或骨折,胎儿即首先考虑为成骨发育不全。进一步确诊需做胎儿 *COL1A1* 或 *COL1A2* 基因突变筛查。

2. 成骨发育不全的孕期超声复查

在临床上应对早期发现四肢短小但未出现明显的骨折征象的胎儿进行复查,观测胎儿头围及长骨的尺寸及生长速度。复查时重点关注是否存在长

骨骨折(成角),颅骨骨化度低下,脊柱和椎体变形。

(1) 监测方法:三维超声。

(2) 监测指标:系统的精准的胎儿长骨尺寸形态,头围,胸廓,脊柱,手脚等。

(3) 监测间隔:建议 2~4 周后复查超声检查。

3. 成骨发育不全的并发症及治疗

(1) 并发症

1) 肌肉萎缩:成骨发育不全患者骨折或手术后,很长时间不能走路和站立,骨变细,肌肉萎缩,严重者长期依靠轮椅行走。

2) 骨骼变形:Ⅲ型和Ⅳ型成骨发育不全患者骨折频繁,最终下肢、脊柱和胸廓变形超过,运动障碍。

3) 消化不良:多数成骨发育不全患者牙齿损坏严重,甚至脱落,咀嚼困难,导致消化不良。

4) 妊娠和生产困难:女性重型成骨发育不全患者,身材矮小,肢体畸形,特别是躯干畸形,腹腔空间有限,妊娠和生产可能有生命危险。

5) 丧失听力:部分成骨发育不全患者有成年期进行性耳鸣和听力衰减,最终完全失聪,导致耳聋。

(2) 治疗

1) 康复疗法。适于骨折、手术恢复期的患者,已经出现运动障碍并发症的患者或脊柱变形的患者。治疗过程必须在康复中心专业人员的指导下进行。

2) 整形外科治疗。适于四肢骨骼,特别是下肢长骨变形的患者,通过外科整形手术配合髓内针、内固定和外固定模具的方法,使弯曲的骨重新变直。

3) 药物治疗。根据二磷酸盐或焦磷酸盐类似物可以减少骨吸收的原理增强骨密度。二磷酸盐已经在重型 OI 的儿童患者中使用,并取得较好的疗效;在成年患者中使用,骨密度也有升高。

(3) 遗传咨询

1) 按常染色体显性遗传方式进行遗传咨询。

2) 先证者父母风险评估:①在畸形不太严重的成骨发育不全(OI)患者中,一般双亲之一为 OI 患者;②60% 的轻型 OI 先证者由新生基因突变引起,绝大部分进行性畸形和围生期致死个体由新生突变导致,其父母存在突变的可能性较小;③一旦明确先证者致病突变,必须对其父母进行临床表现和致病突变的鉴定,防止其父母之一为该突变的生殖腺嵌合体。

3) 先证者同胞风险评估:①当双亲之一患病,则先证者的同胞患病概率为 50%;②如果父母均无临床表型,先证者的同胞患病的概率约为 5%,因为不能排除父母之一为体细胞或生殖细胞嵌合的情况。

4) 先证者后代风险评估:先证者每次生育,后代的发病风险均为都有 50%。

5) 家系其他成员后代发病风险评估:家系成员后代发病风险与先证者双亲的表型有关,患病方父(母)的家庭成员后代有发病风险。

(吕远)

参考文献

1. Unger S,Bonafé L,Gouze E. Current Care and Investigational Therapies in Achondroplasia. Curr Osteoporos Rep,2017,15 (2):53-60

2. Ornitz DM,Legeai-Mallet L. Achondroplasia:development, pathogenesis,and therapy. Dev Dyn,2017,246(4):291-309

3. Klag KA,Horton WA. Advances in treatment of achondroplasia and osteoarthritis. Hum Mol Genet,2016,25(R1):2-8

4. Pauli RM. Achondroplasia. GeneReviews®[Internet]. 1998 Oct 12[updated 2012 Feb 16]

5. Marini J,Smith SM. Osteogenesis Imperfecta. Endotext [Internet]. 2015 Apr 22

6. Valadares ER,Carneiro TB,Santos PM,et al. What is new in genetics and osteogenesis imperfecta classification? J Pediatr (Rio J),2014,90(6):536-541

7. Marom R,Lee YC,Grafe I,et al. Pharmacological and biological therapeutic strategies for osteogenesis imperfecta. Am J Med Genet C Semin Med Genet,2016,172(4):367-383

8. Steiner RD,Adsit J,Basel D. COL1A1/2-related osteogenesis imperfecta. GeneReviews®[Internet]. 2005 Jan 28[updated 2013 Feb 14]

第六节 泌尿系统异常

| 病例1 | 胎儿肾积水

病例简述

患者王某,女,38岁

主　诉	停经9个月,发现胎儿左肾积水1个月余
现病史	患者平素月经规律,15岁,7日/30日型,经量中,无痛经。LMP:2016-3-24。停经35日自测尿hCG(+),停经50天行超声检查,提示宫内妊娠。孕1个月无明显轻微恶心、呕吐等早孕反应。孕早期无毒物及放射线接触史。孕4个月自觉胎动,活跃至今。孕期定期产检,羊水穿刺结果未见明显异常,糖尿病筛查未见异常。妊娠27周时于外院超声检查提示胎儿左肾集合系统分离1.2cm,后定期复查,左肾集合系统分离逐渐增加至2.3cm,近预产期入院。
既往史	否认药物及食物过敏史,否认高血压、糖尿病、心脏病病史,否认肝炎、结核病史,否认外伤及输血史。孕3产0,人流1次,自然流产1次。
入院查体	查体:T36.5℃,P80次/分,R18次/分,BP133/85mmHg,神清语明,无贫血貌。心肺听诊未闻及异常,腹膨隆,腹软,无压痛,无双下肢水肿,四肢活动良好。 产科检查:呈纵产式腹型,宫高34cm,腹围98cm,胎心率136次/分,先露头,未衔接,跨耻征阴性。 消毒内诊:宫颈质硬,居后,未消未开,容1指尖。
辅助检查	辅助检查:胎心监测I级,未见明显宫缩。胎儿三维超声:双顶径约9.3cm。胎儿心率约145次/分。股骨长约7.0cm。S/D:2.5,胎盘附着在子宫后壁,成熟度I级,厚约3.4cm。羊水深度约3.9cm,羊水指数9cm。胎儿左肾大小6.6cm×3.8cm,集合系统分离约2.3cm,肾皮质厚约0.5cm。
入院诊断	1. 胎儿左肾积水 2. 孕3产0,妊娠39^{+2}周,LOA
诊疗经过	入院后完善相关检查,全面评估后无阴道分娩禁忌,行普贝生引产,后侧切分娩一活婴,体重3300g,身长50cm,头围/胸围34/34cm,Apgar评分1分钟10分,5分钟10分。产后检查胎盘胎膜娩出完整。侧切口对合整齐,可吸收线埋缝。产后安返病房,予促宫缩治疗。新生儿喂养耐受,二便正常。
出院诊断	1. 胎儿左肾积水 2. 孕3产0,妊娠39^{+2}周,LOA,侧切分娩一活婴

| 病例2 | 多囊肾

病例简述

患者张某,女,40岁

主　诉	剖宫产术后9年,停经9月余。

现 病 史 平素月经欠规律,呈 15 岁,7 日 /25~35~40 日型,月经量中,无痛经。LMP:2016-10-10,EDC:2017-7-17。停经 35 余天自行验尿妊娠试验(+)。停经 80 天余行超声检查见胎心胎芽,提示宫内妊娠。孕早期轻度早孕反应。孕早期无毒物及放射线接触史。孕 4 个半月余自觉胎动,活跃至今。未定期产检,未行产前诊断,OGTT 试验结果无异常。现孕足月,入院待产。

既 往 史 否认家族多囊肾遗传史。否认药物食物过敏史。否认结核、肝炎等传染病史,否认心脏病、糖尿病及高血压等慢性病病史,否认外伤及输血史。孕 3 产 1,人流 1 次,2005 年剖娩一活婴。

入院查体 查体:T:36.6℃,P:96 次 / 分,BP109/81mmHg,R:18 次 / 分;神清语明,无贫血貌,心肺听诊未闻及异常,腹膨隆,软,无压痛,双下肢轻度水肿,四肢活动良。产科检查:呈纵式腹型,宫高 34cm,腹围 108cm,胎心率 158 次 / 分,先露头,未衔接,跨耻征阴性。消毒内诊:外阴发育正常,阴道通畅,宫颈质中,居中,未消,宫口未开,S⁻³。骨及软产道未见明显异常。

辅助检查 入院 NST:有反应型,未见明显宫缩。

胎儿超声测量值:双顶径约 9.9cm,头围约 34.7cm,腹围约 36.4cm,股骨长约 7.3cm,肱骨长约 6.4cm。胎儿心率约 150 次 / 分。脐动脉 S/D:2.3。

胎儿胎头轮廓完整,脑中线居中。双侧脑室未见明显扩张。两侧丘脑及脉络丛可见。透明隔腔可见。小脑半球形态无明显异常,小脑延髓池无明显增大。脊柱双光带平行排列,整齐连续。四腔心切面可显示。腹壁回声连续。胃、双肾、膀胱可见,左肾大小约 4.8cm×2.4cm,集合系统分离约 0.5cm,右肾大小约 3.5cm×1.4cm,内伴数个液性区,互不相通,较大者直径约 0.8cm。胎儿部分肢体可见。胎儿上唇皮肤未见明显中断。胎儿颜面部及部分肢体受胎儿体位影响显示不清。胎盘附着在子宫前壁,成熟度Ⅱ级早期,厚约 2.7cm。胎盘下缘距宫颈内口大于 7cm。羊水深度约 4.9cm,羊水指数 12cm。

母体子宫前壁下段肌层较薄处厚约 0.38cm。

入院诊断 1. 瘢痕子宫(一次剖宫产术后)

2. 胎儿多囊肾

3. 孕 3 产 1,妊娠 39 周,LOA

诊疗经过 患者入院后完善各项入院常规检查,患者因"孕足月,一次剖宫产术后,巨大儿不除外,患者及家属要求手术终止妊娠"于 CSEA 下行子宫下段剖宫产术,一活婴,体重 3990g,身长 52cm,头 / 胸围 35/36cm,Apgar 评分 10 分钟,5 分钟 10 分,胎盘,胎膜完整娩出,术中脐血完善胎儿染色体检查,新生儿喂养耐受,二便正常。

出院诊断 1. 瘢痕子宫(一次剖宫产术后)

2. 胎儿多囊肾

3. 孕 3 产 1,妊娠 39⁺¹ 周,LOA,剖娩一活婴

病例解析

(一)诊治关键

1. 超声诊断

经阴超声 9 周可显示胎儿肾脏,12 周时可辨别肾内部分结构。经腹超声 14 周可显示胎儿肾脏。最佳孕周为 20~27 周,因此时羊水较丰富,如病例 1,胎儿肾积水多于此时期发现。多囊肾的诊断较困难,需要多次超声动态观察。病例 2 患者孕期超声未发现胎儿肾脏系统发育异常,且未出现羊水量改变,直至孕晚期行常规超声检查时提示异常。所以一旦确诊为胎儿泌尿系统异常,应增加产检及超声检查的频率。

(1)肾积水的超声诊断标准:孕 20~30 周时,横切面肾盂前后径小于 5mm 为正常,前后径 5~8mm 为轻度肾积水,前后径 9~15mm 为中度,前后径大于 15mm 为重度;30 周后,横切面肾盂前后径小于 7mm 为正常,前后径 7~9mm 为轻度肾积水,前后径 10~15mm 为中度,前后径大于 15mm 为重度。

(2)多囊肾的超声诊断标准:双侧肾脏对称性增大,弥漫性实质回声增强,皮质与集合系统分界不清。常染色体显性遗传性:双侧肾脏增大伴肾实质回声增强,肾内见多个大小不等的囊性暗区,其羊水量正常或略少。

2. MRI 诊断

MRI 检查也可以作为评估复杂胎儿泌尿系统畸形的辅助检查,能客观地显示泌尿系统精细结构,但文献研究 MRI 相比超声对于 2014 年,由美国胎儿泌尿外科协会、儿科肾脏协会、儿科放射协会、超声协会等达成共识提出了新的泌尿系统扩张分级系统(urinary tract dilation,UTD)分级系统无影响。

3. 产前诊断

常染色体显性多囊肾(ADPKD)是常见的遗传性肾脏疾病,如有家族病史,产前诊断对疾病的诊断有重要作用。

4. 遗传咨询

(1) 如有家族史的患者应检测孕妇或(和)丈夫染色体。

(2) 核型分析结果异常者,建议遗传咨询,充分沟通后决定是否继续妊娠;核型分析正常者,建议做染色体芯片检测以排除染色体的微缺失,微重复等异常结构。

(3) 芯片结果异常且与泌尿系统相关者,遗传咨询充分沟通后决定是否继续妊娠。芯片结果正常者或发现的异常意义未明时,向家属交待病情。

(4) 如患者强烈要求进行全基因组测序筛查,医师需详细交代本技术的优势及不足,并签署知情同意。

5. 预后

与胎儿预后关系最密切的是分娩的孕周以及残余肾功能。羊水减少导致胎肺不发育不良是梗阻性泌尿道疾病新生儿死亡率增加的重要原因。

肾盂前后径 APD 增宽是最早出现及最主要的表现,研究认为 APD 在 4~10mm 时多为生理性的扩张 APD>15mm 或伴有肾实质改变是诊断严重肾积水的指标。根据肾盂前后径(APD)按 Grignon 等的分级标准进行胎儿肾积水分级:Ⅰ级(APD<10mm),Ⅱ级(APD10~15mm),Ⅲ级(APD>15mm)肾盂轻度扩张,Ⅳ级(APD>15mm)肾盂中度扩张,Ⅴ级(APD>15mm)肾盂重度扩张。病例 1 中胎儿不伴有羊水量异常。孤立性肾盂扩张发病率较高,大部分预后较好,新生儿产后 5~7 天进行随访,此时期新生儿已不再受母体黄体酮类激素影响而致平滑肌松弛。国外也有研究显示 APD<10mm 的胎儿预后良好,APD10~15mm 胎儿中的 23% 和 APD>15mm 胎儿中的 64% 需后续治疗。如果胎儿染色体核型或者染色体芯片分析明确异常,胎儿预后极差。如果连续超声监测出现羊水极少,肾脏重度积水,肾皮质变薄,肾实质回声增强,失去正常肾脏结构声像,膀胱壁增厚等表现,提示胎儿肾功能严重受损。胎儿出现孤立性肾盂扩张的概率相对较高,若胎儿超声检查双侧肾出现梗阻性肾盂积水,预后相对较差。多囊肾发病具有遗传性,且宫内发病越早病死率越高,出生后预后越差。儿童期即可发病,建议从 5 岁起进行高血压筛查,每隔 3 年一次。成人期的治疗方案目前尚无被广泛接受的实践指南。

(二)误诊误治防范

随着产前诊断的发展,产前超声不断提高胎儿泌尿系统异常的检出率。但由于胎儿期肾脏回声是否增强受机器调节、检查者主观因素以及胎儿腹腔肠管感染等种种因素影响,仍存在着漏诊误诊。产前超声可连续动态观察,是胎儿泌尿系统异常的主要检测手段,但难以早期明确是梗阻性或是非梗阻性所致积水。

有文章发现,胎儿肾盂扩张产前超声检查不易漏诊但鉴别诊断较困难。单纯肾积水合并输尿管扩张的肾上极肾盂分离较大,容易与重复肾混淆。胎儿重复肾积水与单纯肾囊肿容易混淆,应特别注意区分。重复肾超声诊断漏诊常发生在无输尿管扩张、肾盂分离等情况下。扩张的肾盂与肠管也存在分辨困难。胎儿外生殖器结构不在我国产前超声检查指南要求范围内,一旦发生易引发伦理学纠纷。

(常靓)

参考文献

1. Feldman DM,Decambre M,Kong E,et al. Evaluation and follow up of fetal hydronephrosis. Ultrasound Med,2001,20:1065-1069

2. Chalmers DJ,Meyers ML,Brodie KE,et al. Inter-rater reliability of the APD,SFU and UTD grading systems in fetal sonography and MRI. J PediatrUrol,2016,12(5):305

3. Grignon A,FilionR,Filiatrault D,et al. Urinary tract dilatationinutero:classification and clinical applications. Radiology,1986,160:645-647

4. Fisch JDI,Keskinepe L,Ginsburg M,et al. Graduated embryo score and soluble human leukocyte antigen-G expression improve assisted reproductive technology outcomes and suggest a basis for elective single-embryo transfer.Fertil Stern,2007,87(4):757-763

5. 陈健,陈小鸣. 产前超声诊断胎儿泌尿系统异常分析. 中国儿童保健杂志,2009,15(3):322-323

6. Nejat Aksu,Onder Yavasan,Murat Kangn,et al. Postnatal management of infants with antenatally detected hydronephrosis. Pediatr NePhrol,2009,20(10):1253-1259

7. Gopala K. Rangan,MBBS,PhDKHA-CARI,et al. guideline recommendations for the diagnosis and management of

autosomal dominant polycystic kidney disease. Nephrology (Carlton). 2015 Oct 29

8. Ransford G, Young E, Castellan M, et al. Renal pelvis rupture in a kidney with ureteropelvic junction obstruction and extrarenal calyces. Journal of Pediatric Urology, 2013, 9(3):127-130

9. Chen CP, Huang MC, Chern SR, et al. Distal 3p duplication and terminal 7q deletion associated with nuchal edema and

cyclopia in afetus and a review of the literature. Taiwanese Journal of Obstetrics& Gynecology, 2015, 54(3):297-302

10. 李岗, 闫娟. 胎儿重复肾畸形的超声诊断及误诊原因分析. 现代生物医学进展, 2016, 22:4310-4313

11. 荆春丽, 李静. 胎儿泌尿系统畸形产前超声漏误诊病例回顾性分析. 中国产前诊断杂志(电子版), 2016, 8(4):49-52

第七节　颈部异常

| 病例1 | 胎儿颈部巨大淋巴管瘤产时手术治疗

一、病例简述

患者陈某, 女, 30 岁

主　　诉　停经9个月, 发现胎儿颈部肿物近4个月。

现 病 史　平素月经规律, 呈18岁, 7日/30日型, 经量中, 无痛经。LMP:2011-1-10, EDC:2011-10-27, 患者于停经35天自测尿妊娠试验阳性, 停经50余天于当地医院B超下可见胎心搏动, 确诊为早孕, 孕早期无放射线及毒物接触史。无明显早孕反应。孕5个月始自觉胎动, 活跃至今。孕期平稳, 定期产检, 唐氏筛查低危, 糖尿病筛查未见异常。孕近6个月于我院产检时彩超下发现胎儿颈部囊性肿物, 约3cm×3cm×4cm大小, 建议其定期复查。此后患者每月复查一次, 自诉于孕7个月复查时肿物长大近一倍, 约6cm×6cm×5cm大小, 此后无明显变化, 孕期行脐血穿刺检查染色体核型分析未见异常。孕期无发热, 无阴道流血流液, 孕晚期无头晕头痛, 无视物不清, 因孕足月, 现为求进一步治疗入院, 患者现无腹痛, 无阴道流血流液, 饮食睡眠可, 二便正常。

孕 产 史　孕1产0。

既 往 史　否认心脏病、糖尿病及高血压病史。否认肝炎结核等传染病史。否认药物及食物过敏史。

入院查体　一般查体:T:36.4℃, P:80次/分, BP110/75mmHg, R18次/分。神清, 无贫血貌, 心肺听诊未闻及异常, 腹膨隆, 腹软, 无压痛, 未扪及明显宫缩, 无阴道流血流液, 双下肢无水肿, 四肢活动自如。

　　　　　　产科检查:呈纵产式腹型, 宫高33cm, 腹围100cm, 胎心率147次/分, 先露胎头未衔接, 跨耻征阴性。

　　　　　　消毒内诊:宫颈软, 偏后, 宫颈消50%, 宫口未开, 先露胎头S^{-3}。

辅助检查　入院NST:反应型。彩超(2011-10-13我院)BpD 9.9cm, FL 7.4cm, 羊水深5.0cm, 羊水指数12。胎儿颈部偏左侧可见大小7.8cm×10.5cm×6.6cm囊性包块, 边界清, 内呈液性伴分隔。

入院诊断　1. 胎儿颈部巨大囊性肿物
　　　　　　2. 孕1产0, 孕39周, LOA

诊疗经过　完善各项入院常规检查, 完善相关科室会诊, 因磁共振提示肿物对气管有明显压迫, 根据综合会诊意见, 次日于全麻下行子宫下段剖宫产术, 术中不断脐行新生儿气管插管, 插管成功后断脐。新生儿转入新生儿外科病房进一步治疗, 于生后第3天行超声引导下介入治疗—淋巴管瘤穿刺放液,平阳霉素瘤腔内注射,术后恢复良好,次日出院。

出院诊断 　　1. 胎儿左颈部巨大淋巴管瘤
　　　　　　　2. 孕 1 产 0,孕 39^{+1} 周,LOA,剖娩一活婴

二、病例解析

(一)诊治关键

1. 明确的产前诊断

(1) 超声:对于此病的早期诊断,国内外报道:最早可在孕 11~14 周 B 超检查胎儿颈项皮下透明层厚度(NT)大于 3mm,则发现胎儿颈部囊性淋巴瘤。

(2) 磁共振:MR 优势:补充超声诊断,协助妊娠决策评估,观察气道受压迫情况,判断子宫外产时处理(ex utero intrapartum treatment,EXIT)适应证。

(3) 染色体检查:主要技术包括羊水穿刺或脐血穿刺行染色体核型分析;还有绒毛活检、FISH、母体外周血检测胎儿游离 DNA 等,主要目的排除胎儿染色体异常。

(4) 实验室检查:有研究发现,胎儿颈部水囊状淋巴管瘤(fetal nuchal cystichygroma,NCH)NCH 时母血清或羊水中甲胎蛋白(alpha-feto-protein,AFP)升高或多项母血清标志物升高,这可能与胎儿 NCH 时 21- 三体高发有关。

2. 治疗成功的关键

此病例提示胎儿气道受压,出生断脐后会迅速危及患儿生命,因而在患儿娩出前建立并保持气道通畅是挽救生命的关键。EXIT 是最适于该病产时干预的一种治疗方法,EXIT 优势在于在保证胎盘循环支持胎儿供氧情况下,解决胎儿气道受阻以挽救胎儿生命。产时胎儿手术的开展,成为治疗成功的关键。子宫外产时处理(ex utero intrapartum treatment,EXIT)是指在保持胎儿胎盘循环的同时对胎儿进行气管插管或行胎儿手术,以保证胎儿离开母体时的气道通气或氧气供应。EXIT 的前提是保持胎儿胎盘循环,操作分两种形式,一种主要是对胎儿进行气管插管建立人工通气后再断脐,胎儿离开母体进行下一步处置;一种是完全胎盘支持的产时胎儿手术(operation on placental support,OOPS),即一直保持胎儿胎盘循环,通过胎盘循环对胎儿进行麻醉并进行手术,术后再断脐,将患儿与母体分离。

(二)误诊误治防范

1. 准确的鉴别诊断

胎儿头颈部水囊状淋巴管瘤与其他原因造成的胎儿头颅增大的各种畸形鉴别,超声能够清晰显示颅骨及颅内脑实质结构,鉴别诊断不难;胎儿淋巴管瘤还需与脑膜瘤膨出、脑脊膜瘤膨出、胎儿体表海绵状血管瘤等相鉴别。胎儿水囊状淋巴管瘤与脑膜瘤膨出、脑脊膜瘤膨出的鉴别:前者颅骨脊柱完整,脊柱排列整齐,后者颅骨不完整有缺损,脊柱连续中断,横切椎体呈“V”形或“U”形裂开。胎儿淋巴管瘤与胎儿体表海绵状血管瘤,单从黑白声像图无法鉴别:彩超对海绵状血管瘤可监测到有血流信号,淋巴管瘤没有彩色血流信号。

2. 严密的孕期监测

当 NT≥3mm 时,及早进行介入性产前诊断,并且每 4 周复查 1 次超声。如果查出 NCH,则进行胎儿染色体核型及详细的超声检查,如产检诊断为胎儿淋巴管瘤的孕妇,即按“高危妊娠”管理,除定期监测胎儿发育、是否合并其他畸形及宫内安危情况外,应密切监测肿物的生长速度、羊水量等,建议完善胎儿心脏超声检查。肿物较小时对胎儿发育无明显影响。较大时压迫颈部气管和血管,影响胎儿血液循环。如为单纯淋巴管瘤不合并其他畸形及染色体异常,可选择保留胎儿。如为妊娠 20 周后合并其他畸形或染色体异常,可考虑终止妊娠。如果淋巴管瘤不大,不阻碍产道,可选择阴式分娩;对于较大淋巴管瘤,阴式分娩有发生难产可能,并且分娩过程中有发生肿瘤破裂可能,建议剖宫产分娩。

(三)相关探讨

淋巴管瘤的治疗方法多种多样,有报道宫内治疗,早期治疗淋巴管瘤是以手术、放疗、硬化剂注射等方法,其中以手术治疗效果较好。

1. 宫内治疗

目前由于 NCH 染色体异常和胎儿结构异常高发,有报道达 85%,选择终止妊娠的报道较多,进行宫内治疗的较少。宫内治疗常用的方法有两种,一种是超声介导下穿刺放囊液,该方法在妊娠中期可以减少羊水过多的形成,缓解压力,延长妊娠期,在妊娠晚期还可以减少新生儿产伤、难产及新生儿窒息的发生,其缺点是易复发。另一种是在穿刺抽液的基础上向囊内注入药物,使囊肿的内壁发生炎性细胞浸润及结缔组织增生,最后形成瘢痕性粘连闭锁,使瘤腔逐步缩小甚至吸收消失。向囊内注入的

药物最常用的是 OK-432、博来霉素和丝裂霉素。

2. 产时手术(子宫外产时处理 -EXIT 联合产房外科手术)

切开子宫后,暴露胎头,行气管插管术,确定插管成功后,娩出胎儿,结扎脐带。新生儿由新生儿外科医师行产房外科手术(in house surgery)。产时手术相对于传统的新生儿手术及开放式胎儿宫内手术有其独特的优势,我院决定行产时手术的原因是除了解除呼吸道梗阻,更主要的是极早去除疾病,终止病理的进一步发展,减少切口瘢痕形成,解除家庭的精神负担。

3. 产时或产后介入治疗

平阳霉素配成 1mg/ml 的浓度,以 0.8mg/kg 的剂量在超声引导下作瘤内多点注射(注射前先尽量抽尽囊内淋巴液),尽量做到各个房内注射,以便使药物与瘤壁充分发挥作用,保证治疗效果,然后适当加压使囊壁内皮与药液充分作用。一般生后需连续注射 3~5 次。介入治疗优点:局部无创伤,无手术瘢痕,易被病人家属接受,可减少或消除家长精神痛苦;避免对瘤体周边或包裹其中的重要神经血管的损伤,同时也降低治疗后复发。注射疗法较手术治疗有众多的优点,创伤小、无副损伤、治疗费用低、能最大程度保持颜面美容等。目前我院主要开展此种治疗方式。

对于颈部淋巴管瘤目前采用较多的是介入治疗。对于瘤体大、压迫气管会造成新生儿窒息的淋巴管瘤可选择产时胎儿手术治疗;对于包绕重要血管神经的囊性淋巴管瘤,介入治疗为其首选治疗方法。

(李欢)

参考文献

1. Vaknin Z,Reish O,Ben-Ami I,et al. Prenatal diagnosis of sex chromosome abnormalities:the 8 -year experience of a single medical center. Fetal Diagn Ther,2008,23(1):76-81

2. Hyett J,Sonek J,Nicolaides K. Nuchal translucency and the risk of congenital heart disease. Obstet Gynecol,2007,109(6):1455-1456

3. Malone FD,Ball RH,Nyberg DA,et al. First -trimester septated cystic hygroma:prevalence,natural history,and pediatric outcome. Obstet Gynecol,2005,106(2):288-294

4. Sanhal CY,Mendilcioglu I,Ozekinci M,et al. Prenatal management,pregnancy and pediatric outcomes in fetuses with septated cystic hygroma. Brazilian Journal of Medical and Biological Research,2014,47(9):799-803

5. Chen M,Chen CP,Shih JC,et al. Antenatal treatment of chylothorax and cystic hygroma with OK-432 in nonimmune hydrops fetalis. Fetal Diagn Ther,2005,20(4):309-315

6. 李欢,张志涛,刘彩霞,等 . 胎儿淋巴管管瘤治疗方法的临床探讨 . 中国妇幼保健,2013,28(6):944-946

第八节　腹壁异常

| 病例 1 | 胎儿脐膨出

病例简述

患者王某,女,33 岁

主　诉　停经近 8 个月,发现胎儿脐膨出 5 个月。

现病史　患者平素月经规律,呈 13 岁,6~7 日 /32 日型,经量中,经期无痛经。LMP:2015-05-23,停经 30 天验尿妊娠试验阳性,停经 42 天行彩超检查,可见胎囊,确定宫内妊娠。孕 42 天出现明显恶心呕吐等早孕反应,持续至孕 4 个月。患者因复发性流产从孕前开始口服阿司匹林、泼尼松,孕早期使用肝素、黄体酮、hCG、戊酸雌二醇(补佳乐)、雌二醇片雌二醇地屈孕酮片复合包装(芬马通)等。孕早期无放射线及药物接触史。孕期平稳,定期产检。孕 12 周发现胎儿脐膨出,后行羊水穿刺未见明显异常。孕期行 OGTT 检查未见明显异常。孕 4 个月自觉胎动,活跃至今。孕 30 周彩超提示胎儿双肾增大，1 天前我院超声会诊提示胎儿脐膨出、双肾增大、舌部位于唇齿之间，为求进一步诊治入院。孕晚期无头晕头迷、视物不清，双下肢无水肿。饮食睡眠可，二便正常。患者现无下腹痛及下腹部紧缩感，无阴道流血流液，自觉胎动如常。

孕 产 史　孕 4 产 0，生化妊娠一次，因胎停药流一次，人流一次。

既 往 史　否认药物及食物过敏史。否认手术、输血史及外伤史，否认糖尿病、心脏病及高血压等慢性病病史，否认肝炎结核等传染病史。

入院查体　一般查体：T36.4℃，P 78 次 / 分，BP110/70mmHg，R18 次 / 分。神志清楚，无贫血貌，心肺听诊未闻及异常，腹膨隆，软，无压痛，双下肢轻度水肿，四肢活动良。
产科查体：呈纵产式腹型，宫高 31cm，腹围 97cm，胎心率 143 次 / 分。
消毒内诊：外阴发育正常，阴道畅，宫颈质韧，居后，消 30%，宫口未开，显露头 S-3。

辅助检查　胎儿超声会诊 (2016-1-5)：胎儿超声测量值：双顶径约 8.8cm，股骨长约 5.6cm。胎儿心率约 144 次 / 分。脐动脉 S/D：1.9。腹壁回声中断，宽约 4.0cm，向外膨出约 3.6cm×3.3cm 包块，边界清，其内可见部分肝脏及肠管样回声。左肾大小约 4.5cm×2.5cm，右肾大小约 4.8cm×2.3cm，双侧肾盂无明显分离。检查期间，数次可见胎儿舌部位于唇齿之间。胎盘附着在子宫后壁，成熟度 Ⅱ 级，厚约 5.1cm。脐带内可见大小约 3.1cm×2.7cm 囊肿，边界清。羊水深度约 8.0cm，羊水指数 20。提示：①晚期妊娠，单胎，头位；②胎儿脐膨出；③胎儿双肾增大；④胎儿巨舌？

入院诊断　1. 胎儿脐膨出
2. 胎儿巨舌？
3. 胎儿双肾增大
4. 孕 4 产 0，妊娠 32^{+4} 周，LOA
5. 复发性流产

诊疗经过　入院后完善相关检查，经产科、新生儿内科、新生儿外科综合会诊，患儿脐膨出合并肾脏、舌等多器官畸形，考虑为 Beckwith-Wiedemann 综合征可能性大，向患者及家属交代病情后，综合考虑后决定放弃继续妊娠，选择引产。于 2016-1-6 晚给予患者水囊引产，2016-1-7 给予患者缩宫素静滴加强宫缩，于抗生素预防感染对症治疗，后患者出现规律宫缩，于 2016-1-7 日 17：29 穿颅引产娩一死婴，体重 2250g，身长 42cm。娩出胎儿见脐膨出、脐带囊肿，胎盘胎膜完整娩出，产后安返病房。产后予抗炎补液促宫缩治疗。病情平稳，产后第二天出院。

出院诊断　1. 胎儿脐膨出
2. 胎儿巨舌？
3. 胎儿双肾增大
4. 复发性流产
5. 孕 4 产 0，妊娠 32^{+4} 周，LOA，穿颅引产一死婴

| 病例2 | 胎儿腹裂

病例简述

患者刘某某，女，24 岁

主 　 诉　停经 9 月余，胎动 5 月，发现胎儿腹裂 5 周。

现 病 史　患者平素月经规律，呈 13 岁，5 日 /28 日型。LMP：2015-04-13，停经 30 日自测尿妊娠试验(+)，停经 2 月余行 B 超可见胎心胎囊胎芽。无明显早孕反应，早孕期口服黄体酮保胎，否认毒物、其他药物及放射线接触史。孕 4 月余自觉胎动，OGTT 无异常。患者于孕 32 周于外院产检

时彩超发现胎儿下腹壁中线近脐水平脐带根部处皮肤连续中断,范围约 1.6cm×1.2cm,未见明显包膜,胎儿体外可见肠管样回声,漂浮于羊水中,范围约 6.5cm×7.7cm×5.3cm,与腹腔内肠管相连。胎儿超声会诊(2015-11-30,我院):胎儿下腹部横断扫查胎儿腹壁回声连续性中断,宽约 2.1cm,肠管自该处进入羊膜腔内漂浮于羊水中,范围约 9.9cm×5.9cm,肠管广泛扩张,较宽处约 1.3cm,肠壁回声略增强。脐血穿刺(2015-12-14,我院)提示核型分析:320~400 条带、G 显带水平分析未见明显异常。基因突变检测(2015-12-xx)提示本标本未见母体细胞污染。孕期定期产检,彩超提示胎儿腹壁中断宽度逐渐增宽。患者因孕足月,要求入院待产。患者现无下腹痛,有不规律下腹紧缩感,无阴道流血流液,胎动如常。

孕 产 史　孕 4 产 1,2011 年孕足月自然分娩一活婴,体重 3400g。人流一次,2012 年孕 5 月引产一次。

既 往 史　否认心脏病、糖尿病及高血压病史。

入院查体　一般查体:T:36.5℃,P:90 次/分,BP119/75mmHg,R:18 次/分,神清语明,无贫血貌,心肺听诊未闻及异常,腹膨隆,可及宫缩,无压痛。四肢无水肿,四肢活动自如。

产科查体:呈纵产式腹型,宫高 36cm,腹围 103cm。胎心率

消毒内诊:外阴发育正常,阴道畅,宫颈质软,位置居中,消 80%,容 1 指。

辅助检查　胎心监护:有反应型,可见 3 个宫缩平台。

胎儿三维超声(2015-12-25,我院):胎儿胎头轮廓完整,脑中线居中,双顶径约 9.17cm,头围约 33.15cm。胎儿心率约 147 次/分。腹壁回声连续,腹围 30.63cm。胎儿部分肢体可见,股骨长约 6.40cm。根据骨性标志,胎儿体重估计为 2488g±500g。LOA。胎盘附着在子宫前壁,成熟度Ⅰ级,厚约 3.68cm。羊水深度约 6.1cm,羊水指数 17。脐动脉 S/D:2.48,PI:0.89。胎儿颈部可见"U"形压迹胎儿腹壁回声中断,宽约 4.1cm,肠管漂浮于羊水中。

入院诊断　1. 胎儿腹裂

2. 胎儿脐带绕颈一周

3. 孕 4 产 1,妊娠 37 周,LOA,分娩先兆

诊疗经过　入院后完善产科超声、胎儿腹部 MRI 等检查,经产科、新生儿内科、新生儿外科、麻醉科综合会诊,提出"子宫下段剖宫产术 + 产时胎儿手术"治疗方案,并向患者及家属交代手术相关风险及患儿可能预后,患者及家属理解并同意上述治疗方案。患者于 2015-12-30 因在全麻下行子宫下段剖宫产术 + 产时胎儿手术,于 10:28 剖娩一活婴,体重 2800 克,身长 50cm,头/胸围 32/29.5cm,Apgar 评分 1 分钟 8 分(呼吸 1 分,肤色 1 色),5 分钟 9 分(呼吸 1 分)。娩出胎儿双肩后,立即行气管插管。术中见新生儿腹裂,肠管暴露于腹腔外,新生儿外科同时行腹壁修补术,因肠管疝出较多,无法一次还纳。予 SILD 袋收纳,拟行Ⅱ期修补。新生儿转儿科。术中见羊水Ⅰ度浑浊,胎盘胎膜完整娩出,脐带长 50cm,羊水清,量 1500ml,术中探查见子宫双附件无异常。术中出血约 200ml,术后安返病房。术后予补液、抗炎、促进宫缩治疗,术后恢复良好,术后第四天出院。

出院诊断　1. 胎儿腹裂

2. 胎儿脐带绕颈一周

3. 孕 4 产 1,妊娠 37^{+2} 周,LOA,剖娩一活婴

病例解析

(一)诊治关键

1. 先天性腹壁缺损的诊断

(1)明确胎儿腹壁异常的类型

1)先天性腹壁缺损是一系列胎儿前腹壁异常的总称,其中包括:腹裂、脐膨出、膀胱外翻、泄殖腔外翻和体蒂综合征,而腹裂和脐膨出是最常见的

类型。

2)脐膨出是由于胚胎体腔关闭过程停顿致腹腔脏器未回纳入腹,进而被内层腹膜和外层羊膜形成的半透明囊膜所覆盖形成。

3)腹裂是腹部皮肤、肌肉、筋膜缺损,导致肠管及其他腹腔脏器突出腹壁,表面无膜性组织覆盖。

(2)明确胎儿腹壁异常的严重程度

1)明确腹壁缺损的严重程度:根据腹壁缺损类

型、膨出物大小、膨出物种类等将腹壁缺损分为：单纯性和复杂性。

2）明确腹壁缺损是否合并其他结构畸形，尤其是脐膨出患儿常合并心脏异常、胃肠道异常及神经系统异常等畸形，一旦合并严重的多发畸形，应慎重考虑是否继续妊娠。

3）明确腹壁缺损患儿是否合并染色体或基因异常，尤其是脐膨出患儿部分合并染色体异常或染色体片段的微缺失/重复。例如，伯-韦综合征（BWS）是一种过度生长异常，以脐膨出、巨舌等异常为特征，是11p15片段的生长调节异常。一旦合并染色体或相关基因异常，应慎重考虑是否继续妊娠。

（3）超声检查

1）脐膨出的超声诊断标准：①前腹壁中线处胎儿皮肤强回声中断、缺损，可见一向外膨出的包块；②包块的内容物因缺损的大小不同而不同，缺损小的脐膨出，包块内仅可见肠管等内容物，缺损大的脐膨出，除含有肠管外，还含有肝脏、脾脏等内容物；③膨出的包块表面有一层强回声膜覆盖，为腹膜或羊膜和腹膜，在两层膜之间可见网条状无回声，为华腾胶；④脐带入口大多位于包块表面，可以位于中间，也可以偏向一侧，彩色多普勒超声可有助于判断脐带入口的位置。

2）腹裂的超声诊断标准：①超声可见脐带入口右侧强回声的腹壁皮肤连续性中断，可测量中断部的直径大小，通常为2~3cm。②胎儿胃、肠等腹腔内脏器外翻至腹腔外，表面无膜组织覆盖，在羊水内漂浮。胎儿腹围小于相应的孕周大小。③脐带腹壁入口位置正常，大多数位于突出内容物的左侧前腹壁。④外翻的肠管有时可见局部扩张，管壁增厚，蠕动差。

（4）MRI检查

1）可用于观察腹壁异常的疝出物形态，进一步评估腹壁缺损的严重程度，可作为腹壁异常科学研究的手段，对于有条件的医院应尽量完善，但并非临床诊断的必要措施。

2）检查时间：20~28周（补充超声诊断）、32~34周（妊娠决策评估）两次

2. 先天性腹壁缺损的治疗

因脐膨出大小及膨出物的多少不同，以及设备技术条件因素的影响，手术时可选择不同术式。

（1）一期修补术：即直接还纳膨/脱出器官，然后行腹壁分层缝合。此法适用于中、小型脐膨出及轻度腹裂，内脏膨/脱出不多且为肠管，还纳入腹腔后腹壁边缘能对合，腹壁缝合后不会造成腹压高所致呼吸、循环障碍者。

（2）分期修补术：适用于巨型脐膨出及重度腹裂，内脏膨出多，或合并肝脏脱出，内脏还纳入腹腔困难。主要方法是膨/脱出物部分还纳，保护囊膜完整或采用soli袋覆盖在表面，待水肿消除及腹内压降低后，再次性完全还纳术，缝合腹壁。

（3）产时手术：是指在胎儿娩出过程中及胎儿娩出后立即进行的出生缺陷的手术治疗，包括宫外产时处理（EXIT）、完全胎盘支持的产时胎儿手术（OOPS）及断脐后产房外科手术（IFO）。先天性腹壁缺损多选择EXIT与产房外科手术联合进行。

（二）误诊误治防范

1. 腹壁异常的超声鉴别诊断

先天性腹壁异常中，最常见的是脐膨出与腹裂在产前相鉴别，在解剖、流行病学、超声、临床表现及治疗上均存在差异。

（1）病理学差异：先天性腹裂患儿的脐外侧的腹壁畸形，脐带正常，没有囊膜和囊膜的残留物，常合并中肠未回转和肠过短畸形，腹壁缺损直径常小于4cm。而脐膨出是脐带根部的缺损，表面有囊膜覆盖，常合并尤其结构畸形。

（2）流行病学差异：先天性脐膨出在活产儿和死产儿中的发病率差异巨大，常伴随其他器官系统畸形及染色体异常，且多见于高龄孕产妇。而先天性腹裂在活产儿和死产儿中的发病率差异不大，也较少合并其他器官系统畸形及染色体异常，且先天性腹裂在孕产妇年龄较小的群体中易发。

（3）产前超声检查：产前超声检查可区分先天性腹裂和先天性脐膨出，特异性超过95%。影响超声诊断的因素包括：母体肥胖、胎儿体位、腹壁缺损的大小、疝出物的多少以及操作者的技术和经验。根据疝出物表面有无囊膜覆盖以及脐带与缺损的关系，一般可以较准确的区分先天性脐膨出与先天性腹裂。

2. 腹壁异常孕期超声监测的重要性

（1）腹壁缺损患儿一旦确诊后应定期进行超声监测，对于单纯性腹壁缺损患儿，观察疾病进展情况，若合并肝脏膨出的巨大脐膨出患儿，在肺成熟的同时应尽快结束妊娠，以免病情迅速进展。

（2）而腹裂患儿随着妊娠的进展，暴露于羊水中的肠管易发生纤维化，肠管脆性增加，易并发肠梗阻、肠闭锁等严重影响胃肠功能恢复的情况，因此，腹裂患儿在综合衡量胎儿成熟的同时尽快减少肠管

暴露在羊水中的时间。

（3）对于复杂性腹壁缺损的患儿,尤其是脐膨出的患儿,常常合并其他结构畸形,应增加超声监测的频率,一旦病情恶化,预后较差时,应向患者及家属及时交代,考虑是否继续妊娠。

（三）相关探讨

1. 产时处理在先天性腹壁缺损患儿治疗中的应用

（1）相比于传统的手术而言,产时胎儿手术是以产科为主导,多学科、多领域合作完成的,从出生缺陷的产前诊断、孕期监测到产时胎儿手术(IFO)的术中配合、围术期管理及预后的随访,都需要有一支专业的多学科合作的团队。

（2）相较于新生儿手术,产时胎儿手术在腹壁缺损的治疗中具有特有的优势,省去了转运时间,能更加迅捷的去除疾病的诱因,缩短腹壁暴露时间,争取手术时机,外来感染机会少;胃肠道气体少,对关闭腹壁缺损有利。

（3）然而,产时胎儿手术并非适用于所有腹壁缺损患儿,对于早产低体重儿、合并其他严重畸形、膨出物破溃感染、肠管水肿扩张严重无法立即还纳或全身情况差的患儿则不能立即行手术治疗,可给予soli袋等保守治疗,待腹壁条件允许后,实施手术修补。

（4）产时手术在腹壁缺损患儿治疗中的应用需加强临床研究,需在拥有产前诊断、多学科紧密合作的母胎治疗中心进行,其远期预后及局限性还有待我们研究和解决。

2. 先天性腹壁缺损的治疗预后

（1）在很多报道中,先天性脐膨出的存活率为70%~95%,大多数患儿的死亡与伴发的心脏或染色体异常有关。患儿普遍存活率为94%,术后并发症发生率为17%,主要为:耐受肠道喂养的时间延迟、肠梗阻、代谢性酸中毒和心搏骤停等。

（2）腹裂患儿最近10年的存活率增加到91%,死亡率主要与早产、肠道并发症和全静脉营养引起的念珠菌属败血症有关。

（3）有报道显示产时胎儿手术能明显改善先天性脐膨出胎儿的短期预后,包括降低新生患儿感染发生率,缩短外科修补缺损手术时间,全肠外营养时间及总住院时间。这与2017年李雪等报道的46例先天性腹壁缺损的治疗预后分析相一致。

（刘彩霞　李雪）

参考文献

1. Wilson RD, Johnson MP. Congenital abdominal wall defects: an update. Fetal Diagn Ther, 2004, 19:385-398
2. Kong JY, Yeo KTh, Mohamed E, et al. Outcomes of infants with abdominal wall defects over 18 years. J Pediatr Surg, 2016, 51(10):1644-1649
3. 刘彩霞,刘婧一. 产时胎儿手术现状与展望. 中国实用妇科与产科杂志, 2015, 31(9):799-802
4. 张志涛,周胜兰,刘彩霞,等. 胎儿腹裂的产前诊断与产时手术. 中华围产医学杂志, 2014, 17(2):81-83
5. 李雪,张志涛,刘彩霞,等. 胎儿先天性腹壁缺损产时处理及预后探讨. 中国实用妇科与产科杂志, 2017, 33(6):533-536
6. Tassin M, Benachi A. Diagnosis of abdominal wall defects in the first trimester. Curr Opin Obstet Gynecol, 2014, 26:104-109

第十九章

胎儿水肿

| 病例 | 非免疫性胎儿水肿

一、病例简述

患者王某某,女,27岁

主　　诉　停经4月余,发现双胎之一水肿伴畸形1月余。

现 病 史　患者平素月经规律,呈13岁,5日/30日型,经量中,偶有痛经。LMP:2016-05-19,EDC:2017-02-26。停经30余天测尿hCG(+),2016-08-05因无诱因阴道流血就诊于当地医院,行超声提示中期妊娠,双活胎,予地屈孕酮治疗后好转。孕早期有明显恶心呕吐等早孕反应,自1个月持续至妊娠4个月。孕早期无放射线及药物接触史。孕期未行唐氏筛查及无创DNA检查。2016-09-10行超声提示:一胎颈后囊性包块,考虑水囊状淋巴管瘤;腹腔积液、皮下水肿;单脐动脉;患者现为求进一步诊治入院。

既 往 史　孕1产0。否认手术、输血史及外伤史;否认药物及食物过敏史;否认糖尿病、心脏病及高血压等慢性病病史;否认肝炎等传染病病史。

入院查体　一般查体:T36.6℃,P 92次/分,BP120/85mmHg,R18次/分。神志清楚,无贫血貌,心肺听诊未闻及异常,腹膨隆,软,无压痛,双下肢无水肿,四肢活动良。

产科查体:呈纵产式腹型,宫底平脐,腹围93cm,胎心率138次/分、131次/分。

消毒内诊:外阴发育正常,阴道畅,宫颈质软,居后,未消,宫口未开。骨及软产道未见明显异常

辅助检查　胎儿常规三维彩超:

A胎儿超声测量值:双顶径约3.8cm,股骨长约1.9cm。胎儿颈部可见一大小约6.8cm×4.2cm包块。膀胱可见。羊水深度约3.4cm。

B胎儿超声测量值:双顶径约3.3cm,股骨长约1.9cm。膀胱可见。羊水深度约1.7cm。胎盘附着在子宫前壁,成熟度0级,厚约2.1cm。

入院诊断　1. 孕1产0,妊娠16⁺⁶周,双胎(考虑单绒毛膜双羊膜囊可能性大)

2. 一胎胎儿水肿(颈后水囊状淋巴管瘤,腹腔积液,皮下水肿)

诊疗经过　患者入院要求行减胎术,考虑患者为双胎(单绒双羊),一胎胎儿畸形,考虑可能存在染色体异常,故完善各项入院常规检查后,行羊水穿刺完善染色体核型检测。结果回报提示:正常胎儿

染色体检测未见异常;异常胎儿为 X 染色体单体型。

于 2016-09-22 行射频消融减胎术,手术简要经过:B 超定位穿刺点,局部麻醉后,以 21G 穿刺针于 B 超引导下进针,刺入多发畸形胎儿近灌注血管处,展开 tines。术毕,B 超提示无心儿灌注血流消失,较正常儿胎心搏动良好。术后预防感染、抑制宫缩等。

2016-09-23 超声检查提示:宫腔内可见两个胎儿影像。

A 胎儿皮下软组织呈水肿样改变,胎儿颈后可见 7.7cm×4.4cm 囊性包块。胎儿未见明显胎心搏动。

B 胎儿超声测量值:双顶径约 3.6cm,头围约 13.0cm,股骨长约 2.1cm。心率约 153 次/分。羊水深度约 3.0cm。胎儿颅骨呈类圆形环状回声。脊柱受胎儿体位影响显示不清。

胎盘附着于子宫前壁,成熟度 0 级,厚约 2.3cm。胎盘下缘距宫颈内口约 3.5cm。

(双胎儿部分结构因胎儿尚小显示不清。)

出院诊断
1. 中期妊娠,双胎,一胎儿胎死宫内。
2. 孕 1 产 0,妊娠 18^{+1} 周,单胎。
3. 一胎胎儿水肿(颈后水囊状淋巴管瘤,腹腔积液,皮下水肿),Turner 综合征
4. 双胎一胎胎死宫内(射频消融减胎术后)

二、病例解析

(一)诊治关键

胎儿水肿是指过多的液体积聚在至少 1 处的浆膜腔(腹腔、体腔或者心包腔)伴有皮肤水肿(厚度 >5mm)或两处浆膜腔积液不伴皮肤水肿,此外羊水过多、心包积液、胎盘增厚(厚度 >6cm)也是胎儿水肿的表现形式。胎儿水肿是一种不常见但较严重的疾病,其病因及发病机制复杂,预后较差,主要分为免疫性和非免疫性两大类。诊断胎儿水肿时,应首先排除免疫性水肿,应行血型检查、孕妇血清抗体检查、羊水中胆红素测定等。本病例中孕妇为 A 型血,Rh 阳性,不规则抗体阴性,考虑为非免疫性水肿。

1. 胎儿水肿的诊断要点

2015 美国母胎医学会(SMFM)非免疫性胎儿水肿临床指南提出:通过孕期超声检查,胎儿水肿的诊断并不困难,但临床评估的首要目的和挑战是明确病因。非免疫性胎儿水肿的诊治主要依据病因,而其病因复杂,常见病因有:胎儿心血管异常(构造畸形、心内膜缺损、心律失常)、染色体异常(Turner 综合征、唐氏综合征)、胎儿贫血(地中海贫血、母胎输血综合征)、感染(微小病毒、巨细胞病毒、梅毒、弓形虫)、胎儿胸腔异常(先天性囊性腺瘤样畸形、隔离肺、其他转移性胸部肿瘤)、双胎输血综合征、泌尿或消化系统结构异常、胎儿肿瘤(淋巴管瘤、血管瘤、畸胎瘤)、胎盘和脐带占位、先天性代谢异常等(溶酶体贮积症)。尽管致病原因不尽相同,但病生理机制不外乎以下几种:毛细血管静水压增高、血浆渗透压降低、血管通透性增加以及淋巴静脉回流受阻。此外在评估中应注意可治疗的致病因素以及可复发的遗传性因素,这对于临床处理及咨询具有重要的指导意义。诊断非免疫性胎儿水肿可从以下几个角度考虑:

(1)母体病史的采集:包括家族史、孕期药物使用史、不良孕产史、感染性疾病史等,特别要查明有无家族背景遗传史,有无近亲结婚史。

(2)胎儿影像学检查

1)超声检查:是产科检查的首选影像方法,是诊断胎儿水肿的重要方法,其实时、方便、经济的优点是其他影像学检查所不能替代的。详细的超声检查可以检测出水肿的性质(包括位置、数量、范围)、羊水指数、胎盘厚度、胎儿多普勒血流检查(包括胎儿大脑中动脉血流、脐动脉血流、脐静脉有无脉冲波、静脉导管 A 波)等。对于本病例中的双胎妊娠来说,孕期超声检查更应规范,除了双胎妊娠的超声筛查,更重要的是双胎并发症的超声诊断及动态监测,应将有指征的患者转诊到有资质的产前诊断中心或母胎医学中心。

2)MRI:能够对胎儿水肿提供全面信息,做出全面评价,能够早期发现水肿产生原因,如胸腔异常、肿瘤、泌尿消化系统异常、胎盘脐带病变等。

(3)母体血液检查:血清学检查(弓形虫病、风疹、巨细胞病毒、单纯疱疹病毒、细小病毒 B19、梅毒),地中海贫血的基因筛查、G6PD 筛查等。

(4)介入性产前诊断

1)羊膜腔穿刺术:细胞及分子遗传学检测

FISH、染色体核型分析、染色体微阵列、留存羊水标本以备外显子测序或单基因检测，部分高度怀疑感染的病例，羊水标本做 CMV 及细小病毒 B19 的病毒 DNA 检测，对于胎儿胸腔积液的病例可同时行胎儿胸腔积液抽吸术，抽取胸水行淋巴计数、胸水生化、病毒学检测。

2）胎儿脐静脉／肝静脉穿刺：对于胎儿 MCA-PSV 增高的病例可在胎儿宫内输血的情况下行胎儿血取样术，应用于胎儿血常规、血型及抗体、血液 TORCH、血液生化、血液电泳检查等。

本病例为单绒毛膜双羊膜囊双胎，一胎胎儿水肿（颈后水囊状淋巴管瘤，腹腔积液，皮下水肿），考虑可能存在染色体异常，且不除外另一胎儿染色体异常，故完善各项入院常规检查后，行羊膜腔穿刺术完善羊水胎儿细胞培养，染色体 STR 检测。结果回报提示：正常胎儿染色体 STR 检测未见异常；异常胎儿性染色体有 3 个 STR 位点显示纯合，有 1 个特异性位点异常，提示为 X 染色体单体型。故诊断为 Turner 综合征引起的胎儿水肿。

2. 治疗要点

（1）射频消融选择性减胎术：适用于双胎反向动脉灌注序列征（TRAP）、双胎输血综合征（TTTS）、单绒毛膜双胎中一胎合并致死性畸形或染色体异常等引起的胎儿水肿。本病例为单绒毛膜性双胎中一胎胎儿染色体异常导致的胎儿水肿，故选择射频消融选择性减胎术进行治疗。

根据双胎妊娠临床处理指南所述，单绒毛膜性双胎发生胎儿结构异常的概率为单胎的 2~3 倍，如胎儿肢体短小、心脏畸形等，其原因可能与单绒毛膜性双胎之间的异常血管连接有关；卵裂球不对称分裂、体细胞嵌合、表观遗传学修饰等机制，可以解释很多单绒毛膜性双胎中一胎畸形的发生，从而导致其中一胎发生染色体异常、神经管缺陷、脑积水、腹壁裂等。一旦发生一胎儿异常应进行转诊，在有经验的胎儿医学中心进行个体化咨询及充分评估，并给予相应的监测和手术治疗。

（2）积极处理并发症：胎儿水肿是病理表现，常合并一些产科并发症，常见的有镜像综合征，羊水过多，妊娠期高血压，早产，母体贫血，胎盘残留等。

镜像综合征以子痫前期的临床表现为主，包括水肿（约 90%）、高血压（60%）、尿蛋白（40%）。这种疾病的发病机制尚未完全阐明，且难诊断，易与子痫前期等鉴别诊断混淆，由于其少见，易漏诊，严重危害母胎健康。建议对发生镜像综合征患者采取期待

治疗时应慎重，一旦出现病情加重征象应立即终止妊娠。

早产和羊水过多是胎儿水肿常见并发症，其发病率分别为 29% 和 66%，羊水过多导致呼吸困难可短期应用前列腺素抑制剂和连续多次羊水减量术，但目前缺乏证据表明上述治疗可使患者获益，且存在潜在的风险，包括宫缩、胎盘早剥、胎膜早破、一些新生儿并发症（如坏死性小肠结肠炎、动脉导管未闭）等，因此应谨慎选择。

（3）药物治疗：除外孕龄接近足月，产妇或者产科禁忌等情况，可以使用抗心律失常药物如：治疗氟卡尼或地高辛等治疗快速性心律失常，室上性心动过速，心房扑动或心房纤颤等。

（4）宫内输血：该操作适合继发于细小病毒感染或母婴溶血情况，但操作前应首先明确胎儿贫血，并且综合考量输血操作与分娩的利弊关系。

（5）激光电凝：可适用于双胎输血综合征（TTTS）或双胎贫血红细胞增多序列征（TAPS）。

（二）误诊误治防范

本病例为双胎妊娠，一胎胎儿水肿合并羊水过少，主要与双胎输血综合征（TTTS）、双胎贫血红细胞增多序列征（TAPS）相鉴别。

1. TTTS 的诊治要点

TTTS 是单绒毛膜性双胎特有的并发症，其发病机制尚不明确，但主要与单绒毛膜双胎共用胎盘并有大量的血管吻合有关，大约有 10%~15% 的单绒毛膜多胎妊娠发生 TTTS。受血胎儿表现为循环血量增加，羊水过多，心脏扩大或心衰伴有水肿；而供血胎儿表现为循环血量减少，羊水过少，生长受限。

TTTS 的 Quintero 分期标准　Ⅰ期：受血胎儿最大羊水池 >8cm（20 周以上，>10cm），供血胎儿最大羊水池 <2cm；Ⅱ期：供血胎儿膀胱不充盈；Ⅲ期：超声多普勒改变（脐动脉舒张期血流缺失或反流，静脉导管血流 a 波反向，脐静脉血流搏动）；Ⅳ期：一胎或双胎水肿；Ⅴ期：至少一胎胎死宫内。

我国双胎妊娠临床处理指南中提出，TTTS 治疗最早的方法是羊水减量术，通过降低羊膜腔压力而延长孕周。相比之下，胎儿镜激光凝固胎盘交通血管术能明显改善 TTTS 患儿的预后。胎儿镜激光电凝术通常用于 Quintero Ⅱ~Ⅳ期的治疗；最佳治疗孕周为孕 16~26 周。有些重度 TTTS 可以终止妊娠；或其中任一胎存在大脑损害的证据，可考虑采用射频消融选择性减胎术。

2. TAPS 的诊治要点

TAPS 是 TTTS 的特殊形式，其特征为双胎之间血红蛋白水平存在显著差异，但不伴有明显的羊水量不一致。英国皇家妇产科医师学会单绒毛膜双胎的处理指南中提到，单绒毛膜双胎中 TAPS 的自然发生率达 2%，而在胎儿镜激光治疗后的 TTTS 病例中，TAPS 的发生率高达 13%。

TAPS 的分期标准 Ⅰ期：供血儿大脑中动脉收缩期峰值血流速率 MCA-PSV>1.5MoM 且受血儿 MCA-PSV<1.0 MoM，无其他胎儿并发症；Ⅱ期：供血儿 MCA-PSV>1.7 MoM 且受血儿 MCA-PSV<0.8MoM，无其他胎儿并发症；Ⅲ期：除上述表现外，供血儿心脏危象（即脐动脉舒张末期血流消失或反向，脐静脉搏动，静脉导管搏动指数增加或反向）；Ⅳ期：供血儿因贫血导致水肿；Ⅴ期：一胎儿或双胎儿死亡。

TAPS 的最佳治疗方式尚不明确，一旦发生胎儿严重贫血，可选择的处理包括胎儿宫内输血、胎儿镜激光凝固胎盘交通血管术、射频消融选择性减胎术或终止妊娠，目前尚无证据支持哪种方法更有效。

（三）射频消融选择性减胎术的应用

1. 射频消融选择性减胎术适应证和禁忌证

单绒毛膜双胎中，在无法同时保障两个胎儿生存的前提下，射频消融减胎术以最大限度的延长优势胎儿的孕周及改善围生期结局为治疗原则。其适应证包括：①单绒毛膜多胎妊娠者（≥3胎）或绒毛膜性不确定者，建议实施射频消融减胎术，减至单胎或双胎；②双胎反向动脉灌注序列征（TRAP），无心胎与泵血胎腹围比值≥50% 或（和）泵血儿受累症状；③单绒毛膜性双胎中一胎合并致死性畸形；④选择性生长受限Ⅱ型与Ⅲ型；⑤双胎输血综合征（TTTS）中一胎儿合并致死性畸形、两脐带插入部紧邻而无法实施胎儿镜下激光凝结术操作等情况者，可实施射频消融减胎术，而对于 TTTS Ⅳ期，合并胎儿水肿或严重的心功能异常者，建议转到经验丰富的胎儿治疗中心实施胎儿镜下激光凝结术，不具备转院条件者，也可考虑射频消融减胎治疗。

其禁忌证包括：①泌尿生殖系统感染；②先兆流产；③胎动频繁、胎儿位置、胎盘位置等因素造成穿刺困难；④母体合并严重的内外科疾病、凝血功能异常、肝功能异常等。

2. 减胎时机

射频消融减胎术根据病情不同，建议尽早实施（大于 14 周），但不应超过 26 周。具体手术时机的选择要根据临床情况综合决定。虽然大量研究显示

减胎时间越早，对孕妇的刺激越小，操作越容易，残留的坏死组织越少，因而越安全、妊娠结局越优。但过早的实施减胎术不能完全除外保留胎儿的结构及染色体异常。另外，有文献报道，对于一些特定的疾病来说，如 TRAP，19 周以下行射频消融减胎术者，会增加泵血儿胎死宫内的风险。

3. 术前准备

（1）向患者及家属解释手术方法和过程、手术的必要性及其风险以及可能的并发症，并签署知情同意书。

（2）进行血尿常规、肝肾功、心电图、凝血功能、阴道清洁度和细菌学检查，排除急性炎症特别是泌尿生殖道急性炎症。

（3）进行胎儿系统超声检查，明确绒毛膜性、胎儿及胎盘位置、宫颈情况等常规指标。明确诊断，排除保留胎儿的结构异常，必要时需完善胎儿磁共振检查。

（4）完善胎儿染色体检查，尤其是一胎结构或染色体异常者，必须排除保留胎儿的染色体异常。

（5）必要时预防性使用抗生素及宫缩抑制剂。

4. 减胎术后的处理

（1）术后处理：①监测孕妇及胎儿的生命体征。②术后可适当使用宫缩抑制剂或抗生素。注意早产、胎膜早破、胎盘早剥、羊水渗漏、宫内感染、胎死宫内等并发症。③嘱孕妇注意卧床休息和外阴清洁。④注意腹痛、阴道出血或异常分泌物、发热等，及时随诊。

（2）术后复查：①术后检查孕妇极板附着处有无灼伤。②术后 24 小时复查超声，确认拟减目标胎儿无血流灌注，并了解保留胎儿的宫内情况。如拟减目标胎儿复现血流灌注，可于 24 小时后酌情再次行其他方法进行减胎，如双极电凝法、胎儿镜下脐带结扎法等。术后 24 小时复查凝血功能、血常规、肝肾功能及电解质，注意腹痛、阴道流血、流液及阴道分泌物。③减胎成功后继续产科随诊，根据具体病情，每 1~2 周复查超声检查，必要时完善胎儿头部磁共振检查。

（3）分娩后处理：检查胎盘、脐带及死胎，确认胎盘绒毛膜性质与手术效果，随访新生儿。

5. 术后常见并发症

（1）出血：手术操作时在超声引导下尽量避开血管及胎盘。术后近期出血可能是由于穿刺造成的血管损伤，若盆腹腔出血较多，观察血红蛋白下降明显，应立即行腹腔镜甚至开腹止血。对于胎盘增厚

者,需密切动态超声观察,复查血常规,如高度怀疑胎盘早剥,应及时终止妊娠。

(2)感染:感染可致胎膜早破及保留胎儿死亡。在减胎术中应注意严格无菌操作,合理应用抗生素预防感染。术后出现发热等感染症状,合理应用抗生素,有宫内感染证据及感染症状加重者,应适时终止妊娠。

(3)流产和早产:流产和早产是射频消融减胎术的常见并发症,因此术后需要对减胎患者加强管理,增加产检次数,尽量延长孕周,减少流产和早产的发生,改善新生儿预后。

(4)羊水渗漏:少数患者无胎膜早破证据,仅超声提示羊水过少,可于术后1周适当进行补液对症治疗,必要时羊膜腔灌注,以延长孕周。

(5)凝血功能异常:极少数患者胎儿死亡后释放大量凝血活性物质,可诱发母体产生DIC反应,往往起病紧急,临床表现各异,减胎术后需定期复查凝血功能。

(魏军　陈席)

参考文献

1. ME Norton,SP Chauhan,JS Dashe,et al. Society for Maternal-Fetal Medicine(SMFM)Clinical Guideline #7:nonimmune hydrops fetalis. American Journal of Obstetrics & Gynecology,2015, 212(2):127-139

2. MC Mccoy,VL Katz,N Gould,et al. Non-immune hydrops after 20 weeks' gestation:Review of 10 years' experience with suggestions for management. Obstetrics & Gynecology,1995,85(4):578-582

3. RS Mascaretti,MC Falcão,AM Silva,et al. Characterization of newborns with nonimmune hydrops fetalis admitted to a neonatal intensive care unit. Clinics,2003,58(3):125-132

4. 贺欣然,孙瑜. 2015美国母胎医学会——非免疫性胎儿水肿临床指南解读. 中国医刊,2015,22(8):21-25

5. T Braun,M Brauer,I Fuchs,et al. Mirror Syndrome:A Systematic Review of Fetal Associated Conditions,Maternal Presentation and Perinatal Outcome. Fetal Diagnosis & Therapy,2010,27(4):191-203

6. W Yeom. Clinical characteristics and perinatal outcome of fetal hydrops. Obstetrics & Gynecology Science,2015,58(2):90-97

7. 刘彩霞,国家卫生和计划生育委员会公益性行业科研专项《常见高危胎儿诊治技术标准及规范的建立与优化》项目组. 双胎妊娠超声检查技术规范(2017). 中国实用妇科与产科杂志,2017,33(8):816-820

8. 刘彩霞,国家卫生和计划生育委员会公益性行业科研专项《常见高危胎儿诊治技术标准及规范的建立与优化》项目组. 双胎妊娠产前筛查与诊断技术规范(2017). 中国实用妇科与产科杂志,2017,33(8):811-815

9. 孙路明,赵扬玉,段涛,等. 双胎妊娠临床处理指南(第二部分)——双胎妊娠并发症的诊治. 中华妇产科杂志,2015,18(9):57-64

10. 何欢,葛会生,漆洪波. 英国皇家妇产科医师学会单绒毛膜双胎的处理指南(2016)要点解读(二). 中国实用妇科与产科杂志,2017,33(10):1041-1046

11. 何欢,葛会生,漆洪波. 英国皇家妇产科医师学会单绒毛膜双胎的处理指南(2016)要点解读(一). 中国实用妇科与产科杂志,2017,33(9):920-925

12. 刘彩霞,国家卫生和计划生育委员会公益性行业科研专项《常见高危胎儿诊治技术标准及规范的建立与优化》项目组. 射频消融选择性减胎术技术规范(2017). 中国实用妇科与产科杂志,2017,33(7):699-701

第二十章

复杂性多胎

第一节　双胎一胎胎死宫内

| 病例 1 | 双绒双羊双胎一胎胎死宫内 5 月余

病例简述

患者冯某某,女,32 岁

主　　诉	停经 9 月余,双胎一胎胎死宫内 5 月余,阴道流血 1 天。
现 病 史	患者平素月经规律,经量中,无痛经。LMP:2015-12-19,EDC:2016-9-26。停经 40 余天测尿 hCG(+),停经 50 余天行超声检查,可见 2 个胎囊,与孕周相符,确定宫内妊娠。孕 12 周余超声提示双绒双羊双胎。孕早期无明显恶心呕吐等早孕反应。孕早期无放射线及药物接触史。孕 15 周余行无创 DNA 提示低风险,孕期行 OGTT 提示未见异常。孕 18 周于当地医院产检发现双胎一胎胎死宫内。孕 4 月余自觉胎动,活跃至今。孕期平稳,定期产检。孕妇昨日出现少量阴道流血,现偶有下腹紧缩感,阴道少量褐色分泌物,无阴道流液,自觉胎动如常,为求进一步诊治入我病房。
孕 产 史	孕 2 产 1,2013 年剖娩一活婴。
既 往 史	患者否认输血史及外伤史;否认药物及食物过敏史;否认糖尿病、心脏病及高血压等慢性病病史。否认肝炎、结核等传染病史。
入院查体	一般查体:T36.2℃,P 92 次/分,BP104/65mmHg,R18 次/分。神志清楚,无贫血貌,心肺听诊未闻及异常,腹膨隆,软,无压痛,双下肢轻度水肿,四肢活动良。
	产科查体:下腹部可见一长约 10cm 瘢痕,按之无压痛及反跳痛,呈纵产式腹型,宫高 36cm,腹围 106cm,胎心率 155 次/分。
	消毒内诊:外阴发育正常,阴道畅,宫颈质韧,居后,未消,宫口未开。
辅助检查	胎心监护:有反应型,可见一个宫缩波,未达平台。
	胎儿三维超声:胎儿超声测量值:双顶径约 8.7cm,头围约 31.3cm,腹围约 33.3cm,股骨长约

6.7cm。胎儿心率约 141 次 / 分。脐动脉 S/D：2.6。胎盘厚度约 3.5cm。羊水深度约 3.5cm，羊水指数：15。胎盘附着在子宫后壁，成熟度 I 级。胎盘下缘达宫颈内口。

入院诊断
1. 双胎—胎胎死宫内
2. 瘢痕子宫妊娠（一次剖宫产术后）
3. 边缘性前置胎盘
4. 孕 2 产 1，妊娠 39^{+1} 周，LOA，分娩先兆

诊疗经过 入院后完善相关检查，予常规监测。入院后第 2 天于腰麻和硬膜外联合麻醉下行剖宫产终止妊娠。术中剖娩一女活婴，体重 3010g，身长 47cm，头 / 胸围 32/32cm，Apgar 评分 1 分钟 10 分，5 分钟 10 分，胎盘胎膜完整娩出，术中见胎盘内包裹一纸样儿，探查见子宫及双侧附件无异常。术后给予抗炎对症治疗，恢复良好，于术后 3 天出院。

出院诊断
1. 双胎—胎胎死宫内
2. 瘢痕子宫妊娠（一次剖宫产术后）
3. 边缘性前置胎盘
4. 孕 2 产 1，妊娠 39^{+2} 周，LOA，剖娩一活婴

| 病例 2 | 单绒双羊双胎一胎胎死宫内 2 月

病例简述

主　诉 停经 7 月余，一胎胎死宫内 2 个月，阴道流血 1 天。

现 病 史 患者平素月经规律，呈 6 日 /28~30 日型，经量中，无痛经。LMP：2017-3-28，EDC：2018-01-05。停经 40 余天测尿 hCG（+），停经 50 余天行超声检查，可见 1 个胎囊，与孕周相符，确定宫内妊娠。孕 12 周余超声提示单绒双羊双胎。孕早期无明显恶心呕吐等早孕反应。孕早期无放射线及药物接触史。孕期平稳，定期产检。孕期未行无创 DNA 等产前筛查，OGTT 未见异常。孕 16 周于当地医院产检提示：两胎儿发育大小不一致，未予处理。孕 24 周产检发现一胎胎死宫内，且另一胎羊水过多，就诊于上级母胎医学中心，诊断为双胎输血综合征，并行羊水减量术，术中吸取羊水送检，提示存活胎儿核型未见异常。孕妇 1 天前出现阴道流血，少于月经量，伴不规律下腹紧缩感，无明显腹痛，无阴道流液，胎动如常，为求进一步诊治入院。

孕 产 史 孕 2 产 1，2012 年因头盆不称剖宫产一活婴。

既 往 史 患者否认输血史及外伤史；否认药物及食物过敏史；否认糖尿病、心脏病及高血压等慢性病病史。否认肝炎、结核等传染病史。

入院查体 一般查体：T36.2℃，P 92 次 / 分，BP104/65mmHg，R18 次 / 分。神志清楚，无贫血貌，心肺听诊未闻及异常，腹膨隆，软，无压痛，双下肢轻度水肿，四肢活动良。
产科查体：呈纵产式腹型，宫高 36cm，腹围 106cm，胎心率 155 次 / 分。
消毒内诊：外阴发育正常，阴道畅，阴道内可见暗红色血液，未见活动性出血，宫颈居后，未消，宫口未开。

辅助检查 胎心监护：反应型。
胎儿三维超声：一胎儿超声测量值：双顶径约 8.3cm，头围约 30.0cm，腹围约 29.0cm，股骨长约 6.1cm。胎儿心率约 141 次 / 分。脐动脉 S/D：1.8。胎盘厚度约 3.5cm。羊水深度约 5.1cm，羊水指数：15。胎儿颅骨呈类圆形环状回声。胎儿颈部可见"U"形压迹。脊柱颈胸段未见明显中断，腰骶部显示不清。母体宫腔偏右侧另可见一胎儿影像，大小约 10.6cm×6.9cm，胎儿胎头形状不规则，颅内结构显示不清。胎心搏动消失。脊柱折叠弯曲。胎头、腹部及肢体表面呈双层回声。胎儿周围未见明显羊水。胎盘附着在子宫前壁，成熟度 I 级。胎盘下缘距宫颈

内口大于 7cm。

入院诊断　双胎输血综合征 V 期

　　胎一胎胎死宫内

　　孕 2 产 1，妊娠 31^{+4} 周，LOA

　　胎儿宫内窘迫？

　　瘢痕子宫妊娠（一次剖宫产术后）

诊疗经过　孕妇入院后完善相关检查，行 NST、胎儿超声等检查监测胎儿宫内安危。给予硫酸镁静滴保护胎儿脑神经治疗、抑制宫缩及糖皮质激素促胎肺治疗，定期复查超声，监测感染指标。入院后 1 天，孕妇出现胎膜早破，3 天后因"孕 2 产 0，妊娠 32^{+2} 周，LOA；先兆早产；胎膜早破且其感染指标上升"于腰麻和硬膜外联合麻醉下剖娩一女活婴，身长 45cm，头 / 胸围 25/24cm，胎盘胎膜完整娩出，术中娩出一纸样儿，术中过程顺利，术后给予抗炎对症治疗，恢复良好，3 天后出院。

出院诊断
1. 孕 2 产 1，妊娠 32^{+2} 周，LOA，剖娩一活婴
2. 双胎一胎胎死宫内
3. 双胎输血综合征 V 期
4. 瘢痕子宫妊娠（一次剖宫产术后）
5. 脐带绕颈 1 周

病例解析

（一）诊治关键

1. 确定绒毛膜性

对于双胎妊娠而言，多个妇产学术机构包括美国妇产科学会（American College of Obstetricians and Gynecologists，ACOG）、英国皇家妇产科学会（Royal College of Obstetricians and Gynaecologists，RCOG）、法国妇产科医师协会（CNGOF）先后提出的指南及共识都强调了绒毛膜性的重要性。我国中华医学会妇产科学分会产科学组及胎儿医学学组制定的《双胎妊娠临床处理指南（第一部分）- 双胎妊娠的孕期监护及处理》，也指出单绒毛膜双胎妊娠胎死宫内的风险是双绒毛膜双胎的 3.6 倍，在妊娠 24 周前发生流产的风险是后者 9.18 倍。重要的是，单绒毛膜双胎胎盘间存在血管交通支，发生胎死宫内时存活胎儿的血流动力学发生改变，影响存活儿的预后。因此，诊断绒毛膜性对双胎一胎胎死宫内的预后评估及妊娠管理至关重要。

2. 是否有妊娠期合并症或并发症

已有研究显示，双胎妊娠较单胎妊娠有着更高的妊娠合并症及并发症发生率。如子痫前期重度、妊娠期糖尿病等，可导致胎盘缺血缺氧、梗死钙化、胎盘早剥；胎膜早破可致脐带脱垂、胎儿宫内窘迫、继发母胎感染，可导致胎死宫内。除此之外，母胎血型不合及抗磷脂综合征也可导致胎死宫内。所以，在发现双胎一胎死宫内时，不能忽视对妊娠期合并症及并发症病史。

3. 有无胎儿结构异常及特殊疾病

胎儿先天结构异常及染色体异常是胎死宫内的重要原因。对于单绒毛膜双胎，常见的原因还有双胎输血综合征（twin-to-twin transfusion syndrome，TTTS）、选择性胎儿生长受限（selective intrauterine growth restriction，sIUGR）、双胎反向动脉灌注序列征（twin reversed arterial perfusion sequence，TRAP）、双胎贫血 - 红细胞增多序列征（twin anemia polycythemia sequence，TAPS）。因此，应注意询问孕妇，孕期超声有无发现胎儿存在结构异常，有无行产前诊断，胎儿生长发育情况，有无胎儿特殊疾病，是否前往上级母胎医疗中心就诊。

4. 胎盘及脐带有无异常

脐带帆状附着、扭转、缠绕、打结等，脐带扭转和狭窄可使胎儿血运受阻而发生胎死宫内。胎盘因素如胎盘早剥、胎盘梗死、胎盘血管瘤、早期胎膜早破及绒毛膜羊膜炎等，也是造成胎死宫内的可能原因。

5. 胎死宫内的发现孕周

双胎一胎胎死宫内临床表现不典型，可有胎动减少、阴道血性分泌物及阵发性宫缩等表现，但大多数孕妇于产检行超声等检查时才发现。妊娠早期多胎妊娠的一个停止发育，称为称"双胎之一消失综合征"，通常存活胎儿预后较好。发生于妊娠 3~4 个月死胎常被挤压成纸样儿，对存活儿影响相对小。而中晚孕期双胎妊娠 sIUFD 存活胎儿的围产期患

病率和死亡率均增加。发生于孕 28 周以后,活胎更易并发严重神经系统异常,死亡风险亦增加。特别地,复杂性双胎妊娠依绒毛膜性不同其临床处理及妊娠结局也有所不同。所以,胎死宫内的发生时间对母儿预后的咨询及管理有着重要意义。

(二)误诊误治防范

1. 早期确定绒毛膜性

绒毛膜性是指导妊娠期管理、决定治疗方案及预后咨询的重要因素。

2. 存活胎儿的监测及胎儿头部磁共振的重要性

双绒毛膜性双胎由于胎盘之间仅有少量吻合血管,其中一胎死亡对另一胎造成的影响相对小。但由于单绒毛膜双胎胎盘之间血管吻合,双胎发生一胎死亡后,存活胎儿的血液倒灌至死胎,从而引起急性的或长期的低血压、低灌注水平,可致另一胎儿死亡,也可能引起存活胎儿各脏器的缺血性损伤,尤其是神经系统的损伤。

(1)建议转诊至区域性产前诊断中心或胎儿医学中心进行详细的评估。

(2)对于存活胎儿,可通过超声检测胎儿大脑中动脉的最大收缩期流速峰值(PSV)判断胎儿是否存在严重贫血。

(3)发生胎死宫内 3~4 周后对存活胎儿进行头颅 MRI 扫描,可能比超声检查更早地发现一些严重的胎儿颅脑损伤。如果影像学检查发现存活胎儿的神经系统出现病变,需和家属详细讨论胎儿的预后。

3. 立即终止妊娠还是保守治疗

多胎妊娠一胎 IUFD 的最佳处理方式尚未完全确定,目前主要基于专家意见。临床处理取决于胎龄、母亲状态、或存活胎儿的宫内状况。存活胎儿的监测。

(1)根据 2015 年中华医学会提出的《双胎妊娠临床处理指南》,双绒毛膜双胎一胎胎死宫内,如果存活胎儿不存在高危因素或孕周远离足月,通常可考虑选择期待观察,结局良好。

(2)发现单绒毛膜性双胎之一胎宫内死亡后,是否需要立即分娩另一存活胎儿尚存在争议,至今没有证据较强的指导性结论。有观点认为,在发生胎死宫内时,存活胎儿向死亡胎儿"急性输血",进而造成存活胎儿的神经系统损伤,立即分娩并不能改善已经发生的损伤,反而可能增加早产的发病率及随之带来的新生儿不良并发症。但若发现严重的胎心监护异常或孕晚期存活胎儿严重的贫血等母儿

不良情况,则考虑终止妊娠。

(三)相关探讨

1. 双胎一胎胎死宫内的无创性产前检查

在有经验的产前诊断机构,双胎 21-三体的筛查可选择无创性产前检查(NIPT)的方式。根据文献报道,双胎 NIPT 对 21-三体的检出率目前可达到 93.7% 以上,假阳性率为 0.23%。而 NIPT 应用于 18-三体及 13-三体的筛查数据十分有限,需更多的研究及数据积累。当出现双胎一胎消失的情况时,消失胎儿的 DNA 将会影响 NIPT 的准确性,并且目前没有足够的证据证实该影响将在几周后消失,因此,对于出现双胎一胎消失时推荐产前诊断而非产前筛查。

2. 发生双胎一胎胎死宫内是否要立即终止妊娠

根据双胎妊娠发生 sIUFD 的时间及绒毛膜性,在选择终止妊娠时机时,应充分权衡利弊。

(1)若早孕期发生的 sIUFD,对母体及存活胎儿影响较小,可期待至足月,注意监测存活胎儿生长发育情况、胎儿血流情况等。

(2)对于中孕期的 sIUFD,小于 24 周应注意检查胎儿有无结构畸形,对于 DC 双胎可继续期待至足月,对于 MC 双胎,告知孕妇及家属脐带治疗不能保证良好的妊娠结局,对存活胎儿进行严密的监测,行胎儿头部磁共振检查,早发现胎儿脑损伤及其他脏器法予以再决定是否继续妊娠。若 sIUFD 发生在 24~28 周间,胎儿发生早产并发症的风险大于双胎间急性输血带来的不良风险,可考虑保守治疗。

(3)孕晚期发生的 sIUFD,若在 28~34 周间,胎儿已具有存活能力,但胎肺尚未发育成熟,有研究提到立即终止妊娠不能改善妊娠结局,应给予糖皮质激素促胎肺治疗。若发生在 34~37 周间,胎儿近足月,胎肺基本成熟,若有产科指征,则可及时终止妊娠。若发生在 37 周以后,不必冒险期待治疗,应尽快终止妊娠。

(李欢 于文倩)

参考文献

1. 中华医学会围产医学分会胎儿医学学组,中华医学会妇产科学分会产科学组.双胎妊娠临床处理指南(第二部分)-双胎妊娠并发症的诊治.中国产前诊断杂志,2015,7(4):57-64

2. 国家卫生和计划生育委员会公益性行业科研专项《常见高危胎儿诊治技术标准及规范的建立与优化》项目组.双胎妊娠超声检查技术规范(2017).中国实用妇科与产科杂志,2017,33(8):816-820

3. 国家卫生和计划生育委员会公益性行业科研专项《常见高危胎儿诊治技术标准及规范的建立与优化》项目组.双

胎妊娠产前筛查与诊断技术规范(2017).中国实用妇科与产科杂志,2017,33(8):811-815

4. South Thames Obsteric Research Collaborative(STORK). Prospective risk of late stillbirth in monochorionic twins:a regional cohortstudy. Ultrasound Obstet Gynecol,2012,39(5):500-504

5. Hillman SC,Morris RK,Kilby MD. Single twin demise: consequence for survivors Semin Fetal Neonatal Med,2010, 15:319-326

6. Royal College of Obstetricians and Gynaecologists. Management of monochorionic twin pregnancy. BJOG,2016,DOI: 10.1111/1471-0528.14188

第二节　双胎一胎异常

| 病例1 | 双胎妊娠—胎儿染色体异常

病例简述

患者赵某,女30岁

主　诉　停经5月余,双胎,检查发现双胎之一21-三体一周。

现 病 史　患者平素月经规律,呈13岁,7日/30日型,经量中,无痛经。LMP:2016-6-6,2016-6-21日于某医院移植2个胚胎,均存活,第一次成功。停经30余天自测尿妊娠试验(+),停经50余天首次行超声检查,可见宫内胎心胎芽符合孕周。孕期轻度恶心呕吐等早孕反应,否认毒物药物及放射线接触史。孕5个月自觉胎动。孕期行无创DNA提示高风险,孕19周于某医院行羊水穿刺检查提示一胎儿为21-三体。糖尿病筛查暂未做。现为求进一步诊治入我院。患者现无发热,无下腹痛及下腹部紧缩感,无阴道流血流液,双下肢无水肿,饮食睡眠可,二便正常。

孕 产 史　孕1产0。

既 往 史　否认食物药物过敏史,否认心脏病、糖尿病及高血压等慢性病病史,否认肝炎结核等传染病史,否认输血及外伤史。2012年于某医院腹腔镜下行卵巢囊肿及子宫肌瘤核除术。

入院查体　一般查体:T:36.7℃,P:96次/分,BP:121/86mmHg,R:18次/分;神清语明,无贫血貌,心肺听诊未闻及异常,腹膨隆,软,无压痛,双下肢无水肿,四肢活动自如。

产科检查:宫底27cm,腹围97cm。消毒内诊:暂未查。

辅助检查　胎儿三维超声提示:一胎儿双顶径约5.6cm,股骨长约3.7cm,胎心率:156次/分。羊水深度约7.6cm。另一胎儿双顶径约5.3cm,股骨长约3.6cm,胎心率:160次/分。羊水深度约4.2cm。胎盘附着在子宫前后壁,成熟度0级,厚约2.2/2.3cm。羊水穿刺检查提示:男性胎儿(SRY基因阳性)STR及核型分析结果未见异常;女性胎儿(SRY基因阴性)STR及核型分析结果提示21-三体。

入院诊断　双胎之一染色体异常(21-三体综合征)

孕1产0妊娠22⁺⁶周,双胎妊娠;(考虑双绒双羊可能性大)

IVF-ET术后

诊疗经过　患者入院后完善相关检查,向患者及家属交待病情,知情选择后要求行选择性减胎术。因"孕23周,双绒双羊双胎,一胎儿21-三体,患者及家属要求行氯化钾减胎术,无手术禁忌",于局麻下行氯化钾选择性减胎术。术中B超定位待减胎儿,常规腹部术区消毒,术中请超声科医师再次超声定位,确定待减胎儿。于B超引导下,以23G穿刺针刺入待减胎儿心脏,见回血,抽2ml,送STR检查。注射5ml氯化钾,胎心逐渐停搏,拔针,术毕。B超可见待减胎儿心脏停搏,保留胎儿胎心搏动良好。术毕安返病房。予患者抑制宫缩、监测存活胎儿宫内情况等对症治疗,患者现病情平稳,予以出院。

出院诊断 双胎之一染色体异常(21-三体综合征)

氯化钾减胎术后

孕1产0妊娠23周,双胎妊娠(考虑双绒双羊可能性大)

IVF-ET术后

| 病例2 | 双胎妊娠一胎儿结构异常

病例简述

患者王某,女23岁

主　　诉	停经9月余,发现双胎一胎膈疝13周。
现 病 史	患者平素月经规律,呈14岁,6日/28~39日型,月经量正常,无痛经。LMP:2016-11-18。患者停经40天行尿妊娠试验阳性,停经45天余行超声见宫腔内2个胎心胎芽,确诊为宫内早孕。孕早期有明显恶心呕吐等早孕反应,开始于孕2个月至孕5个月有所缓解。孕2月余因妊娠剧吐于当地医院住院补液治疗1周。孕期否认其他药物及放射线接触史。孕4月余自觉胎动,于24周行排畸超声发现一胎膈疝,于孕27周行羊水穿刺结果未见异常,于孕28周行胎儿胸部磁共振回报:胎儿左侧膈疝,胃泡及肠管疝入左侧胸腔,胎儿左肺体积较小。糖尿病筛查未做。孕晚期无头晕头痛视物不清,下肢无水肿。患者现无发热,无腹痛,偶有腹部紧缩感,无阴道流血流液。饮食睡眠可,二便正常。现孕足月,为求产时行胎儿手术治疗要求入院待产。
孕 产 史	孕1产0。
既 往 史	否认药物与食物过敏史;否认输血史及外伤史;否认糖尿病、心脏病及高血压病史;否认肝炎结核等传染病史。
入院查体	一般查体:T:36.5℃,P:88次/分,BP129/78mmHg,R:18次/分,神清语明,无贫血貌,心肺听诊未闻及异常,腹膨隆,未及宫缩,四肢无水肿,四肢活动良。
	产科检查:呈纵产式腹型,宫高39cm,腹围99cm,胎心率142/145次/分。消毒内诊:外阴发育正常,阴道畅,宫颈居中,质中,消30%,宫口未开。
辅助检查	入院NST:有反应型。
	胎儿三维超声:BPD:8.8/8.4cm;膀胱:均可见;AC:30.4/28.0cm;FL:6.5/6.3cm;AF:2.2/3.0cm;EFW:2398g/2004g;脐血流S/D:2.1/2.4;胎盘位置前壁;PI:0.7/0.8;胎盘等级Ⅰ;HB:155/159;脐带绕颈无;胎盘厚度:3.3cm;胎位:左:头位(先露)右:横位(异常)。
	羊水穿刺:未见明显异常。
	胎儿胸部MRI:双胎妊娠,均头位,上位胎儿脐带绕颈,下位胎儿左侧膈疝,胃泡及肠管疝入左侧胸腔,胎儿左肺体积较小。上位胎儿胸部MR未见明显异常。
	胎儿心脏超声:F1胎儿主动脉弓内径狭窄,室间隔可见回声失落,CDFI未探及确切分流信号,F2胎儿窦性心律。
入院诊断	孕1产0妊娠37^{+1}周,LOA/LScA(单绒毛膜双羊膜囊双胎)
	一胎膈疝伴主动脉弓内径狭窄
诊疗经过	完善入院常规检查,患者于因"患者双胎足月妊娠,一胎头位,一胎臀位,一胎膈疝,拒绝试产,无明显手术禁忌"于CSEA下行子宫下段剖宫产术,于11:16剖娩一活婴,体重2460g,身

长 46cm,头 / 胸围 33/31cm,Apgar 评分 1 分钟 10 分,5 分钟 10 分,于 11:18 剖娩一活婴,体重 1800g,身长 42cm,头 / 胸围 31/28cm,1 分钟 8 分(呼吸得 1 分,喉反射得 1 分),5 分钟 9 分(呼吸得 1 分),胎盘胎膜完整娩出,脐带长 50/50cm,羊水色清,量 400/400ml,术前行超声监测明确异常胎儿胎位,异常胎儿娩出时行子宫外产时处理(EXIT),胎儿肩部娩出未断脐带前新生儿科台上行气管插管进行辅助通气。术中充分探查子宫及双附件未及异常。术毕患者无头晕头迷,无胸闷气短,无发热。尿管畅,尿色红,尿量 100ml。术后安返病房。术后予补液、抗炎,促进宫缩治疗,术后恢复良好,请示上级医师,可今天出院。

出院诊断　孕 1 产 0,妊娠 37^{+3} 周,LOA/LscA(单绒毛膜双羊膜囊双胎),剖娩两活婴
　　　　　　一胎儿膈疝伴主动脉弓内径狭窄

| 病例 3 | 双胎妊娠一胎儿结构异常

病例简述

患者张某,女 30 岁

主　　诉	停经 4 个月余,发现一胎畸形水肿 1 月余
现 病 史	患者平素月经规律,呈 13 岁,5-6 日 /30 日型,经量中,经期偶有痛经,可忍受。LMP:2016-7-23。停经 30 余天测尿 hCG(+),孕早期因无诱因阴道流血就诊于当地医院,行超声提示中期妊娠,双活胎,予地屈孕酮治疗后好转。孕早期有明显恶心呕吐等早孕反应,自 1 个月持续至妊娠 4 个月。孕早期无放射线及药物接触史。孕期未行唐氏筛查,未行无创 DNA 检查,未行 OGTT 检查。孕早期于某医院行超声提示:宫内早期妊娠(单绒毛膜囊双羊膜囊双胎),一胎颈部淋巴水囊瘤,周身皮肤水肿,建议于我院就诊。我院超声提示:一胎颈后囊性包块,考虑水囊状淋巴管瘤;腹腔积液、皮下水肿;单脐动脉,患者现为求进一步诊治入院。
孕 产 史	孕 1 产 0。
既 往 史	否认输血史及外伤史;否认药物及食物过敏史;否认糖尿病、心脏病及高血压等慢性病病史;否认肝炎等传染病史。
入院查体	一般查体:T36.6℃,P 92 次 / 分,BP120/85mmHg,R18 次 / 分。神志清楚,无贫血貌,心肺听诊未闻及异常,腹膨隆,软,无压痛,双下肢无水肿,四肢活动良。 产科检查:呈纵产式腹型,宫高 27cm,腹围 93cm,胎心率 138 次 / 分、131 次 / 分。
辅助检查	消毒内诊:外阴发育正常,阴道畅,宫颈质软,居后,未消,宫口未开。 辅助检查:胎儿彩超:BPD 3.8/3.3cm;膀胱:均可见,FL:1.9/1.9cm;AF:3.4/1.8cm;胎盘位置前壁;胎盘等级 0;HB:138/131;胎盘厚度 2.1cm;胎儿颈部可见一大小约 6.8cm×4.2cm 包块。
入院诊断	孕 1 产 0,妊娠 16^{+6} 周,双胎(单绒毛膜双羊膜囊) 一胎胎儿畸形(颈后水囊状淋巴管瘤,腹腔积液,皮下水肿)
诊疗经过	完善各项入院常规检查,完善染色体 STR,培养细胞的染色体分析,提示正常胎儿染色体未见明显异常,于局麻下行射频消融减胎术,术后查 B 超提示异常胎儿灌注血流消失,正常胎儿胎心搏动良好,术毕,术程顺利。复查超声良好,胎心 148bpm,上级医师指示,预约出院。
出院诊断	孕 1 产 0,妊娠 17^{+1} 周,单胎,射频消融减胎术后 胎儿畸形(一胎颈后水囊状淋巴管瘤,腹腔积液,皮下水肿)

病例解析

（一）诊治关键

1. 胎儿染色体异常的诊断

根据我国双胎妊娠产前筛查与诊断技术规范（2017）规定：孕期产前筛查技术包括血清学筛查技术及无创 DNA 检测（NIPT）。然而，目前的指南并不推荐对双胎妊娠单独进行血清学筛查。无创 DNA 检测已经成熟的应用于单胎妊娠的产前筛查。对于双胎妊娠，21-三体有很高的检出率及较低的假阳性率。然而，13-三体及 18-三体的检出率，仍需要更多的大数据支持。如果双胎妊娠出现一胎儿消失的情况，受到消失胎儿 DNA 的影响，NIPT 的准确性不能保证，对于这类双胎妊娠，应进行产前诊断并非产前筛查。产前筛查出现异常，均应进行产前诊断。产前诊断技术：主要分为影像学诊断、细胞遗传学诊断及分子遗传学诊断。对于染色体异常主要通过细胞遗传学及分子遗传学诊断。样本的来源主要通过介入性产前诊断：绒毛穿刺术，羊水穿刺术及脐血穿刺术。

2. 胎儿结构异常的诊断

孕期胎儿结构异常的筛查主要通过影像学检查，最常见的检查方式为超声。超声检查对于双胎妊娠绒毛膜性的判定、并发症的诊断，胎儿结构异常的筛查、生长发育的监测、血流 Doppler 及羊水量的评估等具有重要价值，可用于监测及鉴别双胎不良妊娠结局。磁共振检查往往是超声检查发现结构异常后，进行补充诊断及明确结构异常的严重程度以及预后的判断。

孕期的超声检查主要分为：

（1）孕 11~孕 13⁺⁶ 周测量 NT 并进行早孕期胎儿结构筛查。孕早期的超声检查能够及时发现某些胎儿严重结构异常，如严重心脏病、胎儿严重水肿、无脑儿、双胎反向动脉灌注序列征等，但是此阶段未见明显异常并不能代表胎儿孕期发育一直正常。

（2）孕中期（18~22 周）进行胎儿结构筛查：这个阶段，胎儿各器官已发育成熟，羊水量适中，肢体活动自如，是超声发现胎儿畸形的黄金时期。对于双胎妊娠的孕妇，由于胎儿位置等因素的影响，筛查可能会更加困难，因此推荐到产前诊断中心进行超声检查。

（3）孕 28~32 周：该阶段，建议再次进行胎儿超声检查。该检查可能发现一些在孕中期未发现的畸形。或者是对已经发现的畸形进行进一步的评估以及新生儿预后的判断。

根据 ISUOG Practice Guidelines：performance of fetal magnetic resonance imaging（2017）：孕期磁共振检查时间推荐在孕 26~32 周。磁共振能够扫查整个胎儿，对于结构异常的筛查更为详细，能够补充超声诊断。同时，磁共振在软组织区分方面有很大的优势，因此，在明确畸形严重程度及预后的评估方面，磁共振有着不可替代的优势。

3. 胎儿异常孕期治疗

孕期胎儿异常诊断明确后，如果异常胎儿为非致死性，可选择孕期严密监测，继续妊娠。如果异常胎儿为致死性结构畸形或者染色体异常，则需要减胎治疗。我国中华医学会生殖医学分会多胎妊娠减胎术操作规范（2016）中明确多胎妊娠中有遗传病、染色体病或结构异常胎儿者必须实施减胎术。

孕中期，多采用经腹壁减胎。对于双胎妊娠，如果发现一胎儿染色体异常或者结构异常，孕周一般较大。因此，绝大部分患者应选择经腹壁减胎。对于非单绒毛膜双胎，应选择药物注射。目前应用较多的为 KCL 心脏内注射减胎。对于单绒毛膜双胎，由于两个胎儿之间可能存在血管交通支，注射药物可能影响另一个胎儿，因此，往往选择射频消融减胎术。射频消融术是通过高频电流凝固/闭塞脐带血流而达到减灭胎儿的方法。还有其他一些脐血流阻断方法如血管栓塞、单极电凝、脐带激光凝固术、胎儿镜下脐带血管结扎术、脐带血管双极电凝术可用于单绒毛膜双胎减胎，但是由于方法的操作性差，设备需求高或者严重并发症等原因，目前不是减胎的主流方法。

4. 胎儿异常的产时处理

对于双胎一胎儿非致死性结构异常的患者，部分结构异常的胎儿可接受产时胎儿手术治疗（intrapartum fetal operation，IFO）。IFO 是指在胎儿娩出过程中及胎儿娩出后立即进行的出生缺陷的手术治疗，包括子宫外产时处理（ex utero intrapartum treatment，EXIT）、胎盘支持的产时胎儿手术（operation on placental support，OOPS）及断脐后产房外科手术。

对于实施 IFO 的指征主要包括：胎儿颈部巨大包块（颈部淋巴管瘤，颈部畸胎瘤等），胸肺部异常（支气管隔离肺，先天性膈疝等），腹部异常（腹裂，脐膨出等），骶尾部异常（骶尾部畸胎瘤等）。

（二）误诊误治防范

1. 明确胎儿异常是否为致死性

双胎一胎儿出现染色体异常或者结构异常，首先需要明确该异常是否为致死性的。如标准型 21-三体胎儿[47,XX(XY),+21],一胎儿无心畸形,这些胎儿无法存活,临床上需要根据具体胎儿畸形的种类以及绒毛膜性判断是否会影响另一正常胎儿的宫内安危从而进行减胎治疗。然而,随着母胎医学及新生儿外科的手术技术发展,很多单纯性结构畸形出生后新生儿是能够通过外科手术解决的,比如先天性膈疝,腹壁缺损等,所以对于这类孕妇,我们应该向患者及家属充分交待病情以及后续治疗情况及预后情况,根据不同的患者及其临床特点选择不同的治疗方法。

2. 绒毛膜性的鉴定

在妊娠早期准确的判断绒毛膜性对产科治疗和护理至关重要。"单纯诊断双胎妊娠是没有诊断",更确切说任何双胎妊娠必须在诊断时进一步分为单绒毛膜或双绒毛膜双胎妊娠,这对于后续的双胎妊娠孕妇孕期管理必不可少。

最佳的也是最可靠的确定绒毛膜性时间是在孕早期。孕 6~10 周之间,计数妊娠囊的数量和评估分隔羊膜的厚度是确定绒毛膜性最可靠的方法。一个妊娠囊,薄的分隔羊膜,两个胎儿为单绒毛膜双羊膜囊双胎。两个妊娠囊,每个囊包括一个胎儿和厚的分隔羊膜为双绒毛膜双羊膜囊双胎。然而,对于单绒毛膜双胎,在孕早期分隔羊膜的确定可能很难。除了比较少见的情况外,羊膜囊的数量和卵黄囊的数量应该是一样的,卵黄囊的数量在孕早期是很容易计数的。

在妊娠 9 周后,分隔羊膜逐渐变薄,但是在双绒毛膜双胎中,它们保持较厚并容易鉴别。妊娠 11~13^{+6} 周,可以通过观察分隔膜与胎盘交界处的厚度及胎盘数量进行判断。双绒毛膜双胎之间分隔膜较厚,包括两层绒毛膜和两侧各一层的羊膜,分隔膜插入胎盘的位置,呈"λ"征即双胎峰;单绒毛膜双羊膜囊分隔膜为两层薄的羊膜,与胎盘交接处呈"T"征。如为 2 个胎盘,则双绒毛膜双羊膜囊双胎可能性大。

在妊娠早期后,超声检查应通过确定胎盘的数量和每个胎儿的性别,然后通过评估分隔羊膜来系统地评估绒毛膜性和羊膜性。如果两个胎儿性别不同,绝大多数情况下提示双绒毛膜双羊膜囊双胎。如果两个胎儿间无分隔膜,可能是单绒毛膜单羊膜囊双胎。如果两个胎儿间有分隔膜,则判断方法同上。

3. 转诊

根据 2015 年我国双胎妊娠临床处理指南(第一部分),双胎妊娠孕期管理应按照高危妊娠管理,同时双胎妊娠超声检查技术规范(2017)中也明确写到:双胎妊娠中出现胎儿畸形,应建议患者转诊至产前诊断中心、母胎医学中心或胎儿医学中心进行专业的咨询与管理。

(三) 相关探讨

1. 减胎手术的时机和方法的选择及预后

减胎方法的选择需要根据妊娠周数及胎儿绒毛膜性等因素综合决定。对于单绒毛膜双胎减胎,减胎时机及最佳减胎方法的选择仍然是有争议的。

目前的研究认为妊娠 16~20 周,可采用胎儿镜下激光电凝术。随着妊娠周数增大,脐带增粗,胎儿镜下激光电凝术的成功率大大降低。射频消融减胎术目前是一种较为流行的减胎方式,具有良好的预后。Wimalasundera RC 的研究中共为 35 例患者(27 例双胎妊娠,8 例三胎妊娠)行射频消融减胎术,其中 1 例患者流产,减胎手术平均孕周为 17 周 +3 天,平均分娩孕周 36 周,所有孕妇未出现并发症,2 例存活胎儿产前头部磁共振检查出现异常影像。因此,他们认为:射频消融减胎术是一种安全有效的减胎术,实施孕周为 12~23 周。妊娠 18~25 周,脐带直径 <15mm,应选择脐带双极电凝术。妊娠 >26 周,应选择脐带结扎术。

减胎术后的并发症是我们在选择减胎方式的时候不得不考虑的。目前,射频消融减胎术具有较高的正常胎儿存活率,而且面临更小的失败率及未足月胎膜早破率。

2. 减胎的手术指征

多胎妊娠孕中期选择性减胎的实施需要有严格的手术指征。对于双胎妊娠一胎儿异常的情况,我们的主要目的是减灭异常胎儿,改善妊娠结局。2017 年我国常见高危胎儿诊治技术标准及规范的建立与优化项目组撰写了我国首个射频消融选择性减胎术技术规范(2017),进一步规范了我国射频消融减胎术的操作。一般来说,孕中期减胎方法可以分为一下两种:

(1) 药物注射:适用于孕中期非单绒毛膜双胎。

(2) 射频消融减胎术

1) 对于单绒毛膜多胎妊娠者(≥3 胎)或绒毛膜性不确定者,建议实施射频消融减胎术,减至单胎或双胎。

2) 双胎反向动脉灌注序列征(TRAP):Ⅰb~Ⅱb期,即无心胎与泵血胎腹围比值≥50% 或(和)泵血儿受累症状。

3）单绒毛膜双胎其中一胎合并致死性畸形。

4）选择性生长受限Ⅱ与Ⅲ型：在序贯的超声随诊过程中，当出现静脉导管 PI（搏动指数）值升高 >2 个标准差或静脉导管血流 a 波反向等危及胎儿生命的多普勒信号时，需结合患者本人意愿及所处单位的医疗水平及伦理，实施减胎术或终止妊娠。

双胎输血综合征（TTTS）：对于 TTTS 中一胎儿合并致死性畸形、两脐带插入部紧邻而无法实施胎儿镜下激光凝结术操作等情况者，可实施射频消融减胎术；而对于 TTTS Ⅳ期，合并胎儿水肿或严重的心功能异常者，建议转到经验丰富的胎儿治疗中心实施胎儿镜下激光凝结术；不具备转院条件者，也可考虑射频消融减胎治疗。

3. 孕中期减胎后的孕期管理

减胎术后应严密监测孕妇的生命体征及存活胎儿的宫内情况。主要观察是否出现出血，胎膜早破，早产，流产，胎盘早剥，羊水渗漏，胎死宫内，宫内感染等并发症。术后 24 小时应复查超声，判断手术是否成功同时了解存活胎儿的情况。减胎术后应严格按照医嘱定期产检，复查血常规，凝血功能，每 1~2 周复查胎儿常规超声，建议完善存活胎儿头部磁共振检查。

（刘彩霞　于文倩）

参考文献

1. 国家卫生和计划生育委员会公益性行业科研专项《常见高危胎儿诊治技术标准及规范的建立与优化》项目组.双胎妊娠产前筛查与诊断技术规范(2017).中国实用妇科与产科杂志,2017,33(8):811-815
2. 国家卫生和计划生育委员会公益性行业科研专项《常见高危胎儿诊治技术标准及规范的建立与优化》项目组.双胎妊娠超声检查技术规范(2017).中国实用妇科与产科杂志,2017,33(8):816-820
3. 胡琳莉,黄国宁,孙海翔,等.多胎妊娠减胎术操作规范(2016).生殖医学杂志,2017,26(3):193-198
4. Wimalasundera RC. Selective reduction and termination of multiple pregnancies. Seminars in Fetal & Neonatal Medicine, 2010,15(6):327-335
5. 国家卫生和计划生育委员会公益性行业科研专项《常见高危胎儿诊治技术标准及规范的建立与优化》项目组.射频消融选择性减胎术技术规范(2017).中国实用妇科与产科杂志,2017,33(7):699-701
6. Prayer D,Malinger G,Brugger PC,et al. SUOG Practice Guidelines:performance of fetal magnetic resonance imaging. Ultrasound Obstet Gynecol,2017,49(5):671-680

第三节　双胎输血综合征

| 病例 1 | 双胎妊娠 5 月余，腹胀伴进行性加重 1 周，胎动减少 3 天

病例简述

患者王某,女,25 岁。

主　　诉	双胎妊娠 5 月余,腹胀伴进行性加重 1 周,胎动减少 4 天。
现 病 史	患者平素月经规律,早期超声检查提示单绒毛膜双羊膜双胎妊娠,孕期在外院进行定期产检,每 2 周行产检一次。OGTT 检查未见异常。前次胎儿超声为 1 周前,未见明显异常。1 周前开始出现腹胀,并逐渐加重,无腹痛及下腹紧缩感。并且自觉胎动减少 4 天。孕期无头晕头疼,无胸闷憋喘,无视物不清,双下肢无水肿。
孕 产 史	孕 1 产 0。
既 往 史	否认心脏病、糖尿病及高血压病史。
入院查体	T:36.8℃,P:110 次 / 分,BP:124/76mmHg,R:18 次 / 分。神清语明,无贫血貌。心肺听诊未闻及异常,腹膨隆,张力大,无压痛,偶触及宫缩,强度弱。

产科查体:宫高 30cm,腹围 98cm,胎心率 1:150 次 / 分;胎心率 2:150 次 / 分。

消毒内诊:外阴发育正常,阴道畅,宫颈质软,居中,消 50%,宫口未开。骨及软产道未见明显异常。

辅助检查　彩超(本院超声,就诊当日,其中胎儿 1 为受血儿,胎儿 2 为供血儿):

胎儿 1:双顶径约 5.4cm,头围约 24cm,股骨长约 2.1cm。胎儿心率 1:135 次 / 分。

胎儿 2:双顶径约 5.1cm,头围约 21cm,股骨长约 2.0cm。胎儿心率 2:136 次 / 分。

羊水深度 1:15.0cm。

羊水深度 2:1.0cm。

胎儿膀胱影像 1:可见。

胎儿膀胱影像 2:消失。

脐动脉 S/D1:2.6。

脐动脉 S/D2:舒张期血流消失。

母体宫颈长度:1.9cm。宫颈内口称"U"形。

胎盘附着在子宫后壁,胎盘厚度约 2.0cm。成熟度 0 级。

入院诊断
1. 双胎输血综合征(Quintero 分期Ⅲ期)
2. 孕 1 产 0,妊娠 22^{+1} 周,LSA/LOA,单绒毛膜双羊膜双胎
3. 先兆流产

诊疗经过　评估与咨询:

评估:确定诊断为双胎输血综合征之后,进行了详细的胎儿状态评价,按照费城儿童医院的胎儿心血管评分系统(Children Hospital of Philadelphia cardiac score system,CHOP cardiac score system)(或其他 TTTS 补充评价系统)进行评分,最终评估 CHOP 评分为 16 分,为评分重度。

咨询:向病人和家属进行详细的咨询,提供治疗的方案,根据双胎输血综合征的治疗共识和指南,我们推荐进行胎儿镜胎盘血管交通支激光凝结术(fetoscopic laser ablation of vascular communication in placenta)治疗,详细向病人和家属介绍了此治疗的优势和缺点,预期效果和并发症风险。

向病人和家属介绍了其他备选治疗方案,包括选择性减胎术,羊水减量术等。

治疗与手术:

病人选择了胎儿镜胎盘血管交通支激光凝结术治疗,病人在脊髓联合阻滞麻醉下进行了手术,进行了选择性血管凝结术。患者前壁胎盘,使用了弧形胎儿镜进行手术操作。术中共凝结动脉 - 动脉交通支 2 对,动脉 - 静脉交通支 2 对,静脉 - 动脉交通支 1 对,静脉 - 静脉交通支 1 对。血管凝结术后行羊水减量术,恢复受血儿羊水深度至 7cm。

病人先兆流产并且伴有宫颈形态改变,同时行宫颈环扎术。

术后监测:

复查超声(术后第 1 天):

羊水深度 1:8.0cm。胎儿膀胱影像 1:可见。脐动脉 S/D1:2.6。

羊水深度 2:3.0cm。胎儿膀胱影像 2:可见。脐动脉 S/D2:5.8。

查体:无腹痛及下腹压痛反跳痛。宫高 25cm,腹围 96cm,胎心率 1:150 次 / 分;胎心率 2:150 次 / 分。

嘱病人出院,出院后至少每周行超声评估一次。

出院诊断
1. 双胎输血综合征(Quintero 分期Ⅲ期),胎儿镜胎盘血管交通支激光凝结术术后
2. 先兆流产,宫颈环扎术后
3. 孕 1 产 0,妊娠 22^{+3} 周,LSA/LOA,单绒毛膜双羊膜双胎

| 病例 2 | 双胎妊娠 5 月余，腹胀伴进行性加重 1 周，胎动减少 4 天

病例简述

患者章某某,女,26 岁。

主　　诉 双胎妊娠 5 月余,腹胀伴进行性加重 1 周,胎动减少 4 天。

现 病 史 患者平素月经规律,早期超声检查提示单绒毛膜双羊膜双胎妊娠,孕期在外院进行定期产检,每 4 周行产检一次。OGTT 检查未见异常。前次胎儿超声为 3 周前,未见明显异常。1 周前开始出现腹胀,并逐渐加重,无腹痛及下腹紧缩感。并且自觉胎动减少 4 天。孕期无头晕头疼,无胸闷憋喘,无视物不清,双下肢无水肿。

孕 产 史 孕 1 产 0。

既 往 史 否认心脏病、糖尿病及高血压病史。

入院查体 T:36.8℃,P:100 次/分,BP:120/70mmHg,R:18 次/分。神清语明,无贫血貌。心肺听诊未闻及异常,腹膨隆,张力大,无压痛,偶触及宫缩,强度弱。

产科查体:宫高 30cm,腹围 98cm,胎心率 1:151 次/分;胎心率 2:152 次/分。

消毒内诊:外阴发育正常,阴道畅,宫颈质软,居中,消 50%,宫口未开。骨及软产道未见明显异常。

辅助检查 彩超(本院超声,就诊当天,其中胎儿 1 为受血儿,胎儿 2 为供血儿):

胎儿 1:双顶径约 5.3cm,头围约 24cm,股骨长约 2.1cm。胎儿心率 1:135 次/分。

胎儿 2:双顶径约 4.3cm,头围约 20cm,股骨长约 1.8cm。胎儿心率 2:136 次/分。

羊水深度 1:15.0cm。

羊水深度 2:1.0cm。

胎儿膀胱影像 1:可见。

胎儿膀胱影像 2:消失。

脐动脉 S/D1:2.5。

脐动脉 S/D2:舒张期血流消失。脐静脉搏动。

母体宫颈长度:1.9cm。宫颈内口称"U"形。

胎盘附着在子宫后壁,胎盘厚度约 2.0cm。成熟度 0 级。

入院诊断 1. 双胎输血综合征(Quintero 分期 Ⅲ 期)

2. 供血胎儿胎儿窘迫

3. 孕 1 产 0,妊娠 22^{+0} 周,LSA/LOA,单绒毛膜双羊膜双胎

4. 先兆流产

诊疗经过 评估与咨询:

评估:确定诊断为双胎输血综合征之后,进行了详细的胎儿状态评价,按照费城儿童医院的胎儿心血管评分系统(Children Hospital of Philadelphia cardiac score system,CHOP cardiac score system)(或其他 TTTS 补充评价系统)进行评分,最终评估 CHOP 评分为 16 分,为评分重度。

咨询:向病人和家属进行详细的咨询,提供治疗的方案,根据双胎输血综合征的治疗共识和指南,我们推荐进行胎儿镜胎盘血管交通支激光凝结术(fetoscopic laser ablation of vascular communication in placenta)治疗,详细向病人和家属介绍了此治疗的优势和缺点,预期效果和并发症风险。

向病人和家属介绍了其他备选治疗方案,包括选择性减胎术,羊水减量术等。

治疗与手术:

病人选择了射频消融减胎术减除濒临死亡的供血胎儿,病人在局部麻醉下进行了选择性减胎术。

术后监测:

复查超声(术后第1天):

羊水深度1:8.0cm。胎儿膀胱影像1:可见。脐动脉S/D1:2.6。另外见一胎块。

查体:无腹痛及下腹压痛反跳痛。宫高25cm,腹围96cm,胎心率1:150次/分;胎心率2:150次/分;

嘱病人出院,出院后至少每周行超声评估一次。

出院诊断　1. 双胎输血综合征(Quintero分期Ⅲ期),射频消融选择性减胎术后

2. 孕1产0,妊娠22^{+3}周,LOA,单绒毛膜双羊膜双胎(一胎减胎术后)

病例解析

(一)诊断与治疗要点

1. 双胎输血综合征诊断要点

(1)双胎输血综合征:双胎输血综合征是单绒毛膜双羊膜囊双胎妊娠的严重并发症。共用的胎盘上存在两个胎儿的血管吻合,包括动脉间、静脉间及动静脉间的吻合。其发病的病理学基础是单绒毛膜双胎共用一个胎盘,两个胎儿通过脐带在胎盘表面存在血管交通支,这种现象称为"第三循环"。当双胎之间这种循环不平衡,就会出现一胎向另外一胎"输血"的情况,受血胎儿表现为循环血量增加,羊水过多,心脏扩大或心衰伴有水肿;而供血胎儿表现为循环血量减少,羊水过少,生长受限。有时供血儿出现羊水严重过少,被挤压到子宫的一侧,成为"贴附儿"(stuck-twin)。大约有10%~15%的单绒毛膜多胎妊娠发生TTTS。如果不适时进行干预,严重TTTS其病死率高达80%~100%。如何发现、诊断双胎输血综合征是治疗双胎输血的第一步。

(2)如何准确诊断TTTS并进行评估:目前TTTS的诊断标准为Quintero分期诊断标准(表20-1)。诊断双胎输血综合征的基本条件为:①单绒膜双胎;②双胎羊水量差异(受血胎儿最大羊水池>8cm(20周以上>10cm),同时供血胎儿最大羊水池<2cm)。也有学者认为如果存在一胎羊水量小于2cm,另一胎羊水正常。或者双胎羊水深度相差较大,那么就有很大可能发展成为双胎输血综合征。

(3)为何要鉴定绒毛膜性?

首先,双胎输血综合征诊疗的第一关键点为是否鉴别绒毛膜性并制定双胎孕期监测策略,这也是围产医学需要强调的重点。单绒毛膜双胎较双绒毛膜双胎具有更频繁和细致的超声监测计划,其目的就是及早发现诸如双胎输血综合征这样的单绒毛膜并

表 20-1　TTTS 的 Quintero 分期

分期	诊断标准
Ⅰ期	受血胎儿最大羊水池>8cm(20周以上>10cm)
	供血胎儿最大羊水池<2cm
Ⅱ期	供血胎儿膀胱不充盈
Ⅲ期	超声多普勒改变
	脐动脉舒张期血流缺失或反流
	静脉导管血流a波反向
	脐静脉血流搏动
Ⅳ期	一胎或双胎水肿
Ⅴ期	至少一胎胎死宫内

发症。国家卫生部行业项目制订的《双胎妊娠超声检查技术规范(2017)》建议双胎妊娠应在13^{+6}周之前判定双胎妊娠绒毛膜性及羊膜性的鉴定。通过观察分隔膜与胎盘交界处的厚度及胎盘数量进行判断。双胎间隔膜与胎盘交接处呈"T"征单绒毛膜双羊膜双胎可能性大;呈"λ"征即双胎峰为双绒毛膜双胎可能性较大;没有隔膜为单绒单羊双胎。其次,某些双绒毛膜双胎也可能出现一个胎儿畸形而造成羊水量减少,双胎羊水量巨大差异。在这种疾病中,如果能清楚的判断为双绒毛膜双胎,那对于排除双胎输血综合征具有决定性的意义。

(4)单绒毛膜双胎孕期监测策略和TTTS的鉴别诊断

1)《双胎妊娠超声检查技术规范(2017)》建议:单绒毛膜双胎从孕16周起每2周进行一次超声检查,评估胎儿生长发育及脐动脉血流Doppler,妊娠20周起评估胎儿大脑中动脉收缩期峰值血流速度(middle cerebral-artery velocity,MCA-PSV)。

2)TTTS的鉴别诊断:单绒双胎的孕期监测如此严密,是因为单绒膜双胎发生复杂性双胎的可

能性较高,并且预后较差。主要的单绒毛膜双胎胎儿并发症包括:双胎输血综合征(Twin-to-Twin Transfusion Syndrome,TTTS);双胎选择性胎儿生长受限(selective Fetal Growth restriction,sFGR);双胎贫血-红细胞增多序列征(Twin Anemia-Polycythemia sequence,TAPs);双胎反向动脉灌注序列征(Twin Reversed arterial Perfusion,TRAP);一胎胎死宫内;一胎畸形;联体双胎。

其中选择性生长受限也是单绒毛膜双胎并发症之一,因为 TTTS 也可能存在双胎体重的差异,其病理学基础与双胎输血综合征极为相似,所以临床上极易混淆,其重要的鉴别为是否有羊水量的差异。

(5)TTTS 超声动态监测:

1)TTTS 未行治疗者应进行密切监测,包括两胎儿羊水量和脐动脉、脐静脉、大脑中动脉及静脉导管血流 Doppler 评估,以及胎儿心功能评估,并观察是否发生胎儿水肿。

2)TTTS 治疗后 2 周内每周进行超声监测,观察到已缓解的临床证据后可降低超声监测频率。超声监测内容包括:两胎儿羊水量、生长发育情况、和脐动脉、大脑中动脉、静脉导管血流 Doppler 评估,以及胎儿大脑、心脏及四肢评估。

病例分析:本章节中第 2 例病例虽然在孕早期进行了双胎的绒毛膜鉴定,但是检测频次明显不足,可能延误了诊断时机,以致就诊时病情较重。

2. 胎儿镜胎盘血管交通支激光凝结术及替代方案、风险告知及知情同意。

(1)胎儿镜胎盘血管交通支激光凝结术及替代方案:

1)双胎输血综合征的治疗经历过一个多种治疗方案并存、互相比较优劣的过程,主要的治疗手段包括:胎儿镜激光治疗、选择性减胎术、序列羊水减量术以及羊膜打孔术等。后两种方式因为无法从根本上解决双胎之间输血的问题,对于疾病引起的胎儿心脑并发症作用不大,虽然可能延长孕周,但是对于新生儿的预后改善不多。因此目前已经很少使用,选择性减胎术是常见的替代方案,具体将在后面详述。

胎儿镜下胎盘表面血管交通支激光凝结术因为能够从病理层次治疗 TTTS,目前已经成为治疗 TTTS 的手术金标准。这种手术的发展和成熟也历经了成功率(至少一胎存活率)由低到高的过程,由最初的 70% 到目前的 90% 左右。

2)手术时间:一般为妊娠 18 周到妊娠 26 周,目前也有学者尝试在妊娠 26 周之后到妊娠 28 周这一孕周进行胎儿镜手术治疗,但是尚缺乏大样本的数据支持。

3)胎儿镜激光治疗技术有三种常见的激光凝固血管交通支的技术:这三种技术具体优劣尚有争议,《胎儿镜激光治疗双胎输血综合征技术规范(2017)》建议根据具体情况及术者掌握技术情况选择手术治疗方式。

a. 非选择性血管交通支凝固术(NSLCPY):技术要点为使用激光凝固全部通过两胎儿之间隔膜的血管。

b. 选择性血管交通凝固术(SLCPV):技术要点为对经胎儿镜确定为双胎之间血管交通支的血管,根据其类型有序、依次进行激光凝固:首先是动脉-静脉交通支(供血儿动脉至受血儿静脉),然后是静脉-动脉交通支(供血儿静脉至受血儿动脉),最后是动脉-动脉交通支和静脉-静脉交通支。

c. Solomon 技术:在选择性血管交通支凝固术之上发展而来,在选择性血管凝固的基础上,对凝固点之间的胎盘区域进行连续线状激光凝固,并连接各个凝固点。

(2)胎儿镜激光治疗的优缺点、风险告知及知情同意:对于准备进行胎儿镜激光治疗的病人我们要进行充分的风险告知及签署知情同意书,尊重患者的知情权和选择权。

充分告知此类病人的获益如下:

a. 尽可能从病理层次治疗双胎输血综合征。

b. 尽量抢救 2 名胎儿。

c. 改善新生儿预后。

d. 缓解母体症状及延长孕周。

告知此类病人选择胎儿镜镜治疗的风险:

a. 一胎或双胎胎死宫内。

b. 流产、早产和早产胎膜早破。

c. 胎儿/新生儿中枢神经系统发育不良。

d. 感染。

e. 羊膜束带综合征。

f. TTTS 复发或出现双胎贫血-红细胞增多综合征,二次手术。

g. 手术失败。

病例分析:此病例病人为双胎输血综合征Ⅲ期。病情较重,除胎儿镜宫内治疗之外,其他治疗方式均非合理选择。评估风险后充分告知并签署知情同意书。

（二）相关探讨

1. Quintero Ⅰ期病人的治疗方案如何选择?

（1）有加重症状的 Quintero Ⅰ期 TTTS：目前国内外公认的观点认为如果出现了孕妇腹胀症状进行性加重以及羊水异常有加重趋势者，需要严密观察，酌情处理，同时可以参考胎儿心功能费城儿童医院 CHOP 评分（表 20-2）等 TTTS 补充评估系统进行手术指征判断。对于病情较重的病人可行胎儿镜手术治疗。

（2）没有明显母体症状和羊水量异常的 Quintero Ⅰ期 TTTS：其面临的主要问题是无法准确判断其病情是否会进一步发展，并且以何种速度发展。并且对于这种情况进行预防性的胎儿镜激光治疗是否有价值。最后是胎儿镜激光治疗和其他保守治疗方法在这种 Quintero Ⅰ期病人中治疗的效果。

2. 何时采用选择性减胎术?

在讨论这个问题之前，必须明确胎儿镜激光治疗是治疗双胎输血综合征的金标准。选择性减胎术是胎儿镜激光治疗的替代方案。选择性减胎术的目的是在一胎濒临死亡或者没有存活价值等情况下，强制终止一胎以求改善另外一胎生存条件、提高存活率以及降低脑损伤风险的一种治疗手段。常见的关于 TTTS 实施选择性减胎术的适应证包括：

（1）适应证选择：严格上讲，选择性减胎术对治疗 TTTS 没有明确的适应证，但是国内众多学者目前比较公认的使用选择性减胎术治疗 TTTS 的情况包括：

a. 严重 TTTS 并且其中一胎合并严重心脏宫内异常或者中枢神经系统异常。

b. 双胎之一濒临死亡并且没有宫外存活能力。

c. 没有理想的胎儿镜手术操作空间（例如大面积的前置胎盘，供血胎儿遮挡血管交通区等）。

d. 胎儿镜手术失败（术中减胎或术后减胎）。

e. 母体过于肥胖。

（2）方式的选择：目前常见的选择性减胎术主要包括射频消融减胎术和胎儿镜脐带结扎术。其他方式例如胎儿镜血管凝结结合氯化钾注射减胎等方法因为较为少见，本文就不做探讨了。目前这两种方式的成功率均在 70%~80% 左右，其主要的并发症是早产以及早产胎膜早破。对于两种方式的优劣目前尚无统一的观点，尚需要大样本的研究以确定。

病例分析：本文的两例病人被采取了不同的治疗方案，第 1 个病人选择了胎儿镜激光治疗，虽然这里患者是前壁胎盘，但是通过术前的超声判断存在胎儿镜的操作空间和完成手术的可能性，所以依然选择了胎儿镜治疗。但是对于胎儿镜治疗存在困难的病人，仍然建议治疗中心应该具备在胎儿镜手术不成功时，可以替代性实施选择性减胎术的能力，并且将其作为一种替代治疗方案介绍个患者。而对于

表 20-2 费城儿童医院胎儿心血管评分表（参考）

得分		0	1	2	3
受血胎儿					
心室功能	心脏扩大	无	轻度	>轻度	
	心室流出道肥厚	无	有		
	收缩功能障碍	无	轻度	>轻度	
瓣膜功能	三尖瓣反流	无	轻度	>轻度	
	二尖瓣反流	无	轻度	>轻度	
血流多普勒	三尖瓣血流	双峰	单峰		
	二尖瓣血流	双峰	单峰		
	静脉导管	同向	心房收缩下降	反向	
	脐静脉搏动	无	有		
大血管	流出道血管比较	肺动脉（PA）> 主动脉（Ao）	PA=Ao	PA<Ao	右室流出道梗阻
	肺动脉灌注不足	无	有		
供血胎儿					
脐静脉多普勒		正常	舒张期血流下降	舒张期血流缺失或反向	

第 2 例病人，供血胎儿存在严重的生长受限，并且出现脐带静脉血流搏动症状，判断胎儿存活希望小，最终病人选择了减胎术治疗。这里需要强调的是若出现上述症状，依然应当向病人告知胎儿镜治疗仍然是首选治疗方案，但是因为选择性减胎术可能获得不同于胎儿镜的获益，例如减除一个胎儿之后改善了存活胎儿的生长空间等，所以作为一种备选方案提供给患者。

3. 误诊误治

双胎输血综合征极易与其他绒毛膜双胎的并发症出现诊断上的混淆，例如可能将选择性生长受限、一胎严重畸形等误诊为双胎输血综合征。混淆的关键在于这些疾病都有或者可能存在双胎体重上的严重差异。例如选择性生长受限双胎之间的存在严重的体重差异，而双胎输血综合征也可能同时合并两个胎儿体重上的严重差异。但是双胎输血疾病的根本是两个胎儿之间因为血管交通支而造成两个胎儿一个血容量持续低，另一个血容量持续高，反应在临床表现上为一个羊水少，另一个羊水多。而选择性生长受限两个胎儿虽然通过胎盘表面的血管交通支也可能出现两个胎儿之间的血流动力学改变，但是并没有出现一个血容量低，另个血容量高，并且两个胎儿之间也没有血红蛋白的明显差异。因此，在临床上需要把握羊水量的改变、胎儿水肿以及胎儿大脑中动脉血流改变等反应双胎血容量改变的临床表现来进行诊断。

（尹少尉）

参考文献

1. 国家卫生和计划生育委员会公益性行业科研专项《常见高危胎儿诊治技术标准及规范的建立与优化》项目组. 胎儿镜激光治疗双胎输血综合征技术规范(2017). 中国实用妇科与产科杂志, 2017, 33(7):695-698

2. Quintero RA, Morales WJ, Allen MH, et al. Staging of twin-twin transfusion syndrome. J Perinatol, 1999, 19(8 Pt 1):550-555

3. Committee on Practice Bulletins—Obstetrics, Society for Maternal-Fetal Medicine. Practice Bulletin No. 169: Multifetal Gestations: Twin, Triplet, and Higher-Order Multifetal Pregnancies. Obstet Gynecol, 2016, 128(4):131-146

4. Quintero RA, Kontopoulos E, Chmait RH. Laser Treatment of Twin-to-Twin Transfusion Syndrome. Twin Res Hum Genet, 2016, 19(3):197-206

5. Stamilio DM, Fraser WD, Moore TR. Twin-twin transfusion syndrome: an ethics-based and evidence-based argument for clinical research. Am J Obstet Gynecol, 2010, 203(1):3-16

6. Gapp-Born E, Sananes N, Guerra F, et al. Predictive value of cardiovascular parameters in stages 1 and 2 of twin-to-twin transfusion syndrome. Prenat Diagn, 2014, 34(9):908-914

7. 尹少尉, 那全, 李秋玲, 等. 弧形胎儿镜治疗前壁胎盘双胎输血综合征的效果. 中华围产医学, 2013, 16(5):294-296

8. 尹少尉, 张志涛, 栗娜, 等. 胎儿镜选择性胎盘血管交通支凝结术治疗前壁胎盘双胎输血综合征患者的临床结局及其影响因素分析. 中华妇产科杂志, 2015, 50(5):329-333

9. Kilby MD, Oepkes D, Johnson A. Fetal therapy: scientific basis and critical appraisal of clinical benefits. New York: Cambridge University Press, 2013:149-164

10. Salomon LJ, Nasr B, Nizard J, et al. Emergency cerclage in cases of twin-to-twin transfusion syndrome with a short cervix at the time of surgery and relationship to perinatal outcome. Prenat Diagn, 2008, 28(13):1256-1261

11. Sago H, Hayashi S, Saito M, et al, The outcome and prognostic factors of twin-twin transfusion syndrome following fetoscopic laser surgery. Prenat Diagn, 2010, 30(12-13):1185-1191

第四节　双胎反向动脉灌注序列灌注综合征（TRAP）

| 病例 1 | 三胎妊娠 5 个月，其一为无头无心畸形

病例简述

患者刘某,女,22 岁

主　诉　停经 5 个月,胎动 1 个月,产检发现三胎妊娠之一无头无心 1 天。

现病史　患者平素月经规律,LMP:2016-6-10,EDC:2017-3-17,孕期未系统产检,自诉孕3个月行超声检查提示宫内双胎妊娠,绒毛膜性不详。妊娠5个月超声检查显示宫腔内发育正常胎儿,另见一形态不规则包块,无明确胎儿形态,水肿,可见血流供应,为求进一步诊治,转入我院。患者入院后无头痛、视物不清、无胸闷气短、无咳嗽咳痰、无腹痛腹胀、无阴道流血流液、自诉胎动良好,孕来饮食睡眠可。

孕产史　孕1产0

既往史　否认心脏病、糖尿病及高血压等慢性病病史,否认遗传病史。

入院查体　一般查体:T:36.8℃,P:88次/分,BP:115/76mmHg,R:18次/分。神清语明,无贫血貌。心肺听诊未闻及异常,腹膨隆,腹软,四肢肌力、肌张力正常,神经系统检查无阳性体征,无双下肢水肿。

产科查体:宫高24cm,腹围90cm,未扪及宫缩,胎心率150,146次/分,无阴道流血流液。

消毒内诊:外阴发育正常,阴道畅,宫颈质中,靠后,未消,宫口未开。

辅助检查　我院系统超声:宫腔内可见二正常胎儿影像,其中间可见一纤细间膜。双顶径约4.9/5.0cm,股骨长约3.6/3.6cm,胎心率约147/150次/分。胎盘位于子宫后壁,厚度约2.3cm,成熟度0级。羊水深度约3.5/4.7cm。脐动脉S/D:2.8/3.0。宫腔内另见一不规则包块,呈水肿状态,位置相对固定,接近宫颈内扣,无明确胎儿形态,其内可见血流供应,供应血管为一条动脉、一条静脉,动脉血流方向与胎儿脐带动脉血流方向相反。

心电图正常。

血常规:血红蛋白112g/L,血小板$220×10^9$/L。

凝血功能:纤维蛋白原4.2g/L,PT及APTT均无异常。

尿常规:未见明显异常。

肝功能,肾功能等无明显异常。

入院诊断　1. 双胎反向动脉灌注序列征

2. 妊娠21周,三胎;(单绒三羊?)

诊疗经过　入院后再次行产科超声检查,明确诊断为无心胎。同时,测量无心胎大小为9.5cm×8.0cm,似可见羊膜囊包裹,未见明显羊水,未见明显脐带。两个形态正常胎儿发育符合孕周,羊水量正常,脐动脉,大脑中动脉,静脉导管血流多普勒未见异常,心脏各瓣膜活动正常,无反流,无水肿迹象。根据TRAP临床分期为Ⅱa期,且无心胎位置较好,无胎盘覆盖,遂建议实施宫内干预治疗。

完善羊水穿刺检查,STR回报未见异常,考虑核型分析回报时间较长,等待期间随时有泵血儿死亡可能,故提前实施宫内干预。

遂于入院第3天在局麻下行射频消融减胎治疗,阻断无心胎的血流供应,手术过程顺利。

术后24小时复查彩超提示无心胎未见血流供应,血常规、凝血五项及血清离子未见明显异常,出院。

出院诊断　1. 双胎反向动脉灌注序列征Ⅱa期

2. 孕1产0,妊娠21^{+3}周,三胎,单绒三羊

妊娠结局　术后1周再次复查彩超提示无心胎体积减小,血常规、凝血五项、CRP及血清离子等检查未见明显异常。

患者每2周随诊,行超声检查,泵血儿发育如常。

妊娠32周突发胎膜早破,量少,色晦暗,杂质较多,无异味。入院后彩超提示无心胎大小3.5cm×2.0cm,结构不清,位于宫颈口处。两个泵血儿发育如常,羊水量均未见减少,遂考虑为无心胎发生胎膜破裂。给予抑制宫缩、促胎肺成熟、预防感染等对症治疗。妊娠33^{+6}周,宫缩不可抑制,因臀位胎儿先露,行剖宫产术,剖娩两活女婴,体重1700g,1560g,另见一纸样胎儿,大小约4cm×2cm,未见头部及上肢,仅见胸腰段及下肢发育。

| 病例2 | 双胎妊娠6个月，其一为无头无心畸形

病例简述

患者曲某,女,32岁

主　　诉	停经6月,胎动2月,产检发现双胎胎妊娠之一无头无心1周。
现 病 史	患者平素月经规律,LMP:2016-4-10,EDC:2017-1-17,孕期定期产检,妊娠50天提示宫内双胎妊娠。妊娠3个月行超声检查提示宫内双胎妊娠,单绒毛膜性可能性大,两胎儿发育稍不一致,具体不详。妊娠6个月行系统超声检查显示宫腔内可见一形态不规则水肿胎儿,其内可见血流供应,为求进一步诊治,转入我院。患者入院后无头痛、视物不清、无胸闷气短、无咳嗽咳痰、无腹痛腹胀、无阴道流血流液、自诉胎动良好,孕来饮食睡眠可。
孕 产 史	孕1产0
既 往 史	否认心脏病、糖尿病及高血压等慢性病病史,否认遗传病史。
入院查体	一般查体:T:36.8℃,P:88次/分,BP:115/76mmHg,R:18次/分。神清语明,无贫血貌。心肺听诊未闻及异常,腹膨隆,腹软,四肢肌力、肌张力正常,神经系统检查无阳性体征,无双下肢水肿。 产科查体:宫高28cm,腹围95cm,未扪及宫缩,胎心率151次/分,无阴道流血流液。 消毒内诊:外阴发育正常,阴道畅,宫颈质中,靠后,未消,宫口未开。
辅助检查	我院系统超声:宫腔内可见一正常胎儿影像,双顶径6.2cm,股骨长约4.5cm,胎心率约150次/分。胎盘位于子宫右后壁,厚度2.5cm,成熟度Ⅰ级。羊水深度5.8cm,指数16。脐动脉S/D:2.6。宫腔内另见一不规则包块,呈高度水肿状态,大小约17cm×10cm,未见心脏搏动,其内可见血流供应,供应血管为一条动脉、一条静脉,动脉血流方向与胎儿脐带动脉血流方向相反。 心电图正常。 血常规:血红蛋白108g/L,血小板210×10⁹/L。 凝血功能:纤维蛋白原4.4g/L,PT及APTT均无异常。 尿常规:未见明显异常。 肝功能,肾功能等无明显异常。
入院诊断	1. 双胎反向动脉灌注序列征 2. 孕1产0,妊娠24周,双胎,单绒双羊
诊疗经过	入院后再次行产科超声检查,明确诊断为无心胎。同时,测量无心胎大小为17cm×10cm,可见羊膜囊包裹,羊水深度2.5cm,可见明显脐带血流,为单脐动脉,插入部接近泵血儿脐带插入部,动脉血流方向与胎儿脐带动脉血流方向相反。泵血儿发育符合孕周,羊水量正常,脐动脉,大脑中动脉,静脉导管血流多普勒未见异常,心脏各瓣膜活动正常,无反流,无水肿迹象。根据TRAP临床分期为Ⅱa期,且无心胎位置较好,无胎盘覆盖,遂建议实施宫内干预治疗。 完善羊水穿刺检查,STR回报未见异常。 向患者及家属交代病情后,患者拒绝行宫内干预,要求行期待治疗,能承担泵血儿死亡的风险。 遂于门诊密切监测胎动,每周行超声检查,评估泵血儿宫内情况。
出院诊断	1. 双胎反向动脉灌注序列征Ⅱa期 2. 孕1产0,妊娠24⁺³周,双胎,单绒双羊
妊娠结局	术后每周复查彩超提示无心胎体积没有迅速增大,泵血儿脐动脉,大脑中动脉,静脉导管血流

多普勒未见异常,心脏各瓣膜活动正常,无反流,无水肿迹象,但羊水量有增多迹象,最大深度为 8.5cm,指数 27。

患者于 29^{+3} 周,因"胎动频繁"返院,急诊超声提示无心胎大小无明显变化,泵血儿双顶径 7.5cm,股骨长 54cm,羊水深度 8cm,指数 24,可见少量腹腔积液约 0.8cm。脐动脉舒张期血流间断消失,静脉导管 a 波反向,大脑中动脉血流未见异常。

告知患者泵血儿随时有胎死宫内风险,遂急诊行剖宫产术,术中剖娩一女活婴,体重 1270g,Apgar 评分,1 分钟 5 分,5 分钟 7 分。另见一水肿胎块,2200g。

新生儿于 NICU 住院 45 天,无不良并发症。

病例解析

诊治关键

1. 双胎反向动脉灌注序列征的诊断

双胎反向动脉灌注序列征(twin reversed arterial perfusion sequence,TRAP),又称作无心胎(acardiac twinning),是发生在单绒毛膜多胎妊娠中的一种严重的并发症。由于无心胎形态多样,并且有些病例可能存在原始心管搏动,因此 TRAP 在妊娠早期不宜做出明确的诊断。另外,有研究显示 1/3 的泵血儿会在 16 周前发生死亡。而 Lewi 等人的研究显示,在早孕期间诊断的 TRAP 病例中,84.6%(11/13)的泵血儿在期待治疗中死亡,甚至在那些无心胎血流自发阻断的病例中也是如此。因此目前对于 TRAP 的诊断及治疗,更倾向于在妊娠早期进行。

2. 治疗方案的制定

根据 TRAP 的临床分期,目前国际上对于 I a 期病例的观点一致,即不采取宫内干预措施,可达到较好的临床预后。而对于 I b 期以上的病例,大多数学者认为需要给予宫内干预,以避免共存胎儿发生宫内死亡,延长分娩孕周,改善其预后。各种各样治疗手段的出现,使 TRAP 共存胎儿的死亡率从 50%~70% 下降到 10% 左右。也有少数学者基于减胎治疗的母儿并发症考虑,认为通过严密的超声随访,营养支持治疗,适时终止妊娠等,亦可得到较好的妊娠结局。但综合国内外文献,对于 I b 期以上的病例,还是建议实施减胎治疗。

3. 宫内干预方案的选择

由于选择性减胎术对 TRAP 的治疗可以取得比较确切的效果,加上无心胎在宫内的活动范围较小,因此多种多样的减胎技术在 TRAP 的治疗中不断涌现,也使得 TRAP 的治疗能在较小的孕周中实施。例如,对于 16 周以下的病例,由于胎儿较小,羊水量少,胎儿镜及射频操作不宜实施。Berg 等人报道了胎儿体内断脐带血管的激光电凝术,平均操作孕周

(15.6 ± 2.3)周,与传统的射频消融术相比,虽然两组病例在胎儿流失率方面无统计学差异,但前者在未足月胎膜早破,分娩孕周,出生体重等方面均优于射频消融减胎术,因此实施减胎术的时间越早,共存胎儿的预后可能越好。

目前对于 TRAP 的治疗来说,射频消融选择性减胎术应用最为广泛,而评估其他的减胎技术效果时,也通常与 RFA 进行比较。虽然,其他减胎技术并没有表现出比 RFA 更确切的治疗效果,但对于一些特殊的病例类型而言,还是有一定的应用空间。例如,酒精消融术,相对于其他介入治疗方式,有费用低,技术要求低,容易实施等优势。但由于胎盘间血管吻合支的存在,注射到无心胎血管的酒精可能会随着血液循环进入泵血儿,可导致泵血儿出现心动过缓、血管血栓栓塞等,甚至导致泵血儿死亡。但对于无心胎受胎盘包绕、穿刺路线受阻的病例来说,酒精消融术可能是不二选择。

另外,Okai 等又报道了第一例成功应用高强度超声对无心胎体内血流进行阻断的病例,开创了 TRAP 无创性治疗的新纪元。

综上所述,双胎反向动脉灌注序列征已越来越多的受到关注,随着宫内干预技术的不断进步,其治疗方法势必逐渐趋于更加易于操作,安全,微创,甚至无创。对 TRAP 要尽早做出诊断,选择适当的治疗方案,争取降低围生期死亡率,改善泵血儿的预后。

(张志涛)

参考文献

1. Scheier M,Molina FS. Outcome of twin reversed arterial perfusion sequence following treatment with interstitial laser:a retrospective study. Fetal Diagn Ther,2012,31:35-41

2. Pagani G,D'Antonio F,Khalil A,et al. Intrafetal laser treatment for twin reversed arterial perfusion sequence:cohort study and meta-analysis. Ultrasound Obstet Gynecol,2013,42:6-14

3. Lewi L, Valencia C, Gonzalez E, et al. The outcome of twin reversed arterial perfusion sequence diagnosed in the first trimester. Am J Obstet Gynecol, 2010, 203:213:1-4

4. Berg C, Holst D, Mallmann MR, et al. Early vs late intervention in twin reversed arterial perfusion sequence.

Ultrasound Obstet Gynecol, 2014, 43:60-64

5. Okai T, Ichizuka K, Hasegawa J, et al. First successful case of non-invasive in-utero treatment of twin reversed arterial perfusion sequence by high-intensity focused ultrasound. Ultrasound Obstet Gynecol, 2013, 42:112-114

第五节 双胎贫血 - 红细胞增多序列征(TAPS)

| 病例 | 双胎输血综合征胎儿镜术后 2 周，超声发现双胎大脑中动脉血流异常 1 天

一、病例简述

患者张某某,女,25 岁。

主 诉 双胎输血综合征胎儿镜术后 2 周,超声发现双胎大脑中动脉血流异常 1 天。(第五章第三节病例延续)

现 病 史 复习病史同前(第五章第三节),2 周前因双胎输血综合征行胎儿镜下激光血管交通支凝结术。术后恢复顺利,住院门诊随访,1 天前超声复查发现双胎大脑中动脉血流异常。

孕 产 史 孕 1 产 0。

既 往 史 否认心脏病、糖尿病及高血压病史。

入院查体 T:36.8℃,P:110 次 / 分,BP:124/76mmHg,R:17 次 / 分。神清语明,无贫血貌。心肺听诊未闻及异常,腹膨隆,张力大,无压痛,偶触及宫缩,强度弱。

产科查体:宫高 30cm,腹围 95cm,胎心率 1:151 次 / 分;胎心率 2:145 次 / 分;

消毒内诊:外阴发育正常,阴道畅,宫颈质软,居中,消 50%,宫口未开。骨及软产道未见明显异常。

辅助检查 彩超(本院超声,就诊当日,其中胎儿 1 为受血儿,胎儿 2 为供血儿):

胎儿 1:双顶径约 5.8cm,头围约 28cm,股骨长约 2.5cm。胎儿心率 1:135 次 / 分。

胎儿 2:双顶径约 5.6cm,头围约 25cm,股骨长约 2.3cm。胎儿心率 2:136 次 / 分。

羊水深度 1:5.0cm。

羊水深度 2:5.0cm。

胎儿膀胱影像 1:可见。

胎儿膀胱影像 2:可见。

脐动脉 S/D1:2.6。

脐动脉 S/D2:3.2。

大脑中动脉峰值血流速度 1:MCA-PSV=0.7MoM

大脑中动脉峰值血流速度 2:MCA-PSV=1.8MoM

母体宫颈长度:2.0cm。

胎盘附着在子宫前壁,胎盘厚度约 2.0cm。成熟度 0 级。

入院诊断 双胎贫血 - 红细胞增多序列征 Ⅱ 期

双胎输血综合征(Quintero 分期 Ⅲ 期),胎儿镜胎盘血管交通支激光凝结术术后

孕 1 产 0 妊娠 22 周 +1,LSA/LOA,单绒毛膜双羊膜双胎

先兆流产,宫颈环扎术后

诊疗经过　评估与咨询:

评估:病人既往有双胎输血综合征病史,并且接受过胎儿镜激光手术,目前双胎大脑中动脉血流异常,受血儿MCA-PSV=0.7MoM,供血儿MCA-PSV=1.8MoM。考虑为TAPs。

咨询:向病人和家属进行详细的咨询,提供治疗的方案,可再次行胎儿镜激光手术治疗,告知预期效果和并发症风险。向病人和家属介绍了其他备选治疗方案,包括选择性减胎术,期待妊娠等。

治疗与手术:

病人选择了再次行胎儿镜胎盘血管交通支激光凝结术治疗,病人在脊髓联合阻滞麻醉下进行了手术,进行了选择性血管凝结术。患者前壁胎盘,使用了弧形胎儿镜进行手术操作。在胎盘边缘外的胎膜部寻找到一处动脉-静脉血管交通支,微细,给予激光凝结。仔细探查后未见其他交通支。

术后监测:

复查超声(术后第1周):

羊水深度1:5.0cm。胎儿膀胱影像1:可见。脐动脉S/D1:2.6。

羊水深度2:5.0cm。胎儿膀胱影像2:可见。脐动脉S/D2:3.2。

大脑中动脉峰值血流速度1:MCA-PSV=0.9MoM

大脑中动脉峰值血流速度2:MCA-PSV=1.6MoM

查体:无腹痛及下腹压痛反跳痛。宫高25cm,腹围96cm,胎心率1:150次/分;胎心率2:150次/分;

嘱病人出院,出院后至少每周行超声评估一次。

出院诊断　双胎贫血-红细胞增多序列征Ⅱ期,二次胎儿镜胎盘血管交通支激光凝结术术后

双胎输血综合征(Quintero分期Ⅲ期),胎儿镜胎盘血管交通支激光凝结术术后

孕1产0,妊娠22^{+1}周,LSA/LOA,单绒毛膜双羊膜双胎

先兆流产,宫颈环扎术后

二、病例解析

(一)诊断与治疗要点

1. 双胎贫血-红细胞增多序列征诊断要点

(1)双胎贫血-红细胞增多序列征(twin anemia-polycythemia sequence,TAPs):TAPs是单绒毛膜双羊膜囊双胎妊娠的胎儿并发症之一。单绒双胎共用的胎盘上存在两个胎儿的血管吻合,包括动脉间、静脉间及动静脉间的吻合。TAPs发病的病理学基础是通过这些血管交通支,一胎(供血儿)向另外一胎(受血儿)出血输血。造成供血儿贫血,受血儿红细胞增多的一种序列征,由于动脉-静脉血管交通支较细,一般直径小于1mm,以此允许"输血"想象存在的同时,体液循环系统得以有代偿的时间,从而没有表现为双胎输血综合征的症状。TAPs可以自然发生在单绒毛膜双胎中,也可能出现在TTTS接受胎儿镜治疗之后。

(2)双胎贫血-红细胞增多序列诊断标准和分期:类似于双胎输血综合征的诊断标准。

- Ⅰ期:供血儿MCA-PSV>1.5MoM且受血儿MCA-PSV<1.0MoM,无其他胎儿并发症。
- Ⅱ期:供血儿MCA-PSV>1.7MoM且受血儿MCA-PSV<0.8MoM,无其他胎儿并发症。
- Ⅲ期:Ⅰ期或Ⅱ期伴有心血管并发症或血流动力学异常,即脐动脉舒张末期血流消失或反向、脐静脉搏动频谱、静脉导管a波反向。
- Ⅳ期:胎儿水肿。
- Ⅴ期:一胎儿或双胎儿死亡。

(3)绒毛膜性的鉴定:(同第三节)。

(4)超声动态监测

A. TAPs未行治疗者应进行密切监测,包括两胎儿羊水量和脐动脉、脐静脉、大脑中动脉及静脉导管血流Doppler评估,以及胎儿心功能评估,并观察是否发生胎儿水肿。

B. TAPS治疗后1~2周内每周进行超声监测,观察到已缓解的临床证据后可降低超声监测频率。

超声监测内容包括：两胎儿羊水量、生长发育情况、和脐动脉、大脑中动脉、静脉导管血流 Doppler 评估，以及胎儿大脑、心脏及四肢评估。

（5）鉴别双胎输血综合征（twin-to-twin transfusion syndrome，TTTS）：双胎输血综合征的病理基础和 TAPs 极为相似，诊断 TTTS 必须有双胎羊水量的差异（受血胎儿最大羊水池 >8cm（20 周以上 >10cm），同时供血胎儿最大羊水池 <2cm），而不必有体重的差别。这是区分这两种疾病的重要依据。

2. TAPs 的宫内治疗

（1）胎儿镜激光血管凝结术治疗：胎儿镜激光治疗的方法及注意事项同双胎输血综合征治疗，但是由于双胎之间没有羊水差异，没有附壁胎儿，因此进入一胎羊膜腔之后可能无法窥得血管交通支的全部。胎儿镜激光治疗主要针对 26 周之前出现的 TAPs。

（2）选择性减胎术治疗：此种方法的适应证和有效性尚缺乏大样本的证据，主要针对病情较重的 TAPs，主要目的是改善保留胎儿的生存状态，延长孕周，改善预后。主要方法包括胎儿镜脐带结扎术和射频消融减胎术。

（二）误诊误治防范

TAPS 可能发生在 3%~5% 的单绒毛膜双胎或继发于 13% 的双胎输血综合征经激光治疗后的病例。不同于 TTTS，病情较轻的 TAPS 缺乏典型 TTTS

羊水异常的特征，但是存在两个胎儿之间的血红蛋白差异。以为缺乏明显的临床症状，极易漏诊。孕期胎儿大脑中动脉超声血流多普勒的定期监测，尤其是胎儿镜术后监测有助于发现和诊断 TAPs。

（尹少尉）

参考文献

1. 国家卫生和计划生育委员会公益性行业科研专项《常见高危胎儿诊治技术标准及规范的建立与优化》项目组. 胎儿镜激光治疗双胎输血综合征技术规范（2017）. 中国实用妇科与产科杂志，2017，33（7）：695-698

2. National Collaborating Centre for Women's and Children's Health（UK）.Multiple Pregnancy：The Management of Twin and Triplet Pregnancies in the Antenatal Period. London：RCOG Press，2011

3. Vayssiere C，Benoist G，Blondel B，et al. Twin pregnancies：guidelines for clinical practice from the French College of Gynaecologists and Obstetricians（CNGOF）. Eur J Obstet Gynecol Reprod Biol，2011，156（1）：12-17

4. Society for Maternal-Fetal Medicine. ACOG Practice Bulletin No. 144：Multifetal gestations：twin，triplet，and higher-order multifetal pregnancies. Obstet Gynecol，2014，123（5）：1118-1132

5. Glinianaia SV，Obeysekera MA，Sturgiss S，et al. Stillbirth and neonatal mortality in monochorionic and dichorionic twins：a population-based study. Hum Reprod，2011，26（9）：2549-2557

第六节 双胎一胎选择性生长受限（sIUGR）

| 病例 | **双胎妊娠 5 个半月，超声检查发现双胎体重差异较大 2 周，血流异常 1 天**

一、病例简述

患者王某，女，30 岁。

主　　诉　双胎妊娠 5 个半月，超声检查发现双胎体重差异较大 2 周，血流异常 1 天。

现 病 史　患者平素月经规律，早期超声检查提示单绒毛膜双羊膜双胎妊娠，孕期在外院进行定期产检，每 2 周行产检一次。唐氏筛查低风险，OGTT 检查未见异常。2 周前超声检查发现双胎体重差异加大，1 天超声检查提示双胎之一的脐动脉舒张期血流消失。孕期无头晕头疼，无胸闷憋喘，无视物不清，双下肢无水肿。

孕 产 史　孕 1 产 0。

既 往 史 否认心脏病、糖尿病及高血压病史。

入院查体 T:36.1℃,P:90 次 / 分,BP:120/70mmHg,R:18 次 / 分。神清语明,无贫血貌。心肺听诊未闻及异常,腹膨隆,无压痛,未及宫缩。

产科查体:宫高 28cm,腹围 90cm,胎心率 1:150 次 / 分;胎心率 2:152 次 / 分。

消毒内诊:外阴发育正常,阴道畅,宫颈质软,居中,消 50%,宫口开大 1cm。骨及软产道未见明显异常。

辅助检查 彩超(本院超声,就诊当天,其中胎儿 1 为受血儿,胎儿 2 为供血儿):

胎儿 1:双顶径约 5.3cm,头围约 23cm,股骨长约 2.1cm。胎儿心率 1:150 次 / 分。

胎儿 2:双顶径约 4.4cm,头围约 20cm,股骨长约 1.9cm。胎儿心率 2:148 次 / 分。

羊水深度 1:5.0cm。

羊水深度 2:4.0cm。

胎儿膀胱影像 1:可见。

胎儿膀胱影像 2:可见。

脐动脉 S/D1:2.6。脐静脉 1 未见波动,静脉导管 1 未见异常。

脐动脉 S/D2:舒张期血流消失。脐静脉 2 未见波动,静脉导管 2 未见异常。

母体宫颈长度:2.5cm。

胎盘附着在子宫前壁,胎盘厚度约 2.0cm。成熟度 0 级。

入院诊断 1. 选择性生长受限Ⅱ型

2. 孕 1 产 0,妊娠 25^{+1} 周,LSA/LOA,单绒毛膜双羊膜双胎

诊疗经过 入院当天

评估与咨询:

评估:确定诊断选择性生长受限之后,进行了详细的胎儿状态评价,按照《双胎妊娠超声检查技术规范(2017)》推荐进行评估。目前暂不需要介入性治疗,建议继续观察。

咨询:向病人和家属进行详细的咨询,提供治疗的方案,并且告知胎儿及新生儿远期预后和并发症。①需要进行严密的孕期监测,每 1~2 周进行超声监测;②可能出现一胎或者双胎胎死宫内;③有远期出现新生儿中枢神经系统发育异常的可能;④如病情加重,可能提前终止妊娠或者进行宫内治疗(选择性减胎术)。

诊疗:每 1~2 周复查超声,监测内容包括:胎儿生物物理评分,胎儿血流多普勒检测(脐动脉舒张期血流,脐静脉血流,静脉导管,大脑中动脉血流)。26 周之后行胎儿头部磁共振检查。

入院一周后:

胎儿磁共振:病人孕周达到 26 周,行胎儿头部磁共振检查发现生长受限胎儿出现严重的脑白质发育异常。

动态监测:

复查超声(入院后 1 周):

脐动脉 S/D1:2.6。脐静脉 1 未见波动,静脉导管 1 未见异常。

脐动脉 S/D2:舒张期血流消失。脐静脉 2 波动,静脉导管 2A 峰反向。

查体:无腹痛及下腹压痛反跳痛。宫高 25cm,腹围 90cm,胎心率 1:150 次 / 分;胎心率 2:150 次 / 分;

病情变化后处置:再次向病人交待生长受限胎儿出现胎儿窘迫,处于濒死状态。一旦出现胎死宫内,可能造成另外一个胎儿神经发育系统异常风险升高,甚至胎死宫内。现在病人为妊娠 26 周,终止妊娠新生儿存活率低,预后较差。可选择继续妊娠观察,或者终止妊娠或者行选择性减胎术治疗。向病人及家属交待各自优缺点和风险。病人知情后选择选择性减胎术治疗。

选择性减胎术:局麻下行选择性减胎术治疗,手术方式选择超声监测下射频消融减胎术。术

中顺利,顺利减除濒死生长受限胎儿。

术后 1 天超声检查:

胎儿 1:双顶径约 5.3cm,头围约 23cm,股骨长约 2.1cm。胎儿心率 1:150 次 / 分。

脐动脉 S/D1:2.6。脐静脉 1 未见波动,静脉导管 1 未见异常。

羊水深度 1:5.0cm。

另外见胎块,未见明显血流信号。

一般查体:未见宫缩。

嘱病人出院,出院后每周进行超声检查。

出院诊断　1. 选择性生长受限Ⅱ型(射频消融选择性减胎术术后)

2. 孕 1 产 0,妊娠 26^{+1} 周,LSA/LOA,单绒毛膜双羊膜双胎(一胎死亡)

二、病例解析

(一)诊断与治疗要点

1. 选择性生长受限的诊断要点

(1)选择性生长受限(selective Fetal Growth restriction,sFGR):本文仅讨论单绒毛膜双胎的选择性生长受限,在单绒毛膜性双胎,其中一个胎儿的超声检查估测体重(estimated fetal weight,EFW)小于相应孕周的第十百分位。也有按照双胎之间体重差异(较大胎儿估测体重 − 较小胎儿的估测体重)/ 较大胎儿估测体重)大于 25% 作为 sFGR 的定义的诊断标准。引起这种疾病的主要病理基础包括:

1)单绒双胎共用的胎盘面积比例分配不均衡此是导致 sFGR 的重要原因。胎盘份额分配不均,血管发育不良,胎盘形态异常(并帆状或球拍状胎盘)以及脐带异常都是发生 sFGR 的病理基础。

2)不同类型胎盘血管吻合是 sFGR 自然病程及转归呈现多样性的重要因素,也是影响 sFGR 预后最关键的因素。

(2)sFGR 的分型:sFGR 主要根据脐血流情况进行分型,主要分为三型,用来评估 FGR 胎儿状况,反映胎盘的灌注情况以及评估预后。

- Ⅰ型:脐血流舒张末期血流频谱正常。
- Ⅱ型:持续性脐血流舒张末期血流消失或倒置(persistent absent or reversed end—diastolic flow,AREDF)。
- Ⅲ型:间歇型脐血流舒张末期血流消失或倒置(intermittent absent or reversed end diastolic flow,iAREDF)。

(3)鉴别诊断

1)双胎输血综合征(Twin-to-Twin Transfusion Syndrome,TTTS):双胎输血综合征的病理基础和 sFGR 极为相似,并且也能发展出双胎的体重差异,也有学者将 TTTS 出现双胎体重差异的表现归结为 TTTS 合并 sFGR。但不论如何,TTTS 不等同于 sFGR,诊断 TTTS 必须有双胎羊水量的差异(受血胎儿最大羊水池 >8cm(20 周以上 >10cm),同时供血胎儿最大羊水池 <2cm),而不必有体重的差别。这是区分这两种疾病的重要依据。

2)双胎之一严重畸形:在这种情况下,胎儿生长受限的主要原因是严重的胎儿畸形,因此需要详细的超声检查以排除畸形的可能。

3)绒毛膜性的鉴定:同第三节。

2. sFGR 的预后评估和监测

1)Ⅰ型 sFGR:对于这一型的 sFGR 而言,其胎盘面积差异接近于正常的单绒膜双胎。临床的预后较好。死胎的发生率仅有 2%~4%,病情进一步进展出现脐血流的缺失或倒置的情况少见,两胎儿同时存活率可达 90%。

2)Ⅱ型 sFGR:持续性脐血流舒张末期血流消失或倒置(Ⅱ型)的 sFGR 与Ⅰ型 sFGR 相比较,两个胎儿的胎盘占有面积差异较大。产生生长受限胎儿严重的胎盘灌注不良,此种类型的 sFGR 出现脐血流 AREDF 的孕周较早,但同样由于胎盘间血管吻合的代偿作用,sFGR 的胎死宫内的潜伏期要远远长于单胎或双绒毛膜性双胎合并 FGR。这种类型临床的预后较差,90% 的患者在期待治疗的过程中出现病情会发生恶化,就如本例病例所述,需要临床医师密切监护,以期在胎儿情况发生恶化之前将胎儿娩出或进行宫内干预。临床上通过监测静脉导管的血流来预测胎儿情况是否进一步恶化。

3)Ⅲ型 sFGR:间歇型脐血流舒张末期血流消失或倒置型的 sFGR 与Ⅰ型、Ⅱ型有所不同,胎盘上可见存在粗大的动脉 - 动脉吻合。在多数情况下,这种吻合对生长受限儿有较大的保护作用,因此临床预后较好,80%~90% 的患者孕周多可期待到 32

周而不出现小胎儿状况的恶化。但是这种粗大的吻合的存在,也极易因为小胎儿的病情变化而影响大胎儿的血液循环系统的巨大改变,例如一过性的向小胎儿大量输血等。这可导致大胎儿的神经系统的损伤和小胎儿心脏肥厚性心肌病样的改变。临床上,此种情况的出现往往具有不可预测性,10%~20%的胎儿会发生突然死亡。在两胎儿都存活出生的患者中,新生儿出现脑白质损伤的发生率也高达10%~20%。

4)监测指标:如表20-3。

表 20-3　sFGR 监测指标

分型	超声主要监测内容	频次
Ⅰ型	1. 胎儿生理指标 2. 脐动脉血流多普勒监测	2 周
Ⅱ型	1. 胎儿生理指标 2. 脐动脉血流多普勒监测 3. 静脉导管血流 4. 生物物理项评分	1 周
Ⅲ型	1. 胎儿生理指标 2. 脐动脉血流多普勒监测 3. 双胎体重差异(变化)	1 周

3. sFGR 的治疗

1)Ⅰ型 sFGR:可在严密监护下期待治疗,可期待妊娠至孕 34~35 周。

2)Ⅱ型 sFGR:孕妇及家属需被充分告知关于胎儿可能的预后。治疗的选择包括期待治疗及宫内的治疗(选择性减胎、胎盘血管吻合的激光电凝术)。Ⅱ型 sFGR 多数胎儿会在孕 32 周前发生恶化,及由此带来的早产的风险及胎儿死亡的风险。如决定继续期待妊娠,则建议定期的超声检查随访。超声监测如出现异常,则根据不同的孕周可以选择宫内治疗或择期分娩终止妊娠。终止妊娠的孕周一般不超过 32 周。

3)Ⅲ型 sFGR:FGR 胎儿的健康情况在孕 32~34 周之前经常可以保持稳定,但存在 FGR 胎儿突然死亡的风险及存活胎儿脑损伤的风险;当孕妇及家属决定期待妊娠。则定期超声监测,随访频率的制定原则与Ⅱ型 sFGR 一致。当超声检查提示明显的脐血流 iAREDF 及估测胎儿间体重有较大差异时,为避免不良结局,建议孕 32 周终止妊娠。如果只是出现 iAREDF 及估测胎儿体重相差不是很大时,可以期待妊娠至 34 周。

4. 宫内治疗的指征和方式

1)sFGR 胎儿宫内的指征:sFGR 胎儿宫内治疗的指征目前尚缺乏大样本的数据结果支持。并且需要在接受治疗时新生儿宫外存活能力极低的情况下进行,否则应该终止妊娠。目前主要分为包括:

a. 并发羊水过少。

b. 双胎之间体重差异大于 50%。

c. 生长受限儿出现静脉导管 a 波的缺失或倒置。

d. 其他胎儿窘迫的表现。

e. 父母(病人及其配偶)的意愿。

2)宫内治疗的方式:目前宫内治疗的效果缺乏大数据的支持。宫内治疗的主要目的是防止生长受限儿的突然死亡对大胎儿造成神经系统损伤的风险,保护了大的胎儿,延长了孕周。

a. 选择性减胎术:详见本书选择性减胎章节。

b. 胎盘吻合血管的激光电凝术:目前争议也较大。

(二)误诊误治防范

选择性生长受限极易与双胎输血综合征、一胎严重畸形等疾病出现诊断上的混淆,这些疾病都有或者可能存在双胎体重上的严重差异。选择性生长受限两个胎儿存在两个胎儿之间的血流动力学改变,但是两个胎儿之间也没有血红蛋白的明显差异,并且两个胎儿没有结构和染色体上的异常。排除其他疾病是诊断选择性生长受限的重点。

(尹少尉)

参考文献

1. National Collaborating Centre for Women's and Children's Health (UK).Multiple Pregnancy:The Management of Twin and Triplet Pregnancies in the Antenatal Period. London: RCOG Press,2011

2. Vayssiere C,Benoist G,Blondel B,et al. Twin pregnancies: guidelines for clinical practice from the French College of Gynaecologists and Obstetricians (CNGOF). Eur J Obstet Gynecol Reprod Biol,2011,156(1):12-17

3. Society for Maternal-Fetal Medicine. ACOG Practice Bulletin No. 144:Multifetal gestations:twin,triplet,and higher-order multifetal pregnancies. Obstet Gynecol,2014,123(5):1118-1132

4. Glinianaia SV,Obeysekera MA,Sturgiss S,et al. Stillbirth and neonatal mortality in monochorionic and dichorionic twins: a population-based study. Hum Reprod,2011,26(9):2549-2557

第七节 单 绒 单 羊

> ## 病例1 | 单绒单羊双胎，一胎胎死宫内

病例简述

患者王某某,女,38岁

主 诉 停经7月余,胎动2个月,发现一胎胎死宫内3周。

现 病 史 孕妇既往月经规律,呈13岁,7日/28日型。LMP:2015-08-29,EDC:2016-06-04。停经27天自测尿妊娠阳性,提示妊娠,停经60天首次行超声检查,均可见胎心胎芽。早期行超声检查考虑单绒毛膜单羊膜囊可能。孕期轻度恶心呕吐等早孕反应,持续至孕4月余。否认其他药物及放射线接触史。孕4月余自觉双侧胎动,未行唐筛及羊水穿刺检查,糖尿病筛查未做。孕期定期产检,无血压血糖异常。孕晚期无头晕头痛视物不清,下肢无水肿。患者2016-02-20自觉左侧胎动减少,2016-02-23于当地医院行彩超检查提示一胎胎死宫内,后行胎儿头部磁共振,提示未见异常。现有不规律下腹紧缩感,为求进一步诊治急诊入院。

孕 产 史 孕11产1,药流3次,人流6次,2001年顺产一次3550g男婴。

既 往 史 否认药物与食物过敏史。否认输血史及外伤史,否认糖尿病、心脏病及高血压病史,否认肝炎结核等传染病史。甲状腺结节2年。

入院查体 一般查体:T:36.5℃,P:98次/分,BP107/56mmHg,R:18次/分,神清语明,无贫血貌,心肺听诊未闻及异常,腹膨隆,未及宫缩,无压痛。四肢无水肿,四肢活动良。
产科检查:宫高28cm,腹围95cm,胎心:151次/分,未扪及宫缩。
消毒内诊:外阴发育正常,阴道畅,宫颈质中,居中,未消,宫口未开,S^{-3}。骨及软产道未见明显异常。

辅助检查 胎心监护:有反应型,偶有宫缩波,未达平台。
胎儿三维超声(2016-03-15):右侧胎儿F1超声测量值:双顶径约6.9cm,头围约24.4cm,腹围约23.6cm,股骨长约5.0cm,肱骨长约4.4cm。胎儿心率约156次/分。脐动脉S/D:2.3,大脑中动脉PI:2.15,EFW:1061g±155g(相当于27w^{+0})。胎儿胎头轮廓完整,脑中线居中。双侧脑室未见明显扩张。两侧丘脑及脉络丛可见。透明隔腔可见。小脑半球形态无明显异常,小脑延髓池无明显增大。脊柱双光带平行排列,整齐连续。胎儿颈部可见"U"形脐带影像,未检出血流信号。四腔心切面可显示。腹壁回声连续。胃、双肾、膀胱可见,胎儿双肾较小,左肾大小约2.5cm×1.2cm,右肾大小约2.6cm×1.5cm。双侧肾盂无明显分离。胎儿部分肢体可见。胎儿上唇皮肤显示连续。胎儿颜面部及部分肢体受胎儿体位影响显示不清。宫腔内另可见一胎儿F2影像,形态不规则。胎儿胎头形状不规则,颅内结构显示不清。胎心搏动消失。脊柱折叠弯曲。胎头、腹部及肢体表面呈双层回声。股骨长度约4.6cm,肱骨长约4.0cm。胎盘附着在子宫前壁,成熟度Ⅱ级,厚约3.3cm。胎盘下缘距宫颈内口大于7cm。羊水深度约4.0cm,内见密集细小点状回声。超声诊断:①晚期妊娠,双胎(单绒毛膜囊单羊膜囊双胎,一胎死亡);②F1胎儿(活胎)脐带绕颈,考虑脐带来源于F2胎儿(死胎);③F1胎儿双肾较小。

入院诊断 1. 双胎一胎胎死宫内
2. 先兆早产

3. 孕 11 产 1,妊娠 28⁺³ 周,LOA/ROA（单绒毛膜单羊膜囊可能性大）

4. 脐带绕颈一周

诊疗经过 入院后完善相关检查,综合评估后向孕妇及家属交代,单羊膜囊双胎且一胎胎死宫内,可能有威胁存活胎儿宫内安危、影响母体凝血功能障碍等风险,并签署知情同意书,给予保胎治疗,包括每天 6 次听胎心,计数胎动,每天至少行 1 次 NST,隔天行胎儿超声检查,给予硫酸镁抑制宫缩、预防胎儿脑瘫治疗,给予得宝松促胎肺治疗,给予高能营养补液治疗。

在院期间,超声监测可见胎儿羊水持续性浑浊、减少,入院后第 6 天起反复监测发现胎儿心率增快,约 170~185 次 / 分。向孕妇及家属交代,不除外胎儿窘迫、乏氧可能。经医师与孕妇及家属的谨慎考虑与讨论,于入院后第 7 天行于腰麻和硬膜外联合麻醉下行剖宫产终止妊娠。术中剖娩一女活婴,体重 1172g,身长 39cm,头 / 胸围 28/27cm,Apgar 评分 1 分钟 10 分,5 分钟 10 分,同时剖娩一死婴,术中见死胎脐带绕活胎颈部 2 周,死胎胎盘脐带污浊,羊水粪染浑浊,两胎儿脐带过度缠绕,探查见子宫及双侧附件无异常。术后给予抗炎对症治疗,恢复良好,于术后 3 天出院。

出院诊断 1. 双胎一胎胎死宫内（单绒毛膜单羊膜囊可能性大）

2. 孕 11 产 1,妊娠 29⁺⁴ 周,双胎,剖娩一活婴一死婴

3. 羊水过少

4. 脐带缠绕

5. 早产儿

| 病例 2 | 单绒单羊双胎，发现一胎胎心快 1 天

病例简述

患者王某某,女,31 岁

主　诉 双胎妊娠 7 月余,发现一胎胎心快 1 天。

现 病 史 孕妇平素月经规律,呈 18 岁,3 日 /28 日型,月经量中等,偶有轻度痛经。LMP:2017-5-18,EDC:2018-2-22。患者停经 30 余天行尿妊娠试验阳性,停经 1 月余行超声检查提示宫内单胎早孕,符合孕周。孕早期轻度恶心等早孕反应。孕 13 周余行 NT 提示宫内双胎妊娠,考虑单绒单羊可能性大。孕期否认毒物、药物及放射线接触史。孕 4 月余自觉胎动,活动至今,无创DNA 提示低风险,OGTT 试验未见明显异常。孕晚期无头晕,无头痛视物不清,无水肿。现无发热,无腹痛,偶有腹部紧缩感,无阴道流血流液。饮食睡眠均可,二便正常。现孕妇妊娠 31 周余,今天发现一胎胎心增快,达 180bpm,遂入院待产。

孕 产 史 孕 1 产 0。

既 往 史 否认药物与食物过敏史。否认输血史及外伤史,否认糖尿病、心脏病及高血压病史,否认肝炎结核等传染病史。

入院查体 一般查体:T:36.5℃,P:98 次 / 分,BP132/91mmHg,R:18 次 / 分,神清语明,无贫血貌,心肺听诊未闻及异常,腹膨隆,未及宫缩,四肢无水肿,四肢活动良。

产科检查:腹软,未及明显宫缩,宫高:34cm,腹围:107cm,胎心:137/139 次 / 分。

消毒内诊:外阴发育正常,阴道畅,宫颈居中,宫颈质韧,未消,宫口容 1 指。骨及软产道未见明显异常。

辅助检查 胎心监护:有反应型。

胎儿三维超声:一胎双顶径约 8.25cm,腹围约 27.42cm,股骨长约 6.09cm,EFW:1813g。胎儿

心率约 147 次 / 分,脐动脉 S/D:2.2,大脑中动脉 PI:0.8,胎儿膀胱可见;二胎双顶径约 7.73cm,腹围约 26.82cm,股骨长约 6.01cm,EFW:1670g。胎儿心率约 133 次 / 分,脐动脉 S/D:2.4,大脑中动脉 PI:0.9,胎儿膀胱可见。胎盘位于子宫后壁,羊水深度 6.9cm。胎位:头位 / 头位,右侧胎儿先露。

入院诊断　1. 孕 1 产 0,妊娠 31⁺⁴ 周,LOA/LOA(单绒毛膜单羊膜囊双胎可能性大)

　　　　　　2. 胎儿宫内窘迫?(双胎之一)

诊疗经过　入院后完善相关检查,给予保胎治疗,包括日 6 次听胎心,计数胎动,每天至少行 1 次 NST,隔 Tina 行胎儿超声检查,给予硫酸镁抑制宫缩、预防胎儿脑瘫治疗,给予复方倍他米松(得宝松)促胎肺治疗,给予高能营养补液治疗。

　　　　　　入院后第 3 天孕妇自觉胎动减少,复查胎儿超声可见脐带交错于两胎之间,遂急诊于腰麻和硬膜外联合麻醉下行剖宫产终止妊娠。术中头位娩出第一活婴,体重 1890g,身长 47cm,头 / 胸围 31/27cm,Apgar 评分 1 分钟 8 分(呼吸 1 分,皮色 1 分),5 分钟 9 分(皮色 1 分),脐动脉血气 7.334。其后头位娩出第二活婴,体重 1880g,身长 48cm,头 / 胸围 31/28cm,Apgar 评分 1 分钟 8 分(呼吸 1 分,皮色 1 分),5 分钟 9 分(皮色 1 分)。术中见羊水清,羊水量约 500ml,脐带长 50/50cm,两胎儿脐带缠绕、打结,术中膀胱无损伤,宫体光滑,探查双侧附件未见异常。术后给予抗炎对症治疗,恢复良好,于术后 3 天出院。

出院诊断　1. 孕 1 产 0,妊娠 32 周,LOA/LOA,剖娩两活婴(单绒毛膜单羊膜囊双胎可能性大)

　　　　　　2. 早产儿

病例解析

(一)诊治关键

1. 单羊膜囊双胎羊膜性的确定

(1)孕早期绒毛膜性和羊膜性的诊断

1)在孕早期确定绒毛膜性和羊膜性最为简单可靠,且对孕期管理至关重要。除了罕见的病例外,羊膜囊数应等同于卵黄囊数,故在孕早期计数卵黄囊来判断羊膜性相对简单易行,一个卵黄囊提示为单羊膜性。但孕期单个卵黄囊不能作为单羊膜囊双胎的确切诊断依据,孕期需定期监测以确定诊断。

2)目前认为最佳的诊断时机为孕 11~14 周,同时需完成胎儿颈项透明层(NT)厚度检查,评估胎儿发生唐氏综合征的风险,并可早期发现部分严重的胎儿畸形。

3)若早孕期未显示羊膜间隔,建议持续监测。因为单绒毛膜双羊膜囊双胎与单羊膜囊双胎的鉴别要困难一些,单绒双羊双胎超声下可见"T"征,两胎儿间可见较薄的羊膜分隔,然而在孕 12 周前或晚孕期,该羊膜间隔常常难以显示。

(2)孕中期单绒单羊双胎的诊断及超声筛查

1)在孕中期后,确定绒毛膜性和羊膜性的准确度降低。单羊膜囊双胎需与"贴附儿"现象相鉴别。在一些单绒毛膜双羊膜囊双胎中,如严重的 TTTS,由于分隔羊膜较薄,超声显像不佳,有时甚至因为严重的羊水过少导致分隔羊膜紧贴胎囊中的胎儿,而不能显示分隔羊膜,即"贴附儿"现象。

2)单羊膜囊双胎可见两胎儿的自由活动及其脐带的缠绕。

3)任何在孕中期或孕晚期首次怀疑为单羊膜囊的双胎必须经临床经验丰富的超声科医师评估,以排除严重 TTTS 的可能。

4)在孕中期,对单羊膜囊双胎进行系统性排畸超声检查尤为重要。因为,与双卵双胎相比,同卵双胎更易发生先天性异常。单羊膜囊双胎较双羊膜囊双胎有着更高的先天异常发生率,约为 18%~28%,影响围产儿的病死率。

5)单羊膜囊双胎中一胎儿结构未发现异常不能忽视对另一胎儿的筛查,同样的,一胎儿异常也应仔细检查另一胎儿。由于表观遗传表达、自发性突变等环境因素对胚胎发育的影响,单卵双胎有着较高的基因疾病及先天畸形不一致的发生率,两胎儿异常一致的发生率仅为 18%~23%,单羊膜囊双胎亦然如此。

6)单羊膜囊双胎除了进行胎儿系统性超声检查外,还需另行胎儿心脏超声检查。必要时,应及时将孕妇转诊至产前诊断中心、母胎医学中心或胎儿医学中心进行专业的咨询与管理。因为,在单绒双胎中,两胎儿胎盘间存在交通支,影响胎儿循环,可能对胎儿的心脏发育产生不良影响。

在两个病例中,孕妇孕期首诊超声可见一个卵黄囊,怀疑为单羊膜囊双胎,其后又进行了孕中期的排畸超声再次确定为单羊膜囊双胎,这无疑对后续的妊娠期管理有一定的指导性意义。

2. 单羊膜囊双胎的孕期监测

(1)有研究显示,有存活能力的单羊膜囊双胎,住院每天胎儿监测可提高新生儿存活率,减少围产儿发病率。对某些单羊膜囊双胎孕妇可个体化选择住院监测。

(2)建议每天监测胎儿心率(FHR)两次或三次。虽然不能预测脐带意外,但 FHR 监测可能观察到变异减速,此时则建议进行连续监测,若情况恶化或胎儿宫内安危无法保证时需紧急终止妊娠。

(3)脐带缠绕可通过超声评估诊断。多普勒超声除了可观察到是否存在脐带缠绕,还可评估缠绕的严重程度及对胎儿血流的影响程度。

(4)有文献提出,妊娠 24~28 周可考虑入院监测。当然,要根据孕妇临床特点及期待分娩孕周决定,且产科医师应与新生儿科医师预约咨询,讨论不同孕龄的早产儿的并发症。

3. 分娩时机及方式的选择

(1)在单羊膜囊双胎中,胎儿窘迫及早产的发生风险更高,糖皮质激素的应用要更加谨慎。通常在 26 周左右,胎儿有一定的存活力,可先给予糖皮质激素一个疗程。若 2~3 周内未分娩,或于分娩前,需再另用一疗程。

(2)大多数专家建议在妊娠 32~34 周期间进行产前皮质类固醇治疗后进行择期分娩,且在 32~34 周终止妊娠,新生儿出现并发症的风险低,抵消了不可预测的持续的 IUFD 的风险。

(3)建议单羊膜囊双胎选择剖宫产分娩。虽然密切监测胎儿宫内安危,阴道分娩并不是完全禁忌的,但目前推荐用剖宫产来避免脐带意外的风险。另一方面有病例报道,第一胎脐带绕颈一圈,为了促进分娩,将其剪断后发现该脐带为第二胎脐带。

据专家共识及临床研究报道,妊娠 32~34 周终止妊娠,相关风险最低。但是,在第一病例中,隔天复查超声示羊水浑浊、持续减少,且胎心增快,这些都不能除外胎儿宫内窘迫及乏氧的可能,另外一胎死宫内已近 4 周,经过综合考虑及医患沟通讨论,该孕妇于孕 29 周余剖宫产终止妊娠。术中可见羊水粪染改变且两胎儿脐带过度缠绕,这可能是存活胎儿胎心增快的原因。在第二病例中,术中同样见

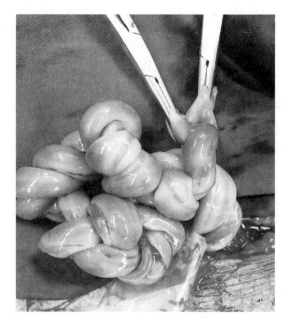

图 20-1　单绒单羊双胎脐带缠绕

两胎儿脐带缠绕、打结(图 20-1)。非常重要的一点是,在终止妊娠前,要及时应用糖皮质激素促进胎儿肺成熟。

4. 胎死宫内的原因及处理

单羊膜囊双胎有着较高胎儿/新生儿死亡的风险,发生率为 8%~42%,导致胎死宫内的原因有脐带意外、脐带缠绕、胎儿先天结构异常、生长受限、双胎输血综合征和双胎反向灌注序列综合征。

(1)由于单羊膜囊双胎存在于同一羊膜囊内,TTTS 中羊水量差异的诊断要点并不适用于此。所以,对单羊膜囊双胎而言,需每 2 周行一次超声检查,观察是否存在胎儿膀胱不可见、羊水过多和两胎儿生长发育不一致,出现任何可疑征象都需增加超声监测频率。

(2)由于单羊膜囊双胎共享胎盘血液循环且有脐带过度缠绕的风险,对于单羊膜囊双胎一胎异常的病例而言,选择性减胎术是非常复杂的。可采用的选择性减胎方法有激光电凝、双极电凝、脐带结扎、射频消融等方法阻断胎儿脐带血流。有研究报道,在行减胎术的同时,可截断已减胎儿脐带,以预防远期因脐带缠绕、打结导致的胎死宫内。

(3)双胎反向灌注序列的诊断同单绒双羊双胎,其处理多通过射频消融行选择性减胎术。

(4)曾经一度认为脐带缠绕是胎死宫内的主要原因,但最近的多项研究表明,脐带缠绕不是造成胎死宫内的根本原因,可能是因为单羊膜囊双胎间存在血管交通支,由于脐带缠绕导致脐带血管受压,进

而影响胎儿血液供应及循环。

由于单绒双胎存在胎盘之间的血管吻合支，可导致存活胎儿的血液倒灌至死胎，引起急性的或长期的低血压、低灌注水平，可致另一胎儿死亡，也可能引起存活胎儿各脏器的缺血性损伤，尤其是神经系统的损伤。其后的孕期管理也就更为复杂。

（5）建议产前诊断中心或胎儿医学中心对于单绒毛膜性双胎中一胎死亡孕妇制订个体化的诊疗方案。发现单绒毛膜性双胎之一胎宫内死亡后，是否需要立即分娩另一存活胎儿尚存在争议，至今没有证据较强的指导性结论。

发生胎死宫内后3~4周对存活胎儿进行头颅MRI扫描，可能比超声检查更早地发现一些严重的胎儿颅脑损伤。如果影像学检查发现存活胎儿的神经系统出现病变，需和家属详细讨论胎儿的预后。

对孕妇的妊娠管理主要监测妊娠相关并发症及合并症。如妊娠期高血压相关指标（血压监测和尿蛋白等），凝血功能相关指标，感染相关指标等。

在本病例中，该孕妇发现一胎胎死宫内后转入上级母胎医疗中心，除了常规监测胎心、胎儿血流超声、凝血指标外，由于单羊膜囊性，感染指标就更为重要。

（二）误诊误治防范

1. 单羊膜双胎中定期超声监测的必要性

（1）超声诊断羊膜性的意义：绒毛膜性和羊膜性的确定对孕期管理至关重要。最近的一系列研究发现，在排除胎儿畸形的病例后，产前诊断为单羊双胎的胎儿围产期死亡率由7%~20%降低至2.4%~2.8%。除了罕见的病例外，羊膜囊数应等同于卵黄囊数。但也有个别病例报道，早孕期超声下见两个卵黄囊，而后晚孕期超声及分娩时确定为单羊膜囊双胎。在孕12周前或晚孕期，该羊膜间隔常常难以显示。在孕中期，单羊膜囊双胎要与"贴附儿"现象相鉴别。早孕期单个卵黄囊不能作为单羊膜囊双胎的确切诊断依据，目前认为最佳的诊断时机为孕11~14周，但孕期需定期监测超声以确定诊断。

（2）超声筛查胎儿结构的意义：有报道，单卵双胎中重大畸形的发生率高于单胎的四倍，高于双卵双胎的近3倍。在同卵双胎中，单羊膜囊双胎较双羊膜囊双胎有着更高的先天异常发生率，约为18%~28%，影响围产儿的病死率。由于表观遗传表达、自发性突变等环境因素对胚胎发育的影响，单卵双胎有着较高的基因疾病及先天畸形不一致的发生

率，两胎儿异常一致的发生率仅为18%~23%，单羊膜囊双胎亦然如此。因此，孕中期系统性排畸超声检查尤为重要，双胎中一胎儿结构未发现异常不能忽视对另一胎儿的筛查，同样的，一胎儿异常也应仔细检查另一胎儿。

（3）胎儿心脏超声是否必要：在单绒双胎中，两胎儿胎盘间存在交通支，影响胎儿循环，可能对胎儿的心脏发育产生不良影响。有报道显示，单羊膜囊双胎较双羊膜囊双胎有着更高的胎儿心脏异常的发生率，至少一胎心脏发育异常的发生率是57.1%。因此，单羊膜囊双胎除了进行胎儿系统性超声检查外，还需另行胎儿心脏超声检查。必要时，应及时将孕妇转诊至产前诊断中心、母胎医学中心或胎儿医学中心进行专业的咨询与管理。

在本病例中，孕妇分别在孕早中晚期明确单羊膜囊性的诊断，孕中期胎儿系统排畸超声筛查也未发现异常，这无疑对后期的孕期管理有一定的指导意义。当发现双胎一胎胎死宫内后，转入上级医疗中心进行住院密切监测。这些都符合现有推荐观点。

2. 单羊膜囊双胎一胎死宫内后的处理

单羊膜囊双胎一胎胎死宫内的处理详见上文。除了监测母儿状态外，还需及时应用糖皮质激素促进胎肺成熟。

在该病例中，该孕妇及时转入上级产前诊断中心或胎儿医学中心，发生胎死宫内后2~4周对存活胎儿进行头颅MRI扫描，以尽早发现一些严重的胎儿颅脑损伤。入院后，除了监测胎心、羊水量改变、胎儿血流外，监测凝血指标及感染指标，及时给予糖皮质激素促胎肺成熟治疗，这些都对该孕妇的母儿预后改善有重要意义。根据术中所见，更加肯定了以上期待治疗的重要性。

（三）相关探讨

1. 单羊膜囊双胎是否需要住院监测

目前多数专家共识建议，加强胎儿监测，以便在胎死宫内前尽早发现识别。但关于住院监测的必要性一直备受关注。早在1999年，有三项研究提到每周进行2~7次的胎儿监测可减少胎儿病死率。但后有一些研究者认为，即使对于无其他特殊并发症的单羊囊膜双胎而言，择期入院监测可尽早识别脐带受压征象，减少胎死宫内发生的可能。在一项对93例单羊膜囊双胎进行的回顾性研究中，43例单羊膜囊双胎住院后每天进行2~3次胎儿监测，其余的44例门诊随访，每周行1~3次胎儿监测。住院治疗组双胎未发生胎死宫内，但14.8%（13/88）的门诊

随访组病人发生胎死宫内,且住院组双胎在出生体重、分娩胎龄和新生儿发病率等方面有统计学的显著改善。另外两项研也得到了类似的结果。这些研究表明有存活能力的单羊膜囊双胎,住院每天胎儿监测可提高新生儿存活率,减少围产儿发病率。最近,也有研究提出住院监测组及门诊随诊监测组,两组间在胎死宫内发生率、新生儿预后等方面差异不大。所以,对于单绒单羊双胎而言,是否住院监测要考虑到孕妇自身情况、有无胎儿特殊疾病、胎儿的生长发育情况以及孕妇意愿等多方面因素,并且产科医师需与新生儿科医师针对病例讨论不同孕周的新生儿可能预后,个性化处理。

2. 单羊膜囊双胎的监测频率

一些机构对单羊膜囊双胎妊娠孕妇选择性地进行连续胎儿监测。然而,在临床实践中,真正的连续监测是不可能实现的。Quinn 等人 69 回顾研究了超过 10 000 小时的单羊膜囊双胎的胎儿监测,发现仅有 51.6% 的时间里两个胎儿都能被成功监测到。所以不建议进行连续监测,而是建议每天监测胎儿心率(FHR)两次或三次。虽然不能预测脐带意外,但 FHR 监测可能观察到变异减速,此时则建议进行连续监测,若情况恶化或胎儿宫内安危无法保证时需紧急终止妊娠。

3. 脐带缠绕的处理

脐带缠绕最早可与孕 12 周发现,且大部分单羊膜囊双胎均存在。一项包括 133 例单羊膜囊双胎的研究,产前发现的脐带缠绕发生率为 23%,但事实上结合分娩时所见脐带缠绕的发生率为 95%,其他研究的发生率也是由 48%~95% 不等。过去的研究将围产期的胎儿死亡归因于脐带缠绕,鉴于最近的研究,这种关联性可能被错误的解释为因果关系,导致择期早产和药物使用,以求减少脐带缠绕带来的不良影响。有研究提到,围产期胎儿死亡率主要因联体双胎、TRAP、胎儿畸形及自发性流产。即使存在脐带缠绕,经严密的监测和孕期管理至妊娠 20 周后,可以得到好的预后,那么择期早产和其他干预来预防脐带事故需慎重评价其意义。脐带缠绕不是造成胎死宫内的根本原因,可能是因为单羊膜囊双胎间存在血管交通支,由于脐带缠绕导致脐带血管

受压,进而影响胎儿血液供应及循环。超声及多普勒超声可对是否存在脐带缠绕及其严重程度进行评估。

(刘彩霞　于文倩)

参考文献

1. Allen VM, Windrim R, Barrett J, et al. Management of monoamniotic twin pregnancies: a case series and systematic review of the literature. BJOG, 2001, 108: 931-936
2. Baxi LV, Walsh C. Monoamniotic twins in contemporary practice: a single-center study of perinatal outcomes. J Mat Fet Neonatal Med, 2010, 23 (6): 506-510
3. 中华医学会围产医学分会胎儿医学学组, 中华医学会妇产科学分会产科学组. 双胎妊娠临床处理指南(第二部分)- 双胎妊娠并发症的诊治. 中国产前诊断杂志, 2015, 7 (4): 57-64
4. Tim Van Mieghem, Roel De Heus, Liesbeth Lewi, et al. Prenatal management of monoamniotic twin pregnancies. Obstet Gynecol, 2014, 124: 498-506
5. Keisuke Ishii. Prenatal diagnosis and management of monoamniotic twins. Curr Opin Obstet Gynecol, 2015, 27 (2): 159-164
6. Annalisa Post, Kent Heyborne. Managing monoamniotic twin pregnancies. Clin Obstet Gynecol, 2015, 58 (3): 643-653
7. 国家卫生和计划生育委员会公益性行业科研专项《常见高危胎儿诊治技术标准及规范的建立与优化》项目组. 双胎妊娠超声检查技术规范(2017). 中国实用妇科与产科杂志, 2017, 33 (8): 816-820
8. Valsky DV, Martinez-Serrano MJ, Sanz M, et al. Cord occlusion followed by laser cord transection in monochorionic monoamniotic discordant twins. Ultrasound Obstet Gynecol, 2011, 37 (6): 684-688
9. Neeraj Desai, Dawnette Lewis, Suzanne Sunday, et al. Current antenatal management of monoamniotic twins: a survey of maternal-fetal medicine specialists. The Journal of Maternal-Fetal and Neonatal Medicine, 2012, 25 (10): 1913-1916
10. Mamoru Morikawa, Takashi Yamada, Takahiro Yamada, et al. Prospective risk of intrauterine fetal death in monoamniotic twin pregnancies. Twin Research and Human Genetics, 2012, 15 (4): 522-526
11. Dias T, Dornan SM, Bhide A. Cord entanglement and perinatal outcome in monoamniotic twin pregnancies. Ultrasound Obstet Gynecol, 2010, 35: 201-204

第二十一章

胎儿宫内治疗

第一节 减 胎 术

| 病例 | **妊娠 3 个月余，三胎妊娠**

一、病例简述

患者李某,女,25 岁

主　　诉	停经 3 月余,超声检查提示宫内三胎妊娠 3 周。
现 病 史	患者平素月经规律,LMP:2015-6-13,自诉妊娠 3 个月行超声检查提示宫内三胎妊娠。为求进一步诊治,转入我院。患者入院后无头痛、视物不清、无胸闷气短、无咳嗽咳痰、无腹痛腹胀、无阴道流血流液,孕来饮食睡眠可。
孕 产 史	孕 2 产 1,4 年前社会因素剖宫产,剖娩一健康男活婴。
既 往 史	否认心脏病、糖尿病及高血压等慢性病病史,否认遗传病史。
入院查体	一般查体:T:36.8℃,P:78 次 / 分,BP:110/70mmHg,R:18 次 / 分。神清语明,无贫血貌。心肺听诊未闻及异常,腹膨隆,腹软,四肢肌力、肌张力正常,神经系统检查无阳性体征,无双下肢水肿。
	产科查体:宫高 20cm,腹围 85cm,未扪及宫缩,胎心率 155,146 次 / 分,无阴道流血流液。
	消毒内诊:外阴发育正常,阴道畅,宫颈质中,靠后,未消,宫口未开。
辅助检查	超声提示:宫腔内可见三胎儿影像,胎儿 1:双顶径约:3.3cm,股骨长约 1.8cm,胎心率约 156 次 / 分,羊水深度 3.2cm;胎儿 2:双顶径约:3.2cm,股骨长约 1.9cm,胎心率约 160 次 / 分,羊水深度 2.7cm;胎儿 3:双顶径约:3.1cm,股骨长约 1.8cm,胎心率约 155 次 / 分,羊水深度 3.0cm;胎盘位于子宫后壁,厚度约 2.3cm,成熟度 0 级。
	心电图正常。
	血常规:血红蛋白 115g/L,血小板 215×10^9/L。
	凝血功能:纤维蛋白原 4.3g/L,PT 及 APTT 均无异常。

尿常规:未见明显异常。

肝功能,肾功能等无明显异常。

入院诊断　孕2产1,妊娠15⁺⁴周,三胎妊娠

诊疗经过　入院后再次行产科超声检查,结合11~14周彩超影像,明确为三绒毛膜三羊膜囊三胎妊娠。胎盘位于子宫后壁。

于入院第2天行胎儿心腔注射氯化钾减胎治疗,术程顺利。

术后24小时复查彩超提示宫内可见2存活胎儿,血常规、凝血五项及血清离子未见明显异常,出院。

出院诊断
1. 孕2产1,妊娠15⁺⁶周,双胎妊娠(双绒双羊可能性大?)
2. 氯化钾减胎术后

妊娠结局　患者出院后于产科门诊随诊,妊娠35⁺⁶周因"胎膜早破"于我院行急诊剖宫产术,术程顺利,分娩一男一女两活婴,体健。

二、病例解析

(一) 诊治关键

在多胎妊娠的诊治中,妊娠11~14周绒毛膜性判定十分重要,直接决定了此后宫内干预方案的选择。另外,妊娠早期8周内的超声也需要格外仔细的进行,尽早确认胎囊及胚胎的个数,从而尽早实施减胎治疗。

根据孕周的不同,减胎治疗的方案选择亦不相同。对于7~10周的多胎妊娠,宜选择经经阴道孕囊抽吸法和经阴道机械破坏法;对于中期妊娠的多胎妊娠,根据绒毛膜性的不同,可选择药物减胎(如胎儿心腔注射氯化钾等)或阻断血流的减胎技术(如射频消融等)。本病例为三绒毛膜三羊膜囊三胎,因此,更适合选择氯化钾减胎术。

(二) 拟减胎儿的选择

对于早期妊娠的减胎术(7~10周),选择最有利于操作的妊娠囊,如靠近阴道壁的妊娠囊;选择含有最小胚体的妊娠囊;选择靠近宫颈的妊娠囊;对于孕早期多胎妊娠含有单卵双胎的高序多胎妊娠者,因单绒毛膜双胎出现胎儿并发症的风险要明显高于双绒毛膜双胎,首选对单绒毛膜双胎行减胎术。

而对于中期妊娠的减胎术(12~26周),一般选距腹壁最近或宫底部的胎儿,避免减灭靠近宫颈内口位置的胎儿,尽量避开胎盘,首选对单绒毛膜双胎行减胎术。

(三) 相关探讨

随着辅助生殖技术的发展与妊娠年龄的增加,

多胎妊娠的发生率呈逐年增长的趋势,随之而来的妊娠并发症,如流产、早产、母体妊娠并发症等的发生率也不断增加,严重影响了母儿的预后。因此,减少多胎妊娠并发症的措施不是减胎技术的进步,而是从根本上减少多胎妊娠的发生。因此,要着重预防医源性多胎妊娠的发生,严格掌握促排卵治疗的适应证、严格掌握促排卵药物的使用,对于诱导排卵时有>3枚优势卵泡(卵泡直径≥14mm),建议取消周期治疗,并严格避孕,避免发生多胎妊娠;随着辅助生殖技术的不断提高,临床妊娠率可达5%左右,应严格控制体外受精-胚胎移植的移植胚胎数,建议移植胚胎数目不超过2个,鼓励选择性单胚胎移植。

最后,减胎术中还存在许多伦理问题,如胎儿生存权的问题,畸形胎儿的干预处理问题,减胎术中的胎儿性别鉴定问题,以及减胎术与宗教信仰的问题等。因此,实施减胎治疗时,不但要有严格的医学指征,还要充分的考虑家庭、法律、伦理等因素。

(张志涛)

参考文献

1. 胡琳莉,黄国宁,孙海翔,等. 多胎妊娠减胎术操作规范(2016).生殖医学杂志,2017,3:193-198
2. Evans MI,Berkowitz RL,Wapner RJ,et al. Improvement in outcomes of multifetal pregnancy reduction with increased experience. Am J Obstet Gynecol,2001,184(2):97-103
3. 来天娇,郭艺红. 多胎妊娠减胎术伦理争议. 生殖医学杂志,2017,26(3):219-223

第二节　射频消融减胎术

| 病例 1 | 双胎妊娠 3 个月余，其一为无脑畸形

病例简述

患者王某,女,32 岁

主　　诉　停经 3 月余,产检发现双胎之一无脑畸形 1 周。

现 病 史　患者平素月经规律,LMP:2015-6-13,自诉妊娠 3 个月行超声检查提示宫内双胎妊娠,单绒双羊。同时另一胎未见正常颅脑结构,为求进一步诊治,转入我院。患者入院后无头痛、视物不清、无胸闷气短、无咳嗽咳痰、无腹痛腹胀、无阴道流血流液,孕来饮食睡眠可。

既 往 史　孕 2 产 1,4 年前社会因素剖宫产,剖娩一健康男活婴。否认心脏病、糖尿病及高血压等慢性病病史,否认遗传病史。

入院查体　一般查体:T:36.8℃,P:78 次 / 分,BP:110/70mmHg,R:18 次 / 分。神清语明,无贫血貌。心肺听诊未闻及异常,腹膨隆,腹软,四肢肌力、肌张力正常,神经系统检查无阳性体征,无双下肢水肿。
产科查体:宫高 20cm,腹围 85cm,未扪及宫缩,胎心率 155、146 次 / 分,无阴道流血流液。
消毒内诊:外阴发育正常,阴道畅,宫颈质中,靠后,未消,宫口未开。

辅助检查　超声提示:宫腔内可见二胎儿影像,其中间可见一纤细间膜。胎儿 1:双顶径约:3.3cm,股骨长约 1.8cm,胎心率约 156 次 / 分,羊水深度 3.2cm;胎儿 2:未见正常颅脑结构,股骨长约 1.7cm,胎心率约 150 次 / 分,羊水深度 4.5cm;胎盘位于子宫后壁,厚度约 2.3cm,成熟度 0 级。
心电图正常。
血常规:血红蛋白 123g/L,血小板 223×10^9/L。
凝血功能:纤维蛋白原 4.1g/L,PT 及 APTT 均无异常。
尿常规:未见明显异常。
肝功能,肾功能等无明显异常。

入院诊断　1. 双胎之一无脑畸形
2. 孕 1 产 0,妊娠 15^{+4} 周,双胎妊娠(考虑单绒毛膜双羊膜囊可能性大)

诊疗经过　入院后再次行产科超声检查,明确诊断为双胎之一为无脑畸形,无脑儿位于子宫底,无胎盘覆盖,位置较好,拟实施宫内干预治疗。
完善羊水穿刺检查,STR 回报两胎儿结果均未见异常,为减少死胎的副反应,故未待核型结果回报,实施宫内干预。
于入院第 3 天在局麻下行射频消融减胎治疗,阻断无脑儿的脐带血流供应,手术过程顺利。
术后 24 小时复查彩超提示无脑儿死亡,血常规、凝血五项及血清离子未见明显异常,出院。

出院诊断　1. 双胎之一无脑畸形
2. 孕 1 产 0,妊娠 16 周,双胎妊娠(考虑单绒毛膜双羊膜囊可能性大)

妊娠结局　出院后第 3 天,患者因于家中发生晕厥,再次返回我院。
入院时患者意识不清,可唤醒,立即完善头部 CT,胎儿彩超,血常规、凝血五项、CRP,血清离子等检查。CT 及彩超结果回报未见异常,血常规提示血小板 35×10^9/L,凝血五项所有指标

均测不出。

数小时后,患者意识恢复正常,于重症监护病房给予输血对症,纠正 DIC 治疗。入院第 2 日,复查各项指标均恢复正常,转回普通产科病房。胎儿彩超提示共存胎儿存活,余未见异常,但患者及家属拒绝继续妊娠,遂行引产术,术程顺利。

| 病例 2 | 双胎妊娠 6 个月,一胎无羊水

病例简述

患者曲某,女,32 岁

主　　诉	停经 6 个月,胎动 2 个月,一胎羊水进行性减少 2 周。
现 病 史	患者平素月经规律,LMP:2016-4-10,EDC:2017-1-17,孕期定期产检,妊娠 50 天提示宫内双胎妊娠。妊娠 3 个月行超声检查提示宫内双胎妊娠,单绒毛膜性可能性大,两胎儿发育稍不一致,具体不详。妊娠 6 个月行系统超声检查显示宫腔内可见一胎羊水过少,随诊过程中发现羊水逐渐减少,几乎无羊水,为求进一步诊治,转入我院。患者入院后无头痛、视物不清、无胸闷气短、无咳嗽咳痰、无腹痛腹胀、无阴道流血流液、自诉胎动良好,孕来饮食睡眠可。
孕 产 史	孕 1 产 0
既 往 史	否认心脏病、糖尿病及高血压等慢性病病史,否认遗传病史。
入院查体	一般查体:T:36.8℃,P:88 次 / 分,BP:115/76mmHg,R:18 次 / 分。神清语明,无贫血貌。心肺听诊未闻及异常,腹膨隆,腹软,四肢肌力、肌张力正常,神经系统检查无阳性体征,无双下肢水肿。 产科查体:宫高 28cm,腹围 95cm,未扪及宫缩,胎心率 151 次 / 分,无阴道流血流液。 消毒内诊:外阴发育正常,阴道畅,宫颈质中,靠后,未消,宫口未开。
辅助检查	我院系统超声:宫腔内可见一正常胎儿影像,双顶径 6.2cm,股骨长约 4.5cm,胎心率约 150 次 / 分。胎盘位于子宫右后壁,厚度约 2.5cm,成熟度 Ⅰ 级。羊水深度 5.8cm,指数 16。脐动脉 S/D:2.6。宫腔内另见一胎儿,双顶径 5.2cm,股骨长约 3.5cm,胎心率约 147 次 / 分,未见明显羊水,未见膀胱影像。 心电图正常。 血常规:血红蛋白 108g/L,血小板 210×10^9/L。 凝血功能:纤维蛋白原 4.4g/L,PT 及 APTT 均无异常。 尿常规:未见明显异常。 肝功能,肾功能等无明显异常。
入院诊断	1. 双胎输血综合征 Ⅱ 期 2. 孕 1 产 0,妊娠 24 周,双胎(考虑单绒双羊可能性大)
诊疗经过	入院后再次行产科超声检查,发现羊水过少胎儿双肾及膀胱未显示,肛门闭锁,骶尾椎显示不全,考虑尾部退化综合征,另一胎儿发育符合孕周,结构未见异常。遂完善共存胎儿的羊水穿刺检查。由于结构异常胎儿无羊水,无法完善介入性产前诊断。 2 周后,羊水细胞核型结果显示无异常。 由于异常胎儿随时有胎死宫内可能,且单绒毛膜双胎妊娠可能性大,为避免在继续妊娠过程中的不良事件,向患者及家属交代病情后,行射频消融减胎治疗,术程顺利。
出院诊断	1. 双胎之一结构异常 2. 孕 1 产 0,妊娠 24^{+3} 周,双胎,单绒双羊

妊娠结局 术后定期复查彩超,随访共存胎儿的发育情况。

妊娠 38^{+6} 周,自然分娩一男活婴,体重 3270g,Apgar 评分,1 分钟 10 分,5 分钟 10 分。另见纸样胎儿及胎盘组织。检查两胎胎盘组织,明确为双绒毛膜双胎妊娠。

病例解析

(一)诊治关键

在复杂性双胎妊娠的诊治中,尤其是单绒毛膜双胎妊娠,由于两胎盘间存在血管交通支及胎盘资源分布的不均匀,当双胎之一发生生长发育异常或死亡,可能影响共存胎儿的发育,甚至导致其死亡。因此,在妊娠早期绒毛膜性的判定显得尤为重要,而目前应用最多最可靠的是在妊娠 11~13 周之间,通过判断胎膜与胎盘插入点呈“双胎峰”或“T”字征来判断双胎的绒毛膜性,而一旦错过这个时机,无法准确的判断绒毛膜性,最终影响治疗方案的制定。病例 2 中,由于妊娠早期未进行绒毛膜性判断,导致了“双胎输血综合征”的误诊,虽然通过进一步的超声诊断,明确了羊水过少胎儿为结构异常,但由于无法进行绒毛膜性判定,为保证共存胎儿的预后,只能选择实施减胎术。如果此前,能够做出双绒毛膜双胎妊娠的诊断,则本病例不需进行减胎治疗,节约医疗成本,减轻患者负担。

以射频消融为代表的选择性减胎术,虽然广泛的应用于临床,并在多胎妊娠减胎及双胎反向动脉灌注序列征的治疗中,成功的延长了共存胎儿的孕周,改善了共存胎儿的预后,但其在其他适应证中的应用价值还需进一步探索。例如在双胎之一无脑儿的病例中,由于无脑畸形儿头部发育不良,造成羊水过多,可导致流产及早产的风险增加,再加上无脑儿为致死性结构异常,因此实施选择性减胎治疗理论上可延长共存胎儿的孕周而改善预后。但实际上无论是在双绒毛膜双胎还是单绒毛膜双胎妊娠中,选择性减胎治疗仅增加了共存胎儿的出生体重,并未增加共存胎儿的存活率。并且选择性减胎术与序贯的超声监测及羊水减量术相比较,也并未显现出明显的优势。因此,对于双胎之一结构或染色体异常的病例来说,在不合并双胎输血或选择性生长受限的情况下,选择性减胎术应慎重选择。

射频消融减胎术以其安全、有效、微创及操作的简易性,备受广大临床医师的青睐,但在一些有并发症的病例中,还需进行一些准备。

1. 羊水过多及胎盘阻碍穿刺路线

对于羊水过多的病例,要仔细测量羊水池的最大深度,而不是皮与胎儿间的距离,因为在穿刺过程中,胎儿会造成向下移位,而造成穿刺针长度不够,操作无法进行。因此,对于羊水过多的病例,需要先行羊水减量术,以保证穿刺深度。同时由于羊水量的减少,胎儿及胎盘的相对位置也会发生改变,可能阻碍穿刺操作。为避免此操作的发生,应在羊水多的情况下,提前通过改变患者的体位,先将拟减胎儿放置在一个合适的位置,再行羊水减量术。

2. 射频治疗中的能量设定

在 TRAP 的射频治疗过程中,Bebbington 等建议应用高能量射频尽快阻断血流,可以避免泵血儿死亡。但是另有研究显示,应用微波治疗可以更有效的缩短阻断血流的时间,但共存胎儿的存活率仅有 50%。由此可见,共存胎儿的存活可能与操作时间的长短及射频能量无确切的关系,即提高射频的能量并不能降低共存胎儿的死亡率。

3. 射频减胎术的操作技巧

在一些减胎病例中,尤其是拟减胎儿高度水肿的病例,由于含水量较大,射频电极的温度上升较慢,很难达到预期的手术效果。对于此种情况,可以通过改变穿刺部位,来改善射频效果。也可通过减小射频能量输出的范围,使能量更集中,从而改善射频效果。

(二)相关探讨

随着射频消融电极的不断改善,水冷电极也逐渐应用于减胎治疗中,与传统的射频电极相比,水冷电极减少了由于温度的增高使组织发生的碳化及阻抗的增加,从而增加能量向周围的传导,进而提高了射频消融的效率。但其在 TRAP 减胎治疗中与传统的射频技术相比,在手术成功率上没有统计学差异。

与其他减胎技术相比,虽然射频消融操作的母儿并发症极少,但却不能完全避免一些严重并发症的发生。例如本病例中,由于减胎儿造成的母体凝血功能异常,但并不一定是由射频技术本身单独相关,而是可能由于死亡的胎儿造成的母体并发症。另外,射频消融减胎术后的母体高白细胞血症、高钾血症、母体灼伤,以及绒毛膜羊膜炎,宫腔束带形成等并发症,亦有文献报道。

(张志涛)

参考文献

1. Eddleman KA, Stone JL, Lynch L, et al. Selective termination of anomalous fetuses in multifetal pregnancies: two hundred cases at a single center. Am J Obstet Gynecol, 2002, 187(5): 1168-1172

2. Vandecruys H, Avgidou K, Surerus E, et al. Dilemmas in the management of twins discordant for anencephaly diagnosed at 11+0 to 13+6 weeks of gestation. Ultrasound Obstet Gynecol, 2006, 28(5): 653-658

3. Bombard AT, Powers JF, Carter S, et al. Procedure-related fetal losses in transplacental versus nontransplacental genetic amniocentesis. Am J Obstet Gynecol, 1995, 172(3): 868-872

4. Wagata M, Murakoshi T, Ishii K, et al. Radiofrequency ablation with an internally cooled electrode for twin reversed arterial perfusion sequence. Fetal Diagnosis & Therapy, 2016, 40

5. Bebbington MW, Danzer E, Moldenhauer J, et al. Radiofrequency ablation vs bipolar umbilical cord coagulation in the management of complicated monochorionic pregnancies. Ultrasound Obstet Gynecol, 2012, 40: 319-324

6. Stephenson CD, Temming LA, Pollack R, et al. Microwave ablation for twin-reversed arterial perfusion sequence: a novel application of technology. Fetal Diagnosis & Therapy, 2015, 38(1): 35-40

7. Novak CM, Patel SV, Baschat AA, et al. Maternal coagulopathy after umbilical cord occlusion for twin reversed arterial perfusion sequence. Obstet Gynecol, 2013, 122: 498-500

8. Lee H, Wagner AJ, Sy E, et al. Efficacy of radiofrequency ablation for twin-reversed arterial perfusion sequence. Am J Obstet Gynecol, 2007, 196: 459: 1-4

第三节　胎儿镜激光血管凝结术

| 病例 | 胎儿镜激光血管凝结术

一、病例简述

甄某某,女,30岁

主　　诉	双胎妊娠4个半月,一侧胎动减少3天。
现 病 史	患者平素月经规律,早期超声检查提示单绒毛膜双羊膜双胎妊娠,孕期在外院进行定期产检,每2周行产检一次。唐氏筛查低风险,OGTT检查未见异常。3天前开始自觉一侧胎动减少。孕期无头晕头疼,无胸闷憋喘,无视物不清,双下肢无水肿。
孕 产 史	孕1产0。
既 往 史	否认心脏病、糖尿病及高血压病史。
入院查体	T:36.2℃,P:100次/分,BP:120/70mmHg,R:18次/分。神清语明,无贫血貌。心肺听诊未闻及异常,腹膨隆,张力大,无压痛,偶触及宫缩,强度弱。 产科查体:宫高30cm,腹围95cm,胎心率1:151次/分;胎心率2:151次/分。 消毒内诊:外阴发育正常,阴道畅,宫颈质软,居中,消50%,宫口开大1cm。骨及软产道未见明显异常。
辅助检查	彩超(本院超声,就诊当天,其中胎儿1为受血儿,胎儿2为供血儿): 胎儿1:双顶径约5.3cm,头围约23cm,股骨长约2.1cm。胎儿心率1:150次/分。 胎儿2:双顶径约5.2cm,头围约22cm,股骨长约2.0cm。胎儿心率2:148次/分。 羊水深度1:12.0cm。 羊水深度2:1.0cm。 胎儿膀胱影像1:可见。

胎儿膀胱影像 2：消失。

脐动脉 S/D1：2.6。

脐动脉 S/D2：舒张期血流消失。

母体宫颈长度：1.9cm。宫颈内口称"U"形。

胎盘附着在子宫前壁，胎盘厚度约 2.0cm。成熟度 0 级。

入院诊断　1. 双胎输血综合征（Quintero 分期 Ⅲ 期）

2. 孕 1 产 0，妊娠 20^{+1} 周，LSA/LOA，单绒毛膜双羊膜双胎

3. 先兆流产

诊疗经过　评估与咨询：

评估：确定诊断为双胎输血综合征之后，进行了详细的胎儿状态评价，按照费城儿童医院的胎儿心血管评分系统（Children Hospital of Philadelphia cardiac score system，CHOP cardiac score system）（或其他 TTTS 补充评价系统）进行评分，最终评估 CHOP 评分为 16 分，为评分重度。

咨询：向病人和家属进行详细的咨询，提供治疗的方案，根据双胎输血综合征的治疗共识和指南，我们推荐进行胎儿镜胎盘血管交通支激光凝结术（fetoscopic laser ablation of vascular communication in placenta）治疗，详细向病人和家属介绍了此治疗的优势和缺点，预期效果和并发症风险。

向病人和家属介绍了其他备选治疗方案，包括选择性减胎术，羊水减量术等。

治疗与手术：

病人选择了胎儿镜胎盘血管交通支激光凝结术治疗，病人在脊髓联合阻滞麻醉下进行了手术，进行了选择性血管凝结。患者前壁胎盘，使用了弧形胎儿镜进行手术操作。术中共凝结动脉 - 动脉交通支 2 对，动脉 - 静脉交通支 2 对，静脉 - 动脉交通支 1 对，静脉 - 静脉交通支 2 对。血管凝结术后行羊水减量术，恢复受血儿羊水深度至 7cm。

病人先兆流产并且伴有宫颈形态改变，同时行宫颈环扎术。

术后监测：

复查超声（术后第 1 天）：

羊水深度 1：5.0cm。胎儿膀胱影像 1：可见。脐动脉 S/D1：2.6。

羊水深度 2：3.0cm。胎儿膀胱影像 2：可见。脐动脉 S/D2：2.7。

查体：无腹痛及下腹压痛反跳痛。宫高 25cm，腹围 90cm，胎心率 1：150 次 / 分；胎心率 2：150 次 / 分。

嘱病人出院，出院后至少每周行超声评估一次。

出院诊断　1. 双胎输血综合征（Quintero 分期 Ⅲ 期），胎儿镜胎盘血管交通支激光凝结术术后

2. 孕 1 产 0，妊娠 20^{+4} 周，LSA/LOA，单绒毛膜双羊膜双胎

3. 先兆流产，宫颈环扎术后

二、病例解析

（一）诊疗关键

1. 胎儿镜激光血管凝结术都能做什么？

胎儿镜激光血管凝结术作为胎儿镜的宫内治疗因为涉及技术复杂、受技术成长曲线、治疗预后及伦理学等复杂因素影响，一直是胎儿疾病治疗的热点和难点。其是通过胎儿镜设备进入胎儿的羊膜腔，寻找目标血管，例如双胎输血综合征的交通支血管。通过胎儿镜使用激光对目标血管进行凝结的技术。

其适应证主要包括：

1）双胎输血综合征（twin-to-twin transfusion syndrome，TTTS）：双胎输血综合征是单绒毛膜双羊膜囊双胎妊娠的严重并发症。其发生的基础是共用胎盘表面的血管交通支，通过交通支，一胎向另一胎输血并造成一系列的临床症状，具体请参阅本书第五章第三节。如果不适时进行干预，严重 TTTS 其病死率高达 80%~100%。治疗 TTTS 的最佳选择就是胎儿镜激光血管凝结术。而这也是胎儿镜激光血管凝结术的经典应用。

2）选择性生长受限（selective fetal growth restriction，sFGR）和双胎贫血-红细胞增多序列征（twin anemia-polycythemia sequence，TAPs）：这两种疾病的具体解释请详见本书第五章第五节和第六节。由于这两种疾病的病例基础之一也是单绒双胎共用胎盘上的血管交通支，并且其中一胎的病情加重（如胎死宫内等）会危及另外一胎，因此使用胎儿镜激光血管凝结术阻断血管之间的血液交通也被分为是解除病情和预防不良预后发生的一种选择。但是目前使用胎儿镜激光血管凝结术治疗这两个疾病的报道并非主流，这里不予详述，本文将以 TTTS 为例讲述胎儿镜激光血管凝结术。

3）联合药物注射进行选择性减胎术：此种方法的目的就是首先使用激光切断拟减胎儿的胎盘血供血管，并切断其与保留胎儿之间血管交通支之后，再注射药物进行减胎，这种治疗的优点在于能够减少胎儿死亡引起的另外一胎血流动力系统的剧烈变化，减少保留胎儿的脑损伤几率和提高其存活率，并且避免了药物经胎盘的交通支进入保留胎儿的可能。但是此种方法尚缺乏大样本的数据支持。

4）其他：诸如治疗胎盘血管瘤等，但是缺乏数据支持，本文不详细讨论。

2. 具备什么基础才能实施胎儿镜激光血管凝结术？

（1）专业的团队：能够实施胎儿镜治疗的机构应该是同时是专业的产前诊断中心和母胎医学中心（或胎儿医学中心）。实施手术的人员必须是从事产科临床工作 5 年以上的主治医师（或以上），并且经过正规胎儿医学中心胎儿镜培训。同时必须具有完善的母胎医学团队，其中包括：产科、新生儿内科、麻醉科、手术室、超声科、影像科、遗传科等相关科室。

（2）技术储备：需要能够提供合理的胎儿治疗方案以及其备选方案（例如选择性减胎术），有能力提供完善产前诊断技术，能够完成术前超声评估，例如可以进行胎儿的血流多普勒检测，能够对小孕周的胎儿进行胎儿心血管功能的评估。能够实施专业的、稳定的产后监测，包括超声和胎儿磁共振检查。

（3）设备齐全：应该具备应对各种复杂情况的设备，例如治疗前壁胎盘的弧形胎儿镜、侧向激光胎儿镜等，术中出血或羊水浑浊时需进行羊水置换的羊水灌注设备等。手术失败或者手术无法进行，需要提供替代治疗方案使的设备，射频消融减胎设备，胎儿镜电凝钳等。

（4）如果无法达到上述要求，可考虑尽快转诊至上一级胎儿治疗中心。

3. 胎儿镜胎盘激光血管凝结术具体操作问题

（1）胎儿镜胎盘血管交通支激光凝结术的地位？

胎儿镜下胎盘表面血管交通支激光凝结术能够从病理层次治疗 TTTS，目前已经成为治疗 TTTS 的手术金标准。这种手术的发展和成熟也历经了成功率（至少一胎存活率）由低到高的过程，由最初的 70% 到目前的 90% 左右。

（2）什么孕周可以做胎儿镜？

一般为妊娠 18 周到妊娠 26 周，目前也有学者尝试在妊娠 26 周之后到妊娠 28 周这一孕周进行胎儿镜手术治疗，但是尚缺乏大样本的数据支持。在妊娠 18 周之前羊膜和绒毛膜没有完全贴合，此时手术进行胎儿镜介入治疗，出现胎膜破裂和流产的风险较高，因此手术都尽量选择在妊娠 18 周之后进行。而妊娠 26 周之后胎儿所占羊膜囊空间较大，胎儿镜进行操作受限，可能影响手术效果。并且由于孕周较大，胎盘血流改变，对胎儿有效循环影响较大。故手术时间常常定于妊娠 18 周到妊娠 26 周，但是具体情况可视具体情况而定。

（3）在哪里穿刺进入羊膜腔？

选择穿刺位置：根据国家卫生和计划生育委员会公益性行业科研专项《常见高危胎儿诊治技术标准及规范的建立与优化》项目组制定的《胎儿镜激光治疗双胎输血综合征技术规范（2017）》的建议：

1）术前需要确定胎盘位置，穿刺点应在条件允许情况下远离胎盘及子宫下段。

2）应当确定胎儿脐带胎盘插入位置，穿刺位置尽量暴露两个脐带插入点及之间区域。

3）确定供血胎儿位置，穿刺位置尽量暴露供血胎儿长轴。

4）超声实时引导，尽可能避开胎盘及孕妇腹壁血管。

（4）如何寻找目标血管并凝结？

1）确定目标是精准实施凝结的前提，如果目标确定不准确，可能造成不必要的胎盘小叶供应损失。其主要要点包括：所有通过两胎儿之间隔膜的血管进行全程循迹观察，尽量找到每条血管的起源（脐带插入）点和终点（成为交通支或者进入胎盘），尽量描迹血管的全程走行。注意是否存在胎盘边缘和胎盘边缘以外的胎膜部位的血管交通支。

2）激光输出功率为 30~40W。激光凝固距离目标位置为 1cm 左右，凝固血管长度 1~2cm，激光照射角度尽量保持 90° 垂直于目标位置。

4. 术后监测什么指标？术后并发症的处理。

（1）术后监测：术后监测的主要目的是观察治疗效果和预防术后并发症的发生：

1）术后 24 小时超声复查确定手术治疗效果：①TTTS 病情是否恢复或进展；②胎儿血流多普勒；③胎儿是否存活；④宫颈长度及形态。

2）术后每周复查超声了解胎儿生长发育、羊水情况、胎儿各种血流多普勒情况、胎儿心脏功能、宫颈长度、是否存在双胎贫血 - 红细胞增多序列征（TAPS）和 TTTS 复发等。

3）定期检查凝血功能及血常规，注意腹痛、阴道流血及阴道分泌物。

4）在强调胎儿治疗的重点监测之外，我们也不能忽视普通产科检查。

5）分娩后处理：检查胎盘、脐带（如果有一胎胎死宫内需要检查死胎），确认胎盘绒毛膜性质与手术效果，条件允许需要行胎盘血管灌注进一步确认手术效果。

6）随访新生儿。

（2）术后常见并发症的预防及处理

1）出血：手术操作前详细确认穿刺区域（尤其是腹壁）的血管情况，手术操作时，超声引导下尽量避开血管。术后短期出血可能是由于穿刺造成的血管损伤，若盆腹腔出血较多，观察血红蛋白下降明显，应立即行腹腔镜甚至开腹止血。

2）感染：手术通过腹部进入宫腔，可能出现术后感染，感染可致胎膜早破及流产。严格注意无菌操作，合理应用抗生素预防感染。术前应充分准备及消毒，保持穿刺点及外阴、阴道清洁，特别对术前有阴道出血者应提前应用抗生素预防感染，术后出现阴道出血者需加强管理，一旦出现发热症状，合理应用抗生素。胎膜早破是胎儿镜宫内治疗的主要并发症。

3）流产、早产和早产胎膜早破：流产、早产和早产胎膜早破是胎儿介入治疗的最主要并发症，随着胎儿镜治疗操作技术的成熟，以及学习曲线的原因，总的发生率趋于稳定，但是目前并不能消除。若出现流产、早产迹象应卧床休息、保胎、对症治疗，提高胎儿存活率。如出现早产胎膜早破同普通双胎妊娠处理。

4）一胎死宫内：双胎之一胎死宫内也是常见的术后并发症，首先需要确定存活胎儿状态，是否需要尽快终止妊娠，如果有存活能力，可以尽快终止妊娠。如果存活胎儿状态良好，注意评估其中枢神经系统发育情况，可行胎儿头部磁共振检查。注意发生胎儿血管栓塞综合征的可能。需定期复查母体凝血功能及血常规，早期发现和预防 DIC。其余同普通双胎一胎胎死宫内处理。

（二）相关探讨

如何对三种胎儿镜激光凝固血管交通支技术进行选择？

目前常见的胎儿镜激光凝结技术包括：非选择性血管交通支凝固术（NSLCPY）、选择性血管交通凝固术（SLCPV）和 Solomon 技术。

（1）非选择性血管交通支凝固术（NSLCPY）：技术要点为使用激光凝固全部通过两胎儿之间隔膜的血管。

（2）选择性血管交通凝固术（SLCPV）：技术要点为对经胎儿镜确定为双胎之间血管交通支的血管，根据其类型有序、依次进行激光凝固：首先是动脉 - 静脉交通支（供血儿动脉至受血儿静脉），然后是静脉 - 动脉交通支（供血儿静脉至受血儿动脉），最后是动脉 - 动脉交通支和静脉 - 静脉交通支。

（3）Solomon 技术：在选择性血管交通支凝固术之上发展而来，在选择性血管凝固的基础上，对凝固点之间的胎盘区域进行连续线状激光凝固，并连接各个凝固。

三种技术具体优劣尚有争议，《胎儿镜激光治疗双胎输血综合征技术规范（2017）》建议根据具体情况及术者掌握技术情况选择手术治疗方式。

（尹少尉）

参考文献

1. 国家卫生和计划生育委员会公益性行业科研专项《常见高危胎儿诊治技术标准及规范的建立与优化》项目组. 胎儿镜激光治疗双胎输血综合征技术规范（2017）. 中国实用妇科与产科杂志，2017，33（7）：695-698

2. Quintero RA，Morales WJ，Allen MH，et al. Staging of twin-twin transfusion syndrome. J Perinatol，1999，19（8 Pt 1）：550-555

3. Committee on Practice Bulletins—Obstetrics，Society for Maternal-Fetal Medicine. Practice Bulletin No. 169：Multifetal Gestations：Twin，Triplet，and Higher-Order Multifetal Pregnancies. Obstet Gynecol，2016，128（4）：131-146

4. Quintero RA，Kontopoulos E，Chmait RH. Laser treatment of twin-to-twin transfusion syndrome. Twin Res Hum Genet，2016，19（3）：197-206

5. Stamilio DM，Fraser WD，Moore TR. Twin-twin transfusion syndrome：an ethics-based and evidence-based argument for clinical research. Am J Obstet Gynecol，2010，203（1）：3-16

6. Gapp-Born E,Sananes N,Guerra F,et al. Predictive value of cardiovascular parameters in stages 1 and 2 of twin-to-twin transfusion syndrome. Prenat Diagn,2014,34(9):908-914

7. 尹少尉,那全,李秋玲,等. 弧形胎儿镜治疗前壁胎盘双胎输血综合征的效果. 中华围产医学,2013,16(5):294-296

8. 尹少尉,张志涛,栗娜,等. 胎儿镜选择性胎盘血管交通支凝结术治疗前壁胎盘双胎输血综合征患者的临床结局及其影响因素分析. 中华妇产科杂志,2015,50(5):329-333

9. Kilby MD,Oepkes D,Johnson A. Fetal therapy:scientific basis and critical appraisal of clinical benefits. New York:Cambridge University Press,2013:149-164

10. Salomon LJ,Nasr B,Nizard J,et al. Emergency cerclage in cases of twin-to-twin transfusion syndrome with a short cervix at the time of surgery and relationship to perinatal outcome. Prenat Diagn,2008,28(13):1256-1261

11. Sago H,Hayashi S,Saito M,et al. The outcome and prognostic factors of twin-twin transfusion syndrome following fetoscopic laser surgery. Prenat Diagn,2010,30(12-13):1185-1191

第四节 宫内输血术

| 病例 | 宫内输血

一、病例简述

患者张某某,女,32 岁。

主　诉	双胎妊娠 7 个月,胎动减少 3 天。
现 病 史	患者平素月经规律,早期超声检查提示单绒毛膜双羊膜双胎妊娠,孕期在外院进行定期产检,每 4 周行产检一次。唐氏筛查低风险,OGTT 检查未见异常。并且 3 天前自觉胎动减少。孕期无头晕头疼,无胸闷憋喘,无视物不清,双下肢无水肿。
孕 产 史	孕 1 产 0。
既 往 史	否认心脏病、糖尿病及高血压病史。
入院查体	T:36.3℃,P:110 次 / 分,BP:120/76mmHg,R:18 次 / 分。神清语明,无贫血貌。心肺听诊未闻及异常,腹膨隆,无压痛,偶触及宫缩,强度弱。 产科查体:宫高 30cm,腹围 90cm,胎心率:150 次 / 分。 持续胎心监护:正弦曲线。 消毒内诊:外阴发育正常,阴道畅,宫颈质韧,居中,消 30%,宫口未开。骨及软产道未见明显异常。
辅助检查	彩超(本院超声,就诊当天): 胎儿双顶径约 7.5cm,头围约 28cm,股骨长约 2.6cm。胎儿心率:135 次 / 分。胎儿水肿。 羊水深度:6.0cm。 脐动脉 S/D:2.6。 大脑中动脉峰值血流速度 MCA-PSV=1.7MoM 母体宫颈长度:2.0cm。 胎盘附着在子宫前壁,胎盘厚度约 2.0cm。成熟度 0 级。未见胎盘剥离影像。 母体血型 A 型 Rh 阳性,母体 KB 试验 =2.0%,免疫性胎儿水肿相关检查未见异常。
入院诊断	胎母输血综合征 孕 1 产 0 妊娠 28^{+1} 周,LOA
诊疗经过	评估与咨询:

评估:病人目前存在胎儿宫内窘迫,胎儿随时可能出现胎死宫内。根据胎儿大脑中动脉 MCA-PSV=1.7MoM,母体 KB 试验 =3.0%,考虑可能存在胎儿失血。

咨询:向病人和家属进行咨询,考虑胎儿存在宫内失血,胎母输血综合征可能性大。建议行脐带血穿刺检查胎儿血红蛋白。病人和家属。同意检查和输血。建议病人进行胎儿宫内输血治疗。

治疗经过:

准备 O 型 Rh(D)阴性血,血品红细胞压压积 80%。

在超声引导下,经母体腹壁穿刺进胎儿脐带静脉血管,检查胎儿血红蛋白 Hb=60g/L,血细胞比容 HCT=0.20。立即给予输入红细胞 14ml。计算量如下。术后构成顺利。

3 天后重复治疗,检查胎儿血样血细胞比容为 24%。给予输血 60ml。

2 周脐带血穿刺检查胎儿血细胞比容 42%。继续动态观察。

出院诊断　胎母输血综合征

胎儿宫内输血术后

孕 1 产 0,妊娠 28^{+2} 周,LOA

二、病例解析

诊疗关键

宫内输血是治疗各种原因引起的胎儿贫血的有效宫内治疗手段。但是宫内输血大部分情况是作为缓解症状的治疗方案。在进行输血的同时,应当尽量寻找和解除基础疾病。

1. 胎儿宫内输血的适应证

(1) 免疫性水肿继发胎儿贫血。

(2) 非免疫性水肿儿继发胎儿贫血。

(3) 其他原因胎儿贫血。

2. 如何选择胎儿宫内输血的方法

常见的胎儿宫内输血包括以下四种方法:①经胎儿脐带静脉输血;②经胎儿腹膜输血;③经胎儿脐带静脉输血及胎儿腹膜输血;④胎儿心脏穿刺输血。

一般情况下选择第一种方法进行宫内输血,也就是经胎儿脐带静脉输血。一般选择胎儿脐带静脉在胎盘插入点。这个位置相对固定,受到胎动影响较小。但是在脐带位置穿刺困难时,可选择经胎儿腹膜输血。但是需要注意的是这种操作对胎儿血液循环影响加大,有出现心衰和猝死的风险。第三种方法的好处是一方面脐带静脉输血能够迅速提升胎儿血红蛋白,另一方面腹腔内的输血能够提供相对缓慢持久的血液补充。胎儿心脏穿刺输血风险较大,较少使用。

3. 输血血品要求(表 21-1)

表 21-1　不同原因宫内输血血制品要求

免疫性水肿继发贫血	非免疫性水肿继发贫血,胎儿贫血
O 型(或者胎儿血型),有条件选择 Rh0(D)阴性	ABO:O 型,Rh0(D)阴性
血细胞比容接近 80%	血细胞比容至少 80%
巨细胞病毒抗体阴性	巨细胞病毒抗体阴性
血样少于 4 天	——
放射处理	放射处理
母体血清抗体对应抗原阴性	与母亲血清相合并且不表达母亲抗体对应抗原

4. 什么情况下需要胎儿宫内输血?

宫内输血的指征是严重的胎儿贫血,最终需要经过胎儿脐带血穿刺取样检测胎儿血液成分判断,血象示血红蛋白降低,有核红及网织红细胞升高。并且以胎儿 HCT<0.3 为宫内输血治疗指标,输血量根据胎儿 HCT、体重和孕龄决定。

脐带血检查是有创检查,因此为了减少操作次数,需要在脐带血检查确定诊断同时,在穿刺的原位进行宫内输血治疗。这就需要在穿刺检查之前进行非介入性检查评估胎儿是否贫血,严重程度和估算输血量。常见的无创检查和评估方法如下:

(1) 胎儿大脑中动脉峰值血流速度(MCA-PSV):

最重要的筛查胎儿贫血的手段。超声胎儿大脑中动脉收缩期峰值流速（MCA-PSV）是可广泛应用于产前监测胎儿贫血的方法。当MCA-PSV高于均数1.5倍可考虑发生胎儿宫内失血。

（2）母体血红细胞酸洗脱实验法（Kleihaue-Betke Test，KB试验）：在胎母输血综合征中，胎儿血红蛋白F比成人血红蛋白A更耐酸，经过酸性溶液的洗脱，很容易将胎儿红细胞与母亲红细胞区分开来。其中胎儿失血量＝（母亲血容量 × 母亲血细胞比容 × 胎儿红细胞百分百）÷ 新生儿红血细胞比容。例如：胎儿出血量 ＝（5000×0.35×0.020）÷0.5=70ml。提示KB=2.0%，胎儿失血约70ml。

5. 输血量的计算和控制——宫内输血的核心环节

宫内输血是一种介入性的宫内治疗，不同于成人和新生儿，胎儿的有效循环血量极其有限，并且胎儿的心血管系统发育不完善，而且循环方式于成人和新生儿不同，其主要的循环为体循环和胎盘循环。因此过量的输血极易造成胎儿心衰和心搏骤停。如何精准的计算输血量是宫内输血的核心环节。

（1）输血治疗的目标制定：首次宫内输血的目标是使血细胞比容达20%~25%。一次输血不建议将胎儿血细胞比容升高超过25%或者超过输血前血细胞比容的4倍。原因是有可能造成循环系统的压力过大，出现胎儿宫内死亡。如一次输血不能达到纠正贫血的目的，在48~72小时之后重复治疗，直到使血细胞比容达45%~50%（免疫性水肿）或40%~45%（非免疫性水肿）。

（2）根据拟达到输血目标的输血量计算公式：

$$输血量 = \frac{拟达到的胎儿血细胞比容 - 原始的胎儿血细胞比容}{输血血品的血细胞比容} \times (150) \times (EFW)$$

公式中的"150"是胎盘矫正指数，"EFW"是胎儿预测体重（单位：kg）。

（3）输血最大量为（妊娠周数 −20）×10ml；贫血严重病例每次输血量不宜过多，以免因血量高负荷引起早产或出现胎儿心衰和肺水肿。

病例分析：本病例中病人患有胎母输血综合征，症状和超声检查提示可能存在胎儿贫血，我们首先进行了超声胎儿大脑中动脉峰值血流速度检查为1.7MoM，大于1.5 MoM，提示宫内严重贫血，进而根据病情进行了母体血红细胞酸洗脱实验法

（Kleihaue-Betke Test，KB试验），结果为 =2.0%，根据胎儿失血量＝（母亲血容量 × 母亲血细胞比容 × 胎儿红细胞百分百）÷ 新生儿红血细胞比容计算，胎儿出血量 ＝（5000×0.35×0.020）÷0.5=70ml。基本确定胎儿贫血之后，我们进行了脐带血检查，并且根据病情事先需要准备输血血品，血品血细胞比容为80%。结果提示胎儿血细胞比容HCT=0.20，小于0.30，具备输血指征。根据胎儿疾病种类，我们需要最终将胎儿的HCT提升到40%~45%，但是根据首次次输血不能使血细胞比容升高超过25%或者超过输血前血细胞比容的4倍。首次输血拟定的目标为达到HCT=25%。根据超声假设胎儿估计体重为1.5kg。代入公式：

$$输血量 = \frac{拟达到的胎儿血细胞比容 - 原始的胎儿血细胞比容}{输血血品的血细胞比容} \times (150) \times (EFW)$$

公式中的"150"是胎盘矫正指数，"EFW"是胎儿预测体重（单位：千克）。

计算得出输血量为14.0625ml，四舍五入的14ml。并且根据最大输血量公式"（妊娠周数 −20）×10ml"计算得出：最大输血量为80ml，并未超量。可以输血。一次输血未到达到目标，48~72小时后继续脐带血检查、输血治疗。

（尹少尉）

参考文献

1. Thomas A，Mathew M，Unciano Moral E，et al. Acute massive fetomaternal hemorrhage：case reports and review of the literature. Acta Obstet Gynecol Scand，2003，82（5）：479-480

2. Giannina G，Moise KJ Jr，Dorman K. A simple method to estimate volume for fetal intravascular transfusions. Fetal Diagn Ther，1998，13：94-97

3. Dildy GA 3rd，Smith LG Jr，Moise KJ Jr，et al. Porencephalic cyst：a complication of fetal intravascular transfusion. Am J Obstet Gynecol，1991，165：76-78

4. Welch R，Rampling MW，Anwar A，et al. Changes in hemorheology with fetal intravascular transfusion. Am J Obstet Gynecol，1994，170：726-732

5. Radunovic N，Lockwood CJ，Alvarez M，et al. The severely anemic and hydropic isoimmune fetus：changes in fetal hematocrit associated with intrauterine death. Obstet Gynecol，1992，79：390-393

6. Fox C，Martin W，Somerset DA，et al. Early intraperitoneal transfusion and adjuvant maternal immunoglobulin therapy in the treatment of severe red cell alloimmunization prior to fetal

intravascular transfusion. Fetal Diagn Ther,2008,23:159-163

7. Bowman JM. The management of RhIsoimmunization. Obstet Gynecol,1978,52:1-16

8. Detti L,Oz U,Guney I,et al. Collaborative Group for Doppler

Assessment of the Blood Velocity in Anemic Fetuses. Doppler ultrasound velocimetry for timing the second intrauterine transfusion in fetuses with anemia from red cell alloimmunization. Am J Obstet Gynecol,2001,185:1048-1051

第五节　宫内引流术

｜ 病例 ｜ 停经 6 个月，超声检查发现胎儿胸腔积液 2 天

一、病例简述

患者王某,女,30 岁

主　　诉	停经 6 个月,超声检查发现胎儿胸腔积液 2 天。
现 病 史	患者平素月经规律,LMP:2014-3-10,EDC:2014-12-17,自诉孕 50 天行超声检查提示宫内妊娠。孕 4 个月始有胎动,活跃至今。孕期定期产检,因唐氏筛查高风险,于妊娠 18 周行羊水穿刺,核型分析回报未见异常。孕 6 个月行胎儿系统超声检查,提示胎儿左侧胸腔大量积液,伴有心脏受压。为求进一步诊治,转入我院。患者入院后无头痛、视物不清、无胸闷气短、无咳嗽咳痰、无腹痛腹胀、无阴道流血流液、自诉胎动良好,孕来饮食睡眠可。
孕 产 史	孕 1 产 0
既 往 史	否认心脏病、糖尿病及高血压等慢性病病史,否认遗传病史。
入院查体	一般查体:T:36.8℃,P:88 次 / 分,BP:115/76mmHg,R:18 次 / 分。神清语明,无贫血貌。心肺听诊未闻及异常,腹膨隆,腹软,四肢肌力、肌张力正常,神经系统检查无阳性体征,双下肢 I 度水肿。 产科查体:宫高 30cm,腹围 100cm,未扪及宫缩,胎心率 150 次 / 分,无阴道流血流液。 消毒内诊:外阴发育正常,阴道畅,宫颈质中,靠后,未消,宫口未开。
辅助检查	系统超声:双顶径约 6.2cm,股骨长约 4.7cm,胎心率约 150 次 / 分。胎盘位于子宫右侧壁,厚度约 2.3cm,成熟度 I 级。羊水深度约 8.2cm,指数 26。脐动脉 S/D:2.9。胎儿左侧胸腔可见大量积液,最深处可达 3.0cm,心脏受压向右侧偏移,胎儿多普勒血流未见异常。 心电图正常。 血常规:血红蛋白 112g/L,血小板 220×10^9/L。 凝血功能:纤维蛋白原 4.2g/L,PT 及 APTT 均无异常。 尿常规:未见明显异常。 肝功能,肾功能等无明显异常。
入院诊断	1. 胎儿左侧胸腔积液 2. 羊水过多 3. 孕 1 产 0,妊娠 25 周,LOA
诊疗经过	入院后再次完善相关检查,超声提示胎儿左侧胸腔积液。未见胸腔肿瘤、膈疝、先天性心脏病等结构异常。 完善常规血型及特殊血型抗体检测,除外胎儿免疫性水肿。

完善 TORCH, 微小病毒 B19 等检测, 除外宫内病毒感染。

所有结果回报均未见异常, 遂于入院第 2 天在局麻下行胎儿胸腔 - 羊膜腔分流术, 术程顺利。术中保留积液送检, 结果回报提示为原发性胸腔积液。

术后 24 小时复查彩超提示引流管位置好, 引流效果确切, 仅见左侧胸腔少量积液, 出院, 随诊。

出院诊断　1. 原发性胸腔积液

2. 羊水过多

3. 孕 1 产 0, 妊娠 25^{+4} 周, LOA

妊娠结局　术后每 1~2 周定期复查彩超, 胎儿发育正常, 引流管位置好, 引流效果确切, 羊水量正常。

妊娠 34^{+2} 周, 复查彩超提示引流管脱落, 胎儿左侧胸腔可见深约 3cm 积液, 遂予以促胎肺成熟后, 行剖宫产终止妊娠。术中剖娩一女活婴, 体重 2250g, apgar 评分, 1 分钟 6 分, 5 分钟 9 分。转入 NICU 继续对症治疗, 给予新生儿持续胸腔闭式引流, 同时胸膜腔内给予红霉素对症治疗, 共住院 22 天, 痊愈出院。

二、病例解析

(一) 原发性胸腔积液的临床特点与诊断

胎儿胸腔积液 (fetal hydrothorax, FHT) 是胎儿胸膜腔内液体积聚的一种先天性疾病, 根据是否合并胎儿结构或染色体异常, 可分为原发性胸腔积液和继发性胸腔积液两种类型。

原发性胸腔积液, 又称先天性乳糜胸 (Congenital chylothorax, CCT), 其形成由 3 个基本的病理生理学机制导致, 即胸膜的滤过压力增高, 淋巴引流受阻及淋巴管通透性增加。其发病率为 1/15 000, 男女比例约为 2∶1, 可发生于单侧或双侧, 围生期的死亡率为 22%~53%。而继发性胸腔积液大多合并先天性心脏病, 染色体异常 (如 Down, Turner 或 Noonan 综合征等), 宫内感染 (如弓形体病毒, 风疹病毒, 巨细胞病毒, 梅毒螺旋体, 单纯疱疹病毒及微小病毒 B19 等), 先天性肿瘤, 胎儿上腔静脉血栓及其他发育异常 (如原发性肺淋巴管扩张等)。

超声是最常用的检查手段, 原发性胸腔积液的经典超声影像是, 压缩肺周围的无回声区。如果积液量较大, 还可以见到不同程度的肺不张, 纵隔偏向健侧胸腔, 膈肌变平或倒置, 呈 "反抛物线" 状, 心脏向健侧转位, 体积小于正常孕周。根据临床病理发展过程, 原发性胸腔积液可分为消退型、稳定型及进展型; 也有学者为了方便统计研究, 根据其超声影像, 将其分为轻度 (肺周积液深度 <1cm), 中度 (肺周积液深度 >1cm), 重度 (肺周积液深度 >1cm, 并伴有肺不张、纵隔偏移、膈肌反向等)。

产前的胸腔穿刺是确诊原发性胸腔积液的必要手段, 如果积液中甘油三酯水平 >1.1mmol/L, 细胞计数 >1000/ml 并且淋巴细胞分数 >80%, 可以诊断为原发性胸腔积液。

由于胸腔积液常合并胎儿结构及染色体异常, 因此, 我们需要对胸腔积液的胎儿进行产前诊断, 同时排除感染、血型不合等因素, 最终做出原发性胸腔积液的诊断。

(二) 原发性胸腔积液的治疗及预后

胎儿胸腔积液的治疗取决于孕周, 积液量的多少, 病情进展情况, 是否存在胎儿水肿、羊水过多、纵隔偏移等。对于单侧的、程度轻、无肺不张的病例, 可以每 1~2 周行超声检查, 期待积液自行消退; 对于妊娠 24 周前诊断的胎儿胸腔积液, 可以选择终止妊娠; 而对于妊娠 32 周后诊断的病例, 建议观察、适时终止妊娠, 产后行胸腔穿刺术。

对于妊娠 24~32 周之间诊断的病例, 可以实施胎儿胸腔穿刺术、胸腔—羊膜腔分流术、胸腔—母体皮下引流术等。反复胸腔穿刺术由于不能从根本上解决肺脏受压及肺发育不良, 其效果各文献报道差异较大, 目前已不主张实施; 胸腔—羊膜腔分流术可以持续的降低胎儿胸腔压力, 促使肺组织扩张, 从而大大降低原发性胎儿胸腔积液的死亡率。如果存在胎儿水肿、纵隔移位及肺不张, 建议立即实施胸腔 - 羊膜腔分流术。胸腔—羊膜腔分流术可以使用 Harrison 双猪尾导管或 Rocket 导管, 放置导管前需要应用抑制宫缩的药物, 放置导管后需要在羊膜腔内注射抗生素, 建议每周进行超声监测。为预防感染, 当胎儿肺脏完全复张后, 建议将导管取出。胸腔—羊膜腔分流术的主要并发症包括感染、出血、胎膜早破、早产, 以及胎儿损伤等。

(三) 相关探讨

对于宫内分流术而言, 目前主要应用两种导管, 即双头猪尾管与单头猪尾管。从材料上比较, 双头猪尾管硬度较大,因此有不宜变形,容易在超声下显影,不宜脱落等优点,但由于材质坚硬,可能造成组织损伤;而单头猪尾管则相对柔软,但其主要缺点就是导管移位。因此,对于不同的疾病,需要选择适当的引流管。例如,积液量较多的胸腔积液和下尿路梗阻,宜选择双头猪尾管;而对于积液量较少,或心包积液则更宜选择材质柔软的单头猪尾管。

最后,宫内分流术仅能解决积液,以及积液导致的周围脏器受压等问题,疾病的最终预后与原发病的性质及发生时间相关,因此在进行宫内分流术之前,需要对原发疾病进行充分评估。

(张志涛)

参考文献

1. Bellini C, Ergaz Z, Boccardo F, et al. Dynamics of pleural effusion and chylothorax in the fetus and newborn: role of the lymphatic system. Lymphology, 2013, 46(2): 75-84
2. Bialkowski A, Poets CF, Franz AR, et al. Congenital chylothorax: a prospective nationwide epidemiological study in Germany. Arch Dis Child Fetal Neonatal Ed, 2015, 100(2): 169-172
3. Rustico MA, Lanna M, Coviello D, et al. Fetal pleural effusion. Prenat Diagn, 2007, 27(9), 793-799
4. Al-Anazi A, Al-Mejhim F, Al-Qahtani N. In uteroventriculo-amniotic shunt for hydrocephalus. Childs Nervous System, 2008, 24(2): 193-195

第六节　胎母输血综合征

| 病例 | 胎母输血综合征

一、病例简述

患者王某某,女,32 岁。

主　　诉	双胎妊娠 8 个半月,胎动减少 2 天。
现 病 史	患者平素月经规律,早期超声检查提示单绒毛膜双羊膜双胎妊娠,孕期在外院进行定期产检,每 4 周行产检一次。唐氏筛查低风险,OGTT 检查未见异常。自觉胎动减少 2 天。孕期无头晕头疼,无胸闷憋喘,无视物不清,双下肢无水肿。
孕 产 史	孕 1 产 0。
既 往 史	否认心脏病、糖尿病及高血压病史。
入院查体	T: 36.6℃, P: 110 次 / 分, BP: 120/76mmHg, R: 18 次 / 分。神清语明,无贫血貌。心肺听诊未闻及异常,腹膨隆,张力大,无压痛,偶触及宫缩,强度弱。 产科查体: 宫高 33cm,腹围 98cm,胎心率: 150 次 / 分。 持续胎心监护: 正弦曲线。 消毒内诊: 外阴发育正常,阴道畅,宫颈质韧,居中,消 30%,宫口未开。骨及软产道未见明显异常。
辅助检查	彩超(本院超声,就诊当天): 胎儿双顶径约 8.5cm,头围约 30cm,股骨长约 6.0cm。胎儿心率 1: 135 次 / 分。 羊水深度 1: 6.0cm。 脐动脉 S/D: 2.6。 脐静脉: 搏动。 大脑中动脉峰值血流速度 MCA-PSV=1.8MoM。 母体宫颈长度: 2.2cm。

胎盘附着在子宫前壁,胎盘厚度约 2.0cm。成熟度 0 级。未见胎盘剥离影像。

入院诊断　　1. 胎儿窘迫

　　　　　　　2. 胎儿贫血可能性大(胎母输血综合征)

　　　　　　　3. 孕 1 产 0,妊娠 33^{+1} 周,LOA

诊疗经过　　评估与咨询:

　　　　　　评估:病人目前存在胎儿宫内窘迫,胎儿随时可能出现胎死宫内。根据胎儿大脑中动脉
MCA–PSV=1.8MoM,考虑可能存在胎儿失血。

　　　　　　咨询:向病人和家属进行咨询,胎儿目前存在胎儿窘迫,并且妊娠超过 32 周。建议尽快终止
妊娠。考虑胎儿存在宫内失血,建议同时完善 KB 试验检查明确诊断。

　　　　　　病人和家属同意尽快终止妊娠。

　　　　　　治疗经过:

　　　　　　急症剖宫产终止妊娠,术中未见胎盘剥离面;新生儿血红蛋白为 30g/L。重度贫血。

　　　　　　KB=3.5%。母体血型为 A 型 RH 阳性。

　　　　　　综上检查结果考虑为胎母输血综合征。新生儿送儿科进一步治疗。

出院诊断　　胎母输血综合征

　　　　　　胎儿窘迫

　　　　　　孕 1 产 0,妊娠 33^{+1} 周,LOA,剖宫产分娩一活婴;早产儿

二、病例解析

诊疗关键

1. 胎母输血综合征的诊断和鉴别诊断

(1)胎母输血综合征的诊断

1)胎母输血综合征(fetomaternal hemorrhage,FMH)是一种罕见产科疾病之一,常常起病较隐匿。即胎儿红细胞经胎盘的绒毛间隙破损处进入母体血液循环继而引起胎儿不同程度的失血以及母体溶血性输血反应的一组征候群。其发病率为 1/3000~1/1000,约 3.4% 胎死宫内由 FMH 所致,而 FMH 约占新生儿死亡死亡原因的 0.04%。

2)FMH 是导致新生儿贫血、胎儿非免疫性水肿的病因之一。

3)诊断标准尚不统一:有人认为胎儿失血超过 150ml 或接近胎儿总血量的 50%;也有认为胎儿失血超过 80ml 就可以诊断。

4)临床表现:出现三联症是 FMH 晚期的一种表现,并且经典的三种症状同时出现的病例较少。孕妇感胎动较少或消失;B 超发现胎儿水肿;持续胎心电子监护提示正弦样曲线:正弦曲线为基线在 120~160bpm,长变异 5~15 次/分规则波动,无短变异,无加速。一般认为,产前正弦波动与胎儿贫血、水肿有关。

5)辅助检查:①胎儿大脑中动脉峰值血流速度(MCA-PSV):超声胎儿大脑中动脉收缩期峰值血流速(MCA-PSV)是可广泛应用于产前监测胎儿贫血的方法。当 MCA-PSV 高于均数 1.5 倍可考虑发生胎儿宫内失血。②母体血红细胞酸洗脱实验法(Kleihaue-Betke Test,KB 试验):胎儿血红蛋白 F 比成人血红蛋白 A 更耐酸,经过酸性溶液的洗脱,很容易将胎儿红细胞与母亲红细胞区分开来。其中胎儿失血量 =(母亲血容量 × 母亲血细胞比容 × 胎儿红细胞百分百)÷ 新生儿红血细胞比容。例如:胎儿出血量 =(5000 × 0.35 × 0.020)÷ 0.5=70ml。提示 KB=2.0%,胎儿失血约 70ml。③胎儿脐带血血红蛋白(FHb)及血细胞比容(HCT)检查:胎儿脐静脉穿刺能了解胎儿有无贫血。FMH 胎儿或新生儿血象示血红蛋白及降低,有核红细胞及网织红细胞升高。但是该检查操作为侵入性操作,操作本身增加胎儿受损危险,还可能加重 F M H。

(2)母胎输血综合征的鉴别诊断:其他原因引起的胎儿贫血。免疫性水肿;胎盘早剥;胎盘血管瘤破裂;医源性出血(脐带血穿刺出血)等。

2. 胎母输血的治疗

(1)终止妊娠:FMH 诊断明确后对考虑已经成熟胎儿应尽快结束妊娠。

(2)宫内输血:对 <32 周的未成熟胎儿,如无紧急终止妊娠指征,可行宫内输血治疗:胎儿 HCT<0.3 为宫内输血治疗指标。

1)宫内输血途径有胎儿脐静脉血管内输血和胎儿腹腔内输血,当脐带血管输血困难时,可以考虑

胎儿腹腔内输血。

2）输血量根据胎儿 HCT、体重和孕龄决定,输血最大量为(妊娠周数 -20)×10ml;贫血严重病例每次输血量不宜过多,以免因血量高负荷引起早产或出现胎儿心衰和肺水肿。

3）胎儿 HCT≥0.4 或 Hb≥150g/L 为结束输血的指标;对于病情严重或反复发作的患者可以多次输血。

3. 胎母输血的鉴别诊断

1）母亲同种异体免疫:母体同种免疫最经常出现在输血、分娩相关胎母输血综合征、创伤、自然或人工流产、异位妊娠,或产科有创操作时。连续监测和随访抗原滴度有助于诊断和监测。一旦达到临界滴度,评估后可进行 2 种检查选择:胎儿抗原检测(无创 DNA 测 RH[D]或羊水穿刺测胎儿 Rh 基因型)或大脑中动脉(medial cerebral arteria,MCA)多普勒超声评估。

2）感染:例如细小病毒感染,检测母体抗体状态(例如 IgM 阳性或转 IgG 阳性)有助于确定之前有无感染、是否产生免疫力。此外还包括巨细胞病毒、弓形虫,梅毒等。

3）遗传疾病:例如 α 地中海贫血和遗传代谢紊乱以及获得性疾病,葡萄糖 -6- 磷酸脱氢酶缺乏症、丙酮酸激酶缺乏症),母亲获得性红细胞再生障碍性贫血等。

4）血管瘤与胎儿或胎盘动静脉畸形也是造成的胎儿贫血:例如单绒毛膜双胎妊娠的并发症,双胎贫血 - 红细胞增多序列征(twin anemia-polycythemia sequence,TAPS)和双胎输血综合征(twin-twin transfusion syndrome,TTTS),主要经由超声诊断,严重者可行激光治疗或者选择性减胎术治疗。

（尹少尉）

参考文献

1. Thomas A,Mathew M,Unciano Moral E,et al. Acute massive fetomaternal hemorrhage:case reports and review of the literature.Acta Obstet Gynecol Scand,2003,82(5):479-480

2. SMFM. The fetus at risk for anemia. Am J Obstet Gynecol,2015,Jun,212(6):697-710

3. Crane J. Society of Obstetricians and Gynaecologists of Canada. Parvovirus B19 infection in pregnancy. Obstet Gynaecol Can,2002,24:727-743

4. van Gessel PH,Gaytant MA,Vossen AC,et al. Incidence of parvovirus B19 infection among an unselected population of pregnant women in The Netherlands:a prospective study (Level Ⅱ-1). Eur J Obstet Gynecol Reprod Biol,2006,128:46-49

5. Miller E,Fairley CK,Cohen BJ,et al. Immediate and long term outcome of human parvovirus B19 infection in pregnancy. Br J Obstet Gynaecol,1998,105:174-178

6. Rodis JF,Quinn DL,Gary GW Jr,et al. Management and outcomes of pregnancies complicated by human B19 parvovirus infection:a prospective study. Am J Obstet Gynecol,1990,163:1168-1171

7. Centers for Disease Control (CDC). Risks associated with human parvovirus B19 infection. MMWR Morb Mortal Wkly Rep,1989,38:81-88. 93-97

8. Wong A,Tan KH,Tee CS,et al. Seroprevalence of cytomegalovirus,toxoplasma and parvovirus in pregnancy. Singapore Med J,2000,41:151-155

9. Feldman DM,Timms D,Borgida AF. Toxoplasmosis,parvovirus,and cytomegalovirus in pregnancy. Clin Lab Med,2010,30:709-720

10. Slaghekke F,Kist WJ,Oepkes D,et al. TAPS and TOPS:two distinct forms of feto-fetal transfusion in monochorionic twins. Z Geburtshilfe Neonatol,2009,213:248-254

11. Lopriore E,Deprest J,Slaghekke F,et al. Placental characteristics in monochorionic twins with and without twin anemia polycythemia sequence. Obstet Gynecol,2008,112:753-758

12. Herway C,Johnson A,Moise K,et al. Fetal intraperitoneal transfusion for iatrogenic twin anemia-polycythemia sequence after laser therapy. Ultrasound Obstet Gynecol,2009,33:592-594

13. Sebring ES,Polesky HF. Fetomaternal hemorrhage:incidence,risk factors,time of occurrence,and clinical effects.Transfusion,1990,30:344-357

14. Sinha B,Giles RW,Pathak S. Idiopathic,asymptomatic fetomaternal haemorrhage causing fetal death. J Obstet Gynaecol,2012,32:95-96

15. Thomas A,Mathew M,Unciano Moral E,et al. Acute massive fetomaternal hemorrhage:case reports and review of the literature. Acta Obstet Gynecol Scand,2003,82:479-480

16. Karnpean R. Fetal blood sampling in prenatal diagnosis of thalassemia at late pregnancy. J Med Assoc Thai,2014,97 (suppl 4):49-55

17. Karnpean R,Fucharoen G,Fucharoen S,et al. Fetal red blood cell parameters in thalassemia and hemoglobinopathies. Fetal Diagn Ther,2013,34:166-171

18. Beutler E,Kuhl W,Fox M,et al. Prenatal diagnosis of glucose-6-phosphate-dehydrogenase deficiency. Acta Haematol,1992,87:103-104

第二十二章

产时胎儿手术

第一节　产时胎儿手术母体管理

| 病例 1 | 胎儿颈部巨大畸胎瘤

病例简述

患者王某,女,28 岁

主　　诉	停经 9 月余,胎动 5 个月,发现胎儿颈部肿物 3 月余。
现 病 史	平素月经规律,呈 18 岁,7 日 /30 日型,经量中,无痛经。LMP:2010-1-17,EDC:2010-10-26,患者于停经 30 天自测尿妊娠试验阳性,停经 2 个月于当地医院 B 超下可见胎心搏动,确诊为早孕,孕早期无放射线及毒物接触史。早孕反应较重,持续约 1 个半月,未治疗。孕 4 个月始自觉胎动,活跃至今。孕期平稳,定期产检,唐氏筛查低危,糖尿病筛查未见异常。孕 24 周于我院产检时彩超下发现胎儿颈部囊实性肿物,约 2cm×3cm×4cm 大小,建议其定期复查。此后患者每月复查一次,自诉于孕 28 周复查时肿物长大近一倍,约 7.2cm×6.6cm×4.6cm 大小,此后无明显变化,妊娠 29 周行脐血穿刺检查,培养细胞的染色体分析未见异常。孕期无发热,无阴道流血流液,孕晚期无头晕头痛,无视物不清,近一周偶有头晕及夜间呼吸困难,但可平卧,亦无夜间憋醒,双下肢略水肿,休息后可缓解,现为求进一步治疗入院,患者现无腹痛,无阴道流血流液,饮食睡眠可,二便正常。
孕 产 史	孕 1 产 0。
既 往 史	否认心脏病、糖尿病及高血压病史。否认肝炎结核等传染病史。否认药物及食物过敏史。
入院查体	一般查体:T:36.7℃,P:100 次 / 分,BP105/ 65 mmHg,R18 次 / 分。神清,无贫血貌,心肺听诊未闻及异常,腹膨隆,腹软,无压痛,未扪及明显宫缩,无阴道流血流液,双下肢水肿(+),四肢活动自如。 产科检查:呈纵产式腹型,宫高 34cm,腹围 95cm,胎心率 145 次 / 分,先露胎头未衔接,跨耻征阴性。

消毒内诊:宫颈软,偏后,宫颈消 80%,宫口可容一指,先露胎头 S-3。

辅助检查 入院 NST:反应型。彩超(2010-10-06 我院)BPD 9.7cm,FL 7.1cm,羊水深 5.5cm,羊水指数 16。胎儿颈部偏左侧可见大小 7.3cm×11.2cm×5.5cm 囊实性包块,内部可见钙化,边界清,形态欠规整,CDFI 示其内可见条状血流信号。

入院诊断 1. 胎儿颈部巨大畸胎瘤?
2. 孕 1 产 0 孕,37^{+4} 周,LOA

诊疗经过 完善各项入院常规检查,完善相关科室会诊,多学科术前会诊,因磁共振提示肿物对气管有明显压迫,根据综合会诊意见,次日于全麻下行子宫下段剖宫产术,术中不断脐行新生儿气管插管,插管成功后断脐,同台请儿外科行新生儿颈部肿物切除术。术中顺利,术后予抗炎对症促宫缩治疗,患者恢复良好,准予出院。新生儿转入新生儿外科病房进一步治疗,术后第 10 天平稳出院。

出院诊断 1. 胎儿左颈部巨大畸胎瘤
2. 孕 1 产 0,孕 37^{+5} 周,LOA,剖娩一活婴

| 病例 2 | 先天性膈疝

病例简述

患者李某,女,27 岁

主 诉 停经近 10 个月,胎动 5 个月,发现胃及肠管疝入胸腔 5 天。

现 病 史 平素月经规律,呈 14 岁,5 日 /30 日型,LMP:2012-12-24,EDC:2013-10-1,经量中,无痛经。停经 35 天测尿 hCG(+),提示早孕,停经 60 余天 B 超提示可见胎心胎芽,确定早孕。孕早期无恶心呕吐等早孕反应。孕早期无药物及放射线接触史。孕 5 个月始初觉胎动,活跃至今。孕中期唐氏筛查低危,糖尿病筛查正常。孕晚期无头晕头痛,无视物不清,无心悸气短,无乏力,无双下肢水肿。5 天前患者产检彩超提示胎儿左侧胸腔可见胃及部分肠管影像,心脏受压,位于右侧。提示胎儿膈疝。今为进一步诊治入院。孕来饮食睡眠良,大小便正常。现无腹痛,无阴道流血流液,胎动良。

孕 产 史 孕 3 产 0,人流 2 次。

既 往 史 否认心脏病、糖尿病及高血压病史。否认肝炎结核等传染病史。否认药物及食物过敏史。

入院查体 一般查体:T:36.5℃,P:86 次 / 分,BP120/80mmHg,R:18 次 / 分,神清语明,无贫血貌,心肺听诊未闻及异常,腹膨隆,软,无压痛,双下肢无水肿,四肢活动良。
产科检查:纵产式腹型,宫高40cm,腹围107cm,胎心率140次/分,先露儿头,未衔接,跨耻征阴性。
消毒内诊:外阴发育正常,阴道通畅,宫颈居中,质软,未消,宫口未开,先露儿头,S^{-3}。

辅助检查 入院 NST:有反应型,未见明显宫缩。彩超(2013-09-23,我院):BPD:9.5cm,FL:7.1cm,胎心率 141 次 / 分。左侧胸腔可见胃及部分肠管影像,心脏受压,位于右侧。提示胎儿膈疝。

入院诊断 1. 胎儿先天性膈疝
2. 孕 3 产 0,妊娠 39^{+3} 周,LOA

诊疗经过 完善各项入院常规检查,完善相关科室会诊,超声科:患者25周,于我院彩超检查未见CDH,39周于我院彩超明确诊断CDH,左侧肺叶受压严重,病情较重,不除外有出生后窒息可能。放射科:胎儿磁共振显示患侧胸腔内可见胃泡及大量肠管,未见明显脾脏显影,无肝脏显影,提示病变程度为中重度膈疝。新生儿外科:目前文献报道先天性膈疝的死亡率为60%,该患儿健侧肺发育良好,患侧肺可见少量显影,考虑膈疝修补术后有存活希望,可以手术治疗。新

生儿内科:如术后立即手术修补膈疝,胎儿产生应激,严重者可导致肺不张、肺动脉高压,最终导致患儿死亡。因此,如条件允许,可于患儿出生后立即插管上呼吸机维持新生儿生命,待适应环境,增加肺顺应性后,再实施膈疝修补术,可增加手术成功率。麻醉科:如新生儿娩出后需立即插管,建议对产妇实施全身麻醉,避免新生儿哭闹,增加气管插管难度,减少新生儿副损伤。产科:综上所述,目前胎儿患 CDH 诊断明确,胎儿娩出后可造成呼吸困难、缺氧、窒息,拟于剖宫产同时行 EXIT,改善新生儿通气,术后新生儿转入儿科 ICU 病房,病情稳定后,行二次手术修补膈疝。术中留脐带血,作为新生儿手术备血。

择期行子宫下段剖宫产术,术中胎头娩出后未断脐立即行 EXIT,气管插管 6 分钟,辅助通气。新生儿体重:3460g,身长:46cm,头胸围:32/31cm,脐动脉血血气:7.28。术中见羊水色清,羊水量 800ml,脐带长 50cm,胎盘位于子宫前壁,自娩后手法取出,胎盘胎膜完整。术中子宫切口无撕裂,探查子宫及双附件无异常。术程顺利,术中出血约 150ml。术毕新生儿转入新生儿内科病房进一步监护。待呼吸及生命体征平稳后,于术后第 10 天由新生儿外科医师行左侧膈疝修补术。

出院诊断
1. 胎儿先天性膈疝
2. 孕 3 产 0,妊娠 39^{+5} 周,LOA,剖娩一活婴

| 病例 3 | 胎儿脐膨出

病例简述

患者董某某,女,32 岁

主　　诉　停经 8 月余,发现胎儿脐膨出 4 个月,不规律腹痛 12 小时。

现 病 史　平素月经规律,呈 13 岁,4 日 /30 日型,LMP:2010-1-20,经量同前,EDC:2010-10-27。停经 35 天自测尿妊娠试验阳性,停经 50 天提示外院超声提示可见胎心胎芽,确定早孕。孕早期无恶心呕吐等孕早反应,无药物及放射线接触史。孕 4 个月始初觉胎动,活跃至今。孕 4 个月于外院彩超检查,提示脐膨出,膨出物大小约 3cm×3cm,内为肠管,孕期定期监测,腹部包块逐渐增大,至孕 8 个月复查胎儿磁共振提示符合胎儿脐膨出,膨出物大小约 5cm,内容物为肠管及部分肝脏。孕 5 个月于我院行羊水穿刺检查,染色体结果回报无异常,孕期 OGTT 试验无异常。孕晚期无头晕头痛,无视物不清,无心悸气短,无乏力,无双下肢水肿。12 小时前出现不规律下腹痛,伴腹部紧缩感,无阴道流血流液,遂急诊收入院。孕来饮食睡眠良,二便正常。现不规律下腹痛,无阴道流血流液,胎动较前减少。

孕 产 史　孕 3 产 2,2000 年足月顺产一活婴。2007 年因"胎儿窘迫"于外院足月行子宫下段横切口剖宫产。

既 往 史　否认心脏病、糖尿病及高血压病史。否认肝炎结核等传染病史。否认药物及食物过敏史。

入院查体　一般查体:T:37.1℃,P:90 次 / 分,BP134/80mmHg,R:18 次 / 分,神清语明,无贫血貌,心肺听诊未闻及异常,腹膨隆,软,无压痛,下腹正中可见纵形手术瘢痕 10cm,水肿 (−),四肢活动良。
产科检查:呈纵产式腹型,宫高 29cm,腹围 99cm,胎心率 162 次 / 分,先露儿头,未衔接,跨耻征阴性。
消毒内诊:外阴发育正常,阴道通畅,宫颈居中,质软,消 30%,宫口容一指,先露儿头,S^{-3}。

辅助检查　入院 NST:无反应型,胎心基线 170bpm,未见明显加速,可见不规律宫缩波。彩超(9 月 17 日,我院):BPD8.5cm,FL6.2cm,羊水深 6.9cm,羊水指数 14,胎盘附于前壁,胎盘成熟度 0 级。胎儿内脏膨出,胎儿脐带绕颈 2 周。颈峡部前壁较薄处约 0.15cm,胎儿心率 170bpm。

入院诊断　1. 胎儿窘迫
2. 瘢痕子宫妊娠(一次剖宫产术后)
3. 孕 4 产 2,妊娠 35 周,LOA,先兆早产
4. 胎儿脐膨出
5. 胎儿脐带绕颈 2 周

诊疗经过　完善各项入院常规检查,吸氧复查胎心监护,胎心基线仍高,持续在 170 次 / 分,可见细小变异,无明显加速,紧急完善新生儿内外科及麻醉会诊后,因"妊娠 35 周,胎儿心率持续偏快,胎儿宫内窘迫不除外,胎儿脐膨出"行子宫下段剖宫产术及产时胎儿手术,术中经过顺利,于 10:18 剖娩一活婴,可见胎儿脐膨出,大小约 6cm,胎儿插管成功后断脐由新生儿外科医师行脐膨出修补术,一期缝合(内容物为部分肝脏及水肿大网膜)。术中见羊水一度混浊,脐血pH7.25,胎盘胎膜完整娩出,探查子宫及双侧附件未见异常,术中出血 200ml,术毕安返病房,予抗炎对症促宫缩治疗。新生儿转入新生儿病房进一步监护。

出院诊断　1. 瘢痕子宫妊娠(一次剖宫产术后)
2. 脐带绕颈 2 周
3. 早产儿
4. 胎儿脐膨出
5. 孕 4 产 2 妊娠 35 周,LOA,剖娩一活婴

| 病例 4 | 胎儿腹裂

病例简述

患者宋某某,女,37 岁

主　　诉　停经 9 个月余,胎动 5 个月,发现胎儿腹裂近 3 个月。

现 病 史　患者平素月经规律,17 岁,5 日 / 30 日型,经量中等,无痛经。LMP:2011-02-10,EDC:2011-11-17。停经 36 天于家中自检尿妊娠试验阳性,停经 45 天时行超声检查,提示宫内妊娠,胚胎大小符合孕周。孕早期无恶心、呕吐等早孕反应。孕 4 个月初感胎动,活跃至今。孕期平稳,定期产检,因高龄唐筛检查未做,于沈阳市妇婴医院行脐血的染色体核型分析,未见异常。糖尿病筛查结果正常。3 个月前外院超声提示:胎儿腹裂,2.5 个月前就诊于我院,行超声检查提示胎儿腹裂,未予特殊处置,定期监测。孕期无心慌、气短,无发热,无阴道流血,无头晕头疼,无视物不清,双下肢轻度水肿。今因孕足月,为求进一步诊治入我院。患者现无腹痛,无下腹紧缩感,无阴道流血流液,胎心胎动良。近来患者饮食睡眠可,大小便正常。

孕 产 史　孕 3 产 1,1999 年因臀位于外院足月行子宫下段横切口剖宫产,术后恢复良好。

既 往 史　否认心脏病、糖尿病及高血压病史。否认肝炎结核等传染病史。否认药物及食物过敏史。

入院查体　一般查体:T36.5℃,P80 次 / 分,R18 次 / 分,BP109/72mmHg。神清语明,无贫血貌。心肺听诊未闻及异常,下腹可见长约 10cm 横行手术瘢痕,腹膨隆,软,无压痛,未及宫缩,双下肢轻度水肿,四肢活动自如。
产科检查:呈纵产式腹型,宫高 31m,腹围 103cm,胎心率 143 次 / 分,无下腹紧缩感,跨耻征阴性。
消毒内诊:外阴发育正常,阴道畅,宫颈质软,居后,宫颈未开未消,先露儿头,S^{-3},骨软产道未见异常。Bishop 评分:2 分。

辅助检查　入院 NST:有反应型。

三维超声(2011-8-20,)提示:胎儿腹裂。

三维超声(2011-9-1)提示:胎儿腹裂。

三维超声(2011-10-10)双顶径7.9cm,股骨长约6.1cm,脐动脉S/D:2.79,PI:0.64。羊水指数13。胎盘附着于子宫后壁,成熟度Ⅰ级,厚约3.7cm。脐带左侧腹壁回声中断,肠管较宽处宽约1.45cm,羊膜腔内可见肠管回声,经由腹壁回声中断处与腹腔内肠管相连,肠管较宽处宽约2.0cm。

三维超声(2011-11-09)双顶径8.6cm,股骨长约6.8cm,脐动脉S/D:2.79,PI:0.6。羊水指数15。胎盘附着于子宫后壁,成熟度Ⅰ级,厚约3.7cm。胎盘下缘受胎儿遮挡显示不清。胎儿颈部可见"W"形压迹,胃区未见确切胃泡回声。腹壁回声中断,宽约2.2cm,脐孔前方可见范围约5.7cm×3.2cm液性区,内伴细小点状回声(不除外胃泡),脐孔前方另可见范围约9.0cm×6.6cm肠管样回声,较宽处约2.1cm,经由腹壁回声中断处与腹腔内肠管相连。双肾膀胱可见,双肾位置偏低。提示:晚期妊娠,单胎,头位。胎儿腹裂;胎儿脐带绕颈。

入院诊断
1. 瘢痕子宫妊娠(一次剖宫产术后)
2. 胎儿脐带绕颈两周
3. 胎儿生长受限
4. 胎儿腹裂
5. 孕3产1,妊娠38⁺⁴周,ROA

诊疗经过 完善各项入院常规检查,完善超声科、新生儿内科、新生儿外科及麻醉会诊后,因"孕足月,胎儿腹裂,脐带绕颈两周,瘢痕子宫妊娠,无明显手术禁忌"于CSEA下行子宫下段剖宫产术,于10:22娩出一活婴,直接产时气管插管,娩出胎儿后见腹壁腹左旁纵行裂口长约3cm,肠管渗在粪染的羊水中,整个消化道裸露在腹外,包括有胃、肠(大小肠),肠直达直肠,还有膀胱,断脐后交于新生儿外科医师同时行"脏器还纳,腹壁修补术",尽力扩大腹腔后,先将胃及膀胱小心轻柔地还入腹内,因一次性还纳困难,将腹外的胃及肠管按顺序装入SilO袋,待二次手术。新生儿体重2260g,身长40cm,头/胸围29cm/28cm,术中见羊水粪染,羊水量800ml,脐带长50cm,胎盘自娩后手法取出,胎盘胎膜完整。术中子宫切口无撕裂,探查子宫及双侧附件未见异常,术毕安返病房,予抗炎对症促宫缩治疗。新生儿转入新生儿外科病房进一步监护,等待二次手术。

出院诊断
1. 瘢痕子宫妊娠(一次剖宫产术后)
2. 胎儿脐带绕颈两周
3. 胎儿生长受限
4. 胎儿腹裂
5. 孕3产1,妊娠39周,ROA,剖娩一活婴

| 病例5 | 胎儿骶尾部畸胎瘤

病例简述

患者张某,女,27岁

主　　诉 停经近9个月,发现胎儿骶尾部肿物近5个月。

现 病 史 平素月经规律,13岁,5日/28日型,经量中,无痛经。LMP:2014-2-11,EDC:2014-11-18。停经40天测尿妊娠试验阳性,停经50天行B超检查可见胎心胎芽,确定早孕,孕早期无恶心呕吐等早孕反应,早期无放射线及药物毒物接触史。孕4个月时常规彩超检查提示胎儿骶

尾部液性暗区,1.0cm 左右,后行 MRI 检查提示:胎儿骶尾部占位病变,畸胎瘤不除外,行脐血穿刺染色体分析结果未见明显异常。孕 5 个月自觉胎动,活跃至今。孕期平稳,定期产检,行 OGTT 检查结果无异常。孕期定期复查胎儿彩超见骶尾部囊实性肿物逐渐增大,现 8.8cm×6.4cm×5.9cm 大小。孕晚期无头晕头疼,无视物不清,无双下肢水肿。由于近预产期,入院待产。患者孕来饮食可,二便正常,无腹痛,无阴道流血流液,胎动良。

孕产史　孕 2 产 0,人流 1 次。

既往史　否认心脏病、糖尿病及高血压病史。否认肝炎结核等传染病史。否认药物及食物过敏史。否认家族遗传病史。

入院查体　一般查体:T:36.3℃,P:100 次 / 分,BP110/72mmHg,R:18 次 / 分。神清语明,无贫血貌。心肺听诊未闻及异常,腹膨隆,软,无压痛,未及宫缩,无下肢水肿,四肢活动自如。

产科检查:纵产式腹型,宫高 34cm,腹围 105cm,胎心率 140 次 / 分。跨耻征阴性,胎头未入盆。

消毒内诊:外阴正常,阴道畅,宫颈质软,偏后,消 80%,宫口容 1 指,先露儿头 S^{-3}。

辅助检查　入院 NST:有反应型。胎儿脊柱磁共振(2014-07-22):胎儿骶尾部占位病变,畸胎瘤不除外,随诊复查。胎儿心脏彩超 (2014-07-29):胎儿窦性心律。脐血 FISH 结果:五种探针均未显示明显异常检测结果。脐血染色体分析结果:320~400 条带、G 显带水平分析未见明显异常。彩超 (2014-10-28):晚期妊娠,单胎,头位,BPD9.2cm,FL6.7,胎盘前壁,成熟度 Ⅱ 级,厚约 2.9cm,羊水深 4.7cm,羊水指数 14,胎儿骶尾部可见 8.8cm×6.4cm×5.9cm 囊性肿物,边界清,内呈液性伴分隔,向外突出。

入院诊断　1. 胎儿骶尾部肿物(畸胎瘤?)

2. 孕 2 产 0,妊娠 37^{+4} 周,LOA

诊疗经过　完善各项入院常规检查,相关科室会诊,放射科:由磁共振检查影像分析,胎儿骶尾部体外可见一 7.5cm×5.1cm 肿物,内伴分隔,体内于骶前可见 3.2cm×2.0cm 肿物,之间似有条索状相通,与脊髓无明显关联。产科:孕期动态监测,肿物逐渐增大,一直动态监测 AFP 值,评估有无恶性趋势,虽然 AFP 值在孕期正常范围,但仍不除外肿瘤恶性,向其交待良恶性的危险,如行产时手术,则术中行超声检测及产科相应处理,如行产房外科手术,则术中保留脐血,以备胎儿手术用血,可自体回输。新生儿外科:可于胎儿部分娩出后,观察肿物性质,决定具体手术方式,但骶前肿物与体外肿物相连,而且骶前肿物多发,位置较高,手术可能需切除胎儿部分尾骨,手术时间较长,可能导致胎儿低体温、低灌注,愈后较差,如行不断脐产时手术,手术时间最好控制在 40 分钟之内,但此次手术很难达到,由于手术时间长,手术难度大,所以建议行产房外科手术,待胎儿出生后稳定 2~3 天再手术。新生儿内科:胎儿手术时间较长,难度较大,出血量大,可导致胎儿低体温、低灌注而致肾衰竭、高血钾等并发症,胎儿愈后较差,建议待胎儿出生后观察几天后再行手术治疗。麻醉科:胎儿肿物切除手术,所需胎儿麻醉时间较长,不建议不断脐手术,但如果断脐后立即手术,结局不一定好,建议先适应一段时间后再行手术,而且出生后即麻醉,风险较高,对胎儿神经、智力发育有不良影响。超声科:胎儿目前骶尾部肿物可基本排除脊柱裂,而且大部分在体外,主要为囊性。肿物血流量增加,可增加心脏负荷,孕期查胎儿心脏彩超无异常,建议复查心脏彩超,动态观察目前心排量。小儿发育:围生期缺血缺氧很重要,所以不建议出生后立即手术,而且年龄越小手术损伤越重。

根据全院会诊意见,如行不断脐产房外科手术,可致胎儿低体温、低灌注,导致肾衰及高血钾,愈后较差,向患者及家属交待,可出生后适应一段时间后再行手术切除肿物,患者及家属要求出生后观察一段时间再行手术治疗,遂择期行子宫下段剖宫产术,术中保留脐血以备新生儿手术使用,自体血回输,做好术前交待及准备。新生儿转入新生儿病房进一步监护。生后第 2 天行骶尾部畸胎瘤切除术,术中输脐带血 50ml。

出院诊断　1. 孕 2 产 0,妊娠 37^{+6} 周,LOA,剖娩一活婴

2. 胎儿骶尾部畸胎瘤

病例解析

（一）诊治关键

1. 明确的产前诊断及手术适应证

参考2017发表的《子宫外产时处理技术规范》，任何的可疑气道受压或合并胎儿心肺功能不全的病例，都可成为子宫外产时处理的适应证。主要包括各种类型的颈外梗阻，如颈部畸胎瘤、淋巴管瘤、血管瘤、甲状腺肿、神经母细胞瘤等；先天性高位气道梗阻综合征，如喉部瓣膜、喉闭锁、喉部囊肿、气管闭锁和狭窄等；喉咽部或口腔部的肿瘤，如舌下囊肿、牙龈瘤等以及严重的小下颌及颅面部发育异常等；胸部病变，如先天性肺囊腺瘤、支气管肺隔离症、EXIT过渡到胎儿肺部、胸腔或纵隔肿瘤切除术，先天性膈疝（FETO后或过渡到体外膜肺）等；还可应用分离连体婴儿等方面。在保证母体安全的情况下，对于有经验的治疗中心，腹裂、脐膨出也可考虑实行EXIT过渡到产房外科。

通常采用超声筛查及评估胎儿是否存在异常，并对其种类、严重程度进行评估，应注意筛查是否伴有其他器官和系统的异常。此外还要注意胎盘位置和羊水量，便于评估手术的难度。对某些超声无法确诊的病例应该完善磁共振。MRI对软组织有更好的成像功能，在胎儿上呼吸道梗阻综合征严重程度的评估上MRI比超声有更好的敏感性。此外还应常规排除胎儿染色体异常。如发现胎儿异常应转诊至有胎儿医学中心的医院明确诊断，孕期严密监测判断异常类型及严重程度，是否合并其他异常，判断是否为产时胎儿手术的适应证，选择终止妊娠时机及方式。对于每一个病变的诊断和治疗，需要治疗中心根据自身的医疗条件制定适合自己的诊治指南和流程，力争将治疗程序化规范化。其中的内容应包括孕期的确定诊断、定期复查、手术时机、手术指征、手术并发症的估计、突发事件的评估及应对措施、手术的多套方案，以及术后随访的时间和内容。

2. 具备开展产时胎儿手术的条件

产时胎儿手术的围术期管理存在诸多的问题和挑战，如准确的产前诊断、安全而有效的母体和胎儿麻醉、多学科默契的手术配合以及术中的胎儿安全和胎儿监护等。开展上述治疗应具备以下条件：①需要超声、MRI、胎儿染色体检查等产前诊断明确为可纠正的胎儿外科畸形，并且定期复查监测畸形病理状况。要明确，高质量的产前诊断中心是开展一切工作的前提；②影像学、产科、新生儿外科、新生儿内科及麻醉科等多学科医师共同讨论，评估患儿能耐受手术麻醉创伤的全身状况，寻找最佳的终止妊娠及外科干预时间。一定要明确，准确、及时的胎儿监护是保障胎儿安全的基础，充足的氧供和有效的氧合是保障胎儿安全的关键。

3. 具备多学科协作的胎儿治疗团队

产时胎儿手术的关键是多学科协作，包括产科、新生儿内外科，影像科（超声科和放射科）、遗传科、麻醉科、手术室等。多学科的协作需要磨合的时间和精力，因此建议建立固定的医疗团队，尽量缩短磨合期，早日做到配合默契。目前大多数的治疗中心，产科医师是团队的核心，因为产科医师最先接触患者，而且接触患者机会最多，因此应该成为整个团队的枢纽，负责督促其他的各位成员各尽其责，保证了诊断和治疗的连贯性，多学科会诊讨论，确保诊断和治疗方案的科学性和准确性，拟定周详的治疗方案。

（二）手术难点与技巧

1. 术前评估

术前必须明确病变的性质与程度，尤其是在头颈部的病变中，有无气管压迫将决定麻醉方式与手术方式。对于比较简单容易处理的病例，可以采取CSEA的麻醉方式，实施EXIT；而对于确有气道压迫或堵塞的病例，如颈部巨大肿瘤或口咽部肿瘤，需在全身麻醉下实施产时胎儿手术；如遇不能确定是否有气道压迫的病例，刚开展EXIT、气管插管不熟练等情况，建议实施全身麻醉。

2. 手术切口的选择

（1）腹壁切口：国外文献报道绝大多数产时手术采用了下腹部的横行切口，切口位置不宜过低，切口较正常剖宫产要大些。其实不管是横切口还是竖切口，只要保证术野充分就可以。

（2）子宫切口：要根据术前超声所示的胎盘位置及胎儿病变部位来决定，必要时需行术中B超以确定胎盘位置及胎位。子宫切口至少距离胎盘边缘4~5cm，尽量选择在下段，以减小再次妊娠的风险。如胎盘位于子宫前壁且覆盖下段，可选择子宫体部切口。

3. 术中保持子宫松弛

术前应用硫酸镁或硝苯地平降低子宫敏感性；术中的保持子宫松弛主要依靠吸入性全身麻醉用药，如果效果不佳，可联合应用的硫酸镁、硝酸甘油、吲哚美辛等药物,但要注意药物间的协同作用,以免应用过量,增加母体产后出血、急性肺水肿等风险。

4. 维持胎盘的血流灌注

保持子宫的持续松弛无疑是维持胎盘血流灌注,避免胎盘早剥的最佳方法,但也应注意保持宫腔内压力,尤其是在需要将胎儿取出子宫的病例中,要以羊水灌注或温生理盐水纱布填塞宫腔,来保持宫内压。子宫切口可以暂时缝合(由两侧向中间),但应注意脐带受压。羊水灌注还可以维持宫内及胎儿有效的温度,防止宫内容量及温度骤变而引起的子宫收缩及胎儿循环衰竭。

5. 术中的胎儿监测

最常应用的包括术中超声监测,外周指脉血氧监测及头皮下电极监测等。其中超声监测最为安全准确,但易受到孕妇身体条件及胎儿病变部位的影响;外周指脉血氧监测虽然无创,但不能准确地提供监测信息,这是因为在血氧小于80%时电子监测不能准确的反应胎儿当前的血氧浓度并且存在读数延迟,当胎儿末梢灌注不佳时甚至不能读数;头皮电极监测可以准确的反应胎儿目前状态,但作为有创监测,势必会导致头皮损伤、脓肿、脑脊液漏出及病毒感染等一系列并发症。除此之外,还要注意胎儿的保温及保湿。应尽量把胎儿躯干的大部分保留在宫腔内,暴露部分以温生理盐水纱布或保鲜膜覆盖,以保持胎儿的温度及湿度,避免并发症的产生。术中超声监测:需要全胎盘支持的产时手术需要超声监测胎盘情况,重点注意是否剥离。此外,我们可以应用超声监测胎儿心脏指数以评估心脏功能,待胎儿娩出后保持胎盘支持情况下再次进行心脏功能测定,测定胎儿心输出量(CO),以评估胎儿心脏情况及对手术的耐受程度。

6. 术中出血的处理及产后出血的预防

对于子宫切口的活动性出血,尤其是在产时操作时间较长的病例,一定要认真止血。可以利用胎儿躯体进行压迫,既可以起到止血的作用,也可以减少羊水的流出,还可以对胎儿起到保温的作用,但要注意避免脐带受压;也可以用组织钳钳夹或缝扎创面进行止血,应注意防止胎儿副损伤;术中超声监测脐血流及胎盘形态,注意是否存在胎盘剥离;胎儿娩出后立即应用促子宫收缩药物,可以预防性联合用药,达到预防产后出血的目的;适时终止手术,在已出现或即将出现严重的母体并发症,胎儿达到可以脱离脐带的状态等情况时,需终止手术,以保障母体的安全,尽量改善新生儿的预后。

7. 终止手术的时机

在实施产时胎儿手术过程中,如母体发生胎盘早剥,母体失血过多,肺水肿等严重并发症时,为保障母体的生命安全,应适时终止手术;在胎儿建立气道通气后,应立即切断脐带,终止产时胎儿手术,转为全麻下的新生儿外科手术。总之,产时手术应尽量缩短产时操作的时间,减少母儿并发症的发生。

(三) 相关探讨

"Fetus as a patient"是国际胎儿学会宣言的标题,提示以胎儿为对象的诊断和技术将充分开发与进步。目前我国有多家单位已开展胎儿外科。其中产时胎儿手术是目前国内开展的比较成熟的技术之一。对于可治疗的非致死性畸形,更多的家庭选择了手术矫正而不是引产。这种形势既为胎儿诊断与治疗领域提供了远大的前景,同时也在很多方面提出了更高的要求,包括诊断的准确性,疾病的预后,手术的效果等。因此,胎儿治疗团队要严格把握产时胎儿手术的指征,不要为了个人的利益盲目扩大手术适应证,不但要评估术中的情况,还要对术后的结局做到心中有数。在术前,要与患儿家属充分沟通,既不盲目自信,也不能过分悲观,实事求是地与患儿家长讨论手术的必要性、可能出现的风险及应对措施,并尊重家属的意愿,根据家属的选择来决定治疗方案。随着胎儿医学的发展,目前胎儿宫内治疗,基因治疗等成为研究热点,越来越多的产科医师及胎儿医学医师积极投身到胎儿宫内治疗的工作中,这可能成为将来胎儿医学发展的一种趋势。

(李欢)

参考文献

1. 李秋玲,张志涛,刘彩霞.产房外科手术和产时子宫外处理在治疗出生缺陷儿中的应用.中华妇产科杂志,2009,44(4):285-287

2. 张志涛,刘彩霞,周阳子,等.产时手术在治疗出生缺陷儿及改善其预后中的价值.中华妇产科杂志,2010,45(9):652-657

3. Ducloy-Bouthors AS,Marciniak B,Vaast P,et al. Maternal and foetal anaesthesia for ex utero intrapartum treatment (EXIT)procedure. Ann Fr Anesth Reanim,2006,25(6):638-643

4. Na Q,Liu CX,Cui H,et al. Short-term neonatal outcomes of immediate repair of congenital omphalocele in china. J Int

Med Res,2011,39(6):2344-2351

5. 周阳子,刘彩霞,张志涛.产前诊断在产时胎儿手术中作用的探讨.中国实验诊断学,2010,14(1):123-124

6. 李欢,孙颖,李秋玲,等.行产时手术的出生缺陷儿的预后随访分析.中国医科大学学报,2011,40(4):327-330

7. 李秋玲,张志涛,刘彩霞.多学科协作在产房外科手术和子宫外产时处理中的作用.中国现代医学杂志,2011,21(2):267-271

8. 李欢,刘彩霞,乔宠,等.子宫外产时处理技术规范.中国实用妇科与产科杂志,2017,33(7):702-704

9. Moldenhauer JS. Ex Utero intrapartum therapy. Seminars in Pediatric Surgery,2013,22:44-49

10. MacKenzie TC,Crombleholme TM,Flake AW. The ex-utero intrapartum treatment. Curr opin Pediatr,2002,14:453-458

11. Marwan A,Crombleholme TM. The EXIT procedure:principles,pitfalls,and progress. Semin Pediatr Surg,2006,15:107-115

12. Bianchi DW. Fetology,2010:46-64

13. AyresAW,PughSK. Exutero intrapartum treatment for fetal oropharyngeal cyst. Obstet Gynecollnt,2010,2010:273410. doi:10.1155/2010/273410［Epub 2010 Jan20］

14. Cunningham FG,Leveno KJ,Bloom SL,et al. Williams obstetrics. 24th ed. New York:McGraw-Hill Education,2014:321-344.

第二节　产时胎儿手术的产时处理

| 病例1 | 先天性膈疝

一、病例简述

患者刘某某婴儿,女,0天

主　　诉　生后呼吸费力30分钟

现 病 史　孕1产1,孕39[+2]周,因阴道流血2天,宫缩发动而行侧切娩出,出生体重2730g,羊水、脐带及胎盘未见异常,Apgar评分1分钟7分(呼吸、肌张力、喉反射各减1分),生后呼吸费力,于产房内气管插管,人工抱球,5分钟9分(呼吸减1分),未开奶,未排二便,因先天性膈疝、呼吸费力为求进一步诊治入新生儿内科。

既 往 史　孕期定期产检,孕38周时超声检查提示胎儿左侧膈疝,产前24周我院超声检查示胎儿左侧胸腔可见胃泡回声,胎儿心脏受压右移;孕10周时"感冒"一次,无发热,未予特殊处置,自行好转,否认高血压、糖尿病病史,否认肝炎、结核等传染病接触史,否认遗传病病史,否认孕期发热、腹泻等病史。

入院查体　一般查体:T 36.5℃,P 154次/分,R 35次/分,W 2730g,气管插管,纯氧抱球下,血氧饱和度93%左右,神志清,反应好,弹足3次有哭样动作,周身肤色红润,前囟平,张力不高,1.5cm×1.5cm,心律齐,胸骨右缘3~4肋间可闻及2级左右收缩期杂音,腹软,肠鸣音弱,脐带结扎完好无渗出,肝脾肋下未触及,大阴唇覆盖小阴唇,四肢肌张力正常,肢端稍凉,CRT秒,腘角90°,觅食、吸吮、吞咽、拥抱、握持反射正常引出。

外科查体:自主呼吸急促,三凹征阳性,胸廓饱满,腹部略凹陷,双肺呼吸音弱,左肺明显,左侧胸部可闻及肠鸣音,右肺未闻及肠鸣音,心尖搏动明显,最强心音位于胸骨右缘第4肋间。

辅助检查　足跟血糖6.2mmol/L,血气离子分析:酸碱度7.202;二氧化碳分压53.9mmHg;氧分压142.3mmHg;钠离子136.2mmol/L;钾离子4.11mmol/L;钙离子1.409mmol/L;氯离子109.8mmol/L;葡萄糖5.3mmol/L;血乳酸3.9mmol/L;血红蛋白含量16.8g/dl;血液剩余碱~7.96mmol/L;Bili <3.0mg/dl。

入院诊断　1. 呼吸困难原因待查:先天性膈疝可能性大

2. 急性缺氧性呼吸衰竭

诊疗经过 患儿入院时呼吸困难,予连接呼吸机,呼吸机辅助通气支持,完善胸片,上消化道造影提示左侧膈疝,心脏彩超提示卵圆孔未闭,于入院第5天行左膈疝修补术,过程顺利,术后予注射用白眉蛇毒血凝酶(邦亭)止血,白蛋白促进伤口愈合,哌拉西林钠他唑巴坦钠(特治星)抗炎,同时继续静脉营养支持,复查胸片左肺可见少量气胸,左肺组织膨胀不良,予调节胸腔闭式引流管位置后呼吸转平稳,术后第3天给予调低呼吸机参数下呼吸平稳,予撤离呼吸机,改面罩吸氧耐受,随后转入新生儿外科继续治疗,复查上消化道造影检查提示术后恢复可,轻度胃食管反流,左侧液气胸,给予拔除胸腔闭式引流管,恢复喂养。继续抗炎对症治疗,患儿喂养良好,不吸氧时可维持血氧饱和度正常,呼吸平稳,复查胸片提示肺炎及液气胸较前好转,复查炎症指标等在正常范围以内,于术后10天出院。

出院诊断 先天性左侧膈疝

二、病例解析

(一) 诊治关键

1. 胎儿期影像学诊断及预后评估

(1) 超声为首选诊断先天性膈疝(CDH)的方法,在孕18周经B超就可以发现CDH,发现的孕期越早往往病变越重,提示肺发育越差。超声可以显示腹腔脏器疝入胸腔内,以此即可确诊CDH。

(2) MRI目前也多用于诊断CDH,其优势更加显示全面。并在评价肺发育方面可提供重要的参考指标。

(3) CDH产前诊断的目的不仅在于早期诊断,更着重于评估胎儿预后及为选择进一步治疗方案提供参考。目前对CDH的预后研究,主要围绕肺发育不良进行。

2. 产前干预

(1) 由于产前能够诊断CDH,使CDH产前干预成为可能,产前可应用小剂量糖皮质激素。

(2) 胎儿外科手术或胎儿宫内支气管结扎术可促进组织伸展,改善肺发育不良,但也可因手术刺激而导致早产。

(3) 子宫镜胎儿气管封堵术,如采用球囊封堵,可以单用一个5mm镜鞘,B超引导下完成全部操作,孕期手术创伤小,胎儿出生时结合EXIT,在保持胎盘血循环时取出球囊,使CDH患儿早期生存率得到一定提高。

3. 产时处理

(1) 分娩方法及时间的选择,尽量使胎龄达到37周以上分娩,这样胎肺可得到充足的发育,如果胎儿有胸水、心衰、水肿等无法继续妊娠者可适时分娩。对于产前评估为非重症膈疝者能自然分娩者则采取自然分娩。对于重症CDH,在自然分娩有危险者可选择剖宫产。

(2) 轻型膈疝者,患儿分娩后不需上呼吸机可直接入新生儿外科择期手术。产前评估重症CDH患者可选择胎盘循环下气管插管,机械通气。危重病人可选择ECMO生命支持。

(二) 误诊误治防范

鉴别诊断需要考虑先天性囊状腺瘤样畸形、隔离肺、膈膨升以及支气管源性囊肿。

1. 先天性囊状腺瘤样畸形(congenital cystic adenomatoid malformation of lung)

局限性肺发育不良或异常,为囊肿与腺瘤样畸形以不同比例混合发生,也可全部为腺瘤样畸形。可累及所有肺叶,但以右肺下叶多见。胎儿及新生儿易与膈疝相混淆,超声或MRI可以做出诊断。新生儿期多无症状,也可有进行性呼吸窘迫,发绀,多由病肺进行性肺气肿造成。确诊后应适时手术治疗。

2. 肺隔离症(pulmonary sequestration)

肺隔离症是体循环动脉供应无功能的肺组织。影像学表现为肺下叶,尤其是左肺下叶囊肿样或团块状或不规则阴影,通过B超或MRI检查找出肺隔离症的供血动脉可确诊。新生儿期多无症状,因其在肺内占据一定位置而压迫临近组织和器官而影响相应功能,原则上一经诊断应择期手术治疗。

3. 膈膨升(eventration of the diaphragm)

先天性横膈发育异常引起横膈抬高,临床上表现为呼吸道症状为主的综合征。X线透视检查可见有反常呼吸运动,提示有严重的横膈发育低下,是外科手术重要指征之一。胸腔镜横膈折叠术是首选治疗方法。

4. 支气管源性囊肿(congenital bronchogenic cyst)

是气管支气管树分支的一段或多段发育异常,分为纵隔囊肿,食管壁内囊肿和支气管囊肿。通过超声和MRI可比较好的显示囊肿大小及周围组织关系。确诊后应手术切除,对无症状的囊肿,可暂时观察,但如果有发展趋势仍然需要及时手术。

（三）相关探讨

1. CDH 手术时机探讨

（1）过去对 CDH 一般采取急诊手术处理，目前认为，急诊或产时手术不能提高 CDH 患儿存活率，尤其对重症 CDH，甚至可由术后的短暂改善很快恶化，主要原因是肺发育不良的存在。由于肺发育主要在出生前完成，出生后继续发育有限，仅肺泡长大，数量不能增加，因此手术对于已经形成的肺发育不良改善作用有限，尤其对重症 CDH 患儿，手术并不能显著提高其存活率。

（2）目前认为，在呼吸循环功能改善之前急诊手术，可能进一步降低患儿发育不良的肺顺应性，加重肺功能损害。而适当延后手术时机，积极改善呼吸循环功能，特别强调术前控制肺高压，避免其对发育不良呼吸系统造成气压损伤，待其稳定后再限期手术，术后更好管理，可提高 CDH 患儿存活率。因此产时处理对于不同等级的 CDH 则处理方法不同。产前评估为轻型膈疝者，患儿分娩后不需上呼吸机可直接入新生儿外科择期手术。

（3）对呼吸循环情况起伏不大的患者，出生后 48~72 小时就可行膈疝修补；对大多数危重患者来说，应用机械通气或 ECMO 后 5~10 天再带机或脱机进行手术更为适合。

2. 重症 CDH 的产时处理

（1）对于重症膈疝胎儿孕妇，应在备有两个手术台的手术间行剖产术，一台手术台用于剖宫产，另一台手术台用于患儿处置用。还要做好生命支持准备，当患儿头娩出时，先不断脐带，立即行患儿的气管插管，插管成功后再断脐带同时采好脐带血以备手术用血，断脐带后移至另一手术台，行静脉置管，持续胃肠减压，同时进行动态心肺功能、血气分析和水电解质平衡监测。

（2）酌情采用呼吸机通气，高频通气、吸入性一氧化氮（inhaled nitric oxide iNO）、肺泡表面活性物质和 ECMO。机械通气对于重症 CDH 呼吸机辅助通气为首要的治疗措施，注意防止压力性肺损伤。

（3）体外膜式人工氧合法（extracorporeal membrane oxygenation，ECMO）属于体外循环生命支持技术之一，通过以循环血流泵与体外氧交换器为核心组成的人工体外循环装置，进行以体外替代气体交换支持和心脏替代支持为目的的心肺支持。该治疗为人体提供体外气体交换和血流灌注，使 CDH 患者的肺得到休息，呼吸、循环功能稳定，发育不全的肺进一步成熟。使用的基本原则为患者肺发育不全但足以生存，且估计使用传统辅助通气不能成功者。当患儿娩出气管插管成功后，行置管手术，应用 ECMO。该技术要求胎龄≥34 周，体重≥2000g。

（王大佳）

| **病例 2** | **先天性腹裂** |

一、病例简述

患者全某某婴儿，女，0 天

主　诉　产检发现腹裂 3 月余，出生当天。

现 病 史　患儿为孕 36 周剖宫产的第二胎，出生后立即气管插管，肛诊刺激下排出胎便。患儿母亲约孕 24 周于当地医院行产前检查时发现患儿肠管位于腹外，建议定期复查。孕 28 周于当地另一家医院超声检查怀疑患儿腹裂，建议待基因筛查结果回报后再决定下一步治疗方案。后患儿基因筛查结果回报无异常，孕 32 周家属就诊于当地第三家医院，完善检查后，建议至上级医院就诊，今天患儿行剖宫产手术出生。产时手术，行腹裂脱出脏器还纳，一期修补手术。术后带气管插管以“先天性腹裂”为诊断收入新生儿内科 NICU 监护治疗。

既 往 史　患儿出生当天，否认药物过敏史，否认其他手术及外伤史。

入院查体　一般查体：T：36.4℃，P：160bpm，R：39 次 / 分，W：3000g，患儿气管插管中，皮肤及黏膜苍白，皮肤黏膜无明显黄染，弹性可。淋巴结无肿大。巩膜无黄染，口唇轻度发绀，扁桃体无肿大。颈软，气管居中。胸廓对称，无干湿啰音。心音纯，心率可，心律齐，未闻及病理性杂音，腹软，未见胃肠型及蠕动波,腹式呼吸不受限,腹带包扎中,未闻及肠鸣音,肛门及外生殖器未见异常。

外科查体:出生时腹部平坦,未见静脉曲张,脐带残留约 10cm,呈乳白色。肠管自脐带右侧缘有一腹壁纵行裂口长约 2cm×3cm 大小,小肠、结肠及膀胱脱出位于腹壁右侧,脐环、脐带正常,缺损边缘光滑,皮肤于腹膜融合,脱出肠管充血、水肿、肠壁增厚,可见胶冻样附着物附着,肠管未见穿孔破裂,膀胱充盈,容积约 20ml。

辅助检查 产前 3 天彩超:多发子宫肌瘤合并宫内晚孕、头位、单活胎;胎儿腹壁异常(腹壁裂);羊水稍多伴浑浊。

入院诊断 先天性腹裂

诊疗经过 入院第 3 天产时手术行脏器还纳入腹、腹壁修补脐部成形术,术后因无法维持正常血氧饱和度而带气管插管,纯氧抱球给氧中转入新生儿内科重症病房监护治疗,予患儿机械通气支持 4 天,撤离呼吸机,低流量吸氧,呼吸较平稳后转回新生儿外科病房。给予心电血氧监测显示各项生命体征正常。抗炎补液治疗至术后 7 天给予经口喂养,喂养后患儿无恶心呕吐。每天换药,至今可见切口愈合良好,周围无红肿及渗出。现患儿恢复良好,无发热,无恶心呕吐,无咳嗽咳痰。查体:神清,状可,心肺未及异常,腹平软不胀,肠鸣音可。腹部切口愈合可,于术后 10 天出院。

出院诊断 先天性腹裂

二、病例解析

(一)诊治关键

1. 腹裂胚胎学及病理

腹裂(gastroschisis)是由于在胚胎早期形成腹壁之两个侧壁之一发育不全所致,大多数为右侧,其顶尖部已达体中央,所以脐是正常的。

发生率:2~3/ 万。死亡率较高:以前达 50%,目前 <10%。

病理改变为脐部是完整的,在脐旁有一纵行裂口,绝大多数在脐的右侧。

内脏从腹腔内脱出腹壁外,脱出物为原肠,即有胃及大小肠管,大多数肠管在腹壁裂口以外因受羊水或胎便浸泡,肠管呈污秽样,粗大肥厚,水肿,长度变短,有时可有膀胱在腹壁外。

采取分娩方式多为剖宫产,其原因是自然分娩过程中可能损伤脱出腹壁外的脏器而出现并发症。

2. 产时处理要点

备有两个手术台的手术间,剖宫产时注意在断脐带和娩出胎儿时勿伤及脱出腹外的脏器如肠管及胃等,若拟行腹壁缝合关闭腹壁的手术时,需在未断脐前先将气管插管插好后再断脐,在有条件的情况下应同时备好脐带血可用于手术。若行 Silo 袋法时则可不必行气管插管。

患儿出生后立即移至另一手术台,该手术台按手术要求事先备好,包括无菌单铺好,全麻手术人员准备好,要依患儿情况而采取手术方式。手术的目的是将在腹外的肠管送入腹内,并将腹壁修补好。对于刚分娩的新生儿因肠管进气少污染少,在脱出腹外肠管不是很多或肠管肥厚不严重者,可以直接扩张腹腔容积后还纳肠管入腹,缝合修补腹壁。Ⅰ期关闭腹壁的方法有直接缝合法,还有脐带拉合缝合法,还有免缝法等。

(二)误诊误治防范

需与腹裂鉴别的疾病:脐膨出、脐带疝、脐疝、泄殖腔外翻等。

腹裂与囊膜破裂的脐膨出进行鉴别,区别点为:①腹裂为脐和脐带的位置和形态均正常,脐带根部与腹壁缺损之间可有皮肤存在,腹壁缺损绝大多数在右侧,脐带之外的腹壁缺损,而脐膨出当囊膜破损后是脐带位置腹壁缺损,脐带不正常;②腹裂脱出的内脏无囊膜覆盖;③腹裂脱出体腔外的脏器为原肠,常为小肠与结肠,见肠管粗大、肥厚、短缩。

(三)相关探讨

腹裂的产前诊断非常重要,产前诊断腹裂后产妇应选择在有新生儿外科的医院分娩。产时手术具有以下优点:减少感染机会;胃肠道气体少利于关闭腹壁缺损;第一时间去除病因,阻止病理状态的进一步发展;可应用脐带血,减少异体输血的不良反应;切口瘢痕反应小;可减少或消除家长精神痛苦。

对于无法一期修补的患儿,应选择分期手术。产时处理应用 Silo 袋技术是首选。目前应用的 Silo 袋,不需要与缺损边缘缝合就可以放置。放置 Silo 袋可以予基础麻醉下或不麻醉下进行。据腹裂手术方式选择的 meta 分析结果报告,并没有一种手术方式可以完全适用于任何类型的腹裂。因此,腹裂患儿因各自肠管、腹腔条件的不同,采取不同的手术方法。

(王大佳)

| 病例3 | 胎儿脐膨出

一、病例简述

患者李某某,男,0岁

主　　诉　发现脐膨出6个月,生后10分钟

现 病 史　患儿为37+4周,剖宫产第1胎,出生史正常,无窒息史。出生体重2600g。孕12周时彩超发现腹壁连续性中断,向外膨出约2.5cm×1.4cm包块,似肝脏回声。嘱家长定期复查,复查结果仍显示脐膨出,大小未增减。剖宫产出生后,患儿脐部腹壁发育不全,可见腹部中央膨出直径约10.5cm的囊状肿物,表面覆盖囊膜,透过囊膜隐约可见囊内有腹腔脏器,随即急行产时手术,脏器还纳及脐膨出一期修补术。患儿排胎便一次,尿量正常。

既 往 史　无食物药物过敏史,无手术外伤史,否认传染病史。

入院查体　一般查体:T36.6℃,P140bpm,R35次/分,W 2600kg,神清状可,口唇无发绀,心肺听诊未闻及异常,心率140bpm,腹软不胀无压痛,脊柱呈生理弯曲,四肢活动自如无畸形,神经系统检查无异常。

外科所见:脐部腹膜膨出,表面皮肤缺如,有囊膜包裹,透过囊膜可见腹腔脏器,肿物直径约10.5cm,肿物下极可见脐带结扎口,肿物上未见瘘口,腹软不胀,无压痛,无肌紧张及反跳痛,无臭味,脐周无压痛、反跳痛。肠鸣可。肛门指检:进小指顺利,未触及狭窄环,拔指有胎便排出。

辅助检查　彩超:胎儿12周彩超,腹壁连续性中断,向外膨出约2.5cm×1.4cm包块,似肝脏回声,提示脐膨出。

入院诊断　巨型脐膨出

诊疗经过　患儿因"胎儿脐膨出"经剖宫产并行产时手术,出生后明确诊断:巨型脐膨出,无明显手术禁忌证,于孕37周急诊产时全麻下行脐膨出部分脏器还纳术,将膨出肠管还纳,肝脏发育呈球形,无法一期还纳,外敷硅胶膜缝合固定于腹壁边缘。术后因无法自主呼吸,术后带气管插管转入第二新生儿内科继续治疗。后患儿于入院第5天全麻下行脐膨出脏器还纳术、双侧腹股沟疝修补术。手术过程顺利,术后对症治疗。患儿病情平稳后,于术后第7天行上消化道造影检查,显示胃食管反流。肠旋转不良。造影剂通过胃及十二指肠良好。复查血生化指标恢复良好,鼻饲奶后无呕吐,无腹胀加重等不适。术后病理报:符合脐膨出;阑尾急性炎症改变,阑尾粪石。切口换药见切口愈合良好,无异常渗出。现患儿术后恢复可,于术后10天出院。

出院诊断　1. 巨型脐膨出
　　　　　　　2. 双侧腹股沟疝

二、病例解析

(一)诊治关键

1. 诊断

(1) 产前影像诊断:产前超声可早期发现脐膨出,并可通过是否存在囊膜与腹裂区别。B超下胎儿前腹壁可见膨出包块,突出肿物有包膜的可诊断为脐膨出,肝脏可突入较大的囊内。胎儿磁共振可进一步于产前明确诊断。还可判断脐膨出的大小及膨出物内容情况。

(2) 合并畸形:脐膨出合并各种畸形可达80%。每个脐膨出患儿多存在肠旋转不良,其次为心脏畸形和染色体畸形。所以诊断明确后,应行产前染色体、胎儿心脏和其他脏器的检查。出生后亦需常规心脏彩超和染色体检查。

(3) 临床分型:临床根据腹壁缺损大小,以5cm为界分为巨型脐膨出和小型脐膨出。巨型脐膨出囊内容物可包含胃、小肠、结肠、肝脏、脾脏等几乎所有腹

腔脏器,肝脏突出腹腔外是巨型脐膨出的重要标志。

（4）产前化验检查:检测胎儿羊水和母亲血清甲胎蛋白(AFP)浓度有助于产前诊断胎儿腹壁缺损。几乎所有不伴有脊髓脊膜膨出的腹壁缺损胎儿的羊水和母亲血清中 AFP 都升高。通过羊水可检测胎儿染色体是否正常,常见的染色体异常包括 13、18、21- 三体综合征。

（5）分娩方式选择:对产前获得诊断的胎儿,孕期需要严密随访,如囊膜破裂,可不等足月诱导生产。如肝脏膨出,应考虑剖宫产,避免肝脏损伤和出血。脐膨出患儿较容易发生早产和宫内发育迟缓。

（6）出生后诊断及注意事项:出生后根据脐膨出典型临床表现很容易获得诊断,脐带疝病例有可能被忽略,在结扎脐带时误将肠管一并结扎在内,导致肠瘘或肠梗阻,在临床上应予注意。产时手术中,注意是否合并膈疝 / 肠闭锁等畸形存在。

（7）相关综合征:Beckwith-Wiedemann 综合征(EMG 综合征):脐膨出伴有巨舌症 / 半身肢体肥大和低血糖(高胰岛素血症)。有时三者可以缺一,但伴有某些畸形如小头 / 锯齿状耳垂线 / 面部红痣 / 肾母细胞瘤等。此综合征生后早期常有低血糖症,应予注意。Cantrell 五联症:包括腹壁缺损 / 异位脊索 / 胸骨裂 / 膈疝和心脏畸形。

2. 治疗

由于有囊膜包裹,脐膨出患儿体液丢失 / 热量散失和体温低下的情况较腹裂患儿为少。但也要尽早处理,增加一期关闭机会。如产前诊断脐膨出,应有新生儿外科医师介入,以及时评估和做必要的处理。

（1）一般处理:出生后为了避免囊膜破裂和污染,局部应立即用无菌温湿生理盐水敷料覆盖加以保护,减少热量及水分的散失,周围皮肤加以消毒。及时置胃管,减少胃肠内积气,并进行通便,清除结肠内胎粪。从出生开始注意患儿保暖,维持体温非常重要,必要时给予吸氧和机械通气。最好通过上肢静脉输液,给予维生素 K_1 并预防应用抗生素。

（2）手术治疗:如果患儿无严重心肺功能不良,能够耐受手术,可行手术修补。手术方法的选择,按腹壁缺损大小,疝出腹壁脏器多少,评估能否一期回纳修补做出判断。

（3）脐膨出的保守治疗:用于偶见的脐膨出过大,即使应用 Silo 袋,腹腔在很长时间内仍不能容纳疝出的内容物;患儿有严重的肺发育不良或早产;合并严重畸形,不能耐受手术治疗等情况。可应用银剂涂抹,使囊膜形成一层干痂,干痂下逐渐出现肉芽

组织,周围皮肤的上皮细胞也慢慢地向中央生长。最终形成从缺损皮缘开始并覆盖整个囊膜的假性皮肤,当患儿其他问题改善后可以择期修补腹壁疝。

3. 脐膨出产时手术知情同意

对于准备进行脐膨出产时手术的患儿家长我们要进行充分的风险告知及签署知情同意书,尊重患儿家长的知情权和选择权。

（1）全麻意外及其并发症如肺炎肺不张。

（2）术中神经血管损伤、术中出血多可导致休克、死亡。

（3）腹腔脏器如肝脏、肠管等损伤可能。

（4）先天畸形常为多发,患儿目前状况不允许全面检查,本次住院及手术不一定全部发现。

（5）术后可出现因消化道其他畸形引起的症状,如腹痛、呕吐、腹胀等。

（6）术中、术后均可能出现低血糖休克。

（7）一次性闭合腹壁缺损,还纳膨出腹腔脏器,引起膈肌高位,术后可能引起呼吸困难,需要呼吸机辅助通气,费用较高。

（8）如果一次性还纳腹腔脏器缝合腹壁困难,则需分次手术闭合腹壁。可能需要生物补片覆盖腹腔脏器,费用高,可能需要辅助腹壁切口降低腹腔张力,可能需要 Silo 袋,日后再手术或多次手术可能。

（9）腹部手术术后可发生肠粘连、肠梗阻,严重者需再次手术。术后刀口有发生感染、裂开、不愈合可能等;通常存在腹壁肌肉缺损或薄弱,切口疝,腹壁疝可能,需再手术。

（10）患儿年龄小,病情较重,住院及手术期间随时可能有生命危险。

（11）由于目前医疗水平所限,尚可能发生其他难以预料之风险,医院将尽全力医治,希望家人给予谅解。预后依有无上述情况而异。

4. 手术治疗

（1）一期修补法:是最理想的方法,手术时将囊膜切除,结扎脐部血管,将膨出内容物回纳后分层缝合腹壁缺损。关闭腹壁时不能因腹压过高而影响呼吸,循环或肠道受压梗阻。回纳肝脏时注意避免肝静脉扭转而影响门脉回流和避免损伤肝脏包膜。

（2）二期修补法:适用于巨型脐膨出,利用无菌 Silo 袋,袋顶悬挂,外用抗生素溶液敷料包裹,每天收缩袋顶,使内脏分次逐步回纳腹腔,一般约 3~7 天,全麻下取下 Silo 袋,分层缝合腹壁。

（3）术后处理:密切观察呼吸循环各项指标,腹部张力,静脉回流等情况,留置鼻胃管持续减压,留

置导尿并记录尿量。为减轻腹压增高对呼吸的影响可给予辅助机械通气并使用肌松剂和镇静药。

5. 术后并发症

（1）与未成熟儿相关并发症：体温过低致硬肿症，呼吸衰竭，高胆红素血症，低血糖症，低血钙症等。

（2）与腹壁关闭后腹压过高相关并发症：呼吸窘迫，回心血量减少，心输出量减少和少尿。一旦发生，立即打开腹壁筋膜缝线，为腹腔减压，腹壁仅缝合皮肤或用人工补片关闭腹壁。

（二）误诊误治防范

1. 脐带疝

脐带疝病例有时可被忽略而未被认出，在结扎脐带时可误将肠管一并结扎在内，导致肠瘘或肠梗阻，在临床上应予注意。

2. 腹裂

囊膜破裂的脐膨出需要与腹裂进行鉴别：腹裂是脐带之外的腹壁缺损，脐和脐带的位置形态均正常，脐带根部与腹壁缺损之间可有皮肤存在，而且腹壁缺损绝大多数在右侧，脱出体外的脏器常为小肠和结肠。

（三）相关探讨

1. 脐膨出产时处理

（1）脐膨出产时处理，分娩前向家长做好术前交待。手术室、手术台、相关人员的准备：手术室需备两台手术台，一台用于剖宫产术用，另一台为分娩后患儿手术用，患儿的手术台按正常手术备好，铺好无菌单，手术器械备好，手术人员准备好。抢救器械及人员均准备好。

（2）分娩方式选择剖宫产方式，在患儿分娩时要注意勿将脐部的囊膜弄破而伤及内脏，结扎脐带时要远离脐部囊膜以免误伤内脏。保留脐带血备用。

（3）患儿娩出立即移至另一已铺好无菌单的手术台，该手术台保暖设施已开通（如热气垫、加热水床、热辐射台等）。患儿立即开通静脉通路，气管插管，也可在脐带结扎前行气管插管。

（4）小型脐膨出可行Ⅰ期腹壁手术，先扩张腹腔，检查肠管是否连续，有否合并其他畸形如肠重复畸形，梅克尔憩室等。还纳膨出的内脏，修补腹壁，脐部塑形。

（5）对于巨型脐膨出，该型脐膨出因多合并其他畸形，术中要格外注意，如膈肌是否有缺损，心包有否畸形，该型脐膨出肝脏多为球形术中有还纳时

防止损伤。这种畸形因腹壁缺损较大无法用自身腹壁关闭腹腔，往往需用人造组织来修补腹壁。也可采用人工袋来代替腹腔暂时保护膨出的内脏与腹裂Silo法相似，等待腹腔容积足够容纳膨出的内脏时再行关闭腹壁。

2. 决定进行一期修补还是置Silo袋

腹腔内压力过高可以造成腹腔间室综合征，最大气道压过高的指标已经应用多年。实验和临床研究已经证明膀胱内或胃内压力<20mmHg，中心静脉压<4mmHg，发生腹筋膜室综合征的发生率低。这些参数在手术中可以提示是否需要放置Silo袋，也可以用于术后及Silo袋还纳过程中的检测，并可决定是否需要再开腹放置Silo袋。

3. 注意合并畸形的诊断和处理

对于脐下部型脐膨出：由于尾侧皱襞发育不全，除有脐膨出外，常伴膀胱外翻，肛门直肠畸形，小肠膀胱裂，椎管内脂肪瘤，脊髓脊膜膨出等畸形。对于脐上部型脐膨出：由于头侧皱襞发育不全，除有脐膨出外，常伴有胸骨下部缺损，膈疝，心脏畸形，心包部分缺损等畸形。由于脐膨出的预后主要取决于是否合并畸形，所以对脐膨出的类型及合并症一定充分认识，及时准确的做出诊断的处理。

（王大佳）

参考文献

1. Snoek KG, Reiss IKM, Greenough A, et al. Standardized postnatal management of infants with congenital diaphragmatic hernia in Europe: the CDH EURO consortium consensus-2015 update. Neonatology, 2016, 110(1): 66-74

2. Klein MD. Congenital Defects of the Abdominal Wall. Pediatric Surgery. 7th ed. Amsterdam: Elsevier, 2012: 973-984

3. Gamba P, Midrio P. Abdominal wall defects: Prenatal diagnosis, newborn management, and long-term outcomes. Seminars in Pediatric Surgery, 2014, 23(5): 283-290

4. Klein MD. Congenital Defects of the Abdominal Wall. Pediatric Surgery. 7th ed. Amsterdam: Elsevier, 2012: 973-984

5. Gamba P, Midrio P. Abdominal wall defects: prenatal diagnosis, newborn management, and long-term outcomes. Seminars in Pediatric Surgery, 2014, 23(5): 283-290

6. Bauman B, Stephens D, Gershone H, et al. Management of giant omphaloceles: a systematic review of methods of staged surgical vs. nonoperative delayed closure. Journal of Pediatric Surgery, 2016, 51(10): 1725-1730

第二十三章

胎儿治疗麻醉

第一节　产时手术麻醉

| 病例 | 胎儿膈疝行 **EXIT** 的麻醉处理

一、病例简述

患者王某某,女,26 岁。

主　　诉	双胎妊娠 9 月余,发现胎儿先天性膈疝 3 月余。
现 病 史	患者平素月经规律,26 周产检时胎儿产前诊断为先天性膈疝。孕期无头晕头疼,无胸闷憋喘,无视物不清,双下肢无水肿。
孕 产 史	孕 1 产 0。
既 往 史	否认心脏病、糖尿病及高血压病史。
入院查体	T:36.8℃,P:110 次 / 分,BP:124/76mmHg,R:18 次 / 分。神清语明,无贫血貌。心肺听诊未闻及异常,腹膨隆,张力大,无压痛,偶触及宫缩,强度弱。
辅助检查	心电图:正常心电图。化验检查未见明显异常。彩超明确诊断先天性膈疝,左侧肺叶受压严重。MRI 显示患侧胸腔内可见胃泡及大量肠管,未见明显脾脏显影,无肝脏显影,提示病变程度为重度膈疝。
入院诊断	孕 1 产 0,妊娠 39 周,LOA 胎儿先天性膈疝
拟施手术	EXIT 行开放式膈肌修补术。
术前评估	患者术前一般状态良好,无其他并存疾病。ASA 分级 Ⅰ 级。气道评估 Mallampti Ⅱ 级,张口度 >2 指,甲颏距离 >3 指,颈部活动不受限。脊柱形态正常,穿刺部位皮肤正常,无棘突压痛。心功能分级 Ⅰ 级。
拟施麻醉	椎管内麻醉 ± 辅助镇静。
麻醉方案	母体麻醉采用全身麻醉,全麻药物可通过母体胎盘循环为胎儿提供麻醉。胎儿头部娩出母体

麻醉经过　后,镇静镇痛制动效果良好,产时处理顺利,因此,未应用阿片类及肌松剂辅助镇痛制动。

母体麻醉采用全身麻醉,麻醉诱导采用舒芬太尼、罗库溴铵、异丙酚行气管插管,插管过程顺利。(1~1.5)MAC 七氟醚维持麻醉,瑞芬太尼泵入,术中母体行直接动脉压,中心静脉压,心率、血氧饱和度及麻醉深度等监测,麻醉开始后泵入硝酸甘油抑制宫缩。切皮前加深麻醉,维持血流动力学稳定。胎儿头部娩出母体后,保持胎盘循环情况下插管操作过程顺利,均使用普通喉镜行气管插管。在胎儿手术结束断脐后,应立刻停用硝酸甘油并降低七氟醚浓度,降低瑞芬太尼剂量,减浅麻醉深度。产科医师预防性使用宫缩药,并子宫按摩处理。手术麻醉经过顺利,术后安返病房。

术后随访　患者术后未见麻醉相关并发症出现。

二、病例解析

(一)术前评估及术前准备

与产科及新生儿科医师术前充分讨论胎儿病情,除对孕妇进行常规的心肺功能等评估外。针对胎儿的术前评估,本病例需要就以下方面内容进行评估:

胎儿拟 EXIT 行开放式膈肌修补术。术前评估胎儿膈疝类型和心肺受累情况需术前通过影像学诊断明确膈疝类型,了解胎儿胸腔嵌入内容物性质,体积,MRI 检查在评估 CDH 肺发育不良程度方面能准确反映双侧胎儿肺容积及发育情况。肺脏受累程度与疝入胸腔内脏器多少成正比。根据有无肝脏疝入胸腔及肺-头比例(lung to head ratio,LHR)进行评估,通常界值 1.0。该比值是衡量胎儿发育不良程度及评估出生后发生呼吸衰竭危险度的参照指标。肝脏疝入胸腔者提示预后差。同时评估胎儿呼吸,循环功能,评估建立人工气道插管断脐后,健侧肺能否代偿,做好胎儿插管后可能出现呼吸衰竭的准备。该病例影像学检查,未见明显脾脏显影,无肝脏显影。

(二)麻醉要点

1. 麻醉方案制定

(1) 母体麻醉方案

1) 麻醉方法选择:本病例母体麻醉选择全身麻醉,虽然短时间 EXIT 行椎管内麻醉有报道,但全身麻醉在 EXIT 术中应用的优势仍十分显著,作为首选。其优势包括以下几个方面:①便于监测和控制母体血流动力学;②可维持充分的子宫松弛;③消除母体紧张;④为胎儿提供良好的麻醉效果,为新生儿产时外处理提供充分的时间等。

2) 麻醉处理过程:本病例麻醉诱导采用舒芬太尼、罗库溴铵、异丙酚行气管插管,插管过程顺利。(1~1.5)MAC 七氟醚维持麻醉,瑞芬太尼泵入,术中母体行直接动脉压,中心静脉压,心率,血氧饱和度

及麻醉深度等监测,麻醉开始后泵入硝酸甘油抑制宫缩。切皮前加深麻醉,维持血流动力学稳定。

(2) 胎儿麻醉方案:胎儿母体麻醉采用全身麻醉,全麻药物可通过母体胎盘循环为胎儿提供麻醉。胎儿头部娩出母体后,镇静镇痛制动效果良好,产时处理顺利,因此,未应用阿片类及肌松剂辅助镇痛制动。

2. 气道保持方法

胎儿保持胎盘循环情况下插管操作过程顺利,均使用普通喉镜行气管插管。

3. 术中监测

母体监测:给予母体血流动力学、呼吸氧合、麻醉深度指数(BIS)监测,动态监测血气指标。

胎儿监测:产科医师将胎儿手术部位暴露出子宫后,麻醉师迅速将备好的无菌胎儿脉搏血氧探头放置在胎儿手背处,对胎儿进行心电监护,监测胎儿的血氧饱和度、胎心率。超声心动图监测胎儿 HR 及脐血流,子宫胎盘血流量和脐血流。肛温行体温监测。

4. 麻醉管理要点

在满足母体、胎儿麻醉的前提下,维持血压在正常范围。在输血输液方面,需对入液量有所控制,防止肺水肿。根据中心静脉压指导补液,术中监测母体血红蛋白,本病例断脐前血压控制良好,均无大失血,入液量控制在 500ml 左右。出现一过性低血压,给予去氧肾上腺素纠正。麻醉开始到断脐期间,辅助泵入硝酸甘油抑制宫缩,未发生胎盘早剥。在胎儿手术结束断脐后,应立刻停用硝酸甘油并降低七氟醚浓度,降低瑞芬太尼剂量,减浅麻醉深度。产科医师预防性使用宫缩药,并子宫按摩处理。并且,预防性输注产妇的术前备血,避免发生产时和产后出血。

(三)相关探讨

1. 产时手术麻醉术前评估关注点

首先,对胎儿异常进行正确的产前诊断,准确

地评估胎儿异常是否是产时手术的适应证。再次，根据 WHO 建议的有关产前诊断的伦理准则，向孕妇及家属做充分的胎儿异常情况及异常严重程度、手术方法、预后情况、母体及胎儿手术以及麻醉的风险进行交代。在获得同意手术后，做充分的术前检查。

由于行产时手术的胎儿存在各种类型畸形，需要完善的术前检查和多科室、多学科参与会诊，综合考虑产妇和胎儿，针对患儿具体情况制定出最合适的处理方案（术前院内会诊）：

影像科医师：通过磁共振（MRI），定期复诊监测畸形的动态变化；遗传科医师：进行染色体分析；超声科医师：进行详尽的超声、超声心动图检查；产科医师评估孕妇对手术的耐受情况，手术风险、分娩的时机、分娩方式及各科室之间的协调；新生儿外科医师，共同讨论胎儿的手术指征，手术方案，手术效果及预后，进行胎儿存活风险的评估；新生儿内科医师参与制定围术期治疗方案，在畸形儿出生和手术后全面参与治疗；麻醉科医师决定母儿耐受手术麻醉创伤的全身状况，行充分的术前评估。麻醉评估包括目前病情和状态的详细病史、出生史、孕龄、体格检查、实验室检查和影像学检查。对母体和胎儿进行麻醉风险评估，要了解母体的心肺功能，有无合并妊娠期疾病，由于怀孕后发生困难气道的风险增加，因此需要对母体气道进行充分的术前评估，了解孕妇体重，胎盘位置等。胎儿方面，了解胎儿存在的畸形情况，相邻器官的功能发育情况，如膈疝胎儿，了解膈疝嵌入内容性质大小，受累肺部发育情况；颈部巨大肿物的胎儿，了解肿物大小，位置，对气管压迫情况等。通过超声心动图，了解胎儿心血管功能生理指标。

总之，多科室、多学科共同参与会诊，全面综合地对母体和胎儿进行术前评估，针对胎儿异常情况制定出最合适的处理方案，是产时手术顺利完成的重要前提。

2. 胎儿气道处理

EXIT 手术的胎儿，绝大多数需建立人工气道，由于许多行 EXIT 胎儿，存在颈部巨大肿物或气道上部疾病，因此，对于气管插管建立人工气道，技术要求非常高。对于困难气道胎儿，如普通气管插管失败，可行支气管镜插管，气管切开或逆行气管插管。Laje P 等 对 12 例行 EXIT 患有颈部淋巴管瘤的胎儿成功建立气道，其中困难气道 5 例，4 例使用支气管镜。而对于完全胎盘支持下的产时胎儿手术，

虽然术中绝大部分胎儿都无需先建立人工气道，胎儿手术结束时建立人工气道即可，但仍主张在胎儿头部娩出后，进行气管插管备用，以免因胎盘剥离或脐血流消失后可以迅速对胎儿进行抢救。

3. 维持稳定的胎盘循环

维持稳定的胎盘循环是保证胎儿手术成功的关键，子宫胎盘血流灌注的维持，是保证胎儿氧合重要前提。而子宫胎盘血流灌注依赖于母体血流动力学的稳定和子宫的松弛状态。为保证母体血流动力学稳定，根据麻醉深度监测和血流动力学监测，满足母体，胎儿麻醉的前提下，尽量避免深度麻醉，给予血管活性药物和液体治疗。麻黄碱和去氧肾上腺素是目前公认的应用于产妇的升压药，研究认为两种药物对维持产妇血压具有同样的安全性和有效性。

子宫松弛需要麻醉深度和宫缩抑制剂来维持。吸入性麻醉药物不仅能产生子宫肌层松弛的正面作用，同时也可导致母体和胎儿心血管功能抑制，若进一步增加子宫松弛度，需附加使用一种或多种子宫收缩抑制剂，其中，宫缩抑制剂的使用可相应减少麻醉药物的使用浓度及剂量。目前常使用的宫缩抑制剂包括：硝酸甘油、阿托西班、硫酸镁、利托君等。

4. 胎儿监测和管理

胎儿监测包括胎儿脉搏血氧监测，心率监测，胎儿头皮电极超声心动图（或经食道超声心动图），胎儿超声，体温监测及胎儿脐血液采样监测等。

（1）胎儿氧饱和度和胎心率：在通过母体胎盘循环保持胎儿氧供期间，充足的氧供和有效的氧合是保障胎儿安全的关键。胎儿的氧供与下列因素有关：①有效的子宫胎盘血流；②母体的充分氧合。因此，产妇低血压，胎盘剥离，脐带受压，深度麻醉，产妇缺氧，胎儿低体温等均可造成胎儿窘迫，影响胎儿氧供。表现为胎心率下降、血氧饱和度降低。因此，及时、准确的胎儿监护是保障胎儿安全的基础。产科医师将胎儿手术部位暴露出子宫后，麻醉医师将脉搏血氧饱和度探头放置在胎儿手背或腕关节处，监测胎儿的血氧饱和度、胎心率。头皮胎儿超声心动图，了解胎心率、心律。胎儿血氧饱和度下降是胎儿窘迫的标志。在缺少胎儿氧饱和度的情况下，胎儿窘迫最常用的标志是心动过缓。正常胎儿血氧饱和度为 60%~70%，但一般血氧饱和度在 40% 以上就能满足胎儿的氧合需求。胎儿 P_{50} 仅 19mHg，胎儿 Hb 高（达 18g/dl），故胎儿具有较强的摄氧和运氧能力，对缺氧也有一定的耐受力。手术期间，须保证脐带血供通畅，由专人维护脐带血供。值得提出的

是,由于脐带长度有限,故新生儿手术台必须紧靠母体手术台。

发生胎心率下降基线的20%或<140bpm,可直接给予胎儿抢救药物或输血,如阿托品和肾上腺素等。在胎儿手术结束后断脐,新生儿交由新生儿科医师转运至NICU进行治疗。

（2）胎儿心脏功能:胎儿超声,可监测胎儿心脏功能参数,如射血分数、血流量、心肌收缩力、心脏舒张功能,动脉导管是否闭锁等,也可用一些特制的超声探头直接监测子宫胎盘血流量、脐血流。用来确诊胎儿窘迫和产妇低血压可能来自隐匿性胎盘早剥。

（3）体温:长时间胎儿手术,必须监测胎儿体温,并给予充分保温。使用肛温探头来监测控温。环境温度要维持在37℃左右,胎盘维持下手术应不断更换37℃左右的热盐水纱布覆盖胎儿身体和脐带,维持胎儿的体温及皮肤湿度,以维持接近宫内的环境。可选择恒温乳酸格林液进行羊膜腔持续快速灌注,替代流失的羊水,保持子宫容量恒定,利于胎儿保温。

（4）胎儿脐动静脉血气:胎儿动静脉置管直接监测胎儿的血流动力学及抽取血样进行血气分析、生化检测等。

（赵平　王媛）

参考文献

1. Laje P,Peranteau WH,Hedrick HL,et al. Ex utero intrapartum treatment（EXIT）in the management of cervical lymphatic malformation. J Pediatr Surg,2015,50(2):311-314

2. Cooper DW,Carpenter M,Mowbray P,et al. Fetal and maternal effects of phenylephrine and ephedrine during spinal anesthesia for cesarean delivery. Anesthesiology,2002,97(6):1582-1590

3. Lee A,Kee Ngan,Gin T. A quantitative,systematic review of randomized controlled trials of ephedrine versus phenylephrine for the management of hypotension during spinal anesthesia for cesarean delivery. Anesth Analg,2002,94(4):920-926

4. Braden A,Maani C,Nagy C. Anesthetic management of an ex utero intrapartum treatment procedure:a novel balanced approach. J Clin Anesth,2016,31:60-63

5. Rychik J,Tian Z,Cohen MS,et al. Acute cardiovascular effects of fetal surgery in the human. Circulation,2004,110(12):1549-1556

6. Kaneko M,et al. Application of a fetal scalp electrode for continuous fetal heart rate monitoring during an ex utero intrapartum treatment. J Pediatr Surg,2011,46(2):37-40

7. Reed CA,et al. Application of near-infrared spectroscopy during fetal cardiac surgery. J Surg Res,2011,171(1):159-163

8. 陈新忠,鲁惠顺,应志强. 胎儿手术的麻醉进展. 国际麻醉学与复苏杂志,2007,6:520-522

9. Rychik J,Cohen D,Tran KM,et al. The role of echocardiography in the intraoperative management of the fetus undergoing myelomeningocele repair. Fetal Diagn Ther,2014,37:172-178

10. Howley L,Wood C,Patel SS,et al. Flow patterns in the ductus arteriosus during open fetal myelomeningocele repair. Prenat Diagn,2015,35:564-570

11. Baker PA,et al. Airway management equipment in a metropolitan region:an audit. Anaesth Intensive Care,2007,35(4):563-569

第二节　宫内手术麻醉

| 病例 | TTTS行胎儿镜胎盘血管交通支激光凝结术麻醉管理

一、病例简述

患者甄某某,女,25岁

主　诉　双胎妊娠5月余,腹胀伴进行性加重1周,胎动减少3天。

现病史　患者平素月经规律,早期超声检查提示单绒毛膜双羊膜双胎妊娠,孕期在外院进行定期产检,每4周行产检一次。唐氏筛查低风险,OGTT检查未见异常。前次胎儿超声为3周前,未见明显异常。1周前开始出现腹胀,并逐渐加重,无腹痛及下腹紧缩感。并且自觉胎动减少3天。孕期无头晕头疼,无胸闷憋喘,无视物不清,双下肢无水肿。

孕产史	孕1产0。
既往史	否认心脏病、糖尿病及高血压病史。
入院查体	T:36.8℃,P:110次/分,BP:124/76mmHg,R:18次/分。神清语明,无贫血貌。心肺听诊未闻及异常,腹膨隆,张力大,无压痛,偶触及宫缩,强度弱。
辅助检查	心电图:正常心电图。化验检查未见明显异常。彩超(本院超声,就诊当日,其中胎儿1为受血儿,胎儿2为供血儿):胎儿1:双顶径约5.4cm,头围约24cm,股骨长约2.1cm。胎儿心率1:135次/分。胎儿2:双顶径约5.1cm,头围约21cm,股骨长约2.0cm。胎儿心率2:136次/分。
入院诊断	1. 孕1产0,妊娠22^{+1}周,LSA/LOA,单绒毛膜双羊膜双胎 2. 双胎输血综合征(Quintero分期Ⅲ期) 3 先兆流产
拟施手术	胎儿镜胎盘血管交通支激光凝结术
术前评估	患者术前一般状态良好,无其他并存疾病。ASA分级Ⅰ级。气道评估Mallampti Ⅱ级,张口度>2指,甲颏距离>3指,颈部活动不受限。脊柱形态正常,穿刺部位皮肤正常,无棘突压痛。心功能分级Ⅰ级。
拟施麻醉	椎管内麻醉 ± 辅助镇静
麻醉方案	麻醉方法为腰硬联合阻滞麻醉。穿刺间隙为L$_{3-4}$,用药为0.5%bupi 1.3ml。术中应用咪达唑仑进行胎儿镇静治疗。母体气道维持采用保留自主呼吸。术中监测包括:监测母体血压、心率、血氧饱和度、吸入氧浓度、体温等,监测胎儿胎心率及胎动。
麻醉经过	患者入室后对母体进行常规监护,开放静脉通路后进行椎管内阻滞麻醉。穿刺间隙为L$_{3-4}$,穿刺体位为右侧卧位,蛛网膜下腔用药为0.5%bupi 1.3ml,硬膜外置入导管方向为头侧,导管置入3cm。调节位为水平位。麻醉平面达T$_8$。麻醉成功后,适当加快输液,并将患者右侧抬高预防仰卧位低血压。在术者消毒铺单过程中,患者出现胸闷、恶心等症状,监护示母体血压下降,心率增快,考虑为仰卧位低血压,此时胎儿心率在正常范围,此时母体予以去氧肾上腺素100μg静脉注射,并加快输液,后患者症状缓解,监护示母体血压回升。由于胎儿活动对术者的操作有影响,因此,术者要求尽量减少胎动。遂予以咪达唑仑2mg经母体静脉注射,后胎动明显减少。整个术中患者偶有血压下降,通过母体静脉注射去氧肾上腺素缓解。手术麻醉经过顺利,麻醉效果满意,术后安返病房。
术后随访	患者术后未见麻醉相关并发症出现。

二、病例解析

(一)术前评估及术前准备

1. 母体评估

妊娠期母体的生理状态较非孕期发生了一系列的变化,因此,应该对母体进行系统全面的评估。

在术前的评估中,应该首先重点对孕妇的气道及插管条件做充分的评估,并对所有孕妇尤其是肥胖的孕妇按照困难气道的处理标准进行管理。

其次,应充分评估母体的心功能,并且追问病史,明确其是否已存在仰卧位低血压。

由于妊娠期极易发生胃食管反流和吸入性肺炎,应严格控制禁食水时间。

评估是否存在椎管内麻醉禁忌证,如穿刺部位是否存在感染,脊柱形态是否正常,化验检查指标是否提示凝血机制异常等。

记录母体身高体重等基本信息用以决定麻醉用药量。

2. 胎儿评估

术前应同产科医师沟通,明确胎盘和脐带的位置,胎儿的位置、体重,了解胎儿的胎动及胎心监测的胎心基线等基本信息。

3. 麻醉设备术前准备

术前应准备好母体麻醉所需的设备,同时也要准备胎儿/新生儿复苏或紧急剖宫产的设备。具体包括:母体的麻醉机、成人喉镜、成人气管导管或喉罩、新生儿喉镜、新生儿气管导管（ID 2.5~3.0）、新生儿面罩、新生儿呼吸囊等。

4. 麻醉及抢救药物术前准备

麻醉药品应该包括母体麻醉所需的药品（局麻药物，如利多卡因、布比卡因或丙泊酚、七氟醚等全麻药品）、胎儿麻醉镇静所需的药品（七氟醚、丙泊酚、咪达唑仑、瑞芬太尼等）以及紧急剖宫产麻醉所需的药品（利多卡因或丙泊酚、司克林、七氟醚等全身麻醉药物）。

抢救药品应该包括母体及胎儿所需的抢救药物（阿托品、去氧肾上腺素、麻黄碱等）。术前备好去氧肾上腺素或麻黄碱，以备术中纠正母体低血压，改善胎盘血流；术前备好阿托品用于防止术中胎儿心动过缓。

（二）麻醉方案制定

1. 麻醉方法选择

针对于胎儿宫内治疗的麻醉选择，麻醉医师要根据宫内治疗的具体操作是否需要母体和胎儿的镇静镇痛，胎儿是否需要镇静，是否需要足够的子宫松弛，手术时间的长短，术者对于操作技术的熟练程度等进行评估和选择。如该病例中的手术选择性激光消融异常血管用以治疗 TTTS，由于手术时间相对较长，母体的镇痛要求时间长，且需要一定程度的子宫松弛，同时内镜操作的部位主要在胎盘血管而非胎儿本身，对胎儿可能不会产生伤害性刺激。因此，我们采取椎管内麻醉来对母体进行镇痛，并加用镇静药物来抑制胎动，保持一定的子宫松弛。而对于其他的胎儿宫内治疗手术比如主动脉瓣扩张术，该术式中需要将针头穿入胎儿胸部，这必然会对胎儿产生伤害性刺激，并且手术要求最大可能减少胎动，因此，在这种情况下，全身麻醉就更有优势。而对于另一种较为常见的射频消融减胎术，由于其手术时间短，母体镇痛要求不高，且不需要胎儿镇静镇痛，因此多数情况采用母体局部麻醉来完成手术。总之，麻醉方式的选择要根据术式、手术时间的长短、母体和胎儿的镇痛镇静要求来制定。

2. 麻醉药物选择

在麻醉药物的选择方面，需要麻醉医师同时考虑母体和胎儿两方面的需求。

母体麻醉的要求主要是充分的镇痛、镇静以及维持足够的子宫松弛。对于母体的镇痛，可以通过蛛网膜下腔予以 0.5% 布比卡因或者硬膜外予以 2% 利多卡因进行区域神经阻滞来实现，同时可以予以低剂量丙泊酚 / 咪达唑仑等苯二氮䓬类药物 / 瑞芬

太尼等阿片类药物进行母体镇静，必要时可应用七氟醚吸入镇静及维持子宫松弛。也可以对母体实施全身麻醉来实现镇静镇痛及维持子宫松弛，应用的药物包括丙泊酚、司克林、瑞芬太尼等阿片类药物、七氟醚等。在本病例中，由于胎儿镜进镜打孔的位置一般在脐水平或以下，因此麻醉方式选择椎管内麻醉，且平面控制在 T_8 左右；如果胎儿镜打孔位置超过脐水平，麻醉平面需在 T_6 左右。对于其他复杂的胎儿宫内治疗，或者那些需要将子宫完全外置的胎儿宫内治疗的患者，根据具体的术式和镇痛镇静要求，可以考虑行全身麻醉。

胎儿麻醉的要求根据具体的手术术式的不同而不同。对于该病例中的术式，内镜操作的部位主要在胎盘血管而非胎儿本身，对胎儿可能不会产生伤害性刺激，但是，由于胎儿的体动可能会对术者的操作产生影响。因此，需要应用镇静药物来抑制胎动。术中常用的可以产生胎儿镇静作用的药物包括七氟醚、丙泊酚、咪达唑仑、瑞芬太尼等。目前常规的给药途径是经母体静脉或吸入用药，利用这些药物可以透过胎盘的特性来达到胎儿镇静的目的。另外，文献报道，还可以通过胎儿静脉内直接给药、直接胎儿肌肉内给药、和经羊膜给药。然而，经胎儿静脉给药过程中，穿刺针可能会伤及运动中的胎儿。此外，还存在潜在的胎儿、脐带以及胎盘出血风险。而直接胎儿肌肉内给药无法很好地评估多少药物被胎儿吸收了。另外，经羊膜给药是尚处于试验阶段而不常规用于临床实践。因此，在临床应用过程中，首选经母体静脉或吸入用药来维持胎儿镇静。而对于射频消融减胎术，由于手术操作时间相对较短，因此一般不需要胎儿镇静，但针对特殊复杂病例，可根据术者要求予以胎儿镇静。

在临床麻醉过程中，除了要考虑母体和胎儿两方面的麻醉要求之外，麻醉医师更重要的是要保证两者的安全，因此，必要的抢救药物也是应该在术前最好准备的。术前备好去氧肾上腺素（50μg/ml）或麻黄碱（10mg/ml），以备术中纠正母体低血压，改善胎盘血流；术前备好阿托品（0.2mg/ml）用于防止术中胎儿心动过缓。

3. 气道保持方法

无论选择了那种麻醉方式，都应该做好紧急气管插管以及紧急剖宫产的可能。因此，在实施麻醉之前应备好母体及胎儿 / 新生儿气管插管以及麻醉呼吸机。对于局麻或椎管内麻醉的孕妇，绝大多数可以自主呼吸。当需要胎儿镇静或子宫松弛时，在

母体给予镇静麻醉药物后,应注意观察母体的呼吸状态,必要时可考虑呼吸机辅助/控制通气。对于拟实施全身麻醉的孕妇,应行气管插管呼吸机控制通气来维持气道。随着孕周的增加,氧耗和每分通气量的逐步增加。因此,孕妇的呼吸参数设定应较正常成人增加以满足机体氧供。另外,随着子宫的逐渐增大,孕妇的残气量和功能残气量的显著下降,当肺容量低于肺闭合容量时,孕妇极易出现肺不张。因此,在机械通气时,可以考虑加用 PEEP 或间断张肺来预防术后肺不张的发生。

4. 术中监测

胎儿宫内治疗的术中监测同样也是要考虑母体和胎儿两个方面。母体的监测主要是心率、血压、血氧饱和度、体温、吸入氧浓度等方面的常规监测。而对于胎儿的监测,目前可行的监测手段和方法还是比较局限的。尽管有多年的动物研究,但是在术中有实用性的胎儿生理状况的监护设备并不多。在胎儿开放性手术时,有时用脉搏氧饱和度仪测定血氧饱和度,静脉血气分析,心电图等方法对胎儿状况进行了解。但是在胎儿宫内治疗的手术中,由于无法直接接触到胎儿,上述监测技术也无法使用。目前在临床上,在手术过程中有赖于通过连续的胎儿超声心动图了解胎儿状况。通过使用无菌保护的超声探头连续记录胎儿心率和心室功能。然而,连续胎儿超声心动图并非毫无限制。在已经拥挤不堪的手术区域,还得再增加额外的超声医师,而且超声机器本身要占用手术空间。此外,电刀的干扰可影响胎儿的超声数据,而且经常在手术最关键的时间造成影响。将电极放在母体腹部是记录胎儿心电图的可靠方法,它可以减少来自母体心脏的干扰。然而,迄今为止胎儿心电图尚未成为常规的临床监测手段。

5. 麻醉管理要点

胎儿宫内治疗的麻醉管理要点主要是三个方面:有效的母体镇静镇痛、胎儿的镇静镇痛以及有效的子宫松弛。其目的是维持胎儿的供血供氧以及内环境的相对平稳。

母体神经紧张或疼痛刺激可能会影响胎盘血流、影响胎儿供血供氧以及诱发早产等。因此,在胎儿宫内治疗的过程中,要对母体进行有效的镇静和镇痛。根据不同的术式和镇痛要求,选择相应的麻醉方式进行母体镇静镇痛。例如,本病例中,选择性激光消融异常血管用以治疗 TTTS,手术时间相对较长,手术操作产生疼痛刺激的操作主要为胎儿镜进

镜时对腹部皮肤的刺激,因此,母体的镇痛选择区域神经阻滞,并应用咪达唑仑镇静。而对于射频消融减胎术,由于其手术时间较短,可以选择穿刺部位皮肤局部麻醉来达到镇痛目的,并以患者的紧张程度选择是否应用镇静药物。而应用镇静药物的同时,应注意患者的气道管理,防止气道梗阻或呼吸抑制的发生。同时,由于行胎儿治疗的患者多数都处在孕中晚期,增大的子宫可能压迫下腔静脉而产生仰卧位低血压,因此,术前及术中应密切观察循环波动,及时调整输液速度,必要时应用血管活性药物。

有效的胎儿镇静镇痛有利于术者手术的顺利进行,同时还能有效地减轻手术操作对胎儿产生的伤害性刺激。胎儿镇静的方法和途径在前文中已经讲述,值得注意的是,在应用胎儿镇静药物之后,应该密切监测胎心率及胎动的变化,直至药物完全代谢,因此,很有可能需要在手术结束回到病房之后还需要监测胎心监护和胎动,应与病房医师做好交接。由于胎儿对镇静药物的反应程度不同,对手术操作的刺激的应激反应也各有不同,因此,要做好个别胎儿对镇静镇痛药物反应过强或无反应的特殊情况的应急预案。

行胎儿宫内治疗的患者最为常见的术中术后产科相关并发症就是早产,因此,有效的抑制宫缩就特别的重要。在术中,在宫缩抑制剂的基础之上,通常应用七氟醚吸入治疗来抑制子宫收缩。在使用七氟醚吸入之前,要做好气道管理的充分准备,备好喉罩或气管导管,并且在保留自主呼吸的病例中,应时刻密切观察患者的气道是否通畅、是否存在气道梗阻或呼吸抑制,必要时可予以肌松药插管机械通气。另外,由于胎儿/新生儿对高氧极为敏感,因此,在确保母体血氧饱和度在 95% 以上前提下,应尽量降低吸入氧浓度。

在胎儿宫内治疗的麻醉管理中,应时刻做好意外情况的应急预案,例如母体的气道梗阻、呼吸抑制需紧急气管插管;胎儿胎心突然改变需紧急胎儿术中复苏;术中出血、早产、流产等原因需紧急剖宫产抢救新生儿等。因此,需要麻醉医师提前准备新生儿/胎儿复苏设备、母体抢救设备等。

(三)相关探讨

1. 麻醉药物对发育期脑的影响

胎儿宫内治疗通常是在孕中期进行,包括产科医师、麻醉科医师以及患者家属均对孕中期应用麻醉药物的神经毒性高度关注。由于孕中期胚胎的发育已经完成,因此孕中期一直被认为是母体接受麻

醉的安全时期,所以关于母体麻醉对子代发育的影响的相关报道十分少见。但是,人类神经发生学认为孕中期是胚胎神经发育的重要时期。例如,成神经细胞增殖在第5~25周期间达到峰值,神经迁移开始于第12周。由于GABA和谷氨酸在神经细胞增殖和迁移中发挥着重要作用,在孕中期母体接受麻醉可能影响胎儿的GABA和谷氨酸能系统,进而影响神经发生和或神经迁移。早期的实验研究麻醉药物对胚胎的影响是基于研究麻醉药物的职业暴露;这些实验主要是研究慢性、小剂量的或者是多次的麻醉药暴露对胚胎发育的影响。首次评估孕中期临床浓度的麻醉药物的神经毒性的研究是应用大鼠孕14天模型。在这项研究中,孕中期大鼠接受单次剂量的1.4%异氟醚(1MAC)4小时可以引起子代长期的空间记忆的损害。目前,这些行为学异常的原因还有待研究,是损伤了神经发生,还是改变了神经迁移,或是引起了细胞死亡?目前的研究主要着眼于神经死亡,认为神经元死亡是可能的机制之一。该项实验的研究者还报道了孕中期大鼠暴露于1.3%异氟醚4小时可以引起子代的记忆损伤,进一步证实了之前的结果。同时,研究者们还指出了母体暴露于异氟醚激活了子代的凋亡机制,降低了海马区域的突触数量。而一项应用孕猪为实验动物的研究针对性的调查了不同孕期母体麻醉药暴露对子代细胞死亡的影响,研究显示孕早期和孕中期麻醉药物暴露引起脑内许多区域明显的凋亡改变和神经元死亡,而孕晚期则没有影响。另外猕猴孕中晚期接受氯胺酮麻醉引起胚胎脑细胞死亡。随着这些研究的进行,孕中期暴露于麻醉药物可能对子代产生功能性影响的事实越来越清晰。

随着研究的深入,目前动物实验的结论倾向于麻醉药物对发育期脑的影响与药物的浓度、作用时间以及接受麻醉的次数相关。因此,这就提示在临床应用过程中,在满足镇静镇痛的前提下,应尽量降低药物应用浓度,减少药物暴露时间。

2. 胎儿疼痛和应激反应

(1) 妊娠中期和晚期的胚胎发育:中枢神经系统在受孕后第3周开始发育,脊髓突触大约在8周发育。总体而言,运动突触发育早于感觉突触的发育。因此,第一个脊髓反射在孕8周后开始出现。高级神经元在8~18周内开始发育,而脊髓的髓鞘形成大约在11~14周,而脑干和丘脑部位的发育大约在30周。

对伤害性刺激的感受的首要条件是要有感受

器的存在,感受器的发育大约在孕7周并在14周后慢慢分布到全身。因此,如果感受器的存在是胎儿疼痛感觉的限制因素,那么胎儿在妊娠中期将会感觉到疼痛刺激。然而看起来却不是如此。感受器感知刺激,进而导致脊髓而非高级的皮质中枢参与局部反射性运动。随着这些反射越来越复杂,脑干参与调控,然后出现其他反应如心率增快、血压升高。然而对伤害性刺激的反应不包括皮质和无意识的知觉。

丘脑是从脊髓传递传入信号到大脑皮质的结构基础。它在受孕22天后首先被确认。虽然估计的时间各异,但丘脑皮质的连接普遍被认为大约在26周形成。当然,诱发电位研究显示皮质感觉冲动是在孕29周后形成。

上行脊髓神经元的疼痛感知传导通过抑制下行脊髓背侧角神经元的血清素而减慢。这些在妊娠晚期的神经发育直到出生时仍未完全成熟。这使得妊娠晚期胎儿对疼痛的感觉比成人更为明显,而不是对疼痛毫无感觉。

(2) 妊娠中、晚期胎儿的疼痛和应激反应:依赖于胎儿的反应作为对刺激而产生不良反应的指征不同的研究方法采用了不同的胎儿反应指标,所有这些都是小孩和成人应激反应常用的生理反应指标。这些反应主要包含四类:运动反应、内分泌反应、循环再分布以及皮质活性。

孕7.5周后在超声下可见全身运动。如前所述,大约8周后牙周区是身体最先对触摸作出反应的部位,到14周后,身体大部分部位都可对触摸作出反应。

虽然并不是很确定胎儿是否真正对刺激有意识,但胎儿对刺激的反应方式和新生儿相似。然而,并不是胎儿对刺激没有作出运动反应就意味着胎儿就未感知刺激,这是因为一些限制因素可能就是运动反应组成成分。

人体研究证实在孕18周后胎儿即可对应激作出内分泌反应。应激反应的强度和刺激的持续时间直接相关。胎儿接受同样的刺激(如宫内输血),如果是通过非神经支配的脐带血管,则并不能观察到上述激素水平的明显变化。胎儿皮质醇的反应在20周后可观察到,目前发现它也独立于母体反应。胎儿静脉内给予阿片类受体激动剂芬太尼去除了对肝内静脉针刺法的β-内啡肽反应并部分去除了皮质醇反应,这也暗示它有镇痛作用。一个相似但可以迅速观察到的胎儿反应是对肝内静脉穿刺操作导致去甲肾上腺素迅速释放。这也是在孕18周后观察到的，也独立于母体反应，并在某种程度上和孕龄关成正相关。

因此，从这些研究我们能推断出18周胎儿下丘脑垂体肾上腺轴的功能成熟足以产生β-内啡肽反应，20周胎儿则能产生皮质醇和去甲肾上腺素反应。虽然这并不意味着该时期的胎儿就能感知疼痛，但对疼痛的生理内分泌反应机制在某些方面却是明确的。

3. 术中胎儿复苏

在许多胎儿手术中，可能会遇到需要胎儿复苏。其指征取决于内镜手术本身，包括术中胎儿出现心动过缓（低于100次/分）以及心室功能的明显下降。因为医护人员不能迅速地直接接触胎体，因此可采取其他的一些治疗方法。曾经有报道在主动脉瓣扩张术中采用经心内和肌肉给予肾上腺素（1~2µg/kg）治疗严重的持续性心动过缓。虽然肌肉给药途径的吸收率变异很大，但在几例心脏手术中仍成功复苏。其他的对抗措施旨在改善子宫灌注和增加胎儿氧合。这些措施包括提高母体平均动脉压到清醒状态血压值的25%以上，这需要足够的容量负荷和麻黄碱、去氧肾上腺素，此外，这些措施还包括通过使子宫松弛降低子宫血管阻力。如果胎儿超声心动图表明心室容量下降，可考虑输5~10ml/kg的血。

（赵平　王媛）

参考文献

1. Myers LB, Bulish LA. Anesthesia for fetal intervention and surgery. New York: BC Decker, 2005

2. 李桂源. 病理生理学. 第3版. 北京: 人民卫生出版社, 2015

3. 盛卓人, 王俊科. 实用临床麻醉学. 第4版. 北京: 科学出版社, 2009

4. Mushambi MC, Kinsella SM, Popat M, et al. Obstetric Anaesthetists' Association and Difficult Airway Society guidelines for the management of difficult and failed tracheal intubation in obstetrics. Anaesthesia, 2015, 70(11): 1286-1306

5. de Graaf-Peters VB, Hadders-Algra M. Ontogeny of the human central nervous system: what is happening when? Early Hum Dev, 2006, 82: 257-266

6. Heng JI, Moonen G, Nguyen L. Neurotransmitters regulate cell migration in the telencephalon. Eur J Neurosci, 2007, 26: 537-546

7. Ruediger T, Bolz J. Neurotransmitters and the development of neuronal circuits. Adv Exp Med Biol, 2007, 621: 104-115

8. LoTurco JJ, Owens DF, Heath MJ, et al. GABA and glutamate depolarize cortical progenitor cells and inhibit DNA synthesis. Neuron, 1995, 15: 1287-1298

9. Herlenius E, Lagercrantz H. Neurotransmitters and neuromodulators during early human development. Early Hum Dev, 2001, 65: 21-37

10. Chalon J, Tang CK, Ramanathan S, et al. Exposure to halothane and enflurane affects learning function of murine progeny. Anesth Analg, 1981, 60: 794-797

11. Tassinari MS, Mullenix PJ, Moore PA. The effects of nitrous oxide after exposure during middle and late gestation. Toxicol Ind Health, 1986, 2: 261-271

12. Palanisamy A, Baxter MG, Keel PK, et al. Rats exposed to isoflurane in utero during early gestation are behaviorally abnormal as adults. Anesthesiology, 2011, 114: 521-528

13. Kong F, Xu L, He D, et al. Effects of gestational isoflurane exposure on postnatal memory and learning in rats. Eur J Pharmacol, 2011, 670: 168-174

14. Kong FJ, Tang YW, Lou AF, et al. Effects of isoflurane exposure during pregnancy on postnatal memory and learning in offspring rats. Mol Biol Rep doi: 10.1007/s11033-011-1279-z

15. Rizzi S, Carter LB, Ori C, et al. Clinical anesthesia causes permanent damage to the fetal guinea pig brain. Brain Pathol, 2008, 18: 198-210

16. Slikker Jr W, Zou X, Hotchkiss CE, et al. Ketamine-induced neuronal cell death in the perinatal rhesus monkey. Toxicol Sci, 2007, 98: 145-158

第二十四章

高危儿管理及新生儿复苏

第一节　极低体重、早早产儿

| 病例 1 | 超早产儿呼吸窘迫

一、病例简述

患者张某某之女,出生 10 分钟

主　诉　呼吸急促 10 分钟。

现 病 史　母孕 2 产 1,母孕 26 周,宫缩发动自然分娩,出生体重 910g,羊水、脐带及胎盘未见异常,Apgar 评分 1 分钟 8 分(呼吸、肤色各减 1 分),5 分钟 9 分(呼吸减 1 分),生后出现呼吸急促,伴有呻吟,吸氧下入我科。产前应用地塞米松 1 次,孕母孕期定期产检,否认孕期发热、腹泻等病史。

既 往 史　母孕期胎儿超声未见明显异常。否认高血压,糖尿病病史,否认肝炎、结核等传染病接触史,否认遗传病病史

入院查体　T 36.8℃,P 146 次/分,R 62 次/分,BP 52/25mmHg。吸氧浓度 40%,血氧饱和度 92%,神志清,弹足 3 次哭声稍弱,自主呼吸浅促,三凹征阳性,双肺听诊呼吸音弱,未闻及明显干湿啰音,心音有力,律齐,未闻及病理性杂音,腹软不胀,未触及包块,肝脾肋下未及,肠鸣音减弱,脐带结扎完好,无渗出,大阴唇未覆盖小阴唇,肢端温暖,CRT 3s,四肢肌张力减低,腘角 130°,觅食、吸吮、吞咽、拥抱、握持反射未引出。

辅助检查　血气分析 pH 7.258,$PaCO_2$ 50mmHg,PaO_2 40mmHg。
肺脏 X-ray:两肺野普遍透亮度下降,心缘,膈缘模糊。

入院诊断　1. 新生儿呼吸困难原因待查(新生儿呼吸窘迫综合征可能性大)
2. 早产儿,适于胎龄儿
3. 超低出生体重儿

诊疗经过　入院后患儿呼吸困难明显,氧浓度 40% 情况下方能维持血氧饱和度正常,立即给予 CPAP 通

气治疗,调节参数:吸入氧浓度 40%,压力 6cmH$_2$O,血氧饱和度波动在 92%~95% 之间,呼吸困难较前缓解,但仍存在呼吸急促及轻度三凹征,结合血气分析中低氧血症及胸片典型Ⅲ级 RDS 变化,诊断 RDS 成立。给予气管插管,气管内滴入肺泡表面活性物质 180mg 后拔出气管插管继续 CPAP 治疗。患儿呼吸困难缓解,血气分析中氧分压恢复正常,胸片中肺野透亮度明显好转,心缘及膈缘清晰可见。之后按照超早产儿住院管理,8 周后出院。

出院诊断　1. 新生儿呼吸窘迫综合征
　　　　　　2. 早产儿,适于胎龄儿
　　　　　　3. 超低出生体重儿

二、病例解析

(一)诊治关键

1. RDS 的病因

新生儿呼吸窘迫综合征(RDS)为肺表面活性物质(PS)缺乏所致,与肺合成分泌 PS 量不足密切相关。早产儿 RDS 发病率约 5%~10%,胎龄越小发病率越高,择期剖宫产新生儿 RDS 发生率约 0.9%~3.7%。主要与以下因素相关:

(1) 早产儿:为 RDS 的最主要病因,胎龄 15 周,细支气管可检测到 SP-B 和 SP-C 的 mRNA,24~25 周开始合成磷脂和活性 SP-B,以后 PS 逐渐增多,到 35 周左右开始迅速增多。因此胎龄小于 35 周的早产儿易发生 RDS,胎龄越小,PS 合成越少,发生 RDS 的几率越高。

(2) 基因变异:常见 SP-A 和 SP-B 基因变异。

(3) 其他:如糖尿病母亲新生儿,剖宫产婴儿,围产期窒息等均可以导致 PS 合成或分泌障碍。

2. RDS 的临床表现

发生人群主要为早产儿,典型临床表现为生后不久出现呼吸急促,60 次 / 分以上,呼气性呻吟,生后 6 小时症状明显。继而出现呼吸不规则、呼吸暂停、青紫、呼吸衰竭。体检两肺呼吸音减弱。一般生后 24~48 小时病情最重,3 天以后病情好转,逐渐恢复。轻症患者仅有呼吸困难和呻吟,而青紫不明显。基因变异所致 RDS 临床症状危重,治疗效果差,可于数天内死亡。

3. RDS 影像学检查

X 线检查为 RDS 病人的首选,RDS 在 X 线上可分为四级:

(1) Ⅰ级:两肺野普遍透亮度降低(充气减少),可见均匀散在的细小颗粒(肺泡萎陷)和网状阴影(细支气管过度充气)。

(2) 除Ⅰ级变化加重外,可见支气管充气征(支气管过度充气),延伸至肺野中外带。

(3) Ⅲ级:病变加重,肺野透亮度更加降低,心缘、膈缘模糊。

(4) 整个肺野呈白肺,支气管充气征更加明显,似秃叶树枝。

4. RDS 的合并症

(1) 动脉导管开放(PDA):早产儿 RDS 发生率在 30%~50%,与 RDS 患儿恢复期肺血管阻力下降,出现左向右分流相关。心前区胸骨左缘第 2~3 肋间可闻及收缩期杂音,很少呈连续性杂音。

(2) 持续肺动脉高压(PPHN):RDS 患儿易并发 PPHN,与缺氧及酸中毒相关。PPHN 可导致发生右向左分流,血氧饱和度下降。胎龄越大发生率越多,病情越重;

(3) 其他:如肺部感染,支气管肺发育不良,肺出血及颅内出血等。

5. RDS 的治疗

(1) 肺表面活性物质(PS)治疗:PS 为 RDS 的首选常规治疗,国际上已有 7-8 种 PS 药品,PS 对 RDS 的疗效得到普遍肯定。

(2) 无创呼吸支持:近年提倡使用无创呼吸支持治疗新生儿 RDS,包括经鼻持续气道正压通气(CPAP)、双水平气道正压通气(BiPAP 和 SiPAP)和经鼻间隙正压通气(NIPPV)。轻中度 RDS,可以使用 INSURE 技术(气管插管 - 给 PS 治疗 - 拔管 -CPAP)。及时使用无创呼吸支持可减少机械通气的使用,降低 BPD 发生率。NIPPV 的治疗效力比 CPAP 好。如使用无创呼吸支持后出现反复呼吸暂停、PaCO$_2$ 升高、PaO$_2$ 下降,应改用机械通气。

(3) 对严重 RDS 或无创呼吸治疗效果不理想者,采用机械通气,一般先使用常频机械通气,如常频机械通气参数比较高,效果不理想,改用高频机械通气。

(4) 对少数非常严重的 RDS 患儿,高频机械通气效果比较差,可使用体外膜肺(ECMO),目前我国能开展 ECMO 的单位很少。

（5）支持治疗：纠正酸碱、水电解质、循环功能失衡。液体量不宜过多，以免造成肺水肿，血压低可用多巴胺 3~10μg/（kg·min）。

（6）合并症治疗：并发 PDA 时，根据呼吸及循环状态考虑选择对症治疗或药物治疗，严重影响心肺功能时，应行手术结扎。并发持续肺动脉高压时，使用吸入一氧化氮（NO）治疗。

（二）误诊误治防范

RDS 患者需要与以下疾病相鉴别：B 组溶血性链球菌感染，湿肺，吸入性肺炎及急性呼吸窘迫综合征（ARDS），尤其是 B 组溶血性链球菌感染，同时应注意 RDS 可能与感染同时存在。

1. B 族溶血性链球菌感染

宫内或分娩过程中发生的 GBS 肺炎，与 RDS 极难鉴别，甚至部分患儿感染及 RDS 同时存在。本病常有孕妇胎膜早破史或感染表现，病程经过与 RDS 不同，肺部 X 线动态改变与 RDS 也不相同，但在早期两者很难鉴别；

2. 湿肺

多见于晚期早产儿，足月儿和剖宫产新生儿，重症湿肺与 RDS 有时很难鉴别，但发生胎龄有差异。湿肺病程较短，X 线表现可见肺气肿、肺纹理增粗模糊、叶间胸膜积液。

3. 吸入性肺炎

生后即呼吸困难、呻吟，但不呈进行性发展，X 线表现肺气肿较明显。

4. ARDS

主要继发于严重窒息和感染，多数在 1~3 天出现呼吸窘迫，胸片以肺气肿，浸润性改变为主，肺泡萎陷不明显。

（三）相关探讨

1. PS 类型的选择

PS 药品分为天然型和合成型，天然型 PS 从牛或猪肺提取，合成型 PS 为人工合成。天然型 PS 疗效明显优于合成型 PS，合成型 PS 多用于预防或轻症病例。

2. PS 给药时机

PS 可以产房预防、早期治疗和抢救性治疗。

（1）产房预防：是指在产房复苏后立即给药，一般为生后 15~30 分钟，给 1 次。预防指征不同国家不一样，欧洲新生儿 RDS 防治指南建议：对胎龄 <26 周，产前未使用激素者考虑在产房使用 PS 预防。

（2）早期治疗：是指生后 2 小时内，出现 RDS 临床症状，X 线显示两肺透亮度下降，颗粒网状影，立即给药。欧洲新生儿 RDS 指南建议胎龄小于 26 周，吸入氧浓度超过 30%，胎龄大于 26 周，吸入氧浓度大于 40%，考虑尽早给药。

（3）抢救性治疗：是指病情非常严重，X 线出现典型 RDS 改变才给药。目前国际推崇早期治疗策略。

（陈丹　毛健）

｜病例2｜ 极早产儿喂养不耐受

一、病例简述

患者李某某之子，5 天

主　诉	喂养后腹胀 4 天
现 病 史	母孕 1 产 1，母孕 30 周，胎膜早破 2 天后自然分娩，出生体重 1350g，羊水、脐带及胎盘未见异常，Apgar 评分 1 分钟 9 分（呼吸减 1 分），5 分钟 10 分。生后因胎龄小，体重低入当地医院新生儿住院治疗。生后第 2 天开始鼻饲喂养早产儿奶，每次喂养后均出现腹胀，多次出现胃内残留未消化奶汁，为求进一步诊治转院。孕母孕期定期产检，未见明显异常，否认孕期发热、腹泻等病史。
既 往 史	母孕期胎儿超声未见明显异常。否认高血压，糖尿病病史，否认肝炎、结核等传染病接触史，否认遗传病病史
入院查体	T 36.7℃，P 140 次 / 分，R 42 次 / 分，BP 60/30mmHg。未吸氧下血氧饱和度 95%，神志清，弹足 3 次哭声响亮，呼吸平稳，双肺听诊呼吸音清，未闻及明显干湿啰音，心音有力，律齐，未闻及

病理性杂音,腹部稍胀,触之软,未触及包块,肝脾肋下未及,肠鸣音正常,脐带结扎完好,无渗出,睾丸未降,肢端温暖,CRT 3 秒,四肢肌张力正常。

辅助检查　腹部超声,腹部 X 线检查未见异常。血清离子钾及甲状腺功能检查正常。食物不耐受相关检查正常。

入院诊断　1. 腹胀原因待查

2. 早产儿,适于胎龄儿

3. 极低出生体重儿

诊疗经过　入院后查体腹部稍胀,余无阳性体征,排正常便,颜色及频率均正常,相关影像学检查除外外科发育异常相关疾病,实验室检查除外低钾血症及甲状腺功能低下等疾病。试喂养早产儿奶,开始量为 3ml,喂养后有腹胀,且下次喂养前胃管内可抽出残留奶汁 2~3ml,试喂养 3 次后考虑早产儿奶喂养不耐受,患儿母亲母乳分泌增加,开始更换为母乳喂养,之后未再出现腹胀及残留情况。

出院诊断　1. 早产儿喂养不耐受

2. 早产儿,适于胎龄儿

3. 极低出生体重儿

二、病例解析

(一) 诊治关键

早产儿喂养不耐受(feeding intolerance,FI)是指肠道喂养后,不能消化摄入的奶液,出现呕吐、腹胀、胃潴留、大便异常等临床症状。极低出生体重儿喂养不耐受的发生率为 55% 左右。

1. FI 的发病机制

FI 的发病机制尚不确定,可能与以下因素相关:

(1) 早产儿胃肠道动力低下:胎儿胃肠蠕动出现在妊娠期第 24~25 周,此期胃肠蠕动紊乱,至 27~30 周,逐渐发展为节律性的蠕动。但小于 31 周早产儿仍然无清晰可见的消化间期移形性运动复合波,同时早产儿胃肠神经发育不健全使消化道的蠕动延迟,食物发酵而造成细菌的过度生长和胀气,进一步影响胃肠蠕动。

(2) 早产儿胃肠道黏膜屏障不完善:盐酸分泌量及消化道的黏液厚度均低于足月儿,免疫细胞数量不足,胃肠道内正常菌群定植较足月儿延迟,生物屏障未能及早建立,因此容易发生喂养不耐受。

(3) 早产儿的胃蛋白酶、乳糖酶等消化酶活性低,易引起营养物质消化吸收障碍,导致喂养不耐受。

2. FI 的临床表现

(1) 胃残留:FI 最常见也是最早发生的症状,但应注意早产儿特别是极早产儿可以出现少量胃潴留,只有潴留量超过一定范围才被认为是喂养不耐受的表现。

(2) 呕吐:1 天内呕吐 ≥3 次者高度提示存在喂养不耐受。

(3) 腹胀:可伴有肠型,X 线摄片检查可发现肠管充气扩张或无明显改变,不伴其他消化系统症状。

(4) 大便变化:包括频次及性状的变化,可以为便秘,也可表现为大便次数增多,含不消化奶瓣,甚至含血块、鲜血。

3. FI 的诊断

(1) 呕吐 ≥3 次 / 天。

(2) 胃潴留,潴留量 >2~4ml/kg 或大于前餐喂养量的 50%,或胆汁样、血性胃潴留。

(3) 腹胀,伴或不伴肠管扩张。

(4) 便秘或腹泻,伴大便性状异常。

4. FI 的治疗

(1) 调整喂养策略:包括使用合适的奶源,提倡母乳喂养,如果没有母乳,可以考虑低乳糖配方奶或蛋白水解奶粉;改变喂养方式,可以微量喂养或持续喂养。

(2) 使用药物促进肠道蠕动,如红霉素及多潘立酮等。

(3) 其他:包括促进胎便排出,使用益生菌等。

(二) 误诊误治防范

FI 患者需要与以下疾病相鉴别:

1. 新生儿坏死性小肠结肠炎(NEC)

FI 与 NEC 的 Bell Ⅰ 期很难鉴别,NEC 可能持续进展,出现肠鸣音减弱或消失、腹膜炎等表现,喂养不耐受经内科积极治疗后可很快好转;

2. 牛奶蛋白过敏

也可以出现腹胀、便秘等,但原因为消化吸收障碍,而胃肠动力大多正常,较少出现胃潴留。

3. 先天性巨结肠

小儿外科最常见的消化道畸形之一,可以表现为便秘,腹胀表现为间断或进行性,病变严重并发肠梗阻时出现呕吐、胃潴留,喂养不耐受早期即出现明显的胃潴留、呕吐。

(三)相关探讨

1. 水解蛋白奶粉的特点

水解蛋白配方奶能够促进胃排空、缩短胃肠转运时间、诱导肠道益生菌在早产儿肠道内增殖、减轻便秘,但改善早产儿喂养耐受性的证据尚不足。

2. 持续喂养

持续喂养有助于改善早产儿胃容量小、胃动力不足、胃排空缓慢等问题,进而减少及早产儿的喂养不耐受,但喂养过程可能伴随脂肪和钙质流失,而且需要特殊的泵奶装置,因此临床应用仍需结合实际情况。

3. 红霉素剂量

研究剂量范围于每天 3~12mg/kg 之间,口服或静脉应用。目前对于喂养不耐受高危儿及胎龄≤32 周的喂养不耐受早产儿,静脉应用小剂量红霉素的证据尚不充分;对于胎龄 >32 周的喂养不耐受早产儿,今后研究应确定是否存在一个最佳剂量以缩短静脉营养时间及住院时间。

(陈丹 毛健)

参考文献

1. Sweet DG,Carnielli V,Greisen G,et al. European Consensus Guidelines on the Management of Respiratory Distress Syndrome-2016 Update. Neonatology,2017,111:107-125
2. 陈超,沙小丹. 择期剖宫产与新生儿呼吸窘迫综合征. 中华围产医学杂志,2011,14(1):8-11
3. 邵肖梅,叶鸿瑁 丘小汕. 实用新生儿学. 第 4 版. 北京:人民卫生出版社,2016:395-398
4. 唐振,李明霞,周英. 早产儿喂养不耐受发病机制研究进展. 中国儿童保健杂志,2011,19(6):546-548
5. Lucchini R,Bizzarri B,Giampietro S,et al. Feeding intolerance in preterm infants. How to understand the warning signs.J Matern Fetal Neonatal Med,2011,24(1):72-74
6. Fanaro S. Feeding intolerance in the preterm infant.Early Hum Dev. 2013. Oct,89 Suppl 2:S13-20
7. Fanaro S. Strategies to improve feeding tolerance in preterm infants.J Matern Fetal Neonatal Med,2012,25(4):54-56
8. 张志群,李慧萍,朱建幸. 静脉应用小剂量红霉素防治早产儿喂养不耐受的 Meta 分析. 中国循证儿科杂志,2009,4(3):280-288

第二节 妊娠合并症、并发症分娩

| 病例1 | 糖尿病母亲婴儿

一、病例简述

患者侯某婴儿,男,生后 10 分钟

主 诉	发现低血糖 10 分钟。
现 病 史	患儿系母孕 1 产 1,母孕 38^{+1} 周,因其母亲胎膜早破 4 天、妊娠糖尿病于我院产科顺产娩出,生后 Apgar 评分 1 分钟为 6 分(心率 2 分,呼吸 1 分,肤色 1 分,肌张力 1 分,喉反射 1 分),5 分钟为 10 分,无脐带绕颈,羊水、胎盘未见异常,出生体重 4400g。生后未开奶,未排胎便,直接由产科转入我科。
母 孕 史	母亲年龄 34 岁,患有妊娠期糖尿病,未应用胰岛素,未定期监测血糖情况,不伴有高血压、肾病等血管病变,无妊娠期高血压疾病。
入院查体	T:36.5℃,P:140 次 / 分,R:40 次 / 分。未吸氧下经皮血氧饱和度 91%。周身肤色红润,前囟

平软,约 1.5cm×1.5cm,张力不高,颈软,呼吸平稳,鼻扇及三凹征阴性,双肺听诊呼吸音清,未闻及干湿啰音,心率 140 次/分,心音有力,律齐,心前区未闻杂音,脐带结扎完好,无渗血,腹软不胀,无胃肠型及蠕动波,肠鸣音可,肝位于右肋下 1.5cm,质软,脾未及,肢端末梢温,CRT2秒,原始反射可引出,右上肢活动较少。

辅助检查　生后血糖 1.8mmol/L。

入院诊断　1. 糖尿病母亲婴儿

2. 新生儿低血糖

3. 巨大儿

4. 新生儿窒息

诊疗经过　患儿系母孕 1 产 1,孕 38⁺¹ 周,糖尿病母亲婴儿,生后 Apgar 评分 1 分钟为 6 分,经产房初步复苏后,5 分钟为 10 分,入院后监测血糖 1.8mmol/L,立即予口服葡萄糖,30 分钟后检测血糖恢复正常,予患儿正常开奶,喂养耐受,此后未再出现低血糖。完善胰岛素、C 肽未见异常,尿糖阴性。入院 2 小时后出现呼吸急促,伴有鼻扇及三凹征,予低流量吸氧(FiO_2=0.3),3 小时后呼吸困难逐渐加重,对氧气需求逐渐增加,当 FiO_2=0.6 时,经皮血氧饱和度不能维持在85% 以上,符合上机指征,予呼吸机辅助通气治疗,胸片示双肺透过度减低,诊断 RDS,予猪肺肺表面活性物质气管内注入(100mg/kg),30 分钟后,患儿对氧需求逐渐下降,2 天后撤离呼吸机。患儿生后 24 小时内出现皮肤黄染,化验胆红素总胆红素 206.5μmol/L;(非结合胆红素190.6μmol/L);予蓝光照射治疗,72 小时后监测经皮胆红素 138μmol/L,皮肤黄染减轻,予停用光疗。患儿为顺产娩出的巨大儿,右上肢运动障碍,入院后完善锁骨平片提示右侧锁骨骨折,小儿骨科会诊予患儿局部制动。此外,住院期间完善头 MRI 提示蛛网膜下腔出血,双侧脑室内少量积血;脑干听觉、视觉诱发电位未见异常,心脏彩超提示房水平左向右分流,胸片未见明显异常,3 次尿巨细胞阴性,甲状腺功能未见异常。患儿住院 8 天达出院指征,出院。

出院诊断　1. 糖尿病母亲婴儿

2. 新生儿低血糖

3. 新生儿窒息

4. 新生儿呼吸窘迫综合征

5. 新生儿病理性黄疸

6. 颅内出血

7. 右侧锁骨骨折

8. 巨大儿

9. 新生儿窒息

二、病例解析

(一)诊治关键

1. 糖尿病母亲对胎儿的影响

在孕早期,母亲高血糖能够增加胎儿器官发生异常的风险,而这些发育畸形,是导致糖尿病母亲婴儿围产期死亡的首要原因,母亲血糖控制不良可导致胎死宫内;而孕晚期母亲血糖增高所致的胎儿慢性高血糖,能够导致高胰岛素血症,引起胎儿过度生长,并可能伴有肺发育延迟,胎儿高胰岛素血症能够导致低氧血症和酸中毒,同样能使胎儿致死;糖尿病血管病变可能影响胎盘功能,使胎儿生长受限、早产。

2. 糖尿病母亲对新生儿的影响

糖尿病母亲分娩的新生儿由于在宫内血糖水平增高,以及反应性增高的 C 肽和胰岛素水平等,多个系统都可能在此期间受影响,新生儿可能出现许多临床表现,因此,新生儿出现以下临床表现都需要考虑可能为糖尿病母亲儿所致。

糖尿病母亲分娩的婴儿,需要进行一定时间多系统的监测,及时处置。常见的糖尿病母亲儿的临床表现包括巨大儿和产伤(锁骨骨折、臂丛神经损伤、膈肌麻痹以及喉返神经损伤)、先天性畸形(心脏、中枢神经系统、胃肠道系统、肌肉骨骼系统、肾脏系统)、代谢异常(低血糖症、低钙血症)、血液系统(红细胞增多症、高胆红素血症)、呼吸系统(呼吸窘迫综合征、湿肺)、骨骼系统(尾部退化综合征)、早产等。

因此,生后对糖尿病母亲新生儿进行评估非常重要,根据病史、体格检查及辅助检查,本例患者母亲糖尿病对该患儿的直接和间接影响主要包括新生儿窒息、新生儿低血糖、右侧锁骨骨折、新生儿病理性黄疸、颅内出血、巨大儿。

3. 糖尿病母亲新生儿生后的评估

糖尿病母亲儿可能有多个器官系统受累的表现,因此,生后及时准确地对糖尿病母亲儿进行评估是非常重要的。首先,于分娩前,需要确定胎儿肺脏是否成熟,可进行羊膜穿刺,羊水检测卵磷脂和鞘磷脂的比值 L/S;分娩后,进行 Apgar 评分,根据需要进行复苏,体格检查是否有先天畸形,对脐带血进行血糖及 pH 的检测,监测生命体征时,如心率、呼吸、体温、灌注、肤色及血压,并根据呼吸、肤色等情况确定患儿是否出现呼吸增快、呼吸窘迫、红细胞增多症等,并需要进行进一步辅助检查,尤其注意脑、心脏及骨骼系统,并检测血糖及胆红素情况。

4. 糖尿病母亲新生儿低血糖的病理生理及治疗原则

血糖可以经易化扩散通过胎盘,因此,母亲血糖增高可导致胎儿高血糖,进而引起胎儿高胰岛素血症,这可能是糖尿病母亲儿低血糖的病理生理基础。

具有血管疾病的糖尿病母亲,可能分娩小于胎龄儿,这时出现的新生儿低血糖可能与糖原储备不足有关。即使新生儿生后血糖正常,不能停止对血糖的监测,因为这些新生儿低血糖可能出现在生后12~24 小时。其他 IDM 患儿低血糖的原因,可能还有儿茶酚胺减少、胰高血糖素分泌减少等。

该患儿生后出现轻度的窒息,进行初步复苏即可;血糖低至 1.8mmol/L,仅口服补充葡萄糖即恢复正常,并且于生后 2、3、6、12、24、48 小时应用血糖试纸条监测血糖仍在正常范围,后不需给予特殊处置;患儿属于巨大儿,体重为 4400g,其母自然分娩,出现右侧锁骨骨折,予局部制动后,预后良好;由于为糖尿病母亲婴儿,且 24 小时内出现黄疸,入院后予患儿及时进行光疗,后恢复正常,生后 1 小时及24 小时完善了血常规及网织红细胞计数等化验,不支持红细胞增多症的诊断;给予患儿及时完善了头

MRI 检查发现出现颅内出血,不能除外患儿体重偏大,分娩时挤压头部所致,脑室内出血量较少,不需要特殊处置。患儿无骨骼畸形;生后不久出现呼吸困难,并行胸片检查,支持 RDS,补充肺表面活性物质;血清离子在正常范围,并且未出现肢体抖动等表现;心脏彩超也除外先天性心脏病。

(二)误诊误治防范

1. 糖尿病母亲婴儿合并的低血糖缺乏临床表现,容易被漏诊。

临床上,糖尿病母亲儿生后如果发生低血糖,可能表现为安静睡眠,而不是肢体的抖动,因此,无论我们是否发现异常表现,均需要对这部分新生儿进行血糖的监测。生后 1、2、3、6、12、24、48 小时应用血糖试纸条监测血糖。如果出现 <2.2mmol/L,需立即完善实验室血糖检测,并与患儿口服或静脉补充葡萄糖,并需要更频繁的监测血糖水平。

2. 糖尿病母亲儿合并巨内脏,尤其是心脏改变,容易被漏诊。

由于高胰岛素血症,导致心肌肥厚,PDE 提示室间隔肥厚、主动脉狭窄,容易被误诊为先天性心肌病,由于糖尿病母亲儿合并心脏改变,一般在新生儿期随着室间隔增厚,可出现心输出量下降表现,同时合并肝脾增大,严重者也可发生充血性心力衰竭,多数于生后 2 周症状缓解,4 个月室间隔恢复正常。

新生儿巨舌巨体综合征,为常染色体隐性遗传病,也可以伴有心脏肥大及低血糖。但巨舌巨体综合征同时伴有许多畸形外观,体格巨大,舌头巨大,常伸出口外,腹部膨大脐膨出或脐疝,内脏肥大常见,特别是肾、胰腺及肝脏,部分患儿存在颜面、耳廓、膈肌等畸形。

(三)相关探讨

1. 糖尿病母亲儿进行影像学检查的重要性

(1)心脏彩超检查:糖尿病母亲儿无论是否出现呼吸窘迫、心脏杂音,均应行心脏超声检查,以明确有无先天性心脏病、肥厚性心肌病等心脏异常。并同时评价心功能及分流情况。

(2)头部影像学检查:糖尿病母亲儿可能在胎儿期伴有神经系统的发育异常,如无脑畸形等,并且由于体重偏大,容易发生产伤,需要行头部 CT 或头 MRI 对颅内损伤进行评估。

2. 糖尿病母亲婴儿可能出现的先天畸形

对糖尿病母亲婴儿,我们需要进行仔细的查体及相关辅助检查,以明确有无伴随的畸形。尤其是,

糖尿病合并妊娠的母亲分娩的婴儿患有先天性畸形的风险很高,并且 1 型糖尿病和 2 型糖尿病母亲的婴儿患病率相差不多。

(1) 心血管系统(圆锥动脉干畸形、室间隔缺损、房间隔缺损、肥厚性心肌病伴有左心室流出道狭窄、单脐动脉)。

(2) 神经系统(尾部退化综合征、先天无脑畸形、脊柱裂)。

(3) 肾脏系统(肾盂积水、肾发育不全、输尿管重复畸形)。

(4) 胃肠道系统(十二指肠闭锁、肛门闭锁、小左结肠综合征)。

3. 糖尿病母亲婴儿的远期预后(代谢及心血管疾病)

(1) 肥胖及糖尿病:糖尿病母亲婴儿在儿童期超重及 2 型糖尿病的发生率高于同龄儿。然而,子代的这种不良结局与母亲糖尿病有关,还是与母孕期体重控制不良有关仍不明确。有研究显示,母亲糖尿病与孕前体重 BMI 均为子代患 2 型糖尿病的独立危险因素。然而,同时也有研究表明,根据母孕前 BMI 矫正后的母亲糖尿病与子代的 BMI 并无明显关联。

(2) 心血管及肾脏疾病:糖尿病母亲婴儿远期发生心血管疾病的风险也较正常母亲分娩的婴儿明显增高,并且可能容易发生动脉粥样硬化及收缩压增高。糖尿病肾病的发生率可能也会受到影响。

总之,母亲患有糖尿病,需积极控制体重,并且分娩的患儿需要在儿童及成年期注意 2 型糖尿病等代谢综合征以及心血管疾病和肾脏疾病的发生。

（富建华）

| 病例 2 | 新生儿 B 族链球菌感染

一、病例简述

患儿王某之子,男,生后 2 天

主　诉	皮肤黄染伴发热 1 天。
现 病 史	患儿系第 2 胎第 2 产,胎龄 39^{+1} 周,因胎膜早破 19 小时顺产侧切分娩。Apgar 评分 1 分钟,5 分钟均为 10 分,出生体重 3900g,羊水清,脐带绕颈 1 周、胎盘无异常。生后第 2 天出现皮肤黄染,且迅速加重,外院经皮胆红素:340.2μmol/L,立即来我院,门诊以"黄疸待查"收入我科。
母 孕 史	母亲年龄 34 岁,胎膜早破 19 小时,分娩前发热 3 天,仅口服蒲地蓝口服液及大量饮水。未予其他治疗。
入院查体	入院查体:体温 38.2℃、心率 140 次 / 分,呼吸 55 次 / 分,体重 3800g,全身皮肤黄染。前囟平软,双侧瞳孔等大等圆,对光反射灵敏,双肺未闻及啰音,心音有力,腹部软,四肢肌张力无异常,原始反射可引出,脑膜刺激征(-)。
辅助检查	入院后辅助检查:外周血白细胞计数 10.6×10^9/L、中性粒细胞百分比 85.6%、血红蛋白 162g/L、血小板计数 102×10^9/L;PCT 12.56μg/L,C- 反应蛋白 119.7mg/L;总胆红素 325.1μmol/L,非结合胆红素:306.7μmol/L。
入院诊断	1. 新生儿败血症? 2. 新生儿高胆红素血症
诊疗经过	入院后给予注射用头孢哌酮钠舒巴坦钠(舒普深)抗感染治疗,光疗退黄,白蛋白结合非结合胆红素,并应用丙种球蛋白治疗,胆红素较前下降,但仍有反复发热,行腰椎穿刺术,脑脊液常规及生化:淡黄色、透明,潘氏蛋白定性阳性,细胞总数 1460×10^6/L,白细胞计数 986×10^6/L,其中单核细胞百分比 10%、分叶核细胞百分比 90%,蛋白 1.2g/L,氯化物 116.5mmol/L,糖 1.5mmol/L,涂片及细菌培养均阴性。血培养回报:B 族链球菌(group B Streptococcus,GBS)阳性,依据血培养及药敏结果调整抗生素为万古霉素抗感染治疗。经治疗后,2 天热退,黄疸也

逐渐消退,感染相关指标 CRP 指标逐渐下降,1 周后复查血培养 GBS 阴性。2 周后复查脑脊液:恢复正常,共用药 20 天,患儿出院。病后胸片未见异常,肝肾功及心肌酶正常,头部 MRI 未见异常。

出院诊断　1. 新生儿 GBS 败血症(早发型)
　　　　　　2. 化脓性脑膜炎
　　　　　　3. 新生儿高胆红素血症

二、病例解析

(一)诊治关键

1. 了解母孕期 GBS 感染情况。

GBS 是围产期严重感染性疾病的主要致病菌之一,可造成母婴不良后果,在围产医学中占有不可忽视的地位。在美国,每年由 GBS 引起的产后子宫内膜炎和败血症的发病率分别为 0.1% 和 0.2%,新生儿 GBS 感染率为 0.1% 和 0.2%,病死率为 5%。国内文献报道,GBS 阳性产妇的新生儿,其肺炎和上呼吸道感染的发生率为 11% 和 8.3%,高于阴性者的 9.7% 和 6.1%,GBS 阳性新生儿,其肺炎和上呼吸道感染的发生率为 20% 和 10%,也高于阴性者的 14.9% 和 5.0%。妊娠妇女感染 GBS 的危险因素主要有肥胖、糖耐量异常、多次妊娠、低龄或高龄产妇等。对妊娠妇女来说,影响较大的感染部位是宫颈、阴道、直肠、肛门和泌尿道。研究证明,GBS 广泛种植于泌尿生殖道,与宿主的严重感染性疾病有密切关系,例如绒毛膜羊膜炎、产后子宫内膜炎、败血症等;若在宫颈发现有大量 GBS,可引发胎膜早破、晚期流产、早产、胎儿生长受限等一系列妊娠并发症。本例患儿母亲孕期有发热病史,不能除外 GBS 感染,但其仅口服蒲地蓝口服液及大量饮水,没有经医院诊治系统治疗,极有可能通过宫内或分娩时传播给婴儿。

2. 新生儿 GBS 临床表现特点

新生儿 GBS 感染主要有两种传播途径:母婴垂直传播可引起早发 GBS 感染,垂直传播率约为 50%;生后水平传播常引起晚发 GBS 感染。早发 GBS 感染发生在生后 7 天以内,常伴有产科感染因素,占新生儿 GBS 感染的 80%,多以肺炎、败血症或脑膜炎为临床特征。肺炎者多在生后 12~24 小时内发病,临床表现与新生儿呼吸窘迫综合征相似;败血症占 27%~30%;脑膜炎占 15%~30%。晚发 GBS 感染指生后 7 天以后发生的感染,与产科危险因素无关,主要由 GBS IV 型引起,多见于生后 7 天至 3 个月的婴儿,以脑膜炎、菌血症、败血症为多。出现如下表现提示预后不良:昏迷、抽搐、低血压、呼吸暂停;末梢血 WBC<4.0×10^9/L;脑脊液蛋白含量 >3000mg/L 及 GBS III 型抗原 >3mg/L。存活婴儿中 15% ~30% 留有严重的后遗症,主要包括脑积水、运动障碍、智力障碍、脑室炎、偏瘫或全身瘫痪、癫痫、语言障碍、皮质盲、耳聋等。本例患儿于生后第 2 天发病,以发热、黄疸起病,主要表现为败血症,符合早发 GBS 感染。

3. GBS 检测指标

目前 GBS 的检测技术包括:革兰染色、细菌培养、PCR 以及免疫学等相关检测技术。其中,细菌培养仍是新生儿 GBS 的确诊手段,其灵敏度和特异性均较高,价格适中,缺点为所需时间较长,仍是目前国内大多数医院首选的检测方法。革兰染色法诊断迅速,价格低廉,适用于基层医院使用,但其敏感性和特异性均较低。应用实时 PCR 技术检测 B 族链球菌,具有快速、准确、敏感度高等特点,但对人员和设备要求较高,费用相对昂贵,且无法获得药敏结果,尚未被广泛应用。本病例采用细菌培养方法检验血中感染源,并根据药敏结果给予最敏感同时副作用最小的抗生素治疗,使得治疗顺利,患儿痊愈出院。

4. 新生儿 GBS 的防治

(1) 对所有孕产妇于 35~37 周进行 GBS 培养,并对阳性者进行预防性治疗。

(2) 对于具备未足月分娩,产时体温大于 38℃,破膜时间大于 18 小时,既往新生儿 GBS 感染史等高风险条件的孕妇,不进行筛查,直接给予预防性治疗。青霉素为首选用药。推荐的剂量:500 万单位(IU)静脉注射(IV)然后每 4 小时 250 万 ~300 万单位(IU)静脉注射(IV),氨苄西林是可以接受的替代药物。侵袭性 GBS 疾病的许多菌株对克林霉素或红霉素有抗药性;有些菌株容易对克林霉素不耐药,但对红霉素耐药者可诱导克林霉素耐药。

(3) 对新生儿早发 GBS 的预防可根据以下流程图:

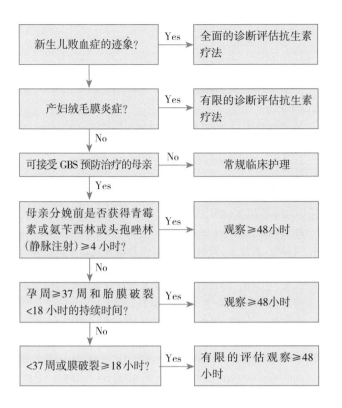

（二）误诊误治防范

1. 新生儿呼吸窘迫综合征

早发 GBS 感染部分以肺炎为临床特征,多在生后 12~24 小时内发病,出现气促、呼吸困难、呼吸暂停等临床表现与新生儿呼吸窘迫综合征相似,部分很难鉴别。此时要详细询问病史,如孕期感染史、是否有胎膜早破,以及完善胸片、血常规、CRP 及血培养等相关检查,需鉴别呼吸困难由于感染还是肺表面活性物质的不足,以及时干预,以免延误治疗时机。

2. 其他原因引起的黄疸

早发 GBS 感染的另一主要表现为败血症,可有精神食欲欠佳、哭声低、体温不稳定、黄疸等表现。以黄疸为主诉就诊的患儿,也要详细询问母孕史,注意患儿的状态、体温、水肿、肝脾大,完善感染指标等,避免误诊为母乳性黄疸等其他原因引起的黄疸而忽略败血症的可能性。

（三）相关探讨

1. GBS 检测技术的进展

鉴于围产期孕妇 GBS 感染现状,加强 GBS 的筛查显得尤为重要,故需要 GBS 的检测方法应具有快速、敏感、特异、高通量的特点。直接培养法是确诊感染的金标准,可同时明确敏感抗生素的种类,是 GBS 首选检测方法。但是操作过程复杂,且耗时较长。免疫学方法根据抗原抗体反应检测 GBS。检测

迅速,但特异性和敏感性较低,有一定的假阴性率,临床上的应用会受到限制。

目前,荧光定量 PCR 技术已成为临床诊断中的一种重要辅助技术,具有快速、准确、敏感度高等特点,标本送到实验室后,40~100 分钟内即可得到检测结果。但该方法对人员和设备要求较高,费用相对昂贵,且无法获得药敏结果。

目前实验室诊断 GBS 方法逐渐从传统的培养向免疫学及分子生物学等快速检测方法转变,灵敏性及特异性不断增高。分子生物学方法检测 GBS 感染快速有效,但临床上抗生素的选择仍然依赖传统的直接培养法。各种方法均有不足,还需进一步研究,为 GBS 筛查及防治策略的制定提供基础。

2. GBS 的抗生素应用现状

为降低孕妇感染及不良妊娠结局,GBS 携带者应采取有效的治疗和预防措施,有效的抗生素可治疗 GBS 感染,降低新生儿感染率及致死率。GBS 对左旋氧氟沙星、克林霉素、红霉素及四环素的耐药率较高,对青霉素类、头孢菌素类以及万古霉素有较高的敏感性。研究表明,GBS 对左氧氟沙星耐药,主要通过 parC(ser79/Tyr) 和 gyrA(Ser8l/Leu) 基因联合突变所致。并且,左氧氟沙星会影响新生儿骨骼的发育,一般不使用。

GBS 对红霉素和克林霉素的耐药性与基因的表达有关,ermB 基因表达以及 mefA 基因介导的外排作用致对所有的大环内酯类、林可酰胺以及链阳菌素 B 抗生素有交叉抗药性。四环素耐药基因以 tetM 和 tetO 为主,能使四环素失去抑菌作用,导致 GBS 对四环素耐药。近年来,GBS 一直对红霉素、四环素、克林霉素等保持较高的耐药率,而万古霉素有肝肾毒性,不适宜用于围产期孕妇的预防与治疗。因此,感染的临床抗生素选择范围非常有限。青霉素、氨苄西林为预防及治疗 GBS 感染的首选药物,能够有效地预防新生儿感染 GBS。随着抗生素的广泛使用,GBS 对青霉素类抗生素的耐药性也会逐渐升高。这应该引起临床医师的高度重视,不可盲目使用抗生素。

3. 疫苗防治的研究进展

近年随着抗菌药物在临床的大量使用,GBS 对青霉素的耐药率逐渐升高,因此,GBS 相关疫苗能否作为一种简便、安全、有效的替代方案,已成为近年研究的热点。

（1）荚膜多糖疫苗:荚膜多糖疫苗是 GBS 的第 1 代疫苗,诞生于 20 世纪 80 年代。荚膜多糖共有的

结构是唾液酸,也是 GBS 重要的毒力因子(virulent factor);由于它的化学成分本质为多糖,导致其免疫原性与免疫反应性普遍较低,并且多糖为非 T 淋巴细胞依赖性抗原,产生的免疫球蛋白多数为不具有免疫记忆功能的免疫球蛋白,母体产生的抗体多数不能通过胎盘,只能为胎儿提供短期的保护作用,对出生后的新生儿无明显保护作用。并且不同血清型 GBS 的荚膜多糖的抗原结构有较大不同,其所产生抗体的保护范围非常有限。

(2) 荚膜多糖结合疫苗:为提高荚膜多糖的免疫原性与免疫反应性,对其进行了适当修饰。一种方法是使用佐剂,如使用单脱氧核糖核苷酸作为佐剂使其免疫原性提高。另一种方法是使用蛋白载体,将 GBS 的荚膜多糖与免疫原性蛋白通过化学偶联以加强荚膜多糖的免疫原性,产生高水平的特异性抗体,特别是 IgG 抗体,并诱导产生对荚膜多糖的免疫记忆。现在多使用 CRMl97 作为蛋白载体。目前已有多个 GBS 血清型(Ⅰa、Ⅰb、Ⅱ、Ⅲ、Ⅳ、Ⅴ)的结合疫苗完成了Ⅰ、Ⅱ期临床试验。

(3) 蛋白疫苗:有学者认为可将 GBS 表面蛋白直接用作 GBS 疫苗。GBS 表面蛋白参与 GBS 的黏附、侵袭和免疫逃逸,在 GBS 致病过程中发挥重要作用,同时可刺激机体产生抗体,所产生的抗体具有中和 GBS 毒力因子和诱导吞噬细胞对 GBS 的免疫吞噬作用。因此,GBS 蛋白疫苗不仅对 GBS 感染有保护作用,还可能成为免疫预防与治疗的新途径与新方法。目前,研究较为深入的用作 GBS 蛋白疫苗的蛋白包括 GBS 表面 Cα、Cβ 蛋白复合物,表面免疫相关蛋白,纤维蛋白原结合蛋白 A 等。但 GBS 表面蛋白成分较复杂,不同血清型,甚至相同血清型不同菌株其表面蛋白成分也不尽相同,因此,研制多种 GBS 表面蛋白的组合疫苗成为新的研究方向。

因此,尽管 GBS 相关疫苗从早期的荚膜多糖疫苗到荚膜多糖结合疫苗再到蛋白疫苗,已经取得非常大的进步,但仍然面临巨大挑战,如疫苗免疫效果尚未完全证实,亦缺少疫苗预防与目前实施的围生期抗菌药物预防措施的随机双盲试验。但是,随着 GBS 相关疫苗研究的不断深入,特别是保护性抗体水平临界值的确立及与抗体浓度对应的疫苗剂量的建立,GBS 疫苗对于预防新生儿 GBS 感染将发挥重要作用。

(富建华)

参考文献

1. John TQ, Hobbins JC, Spong CY. Protocols for high-risk pregnancies: an evidence-based approach. Wiley blackwell, 2015

2. Mitanchez D, Yzydorczyk C, Siddeek B, et al. The offspring of the diabetic mother-short-and long-term implications. Best Pract Res Clin Obstet Gynaecol, 2015, 29: 256-269

3. Decreasing incidence of perinatal Group B streptococcal disease-United States, 1993-1995. Centers for Disease Control and Prevention (CDC). MMWR Morb Mortal Wkly Rep, 1997, 46 (21): 473-477

4. 马延敏, 吴连方, 黄醒华. 孕妇 B 族溶血性链球菌带菌与母婴预后的关系. 中华妇产科杂志, 2000, 35: 32-35

5. 朱敏, 范建霞, 程利南. 围产期 B 族链球菌感染的研究进展. 中华妇产科杂志, 2005, 40 (2): 137-141

6. 余加林, 吴仕孝. 新生儿败血症诊疗方案. 中华儿科杂志, 2003, 41 (12): 897-899

7. TA Elkersh, LA Alnuaim, TA Kharfy, et al. Detection of genital colonization of group B streptococci during late pregnancy. Saudi Medical Journal, 2002, 23 (1): 56-61

8. Bergeron MG, Ke G BergeronD, Ménard C Ménard, et al. Rapid detection of group B streptococci in pregnant women at delivery. New England Journal of Medicine, 2000, 343 (3): 175

9. Centers for Disease Control and Prevention. Prevention of perinatal group B strptoccal disease: a public health perspective. MMWR, 1996, 45: 1-24

10. Schrag SJ, Zywicki S, Farley MM. Group B streptococcal disease in the era of intrapartum antibiotic prophylaxis. N Engl J Med, 2000, 342: 15-20

11. Schrag S Gorwitz R, Fultz-Butts K, et al. Prevention of perinatal group B streptococcal disease. Revised guidelines from CDC［S］. MMWR Recomm Rep, 2002, 51: 1-22

12. Clarke C, O Connor L, Carré-Skinner H, et al. Development and performance evaluation of a recombinase polymerase amplification assay for the rapid detection of group B streptococcus. BMC Microbiology, 2016, 16: 221

13. Wang D, Liu Y. Development of primer sets for loop-mediated isothermal amplification that enables rapid and specific detection of streptococcus dysgalactiae, streptococcus uberis and streptococcus agalactiae. Int J Environ Res Public Health, 2015, 12 (6): 5735-5742

14. Kimura K, Yanagisawa H, Wachino J, et al. Rapid and reliable loop-mediated isothermal amplification method for detecting streptococcusa galactiae. Japanese Journal of Infectious Diseases, 2013, 66 (6): 546-548

15. 赵丽琴. 育龄妇女分离无乳链球菌对氟喹诺酮类抗生素的耐药性及耐药机制研究. 医学研究杂志, 2015, 8: 149-151

16. Bolukaoto JY,Monyama CM,Chukwu MO,et al. Antibiotic resistance of Streptococcus agalactiae isolated from pregnant women in Garankuwa,South Africa. BMC Research Notes,2015,8:364

17. Mahdi SA,Cutland CL,Jose L,et al. Safety and immunogenicity of an investigational maternal trivalent group B Streptococcus vaccine in healthy women and their infants:a randomized phase lb/2 trial. Lancet Infect Dis,2016,16(8):923-934

18. Cheng Q,Carlson B,Pillai S,et al. Antibody against surface-bound C5a peptidase is opsonie and initiates macrophage killing of group B Streptococci. Infect Immun,2001,69(4):2302-2308

19. Cheng Q,Debol S,Lam H,et al. Immunization with C5a Peptidase or peptidase-type Ⅲ polysaccharide conjugate vaccines enhances learance of group B Streptococci from Lungs of infected mice. Infect Immun,2002,70(11):6409-6415

20. omero-Saavedra F,Laverde D,Wobser D,et al. Identification of peptidoglycan-associated proteins as vaccine candidates for enterococcal infections. PLoS One,2014,9(11):e111880

21. Fontana MR,Soriani M,Bagnoli F,et al. Protectome analysis:a new selective bioinformaties t001 for bacterial vaccine candidate discovery. Mol Cell Proteomics,2015,14(2):418-429

第三节　新生儿复苏

| 病例1 | 足月儿复苏

一、病例简述

崔某之子,男,39周,剖宫产娩出

主　　诉　　男,足月剖宫产娩出,重度窒息,1分钟1分。

现 病 史　　G1P1,39周,足月,凶险性前置胎盘,急诊剖宫产娩出,周身松软,肤色苍白,心率约30次/分,生后立即展开复苏。

母 孕 史　　无妊娠高血压史及糖尿病史。

入院查体　　足月儿貌,状态反应极差,松软,肤色苍白,心率约30次/分,经皮血氧饱和度和血压测不出。

入院诊断　　新生儿窒息(重度)

诊疗经过　　嘱复苏者摆正患儿的头部于轻度仰伸位,快速吸引口鼻腔分泌物,用预热毛巾快速擦干并给予弹足底刺激,经以上操作30秒,患儿依旧无活力,表现为松软、发绀、无自主呼吸。主复苏者开始用复苏气囊面罩进行正压通气,助手连接经皮血氧饱和度仪。正压通气后,患儿依旧无自主呼吸和发绀,矫正正压通气步骤后依然无效,患儿仍然发绀,无自主呼吸,心率30~40次/分,经皮血氧饱和度仪监测不到信号。主复苏者立即行气管插管及胸外按压,提高吸入气氧浓度至100%,胸外按压与正压通气比例为3∶1,即90次/分的按压和30次/分的通气频率。60s后评估心率仍<60次/分,继续胸外按压,给予1∶10 000肾上腺素1.5ml气管内注入。消毒脐带残端,行脐静脉置管,再次予1∶10 000肾上腺素0.6ml脐静脉注射,此时心率开始逐渐上升,达60次/分左右。考虑患儿母亲为凶险性前置胎盘伴大量出血,患儿可能存在失血性休克,予脐静脉缓慢注入30ml生理盐水,5分钟后,患儿心率逐渐升至70~80次/分,停止胸外按压,继续正压通气,患儿出现自主呼吸,肤色改善,经皮血氧饱和度升至90%以上,心率达100次/分以上,逐渐降低吸入气氧浓度,在继续复苏气囊正压通气下,将患儿用暖箱转运至NICU接受进一步治疗和复苏后监测。

二、病例解析

（一）诊治关键

1. 新生儿娩出后需立即快速评估

评估指标包括 4 项：①是否为足月？②羊水清吗？③哭声或呼吸如何？④肌张力好吗？如 4 项均为"是"，应快速彻底擦干，和母亲皮肤接触，进行常规护理。如 4 项中有 1 项为"否"，则需要进行初步复苏。本例患儿表现为生后无自主呼吸，松软，肤色苍白，为"无活力"儿，需要立即进行初步复苏。

2. 建立充分的通气是复苏成功的关键

新生儿复苏成功的关键是快速建立充分的通气。当患儿经初始复苏后，仍存在呼吸暂停或喘息样呼吸；心率 <100 次 / 分，应开始正压通气。本例患儿符合上述指征，初步复苏无效，在 30 秒内实施有效的正压通气。

开始正压通气，即刻连接脉搏血氧饱和度仪，并观察胸廓是否起伏。有效的正压通气表现为胸廓起伏良好，心率迅速增快。但此患儿依旧无自主呼吸、发绀，表明正压通气无效，此时需要立即矫正正压通气步骤，包括：检查面罩和面部之间是否密闭，再次通畅气道（调整头位为鼻吸气位，清除分泌物，使新生儿的口张开）及增加气道压力。矫正通气步骤后依然无效，患儿仍然发绀，无自主呼吸，心率 30~40 次 / 分，经皮血氧饱和度仪监测不到信号，此时，主复苏者准备气管插管和指挥胸外按压同时进行。

3. 熟练掌握气管插管及胸外按压的指征

本例患儿经 30 秒有效正压通气后，患儿仍然青紫，无自主呼吸，心率 30~40 次 / 分，经皮血氧饱和度仪监测不到信号。此时开始气管插管并给予胸外按压，并将吸入气氧浓度调至 100%，一位复苏人员用听诊器听诊双侧肺部以保证两侧呼吸音一致并观察到胸廓起伏良好，胸外按压和正压通气的比例应为 3∶1，即 90 次 / 分的按压和 30 次 / 分的通气频率，60 秒重新评估心率，此时心率仍小于 60 次 / 分，此时主复苏者指挥，开始使用肾上腺素。

4. 正确使用肾上腺素

肾上腺素可以增加心率和心肌收缩力，还能引起外周血管收缩，从而可以供应重要器官如脑和冠状动脉的血流量，复苏抢救时使用肾上腺素可以帮助重新建立正常的心肌和脑血流，提升心率。但我们需要注意的是，在建立充分有效的正压通气之前，不要使用肾上腺素，因为新生儿的窒息复苏主要在于建立有效的正压通气和恢复氧合功能，99% 以上的窒息复苏不需要用到肾上腺素，而且在缺氧的情况下使用肾上腺素将增加心肌负荷和耗氧量，可能引起心肌损伤。

在进行有效的正压通气和胸外按压 45~60 秒后，若心率仍小于 60 次 / 分，需要使用肾上腺素，此外最好已经完成了气管插管。由于建立静脉通路需要时间，可能给药延迟，当进行脐静脉置管时，可以选择气管内注入第一剂肾上腺素，气管途径给药方便快捷，但往往血药浓度偏低，达不到效果，如分娩前预期可能需要使用肾上腺素，应提前准备好脐静脉插管，从而方便在复苏时迅速通过静脉途径给药。

肾上腺素原液为 1∶1000，新生儿复苏使用的浓度为 1∶10 000，推荐新生儿静脉剂量为 1∶10 000 溶液 0.1~0.3ml/kg 每次，静脉给药将药物抽到 1ml 注射器中推入静脉通路；气管内给药剂量为 0.5~1ml/kg 每次，将药物抽到 5ml 注射器中快速给入。无论是气管内给药还是静脉给药，都需要快速给药，经气管导管给药时需要确认药物直接进入导管内，不要让药物粘在气管导管的壁上或者聚集在导管接头内。因为进入气管导管内的药物量较多，因此在给药后往往给予几次正压通气使得药物可以快速向下分布至整个肺部而利于药物吸收。静脉给药后，需要用 1ml 生理盐水冲管，确保药物达到血液循环。

（二）误诊误治防范

1. Apgar 评分不能用于指导新生儿的早期复苏

Apgar 评分包括 5 项体征：肤色、心率、反应、肌张力和呼吸，每一项都被授予分值 0、1 或 2，然后将 5 项分值加起来，总数就是 Apgar 评分，最低 0 分，满分 10 分。这是一个量化评价新生儿情况的客观方法，有助于反映新生儿的总体状况以及对复苏措施的反应。然而，新生儿娩出后，复苏必须在 1 分钟 Apgar 评分完成前开始，因此，Apgar 评分不能用于决定是否需要复苏以及需要哪些复苏的步骤和何时使用这些步骤。尽管 Apgar 评分不是一个理想的判断预后的指标，但是生后连续时间点（1、5、10、15、20 分钟）的评分变化能反映新生儿对复苏措施的反应。

2. 新生儿复苏中的用氧问题

新生儿出生后导管前的经皮血氧饱和度（TcSO$_2$）逐渐上升，一般在生后 5~10 分钟内达到 85%~90%，故不应急于常规给氧气以快速提高 TcSO$_2$，以免造成氧毒性。目前推荐足月儿开始用空气进行复苏，根据脉搏血氧饱和度仪实时调节吸入气氧浓度，胸外按压时给氧浓度要提高到100%,当新生儿无中心性青紫或 $TcSO_2$ 在 85%~90% 以上时,应逐渐减少吸入气氧浓度至新生儿在吸入空气时仍能维持 $TcSO_2$ 在正常范围。

(三)相关探讨

1. 新生儿窒息的诊断

Apgar 评分用于诊断新生儿窒息在国际上已经用了半个多世纪,目前我国仍然在应用。但由于 Apgar 评分的缺陷,单纯用 Apgar 评分评估和诊断新生儿窒息有一定的局限性,不能将 Apgar 评分作为诊断窒息的唯一标准,其诊断窒息敏感度高,特异度较低。近年来,越来越多的研究认为应增加脐动脉血气作为诊断新生儿窒息的重要标准。脐动脉血气了解胎儿在产程中有无缺氧、酸中毒等,能直接反映出窒息的病理生理特点,用于诊断新生儿窒息特异度高,但敏感度较低。因此建议:在有条件的医院,对生后存在窒息或怀疑有窒息的新生儿,应常规做脐动脉血气 pH 测定,结合 Apgar 评分作出窒息的诊断。

2013 年中国医师协会新生儿专业委员会制定了新生儿窒息诊断和分度标准:①有导致窒息的高危因素;②出生时有严重呼吸抑制、至生后 1 分钟仍不能建立有效自主呼吸且 Apgar 评分≤7 分;包括持续至出生后 5 分钟仍未建立有效自主呼吸且 Apgar 评分≤7 分或出生时 Apgar 评分不低、但至出生后 5 分钟降至≤7 分者;③脐动脉血气分析 pH<7.15;④除外其他引起低 Apgar 评分的病因。其中第 2~4 条为必备指标,第 1 条为参考指标。

2016 年,中华医学会围产医学分会新生儿复苏学组组织相关专家讨论,再一次提出关于结合 Apgar 评分及脐动脉血气 pH 诊断新生儿窒息的标准:

(1)新生儿生后仍做 Apgar 评分,在二级及以上或有条件的医院生后即刻应做脐动脉血气分析,Apgar 评分要结合血气结果作出窒息的诊断。①轻度窒息:Apgar 评分 1 分钟≤7 分,或 5 分钟≤7 分,伴脐动脉血 pH<7.2;②重度窒息:Apgar 评分 1 分钟≤3 分或 5 分钟≤5 分,伴脐动脉血 pH<7.0。

(2)未取得脐动脉血气分析结果的,Apgar 评分异常,可称之为"低 Apgar 评分"。考虑到目前国际、国内的疾病诊断编码的现状,对于"低 Apgar 评分"的病例,Apgar 评分≤3 分列入重度窒息,4 分≤Apgar 评分≤7 分列入轻度窒息。

2. 什么情况下使用扩容剂?

新生儿复苏的关键在于改善通气,很少需要使用扩容剂。如果为前置胎盘伴出血或者其他失血的情况下,新生儿可能会出现低血容量性休克(休克的患儿常表现为皮肤苍白、毛细血管再充盈时间延长、脉搏微弱,持续心率缓慢),此时有效的正压通气、胸外按压和肾上腺素通常都不能改善患儿的循环状况,此时可以考虑使用扩容剂。

扩容剂常用生理盐水,剂量 10ml/kg,如首剂给入后新生儿状况改善不明显,可能需要再次给予 10ml/kg,在某些大量失血的特殊情况下,可继续追加剂量。但若缺乏急性失血的证据或病史的情况下,新生儿复苏时不应常规给予扩容剂,对因低氧致心肌功能低下的新生儿来说,大量使用扩容剂会加重心脏负荷、减低心排出量,导致病情进一步加重。

(富建华)

| 病例 2 | 早产儿复苏

一、病例简述

王 ×× 之女,27^{+2} 周,超早产儿,急产。

主　诉	女,27 周 $^{+2}$ 急诊分娩。
现 病 史	G1P1,根据孕妇末次月经计算胎龄为 27^{+2} 周天,4 小时前开始规律宫缩,胎膜早破 3 小时,经检查宫口开大 7cm,孕妇由急诊推到分娩室,分娩一活婴。
母 孕 史	无妊娠高血压史及糖尿病史。
入院查体	查体:T:36.0℃,P:52 次/分,自主呼吸 R:30 次/分,BP:40/21mmHg,出生体重 898g,早产儿貌,颜面部青紫,皮肤薄亮,娇嫩,前囟平软,约 1.0cm×1.0cm,张力不高,颈软,双肺呼吸音弱,未闻及干湿啰音,心率 52 次/分,心音低钝,心前区未闻杂音,腹软不胀,无胃肠型及蠕动波,肝

脏位于右肋下 1.0cm,质软,脾未及,肠鸣音可,四肢活动自如,肌张力减低,无水肿,肢端末梢温,CRT3 秒。

入院诊断　1. 超早产儿
　　　　　　2. 超低出生体重儿

诊疗经过　主复苏者用预热的毛巾快速擦干身体,聚乙烯塑料薄膜包裹躯干和头部,置于辐射式抢救台上,快速吸净口鼻腔分泌物,轻轻摩擦背部刺激呼吸,另一名复苏人员将经皮血氧饱和度仪传感器夹在早产儿的右侧腕部。此时早产儿有活力,但出现进行性呼吸困难表现,给予面罩持续气道正压通气,60 秒后,患儿呼吸困难加重,心率 80 次 / 分,经皮血氧饱和度 65%,正压通气给氧浓度上调至 60%,矫正正压通气步骤并且再次清理气道,患儿病情无好转,无自主呼吸,心率未能增加。给予气管插管,听诊双侧呼吸音对称一致,胸廓起伏良好,3M 胶布固定唇端距 6.5cm,确定气管插管成功。采用 T- 组合器连接空氧混合仪,设定吸气峰压 20cmH$_2$O,氧浓度 40%,频率 40 次 / 分,经皮血氧饱和度仪监测心率逐渐升至 100 次 / 分,血氧饱和度升至 70% 以上。随着心率和经皮血氧饱和度的上升,逐渐下调吸入气氧浓度至 30%,继续正压通气。将早产儿给其父母看过后放置转运暖箱中,正压通气下转至 NICU 进一步救治。

二、病例解析

(一)诊治关键

1. 早产儿复苏过程中如何保温?

早产儿因体表面积与体重比例大,皮肤薄嫩且渗透性强,皮肤脂肪少,代谢系统对寒冷刺激反应能力低下等特点,使得早产儿特别易受寒冷刺激,可导致热量迅速丢失和体温降低。即使早产儿生后不需要复苏,也需要采取各种措施减少热量丢失、维持体温。

(1) 增加分娩室和新生儿复苏操作区域的温度:当预测早产儿分娩时,应该升高手术室或分娩室的温度在 25~28℃。

(2) 分娩前预热辐射式抢救台,预热用于擦拭新生儿身体的毛巾。

(3) 建议 <30 周的早产儿出生后放在聚乙烯薄膜内:极低和超低出生体重儿生后用预热的毛巾快速擦干身体,然后放置在薄膜内,可以减少因蒸发而引起的热量丢失。

(4) 暖箱转运:早产儿复苏后需转送至 NICU 接受进一步治疗,使用事先预热的转运暖箱来维持体温。

2. 何时进行辅助通气?

持续气道正压通气(CPAP),是对有自主呼吸的新生儿在整个呼吸周期给予持续气道正压的一项辅助呼吸技术。CPAP 新生儿接受了一个大于周围大气压的持续压力,可以在整个通气过程保持肺部轻度膨胀,这对于因缺乏肺表面活性物质的早产儿在每次呼吸末防止肺泡萎陷是非常有帮助的。接受 CPAP 的新生儿每次吸气可以不用很大力气就可使肺再膨胀。

2016 年欧洲 RDS 指南建议有呼吸窘迫综合征高发风险的早产儿生后尽早给予 CPAP 辅助通气,一般设置压力在 6cmH$_2$O,如果需要长时间给予 CPAP,应使用特制的鼻塞,因为鼻塞可以更好地保持在一个适当的位置,CPAP 也可以通过呼吸机设置来给予。

胎龄越小的早产儿,肺部发育越不成熟,通气阻力大,正压通气容易造成损伤。我们建议:早产儿生后若有自主呼吸,且心率维持在 100 次 / 分以上,可以不需要借助于正压通气,自然度过早期的几分钟。

(二)误诊误治防范

1. 切勿在早产儿复苏中直接使用高氧

新生儿出生后导管前经皮血氧饱和度(TcSO$_2$)是逐渐上升的,一般在生后 10 分钟左右达到 85%~90%,早产儿上升慢于早月儿,剖宫产儿慢于顺产儿,故不用急于给早产儿吸入高浓度氧气以快速提高 TcSO$_2$,以免造成氧毒性。对于早产儿进行初始复苏,尤其是极低或超低出生体重儿,初始给予低浓度氧(30% 左右),逐渐增加氧浓度到目标 TcSO$_2$,即导管前 TcSO$_2$ 接近健康足月儿水平。不推荐早产儿初始复苏时给予高浓度氧(>60%)。早产儿初始复苏时给予高浓度氧不但不能提高患儿的生存率,而且增加支气管肺发育不良、脑室内出血、早产儿视网膜病等发生风险。目前研究对于早产儿复苏确切需要多大浓度的氧气以及维持 TcSO$_2$ 在一个具体的值尚没有定论,一般认为,早产儿复苏初始吸入气氧浓度在 30%~40% 是合理的(很少需要用到 60% 以上的氧浓度,除非胸外按压时),根据 $TcSO_2$ 逐渐上调或下调氧浓度,最终维持 $TcSO_2$ 在 90%~94% 之间。要想完成这个目标,我们推荐早产儿开始复苏时使用经皮血氧饱和度仪和空氧混合仪,这两种设备对胎龄小于 32 周的早产儿特别重要,可以方便准确调节氧浓度,尽可能早地使早产儿达到合理的 $TcSO_2$。

2. 尽可能减少早产儿脑损伤的发生

早产儿脑损伤主要包括颅内出血和脑白质损伤。胎龄 <32 周的早产儿脑组织有一个非常脆弱的毛细血管网,称之为生发层基质,血二氧化碳分压波动、血压或头部静脉回流受阻等都可能导致毛细血管破裂的风险,继而引发出血。生发层基质出血导致室管膜下出血和脑室内出血,重者引起脑积水和神经系统后遗症。早期的缺血缺氧还可导致早产儿脑白质损伤,其中脑室周围白质软化可引起脑瘫等后遗症。早期过度用氧,除损伤发育中的视网膜,引起早产儿视网膜病及视力丧失外,还可能造成其他组织器官的氧毒性。

为了减少早产儿神经系统的损伤,我们可以采取以下措施,这些措施适用于所有胎龄的新生儿,尤其在早产儿复苏时尤为重要:

(1) 动作轻柔:新生儿复苏时,情况往往十分紧急,复苏人员都希望所有的复苏措施能够做到快速有效,这时候往往会动作幅度较大,这是需要注意的一点。

(2) 正压通气压力不要过高:复苏时应给予足够的压力,保证足够的通气,使得心率和血氧饱和度上升,但是过高的压力往往会限制头部的静脉回流或造成气胸,这些都将增加脑室内出血的风险。

(3) 监测动脉血气:二氧化碳分压的波动过大将导致脑部血流量的相应变化,从而增加颅内出血的风险。复苏后尽快行动脉血气分析,维持二氧化碳分压在一个适宜的水平。

(4) 监测 $TcSO_2$:氧分压过高或过低都会对机体造成损害,我们在复苏时应监测 $TcSO_2$,维持在 90%~95% 的范围。

(三) 相关探讨

1. 早产儿复苏时是否应该延迟脐带结扎时间或常规脐带挤压

近年来研究表明,对于早产儿,建议延迟脐带结扎 30 秒以上或常规脐带挤压会更有益处,如减少脑室内出血、提高血压及血容量、减少出生后输血量

和输血次数、降低坏死性小肠结肠炎的发生率,但不能降低死亡率和重度脑室内出血的发病率。但对于生后即刻需要复苏的早产儿,延迟脐带结扎或常规脐带挤压的安全性和有效性尚未明确,且可能会因此延误早期通气的建立,因此,不推荐这类早产儿延迟脐带结扎或脐带挤压。另外,对于胎龄 <29 周的早产儿,延迟脐带结扎或常规脐带挤压的安全性和有效性也未能得到证实,故目前也不推荐对胎龄 <29 周的早产儿延迟脐带结扎或脐带挤压。

2. 早产儿复苏后是否需要采取亚低温治疗

目前临床上关于亚低温治疗窒息复苏后的新生儿缺氧缺血性脑病(HIE)疗效已经得到公认,但国内外的几项大型临床 RCT 研究纳入对象都是胎龄 ≥36 周且出生体重 ≥2500g 的足月儿,关于亚低温是否能够早期干预早产儿窒息复苏后 HIE 方面的研究甚少。2017 年发表的一项临床研究表明:尽管早产儿亚低温相关并发症的发生率高于足月儿,但总体来看,对胎龄在 34~35 周患有 HIE 的晚期早产儿实施亚低温治疗是可行的、安全的、有效的。但目前还缺少大型临床 RCT 研究来进一步评估其安全性和有效性,尤其是对于胎龄在 32 周以下的早产儿,在使用亚低温治疗时需要格外慎重。

3. 早产儿复苏后管理也不容忽视

(1) 监测血糖:早产儿比足月儿糖原储备量少,经历复苏的新生儿糖原储备更容易被快速耗尽,从而发生低血糖。

(2) 监测生命体征:早产儿神经系统发育尚未成熟,不能控制呼吸,往往会发生呼吸暂停和心动过缓,需要持续监测。同时,我们也应注意到,稳定期的早产儿也有可能发生呼吸暂停和(或)心动过缓,这可能是感染的早期表现。

(3) 监测动脉血气和电解质:维持 pH、氧分压、二氧化碳分压在合适的水平,维持各种离子在正常的水平。

(4) 早期微量喂养:经历复苏的早产儿,可能存在肠道缺血,出现早期喂养不耐受甚至坏死性小肠结肠炎等,在生后的一段时间内,可给予静脉营养,缓慢地增加奶量,采取微量喂养法,尽可能采用母乳喂养。

(5) 预防感染:考虑到感染可能是早产的一个原因,早产本身可能与绒毛膜羊膜炎有关,如果怀疑早产儿有感染时,应早期完善血培养并积极给予抗生素治疗。

(富建华)

参考文献

1. 邵肖梅,叶鸿瑁,丘小汕.实用新生儿学.第4版.北京:人民卫生出版社,2012:395-398
2. 中国医师协会新生儿专业委员会.新生儿窒息诊断和分度标准建议.中国当代儿科杂志,2013,15(1):1
3. 中国新生儿复苏项目专家组.中国新生儿复苏指南(2016年北京修订).中华围产医学杂志,2016,19(7):481-486
4. 中华医学会围产医学分会新生儿复苏学组.新生儿窒息诊断的专家共识.中华围产医学杂志,2016,19:3-6
5. 石永言,富建华.《2015年美国儿科学会新生儿复苏指南》解读.中国实用儿科杂志,2016,31(6):401-404
6. Wyckoff MH,Aziz K,Escobedo MB,et al. Part 13:Neonatal Resuscitation:2015 American Heart Association Guidelines Update for Cardiopulmonary Resuscitation and Emergency Cardiovascular Care. Circulation,2015,132(18 Suppl 2):543-560
7. Rao R,Trivedi S,Vesoulis Z,et al. Safety and Short-Term Outcomes of Therapeutic Hypothermia in Preterm Neonates 34-35 Weeks Gestational Age with Hypoxic-Ischemic Encephalopathy. J Pediatr,2017,183:37-42